产科查房实录

主　编　郝　敏

副主编　王志莲　平　毅　周建政

李东燕　郝琦蓉　王永红

科学出版社

北　京

内容简介

本书以大型医院产科查房的真实过程为主线，介绍了在产科大查房中对女性妊娠期出现的各种异常情况或疾病的系统检查和医师对临床问题综合分析和判断的过程。具体包括病史摘要、体格检查、产科检查、辅助检查、各级医师查房意见、查房医嘱、随访、预后与专家评析等每一病例的各环节内容，并突显了产科查房的诊治思路和对病情的分析。在注重规范化诊治的同时，兼顾个体化、微创化、人性化。使读者从中深刻体会临床思维过程，尤其有助于年轻医师、实习医师提高分析病情、做出缜密的诊治决策、选择恰当的诊治方法的能力。

本书适于各级医院产科医师、进修医师和实习医师阅读参考。

图书在版编目(CIP)数据

产科查房实录/郝敏，王志莲主编. —北京：科学出版社，2020.1
ISBN 978-7-03-063484-9

Ⅰ.①产… Ⅱ.①郝…②王… Ⅲ.①产科病－诊疗 Ⅳ.①R714

中国版本图书馆CIP数据核字（2019）第258315号

责任编辑：郭 颖 / 责任校对：郭瑞芝
责任印制：徐晓晨 / 封面设计：龙 岩

科学出版社出版
北京东黄城根北街16号
邮政编码：100717
http://www.sciencep.com
北京凌奇印刷有限责任公司印刷
科学出版社发行 各地新华书店经销
*
2020年1月第 一 版 开本：720×1000 1/16
2020年10月第二次印刷 印张：36 3/4
字数：728 000

定价：168.00元
（如有印装质量问题，我社负责调换）

编著者名单

主　　编　郝　敏

副 主 编　王志莲　平　毅　周建政　李东燕　郝琦蓉　王永红

编　　者（以姓氏笔画为序）

于　冰　山西大医院
王永红　山西医科大学第二医院
王志莲　山西医科大学第二医院
王静芳　山西医科大学第二医院
平　毅　山西医科大学第二医院
田小庆　山西医科大学第二医院
宁　佳　山西医科大学第二医院
孙肖霞　山西医科大学第二医院
李东燕　山西医科大学第二医院
杨　婧　山西医科大学第二医院
余　筱　山西医科大学第二医院
张　娜　西北妇女儿童医院
张海涛　山西医科大学第二医院
周建政　山西医科大学第二医院
赵卫红　山西医科大学第二医院
郝　敏　山西医科大学第二医院
郝晓莹　山西医科大学第二医院
郝琦蓉　山西医科大学第二医院
段红丽　广东省妇幼保健院
侯勇丽　山西医科大学第二医院
贺　静　山西医科大学第二医院
贾彦红　北京市房山区第一医院
姬艳飞　山西医科大学第二医院
梁婷婷　山西医科大学第二医院

编写秘书　张　娜　西北妇女儿童医院
　　　　　苏晓强　山西医科大学第二医院

医嘱用语

im	肌内注射
iv	静脉注射
po	口服
ih	皮下注射
ivgtt	静脉滴注
qd	每日 1 次
bid	每日 2 次
tid	每日 3 次
q12h	每 12 小时 1 次
q8h	每 8 小时 1 次
q6h	每 6 小时 1 次
q4h	每 4 小时 1 次
q2h	每 2 小时 1 次
q15min	每 15 分钟 1 次
qn	每晚
st	立即

前　言

对于妇产科医师来说，从开始接触患者到做出诊断再到治疗，是一个理性的、缜密的、准确把握和分析病情、做出判断的思维过程，是检验临床医师扎实的医学基础知识与临床实践中解决问题的综合能力的体现。无论是住院医师、主治医师、主任医师，还是实习医师、进修医师，大查房是其临床工作的重要组成部分。

为了使年轻医师和基层医疗单位的医师能了解和快速进入妇产科临床实践工作中，我们组织了具有丰富的妇产科临床工作经验的一线精英编写了《产科查房实录》。本书共25章，系统阐述了妇女妊娠期出现的各种异常情况或疾病的病史摘要、体格检查、辅助检查、三级医师查房意见、医嘱、随访及预后、专家评析。真实再现了产妇住院后的医师查房过程、医师查房诊疗思路、对病情的分析，以及在诊疗中引用了新理论、新技术。在注重规范化诊治的同时，兼顾个体化、微创化、人性化。其内容除了产科常见病和多发病的大查房外，还有相当数量的疑难病例和复杂病例大查房，不仅有助于临床医师学习和提高分析病情、解决诊治难点的能力，而且有助于临床医师做出缜密的诊治决策、选择恰当的诊治方法。也使读者如同身临其境，从中体会临床大查房的过程。

本书突出了临床查房实践中的逻辑思维和重点知识，不仅仅是妇产科查房的简单重现，而且是对疾病诊治的最新进展的深入阐述。其实用性强，具有可读性和参考性，特别适合于妇产科各级医护人员阅读和参考。

妇产科大查房是妇产科临床工作永恒的主题，多少年来知识内容不断更新，但临床查房形式未变，有许多临床问题在查房中被发现，在查房中被解决，我们希望本书为妇产科临床医师带来裨益。

由于时间、篇幅，以及编者学识有限，有关内容尚不能满足临床工作的需求，不妥之处敬请广大读者惠予指正。

郝　敏

目录

第 1 章 妊娠时限异常

第一节 流 产

一、稽留流产

【病史摘要】

1. 入院时情况 患者女性，27 岁，因“停经 14 周，B 超发现胚胎停育 1 天”于 2006 年 5 月 21 日入院。末次月经（LMP）：2006 年 2 月 14 日，预产期 2006 年 11 月 12 日，停经 35 天，查尿妊娠试验阳性，停经 50 天开始有恶心等早孕反应。妊娠期无感冒、发热，无射线、药物等不良接触史。今日产检 B 超提示“宫内早孕，胚胎大小相当于 8 周（按头臀径估算），未探及胎心及胎动，显示胚胎停育声像”。患者无腹痛，无阴道出血，以“稽留流产”收入院。

2. 既往史、个人史、家族史 无特殊。

3. 月经、婚育史 患者平素月经规律，14 岁初潮，月经周期 30 天，月经期 4 天，量中，无痛经史，已婚，丈夫体健，$G_0P_0A_0$，无流产史。

4. 体格检查 T 37℃，P 80 次/分，R 20 次/分，BP 100/70mmHg。发育正常，营养中等，神清，查体合作。皮肤黏膜无黄染，浅表淋巴结未触及，头颅五官无异常，双侧瞳孔等大等圆，对光反射存在。颈软，甲状腺不大，气管居中，胸廓无畸形，心率 80 次/分，律齐，各瓣膜听诊区未闻及杂音，双肺呼吸音清。腹软，肝、脾肋下未触及，肠鸣音正常。双肾区无叩痛，脊柱四肢无畸形，下肢无水肿，生理反射存在，病理反射未引出。

5. 妇科检查 外阴发育正常，阴毛女性分布，前庭大腺、尿道口无红肿。阴道通畅，黏膜光滑，未见血迹。宫颈光滑，大小正常，无组织堵塞，宫体前位，如妊娠 2 个月大小，质软，活动度好，无压痛。双附件区无压痛，未触及包块。

6. 辅助检查 B 超提示“子宫增大，宫腔可见孕囊，内见胚胎，头臀径长 13mm，未见心管搏动，胚胎大小相当于 8 周（按头臀径估算），胚胎停育声像”。

7. 入院诊断 稽留流产。

☆☆☆☆

【第一次查房】（入院当天）

住院医师

本病例的病史特点：①生育年龄，已婚女性，平素月经规律，现停经 14 周，B 超提示“胚胎大小相当于 8 周，未见心管搏动”，且患者停经 35 天，查尿妊娠试验阳性，排除受精延迟的可能。②妇科检查提示，子宫如妊娠 2 个月大小，与 B 超所见子宫大小基本符合。③患者无阴道出血，无腹痛。根据病史、妇科检查和超声检查，稽留流产的诊断成立。

主治医师

妊娠于 28 周前自然终止者称为流产。如在妊娠 12 周前自然终止者称为早期流产，在妊娠 13～27 周自然终止者称为晚期流产。精确统计流产的发生率是十分困难的，目前一般教科书所写的 10%左右是指已经确认为妊娠而以流产为结局的比值，但事实上患者常不知道自己已经妊娠，而且以流产的自然流产率远高于这个数值。根据现有资料显示，从不同地区、不同阶段及不同年龄进行统计的自然流产发生率在 15%～40%。导致流产的因素很多，首先是胚胎本身是否异常（如胚胎染色体数目、结构等），其他还有子宫环境、内分泌状态及其他因素等。发生在妊娠早期（12 周内）的自然流产，因核型异常所导致的占 60%。因此，人类妊娠因染色体异常而流产所占的比例很高，实际上也是一种人类自然选择的自我保护措施，优胜劣汰，以保护群体和子孙的健康繁衍。

主任医师

流产从开始发展到终结经过一系列过程，根据其不同阶段，给予不同的诊断名称以示区别。

（1）先兆流产：指妊娠 28 周前，先出现少量的阴道出血，继而出现阵发性下腹痛或腰痛。妇科检查：宫口未开，胎膜完整，无羊水及妊娠排出物，子宫大小与孕周相符。对早期妊娠特别是停经时间不久的先兆流产，主要是观察继续妊娠的可能性。主要辅助方法是 B 超和血 β-hCG 水平的检测。阴道 B 超在末次月经后的第 33～35 天可见胎囊，而血 β-hCG 在 1000U/L 左右。若已见胎囊而血 β-hCG 却低于 1000U/L，妊娠成功的概率较小。正常妊娠早期血 β-hCG 水平有倍增时间的特点，连续测定血 β-hCG 水平以了解胎儿情况。每 48 小时，血 β-hCG 水平升高不到 65%，预示妊娠的预后不良。单次血或尿 hCG 阳性并不能提示胎儿存活，也不能表示其为宫内或宫外妊娠。另外有研究表明，孕激素测定在先兆流产的诊断和预后方面也有较好的价值。如血孕激素水平低于 5ng/ml，则无论是宫内或宫外妊娠，妊娠物都是死亡的。如低于 10ng/ml，则提示在先兆流产中 83%的胎儿已死亡。

（2）难免流产：指流产将不可避免，阴道出血较多似月经量或超过月经量，阵发性腹痛加重，可伴有阴道出血。妇科检查常有宫口扩张，有时可见胚胎组织堵塞口，子宫大小与停经周数基本相符或略小于停经周数。由于难免流产是一个不稳定过程，绝大多数将发展为完全流产和不完全流产。

（3）不全流产：指妊娠产物已经部分排出体外，有部分残留于宫腔，由于宫内残留物影响子宫收缩，故阴道出血较多。妇科检查：宫口扩张，血液自宫口流出，有时可见妊娠物阻塞于宫口，应对排出的组织物详细检查胚胎组织是否完整，如不完整，应立即行吸宫术或刮宫术。

（4）完全流产：指妊娠产物已经完全从宫腔排出，阴道出血明显减少并逐渐停止，腹痛逐渐消失，妇科检查宫口已经关闭，子宫大小接近正常，B 超检查宫腔内无组织物残留。

（5）稽留流产：当胚胎或胎儿已经死亡而仍滞留宫腔内数周者称为稽留流产。其典型的表现是早期妊娠正常，有停经、恶心、呕吐、乳房变大、子宫长大。胎儿死亡后，除继续停经外并无阴道出血或其他症状，一段时间后，子宫仍保持原来大小，乳房恢复原来大小。孕妇体重略有下降，然后子宫又逐渐变小。B 超发现宫腔内胚囊已失去张力，呈椭圆形，囊内无胚胎或虽有胚胎却未见胎心搏动。有时可根据胎儿大小了解胚胎或胎儿死亡时间。由于死亡的妊娠物及胎盘自溶所产生的促凝物质进入母体血液循环时，可引起严重的凝血功能障碍。与早期妊娠相比，当胎儿死亡已达中期妊娠者更易出现此类情况，孕妇可出现鼻出血、牙龈出血或微小的损伤而出血不止。一般来说，胎死宫内 1 周，纤维蛋白原下降 0.5g/L，胎死宫内 3 周以上，诱发弥散性血管内凝血（DIC）的可能性明显增大。因此，稽留流产结束妊娠前，应行凝血功能及血常规检查，如有凝血功能异常，应治疗后再行手术。治疗应根据凝血指标应用肝素、血浆、凝血因子等，待凝血功能正常后行引产或刮宫术。

•第一次查房医嘱•

长期医嘱	临时医嘱
稽留流产常规护理	血常规
二级护理	血型
普食	急诊生化
	凝血五项
	血 β-hCG
	孕激素（P）
	RPR
	HIV
	乙肝三对
	肝功三项
	白带常规

【第二次查房】（入院第 2 天）

住院医师

患者无阴道出血，无腹痛，检查结果已回，凝血功能、血常规检查及肝和肾功能均未见异常，请上级医师指导引产方法。

主治医师

稽留流产时由于胚胎组织死亡后稽留于宫腔，易与子宫腔粘连甚至机化，造成引产或清宫困难及出血，如果胚胎死亡时间较长，为了软化宫颈及提高子宫肌层对缩宫素的敏感性，可以先给予雌激素数天，如子宫小于3个月大小，可直接行钳刮术，术前充分备血，术前术后应用缩宫素及抗生素治疗。子宫小于3个月妊娠者可采用缩宫素引产，5%～10%葡萄糖500ml+缩宫素10U静脉滴注，总量可用至35U。若B超检查宫腔内仍有一定量羊水，可行羊膜腔穿刺，利沙吖啶（利凡诺）80～100mg羊膜腔内注射引产。近年来不少研究应用米非司酮加米索前列醇治疗稽留流产，取得较好效果。此患者是否也可选择米非司酮加米索前列醇药物引产，请上级医师指导。

主任医师

黄体酮是维持妊娠早期蜕膜正常形态与功能的主要激素。米非司酮的主要作用是抗黄体酮作用，通过与蜕膜组织内的黄体酮受体结合使蜕膜组织细胞变性坏死，绒毛坏死从子宫壁脱落。米非司酮还可促进子宫颈软化，刺激蜕膜组织细胞和子宫内膜细胞产生前列腺素F2α（PGF2α），提高子宫肌对前列腺素的敏感性。米索前列醇是一种合成的前列腺素E1类似物，可使宫颈纤维组织软化，胶原降解，宫颈软化，宫颈管松弛，并能增加平滑肌张力，促进子宫收缩。故米非司酮配伍米索前列腺醇可引起良好的终止妊娠及促使组织物排出宫外的作用。用药方案报道不一。

方案一：米非司酮50mg口服，每12小时1次，共3次，服完第3次米非司酮后1小时顿服米索前列醇400μg，1～2小时后，行刮宫术。

方案二：米非司酮用法同前，然后阴道穹部放置米索前列醇200μg，每2小时一次，直至有规律宫缩，使其自行娩出胎儿，胎盘娩出后应仔细检查是否完整，如必要应行刮宫术，适合于孕周较大估计刮宫或钳刮困难、出血增多者。

该患者子宫如妊娠2个月大小，凝血功能正常，可应用方案一，给予米非司酮，2天后予以刮宫术，注意术前做好加强宫缩、预防感染、预防出血及输血输液的准备工作。

【随访及预后】

第3天开始应用米非司酮50mg口服，每12小时一次，共3次，1小时后口服米索前列醇400μg，之后1小时出现少量阴道出血，行刮宫术，术中感觉宫颈较松，吸出蜕膜及绒毛组织，部分已机化，共约50g，出血约60ml，术后给予抗生素和缩宫素治疗，无发热、腹痛等不适，出血少，术后第3天出院。术后1个月复查，妇科检查及B超所见均正常。

【专家评析】

稽留流产是自然流产的一种特殊类型，确切的病因并不十分清楚。持续而大量应用孕激素治疗先兆流产可能是导致稽留流产的原因。保胎治疗中要注意定期检测 B 超，以及早发现胚胎或胎儿停育，如出现下列情况即可诊断为胚胎停育：①经阴道 B 超头臀径（CRL）≥6mm（或经腹部 B 超 CRL≥10mm），未见心管搏动；②平均妊娠囊直径≥20mm，无卵黄囊，或妊娠囊直径≥25mm 未见胚芽；③空羊膜囊征；④间隔 7～10 天，孕囊或胚芽无增长。

由于胚胎死亡滞留、羊水吸收，胚胎组织有时机化与子宫壁紧密粘连不易完全剥离，造成刮宫困难或引产困难。稽留时间过长，还可能发生凝血功能障碍导致 DIC 危及孕妇生命，故稽留流产一旦确诊，应尽快清除宫腔内容物。传统的治疗稽留流产的方法是刮宫术前 3～5 天口服雌激素类药物，以提高子宫对缩宫素的敏感性，然后行刮宫术或引产术。但雌激素类药物口服副作用大，无明显松弛子宫颈的作用。手术时子宫颈扩张不充分，造成手术困难、损伤大、手术时间长、术中失血多，易发生人工流产综合征、宫内组织残留，再次刮宫率增加，甚至发生子宫穿孔等并发症，手术难度高，风险大。

稽留流产患者应用米非司酮主要作用于子宫内膜的黄体酮受体，在体内与黄体酮竞争受体，产生较强的抗黄体酮作用，使蜕膜和绒毛组织变性，内源性前列腺素释放导致子宫收缩；同时作用于宫颈，促宫颈成熟、软化、扩张，以利于排出胚胎及蜕膜。米索前列醇是一种合成的前列腺素 E1 类似物，已被广泛用于终止早期、中期、晚期妊娠，具有诱发宫缩和软化宫颈的双重作用。其使宫颈软化，宫口易于扩张，避免和减轻了扩宫的机械性损伤和牵拉刺激，同时也可诱发和加强子宫平滑肌收缩作用，促使妊娠物剥离排出，术中出血明显减少，缩短了手术时间、减轻了患者的痛苦、减少了人工流产的并发症。因此米非司酮和米索前列醇两者配伍使用，更增强了收缩子宫和扩张宫颈的作用，有利于稽留流产机化组织的剥离排出。

二、复发性流产

【病史摘要】

1．入院时情况 患者女性，37 岁，停经 42 天，下腹部坠痛 2 天，阴道出血 1 天，排除组织样物质 1 小时。停经 35 天时自测尿妊娠试验阴性，停经 40 天时出现恶心、呕吐，反应较重，多次化验尿常规显示尿酮体阴性。早期无发热，无射线和毒物接触史。定期进行产前检查，停经 40 天常规 B 超检查核实孕周无误。唐氏筛查为低风险。

2．既往史 无高血压、糖尿病、血液病等病史。

3．月经、婚育史 患者平素月经规律，13 岁初潮，月经周期 28～30 天，经期为 5～6 天，无痛经，经量中等。26 岁结婚，$G_2P_0A_2$，两次流产均在妊娠 3 个月时，术后均未刮宫。

4．体格检查 T 36.7℃，P 80 次/分，R 22 次/分，BP 116/70mmHg。发育正常，

营养中等，查体合作。全身皮肤黏膜较苍白，无出血点，浅表淋巴结未触及肿大。双肺呼吸音清，未闻及干、湿啰音。心界不大，心率80次/分，律齐，未闻及异常心脏杂音。腹平软，全腹无压痛，未触及包块，肝脾肋下未及，双肾区无叩击痛，移动性浊音阴性，肠鸣音正常，双下肢未水肿。生理反射存在，病理反射未引出。

5．妇科检查　外阴已婚未产型，阴道畅，有血，量不多。宫颈光滑，宫口闭合，子宫中位，如妊娠6周大小，质软，无压痛，双侧附件区未扪及异常包块，压痛（－）。

6．辅助检查

（1）实验室检查：血常规示Hb112g/L，WBC 10.5×10^9/L，N 0.70，PLT 215×10^9/L。

（2）B超提示子宫内膜厚12mm。尿妊娠试验阳性，夫妻染色体未见异常，3个月前宫腔镜检查提示宫腔未见异常，妇科内分泌六项检查和甲状腺功能三项检查均未见异常。

7．入院诊断　①完全性流产；②复发性流产。

【第一次查房】（入院第1天）

住院医师

汇报病史如上。根据本病例特点：①患者为生育年龄妇女，高龄初产妇。②停经42天，下腹部坠痛2天，阴道流血1天，排除组织样物1小时。③$G_2P_0A_2$，均在妊娠3个月时流产，均未刮宫。④入院检查T 36.7℃，P 80次/分，R 22次/分，BP 116/70mmHg，一般情况好，高度紧张，心肺未及异常，腹软，无压痛、反跳痛，肝、脾肋下未及，双下肢无水肿。妇科检查：外阴已婚未产型，阴道通畅，有血，量不多。宫颈光滑，宫口闭合，子宫中位，如妊娠6周大小，质软，无压痛，双侧附件区未扪及异常包块，压痛（－）。⑤B超提示子宫内膜厚12mm，尿妊娠试验阳性，WBC 10.5×10^9/L，PLT 215×10^9/L，Hb 112g/L，N 0.70，夫妻染色体未见异常，宫腔镜检查提示宫腔未见异常，妇科内分泌六项检查未见异常，甲状腺功能三项检查未见常。

根据患者症状、体征和辅助检查，初步诊断：①先兆流产？②复发性流产。但是流产原因尚不清楚，请上级医师分析复发性流产的病因及进一步处理。

主治医师

连续发生3次或3次以上的自然流产称为复发性流产，本例诊断基本明确。处理上的关键是寻找病因，对症治疗。复发性流产的发生率为1%～2%，其病因复杂，包括遗传、感染、内分泌因素，还有50%～60%的患者病因不明。

（1）遗传因素：包括夫妻染色体异常和胚胎染色体异常。国外文献报道在复发性流产中夫妻染色体异常的发生率为2%～4%。国内学者总结1105例反复自然流产患者的资料，发现夫妻染色体异常占1.18%。而且一般人群中的染色体异常的发生率为0.5%。对复发性自然流产患者或家族成员中有多次流产、生育先天畸形、智力低下、染色体异常胎儿者，都应检查染色体核型。即使夫妻染色体正常，其胚胎依然有可能出现染色体异常，导致流产。国内研究报道，反复流产病例胚胎染色体异常检出率占15%，其中染色体三体的发生率最高，约占早期妊娠流产的5%，染色体13、16、18、21、22三体最常见，其次是45X，即Turner综合征，其他的异常多数是多倍体，如果夫妻染色体正常，而胎儿染色体异常，多数是随机事件。对流产物进行染色体分析有助于了解此次流产原因及评价治疗的效果。

（2）解剖因素：导致复发性流产的解剖学因素有子宫畸形、宫颈功能不全、子宫肌瘤、己烯雌酚引起的子宫畸形、宫腔粘连等。引起自然流产的子宫畸形范围较广，其中以子宫纵隔患者发生率最高，达53%，其次是单角子宫患者发生率为35%，双角子宫患者发生率为33%，双子宫患者发生率为29%，而鞍状子宫与其关系不大。

（3）内分泌因素：黄体功能不全是引起复发性流产的主要内分泌因素。妊娠后妊娠黄体产生大量的黄体酮（又称孕酮），黄体酮是子宫的安慰剂，在妊娠早期起重要作用。如妊娠早期黄体功能不全，不能产生足够的黄体酮，内膜发育不良，则易导致流产。多囊卵巢综合征的内分泌特征为高黄体生成素和高雄激素血症，此种内分泌环境常导致不排卵，即使排卵，也常由于卵泡发育不良或不成熟而导致黄体功能不足引起流产。高催乳素（PRL）血症也是导致流产的原因之一，高催乳素水平的升高会抑制黄体功能，使黄体期缩短，黄体酮分泌不足，高水平PRL还会影响子宫局部的PRL水平，影响胚胎发育，造成流产。

（4）感染因素：目前研究发现，风疹病毒、支原体、衣原体、弓形虫、巨细胞病毒等微生物感染与复发性流产的发病有关，但存在争议。妊娠期可以行上述指标的检测，根据具体情况治疗，必要时终止妊娠。另外，近年来研究发现，许多原因不明的复发性流产与免疫因素有关。根据妊娠前检查，此患者在当地未查出原因，是否与免疫有关系，需请上级医师分析并指导进一步处理。

主任医师

同意上述医师意见。本例患者复发性流产诊断明确。近代生殖免疫学研究发现，许多原因不明的复发性流产与免疫因素有关。引起复发性流产的免疫学因素包括自身免疫异常和同种免疫异常。

（1）自身免疫异常：目前研究最多的是抗磷脂抗体和复发性流产的关系。抗磷脂抗体是一类针对各种带负电荷磷脂作为靶抗原的自身抗体（主要包括狼疮抗凝因子、抗心磷脂抗体），目前研究表明，抗心磷脂抗体是导致复发性自然流产的重要原因之一。曾经自然流产次数≥3次，抗心磷脂抗体阳性者，再次自然流产的概率为90%。蜕膜和胎盘血管内广泛血栓形成及梗死可能是抗心磷脂抗体导致流产的主要病理基础。抗心磷脂抗体与磷脂/磷脂结合蛋白复合物结合后，损伤血管内皮细胞，阻止血管内皮细胞释放花生四烯酸，从而减少前列环素2的合成；同时抗心磷脂抗体激活血小板，血小板黏附、聚集、与血管内皮细胞黏着，并释放血栓素 A2，使凝血活性升高，血管收缩，促使血管内血栓形成。随着胎盘血管血栓形成的加重，子宫胎盘血流异常，引起胎盘梗死、胎盘形成缺陷、胎盘慢性炎症等病理改变，最终损伤胎盘功能，导致流产。

（2）同种免疫异常：由于胎儿的一半来自于父系，所以可认为正常妊娠是一种成功的类似于同种异体移植。胎儿之所以不被母体免疫系统排斥，与母胎界面生理性抑制反应增强有关，这种免疫状态又称为免疫耐受，有学者认为这种免疫耐受主要与封闭抗体有关。封闭抗体可通过与母体淋巴细胞结合或通过与同种异体抗原结合，达到阻断细胞免疫反应的目的。如这种封闭抗体缺乏，则母体免疫系统就容易对胎儿产生免疫攻击，导致流产。此患者目前基本排除了解剖异常及内分泌因素影响，下一步主要进行免疫方面的检查，即封闭抗体、抗心磷脂抗体的测定等，另外应复查致畸五项，检测 hCG 及黄体酮水平，了解胚胎发育情况，必要时行 B 超检查。处理上暂时安胎治疗，卧床休息，予以叶酸、维生素 E、hCG、黄体酮（P）等一般治疗，注意腹痛、阴道流血情况，及时行 B 超检查。

•第一次查房医嘱•

长期医嘱	临时医嘱
产科常规护理，Ⅱ级护理	血常规
普食	凝血功能
卧床休息	血型
注意腹痛，阴道流血情况	肾功能
绒毛膜促性腺激素 2000U im qd	心电图
黄体酮 20mg im qd	血β-hCG
维生素 E 100mg qd	血黄体酮
叶酸 5mg qd	致畸五项
	抗心磷脂抗体
	封闭抗体
	RPR
	HIV
	肝功能
	乙肝三对
	肝炎系列
	大便常规
	产科 B 超

【第二次查房】（入院第 4 天）

住院医师

患者现有轻微下腹胀感，可见少许咖啡色阴道血性分泌物，B 超提示宫内早孕，致畸五项阴性，hCG 为 12 638 U/L，P 28μg/L，封闭抗体阴性，抗心磷脂抗体 IgM 强阳性，其他化验结果大致正常。请上级医师指导下一步治疗。

主任医师

患者封闭抗体阴性，提示存在同种免疫异常，治疗上可用丈夫淋巴细胞皮下注射主动免疫，以刺激封闭抗体的产生。其方法为抽取丈夫新鲜外周血液 50ml，分离淋巴细胞（2～3）$\times 10^7$/L，对患者进行多点皮内注射，每隔 2～4 周一次，最好是在妊娠前即开始治疗，复查封闭抗体阳性后再妊娠，妊娠后继续治疗至妊娠第 16 周左右。国内报道主动免疫治疗成功率在 80%以上，应用时应注意检查丈夫是否有血液传播疾病，如梅毒、肝炎、HIV 感染等。患者抗心磷脂抗体强阳性，提示不仅有同种免疫异常，而且还同时存在自身免疫异常，也需要治疗。目前常用的治疗方法为肝素加阿司匹林，其目的是阻止血小板黏附、聚集、降低血液的黏滞性，防止绒毛胎盘血栓形成，改善子宫胎盘血流。一般用法为低分子肝素 5000～10 000U 皮下注射，每天 2 次，阿司匹林 50～75mg 口服，每天 1 次。妊娠后即开始应用，用至妊娠第 34 周或出现产兆时，或计划分娩前 1 天晚上停用。由于低分子肝素对凝血功能的影响小，安全性强，应用方便，故优于普通肝素。

【随访及预后】

患者予以丈夫淋巴细胞免疫治疗至妊娠第 16 周，低分子肝素 5000U 皮下注射，每天 2 次，阿司匹林 50mg 口服，每天 1 次，至妊娠第 34 周；患者因其有复发性流产病史且为高龄初产，为排除胎儿染色体异常故于妊娠第 18 周行羊膜腔穿刺，羊水细胞培养检查染色体核型正常。B 超检测胎儿生长发育良好，羊水量正常，于妊娠第 39 周顺产一男活婴，体重 3400g，Apgar 评分 10 分，体检正常。

【专家评析】

复发性流产的病因有下述几项。

（1）遗传基因缺陷：早期自然流产的发生大多数与胎儿染色体异常有关。遗传学研究已证实，早期自然流产中染色体异常者占 50%～60%，胚胎难以存活至妊娠中、晚期。自然流产胎儿的染色体异常来源于两个方面：第一方面，在配子形成过程中或受精卵分裂过程中受内外因素的影响，染色体发生畸变，致使胚胎不能正常发育，导致胎儿的死亡、流产或畸形；第二方面，由父母所遗传，夫妻中任何一方的染色体异常，都有可能遗传给胎儿引起胚胎死亡或流产。据报道，发生自然流产的患者其夫妻染色体异常的发生率为 6.2%左右。从 20 世纪 60 年代开始，已有学者发现反复自然流产的患者其夫妻本身可有染色体异常，并可遗传给下一代，即使妊娠至足月，出生后也易出现畸形或有功能缺陷。

（2）免疫功能异常：近年来，免疫功能异常与反复自然流产的关系越来越为人们所重视。50%～60%的复发性流产可能与免疫功能异常有关。妊娠类似同种异体移植，母-胎间的免疫调节异常、妊娠期父方的组织相容性抗原及母体中封闭性抗体不足、母体抗父方淋巴细胞的细胞毒抗体不足、自身或同种抗体导致的免疫损伤（如抗心磷脂抗体、抗精子抗体、抗子宫内膜抗体、ABO 与 Rh 血型不合）、细胞免疫功能的异常等，均与流产的发生有密切关系。其中，如血型抗体的产生是由于母胎血型不合，母体在胎儿红细胞刺激下产生抗胎儿红细胞的抗体，可引起胎儿、新生儿溶血，甚至死胎。多见于母体血型为O型，胎儿为A型或B型者。

（3）内分泌因素：黄体功能不全是妊娠早期自然流产的常见原因。妊娠早期卵巢妊娠黄体产生黄体酮，用以维持妊娠，其在6～8周锐减，后期黄体酮则主要由胎盘合体滋养细胞产生，如果两者衔接失调，胚胎得不到黄体酮的支持，就会发生流产。据资料统计，复发性流产中由黄体功能不足引起者可占23%～67%或40%～60%。另外，甲状腺功能紊乱、严重糖尿病也可引起反复的自然流产。

（4）子宫因素：如子宫畸形（单角子宫、双角子宫、残角子宫、双子宫、子宫纵隔），因子宫腔狭小、血液供应不足或胚胎着床不固等原因导致流产。子宫腔粘连、宫颈重度裂伤、宫颈内口松弛等导致胎膜早破而发生流产。另外，子宫肌瘤可影响胚胎着床和发育而导致不孕及流产。

（5）感染因素：随着各种微生物检测技术的发展，已证实某些病原微生物与复发性流产的发生有一定的关系，如孕妇生殖道感染解脲支原体、沙眼衣原体、弓形虫、单核细胞增多性李斯特菌、人巨细胞病毒、风疹病毒、微小病毒、人免疫缺陷病毒感染、苍白螺旋体、单纯疱疹病毒等均可造成流产。随着人们生活条件的改善，许多人饲养可能携带了病毒的宠物，这更加重了自然流产的可能性。孕妇感染解脲支原体、沙眼衣原体等病毒不利于胚胎正常发育和成熟，易出现早产、流产和不孕，是引起流产的重要原因。

（6）全身性疾病：妊娠期患全身性感染、严重贫血或心力衰竭、慢性肾炎或高血压等久治不愈亦可导致反复自然流产。

（7）外界不良因素的影响：外界不良因素（包括物理因素、化学因素等）及不良的生活饮食习惯可影响生殖细胞的功能，妊娠后则易发生反复的自然流产、死胎、早产、胎儿畸形等。常见的化学因素有镉、有机汞、铅等重金属，以及麻醉气体、烟草等；而常见的物理因素多为长期接触电离辐射、X线等放射性物质，以及电脑和手机辐射、噪声、高温、重体力劳动等均可影响胎儿的正常发育而发生流产。

对于本例中因免疫异常引起的复发性流产，也有研究应用静脉注射免疫球蛋白进行治疗，取得了较好的疗效。其是以1000人份以上的健康血浆为原料，用专门的用于技术分离生产的一种生物制剂，其中含有107种针对不同抗原的IgG。静脉注射免疫球蛋白治疗复发性流产的可能机制为减低自然杀伤细胞的水平，调节细胞因子的产生，以及清除自身抗体，减少自身抗体的生成等。其用法文献报道不一，较常用的方案为免疫球蛋白25g，静脉滴注，每天1次，连续3天，间隔21～28天，再开始下一个疗程。妊娠后即开始应用，用至26～32周。静脉注射免疫球蛋白的成功报道很多，但也有不一致的结果。

（郝　敏　田小庆）

第二节 早 产

一、先兆早产

【病史摘要】

1. 入院时情况 患者女性，28岁，因“停经32^{+2}周，阴道流液2小时，伴不规则腹痛半小时”入院。LMP：2009年9月17日，停经38天时测尿妊娠试验阳性，妊娠早期恶心、呕吐等早孕反应不明显，无不规则阴道出血，无发热、感冒。妊娠4个月起自感胎动至今，妊娠5^{+}个月起在外院规律产前检查，未见明显异常。2小时前无明显诱因出现阴道流液，色清，半小时前出现不规则腹痛，为进一步诊治入院。妊娠期无头晕、头痛、眼花或视物模糊，无发热、咳嗽、咳痰、服用药物史，精神食欲好，睡眠可，大、小便正常。

2. 月经、婚育史 患者平素月经规律，14岁初潮，月经周期28～30天，经期5天，月经量中，偶有血块，无痛经，25岁结婚，$G_1P_0A_1$，2004年1月妊娠2^{+}个月时自然流产。

3. 既往史、个人史、家族史 无特殊。

4. 体格检查 T 36.6℃，P 86次/分，R 20次/分，BP 115/73mmHg。一般状况可，神清合作，全身皮肤和黏膜无苍白、黄染，浅表淋巴结未触及，头颅五官端正，心肺听诊未见异常。腹壁软，无压痛，肝、脾肋下未触及，肠鸣音活跃，双下肢无水肿。

5. 产科检查 腹膨隆，宫高27cm，腹围80cm，胎位LOA，胎心率142次/分，触及弱宫缩，间隔20分钟，持续5秒。阴道流液pH＞7。肛查：宫口未开，先露S^{-3}。骨盆外测量：髂棘间径25cm，髂嵴间径27cm，骶耻外径19cm，坐骨结节间径8.5cm。

6. 辅助检查 2010年4月20日外院B超：宫内妊娠单活胎，胎儿相当于妊娠31^{+4}周。

7. 入院诊断 ①G_2P_0，宫内妊娠32^{+2}周；②LOA；③胎膜早破；④先兆早产。

【第一次查房】（入院当天）

住院医师

本例为育龄女性，平素月经规律，有停经史，妊娠期规律产前检查，查体子宫增大，可触及胎位，闻及胎心，外院的B超证实宫内妊娠，因此宫内妊娠的诊断明确。有阴道流液症状，且阴道分泌物pH＞7，胎膜早破的诊断可以成立。患者现停经32^{+2}周，早产的可能性大，应行胎心电子监护和B超了解胎儿及羊水量等情况，应用药物抑制宫缩及促胎肺成熟，现孕周尚小，胎儿娩出后并发症可能较多，但胎膜已破，是否可继续保胎，请上级医师给予指示。

主治医师

此病例停经 32^{+2} 周，阴道流液 pH＞7，胎膜早破诊断基本能确定，但应排除尿液或血液污染可能，可通过检查阴道分泌物进一步确诊，如果阴道分泌物见到有胎脂、毳毛等羊水成分，或阴道排液自然干燥后见到羊齿植物叶状结晶，则可明确诊断。查体有不规则宫缩，治疗上首先要绝对卧床，避免不必要的肛查和阴道检查，尽快应用抑制宫缩药物（如硫酸镁或利托君），尽量延长孕周，用硫酸镁应注意用药的速度，最好维持在每小时 1～2g，直至宫缩消失，用药期间，要注意每天监测呼吸、尿量、膝反射，必要时可行血清镁离子浓度的监测，以防镁离子浓度过高引起的呼吸抑制。注意监测及预防感染，如密切监测体温，注意观察阴道分泌物的性状，定期检查 WBC 和 C 反应蛋白，必要时可行阴道分泌物的培养，目前认为先兆早产合并胎膜早破者，预防性使用抗生素是必要的。此外，还应密切监测胎儿的情况，如定期行胎心率的监测、B 超生物物理评分及胎心电子监护，预防脐带脱垂的发生。可用地塞米松促胎肺成熟，以防早产儿肺透明膜病变的发生。

主任医师

宫内妊娠 32^{+2} 周，先兆早产，胎膜早破诊断基本明确。以上两位医师的分析都是围绕如何在密切监测下尽可能延长孕周来进行，从胎儿发育的角度来出发，若没有发生感染，妊娠能延长至 34 周后较理想。胎膜早破的原因很多，如生殖道病原微生物上行性感染、羊膜腔压力升高、营养因素、宫颈内口松弛等。此病例应检查血常规，了解 WBC 有无升高和中性粒细胞的比值，确定有无亚临床感染，一旦出现感染迹象应停止保胎治疗，应用强效广谱抗生素，因 B 族溶血性链球菌、大肠埃希菌、厌氧菌等是最常见的与新生儿败血症有关的病原菌，必要时给予阴道或宫腔分泌物细菌培养加药敏检查，指导临床用药。同时会阴 B 超了解宫颈长度，对早产风险可以有个估计。

•第一次查房医嘱•

长期医嘱	临时医嘱
晚期妊娠胎膜早破常规护理	血常规
一级护理	尿常规
左侧卧位卧床休息	大便常规
普通饮食	血生化全套
自数胎动 tid	凝血四项
听胎心 tid	血 C 反应蛋白
地塞米松 6mg im bid×2d	胎心率监测
氨苄西林 2g（皮试阴性后）加入生理盐水 250ml 中 q6h ivgtt	产科 B 超+会阴 B 超+胎儿生物物理评分
5%葡萄糖 500ml qd	25%硫酸镁注射液 10ml+5%葡萄糖注射液 20ml iv（慢）
0.5%甲硝唑 200ml ivgtt qd	25%硫酸镁注射液 30ml iv
	5%葡萄糖注射液 500ml iv

【第二次查房】（入院后 24 小时）

住院医师

入院后患者阴道仍有少量流液，色清，自觉不规则腹痛。查体：T 37.0℃，R 20/分，一般情况可，双侧膝反射存在。腹软，无压痛，胎心率 145 次/分，触及弱宫缩，间隔 20 分钟左右，持续约 10 秒。胎心率监测 NST 30 分钟评分 10 分；B 超生物物理评分 8 分；急查血常规显示 WBC 10.7×10^9/L，L 0.727；血 C 反应蛋白 8mg/L；B 超示：宫内妊娠单活胎，胎儿大小相当于 32 周，胎盘后壁，成熟度I度，羊水池厚度 33mm，宫颈长度 30mm。血 WBC 和 C 反应蛋白未提示有明显的感染征象。现硫酸镁维持在 30 滴/分。

主治医师

此病例血常规和血 C 反应蛋白未提示有明显感染，抗生素可仍用原来的方案，若出现感染迹象，应考虑用三代头孢曲松（罗氏芬）2.0g 加入生理盐水 20ml，静脉推注，每 12 小时一次，每日复查 WBC、N 和 C 反应蛋白。现胎儿情况尚好，应定期复查胎心率监测 30 分钟。现 B 超示羊水量正常，宫颈长度在正常范围，情况可，宜定期复查。

主任医师

关于此病例的防治感染问题，我同意主治医师的意见，胎膜早破患者部分本身存在链球菌感染，胎膜早破还易继发宫内感染，破膜时间越长，宫内感染可能性越大，破膜 48 小时分娩者，产妇的感染率可达 5%～20%。现停经 32^{+3} 周，距胎儿足月时间还较长，如果能通过积极治疗，维持到妊娠 34 周以上较理想，胎儿出生后并发症也会相对减少，所以防治感染要引起重视。破膜超过 12 小时需给予抗生素预防感染，同时严密切监测血 WBC 和 C 反应蛋白，可取阴道分泌物进行细菌培养和药物敏感试验，或必要时于分娩时可进行宫腔棉拭子和新生儿耳拭子的细菌培养和药物敏感试验，以助于选择敏感抗生素。另外，此病例应用硫酸镁 30 滴/分维持，宫缩间断时间仍较短，改用利托君（安宝）100mg 加入 5%葡萄糖注射液 500ml，4 滴/分开始，按宫缩调整滴速，用药期间注意监测心率、血糖、血压、血钙水平，注意有无震颤、头痛、胸闷等不良反应，并给予对症处理。

【第三次查房】（入院后第 7 天）

住院医师

该患者停经 33^{+2} 周，阴道一直有少许流液，体温波动在 36.8～37.3℃，胎动、胎心监护均显示胎儿情况良好。用利托君后，维持在 16 滴/分，偶有弱宫缩，持续 5 秒。已改用头孢曲松 4 天，每天复查血常规，血 WBC 计数在（9.9～13.5）$\times10^9$/L，血 C 反应蛋白浓度 12～25mg/L。昨日复查 B 超提示，宫内妊娠单活胎，胎儿大小相当于 33^{+1} 周，胎盘成熟度I度，羊水池深度 20mm，宫颈长度 23mm。今凌晨 4 时自觉不规则腹痛，查体：T 37.4℃，腹软，无压痛，宫缩渐密，宫缩间隔 15～20 分钟，持续 5～10 秒，胎心率 133 次/分，急查血常规示 WBC 14.3×10^9/L。利托君维持滴速在 28 滴/分，目前情况是否该终止妊娠？

主治医师

现患者宫缩渐强，间隔时间较短，会阴 B 超示宫颈长度 13mm，宫颈内呈漏斗形，宽 8mm。从血白细胞计数及中性粒细胞分类的动态变化，判断已出现感染，并未完全得到控制。感染原因可能为胎膜早破引起的上行性宫内感染，再次诱发宫缩，早产可能性大。现在宫内妊娠达 33^{+2} 周，考虑新生儿存活可能性大，而且目前情况下，继续保胎可能导致感染难以控制并增加新生儿感染的危险，不适合继续保胎。胎儿不大，患者骨盆条件好，可以考虑阴道试产。

主任医师

以上医师关于妊娠的意见，由于新生儿科学的发展，33^{+2} 周早产儿出生后成活可能性较大。现在 WBC 14.3×10^9/L，中性粒细胞 0.81，说明感染存在，应该取宫颈分泌物做细菌培养加药物敏感试验，指导临床应用敏感抗生素。目前利托君使用已经接近最大量，宫缩仍间隔 15～20 分钟，持续 10～15 秒，会阴 B 超示宫颈内口已开，说明早产已难以避免，故应考虑停用保胎药，阴道试产。但因早产儿对宫缩及缺氧的耐受力相对较弱，在产程中要密切监护胎儿的情况，做好随时手术及早产儿的抢救准备。胎儿娩出后应密切注意感染的征象，必要时调整广谱抗生素控制感染。

查房后停用利托君，患者宫缩渐强，20 分钟后出现规律宫缩，3 小时 50 分钟后宫口开全，以 LOA 位顺娩一男婴，吸痰后自然啼哭，反应可，外观无明显异常，Apgar 评分 1 分钟 8 分，5 分钟 9 分，因为早产儿而转儿科治疗。羊水清。胎盘胎膜娩出完整。产后宫缩好，阴道出血 100ml。

【最后诊断】

①孕 2 产 1，宫内妊娠 33^{+2} 周，单活胎 LOA 顺产；②胎膜早破；③早产；④绒毛膜羊膜炎。

【随访及预后】

产妇产后恢复良好，7 天后感染征象消失，血常规检查恢复正常。早产儿在新生儿科住院治疗，1 个月后健康出院。胎盘、胎膜组织病理学检查显示存在“绒毛膜羊膜炎”。

【专家评析】

早产是围生医学中的一个重要、复杂而又常见的妊娠并发症。国内外对早产定义的期限不统一，目前我国对早产的定义为自末次月经第 1 天算起，妊娠满 28 周至不足 37 周分娩者。其中，胎膜早破占早产胎膜早破的主要危害是宫腔感染、胎儿窘迫、脐带脱垂、胎肺发育不良等。

早产的预测指标包括白细胞介素 6、C 反应蛋白和胎儿纤维连接蛋白（Fn）检测。如果母体血清白细胞介素 6＞35μg/L，则易发生早产。如果血清中 C 反应蛋白浓度＞20mg/L，则早产临产发生的概率＞85%。妊娠晚期宫颈阴道分泌物出现过量胎儿纤维连接蛋白（≥50mg/ml），是早产敏感和特异性指标。

先兆早产的治疗原则：若胎膜未破，胎儿存活，无胎儿窘迫，无严重妊娠合并症及并发症时，应设法抑制宫缩，尽可能延长孕周。胎膜已破，早产不可避免时，应设法提高早产儿存活率。

1. *一般治疗*　卧床休息，左侧卧位可减少自发性宫缩频率，增加子宫血流量，增加胎盘对氧、营养和代谢物质的交换。

2. *抑制宫缩*

（1）抑制宫缩药物：β_2 肾上腺素能受体激动剂，子宫平滑肌细胞膜上的 β_2 受体兴奋时，激活细胞内腺苷酸环化酶，促使三磷腺苷合成环磷腺苷，降低细胞内钙离子浓度，阻止子宫肌收缩蛋白的活性，抑制子宫平滑肌收缩，延长妊娠期。此类药物主要不良反应有：母-胎心率增快、心肌耗量增加、血糖升高、水钠潴留、血钾降低等，故对心脏病、重度高血压、未控制的糖尿病等孕妇慎用或不用。常用的药物如下所述。

①利托君：近年来该药逐渐成为国内首选的有效药物，利托君 150mg 加入 5%葡萄糖注射液 500ml 静脉滴注，初始剂量为 0.05mg/min，根据宫缩调节，每 10 分钟增加 0.05mg/min，最大量至 0.35mg/min，待宫缩抑制后持续滴注 12 小时，停止静脉滴注前 30 分钟改为口服 10mg，每 4～6 小时 1 次。用药过程中宜左侧卧位，减少低血压危险，同时密切注意孕妇主诉及心率、血压、宫缩变化，并限制静脉输液量，以防肺水肿。若患者心率＞140 次/分，应减少滴数或药物剂量；患者若出现胸痛，应立即停止用药并行心电监护。长期用药者应监测血糖。

②沙丁胺醇：常用剂量为口服 2.4～4.8mg，通常首次 4.8mg，以后每 8 小时口服 2.4～4.8mg，直到宫缩消失后停药。

（2）硫酸镁：镁离子直接作用于子宫平滑肌细胞，拮抗钙离子对子宫收缩活性，能抑制子宫收缩。常用方法为：25%硫酸镁 16ml 加入 5%葡萄糖注射液 100ml 中，在 30～60 分钟静脉滴注完毕，然后维持硫酸镁滴速 1～2g/h 至宫缩＜6 次/小时，每日总量不超过 30g。

用药过程中应密切注意呼吸＜16 次/分，尿量＜25ml/h。若膝反射消失，应立即停药，并给予钙剂拮抗。因抑制宫缩所需的血镁浓度与中毒浓度接近，肾功能不良、肌无力、心肌病患者慎用或不用。

（3）钙拮抗剂：是一类能选择性减少慢通道 Ca^{2+} 内流，干扰细胞内 Ca^{2+} 浓度、抑制子宫收缩的药物。常用药物为硝苯地平 10mg 舌下含服，每 6～8 小时 1 次，应密切注意孕妇心率、血压变化。已用硫酸镁者慎用钙拮抗剂，以防血压急剧下降。

（4）前列腺合成酶抑制剂：可抑制前列腺合成酶，减少前列腺素合成或抑制前列腺素释放，从而抑制宫缩。前列腺合成酶抑制剂可通过胎盘，大剂量长期使用可使胎儿动脉导管提前关闭，导致肺动脉高压。因其具有使肾血管收缩，抑制胎尿形成、使肾功能受损、羊水减少的严重副作用，故此类药物仅在妊娠 34 周前短期（1周内）选用，常用药物为吲哚美辛，初始剂量为50mg，每8小时口服1次，24小时后改为25mg，每6小时1次，用药过程中需密切监测羊水量及胎儿动脉导管血流。

3．控制感染　感染是早产的主要原因，应用抗生素治疗早产可能有益，特别适用于阴道分泌物培养B族链球菌阳性或羊水细菌培养阳性，以及泌尿道感染患者。根据不同菌群选用不同的抗生素。但尽量选用对孕妇及胎儿无不良反应的抗生素。

4．促胎肺成熟　对妊娠34周前的早产产妇，应用肾上腺糖皮质激素后24小时至7天内，能促胎儿肺成熟，明显降低新生儿呼吸窘迫综合征的发生，同时可减少新生儿脑室周围出血和坏死性小肠炎发生。可于分娩前7天内应用地塞米松针剂6mg肌内注射，每12小时1次，共4次；或倍他米松12mg静脉滴注，每12小时1次，共2次。妊娠28周后多选用单程治疗。紧急时可经静脉或羊膜腔内注入地塞米松10mg，后者可同时检测羊水胎儿肺成熟度。

5．分娩处理　大部分早产儿可经阴道分娩，临产后慎用吗啡、哌替啶等抑制新生儿呼吸中枢的药物；停用一切抑制宫缩药物，产程中给孕妇吸氧；第二产程可做会阴侧切，预防早产儿颅内出血等。对于早产胎位异常者，在权衡新生儿存活利弊基础上，可以考虑剖宫产术。

6．先兆早产的预防　积极预防早产是降低围生儿死亡率的重要措施之一。①定期产前检查，指导妊娠期卫生，积极治疗泌尿道、生殖道感染，妊娠晚期节制性生活，以免胎膜早破。②切实加强对高危妊娠的管理，积极治疗妊娠合并症及预防并发症的发生，预防胎膜早破及亚临床感染。③宫颈内口松弛者，应于妊娠14～18周行宫颈内口环扎术。④对习惯性流产、早产，孕妇应提前住院观察治疗，对先兆早产症状，如轻微腹阵痛、见红、流液，及时到医院住院保胎治疗。

二、早产临产

【病史摘要】

1．入院时情况　患者女性，28岁，因停经34周，腹部憋胀3周，间断性腹痛2天于2009年12月11日入院。LMP：2009年4月15日。EDC：2010年1月22日。停经40余天时自觉食欲欠佳，恶心，晨起呕吐，程度较轻，到附近医院检查，尿hCG阳性，B超显示“子宫稍大，宫腔内见妊娠囊及胚芽”，确诊为早期妊娠。停经4月余自觉胎动至今。妊娠20周起定期到我院行产前检查，妊娠30周时行B超检查发现羊水稍多，羊水池6.8cm。随后4周因到外地出差而未做产前检查。近3周感腹憋，渐加重，平卧时感气紧。2009年12月9日出现不规律腹痛，未诊治，后腹痛渐频繁，约30分钟1次，持续约十几秒，遂即收入院。妊娠期无药物、放射线暴露及猫、犬等动物接触史，无感冒、发热，无阴道出血，食欲可，大小便正常，体重增长约14kg。

2．月经、婚育史　15岁初潮，月经周期28～30天，经期5天，月经量中，偶有血块，无痛经，25 岁结婚，$G_1P_0A_1$，2004 年 1 月行人工流产 1 次。

3．既往史、个人史、家族史　无特殊。

4．体格检查　T 36.6℃，P 78 次/分，R 20 次/分，BP 120/73mmHg。一般状况可，神志清楚，查体合作，全身皮肤、黏膜无苍白、无黄染，浅表淋巴结未触及，头颅五官外观正常，心肺听诊无异常。腹壁软，无压痛，肝、脾肋下未触及，肠鸣音活跃，下肢水肿（++）。

5．产科检查　腹部膨隆，腹壁皮肤张力大，宫高 36cm，腹围 107cm，胎方位不清，胎心音远，胎心率 140 次/分，骨盆外测量正常，宫口开大 3cm，未破膜。宫缩间隔 30 分钟，持续约 10 秒。

6．辅助检查

（1）实验室检查：血型 O 型，血常规：WBC 9.8×10^9/L，Hb 120g/L，RBC 3.40×10^{12}/L，PLT 200×10^9/L；尿常规正常；RPR（－），HIV 抗体（－）；糖筛查：6.5mmol/L，丈夫血型 O 型。

（2）一周前外院 B 超检查提示：胎儿大小相当于 34 孕周，未见畸形，胎方位 LOA，羊水暗区 11cm，羊水指数 28cm，胎盘较大，胎盘成熟度Ⅱ度。

7．入院诊断　①G_2P_0，宫内妊娠 34 周；②LOA；③早产临产；④羊水过多。

【第一次查房】（入院第 1 天）

住院医师

汇报病史如上。根据本病例特点：孕妇 28 岁，停经 34 周，因停经 34 周，腹部阵痛入院。平素月经规律，停经 40 天，B 超检查“子宫稍大，宫腔内见妊娠囊及胚芽”，妊娠前期基本顺利，无有害物质接触史，妊娠 30 周时行 B 超检查发现羊水稍多，近 3 周自觉腹部明显胀大，呼吸困难，不能平卧，下肢水肿明显。3 天前出现腹痛，后渐频繁，产科检查宫口开大 3cm，宫缩规律，间隔 30 分钟，持续 10 秒，未破膜，一周前 B 超提示羊水多。

入院诊断：①G_2P_0，宫内妊娠 34 周；②LOA；③早产临产；④羊水过多。请上级医师指导下一步治疗。

主治医师

根据病史及 B 超检查的结果，该患者“羊水过多、早产临产”的诊断基本明确。其中羊水过多的病因未明，导致羊水过多的常见原因有以下几种情况。

（1）孕妇因素：如糖尿病、ABO 或 Rh 血型不合、妊娠期高血压、急性肝炎、贫血、高龄等。

（2）胎儿因素：如胎儿畸形、双胎、胎儿宫内感染、染色体异常等。

（3）胎盘、脐带因素：如巨大胎盘、胎盘绒毛膜血管瘤等。

（4）特发性羊水过多：该患者羊水过多，考虑为胎盘因素，需要进一步检查有无其他病因存在。

早产主要与促使子宫收缩的各种因素有关，这些原因主要来自于母体和胎儿及其附属物方面的因素。本病例羊水过多及胎盘较大是引起早产常见的胎儿因素，患者已达妊娠34周，围生儿死亡率相对较低。

现患者自觉症状轻微，根据1周前的B超检查，暂时不需要羊膜腔穿刺放羊水，可抬高头位或半坐卧位减轻症状，并查明病因，对于其他的处理及注意事项，请主任医师指示。

主任医师

虽然特发性也就是原因不明的羊水过多占30%以上，对于每例羊水过多的患者，要尽量找到其原因。因为一些原因如胎儿畸形对处理起决定作用，现患者早产临产，这都是各种因素综合作用的表现，另外一些因素如糖尿病则可能是我们的治疗靶点。我们还需要进一步完善相关检查以了解病因。

患者现在妊娠34周，自觉症状轻微，我同意主任医师的意见，不过还要注意以下几点。

（1）羊水过多导致子宫张力大，容易合并妊娠高血压疾病，因此住院期间应监测血压并及早使用地塞米松促胎肺成熟.

（2）早产临产及羊水多，最易导致胎膜早破，而且破膜后容易出现胎盘早剥、脐带脱垂，应提高警惕。

（3）羊水过多致使胎儿空间过大，容易出现胎位异常，虽然现在胎位正常，且已经妊娠34周，仍不能排除胎位改变的可能。

•第一次查房医嘱•

长期医嘱	临时医嘱
产科常规护理，二级护理	血常规
低盐饮食	凝血功能
左侧卧位	肾功能
注意腹痛，阴道排液情况	心电图
测量腹围、宫高 qd	尿常规
测血压 qd	肝功能
听胎心 tid	致畸性五项
吸氧30分钟 tid	甲胎蛋白（AFP）
地塞米松注射液 6mg im bid	餐后2小时血糖
25%硫酸镁注射液 10ml+5%葡萄糖注射液 20ml iv qd（慢）	胎儿心电监护
	Rh血型
25%硫酸镁注射液 30ml 5%葡萄糖注射液 500ml　ivgtt qd	产科彩色B超

【第二次查房】（入院第3天）

住院医师

孕妇入院后自觉症状无加重，偶有腹痛不规律、无阴道排液，血压（110～120）/（65～75）mmHg，胎心率140～150次/分，腹围107～107cm，宫高36cm。辅助检查已回报，血常规、尿常规、凝血功能等未见异常，无应激试验（NST）结果为有反应型，彩超提示胎儿大小如 34 孕周，未见畸形，胎方位枕左前（LOA），胎盘位于子宫右前壁，成熟度Ⅱ度，羊水池最大前后径 13.0cm，羊水指数 31.0cm，胎盘右侧增厚，见不均质低回声包块，大小为 4.0cm×3.0cm×3.0cm，边界清，其内血管丰富，脐动脉 S/D 2.46，不排除胎盘绒毛膜血管瘤。依据已检查结果，估计羊水过多及早产临产与胎盘因素有关，是否需要做处理请上级医师指示。

主治医师

胎盘绒毛膜血管瘤少见，文献报道血管瘤能改变胎盘血流，破坏胎儿正常血流供应，除了并发羊水过多及本例的早产临产外，还可能导致胎儿生长受限、胎儿窘迫等。我们是否考虑终止妊娠及其方式，请主任医师指示。

主任医师

胎盘绒毛膜血管瘤很少见，它是一种良性肿瘤，其实，直径小于 5cm 时对胎儿发育无明显影响，目前的检查提示胎儿生长发育良好，无胎儿窘迫迹象，患者为妊娠 34^{+3} 周，所以暂时不考虑终止妊娠。在急性抑制宫缩的同时，需要加强对胎儿宫内情况的监测，尽可能延长孕周。早产临产的治疗关键在于阻断早产临产向早产分娩的发展。一旦早产临产确立，宫缩抑制剂不能阻止早产分娩，只能延缓分娩时间，争取促胎肺成熟，延长胎儿在宫内时间。若出现破膜及其他产科异常情况，可以考虑阴道试产，需要避免胎盘早剥、脐带脱垂的发生，产后应加强子宫收缩以免因子宫收缩乏力导致产后出血及早产儿的护理。

【最后诊断】

①G_2P_1，宫内妊娠 35^{+3} 周，单活胎枕左前（LOA）顺产；②早产；③羊水过多；④胎盘绒毛膜血管瘤。

【随访及预后】

产妇于入院第 10 天下午 4 时出现胎膜破裂，次日凌晨 2 时顺娩一活女婴，新生儿体重 2.5kg，出生后 Apgar 评分 1 分钟 9 分，5 分钟 10 分，体检无异常发现，已排大小便。羊水清，量约 2000ml。胎盘、胎膜娩出完整，检查发现胎盘大小 25cm×20cm×2cm，重量为 750g，胎儿面中央见一大小 4.0cm×4.0cm×3.0cm 实性区域，有完整薄膜，与正常胎盘组织分界清晰，切开可见切面呈紫红色，血管丰富，并送病理检查，病理结果报告“胎盘绒毛膜血管瘤”。脐带长约 55cm，无水肿或扭转。产妇产时阴道出血量为 150ml，产后阴道出血量 50ml，已排小便。产妇及早产儿预后好。于产后第 4 天出院。

【专家评析】

早产主要与来自母体和胎儿及其附属物方面的因素，以及与促使子宫收缩的各种因素有关，如妊娠高血压综合征，其是引起早产常见的母体因素，由于重度妊娠高血压综合征如先兆子痫或子痫均因母亲病情危重，可危害母亲及胎儿而不得不及时终止妊娠导致早产，妊娠高血压综合征干预早产的时间，除了子痫或重度先兆子痫经积极治疗48～72小时无明显好转者外，最好能达到妊娠34周后，这样围生儿死亡率可明显降低。而胎膜早破在引起早产原因中占首位，绒毛膜羊膜感染是导致胎膜早破的重要原因，感染主要来源于宫颈、阴道的病原微生物，部分来自于宫内感染，包括需氧菌及厌氧菌、沙眼衣原体、支原体等。宫颈及阴道穹窿部的病原微生物可以产生蛋白水解酶，它能水解宫颈口附近胎膜的细胞外物质，使组织的张力强度降低，胶原纤维减少，膜的脆性增加，使胎膜早破。因而应宣传妊娠期生理卫生，及早发现治疗孕妇各种并发症，消除诱发因素，降低早产的发生。

临床处理：

（1）对先兆早产积极处理，采取左侧卧位至少2小时，平衡液500ml/h速度静脉滴注，以改善胎盘灌注量，同时了解宫颈的退缩及扩张情况，观察30分钟后复查1次，如进展至早产则按早产处理。

（2）对于合并胎膜早破者，阴道检查明确诊断，B超确定胎龄、胎先露及羊水量；孕周≥36周，观察6～12小时，未自然临产者，则行药物引产；孕周<36周，行期待疗法，密切注意早期感染症状及体征，促使胎肺成熟。

（3）对于早产临产应抑制宫缩，目的是延迟分娩，硫酸镁首次负荷剂量4g，之后以2g/h的速度静脉滴注，β_2受体激动剂沙丁胺醇（又称舒喘灵）首剂4.8mg，30分钟后再服2.4mg，以后每8小时1次维持。对于宫颈功能不全所致的宫口开大或者胎先露突向阴道紧急环扎产妇而言，由于宫颈环扎术后子宫敏感性增高，易出现宫缩激惹，因此，需在环扎术后预防性地应用宫缩抑制剂来预防临产的发生。

（4）预防感染，对于胎膜早破者无论有无感染症状，开始阶段都需使用1周的抗生素。对于无产科指征及无感染征象者，尽量阴道分娩，宫口开全后为防止颅内出血可行会阴侧切助娩，具有剖宫产指征者选择剖宫产，若出现感染现象，应立即终止妊娠，以剖宫产为宜。

对于羊水过多的诊治要点归纳如下：①寻找病因；②加强监测；③对症治疗。充分了解可能导致羊水过多的各种原因，以及羊水过多可能出现的并发症，是诊断羊水过多的关键。

三、早产胎膜早破

【病史摘要】

1．入院时情况　患者女性，35岁，因“停经32周，发现阴道流液1周，加重2小时”入院。月经周期30～45天，月经期5～7天。LMP：2009年5月10日。EDC：2010年2月17日。停经1月余时在外院化验尿hCG阳性，停经早期无明显早孕反应，停经65天时曾出现少量点滴阴道出血，外院B超检查提示“宫内妊娠，可见胎芽，头臂径12mm，相当于妊娠7^{+2}周大小”，经过服用维生素E、叶酸片、肌内注射hCG、黄体酮后出血停止。停经5月余始自觉胎动至今。停经16周时于我院行唐氏筛查，提示“唐氏综合征风险低于截断值”。停经5月余始于我院定期做产前检查，未发现异常情况。妊娠期无感冒、发热、腹痛、阴道出血等不适。1 周前，患者无明显诱因出现间歇少量阴道出血、流液，伴轻微胸闷气短及腹胀，不伴有腹痛。2 小时前，自觉阴道流液量较多，湿透内裤，无下腹阵痛，遂入我院急诊，现为进一步诊治收入院。

2．既往史　患者既往体健，无肝炎、结核等急慢性传染病史，无心脏病、高血压、糖尿病、急慢性肾炎等病史，无化学药品接触史，无输血及手术史。

3．月经、婚育史　患者平素月经规律，14 岁初潮，月经周期 30～45 天，月经期 5～7 天，量中等，无痛经，平时白带较多，无异味。28 岁结婚，G_1P_0，婚后 6 年未孕。丈夫体健，无烟酒等嗜好。

4．体格检查　T 37℃，P 90 次/分，R 20 次/分，BP 103/76mmHg。发育正常，营养中等，神志清楚，查体合作。心率 90 次/分，律齐，未闻及杂音。双肺呼吸音清。腹部隆起，腹壁软，肝、脾肋下未触及，双肾区无叩击痛，移动性浊音阴性，肠鸣音正常，双下肢不肿。生理反射存在，病理反射未引出。

5．妇科检查　宫高 28cm，腹围 97cm，胎位 LOP，胎心率 138 次/分，15 分钟未触及宫缩。骨盆外测量髂棘间径 25cm，髂嵴间径 28cm，骶耻外径 18cm，坐骨结节间径 8cm，肛查：宫颈质中，宫颈口未开，先露为头，S^{-3}，无明显水囊感，上推胎头可见阴道口有少量液体流出，色清，无异味，pH 试纸变蓝。

6．辅助检查

（1）实验室检查：血常规提示 WBC 11×10^9/L，N 0.68，L 0.25，Hb 112g/L；尿常规、肝肾功能等生化检查指标未见明显异常。

（2）本院 B 超提示：胎位 LOA，胎头双顶径（BPD 75mm，股骨长度 62mm，最大羊水深度 45mm，羊水指数 104mm，胎盘附着于子宫后壁，成熟度I度。

7．入院诊断　①G_1P_0，宫内妊娠 30 周；②LOA；③胎膜早破；④高龄初产。

【第一次查房】（入院第 1 天）

住院医师

汇报病史如上。根据本病例特点：患者 35 岁，停经 32 周，发现阴道流液 1 周，加重 2 小时。孕妇既往月经欠规律，停经 65 天时外院 B 超提示宫内妊娠相当于妊娠 7^{+2} 周大小，1 周前，孕妇间歇出现阴道流液，量少，2 小时前流液量增多，色清。孕妇婚后 6 年未孕，此胎珍贵，其余既往史和家族史无特殊。肛查上推胎头时可见阴道口有少量液体流出，色清，pH 试纸变蓝。血常规提示 WBC 11×10^9/L，N 0.68，L 0.25；本院 B 超提示，BPD 75mm，LOA，FL 62mm，羊水指数 104mm。入院诊断：①G_1P_0，宫内妊娠 30 周；②LOA；③胎膜早破；④高龄初产。孕妇多年不孕，胎儿珍贵，强烈要求保胎。请上级医师指导：目前诊断是否明确？下一步如何处理？

主治医师

孕妇平素月经不规律，月经周期 30～45 天，因此用末次月经来推算孕周与实际孕周可能有出入，需要用其他指标来判断其实际孕周，如早孕反应出现时间、胎动出现时间及早期超声检查结果等。根据该孕妇停经 65 天时超声检查提示头臀径为 12mm，相当于妊娠 7 周，推算其实际孕周较停经周数小 2 周左右。目前超声检查胎儿双顶径（BPD）75mm，股骨长（FL）62mm，相当于妊娠 30 周大小，因此胎儿生长发育基本与实际周数相符。

孕妇 1 周前开始出现阴道少量流液，2 小时前流液量增多；正常妊娠期阴道分泌物 pH 为 3.6～7.0，而孕妇阴道液的 pH 试纸变蓝；体检肛查无明显水囊感，上推胎头可见阴道口有液体流出。上述情况高度提示胎膜早破的可能，但需要与以下几种情况鉴别：①阴道炎或宫颈病变导致的阴道流液量增多；②性生活后液化的精液及孕妇张力性尿失禁等。可通过以下方法予以鉴别：①观察阴道液有无胎脂、毳毛等胎儿成分；②阴道液涂片检查，若发现羊齿植物叶状或金鱼草样结晶则可诊断胎膜早破；③阴道液的生化检查，如胎儿纤维连接蛋白、胰岛素样生长因子结合蛋白等，若阳性高度提示胎膜早破可能；④通过羊膜镜检查鉴别，若看不到羊膜囊而直接看到胎儿先露部时即可诊断胎膜早破。另外当阴道液发现胎儿成分或生化物检查阳性而羊膜镜检查发现羊膜囊完整时则高度提示高位胎膜早破可能。

孕妇血常规检测白细胞计数偏高，需要注意有无感染，尤其是宫内感染的情况。目前除了白细胞升高以外，孕妇体温正常，腹部无压痛，阴道液色清无异味，胎心率在正常范围内等都不支持感染的诊断。进一步可予以检查孕妇外周血 C 反应蛋白等更敏感的指标以助于明确诊断。

孕妇年龄较大，之前有不孕史，此胎儿较珍贵，目前孕周尚早，无感染、胎儿窘迫等情况，为了减少早产儿的死亡率及并发症，可给予期待疗法以延长孕周，密切观察病情，预防和及时发现与治疗脐带脱垂、先兆早产及宫内感染等情况。一般处理可嘱孕妇绝对卧床休息，头低臀高位，避免不必要的阴道检查及肛门检查，保持外阴清洁，每天 2 次及大便后查洗外阴等措施。同时应使用肾上腺糖皮质激素促胎肺成熟，预防性应用抗生素及抑制宫缩等。

主任医师

同意上述医师意见。孕妇目前妊娠 30 周，未足月，胎膜早破及高龄初产的诊断明确；孕妇血常规白细胞偏高，虽然结合其他因素综合判断孕妇目前无明显感染迹象，但仍应引起重视。除了监测 C 反应蛋白外，建议行阴道分泌物或宫内羊水的病原学检查，包括细菌培养及支原体和衣原体等的检查。一方面可以判断有无相应的感染，另外也可指导抗生素的使用。根据目前情况及孕妇意愿，期待疗法是合理可行的。期待过程中，每天都应密切观察孕妇体温、脉搏、宫缩及胎心音等；注意子宫体有无压痛及阴道液的性状气味；每 2 天查一次血常规及 C 反应蛋白；根据流出羊水量的多少不定时行床边超声检查，以了解羊水指数及胎儿生长发育等情况。一般处理可按主治医师的意见执行，注意嘱咐患者适当活动和按摩下肢以避免血栓形成。使用肾上腺皮质激素可减少因早产导致的早产儿呼吸窘迫综合征及颅内出血等的发生。具体方案是：地塞米松注射液 6mg，肌内注射，每天 2 次，共 2 天。目前多数学者认为在未足月胎膜早破患者中，预防性应用抗生素不仅有利于减少绒毛膜羊膜炎和宫内感染的发生，延长孕周，还能减低新生儿肺炎、败血症等的发生，从而改善母儿预后。抗生素可选择 β-内酰胺类、头孢类及大环内酯类等，也可按照细菌培养结果选用敏感的抗生素。尽量使用美国食品药品监督管理局分类中为 B 类的药物，减少对胎儿的影响。具体可用方案：头孢呋辛 1.5g 静脉注射，每日 2 次，3 天后无明显感染迹象改口服 0.5g，每日 2 次，连用 10 天，根据实际情况再调整。一般认为胎膜早破后 80%～90%的病例在 24 小时内可用自然发动宫缩，引发分娩。因此，为了延长孕周，可预防性使用宫缩抑制药。常用的宫缩抑制药包括硫酸镁、沙丁胺醇、利君托等。孕妇目前没有明显宫缩，可先予以口服药，具体可用方案：利君托 10mg 每 4 小时 1 次，或者沙丁胺醇 4.8mg 每 8 小时 1 次，使用时密切观察孕妇心率等情况，尤其是在静脉用硫酸镁或利君托等，以预防早产。另外，应向家属交代病情，解释保胎治疗的利弊及存在的风险。

•第一次查房医嘱•

长期医嘱	临时医嘱
产科常规护理，二级护理	血常规
普食	凝血功能
绝对卧床	血型
注意腹痛，阴道流液情况	肾功能
测体温、脉搏 q6h 听胎心 q4h	心电图
会阴擦洗 bid	尿常规
大便后擦洗外阴	肝功能
地塞米松 6mg im bid	大便常规
头孢呋辛 1.5g iv bid	C 反应蛋白
硫酸舒喘灵 4.8mg q8h po	阴道液细菌培养及药物敏感试验
	阴道支原体培养及药物敏感试验
	阴道液 BV 试验
	阴道液衣原体 PCR 定量
	产科 B 超

【第二次查房】（入院第 2 天）

住院医师

孕妇入院以来，一直有阴道流液，量时多时少，色清无异味，无腹痛、阴道流血等不适。体温一直在正常范围内，宫体无压痛。医嘱按第一次查房意见执行，做了相关的检查，尿常规、粪常规、入院血生化检查、C 反应蛋白及阴道液病原学检查等均未发现明显异常，昨天查血常规提示 WBC 9.8×10^9/L，N 0.70，L 0.25，Hb 110g/L，超声检查结果提示宫内妊娠单活胎，根据胎儿双顶径、头围及股骨长度推算胎儿大小相当于31周，羊水指数87mm。已用地塞米松促使胎肺成熟，已改用口服抗生素，沙丁胺醇的用量同前。已向患者交代病情，患者表示了解并能接受期待治疗方案。请上级医师指导下一步处理方案。

主治医师

孕妇入院后，经过相关的处理，目前无明显早产、宫内感染及胎儿窘迫等迹象，可以在密切观察下继续行期待疗法以延长孕周。需要注意的是羊水指数较入院明显减少，应加强观察，以及早发现羊水过少。

主任医师

期待治疗的目的是延长孕周以促进胎儿器官发育成熟，从而减少早产对新生儿造成的影响，其持续时间的长短应视具体情况而定。在没有羊水过少、宫内感染及胎儿窘迫等情况下应尽量延长孕周，一般最好能延长3天以上，以便使糖皮质激素促胎肺成熟的作用充分发挥。在期待治疗过程中，当孕周超过35周，或超声检查胎儿双顶径≥8.5cm，或估计胎儿体重有2000g以上，或羊水泡沫试验及羊水卵磷脂与鞘磷脂比值、磷脂酰甘油测定等提示胎儿肺发育成熟时，结合本院新生儿抢救水平，估计早产儿存活的概率很大时，可以考虑终止妊娠。有相关研究指出，羊水过少超过2周，胎儿肺发育不良及肢体受压畸形的发生率增高，因此当发现有羊水过少时，应结合胎儿生长发育情况，尤其是肺发育情况，尽快终止妊娠或行经腹羊膜腔灌注生理盐水以减少相关并发症的发生，延长孕周。当合并宫内感染或胎儿窘迫时，延长孕周只会对母胎产生不利影响，因此应尽快终止妊娠，考虑存在胎儿肺发育不成熟时，可在终止妊娠前半小时行腹部羊膜腔穿刺注入肺表面活性物质，可以减低新生儿呼吸窘迫综合征的发生。在终止妊娠的方式上，可适当放宽剖宫产术指征。

【最后诊断】

①G_1P_1，宫内妊娠33周，单活胎，LOA顺产；②胎膜早破；③早产；④高龄初产。

【随访及预后】

入院后3周，孕妇出现不规律宫缩伴阴道血性分泌物，阴道流液量增多，胎心监护发现有变异减速，超声检查发现羊水指数55mm，胎儿双顶径81mm，腹围279mm，胎儿估计体重2050g，脐带绕颈声像。考虑胎儿基本成熟，建议终止妊娠。孕妇及其家属要求剖宫产，即予以急诊剖宫产娩出一女活婴，出生体重2100g，Apgar评分1分钟9分，5分钟10分，因早产转儿童医院治疗。产妇术后恢复良好。伤口7天拆线出院。

【专家评析】

胎膜早破是指胎膜破裂发生在临产前，而发生在妊娠37周前的胎膜早破称为未足月胎膜早破。胎膜早破是一种常见的产科并发症，发生率可达10%，未足月胎膜早破较足月胎膜早破少见，但在处理上更为棘手。

胎膜早破的病因主要有生殖道感染、羊膜腔内压力增高及分布不均（羊水过多及胎位异常）和解剖及组织异常（宫颈内口的松弛及胎膜发育异常）等。胎膜早破可导致孕妇感染和胎盘早剥，以及胎儿早产、感染、脐带脱垂等并发症。

胎膜早破的诊断并不困难，但需要与阴道炎或宫颈病变的阴道流液量增多，性生活后液化的精液及孕妇张力性尿失禁等情况鉴别。对未足月胎膜早破的处理，首先应确定实际孕周，根据实际孕周并结合当地早产儿抢救水平制订处理原则。一般而言，对于24周前的胎膜早破，由于胎龄较小，易发生严重并发症，预后不佳，不宜期待治疗，可及时终止妊娠；对于妊娠24～34周的孕妇，发生胎膜早破，视情况给予期待治疗，延长孕周，同时给予促胎肺成熟的治疗，当胎肺发育成熟后尽快终止妊娠。期待治疗的关键在于做好日常的护理，密切观察病情，预防早产、感染及胎儿窘迫的发生。妊娠35周以上的胎膜早破，因胎儿基本成熟，为防止宫内感染概率的增加可不再行保胎治疗，按足月胎膜早破处理。

胎膜早破的主要危害是宫腔感染、胎儿窘迫、脐带脱垂、胎肺发育不良，因此争取保胎，促肺成熟，防治感染、补液、增加营养等综合治疗，尽量使孕周≥34周，增加新生儿存活力是处理胎膜早破的原则。胎膜早破的处理包括下述几项。

（1）宫缩抑制剂：采用硫酸镁、沙丁胺醇等抑制宫缩，配合中药补肾阴、养胎气等安胎治疗。

（2）促胎肺成熟：给皮质激素地塞米松，促胎肺成熟尽可能达72小时，预防早产儿呼吸窘迫综合征发生。胎龄过小，一周后再用72小时。

（3）防治感染：破膜后12小时，应给对胎儿毒性小的强有力的抗生素如青霉素或氨苄西林等预防感染，严密观察体温、白细胞分类及羊水性状。

（4）增加血氧浓度及营养：给产妇吸氧、能量合剂、氨基酸、维生素等营养液体补充促胎儿成长。

（5）适时终止妊娠，保胎已大于34周，促胎肺成熟72小时，B超示胎儿双顶径≥8.5cm，估计胎肺成熟，适时终止妊娠，如有感染征象及时终止妊娠。

（6）终止妊娠的方式：无产科指征及无感染征象，尽量阴道分娩，为防止胎儿颅内出血可行会阴侧切分娩；合并产科指征者选择剖宫产；出现感染征象者应及时终止妊娠，做好新生儿复苏准备。

（郝　敏　田小庆）

第三节　过期妊娠

【病史摘要】

1. 入院时情况　患者女性，28岁，停经43周，阵发下腹痛2小时。既往体健，LMP：2009年1月15日。停经40天，检查妊娠试验阳性，停经45天出现早孕反应，持续约1个月自行缓解，妊娠4个月时B超检查提示正常，停经4月余时自感胎动，活跃，妊娠晚期无明显头晕、眼花，下肢水肿未超过膝盖，经夜间休息后，晨起减轻。不规律检查 4 次，在妊娠 40 周时因下腹部不规律疼痛于当地医院就诊，观察一夜未分娩而出院，至今未分娩而就诊于我院。妊娠期未用药，未接触毒物、放射性物质，无猫、犬等动物接触史。

2. 既往史　无高血压、糖尿病、血液病等病史，否认肝炎、结核病史，不吸烟，不饮酒。

3. 月经、婚育史　患者平素月经规律，13 岁初潮，月经周期 28 天，经期 7 天，无痛经，经量中等。已婚，夫体健。G_1P_0，曾妊娠一次，因孕早期发热、服药而行人工流产术。

4. 体格检查　T 36.7℃，P 82 次/分，R 20 次/分，BP 120/80mmHg。发育正常，营养中等，神清语利，查体合作。全身皮肤、黏膜较苍白，无出血点，浅表淋巴结未触及肿大。双肺呼吸音清，未闻及干、湿啰音。心界不大，心率 82 次/分，律齐，未闻及异常心脏杂音。妊娠腹型，肝脾肋下未触及，偶有宫缩，生理反射存在，病理反射未引出。

5. 产科检查　宫高 40cm，腹围 102cm，胎头为枕左前位，胎头未衔接，出口横径 8.5cm，中骨盆正常，宫颈未消，宫口未开，子宫偶有收缩，不规律，胎心率 145 次/分，腹壁无水肿，双下肢水肿（+），体重 78kg。

6. 辅助检查　外院一周前 B 超提示：单活胎，头位，左枕前。胎心监护基线 120～130 次/分，变异好，NST 反应性。血常规提示 WBC 12.0×10^9/L，Hb 110g/L，PLT 150.0×10^9/L。尿常规（—）。

7. 入院诊断　①G_2P_0，宫内妊娠 42^{+4} 周；②左枕前；③过期妊娠；④巨大儿？

【第一次查房】（入院第 1 天）

住院医师

汇报病史如上。本病例特点：①患者 LMP 为 2009 年 1 月 15 日，平素月经规律，28 天一个周期，且 45 天出现早孕反应，4 个月时自觉胎动，其预产期为 2009 年 10 月 22 日。患者来我院时，已经超过预产期 18 天。患者已经妊娠超过 42 周，过期妊娠诊断明确。②产科检查患者宫高 40cm，腹围 102cm，且腹壁无水肿，胎头未完全入盆，应用宫高、腹围预测胎儿体重约 4280g，提示为巨大儿。就患者目前情况，请上级医师指导进一步检查及确定治疗方案。

主治医师

就目前患者病例特点，过期妊娠的诊断基本成立。过期妊娠多数学者认为与胎儿肾上腺功能有关。此外，另有一些情况易引起过期妊娠，例如：①头盆不称，胎先露对宫颈内口和子宫下段的刺激不强，不宜引起宫缩而发生过期妊娠；②内源性前列腺素和雌二醇分泌不足而黄体酮水平增高，雌、孕激素比例失衡，孕激素占优势，抑制前列腺素和缩宫素，使子宫不收缩，分娩延迟的发动；③缺乏胎盘硫酸酯酶，是一种罕见的隐性遗传病，见于男胎；④无脑畸形时，胎儿无下丘脑，垂体-肾上腺轴发育不全，产生的肾上腺皮质激素及雌三醇的前身物质 16-α 羟基硫酸脱氧表雄酮减少，不足以刺激子宫颈内口及子宫下段引起宫缩。

过期妊娠时可出现两种不同的情况：①胎盘功能正常不影响胎儿发育，出现体重偏大的巨大儿；②胎盘功能减退，胎儿的氧供给不足，以至于影响围生儿的发育，所以体重偏轻，甚至出现低体重儿。显然，根据病例特点，患者不属于后者。另外，应排除患者是否患有糖尿病，糖尿病孕妇胎儿估计＞4 000g，应考虑剖宫产终止妊娠，不宜阴道分娩，否则难产、产伤及新生儿窒息的风险增加。注意警惕巨大胎儿并发产后出血，新生儿低血糖。具体的检查及治疗请上级医师指导。

主任医师

过期妊娠的诊断首先必须准确核实预产期。若平时月经周期不准，应注意月经变异情况，出现早孕反应的时间，早期妇科检查及 B 超检查，如夫妻分居根据性生活时间推算，辅助生育技术受孕者可根据助孕时间判断孕周。其次，必须判断胎盘功能，从而评定胎儿情况。另外，必须评估宫颈条件，评估能否短时间内分娩。因此应做的辅助检查主要是为了判断胎儿的大小及胎盘的功能，以决定处理原则。

（1）B 超检查：胎儿双顶径（BPD）、股骨长度（FL）、胎盘位置及分级、羊水量的多少，同时观察胎动、胎儿肌张力、胎儿呼吸运动等。BPD 和 FL 可以判断胎儿的胎龄，从而了解胎儿的成熟程度，B 超可以了解胎盘的位置及分级，胎盘如达到Ⅲ级，是胎盘完全成熟的图像，胎盘实质中有较大的光点，呈集结状。羊水量的多少可以预测胎儿宫内的安危，如果羊水暗区直径＜3cm，提示可能羊水过少，胎盘功能不全；如羊水暗区直径＜2cm，则胎儿危险。如果是彩色超声多普勒检查效果更佳，可通过检测胎儿脐带血流量来判断胎盘功能及胎儿的安危。

（2）胎儿监护仪检测：无应激试验（NST）有反应型提示胎儿无缺氧，如果为无反应型提示胎儿储备功能不佳，但 NST 无反应型的假阳性率高，不能确定胎儿窘迫，应进一步结合胎儿生物物理评分或做负荷试验确定。

（3）胎动计数：患者自我计数胎动数，晨、午、晚各计数 1 小时，将胎动数相加乘以 4 即为 12 小时胎动数。一般 12 小时胎动计数少于 10 次，应考虑胎儿宫内缺氧，尽快结束妊娠。

（4）了解宫颈成熟度：患者取仰卧位，外阴消毒，检查者戴无菌手套，内诊应用 Bishop 宫颈成熟度评分法来了解宫颈成熟度情况，评分越高，宫颈成熟度越好，引产越能成功。同时，要了解胎头的高低、骨产道及软产道情况，以便决定分娩方式。

（5）测定孕妇 24 小时尿雌三醇定量或雌激素与肌酐（E/C）的比值。若尿雌三醇定量＜10mg/24h，或骤减 30%～40%以上，E/C＜10，提示胎盘功能减退。

（6）必须检查孕妇血常规、血型、尿常规、肝功能等检查，以备分娩或者手术时用。

（7）如有条件，可以做羊膜镜检查，观察羊水颜色及性状，了解胎儿在宫内情况。

此患者以剖宫产结束分娩为宜，待各项检查完善后，立即分娩。其原因：患者平素月经规律，从早孕反应、胎动及末次月经计算预产期，产妇确实为过期妊娠；宫高、腹围预测胎儿体重超过 4000g，为巨大儿。从理论或临床实践来看，过期妊娠时，胎儿虽有足够储备能力，能保证产前监护试验正常，但临产后宫缩应激力的显著增加超过其储备能力，出现畸形胎儿窘迫甚至死亡，如果加之其他辅助检查有胎儿宫内状态不良或胎盘功能低下，更增加了剖宫产的必要性。过期妊娠剖宫产指征：①宫颈 Bishop 评分低，引产易失败；②产程延长，胎先露下降缓慢；③产程中胎儿出现窘迫征象；④头盆不称；⑤巨大儿；⑥臀先露伴轻度骨盆狭窄；⑦羊水过少。

•第一次查房医嘱•（入院 4 小时）

长期医嘱	临时医嘱
过期妊娠常规护理	血常规
二级护理	尿常规
普食	血型
低流量吸氧每次半小时 tid	急诊生化
听胎心 q4h	乙肝三对
自数胎动 tid	肝功三项
	24 小时尿雌三醇
	产科 B 超
	血糖
	宫颈成熟度检查
	胎儿监护仪检测

【随访及预后】

患者在夜间，胎心监护时基线在 110～120 次/分，变异平直，频发晚期减速。且产科超声回报提示：单活胎，头位，羊水指数为 2.3cm，考虑胎儿窘迫不除外，且估计胎儿体重约 4300g，产妇无规律宫缩，短时间内无法阴道分娩。向患者及家属交代病情，经同意，急诊由值班医师行剖宫产术。过程顺利，羊水 50ml，粪染，胎儿娩出 4315g，Apgar 评分 1 分钟 6 分，5 分钟 10 分。新生儿呼吸急促，不排除胎粪吸入综合征转儿童医院。术中出血 300ml，术后恢复好。伤口 7 天拆线，愈合好。

【专家评析】

临床孕周的确诊直接影响过期妊娠的诊断，需要结合月经史、早孕检查、早孕反应等仔细鉴别，应该尽量采集有用的信息，核实孕龄。过期妊娠常伴有胎盘功能不良，临产后出现胎儿窘迫的较多，应引起重视。考虑过期妊娠时，应注意

B 超及胎心监护的检查，对选择分娩方式和时机至关重要，也能及早发现不良征兆。对于本病例就可以看出胎心监护的重要性。因过期妊娠合并胎儿窘迫者不少见，常需要鉴别窘迫的原因。除外胎盘早剥、前置胎盘、脐带脱垂等因素。

终止妊娠指征，一旦确诊过期妊娠，出现以下情况应立即终止妊娠：①宫颈条件成熟；②胎儿估计大于 4000g 或小于 2500g；③12 小时胎动小于 10 次；④B 超提示羊水过少；⑤合并其他妊娠并发症。

终止妊娠的方式要根据宫颈条件、胎盘功能决定。如果宫颈条件成熟，人工破膜缩宫素静脉滴注引产；如果宫颈条件不成熟促成熟后引产；但如果胎盘功能不良，胎儿储备不足，确诊或可疑胎儿窘迫时，且短时间内无阴道分娩条件，应剖宫产结束分娩，并做好新生儿出生复苏的准备。

本例患者在入院后夜间出现胎儿窘迫的征兆，且 B 超提示羊水过少，宫颈条件不成熟，胎儿估计大于 4000g，综合这些因素选择剖宫产以终止妊娠。

（郝　敏　田小庆）

第2章 妊娠特有疾病

第一节 妊娠高血压

一、子痫前期重度（早发型）

【病历摘要】

1．入院时情况　患者女性，31岁。主因“停经8月余，头晕5月余，发现血压升高20天”于2010年9月29日入院。LMP：2010年2月18日，EDC：2010年11月25日。停经后3个月出现较严重的恶心，呕吐等早孕反应，妊娠4个月时自行好转，妊娠5个月时始感胎动活跃至今。妊娠3个月内无病毒感染史，无有毒、有害物质接触史，无放射性物质接触史。定期行产前检查。妊娠3个月时开始自觉头晕，无头痛，无视物模糊等，休息后可缓解，未诊治。20余天前双下肢水肿，休息后可缓解，伴头晕，无头痛，无视物模糊等，自测血压160/110mmHg就诊于外院，测血压150/110mmHg，未测尿常规，未接受治疗。之后间断监测血压，血压波动于（150～190）/（110～130）mmHg，未口服降压药。近日来双下肢水肿渐延及全身，今日入住我院。患者自发病以来，精神状态尚可，睡眠差，大小便未感明显异常。

2．既往史　否认肝炎、结核等传染病史，否认输血史，无手术、外伤史，否认食物、药物过敏史。个人史、家族史无特殊记载。

3．月经、婚育史　患者平素月经规律，15岁初潮，月经周期28天，经期3天，量中，无痛经，结婚10年，夫长2岁，G_2P_1，8年前自然分娩一男婴，现体健，去年10月于妊娠4个月时引产一次。

4．体格检查　T 36.6℃，P 97次/分，R 20次/分，BP 170/110mmHg。神清语利，查体合作，全身皮肤、黏膜无黄染和出血点，浅表淋巴结未扪及，头颅五官端正，唇红无发绀，双肺呼吸音清，心脏各瓣膜区未闻及病理性杂音，双乳无红肿硬结，妊娠腹型，腹平软，肝脾肋下未触及，脊柱生理弯曲，生理反射存在，病理反射未引出，水肿（++）。

5. *产科检查*　宫高27cm，腹围119cm，骨盆外测量24-26-20-9cm；胎方位：左骶前；胎先露：臀，浮，未触及宫缩，未破膜，估计胎儿体重1200g。

6. *辅助检查*　产科彩超示：胎头位于上方，双顶径79.2mm，股骨长度55.6mm，胎心、胎动均可见，胎盘位于子宫左前壁，成熟度Ⅱ级，羊水暗区深度左上38.7mm，右上42.8mm，右下14.9mm。B超提示：宫内孕，单活胎，胎儿臀位（单臀），脐带绕颈一周可疑。尿常规示：尿蛋白（++）。

7. *初步诊断*　①G_3P_1，宫内妊娠31^{+6}周；②左骶前（单臀）；③子痫前期重度。

【第一次查房】

住院医师

本例患者临床特点：①育龄期女性，平素月经规律，妊娠3个月时自觉头晕，无头痛，视物模糊等，20余天前双下肢水肿，渐延及全身，伴头晕，无头痛，视物模糊等；②查体：BP 170/120mmHg，全身水肿，妊娠腹型，可触及胎体，听到胎心，宫内妊娠诊断明确；③辅助检查：尿蛋白（++）。根据上述临床特点，考虑以下诊断：G_3P_1，宫内妊娠31^{+6}周；左骶前；子痫前期重度。治疗原则为镇静、解痉、降压、促胎肺成熟治疗、适时终止妊娠。具体治疗方案请上级医师指示。

主治医师

根据停经史，产科检查，产科彩超，辅助检查等，需考虑以下几种疾病。

1. *慢性高血压合并妊娠*　妊娠前有慢性高血压病史或妊娠20周前出现血压升高，随着妊娠的进展，血压可持续升高，该患者妊娠前无血压高，故暂不考虑此病。

2. *慢性肾炎合并妊娠*　也表现为高血压、水肿、蛋白尿，但一般妊娠前有肾炎病史，在妊娠早期即出现蛋白尿，随着妊娠进展尿中可出现颗粒管型，同时伴有高血压。该患者无肾炎病史，尿中未见病理管型，故目前不考虑此诊断。

诊疗计划：①完善相关检查；②镇静、解痉、降压、促胎肺成熟治疗；③监测母胎情况适时终止妊娠。

主任医师

同意上述诊断，患者入院后心肌酶谱检查示乳酸脱氢酶升高，存在发展为HELLP综合征可能，需密切观察患者病情变化并复查心肌酶谱。患者入院后血压控制不佳，有子痫抽搐，肝肾衰竭、DIC、胎死宫内、失明发生可能，严重时会发生心脑血管意外，危及患者生命。入院后给予镇静、解痉、降压、促胎肺成熟治疗的同时，监测母胎情况并适时终止妊娠。

•第一次查房医嘱•

长期医嘱	临时医嘱
产科子痫前期护理常规	血细胞分析五分类
一级护理	尿液分析+尿沉渣镜检
左侧卧位	凝血系列
低盐高蛋白饮食	肾功能+离子+心肌酶谱

续表

长期医嘱	临时医嘱
留陪一人	血型
测血压　6次/天	肝功能
记24小时出入量	术前免疫
自数胎动　每次1小时　tid	血黏度（全血/血浆）
吸氧半小时　tid	24小时尿蛋白定量
尼卡地平胶囊　40mg　bid　po	床边心电图
地西泮　2.5mg　tid　po	胎心监测NST
	产科彩超
	腹部B超
	10%葡萄糖注射液　250ml+25%硫酸镁注射液 20ml　ivgtt（1小时滴注完毕）
	10%葡萄糖注射液　500ml，25%硫酸镁注射液 40ml　ivgtt（6～8小时滴完）
	0.9%氯化钠注射液　100ml+地塞米松注射液 10mg（入小壶）ivgtt

【第二次查房】（入院24小时）

主治医师

患者今晨精神状态好转，自诉偶感头晕，无头痛、视物模糊等不适，血压167/99mmHg，心、肺未闻及明显异常，双乳无红肿，腹平软，腹部无压痛及反跳痛，无宫缩，未破膜，胎心率140次/分。患者今日系宫内妊娠32周，血压167/99mmHg，再次向患者及家属交代病情，入院后给予镇静、解痉、降压、促胎肺成熟治疗，但血压控制不理想，可能发生子痫、胎盘早剥、胎儿宫内窘迫、重要脏器损伤，严重时危及患者生命，建议终止妊娠，如终止妊娠则新生儿属于早产儿，可能发生重度窒息，需转儿童医院治疗。患者及家属表示明白病情要求非手术治疗，如病情加重立即终止妊娠并签字。

主任医师

患者经规范的子痫前期治疗方案治疗后病情基本稳定，考虑到妊娠不足32周，胎肺不成熟，根据病情可以在严密观察情况下给予促胎肺成熟治疗，尽量用药达24小时以上。目前患者已了解病情，考虑后患者及家属要求非手术治疗，故继续给予镇静、解痉、降压、促胎肺成熟治疗，严密监测血压变化，监测宫缩情况及胎心率，出现异常情况及时与家属沟通，必要时行急诊剖宫产终止妊娠。

•第二次查房医嘱•

长期医嘱	临时医嘱
产科子痫前期护理常规	血细胞分析五分类
一级护理	肾功能+离子+心肌酶谱
左侧卧位	胎心监测NST

续表

长期医嘱	临时医嘱
低盐高蛋白饮食	10%葡萄糖注射液　250ml+25%硫酸镁注射液　20ml ivgtt（1 小时滴完）
留陪一人	10%葡萄糖注射液　500ml+25%硫酸镁注射液　40ml ivgtt（6～8 小时滴完）
测血压　6 次/天	0.9%氯化钠注射液　100ml+地塞米松注射液　10mg ivgtt（入小壶）
记录 24 小时出入量	
自数胎动　每次 1 小时　tid	
吸氧半小时　tid	
尼卡地平胶囊　40mg　bid　po	
地西泮片　2.5mg　tid　po	

【第三次查房】（入院第 3 天）

住院医师

今晨查房：患者精神状态良好，自诉仍偶感头晕，无视物模糊等不适。血压 170/109mmHg，双肺呼吸音清，心脏各瓣膜区未闻及杂音，双乳无红肿、硬结，妊娠腹型，腹部无压痛及反跳痛，无宫缩，未破膜，今日复查心肌酶谱升高，血压控制不理想，目前继续给予硫酸镁解痉，尼卡地平降压治疗。现是否可以终止妊娠？请上级医师指示。

主治医师

患者目前诊断：G_3P_1，宫内妊娠 32^{+1} 周，左骶前，子痫前期重度。入院后给予镇静、解痉、降压、促胎肺成熟治疗，但今日血压仍高，控制不理想，患者仍感头晕，病情控制不满意，根据治疗原则，应终止妊娠，由于宫颈不成熟，短期内不能经阴道分娩，建议尽快行剖宫产终止妊娠。向患者及家属交代病情：继续妊娠有可能发生子痫、胎盘早剥、胎儿宫内窘迫、重要脏器损伤，严重时危及患者生命，如手术，术中有心脑血管意外发生可能，术中出血过多，术中损伤周围脏器，术后切口不愈合等可能。新生儿为早产儿，可能发生重度窒息，需转儿童医院治疗。患者及家属表示明白病情，同意行剖宫产终止妊娠。

主任医师

同意上述诊断及手术方式，积极准备手术，术前备血，术中持续心电监护，术中精细操作，术后预防性使用抗生素抗感染，备新生儿抢救箱，术中请儿科医师在场，做好新生儿抢救准备。

•第三次查房医嘱•

长期医嘱	临时医嘱
产科子痫前期护理常规	拟定于即刻行腰麻下子宫下段剖宫产术
一级护理	术前常规准备
左侧卧位	术区备皮
低盐高蛋白饮食	术前备全血 800ml
留陪一人	术前留置尿管

续表

长期医嘱	临时医嘱
测血压 6次/天	送手术通知单
记录24小时出入量	
自数胎动 每次1小时 tid	
吸氧半小时 tid	
尼卡地平胶囊 40mg bid po	
地西泮片 2.5mg tid po	

【第四次查房】（术后当天）

住院医师

患者在腰麻下行子宫下段剖宫产术，术中顺利娩出一活婴，Apgar评分1分钟评9分，5分钟评10分，体重1700g。因早产儿、低出生体重儿转儿童医院治疗。胎盘胎膜娩出完整，羊水色清，脐带长50cm，术中失血300ml。请上级医师指示。

主治医师

目前的诊疗重点是防止手术后子痫的发生，治疗上继续应用硫酸镁解痉，同时预防感染、促宫缩治疗，补液时严格控制补液量。血压仍高，继续给予尼卡地平降压治疗。

主任医师

同意上述处理，产后注意硫酸镁中毒可能，以及影响宫缩导致产后出血可能，如果病情平稳，一般产后24～48小时可以停用硫酸镁，但产后3～6天仍是产褥期血压高峰期，仍可能发生病情恶化，如产后子痫发生等，需每日严密监测血压及尿蛋白，注意复查离子系列，保持电解质平衡。

•第四次查房医嘱•

长期医嘱	临时医嘱
腰麻下子宫下段剖宫产术后护理常规	10%葡萄糖注射液 250ml+25%硫酸镁注射液 20ml ivgtt（1小时滴注完毕）
一级护理	
禁饮食8小时后改免奶糖全流食	10%葡萄糖注射液 500ml+25%硫酸镁注射液 40ml ivgtt（6～8小时滴注完毕）
去枕平卧6小时后改半卧位	
留置尿管24小时后取出	
留陪一人	
会阴护理 bid×3天	
尿道口护理 bid×1天	
腹部切口压沙袋8小时取下	
留置针护理	
监测血压 q15min 平稳2小时后改为q4h	
尼卡地平胶囊 40mg bid po	

【最后诊断】

①G_3P_2，宫内妊娠 32^{+1} 周；②左骶前（单臀）；③子痫前期重度；④早产；⑤早产儿。

【专家评析】

子痫前期是妊娠特有疾病，在妇女中的发生率为 7%～10%，近几年来此病在我国有上升趋势。目前仍是导致胎儿和母体发病率和死亡率升高的主要疾病之一。近年来由于围生医学的发展，妊娠 34 周后分娩胎儿存活率显著提高，由于早发型重度子痫前期距胎儿成熟为时较远，终止妊娠对胎儿不利，围生儿死亡率较高。近几年，围生医学的发展使人们更加注意胎儿的预后，出现了母胎医学的概念，要求不仅要降低围生期孕产妇死亡率，还要关注胎儿的生存权利。因此，对于早发型重度子痫前期，何时终止妊娠成为世界范围内产科临床医师研究和探索的热点。早发型重度子痫前期的治疗众多资料显示，妊娠 24 周以前发病的早发型重度子痫前期围生儿死亡率超过 70%，期待治疗并不能显著改善新生儿预后，反而增加了孕产妇发生并发症风险，目前认为不宜常规采用期待治疗，故应该积极终止妊娠。早发型重度子痫前期的非手术治疗成功与否取决于胎龄，一定胎龄的存活率和发病率是考虑非手术治疗的决定因素，故非手术治疗应采取非常慎重的态度，需充分衡量非手术治疗对母胎的利弊，可以预期结局作为临床决策的依据，积极终止妊娠仍然是目前最为恰当的处理方法。

近年来，随着对早发型重度子痫前期的深入研究，发现早期采取终止妊娠的手段虽然可保证母亲的安全，但是却有极高的围生儿死亡率，以后如再次妊娠时 40%有复发的危险，更难得到存活新生儿。因此，在保证母体安全的前提下，争取把握本次妊娠，适当延长孕期，以提高围生儿的存活率。有研究表明，早发型重度子痫前期期待治疗可明显改善围生儿预后。目前对早发型重度子痫前期非手术治疗已经达成共识，其目的就是在保证母体安全的前提下尽快提高胎儿生长能力。但如何把握这个度，行期待疗法的天数和终止妊娠的时机还在进一步探索中。随着新生儿监护条件的提高，有学者提出，对于早发型重度子痫前期患者，病情不稳定，在儿科医师的共同参与下，终止妊娠的时机可提前至 32 周。但对于发病孕周小于 31 周距 32～34 周为时较远的患者来说，期待疗法成为目前产科医师探索的热点。

对早发型子痫前期的处理应采取个体化原则，终止妊娠时应综合考虑孕周、胎儿的发育情况、宫颈评分情况、是否临产、孕妇情况、是否存在产科情况、医院的新生儿抢救水平、NICU 的条件等，以期改善妊娠结局。另外重度子痫前期多为初产妇，若孕周远离足月，且孕妇有严重并发症，如本例患者已出现心力衰竭，可考虑在适当处理并发症同时尽早手术终止妊娠，以确保母体健康，以待再次妊娠。总之，早发型重度子痫前期孕产妇在严密母儿监护下可以非手术治疗适当延长胎龄，以期达到胎儿成熟，提高新生儿存活率。

二、子痫前期重度（迟发型）

【病史摘要】

1．入院时情况　患者女性，30岁，因“停经8月余，双下肢水肿1月余，胸闷气促2小时”于2009年3月20日入院。LMP：2008年7月8日。EDC：2009年4月15日。停经40余天测尿妊娠试验阳性，妊娠2个月时出现恶心、呕吐等早孕反应，妊娠3个多月时症状消失。孕早期无发热、感冒、服用药物史，无猫、犬接触史，无放射性物质及毒物接触史。妊娠4个月时起自觉胎动至今，未进行规律产前检查。妊娠5个多月时曾行产前检查，当时测血压正常，B超示未见异常。1个月前出现双下肢水肿，自煎“玉米须”汤治疗疗效不佳，偶觉胸闷，未予注意，夜间可入睡，无头痛，头晕、视物模糊等。2天前出现头痛、头晕，在当地测血压160/110mmHg，尿蛋白阳性，遂转诊至我院。孕期精神、胃纳、睡眠一般，大小便无明显异常。孕期体重增长18kg。

2．既往史　否认高血压、心脏病史。否认糖尿病病史。个人史、家族史无特殊记载。

3．月经、婚育史　患者平素月经规律，13岁初潮，月经周期30～35天，经期5～7天，月经量中，偶有血块，无痛经。28岁结婚，夫同岁，G_0P_0。

4．体格检查　T 36.6℃，P 97次/分，R 20次/分，BP 170/110mmHg。神清合作，全身皮肤、黏膜无苍白、黄染，浅表淋巴结未扪及，头颅五官端正，唇红无发绀，双肺底未闻及湿啰音，叩诊心界无明显扩大，心率97次/分，心律齐，心尖区可闻及2级收缩期杂音，未闻及奔马律。肝、脾肋下未触及，双下肢凹陷性水肿至髋关节处。生理反射存在，病理反射未引出。

5．产科检查　腹膨隆，宫高32cm，腹围80cm，胎位ROA，胎心率155次/分，先露未入盆，未扪及宫缩。骨盆外测量：24-27-20-8.5cm。

6．辅助检查　（急诊）尿常规：蛋白(++)，未见管型。血常规：WBC 8.6×10^9/L，RBC 2.94×10^{12}/L，Hb 89g/L，HCT 31%，PLT 93×10^9/L。急诊血生化：K^+ 3.92mmol/L，Na^+ 145mmol/L，Cl^- 109mmol/L，Cr 74μmol/L，GLU 4.9mmol/L，CO_2 CP 22mmol/L，总蛋白（TP）47.2g/L。床边心电图显示窦性心律，ST段压低。胸片显示心脏轻度扩大，双肺淤血，双下肺见片状阴影，呈肺水肿改变。眼科检查：眼底见双视盘边缘清楚，黄斑中心反光可见，动脉稍细、扭曲，反光增强，A∶V约等于1∶3。

7．入院诊断　①G_1P_0，宫内妊娠36^{+3}周；②ROA；③子痫前期重度；④轻度贫血。

【第一次查房】（入院30分钟）

住院医师

本例患者临床特点：①育龄期女性，平素月经规则，妊娠5月余后出现血压升高，1个月前出现双下肢水肿。②查体：BP 170/110mmHg，双下肢水肿（++），妊娠腹型，可触及胎位，听到胎心，宫内妊娠诊断明确。③辅助检查：尿蛋白（++），眼底检查A∶V约等于1∶3。

根据上述临床特点，考虑如下诊断：①G_1P_0，宫内妊娠36^{+3}周，单活胎ROA；②妊娠期高血压疾病，子痫前期重度；③妊娠合并轻度贫血。治疗原则为镇静、解痉、降压、强心、利尿。具体治疗方案请上级医师给予指导。

主治医师

本例患者为妊娠晚期孕妇，于妊娠20周后出现高血压、全身水肿及蛋白尿等表现，需考虑以下几种疾病。

1．*子痫前期重度*　根据患者妊娠前无高血压病史，妊娠20周后出现BP 170/110mmHg，水肿（++），蛋白尿（++），本例患者符合妊娠期高血压疾病、子痫前期重度的临床诊断。

2．*妊娠合并慢性高血压*　该类患者在妊娠前或妊娠20周前就出现高血压，一般在妊娠中期血压有所下降，妊娠晚期恢复到妊娠前水平，且持续到妊娠12周以后，此患者既往无高血压病史，且妊娠20周后才出现血压升高，故可除外本病。

3．*妊娠合并慢性肾小球肾炎*　该类患者既往有慢性肾炎病史，在妊娠前或妊娠20周前尿常规检查可见有隐血、尿蛋白、管型尿，然后出现血压升高，以舒张压升高明显，水肿、贫血，晚期出现肾功能异常。此患者血压高，有蛋白尿，但无管型尿，无血尿，血肌酐、尿素氮、尿酸正常，无慢性肾炎病史，暂不考虑本病。

患者既往无高血压病史，于妊娠20周以后出现血压＞160/110mmHg，水肿，尿常规示大量蛋白尿，故子痫前期重度诊断明确。目前，可按照治疗原则给予口服地西泮镇静，静滴硫酸镁解除全身小动脉痉挛，控制和预防子痫的发生；给予间断吸氧改善胎盘的氧供，如果考虑有胎肺成熟度欠佳者可使用地塞米松促进胎儿肺成熟，治疗24～48小时后考虑终止妊娠。应动态监测患者的症状、体征和血压的变化，观察过程中还应密切注意宫缩和胎心率，有无阴道出血及流液，以便及早发现早产、胎儿窘迫、胎盘早剥，及时处理。

主任医师

同意以上分析，宫内妊娠36^{+3}周出现以上症状和体征，可以诊断为晚发型子痫前期重度。晚发型重度子痫前期的病情相对较轻，胎儿存活率较高，但母儿并发症仍多，常合并胎儿生长受限（FGR）等；有一定的孕产妇和围生儿死亡率，下次妊娠的仍有再发可能，其处理也较为棘手。重点是适时终止妊娠，病情平稳且宫颈评分大于6分者可以考虑引产，宫颈不成熟者或病情有加重倾向者可考虑剖宫产终止妊娠，以提高母儿预后。

•第一次查房医嘱•

长期医嘱	临时医嘱
产科子痫前期护理常规	血细胞分析五分类
一级护理	尿液分析及尿沉渣镜检
左侧卧位	凝血四项
低盐饮食	急诊生化
留陪一人	血型
记录 24 小时出入量	肝功能
自数胎动每次 1 小时 tid	血黏度（全血 / 血浆）
吸氧半小时 tid	24 小时尿蛋白定量
注意呼吸、尿量、膝反射	床边心电图
	胎心监测 NST
	产科 B 超
	腹部 B 超
	10%葡萄糖注射液 100ml+25%硫酸镁注射液 20ml ivgtt（1 小时滴注完毕）
	10%葡萄糖注射液 200ml+25%硫酸镁注射液 40ml ivgtt（6～8 小时滴注完毕）

【第二次查房】（入院第 24 小时）

住院医师

患者入院后给予间断吸氧，口服地西泮镇静，静脉滴注硫酸镁解除全身小动脉痉挛治疗，现自觉头痛消失，头晕缓解，血压维持在（145～160）/（85～95）mmHg，尿量 2350ml，入量 1160ml，心率 93～103 次/分，双下肢水肿较前加重。今天复查尿常规示蛋白（+++）。血常规、凝血四项及急诊生化均未见明显异常。胎心监护 NST 监测 30 分钟示仅有 3 个加速，见 1 个减速。产科 B 超示宫内妊娠单活胎，胎儿大小相当于孕 35 周。目前仍继续给予硫酸镁解痉，降压治疗。现是否可以终止妊娠，请上级医师给予指导。

主治医师

患者经过治疗后血压得到较好的控制。B 超示胎儿较孕周小，这主要是由于妊娠期高血压疾病发生时全身小血管痉挛，子宫胎盘血流灌注受影响，引起胎儿的供血不足，存在宫内胎儿生长受限。治疗上需继续加强监测胎心变化，目前控制病情已 24 小时，应考虑及时终止妊娠，阴道检查宫颈 Bishop 评分 3 分，提示宫颈不成熟，故以剖宫产为宜。

手术中应注意：麻醉后血压波动可能诱发子痫和脑出血的发生，同时要始终注意液体量入量的平衡，避免加重心脏负担，要注意晶体液和胶体液的分配。此外，产后 24～48 小时仍是心脏负担较重的时期，易诱发心力衰竭，应限制补液量在 1000ml 以内。

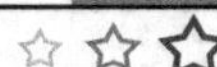

主任医师

目前患者病情已得到基本控制，同意主治医师关于终止妊娠的意见。现孕周已达 36^{+2} 周，在病情控制 24 小时后可终止妊娠，且胎心监护显示 NST 监测出现减速，不排除胎儿窘迫的可能。在完善围术期处理方面，麻醉的问题也很重要，现患者没有合并有血小板减少、凝血功能异常，可以选择椎管内麻醉。患者术前已存在贫血的现象，手术中出血可进一步加重贫血，不利于心力衰竭的恢复，术前应备好血，术中应注意根据出血情况、适量输血以纠正贫血情况。术后切口压沙袋，继续镇静、解痉、降压、利尿、强心治疗以防产后子痫和心力衰竭发生。胎儿较孕周为小，且不排除胎儿窘迫的可能，剖宫产手术时应请儿科医师到场，做好新生儿抢救的准备。

•第二次查房医嘱•

长期医嘱	临时医嘱
产科子痫前期护理常规	拟定于即刻行腰麻下子宫下段剖宫产术
一级护理	术区备皮
左侧卧位	术前备全血 800ml
低盐饮食	术前留置尿管
留陪一人	送手术通知单
记录 24 小时出入量	
自数胎动　每次 1 小时　tid	
吸氧半小时　tid	
注意呼吸、尿量、膝反射	

【第三次查房】（入院第 3 天）

住院医师

患者于入院第 2 天下午在硬膜外麻醉下行子宫下段剖宫产术，术中见清亮腹水约 700ml，顺利取出一活男婴，外观无明显异常，Apgar 评分 1 分钟评 8 分，5 分钟评 9 分，体重 2230g，因早产儿、低出生体重儿转儿科治疗。术中血压最高 150/105mmHg，最低 98/72mmHg。术中出血量 250ml，输注同型红细胞 2U，尿量 200ml。术后宫缩可，宫底脐上一指。术后急查：尿常规示蛋白（++），未见管型。血常规示 RBC 3.42×10^{12}/L，Hb 98g/L，HCT 31%，WBC 12.8×10^{9}/L，PLT 107×10^{9}/L；血生化示 K^+ 3.73mmol/L，Na^+ 139.6mmol/L，Cl^- 104.1mmol/L，Cr 65μmol/L，TP 52.5g/L。今日患者精神好转，阴道出血不多。查体：血压 160/105mmHg，切口处无渗出，宫底位于脐下一指，宫缩好。请示上级有无特殊处理。

主治医师

患者终止妊娠后病情明显好转，新生儿出生后经积极抢救未出现新生儿窒息，转院后情况良好，说明对患者的处理是合适的。目前的重点是防止手术后子痫的发生，继续应用硫酸镁静脉维持治疗，同时预防感染、促宫缩治疗，补液时继续严格控制入液量。血压仍高，给予尼卡地平 40mg 口服，每日 2 次，降压治疗。

主任医师

同意主治医师的处理，产后要注意硫酸镁中毒的可能，以及影响宫缩导致产后出血的可能，如果病情平稳，一般产后24小时可以停用硫酸镁。注意复查离子系列，保持电解质平衡。

•第三次查房医嘱•

长期医嘱	临时医嘱
腰麻下子宫下段剖宫产术后护理常规	10%葡萄糖注射液 100ml+25%硫酸镁注射液 20ml ivgtt（1小时滴注完毕）
一级护理	
禁饮食8小时后改免糖奶全流食	10%葡萄糖注射液 200ml+25%硫酸镁注射液 40ml ivgtt（6～8小时滴注完毕）
平卧位6小时后改自由体位	
留陪一人	
留置尿管24小时后取	
会阴护理 bid	
腹部切口处压沙袋6小时后取	
监测血压 q15min 平稳2小时后 改为q4h	
尼卡地平 40mg bid po	

【最后诊断】

①G_1P_1，宫内妊娠36^{+4}周分娩，ROA；②子痫前期重度；③早产；④轻度贫血；⑤低体重儿。

【随访及预后】

产妇产后恢复良好，血压在7天后恢复正常，产后7天复查尿蛋白（+），Hb 104.4g/L，心电图示正常窦性心律，予出院。院外随访，14天后双下肢水肿基本消退，一般情况可。

【专家评析】

妊娠期高血压疾病是指妊娠20周以后出现的血压升高、蛋白尿、全身水肿综合征。确切病因尚不十分清楚，目前研究认为，母胎之间的免疫排斥、胎盘或滋养叶细胞缺血、遗传易感性、血管活性物质和炎性细胞因子作用、钙平衡失调等与此疾病相关。病理基础是全身小动脉痉挛。治疗原则：妊娠期高血压疾病目前注意休息，镇静、解痉、适当扩容和利尿的基础上，及时终止妊娠。①镇静：多使用地西泮，可口服或肌内注射。②解痉：硫酸镁可作为基础用药。③利尿药：首选呋塞米（速尿），现主张小剂量反复使用或静脉滴注，不主张大剂量使用，因剂量＞1mg/kg，可引起反射性血管收缩。分娩处理上主张如果妊娠34周以上，考虑胎肺已成熟，或给予地塞米松促胎肺成熟治疗后24～48小时终止妊娠，以剖宫产为宜。但对胎儿较小，宫颈条件好者，可严密监测下阴道分娩。随着母胎医学的发展，目前人们更加关注胎儿的预后，在密切观察病情变化的情况下，给予营养支持，促胎肺成熟，尽量维持妊娠到胎儿能存活的34周以上，至少要达到32周以上，一般建议重症患者及时转入具备新生儿急救条件的三级甲等医院分娩，提高围生儿存活率。

三、子痫

【病史摘要】

1．入院时情况　患者女性，30 岁，因“停经 9 月余，上腹部疼痛、恶心、呕吐 18 小时，抽搐 2 次”于 2010 年 8 月 29 日 7: 20 急诊入院。患者平素月经规律，LMP：2009 年 12 月 2 日，DEC：2010 年 9 月 9 日。孕 3 个月内无感冒发热、服用毒物、药物史，孕 4 个月时始觉胎动并活跃至今，产前检查 10 次。家属代述 4～5 天前血压检查正常。2010 年 8 月 28 日 13: 00 左右出现上腹部疼痛，伴恶心、呕吐，且伴有头晕，自认为受凉不适未在意，之后逐渐出现头痛。约 22: 00 双眼视物不清，继之出现全身抽搐，四肢抖动，双眼角上吊，牙关禁闭，意识丧失，持续 4～5 分钟，遂于 2010 年 8 月 29 日 1: 00 急诊于介休市人民医院，查血压 156/115mmHg，尿蛋白（++）。入院给予硫酸镁 20g 解痉治疗，氯丙嗪 25mg、地西泮 20mg（第一次 1: 50，第二次 4: 00）、毛花苷 C0.2mg（3: 00），治疗过程中于 2010 年 8 月 29 日 1: 00 左右第 2 次抽搐，为求进一步诊治于 2010 年 8 月 29 日 7: 20 转诊我院，入院测血压 176/116mmHg，以“产前子痫”收入院。患者来院时已留置尿管，引流袋中 50ml 血性尿，静脉输入第二袋静脉用硫酸镁溶液 10g+10%葡萄糖溶液 250ml，仍自觉头痛，无视物不清及恶心。自发病以来患者精神、食欲差，肉眼血尿，大便尚可。

2．既往史　无高血压、糖尿病等病史，有化妆品过敏史。

3．月经、婚育史　平素月经规律，14 岁初潮，月经周期 30 天，经期 4～5 天，无痛经史。27 岁结婚，夫长 2 岁，G_2P_0。

4．体格检查　查体：T 36.6℃，P 140 次/分，R 21 次/分，BP 153/105mmHg。发育正常，面色红，神志淡漠，全身皮肤黏膜未见苍白、黄染及出血点，全身浅表淋巴结未触及肿大，双肺呼吸音清，未闻及干、湿啰音。心界未扩大，心率 140 次/分，心律齐，各瓣膜听诊区未闻及病理性杂音。妊娠腹型，肝脾肋下未及，墨菲征阴性，双侧肋脊点、肋腰点无压痛，双肾区无叩击痛。水肿（+）。生理反射存在，病理反射未引出。

5．产科检查　宫高 28cm，腹围 97cm，子宫轮廓清晰，无宫缩，胎位左枕前，胎心率 135 次/分，骨盆外测量未做。

6．辅助检查

（1）产科 B 超：胎儿双顶径 6.7cm，胎头胎动可见，胎盘位于后壁，胎儿左侧脉络丛内见一囊性回声，8.5mm×7.6mm 大小。

（2）实验室检查：当地医院血小板检测 6.3×10^9/L（未见化验单），余待报。

7．入院诊断　①G_2P_0，宫内妊娠 38^{+3} 周待产；②左枕前；③产前子痫；④胎儿畸形？⑤胎儿窘迫？⑥妊娠合并血小板减少。

【第一次查房】（入院当天）

住院医师

汇报病史如上。本病例特点：①育龄期女性，停经 38^{+3} 周；②上腹部疼痛、恶心、呕吐 18 小时；③抽搐 2 次；④否认慢性高血压及糖尿病史；⑤BP 153/105mmHg，P 140 次/分；⑥双下肢水肿（+）；⑦血常规：PLT 37.6×10^9/L，N 82.6%；尿蛋白（++++）。离子系列：Ca^{2+} 1.82mmol/L。生化检查：AST 255.0 U/L，CK 211.0 U/L，CKMB 25.0 U/L，LDH 1124.0 U/L，HBDH 614.0 U/L。根据上述病例特点考虑为：①产前子痫；②妊娠合并血小板减少。此病例如何明确诊断，以及是否有手术终止妊娠指征，请上级医师给予指导。

主治医师

本例患者为妊娠晚期孕妇，出现高血压、上腹部疼痛、恶心、呕吐、视物模糊、抽搐发作等表现，应考虑以下几种疾病。

1．*产前子痫* 根据患者妊娠前无高血压病史，18 小时前出现上腹部疼痛、恶心、呕吐、头晕，之后出现眼球固定，牙关紧闭，口角面肌颤动，继之全身及四肢肌僵直，意识丧失，持续 4～5 分钟，血压 153/105mmHg，尿蛋白（++++），符合产前子痫的临床诊断。

2．*妊娠合并癫痫* 此病患者妊娠前常有癫痫的发作史，妊娠随时可以发作，发作时突然出现意识丧失，抽搐特征为全身性强直，阵挛性抽搐。发作前无头痛、头晕、眼花等先兆，不伴高血压、水肿、蛋白尿等。本例患者无癫痫发作史，有高血压、水肿、蛋白尿，抽搐前有恶心、呕吐、视物模糊、头晕等先兆。故不考虑本病。

3．*妊娠合并脑出血* 此病也可表现为头痛、呕吐、抽搐与昏迷。常有高血压疾病，脑血管畸形、血液病的病史，且抽搐后未能醒来即陷入昏迷，并出现肢体瘫痪。本例患者无高血压、脑血管畸形病史，抽搐后神志恢复，肢体活动自如，故暂不考虑本病。

4．*妊娠合并蛛网膜下腔出血* 此病也可表现为头痛、呕吐、抽搐与昏迷。但头痛多发生突然且剧烈，呕吐为喷射性，出现颈项强直等脑膜刺激症状，渐进性发生意识障碍、抽搐、昏迷或偏瘫。检查血压不高。本例患者未出现喷射性呕吐及脑膜刺激症状，且抽搐时短暂意识丧失，测血压高，故排除本病。

5．*妊娠合并糖尿病酮症酸中毒* 也可表现为呕吐、嗜睡甚至昏迷，但本病妊娠前可有糖尿病病史，起病之初有烦渴、多饮、多尿和乏力等糖尿病症状，病情加重而出现呕吐、嗜睡、甚至昏迷、呼吸深快，呼出气体中有烂苹果味。测量血压不高，尿蛋白阴性，尿糖、尿酮体阳性，血糖、血酮升高，pH＜7.2 及二氧化碳结合力（CO_2CP）降低。本例患者妊娠前无糖尿病史，尿糖、尿酮体阴性，血糖、血酮不高。血压高，尿蛋白阳性，故排除此病。

子痫为妊娠期特有疾病，发作时易造成舌咬伤、摔伤、骨折、窒息或吸入性肺炎，且发生心脑血管意外、肝肾功能损害、子宫胎盘灌注下降的风险极大，终止妊娠是控制病情发展的唯一有效措施。患者抽搐发作后，外院已给予硫酸镁 20g 解痉，氯丙嗪 25mg、地西泮 20mg 镇静，毛花苷 C0.2mg 强心治疗。治疗中再次发生抽搐，来院时仍头痛，无视物不清及恶心。目前抽搐控制 6 小时余，可以考虑剖宫产终止妊娠。做术前常规准备，患者血小板 37.6×10^9/L，术前积极配单采血小板。继续静脉滴注硫酸镁解除全身小动脉痉挛。保持环境安静，避免声、光刺激。患者二氧化碳结合力及血清尿素氮均在正常范围，但仍需吸氧改善全身重要脏器和胎盘的氧供。密切观察患者血压、呼吸、脉搏、心率及症状变化，记录 24 小时出入量，了解液量平衡情况，观察膝腱反射及尿量变化，以调整硫酸镁用量，并且注意肺部听诊，以便及时发现肺水肿、左心衰竭等情况。

主任医师

根据患者主诉、子痫症状、血小板减少及肝酶升高诊断产前子痫，HELLP 综合征。目前首先要积极术前准备，期间患者随时有可能再次抽搐发作，故备开口器、吸引器、压舌板、吸氧面罩等。患者左侧卧位，防止抽搐发作时误吸。继续静脉滴注硫酸镁解痉治疗。监测生命体征、膝腱反射、尿量、血镁浓度，备好钙剂。同时注意产妇宫缩及阴道出血、流液情况，并密切监测胎心、胎动变化，及时发现胎儿窘迫情况。此外，下病重通知，向患者家属交代病情危重，患者随时可能再次发生抽搐，并有心脑血管意外、DIC、多器官功能衰竭、胎盘早剥、胎死宫内等不良后果发生的风险，危及母儿生命，外院 B 超示胎儿脉络丛异常，故有胎儿畸形可能，新生儿可能抢救无效或转儿童医院治疗。

•第一次查房医嘱•

长期医嘱	临时医嘱
产科产前子痫护理常规	血细胞分析五分类
一级护理	尿液分析+沉渣镜检
留置针护理	凝血系列
禁饮食	肾功能+离子
左侧卧位	血型
留陪一人	术前免疫
记 24 小时出入量	肝功能
自数胎动 1 小时　tid	心肌酶谱
吸氧 30 分钟　tid	心电图
监测血压　q15min	胎心监护
留置尿管长期开放	更换尿袋
下病重通知	腹阴备皮
	配浓缩红细胞 8U
	配单采血小板 1U
	配血浆 800ml
	术前常规准备
	0.9%氯化钠注射液　100ml　ivgtt

【第二次查房】（剖宫产术后）

住院医师

患者于 2010 年 8 月 29 日 11：50～13：00 于全身麻醉下行子宫下段剖宫产术，术程基本顺利，术中见清亮腹水 200ml，输新鲜血浆 400ml，腹壁切口渗血、出血明显，行结扎止血及电凝止血，冲洗创面后缝合。现患者意识清楚，无头痛、头晕、腹痛等特殊不适主诉，血压 169/100mmHg，脉搏 76 次/分，腹软，宫底平脐，腹部敷料干燥无渗出，阴道少量血性恶露，留置尿管长期开放，见肉眼血尿。

主治医师

患者术中见腹水，低蛋白血症严重，已输新鲜血浆 400ml，术中腹壁切口渗血、出血明显，注意切口情况，积极换药。目前患者无头痛、头晕、腹痛等症状，但血压仍高且口服硝苯地平控制血压，见肉眼血尿，肾功能受损明显，继续硫酸镁解痉治疗。同时密切观察脉搏、呼吸及血压变化，注意子宫复旧及阴道恶露情况。

主任医师

患者产前子痫，剖宫产术后，坚持休息、镇静、解痉、降压治疗的原则。备抢救设备，严密观察病情变化，必要时吗啡肌内注射镇静治疗。并定时检查膝腱反射情况及患者尿量变化。

•第二次查房医嘱•

长期医嘱	临时医嘱
全身麻醉下行子宫下段剖宫产术后护理常规	10%葡萄糖注射液 500ml+维生素 C 注射液 3.0g+酚磺乙胺注射液 3.0g ivgtt
Ⅰ级护理	10%葡萄糖注射液 50ml+缩宫素注射液 10U ivgtt
禁饮食	
去枕平卧 6 小时后改卧位	10%葡萄糖注射液 250ml+25%硫酸镁注射液 20ml ivgtt
留陪一人	
持续低流量吸氧	头孢西丁皮试
监测 BP、P、SpO_2、q15min	
腹带辅助	
留置针护理	
留置尿管通畅	
会阴护理 bid×3 天	
尿道口护理 bid×3 天	
记录 24 小时出入量	
下病重通知	
硝苯地平片 20mg bid	
0.9%氯化钠注射液 100ml bid	
注射头孢西丁钠 2.0mg bid	

【第三次查房】（剖宫产术后5小时）

住院医师

患者于16: 45主诉燥热、腰困不适后突然出现双眼球固定，四肢强直性抽搐，颜面发绀，呼吸暂停。立即给予开口器置入口腔，放置压舌板，吸氧及静脉推注2.5g硫酸镁控制抽搐，主任医师指导给予吗啡10mg肌内注射，20%甘露醇250ml快速静脉滴注脱水治疗。患者抽搐停止后，进入酣睡状态，测血压151/93mmHg，氧分压98%，脉搏97次/分，子痫控制10分钟后，患者呼之能应。

主治医师

患者剖宫产术后，抽搐再次发作，已静脉推注硫酸镁解痉，肌内注射吗啡控制抽搐，静脉滴注甘露醇降颅压治疗，抽搐已经停止。继续静脉滴注硫酸镁解痉治疗，地西泮10mg缓慢静脉推注，单硝酸异山梨酯控制血压。

主任医师

患者目前抽搐已经控制，继续解痉、镇静、降压治疗，患者12小时入量4978ml，出量1640ml，入量明显大于出量，呋塞米利尿，同时密切监测患者血电解质浓度及膝腱反射情况

•第三次查房医嘱•

长期医嘱	临时医嘱
全身麻醉下行子宫下段剖宫产术后护理常规	25%硫酸镁注射液　10ml　iv　5min
一级护理	吗啡注射液10mg　im　st
禁饮食	20%甘露醇注射液　250ml　ivgtt
去枕平卧6小时后改卧位	10%葡萄糖注射液　500ml+25%硫酸镁注射液　40ml　ivgtt（6～8小时滴注完毕）
留陪一人	输单采血小板　1U
持续低流量吸氧	0.9%氯化钠注射液　100ml　ivgtt
监测　BP、P、SpO_2　q15min	地塞米松注射液　5mg　入小壶
腹带辅助	地西泮注射液　10mg　iv　慢
留置针护理	10%葡萄糖注射液　250ml+单硝酸异山梨酯　20mg　ivgtt（6～8滴/分）
留置尿管通畅	0.9%氯化钠注射液　100ml　ivgtt
会阴护理　bid×3天	呋塞米注射液　20mg　入小壶
尿道口护理　bid×3天	
记录24小时出入量	
下病重通知	
硝苯地平片　20mg　bid	
0.9%氯化钠注射液　100ml+头孢西丁钠2.0mg　bid	

【第四次查房】（术后第1天）

住院医师

患者夜间病情平稳，平卧位安静入睡，持续单硝酸异山梨酯静脉滴注扩张血管，控制血压。夜间至今晨血压控制良好，波动于114～138/78～89mmHg，生命体征平

稳，24 小时入量 5040ml 出量 2690ml。今晨查房，患者精神差，睡眠状态，无头痛、头晕、视物模糊，无恶心、呕吐，血压 130/90mmHg，脉搏 90 次/分，心肺未闻及异常，双乳饱满，尚无初乳分泌，腹部敷料干燥无渗出，腹软无压痛，子宫收缩好，宫底平脐下一指，恶露少，无异味。今日腹部切口换药，切口置引流条，引流出少量血性液体，切口无红肿。化验结果回报：AST 50U/L，肌酐 148μmol/L，Na^+ 134.3mmol/L，Ca^{2+} 1.75 mmol/L，LDH 621U/L，HBDH 465 U/L，Hb 83.3g/L，N 79.6。

主治医师

患者抽搐控制后未再发作，化验结果较昨日改善，继续解痉、降压治疗，预防性抗感染治疗。患者已输注血小板，观察血小板变化情况，予输注葡萄糖酸钙纠正低钙血症，观察子宫收缩及阴道恶露情况。

主任医师

患者目前病情平稳，密切观察病情变化，定时监测膝腱反射及血钙变化，注意出入量情况。

•第四次查房医嘱•

长期医嘱	临时医嘱
全身麻醉下行子宫下段剖宫产术后护理常规	10%葡萄糖注射液 250ml+25%硫酸镁注射液 20ml ivgtt 3～4 小时滴注完毕
一级护理	10%葡萄糖注射液 500ml+25%硫酸镁注射液 40ml ivgtt 6～8 小时滴注完毕
禁饮食	血细胞分析五分类
去枕平卧 6 小时后改卧位	肾功能+离子+心肌酶
留陪一人	20%甘露醇注射液 250ml ivgtt 0.5 小时滴注完毕
持续低流量吸氧	吗啡注射液 10mg im st
监测 BP、P、SpO_2 q15min	伤口换药
腹带辅助	
留置针护理	
留置尿管通畅	
会阴护理 bid×3 天	
尿道口护理 bid×3 天	
记 24 小时出入量	
下病重通知	
硝苯地平片 20mg bid	
0.9%氯化钠注射液 100ml+头孢西丁钠 2.0mg bid	

【随访及预后】

患者剖宫产分娩一女婴，体重 3070g，保暖、清理呼吸道、吸氧后 1 分钟评 8 分，呼吸弱，无哭声，肌张力稍差，经处理后 5 分钟评 10 分，转儿童医院观察治疗。患者经积极治疗，无头痛、头晕，无恶心、呕吐，无低热、乏力，精神食欲可，血压 129/89mmHg，心肺未及明显异常，双乳饱满，泌乳通畅，腹软无压痛，子宫复旧好，腹部切口拆线，Ⅱ级愈合，恶露少，无异味。出院后内科门诊监控血压，纠正贫血治疗。

【专家评析】

子痫是对母儿威胁严重的妊娠期高血压疾病，其处理原则为控制抽搐，纠正缺氧和酸中毒，控制血压，抽搐控制后终止妊娠。控制抽搐首选硫酸镁解除血管痉挛，维持血药浓度后同时应用有效镇静药物。间断面罩吸氧纠正缺氧和酸中毒。适当选用降压药物降低血压。抽搐控制 2 小时后可考虑终止妊娠。产后或抽搐后 24 小时，应继续使用硫酸镁、降压药及镇静药，防止再抽搐。

本例患者入院后，根据其主诉、症状、体征及实验室检查结果，诊断产前子痫明确后，保证患者充分休息，环境安静的前提下，面罩吸氧改善全身氧供，硫酸镁解痉治疗，并积极准备剖宫产终止妊娠，手术选择及时。术后患者再次出现的抽搐发生于产后 24 小时内，即产后子痫发作高危时期，但术后床旁已备抢救设备，未造成舌咬伤、窒息等不良后果，且及时静脉推注硫酸镁解痉，肌内注射吗啡镇静、静脉滴注甘露醇降颅内压治疗，患者抽搐控制后，继续休息、解痉、镇静、降压、利尿治疗，此外监测生命体征及实验室指标，指导用药，直至出院患者未再出现抽搐，出院时病情平稳。

四、慢性高血压并发子痫前期

【病史摘要】

1．入院时情况　患者女性，32 岁，因“发现血压升高 6 年余，停经 32+5 周，病情加重伴双下肢水肿 2 个月”于 2009 年 8 月 10 日下午入院。LMP：2008 年 12 月 24 日。EDC：2009 年 10 月 1 日。孕早期无明显恶心，呕吐等早孕反应。妊娠 4 月余自觉胎动，活跃至今。孕期无头痛、头晕及视物模糊病史，无放射线及毒物，有害物质接触史，无腹痛、阴道出血、流液病史。于孕 5 月余行产前检查，测血压达 150/100mmHg，就诊我院心内科，给予口服拉贝洛尔 100mg，每天 2 次，血压波动于（130～150）/（95～105）mmHg。近 2 个月出现双下肢水肿，休息后可缓解，逐渐加重。于 2009 年 7 月 21 日产前检查测血压高达 180/120mmHg，于我院心内科门诊调整药物加用氨氯地平 5mg，每天 1 次，服用 1 周后效果欠佳，加用硝苯地平缓释片 20mg，每天 2 次，血压波动（150～160）/（100～110）mmHg。于 2009 年 8 月 3 日测血压为 200/130mmHg，尿蛋白（+++），24 小时尿蛋白定量为 11.39g。为进一步诊治入住我院。孕期精神，食欲、睡眠可，大小便正常，无低热，乏力，无消瘦。

2．既往史　高血压病史 6 年，未规律服药，不定期监测血压波动 130～140/90～100mmHg。否认糖尿病病史，否认肝炎，结核等传染病病史，否认外伤，输血史。对青霉素过敏。

3．月经、婚育史　患者平素月经规律，15 岁初潮，月经周期 28～30 天，经期 6～7 天，无痛经。25 岁结婚，夫长 2 岁，G_1P_1，2006 年因“慢性高血压并发子痫前期重度”而行剖宫产术终止妊娠，分娩一男活婴，于 1 岁夭折（具体不详）。

4．体格检查　T 36.3℃，P 80 次/分，R 20 次/分，BP 156/106mmHg。发育正常，神清语利，急性痛苦病容，轻度贫血貌。全身皮肤黏膜稍苍白，无黄染，全身浅表淋巴结未触及肿大。头颅五官外观正常无畸形，双眼睑、球结膜无充血、水肿，巩膜无黄染；双瞳孔等大等圆，对光反射灵敏。颈软，气管居中，甲状腺未触及。双肺呼吸音清，未闻及干、湿啰音。心界不大，心率 80 次/分，心律齐，未闻及杂音。腹膨隆，无肌紧张、压痛、反跳痛，肝肋下未触及，移动性浊音（−），肠鸣音正常。双侧肋脊点、肋腰点无压痛，双肾区无叩击痛。脊柱，四肢无畸形，双下肢凹陷性水肿（++）。生理反射存在，病理反射未引出。

5．产科检查　腹围 30cm，宫高 97cm，子宫轮廓清晰，胎方位左枕前，胎心率 143 次/分。先露头，浮。未触及宫缩，未破膜。

6．辅助检查　24 小时尿蛋白定量为 11.39g。尿常规示尿蛋白（++++）。

7．入院诊断　①G_2P_1，宫内妊娠 32^{+5} 周；②左枕前；③慢性高血压并发子痫前期重度；④前次剖宫产。

【第一次查房】（入院时）

住院医师

本病例特点：①育龄期女性，停经 32^{+5} 周，查体妊娠腹型，可听及胎心，触及胎位左枕前。②既往高血压病史 6 年，且平素血压控制欠佳。③于孕 5 月余行产前检查，测血压达 150/100mmHg，给予口服降压药物治疗，控制不理想。④近 1 个月出现双下肢水肿，且逐渐加重。血压逐渐升高，最高达 200/130mmHg，尿蛋白（+++），24 小时尿蛋白定量为 11.39g。⑤患者曾于 2006 年因“慢性高血压并发子痫前期重度”而行剖宫产术终止妊娠，分娩一男活婴。

根据患者症状、体征及辅助检查可以诊断：①G_2P_1，宫内妊娠 30^{+5} 周，左枕前；②慢性高血压并发子痫前期重度；③前次剖宫产。但目前患者血压控制仍不理想，请上级医师给予指导，拟定治疗方案。

主治医师

慢性高血压并发子痫前期重度是妊娠期高血压疾病的一种，是指高血压孕妇妊娠 20 周以前无尿蛋白，若 20 周后出现尿蛋白 24 小时定量≥300mg；或高血压孕妇妊娠 20 周后突然尿蛋白增加，血压进一步升高或血小板＜100×10^9/L。本例患者既往高血压病史长达 6 年，平素血压控制不理想。此次妊娠，于孕 5 月余时测血压为 150/100mmHg，较平素增高，经心内科给予口服降压药物治疗，效果欠佳，并且血压进一步升高，最高达 200/130mmHg。24 小时尿蛋白定量为 11.39g。尿常规示尿蛋白（++++）。目前考虑慢性高血压并发子痫前期重度。治疗原则为休息、镇静、解痉、降压、合理扩容和必要时利尿、密切检测母胎状态、适时终止妊娠。根据患者目前情况，①解痉：首选硫酸镁，给予常规负荷剂量及维持剂量，在输注硫酸镁过程中，注意患者的膝腱反射、呼吸及尿量。②降压：患者血压最高曾达 200/130mmHg，目前为 156/106mmHg，由于高血压患者血压过低会影响子宫胎盘的供血，故血压不能降至太低。降压药物选用对胎儿影响最小的药物，可给予尼卡地平 40mg bid 口服降压治疗。注意血压变化情况，若控制不佳，且进一步升高，可给予酚妥拉明。③该患者出现低蛋白血症、水肿、腹水的征象，可给予白蛋白 20mg iv，为防止血容量过多，增加心脏负荷，在输注白蛋白后，给予呋塞米 20mg ivgtt。呋塞米有较强的排钠、钾作用，易导致电解质紊乱及低钠血症和低钾血症，应加以注意。及时复查离子系列。④可给予患者地西泮 5mg 睡前口服，保障休息。⑤同时要密切监测胎儿情况，胎儿可因胎盘功能下降出现宫内缺氧甚至死亡。现患者停经 32^{+5} 周，可以用地塞米松，10mg（ivgtt，qd）促胎肺成熟治疗。患者目前缺少相关的化验检查，故不能确定只存在慢性高血压并发子痫前期。还需要考虑哪些疾病的存在及相关的治疗，请主任医师指导。

主任医师

同意以上分析，依据患者病史，首先考虑慢性高血压并发子痫前期。而针对此病，需注意以下几点：①慢性高血压并发子痫前期患者应按子痫前期治疗。②慢性高血压患者血压过低可能导致肾脏和胎盘的灌注降低，因此不能低于妊娠前水平。③检测胎儿生长情况，出现胎心率异常（小于 100 次/分或大于 180 次/分），考虑胎儿窘迫。④应在妊娠 34 周后建议终止妊娠。分娩方式根据宫颈成熟条件、病情程度及有无产科指征决定阴道分娩或剖宫产，同子痫前期重度。此外，如果病情进一步发展，还要考虑 HELLP 综合征的可能。

HELLP 综合征是指妊娠高血压疾病患者并发溶血、肝酶升高、血小板减少。在妊娠高血压疾病基础上，①外周血图片见变形红细胞和（或）总胆红素＞20.5μmol/L 和（或）乳酸脱氢酶＞240U/L。②丙氨酸转氨酶（ALT）及天冬氨酸（AST）升高。③血小板计数＜100×10^9/L，就可以诊断 HELLP 综合征。故需尽快完善血常规、急诊生化等检查，进一步明确诊断。同时，在治疗过程中，要严密观察病的变化，防止子痫的发生。需向家属交代病情，告知在治疗过程中有病情加重的可能，除以上疾病可能发生外，胎儿窘迫、胎盘早剥及胎死宫内也可能发生，争取家属的理解和配合。

•第一次查房医嘱•

长期医嘱	临时医嘱
产科疾病护理常规	血常规 st
一级护理	尿常规 st
低盐饮食	凝血功能+D-二聚体 st
左侧卧位	急诊生化 st
自数胎动 1 小时 tid	肝功能
低流量吸氧 30 分钟 tid	心肌酶谱
记录 24 小时出入量	便常规
注意膝腱反射，呼吸及尿量	血型

续表

长期医嘱	临时医嘱
测血压、脉搏 q2h	术前免疫
尼卡地平片 40mg bid po	床旁心电图
地西泮片 5mg qd po	腹部 B 超
	产科 B 超
	胎心监护
	急请眼科会诊
	5%葡萄糖注射液 250ml+25%硫酸镁注射液 20ml ivgtt（1～2 小时滴注完毕）
	5%葡萄糖注射液 500ml+25%硫酸镁注射液 40ml ivgtt（6～8 小时滴注完毕）
	地塞米松注射液 10mg ivgtt 入小壶
	注射用人血白蛋白 20g ivgtt
	呋塞米注射液 40mg+5%葡萄糖注射液 20ml ivgtt（输白蛋白后）

【第二次查房】（入院第 2 天）

住院医师

患者入院后，给予硫酸镁解痉，尼卡地平口服降压，补充白蛋白等治疗，现患者病情较平稳，血压维持在（146～155）/（90～100）mmHg，脉搏 78 次/分，昨日共输白蛋白 20g，给予呋塞米 40mg 静脉滴注，总入量 2280ml，尿量 2450ml。化验结果：血清 K^+ 3.77mmol/L，Na^+ 148mmol/L，Cl^- 98mmol/L，TP 49.6g/L，BUN 9.2mmol/L，Cr 82μmol/L，GLU 4.6mmol/L。肝功能：AST 22.8U/L，ALT 37.6U/L，碱性磷酸酶（ALP）105U/L，乳酸脱氢酶（LDH）167U/L，白蛋白（ALB）21g/L，A/G 0.6，血清总胆红素 15.6μmol/L，直接胆红素（CB）6.2μmol/L，总胆汁酸（TBA）23.3μmol/L，乙肝三项及肝炎系列均阴性。今晨复查血常规示 Hb 90.6g/L，PLT 119.2×10^9/L；尿常规示尿蛋白（++++）；凝血系列检查未见明显异常。NST 监测 30 分钟示两个减速，即行 B 超，结果显示宫内妊娠单活胎，胎儿较孕周小。腹部 B 超示肝脏大小结构形态无异常，腹水中量。目前血压控制尚可，继续给予硫酸镁解痉、降压治疗。胎儿 B 超生物物理评分为 6 分，是否应终止妊娠。应该用什么方式分娩，请上级医师指示。

主治医师

患者肝功能检查示 ALT、AST 及 LDH 均未见异常，血常规示血小板和胆红素均在正常范围，目前暂不考虑 HELLP 综合征。经过治疗，患者血压得到较好的控制。B 超示胎儿较孕周小，这主要是由于妊娠期高血压疾病发生时全身小血管痉挛，子宫胎盘血流灌注受影响，引起胎儿的供血不足，存在宫内胎儿生长受限。患者因大量蛋白尿，存在低蛋白血症，现可予补充白蛋白，但滴注完毕后要立即给予呋塞米利尿，以免增加心脏前负荷。治疗上地塞米松可改为 10mg（iv q12h)，需继续加强监测。虽补充白蛋白，TP 仍较低，并且胎儿 B 超生物物理评分 6 分，可疑胎儿宫内窘迫，应即刻终止妊娠，建议剖宫产结束分娩。

主任医师

目前患者病情已得到基本控制，同意主治医师关于终止妊娠的意见，且胎心监护显示 NST 出现减速，不排除胎儿窘迫的可能。慢性高血压并发子痫前期患者应按子痫前期治疗，对妊娠不足 34 周的子痫前期重度患者，多数学者期望尽可能维持至妊娠 34 周分娩，对于尚无严重并发症、病情稳定、妊娠不足 34 周的子痫前期重度患者可行非手术治疗或期待疗法，目的在于延长孕龄，减少因胎儿不成熟而导致围生儿死亡，但同时孕妇也有发生严重并发症的危险。当母亲存在严重的脏器损害或发生胎儿窘迫时，应立即终止妊娠不而考虑孕龄的大小。现孕周为 32^{+6} 周，应该及时给予地塞米松 10mg 促胎肺成熟治疗之后，立即终止妊娠。由于宫颈条件差，不具备短期阴道分娩的条件，以剖宫产为宜。在完善围术期处理方面，现患者没有合并有血小板减少、凝血功能异常，可以选择硬膜外麻醉。术前应备好血，以防止术中出血进一步加重贫血的可能。术中应注意根据出血情况、适量输血以纠正贫血情况。术后切口压沙袋，继续镇静、解痉、降压、利尿、强心治疗以防产后子痫和心力衰竭发生。胎儿较孕周为小，且目前考虑胎儿窘迫，剖宫产手术时应请儿科医师到场，做好新生儿抢救的准备。分娩前后注意硫酸镁的应用和镇静，以防止产时和产后子痫的发生。

患者于入院第 2 天在硬膜外麻醉下行子宫下段剖宫产术，见腹水约 600ml，色清，羊水Ⅱ度浑浊，顺利取出一活女婴，外观无明显异常，Apgar 评分 1 分钟评 5 分，5 分钟评 8 分，体重 1860g，因早产儿，低出生体重儿而转儿科治疗。术中血压最高为 148/100mmHg，最低为 108/76mmHg，共补充复方氯化钠注射液 500ml，6%中分子羟乙基淀粉 500ml，术中出血量 150ml，尿量 200ml。术后宫缩尚可，宫底脐上一指。术后急查结果：尿常规示蛋白（+++），未见管型。血常规示 RBC 2.46×10^{12}/L，Hb 88g/L，HCT 30%，WBC 10.2×10^{9}/L，PLT 110×10^{9}/L。急诊血生化示 K^{+} 3.92mmol/L，Na^{+} 137mmol/L，Cl^{-} 107mmol/L，Cr 65μmol/L，TP 51.6g/L。继续应用硫酸镁 25 滴/分静脉维持治疗，防止产后子痫的发生；继续降压治疗，抗生素预防感染，促宫缩治疗。

【最后诊断】

①G_2P_2，宫内妊娠 32^{+6} 周单活胎分娩，左枕前；②慢性高血压并发子痫前期重度；③轻度贫血；④胎儿窘迫；⑤早产；⑥胎儿生长受限；⑦早产儿；⑧低出生体重儿；⑨新生儿轻度窒息；⑩前次剖宫产。

【随访及预后】

术后第 2 天，病情转平稳，BP 142/90mmHg，停用硫酸镁，口服尼卡地平降压治疗，血压控制在正常范围。术后第 3 天，复查血常规：RBC 2.49×10^{12}/L，Hb 92g/L，WBC 8.6×10^{9}/L，PLT 116×10^{9}/L；术后第 7 天，再次复查血常规：

RBC 3.04×10^{12}L，Hb 98g/L，WBC 7.5×10^{9}/L，PLT 131×10^{9}/L，ALB 23g/L，A/G 0.8，AST、ALT、LDH 正常；复查尿常规 PRO（+），拆线伤口甲级愈合。患者术后恢复好，精神佳，于术后第 7 天出院。

【专家评析】

慢性高血压并发子痫前期是妊娠期高血压疾病的一种，是指高血压孕妇妊娠 20 周以前无蛋白尿、若出现尿蛋白≥300mg/24h；高血压孕妇孕 20 周前突然尿蛋白增加，血压进一步升高或血小板＜100×10^{9}/L，其病理基础为全身小动脉的痉挛。

针对慢性高血压并发子痫前期，应注意以下几点：①慢性高血压并发子痫前期患者应按子痫前期治疗；②慢性高血压患者血压过低可能导致肾脏和胎盘的灌注降低，因此不能低于妊娠前水平；③监测胎儿生长情况，出现胎心率异常（小于 100 次/分或大于 180 次/分），考虑胎儿窘迫；④应在妊娠 34 周后建议终止妊娠。分娩方式根据宫颈成熟条件、病情程度及有无产科指征决定阴道分娩或剖宫产，同子痫前期重度。

其治疗的目的和原则是争取母体可以完全恢复健康，胎儿出生后能够存活，以对母儿影响最小的方式终止妊娠。具体治疗原则为休息、镇静、解痉、降压、合理扩容和必要时利尿、密切监测母胎状态、适时终止妊娠。

对妊娠不足 34 周的慢性高血压并发子痫前期重度患者，多数学者期望尽可能维持至妊娠 34 周分娩，对于尚无严重并发症、病情稳定、妊娠不足 34 周的子痫前期重度患者可行非手术治疗或期待疗法，目的在于延长孕龄，减少因胎儿不成熟而导致围生儿死亡，但同时孕妇也有发生严重并发症的危险。当母体存在严重的脏器损害或发生胎儿窘迫时，应立即终止妊娠，不考虑孕龄的大小。终止妊娠的指征：①出现不能控制的严重高血压，尤其是舒张期血压持续高于 110mmHg；②出现肺水肿；③子痫反复发作；④HELLP 综合征伴有消化系统症状和右上腹压痛；⑤胎盘早剥；⑥出现持续性头痛和视觉障碍；⑦胎心监护显示反复晚期减速和重度变异减速；⑧评估胎儿体重小于第 5 百分位数或 1～2 周无增长，舒张末期脐带血流频谱信号倒置或消失。

终止妊娠方式的选择：①妊娠不足 32 周的患者，无论选择剖宫产还是阴道分娩，新生儿死亡及新生儿患病率均较高，所以在妊娠 32 周前终止妊娠采用剖宫产术时要慎重。对发病较早、胎儿未成熟者终止妊娠应重点考虑母体安全，保证母体健康，以待再孕。②妊娠 32～34 周者，经地塞米松促胎肺成熟后，出现终止妊娠指征时，可选择经阴道分娩或剖宫产终止妊娠。经阴道分娩是子痫前期重度患者终止妊娠的理想方式，适用于病情稳定、无产科指征、宫颈条件成熟者。而对于病情危重，有产科指征，宫颈条件不成熟，引产失败，胎盘功能减退，胎儿窘迫者，可行剖宫产终止妊娠。麻醉常选用硬膜外麻醉（患者血小板＜100×10^{9}/L），麻醉平面不宜过高，常选用子宫下段横切口。手术过程中监测血压，防止血压过高和术中出血。术后应注意加强阵痛。产后子痫通常发生在产后 24 小时内，最迟可达产后 10 天，为防止产后子痫，产后 24 小时内仍然需要适用硫酸镁。

（王永红）

第二节　HELLP 综合征

【病史摘要】

1. 入院时情况　患者女性，26 岁，因“停经 32^{+3} 周，水肿 16 天，头痛 8 天，眼花 3 天”于 2009 年 4 月 2 日急诊入院。LMP：2008 年 8 月 18 日。EDC：2009 年 5 月 25 日。停经 40 天时测尿妊娠试验阳性，孕早期恶心、呕吐等早孕反应不明显，无发热，服用药物史，无放射线及有害物质接触史。孕 4 个多月时自觉胎动，活跃至今。孕期未规律产前检查，曾于孕 5 个月底在当地医院行产前检查，B 超检查未见异常。于 16 天前患者出现颜面及双下肢水肿，未重视，未行诊治。8 天前出现头痛、头晕、胸闷、睡眠欠佳。就诊当地卫生所，测血压升高（具体不详），给予口服降压药物治疗（药物及用量不详），治疗效果不明显，且患者自觉头痛，头晕逐渐加重，3 天前出现眼花、视物模糊。就诊当地县医院住院治疗，当时血压为 180/110mmHg，予以硫酸镁，降压，镇静治疗，病情无明显好转，转入我院。孕期无阴道出血及流液、无皮肤黄染、瘙痒，无鼻出血、牙龈出血。

2. 既往史　否认高血压、糖尿病等病史。否认外伤、输血史。否认食物、药物过敏史。

3. 月经、婚育史　患者平素月经规律，13 岁初潮，月经周期 28～32 天，经期 5～7 天，月经量中，偶有血块，无痛经史。23 岁结婚，夫同岁，G_1P_0，两年前人工流产一次。

4. 体格检查　T 36.7℃，P 86 次/分，R 22 次/分，BP 164/105mmHg。发育正常，神清语利，急性痛苦病容，轻度贫血貌。全身皮肤黏膜稍苍白，无黄染，全身浅表淋巴结未触及肿大。头颅五官外观正常无畸形，双眼睑无水肿，球结膜无充血，巩膜无黄染，双瞳孔等大等圆，对光反射灵敏。颈软，气管居中，甲状腺未触及肿大。双肺呼吸音清，未闻及干、湿啰音。心界不大，心率 86 次/分，律齐，未闻及病理性杂音。腹膨隆，无肌紧张，牙痛，反跳痛，肝脾肋下未触及，移动性浊音阳性，肠鸣音减弱。双侧肋脊点、肋腰点无压痛，双肾区无叩击痛。脊柱、四肢无畸形，双下肢凹陷性水肿（++）。生理反射存在，病理反射未引出。

5. 产科检查　腹围 85 cm，宫高 28cm，胎位左枕前，先露头，浮。胎心 138 次/分，未触及宫缩。骨盆外测量：髂嵴间径 26cm，髂棘间径 24cm，骶耻外径 19cm，坐骨结节间径 8.0cm。右手腕围 16cm。

6. 辅助检查

（1）实验室检查：血常规示 WBC 6.7×10^9/L，N 0.63，L 0.17，RBC 2.69×10^{12}/L，Hb 86g/L，PLT 46×10^9/L；尿常规示尿蛋白（++++），尿胆红素（—）；

急诊血生化示 K^+ 4.5mmol/L，Na^+ 120mmol/L，Cl^- 93mmol/L，BUN 8.2mmol/L，Cr 74μmol/L，血尿酸 0.42mmol/L。

（2）眼科检查：眼底见双乳头充血，边缘清楚，黄斑中心反光可见，动脉稍细，扭曲，反光增强，A∶V 约等 1∶3，偶见交叉压迹，视网膜轻度水肿，未见出血及渗血。心电监护为窦性心率 80 次/分。

7. 入院诊断 ①G_2P_0，宫内妊娠 32^{+3} 周，左枕前；②子痫前期重度；③HELLP 综合征待除外；④中度贫血；⑤胎儿生长受限？

【第一次查房】（入院第 1 天）

住院医师

本例临床特点：①育龄期妇女，停经 32^{+3} 周，查体妊娠腹型，可听到胎心，触及胎位。②孕期未规律产前检查，16 天前出现水肿，8 天前出现头痛，头晕，同时发现血压升高，3 天前出现眼花，视物模糊。③在给予解痉，降压治疗后，病情无明显好转。④查体腹部移动性浊音阳性，双下肢呈可凹性水肿。子宫小于妊娠周数。⑤尿蛋白（++++），血小板减少，重度贫血。⑥A∶V≈1∶3。是否应诊断重度子痫前期重度；HELLP 综合征是否考虑；进一步需要做哪些检查来明确诊断；当地医院已给予硫酸镁解痉，镇静治疗，在下一步用药方面应注意什么；终止妊娠的合适时机请上级医师指示。

主治医师

此病例晚期妊娠诊断明确，妊娠 5 个月底在当地医院产前检查并未发现高血压，16 天前出现水肿，现查出高血压、蛋白尿，说明有妊娠期高血压的存在，下列临床表现及实验室检查支持重度子痫前期的诊断：①血压 160/104mmHg；②有头痛，眼花等脑神经症状出现；③眼科检查眼底见 A∶V≈1∶3，偶见交叉压迹，视网膜轻度水肿；④尿蛋白（++++）；⑤血小板减少 46×10^9/L。另外患者贫血，血小板减少，现主要考虑是否发生了 HELLP 综合征。HELLP 综合征的特征包括溶血、肝酶升高、血小板减少。该病例暂时没有肝酶的结果及溶血的证据，应进一步进行相关检查，以帮助确诊，PLT＜75×10^9/L，应密切动态监测血小板下降，行鱼精蛋白副凝试验（3P），纤维蛋白原定量，注意有无凝血功能的变化，另外还应查心电图及胸部 X 线片，了解心肺情况。

治疗原则是首先要积极治疗子痫前期：解痉、降压、镇静、合理扩容。解痉：硫酸镁是首选，应在原来的基础上继续使用，但要注意血药浓度、呼吸、尿量及膝腱反射的监测。降压方面应考虑使用对胎儿影响最小的药物，如肼屈嗪、尼卡地平、拉贝洛尔等。该患者出现低蛋白血症、水肿、腹水的征象，应补充白蛋白。镇静，可以用地西泮或苯巴比妥，必要时用哌替啶，口服或肌内注射。同时要密切监测胎儿情况，胎儿可因胎盘功能下降出现宫内缺氧甚至死亡。现患者停经 32^{+3} 周，可以用地塞米松 6mg（im，bid）促胎儿肺成熟。患者重度贫血，可适当补充血液成分。是否加用疏通微循环的药物，是否应用肝素，请主任医师指导。

主任医师

同意两位医师的分析，此例患者的诊断主要是考虑重度子痫前期与 HELLP 综合征相鉴别。HELLP 综合征是指妊娠高血压疾病患者并发溶血、肝酶升高、血小板减少。在妊娠高血压疾病基础上，①外周血涂片见变形红细胞和（或）总胆红素＞20.5μmol/L 和（或）乳酸脱氢酶（LED）＞240U/L。②丙氨酸转氨酶及天冬氨酸升高。③血小板计数＜$100×10^9$/L，即可以诊断 HELLP 综合征。由于其围生期胎婴儿死亡率高达 35%，明确诊断后治疗要相当积极。此病例血小板减少，应进一步查外周血涂片及网织红细胞计数，乳酸脱氢酶及血胆红素水平了解有无溶血依据及肝功能情况，以明确诊断。

目前治疗上赞同主治医师的意见，积极治疗重度子痫前期。降压方面可考虑尼卡地平，其是钙离子通道阻滞药，降压效果好，血压平稳，对胎儿的不良影响小。同时该患者存在低蛋白血症，可输注白蛋白。患者合并贫血及血小板降低，应进一步了解凝血功能，注意观察出血倾向及监测血小板计数，可适当输注新鲜全血，必要时输注血小板、冷冻或新鲜血浆，但要注意控制输液量及速度，以防心力衰竭的发生。子痫前期常合并高凝状态，故要防止微血栓形成的可能，可以斟酌用抗血栓药物，如阿司匹林 75mg/d 口服。应检查凝血系列及 D-二聚体，如有 DIC 前期的诊断依据，可考虑使用低分子量肝素。在对症支持后，充分评估母儿状况，终止妊娠是必要的。

•第一次查房医嘱•

长期医嘱	临时医嘱
产科疾病护理常规	血常规 st
一级护理	尿常规 st
低盐饮食	凝血功能+D-二聚体 st
左侧卧位	急诊生化 st
持续心电监护	肝功能
自数胎动 1 小时 tid	心肌酶谱
低流量吸氧 30 分钟 tid	便常规
测血压、脉搏 q2h	血型
尼卡地平 40mg bid po	术前免疫
地西泮片 5mg im 睡前	外周血涂片+网织红细胞计数
地塞米松片 6mg im bid	床旁心电图
阿司匹林片 75mg qd po	腹部 B 超
	产科 B 超
	胎心监护
	5%葡萄糖注射液 250ml+25%硫酸镁注射液 20ml ivgtt（1～2 小时滴注完毕）
	5%葡萄糖注射液 500ml+25%硫酸镁注射液 40ml ivgtt（6～8 小时滴注完毕）
	注射用人血白蛋白 20g ivgtt
	呋塞米注射液 40mg+5%葡萄糖注射液 20ml ivgtt（输白蛋白后）

【第二次查房】（入院第 2 天）

住院医师

患者现停经 32^{+4} 周，入院治疗后，双下肢水肿稍微减轻，生命体征平稳，血压维持在（150～155）/（95～100）mmHg，查体未见皮下出血点，昨日共输白蛋白 20g，给予呋塞米 40mg 静脉滴注，总入量为 2280ml，尿量为 2450ml。血清 K^+ 3.77mmol/L，Na^+ 132mmol/L，Cl^- 98mmol/L，TP 49.6g/L，BUN 9.2mmol/L，Cr 82μmol/L，GLU 4.6mmol/L。肝功能：天冬氨酸转氨酶 89U/L，丙氨酸转氨酶 69U/L，碱性磷酸酶 105U/L，乳酸脱氢酶 680U/L，白蛋白 19g/L，A/G 0.6，血清总胆红素 25.7μmol/L，直接胆红素 16.5μmol/L，间接胆红素 9.2μmol/L，总胆汁酸 23.3μmol/L，乙肝三项及肝炎系列均阴性，外周血涂片网织红细胞计数为 2.5%，裂红细胞和棘红细胞明显增加。今晨复查血常规示 Hb 80g/L，PLT 42×10^9/L。凝血五项示 PT 16.4 秒，APTT 42.8 秒，GB 1.65g/L，D-二聚体 1384μg/L，3P 试验弱阳性。NST 监测 30 分钟示两个减速，B 超示宫内妊娠单活胎，胎儿大小相当于 30 周。腹部 B 超示肝脏大小结构形态无异常，腹水中量。昨天予输新鲜冷冻血浆 200ml，现 Hb 85g/L，PLT 42×10^9/L，是否也提示有潜在性溶血？目前血压控制尚可，硫酸镁用量接近最大量，胎儿 B 超生物物理评分为 6 分，是否应终止妊娠？应该用什么方式分娩？需不需要继续输血或输血小板？请上级医师指导。

主治医师

患者肝功能检查示 ALT、AST 及乳酸脱氢酶均升高，外周血涂片网织红细胞计数升高，裂红细胞和棘红细胞明显增加，HELLP 综合征诊断成立，治疗上地塞米松可改为 10mg 静脉注射每 12 小时 1 次。患者因从尿中丢失大量蛋白，虽补充白蛋白，TP 仍只有 49.6g/L，HELLP 综合征终止妊娠的时机包括：①孕龄≥32 周或证明胎肺已成熟；②胎儿宫内窘迫；③病情恶化如先兆肝破裂或出现 DIC。现血小板继续减少，纤维蛋白原降低，D-二聚体升高，3P 试验弱阳性，提示早期 DIC 倾向，病情有可能进一步发展，并且胎儿 B 超生物物理评分 6 分，可疑胎儿宫内窘迫，应即刻终止妊娠，建议剖宫产结束分娩。由于患者 Hb 仅 80g/L，PLT 42×10^9/L，应该在术前输新鲜冷冻血浆及浓缩红细胞，改善患者的基础条件，使患者可以耐受手术。

主任医师

HELLP 综合征病理基础为微血管病性溶血，红细胞难以通过痉挛的小血管，因而变形即破碎。由于红细胞内无线粒体，只能靠无氧酵解来获取能量，乳酸脱氢酶是该生化过程所必需的酶。当红细胞破坏时，大量乳酸脱氢酶释放入血，因此，乳酸脱氢酶升高被认为是早期诊断 HELLP 综合征的敏感指标，早于血清胆红素的改变。该病例肝酶升高，血小板减少，乳酸脱氢酶升高，外周血涂片结果提示溶血表现，支持 HELLP 综合征诊断，但确诊仍有待于观察疾病预后。因此，诊断上还要注意和妊娠期急性脂肪肝等疾病鉴别。妊娠期急性脂肪肝起病急，主要表现为妊娠晚期突然出现持续性恶心、呕吐甚至呕血、上腹痛、头痛、心率增快、高血压，继而出现黄疸并迅速加深，皮肤、黏膜、消化道、阴道等有出血倾向，持续性低血糖，血清 ALP 明显升高，B 超示肝脏“雪花状”改变比较有特征。此病例起病渐进性，碱性磷酸酶不高，B 超示肝脏大小结构形态无异常，指尖血糖不低，因此诊断妊娠期脂肪肝的依据不足。现孕 32^{+4} 周，HELLP 综合征有继续加重的趋势，可疑胎儿宫内窘迫，故应尽快终止妊娠。因宫颈尚不成熟，分娩方式应选择剖宫产。麻醉方式的选择上，因患者 PLT＜50×10^9/L，椎管内麻醉不适宜，从安全出发应选择全身麻醉或局部麻醉，同时术后镇痛也很重要。术后仍继续应用硫酸镁，加强生命体征监测，肝、肾功能及凝血功能监测，加强抗感染、白蛋白等支持治疗，注意保肝治疗，可用能量合剂，给予施美泰。术后 2 天内要注意限制补液量，术后 3 天应继续应用地塞米松 10mg 静脉注射每 12 小时 1 次。

患者于入院第 3 天在局部麻醉下行子宫下段剖宫产术，见腹水约 1000ml，色清，羊水Ⅱ度浑浊，顺利娩出一活男婴，外观无明显异常，Apgar 评分 1 分钟 6 分，5 分钟 8 分，体重 1560g，因早产儿，低出生体重儿而转儿科治疗。术中血压最高为 145/105mmHg，最低为 105/75mmHg，共补充复方氯化钠注射液 500ml，6%中分子羟乙基淀粉 500ml，术前及术中共输血小板 4U，输新鲜冷冻血浆 200ml，输浓缩红细胞 2U，术中出血量 300ml，尿量 200ml。术后宫缩尚可，宫底脐上一指。术后急查结果：尿常规示蛋白（+++），未见管型；血常规示 RBC 2.82×10^{12}/L，Hb 85g/L，HCT 30%，WBC 14.7×10^9/L，PLT 66×10^9/L；急诊血生化示 K^+ 3.92mmol/L，Na^+ 137mmol/L，Cl^- 107mmol/L，Cr 65μmol/L，TP 51.6g/L。继续应用硫酸镁 25 滴/分钟静脉维持治疗，地塞米松应用，抗生素预防感染，促宫缩治疗。

【最后诊断】

①G_2P_1，宫内妊娠 32^{+5} 周单活胎分娩，左枕前；②HELLP 综合征；③中度贫血；④胎儿窘迫；⑤早产；⑥胎儿生长受限；⑦早产儿；⑧低出生体重儿；⑨新生儿轻度窒息。

【随访及预后】

术后第 2 天，病情转平稳，BP 154/95mmHg，停用硫酸镁，口服尼卡地平降压治疗，血压控制在正常范围。术后第 3 天，复查血常规：RBC 2.49×10^{12}/L，Hb 86g/L，WBC 10.7×10^9/L，PLT 98×10^9/L；术后第 7 天，再次复查血常规：RBC 3.04×10^{12}L，Hb 95g/L，WBC 7.5×10^9/L，PLT 128×10^9/L；术后第 9 天，复查肝功能：ALB 22g/L，A/G 0.8，AST、ALT、LDH 均降至正常；复查尿常规：尿蛋白（+），拆线伤口甲级愈合。患者术后恢复好，精神佳，于术后第 10 天出院。

【专家评析】

HELLP 综合征的病因和发病机制尚不完全清楚，目前认为母胎免疫耐受机制的破坏导致母体对胎儿的免疫排斥反应是 HEILP 综合征发病的主要原因，其次，凝血因子基因突变、过量的固有脂肪酸氧化失调、内皮素及一氧化氮的作用、胎盘中 *Syncytin*（一种新的人类内源型逆转录病毒基因）表达下降及血清瘦素水平变化也是相关因素。

研究认为，血管内皮损伤是其主要病理改变。在妊娠高血压疾病基础上，全身动脉痉挛、收缩，导致细胞缺氧，细胞内过氧化物酶剧增，血管内皮细胞受损，前列环素产生减少，血栓素相对增加，TXA_2/PGI_2 比值升高，血小板聚集、血小板减少。血黏度增加、血流缓慢、红细胞不能适应狭窄的血管管腔，撞击血管壁导致红细胞破碎、变形，红细胞呈三角形或多边形等，造成溶血。血管内皮受损，血小板黏附并聚集，使血小板减少。肝细胞膜受损，肝细胞受损，通透性增加，引起肝酶和血胆红素升高。HELLP 综合征的发生还与炎症反应、免疫损伤及遗传因素的参与有关。

HELLP 综合征应与不同的疾病鉴别：①妊娠期急性脂肪肝，它可以发生于妊娠晚期任何时候，一般在妊娠 35～37 周时。初起病时仅有恶心、呕吐、头痛、倦怠不适等一般症状，有的烦渴，或右上腹或上腹区疼痛，常伴有妊娠期高血压疾病。实验室检查异常包括血纤维蛋白原过少、凝血时间延长，血清转氨酶水平为 300～5000U/L，血尿酸、肌酐、尿素氮均升高，尤其是尿酸的增高程度与肾衰竭不成比例，外周血白细胞计数升高，可有轻度的血小板减少和溶血，另外持续性中度低血糖是妊娠期脂肪肝的一个显著特征。②妊娠期重症肝炎：其特点是血浆凝血酶原活动度降低，组织学表现为肝组织大片坏死或融合性坏死，临床可表现为妊娠期黄疸骤然进行性加深、肝性脑病、昏迷、肾功能不全和出血倾向。

HELLP 综合征治疗原则：①解痉、降压、镇静等措施积极治疗妊娠高血压疾病。②糖皮质激素的应用：对病情稳定，改善肝功能、提高血小板数量均有一定的帮助，同时可促进胎儿肺成熟，自终止妊娠前一天或终止妊娠当天开始使用地塞米松 6mg，每 12 小时 1 次，肌内注射或静脉滴注，产后给予静脉注射地塞米松 10～20mg，直至产后 2～4 天血小板恢复正常。③对肝功能异常者进行保肝等支持治疗。④终止妊娠的时机：a. 孕龄≥32 周或证明胎肺已成熟；b. 胎儿宫内窘迫；c. 病情恶化，如先兆肝破裂或出现 DIC；d. 如病情稳定，妊娠不足 32 周、胎肺不成熟，胎儿情况良好者，可以对症治疗，延长孕周；e. 血浆析出疗法，可用于产后持续性 HELLP 者；f. 警惕多器官功能障碍综合征（MODS）的发生。

预后与转归：血小板越低母胎死亡率和患病率越高，母亲死亡率为 1%～4%，死胎死产 10%～15%，围生期胎婴儿死亡率高达 35%。HELLP 综合征的恢复时间为 4～11 天（平均 6.5 天）。同时，HELLP 综合征患者再次妊娠发生此病的风险明显升高，尤其是前次妊娠发病早于 32 周者。

（王永红）

第三节 妊娠肝内胆汁淤积症

【病史摘要】

1．入院时情况 患者女性，27岁，因“停经7月余，皮肤瘙痒2月余”于2010年8月31日常诊入院。LMP：2010年1月3日。EDC：2010年10月10日。孕期基本顺利，无外伤史及近期性生活史，定期产前检查，未发现异常。患者于2010年6月中旬出现皮肤瘙痒，以腹部和双下肢为重，无纳差、恶心、乏力，未治疗，2010年7月16日行产前检查，测肝功示：ALT 47.0U/L，AST 85 U/L，TBA 12.99μmol/L，瘙痒无渐加重趋势，夜间睡眠好。2010年8月16日行产前检查，测肝功能示ALT 67.0 U/L，AST 114 U/L。总胆汁酸9.12μmol/L，近10天出现双下肢散在红色小丘疹，伴瘙痒。不伴阴道流血、流水。

2．既往史 无高血压、糖尿病等病史。

3．月经、婚育史 患者平素月经不规律，14岁初潮，月经周期16～37天，经期6～7天，无痛经。28岁结婚，夫同岁，G_0P_0。

4．体格检查 T 36.51℃，P 104次/分，R 20次/分，BP 120/80mmHg。发育正常，神清语利，查体合作。巩膜略黄染，双下肢可见散在红色小丘疹。双肺呼吸音清，未闻及干、湿啰音。心界不大，心率104次/分，心律齐，未闻及病理性杂音。腹膨隆，腹软，全腹无压痛及反跳痛。肝脾肋下未触及，墨菲征阴性，双侧肋脊点、肋腰点无压痛，双肾区无叩击痛，移动性浊音阴性，肠鸣音正常。双下肢水肿。生理反射存在，病理反射未引出。

5．产科检查 腹围118cm，宫高38cm。胎方位：甲左枕前，乙横位。胎心率：甲143次/分，乙150次/分。先露头，浮，无宫缩，未破膜，骨盆外测量：26-29-20-8.5cm，肛诊宫口未开。阴道口未见异常分泌物，估计胎儿体重：甲2300g，乙2200g。

6．辅助检查 血生化肝功能示ALT 159.0U/L（正常值5～40U/L），AST 375.0U/L（正常值8～40U/L），总胆汁酸59.55μmol/L（正常值0～10μmol/L），总胆红素27.70μmol/L（正常值5.1～19μmol/L），白蛋白24.0g/L（正常值35～55g/L）。碱性磷酸酶（ALP）217U/L（正常值40～150U/L）；凝血系列：D-二聚体839ng/ml（正常值＜255ng/ml）；尿常规、血常规、肾功能、血尿淀粉酶未见异常。

7．入院诊断 ①G_1P_0，宫内妊娠34^{+2}周；②双胎妊娠（甲左枕前，乙右肩前）；③妊娠肝内胆汁淤积症。

【第一次查房】（入院时）

住院医师

汇报病史如上。本病例特点：①育龄期女性，停经34^{+2}周；②皮肤瘙痒2月余；③体检巩膜轻度黄染，双下肢散在红色丘疹；④血生化肝功能示总胆汁酸明显升高，肝酶轻度异常。根据上述考虑为妊娠期肝内胆汁淤积症（ICP），此病例如何明确诊断，是否有手术指征，请上级医师给予指导。

主治医师

本例患者为妊娠晚期孕妇，出现皮肤瘙痒，巩膜轻度黄染等表现，需考虑以下疾病。

1．ICP　根据本例患者妊娠晚期出现皮肤瘙痒，而后出现巩膜轻度黄染，血生化示总胆汁酸水平升高，肝酶轻度异常，血清总胆红素轻度升高，考虑为ICP的可能性大。

2．妊娠期急性脂肪肝　又称产科急性假性黄色肝萎缩，是妊娠晚期特有的致命性的少见疾病。该病起病急骤，病情变化迅速，死亡率高，发生在妊娠28～40周，多见于妊娠35周左右的初产妇，妊娠期高血压疾病、双胎和男胎较易发生。起病初期仅有持续性恶心、呕吐、乏力、上腹痛或头痛，数天至1周出现黄疸进行性加深，但常无瘙痒，如不分娩病情继续进展，出现凝血功能障碍（皮肤瘀点、瘀斑、消化道出血、齿龈出血等）、低血糖、意识障碍、精神症状及肝性脑病、少尿、无尿和肾衰竭，常于短期内死亡。实验室检查：外周血白细胞计数升高，血清总胆红素中度或重度升高，以直接胆红素为主。血转氨酶轻度或中度升高，血糖可降至正常值的1/3～1/2。血氨升高，出现肝性脑病时可高达正常值的10倍。凝血酶原时间和部分凝血活酶时间延长，纤维蛋白原降低。血尿酸、肌酐和尿素氮均升高。尿蛋白阳性，尿胆红素阴性。该患者虽妊娠晚期发病，双胎妊娠，但病情缓慢进展，有轻度的黄疸，但以瘙痒为主；转氨酶升高、总胆红素升高，但无低血糖、血细胞计数正常、凝血功能正常、无肾功能损害。可暂除外本病。

3．妊娠合并乙型病毒性肝炎　诊断比非妊娠期困难，需根据流行病学详细询问病史，结合临床症状、体征及实验室检查进行全面分析。无黄疸型肝炎症状轻，易被忽视，妊娠终止后病情缓解。黄疸型肝炎常先有厌食、恶心、腹胀及肝区疼痛，然后出现黄疸，小便深黄色，大便偶呈灰白色，发病7～10天后病情突然加剧，黄疸进行性加重，伴有头痛，极度乏力及持续性呕吐或腹痛，可出现腹水及全身水肿，肝臭气味，不同程度的肝性脑病表现，若伴发DIC，可出现全身出血倾向，对母婴危害极大。实验室检查：肝酶升高，白蛋白与球蛋白比例倒置，血清胆红素明显升高，尿胆红素阳性，肝炎病毒血清检查是确诊病毒性肝炎的重要方法和依据。此患者否认肝炎患者接触史及输注血制品史，完善术前免疫检查可进一步除外本病。

4．HELLP综合征　以溶血，肝酶升高，血小板减少为主要表现，是妊娠高血压综合征的一种特殊形式或并发症。在重度妊娠高血压综合征中的并发率约为10%。患者除有妊娠高血压综合征的典型症状外，常伴有全身不适，恶心、上腹痛、肝大、腹水、黄疸、出血倾向、呼吸窘迫及心力衰竭，妊娠终止后临床表现及实验室检查多能迅速恢复。妊娠早期食欲缺乏、恶心呕吐、严重者可有轻度肝功能异常，此患者血压正常，尿蛋白阴性，肝脏正常大小，无出血倾向，与本病例特点不符，故可排除。

5. 肝外胆汁淤积症　是指肝外胆道系统由于结石、炎症、良性梗阻或肿瘤等引起部分或完全性的机械性梗阻。临床上出现不同程度的腹痛或黄疸。妊娠期与非妊娠期的肝外胆汁淤积症的表现基本相同，临床症状的严重性与病变的轻重有关，轻症者对母婴影响不大，不需终止妊娠。肝外胆汁淤积症的诊断主要依据临床表现，如饱餐后右上腹痛，尤其是高脂肪饮食后数小时突然疼痛发作，很少持续超过数小时，发生黄疸者占 91.6%。由于胆盐潴留于皮肤深层而刺激感觉神经末梢发生瘙痒。B 超的应用使胆囊炎及胆石症的诊断正确率达 90%以上，同时能动态观察胆囊的功能，获得早诊断、早处理的良好结局。该患者有瘙痒，轻度黄疸，无腹痛，进一步完善腹部 B 超可进一步除外本病。

目前，首先完善相关检查，以明确诊断，同时应密切观察患者瘙痒症状有无减轻或加重，血清胆汁酸水平的变化，给予地塞米松促进胎肺成熟，减轻胆汁淤积，解除小血管痉挛，降低周围血管阻力，加强心肌收缩力，改善母体循环及灌注功能，还可非特异性降低胆红素，并可防止肝损坏。给予 S-腺苷蛋氨酸灭活雌激素的代谢产物，减轻胆汁淤积。还应密切注意宫缩和胎心率，以便及早发现早产和胎儿窘迫，及时处理。

主任医师

同意以上分析，依据患者病史，首先考虑 ICP。ICP 的诊断参考《中华妇产科学》的标准：①在妊娠期出现以皮肤瘙痒为主的主要症状；②肝功能异常，主要是血清转氨酶轻度升高；③可伴有轻度黄疸；④患者一般情况良好，无明显呕吐、食欲不佳、虚弱及其他疾病症状；⑤一旦分娩，瘙痒迅速消退，肝功能也迅速恢复正常；⑥血胆酸水平升高；⑦排除皮肤疾患及肝脏疾病。胆汁酸值是反映 ICP 产妇胎儿宫内安危的最重要指标之一，血清胆汁酸和（或）甘胆酸水平越高，胎儿宫内窘迫发生率也越高，因此对 ICP 孕妇动态观察胆汁酸值很有必要，但也不可忽视其他检查，如 ALT、AST、胆红素等。血清 ALT、AST 变化是肝细胞损害的敏感指标，肝细胞 ALT 活性超过体内任何脏器中该酶的活性，故与 AST 相比，测定 ALT 活性对反映肝损害更具有特异性。

•第一次查房医嘱•

长期医嘱	临时医嘱
产科产前护理常规	血常规
二级护理	尿常规
普食	血生化全项
左侧卧位	心电图
留陪一人	产科彩超
自数胎动 1 小时　tid	术前免疫

续表

长期医嘱	临时医嘱
低流量吸氧 30 分钟 tid	凝血功能
听胎心 2 小时	血型
测血压 qd	血尿淀粉酶
10%葡萄糖注射液 250ml+S-腺苷蛋氨酸 1000mg ivgtt bid	腹部 B 超
	0.9%氯化钠注射液 100ml ivgtt
留置针护理	地塞米松注射液 10mg 入小壶

【第二次查房】（入院 6 小时后）

住院医师

患者瘙痒症状无明显缓解，T 36.5℃，P 85 次/分，R 20 次/分，BP 102/71mmHg。宫缩弱，查体双下肢散在红色小丘疹，无宫缩，宫口未开。入院后检验结果回报：血生化肝功能示 ALT 150.0U/L（正常值 5～40U/L），AST 310.0U/L（正常值 8～40U/L），总胆汁酸 57.35μmol/L（正常值 0～10μmol/L），总胆红素 28.70μmol/L（正常：5.1～190μmol/L），白蛋白 26.0g/L（正常值 35～55g/L）。碱性磷酸酶 227U/L（正常值 40～150U/L）；凝血系列：D-二聚体 739ng/ml（正常＜255ng/ml）；尿常规、血常规、肾功能、血尿淀粉酶无异常。腹部 B 超正常，术前免疫正常，产科超声检查胎心搏动正常，胎盘位于子宫底后壁，胎盘与子宫肌壁间无形状不规则的强回声，故不考虑胎盘早剥，胎儿生长于孕周相符，胎心监护示胎心变异良好。

主治医师

患者经保肝、降低胆汁淤积治疗后稍好转，但仍瘙痒严重，为保证母婴安全应尽早行剖宫产终止妊娠。

主任医师

目前对于妊娠合并肝内胆汁淤积症强调早期诊断早期治疗，ICP 的主要危害是围生儿死亡率升高，胎儿宫内死亡是急性发生而且是不可预见的。多数主张轻症患者在妊 37 周时促胎肺成熟引产，有黄疸者于妊娠 35 周促胎肺成熟引产，可显著提高围生儿存活率。该患者瘙痒严重，有轻度黄疸，总胆汁酸达正常 5 倍以上，且为双胎妊娠，病情较重，已用地塞米松促进胎肺成熟，应尽早终止妊娠，行剖宫产为宜。

•第二次查房医嘱•

长期医嘱	临时医嘱
产科产前护理常规	拟定于明日上午腰麻下行子宫下段剖宫产术
二级护理	
普食	术前常规准备
左侧卧位	术区备皮
留陪一人	术前留置尿管

续表

长期医嘱	临时医嘱
自数胎动 1 小时 tid	术前备浓缩红细胞 4U
低流量吸氧 30 分钟 tid	备缩宫素 40U
听胎心 2 小时	术前送手术通知单
测血压 qd	
10%葡萄糖注射液 250ml+S-腺苷蛋氨酸 1000mg ivgtt bid	
留置针护理	

【随访及预后】

剖宫产分娩两活婴，甲婴 2090g，乙婴 1913g。新生儿经保暖，清理呼吸道后，1 分钟 Apgar 评分甲婴 9 分，乙婴 9 分。吸氧状态下转入儿童医院治疗。术后 2 天患者已无瘙痒症状，复查肝功能，均恢复正常水平。

【专家评析】

ICP 是妊娠特有的并发症。该症可引起产后出血率增加，但其更大的危害是围生儿结局不良。ICP 的发病率各个国家差异很大，1%～14%，我国上海等地发生率为 2%～5%，据文献报道，围生儿死亡率可达 63‰～133‰，胎儿宫内缺氧 10.2%～33.3%，早产 10%～40%，羊水粪染 27%～54%，是目前公认的对胎儿极具威胁的高危妊娠。有报道不明原因的围生儿死亡，50%是由 ICP 所致。

发病机制尚不清楚，可能因遗传、家族及环境等因素使肝脏对雌激素及其代谢产物产生过强反应，导致肝脏窦状隙脂质膜流动性减少，Na^+-K^+-ATP 酶活动降低而产生胆汁淤积，同时因为机体对黄体酮的代谢能力下降，所以孕激素可加重上述进程。临床观察还发现，ICP 常发生在妊娠的晚期，此期是雌激素合成的高峰期；双胎妊娠比单胎妊娠 ICP 的发病率高，这可能与双胎妊娠雌激素水平增高有关。ICP 时胎盘绒毛间腔狭窄，而 Sepulveda 勘察发现胆汁酸具有剂量依赖性的血管收缩效应，均可引起胎盘血流灌注不足致胎儿缺氧、甚至死胎、死产或新生儿窒息死亡，同时由于子宫缺氧和胆盐的刺激还可引起子宫平滑肌收缩而致早产。已证实 ICP 的发生率与胆汁酸值有相关，因此依据胆汁酸值的监测，可判定治疗效果，亦可作为适时终止妊娠的指标。由于 ICP 孕妇的瘙痒症状及肝功能损害可在产后迅速恢复，因此其对母亲的危害并不大，但其肝功能损害有引起产后出血的可能。

根据妊娠出现以皮肤瘙痒为主的症状，已排除皮肤科疾病，血胆汁酸水平升高，肝功能异常，黄疸，该病的诊断并不困难。注意询问病史，凡有 ICP 史，或死胎死产史，或此次妊娠有皮肤瘙痒者均应监测胆酸、肝酶等生化指标，做到早期诊断，更为重要。

药物治疗：①熊去氧胆酸（UDCA），抑制肠道对疏水性胆酸的重吸收而改善肝功能。②地塞米松，通过减少胎儿肾上腺脱氢表雄酮的分泌，降低雌激素的产生而减轻胆汁淤积，并能促进胎肺成熟，但可促使胎盘提前老化。③S-腺苷甲硫氨酸（SAME），其机制是逆转肝细胞毒性物质所减弱的磷酸甲基化作用，从而恢复正常的肝细胞膜的流动性和钠钾 ATP 酶活性，防止雌激素引起的胆汁淤积。④考来烯胺（消胆胺），为阴离子交换树脂，在肠腔与胆汁酸结合不被吸收，从而阻断其肠肝循环，降低血胆汁酸浓度。本药影响脂肪及脂溶性维生素的吸收，注意额外补充维生素 K_1。⑤苯巴比妥，是一种酶诱导剂，它促使肝细胞微粒体增加葡萄糖醛酸结合的能力及肝脏清除胆红素的功能，使胆红素下降。该药能减轻瘙痒和降低血中胆红素，但有报道认为该药对生化异常改善不大，是通过镇静作用减轻瘙痒。副作用有引起新生儿出血的危险，近分娩期应慎用。⑥其他，保肝药物维生素 C、肌酐、补充维生素 K。

文献报道正在试用的药物：

①瓜耳豆胶，是一种凝胶形式的纤维，可促进肠道内胆汁酸的排泄。1998 年 Gylling 等对 48 例 ICP 患者进行随机双盲对照研究表明，使用瓜耳豆胶可减轻瘙痒症状，阻止血清胆汁酸水平的升高，并促使胆固醇合成增加。但血清中胆汁淤积的标志物二氢胆甾固醇浓度无明显改善，提示其不能改善胆汁淤积的情况。

②Epomeidol，是一种萜类化合物，它可以通过恢复肝细胞质膜的流动性，逆转雌激素诱导的大鼠的胆汁淤积。1992 年 Gonzalez 等给 7 例重度 ICP 患者使用该药物，其中 6 例瘙痒症状明显改善，但实验室检查异常无明显改变，未见明显毒副作用。

产科处理：ICP 的主要危害是围生儿病死率增高。近年来对用 NST 监护有不同意见，有研究表明，ICP 患者 NST 异常发生率与对照组相同，ICP 患者中有黄疸者、无黄疸者及正常孕妇的子宫动脉、脐动脉及胎儿大脑中动脉的血流指数并无明显差异。因此，认为在产前每周 1 次甚至在妊娠 35 周后每天常规做 NS 监护意义不大。且 ICP 患者发生胎死宫内均在 NS 试验后 6 天内，胎儿宫内死亡是急性发生而不可预见的。在确定胎肺成熟之后及时终止妊娠对改善围生儿预后具有重要意义。多数主张轻型患者在妊娠 37 周时促胎肺成熟引产，有黄疸者在孕周达到 35 周时即促胎肺成熟引产，可降低围生儿死亡率。

（王永红）

第四节 妊娠剧吐

一、妊娠剧吐合并酮症酸中毒

【病史摘要】

1. 入院时情况　患者女性，25 岁，主因“停经 13^{+2} 周，腹部不适继之恶心、呕吐 1 月余”与 2010 年 8 月 23 日 17: 00 急诊入院。LMP：2010 年 5 月 22 日。2010 年 7 月 14 日出现腹部不适，继之出现恶心、呕吐，无明显腹痛及腹胀，遂于阳煤集团总医院补液对症治疗。入院第 9 天症状有所好转，第 10 天症状基本缓解后出院。2010 年 8 月 5 日因感冒后再次出现相似症状。程度基本同前，先后于阳煤集团总医院、阳泉市中心医院就诊，期间病情有数日缓解，随后又复发同前，无诱因，程度基本同前。因症状持续时间较长，遂于 2010 年 8 月 23 日 17: 00 急诊转诊我院，以“妊娠剧吐”收入院。发病以来，患者无腹痛、腹憋及阴道出血、流液，精神、睡眠差，几未进食，近 7 日来未排大便，有排气，小便量少。

2．既往史　无高血压、糖尿病等病史，无手术、外伤、输血史，无肝炎、结核等传染病史，自觉对抗菌优、青霉素过敏。

3．月经、婚育史　患者平素月经规律，15 岁初潮，月经周期 30～35 天，经期 5 天，无痛经史，23 岁结婚，夫同岁，G_0P_0。

4．体格检查　T 36.8℃，P 90 次/分，R 20 次/分，BP 108/75mmHg，发育良好，体形消瘦，自由体位，神清语利，慢性病容，查体合作。全身皮肤、黏膜未见苍白、黄染及出血点，全身浅表淋巴结未触及肿大，双肺呼吸音清，未闻及干、湿啰音。心界未扩大，心率 90 次/分，心律齐，各瓣膜听诊区未闻及病理性杂音。腹平坦，肝脾肋下未及，Murphy 征阴性，双侧肋脊点、肋腰点无压痛，双肾区无叩击痛。生理反射存在，病理反射未引出。

5．专科检查　外阴：已婚型。阴道通畅，白带不多。宫颈肥大。宫体约 9cm×8cm 大小。双附件未及包块及压痛，可闻及胎心率 154 次/分，无宫缩。

6．辅助检查

（1）实验室检查：尿常规示尿酮体（+++），尿蛋白（－）；血常规示 WBC 11.8×10^9/L，N 0.80，Hb 110g/L，PLT 318×10^9/L。

（2）B 型超声：宫内孕，单活胎。

7．入院诊断　①妊娠剧吐；②G_1P_0，宫内妊娠 13^{+2} 周；③酮症酸中毒。

【第一次查房】（入院当天）

住院医师

汇报病史如上。本病例特点：①育龄期妇女，停经 13^{+2} 周；②腹部不适继之恶心、呕吐 1 月余；③慢性病容，体形消瘦，脱水征；④专科检查，子宫约 9cm×8cm 大小，可闻及胎心；⑤尿常规示尿酮体（+++）。

据此考虑为：①妊娠剧吐；②G_1P_0，宫内妊娠 13^{+2} 周；③酮症酸中毒。此病例如何明确诊断，如何用药治疗，请上级医师给予指导。

主治医师

本病例为无孕产史妊娠早期孕妇，出现腹部不适继之恶心、呕吐，应考虑以下几种疾病。

1．妊娠剧吐　根据患者妊娠早期出现腹部不适继之恶心、呕吐，体形消瘦，尿常规改变符合妊娠剧吐的临床诊断。

2. 葡萄胎　此病常表现为停经伴较严重的恶心呕吐，B型超声下可见增大的子宫内充满闪亮密集光点及大小不等蜂窝小暗区。患者B型超声示宫内孕，单活胎。故排除此病。

3. 神经性呕吐　可发生在妊娠任何时间，与停经月份无关，与进食及精神因素有关。表现为食后即吐，量不多，呕吐声大而呕吐物多为口水，所含实物不多。患者多有心胸不开朗，敏感多疑、主观急躁和自制力差。可伴有精神、神经或躯体等方面的许多症状。体格检查及各项辅助检查均无异常。此患者因呕吐而消瘦，并无精神心理疾病史，出现血尿常规的变化，故暂不考虑本病。

4. 病毒性肝炎　除恶心、呕吐外，可伴有黄疸、肝区疼痛、肝炎病毒学检查阳性，转氨酶、胆红素升高。该患者无黄疸、肝区疼痛的症状，暂不考虑本病。

5. 急性胃肠炎　常有不洁饮食等诱因，表现为恶心、呕吐、胃肠区疼痛、腹泻、可伴发热，便常规见黏稠稀便，白细胞计数增多。患者除恶心、呕吐外，无其他胃肠炎症状，故可排除本病。

6. 急性胰腺炎　多以暴饮暴食或大量饮酒为诱因，突然起病，以中上腹剧痛为主，呈持续性，进餐可使症状加重，伴有呕吐，查体左上腹部压痛，血液白细胞及中性粒细胞百分比增加，血、尿淀粉酶明显增加。患者病情经过与急性胰腺炎不符，故排除本病。

7. 脑膜炎　呕吐为喷射状，呕吐前无恶心，吐后不觉轻松，与进食无关，可伴头痛、发热。患者无喷射性呕吐，无头痛、发热。暂不考虑本病。

妊娠剧吐为妊娠早期发生，以恶心呕吐频繁为重要症状的一组症候群。患者可因酸中毒、电解质紊乱、肝衰竭、肾衰竭，严重时合并韦尼克脑病而死亡。患者需禁饮食，静脉补液，总量约 3000ml 的葡萄糖和复方氯化钠以保证每日能量和电解质供应，同时检测尿量及血清离子变化，根据血钾、血钠情况，调整补液计划。并且检测胎儿宫内情况。

主任医师

根据患者的病史及呕吐的症状，以及体征和检查结果，诊断妊娠剧吐明确。妊娠剧吐多见于年轻初孕妇，停经6周左右出现恶心、流涎和呕吐，初以晨间为重，随病情发展而呕吐频繁，不局限于晨间。由于不能进食而导致脱水、电解质紊乱及体重下降；营养摄入不足可致负氮平衡，使血浆尿素氮及尿素增高；饥饿情况下机体动用脂肪供能，使脂肪代谢中间产物酮体增多而出现代谢性酸中毒。患者消瘦明显，极度疲乏，口唇干裂，皮肤干燥，眼球凹陷，尿量减少；体温增高，脉搏增快，血压下降，尿比重增加，尿酮体阳性。肝、肾受损时可出现黄疸，血胆红素、转氨酶、肌酐和尿素氮升高，尿中出现蛋白和管型。严重者发生视网膜出血，意识不清，呈现昏睡状态。当维生素 B_1 缺乏时，出现眼球震颤、视力障碍、步态及站立姿势异常；有时患者会出现言语增多、记忆障碍、精神迟钝或嗜睡等脑功能紊乱状态。约 10%妊娠剧吐患者并发此症。对待妊娠剧吐的患者，首先解除其思想顾虑，给予精神安慰，后注意休息，出现尿酮体阳性者予以禁饮食。同时静脉补液，患者反复呕吐，除并发酮症及酸中毒以外，常伴有脱水及电解质紊乱，表现有低血钾、低血钠、低血镁、低血氯，应予以补液。观察患者中枢神经系统症状，必要时肌内注射维生素 B_1。

•第一次查房医嘱•

长期医嘱	临时医嘱
妇科二级护理	血常规
禁饮食	凝血功能
自由体位	血型
留陪一人	血生化全项
记录 24 小时出入量	尿常规
听胎心　q6h	血 β -hCG
测血压　q6h	血黄体酮
	心电图
	腹部彩超+门静脉血流
	妇科彩超
	10%葡萄糖注射液　500ml+维生素 C　3.0　ivgtt
	10%氯化钾注射液　10ml
	10%葡萄糖注射液　500ml+维生素 B_6　0.2　ivgtt
	10%氯化钾注射液　10ml
	0.9%氯化钠注射液　500ml+维生素 B_6　0.2　ivgtt
	10%氯化钾注射液　15ml
	复方氯化钠注射液　500ml+10%氯化钾　8ml　ivgtt
	10%葡萄糖注射液　500ml+10%氯化钾　10ml　ivgtt
	5%碳酸氢钠注射液　100ml　ivgtt

【第二次查房】（入院第 2 天）

住院医师

患者仍有恶心、呕吐，呕吐物为绿色，液体量每次 50～100ml，呕吐次数约 3 次/小时，伴反酸、胃部烧灼感，不伴腹痛、腹泻等。患者精神、睡眠差，未进饮食。检查结果回报：血常规示 WBC 11.8×10^9/L，Hb 110g/L，PLT 318×10^9/L，N 75.2%；生化全项示 TP 57.75g/L，ALB 34.9g/L，Na^+ 132mmol/L，K^+ 4.3mmol/L；尿常规示尿酮体（++）；凝血试验 PT 延长 3.3 秒，D-二聚体 338ng/ml；血人绒毛膜促性腺激素 122 063.99mU/ml；血型 A 型，Rh 阳性；妇科彩超：宫内孕，单活胎。心电图及术前免疫未见明显异常。

主治医师

患者目前诊断明确，经禁食、补液后，患者仍有恶心、呕吐、反酸、胃部烧灼感的症状，故应止吐、抑酸治疗，同时需继续补液治疗，并纠正酸碱电解质紊乱，密切观察病情变化。

主任医师

妊娠剧吐一般多见于年轻初产妇，既往无特殊病史，通常与患者的精神紧张、情绪不稳定有一定的关系，若单纯药物治疗是不够的。医务人员还应当与患者进行良好的沟通。目前患者呕吐时间较长，且伴反酸、胃部烧灼感不适，故应给予止吐、抑酸治疗，但其中大多数药物属于妊娠期B类用药，使用前需与家属沟通。妊娠剧吐可能在下次妊娠时再次发生，因此，在病情进展需要终止妊娠时需要和家属交流沟通，告知下次发生的概率。妊娠剧吐持续较长时间后，需要加用维生素 B_1，一旦发生 Wernicker-Korsakoff 综合征，需要及时终止妊娠及大剂量维生素 B_1 治疗。

•第二次查房医嘱•

长期医嘱	临时医嘱
妇科二级护理	10%葡萄糖注射液 500ml+维生素C注射液 3.0g ivgtt
禁饮食	10%氯化钾注射液 10ml+复方氨基酸注射液18AA-Ⅱ 250ml ivgtt
自由体位	10%葡萄糖注射液 500ml+维生素 B_6 注射液 0.2g ivgtt
留陪一人	10%氯化钾注射液 10ml+5%碳酸氢钠注射液 100ml ivgtt
记录24小时出入量	复方氯化钠注射液 500ml+10%氯化钾注射液 8ml ivgtt
听胎心 q6h	复方氯化钠注射液 500ml+10%氯化钾注射液 8ml ivgtt
测血压 q6h	0.9%氯化钠注射液 100ml+奥美拉唑注射液 40mg ivgtt

【随访及预后】

患者经治疗后，精神好，睡眠佳，食欲可，无发热、腹痛、阴道出血及流液等不适。查体：生命体征平稳，心肺（－），妊娠腹型，全腹未触及压痛及反跳痛，肠鸣音正常。准予出院，院外继续产前检查。

【专家评析】

妊娠早期70%～85%的孕妇出现挑食、食欲不振、恶心、呕吐、乏力或嗜睡等症状，称早孕反应，一般不影响日常生活与工作，无须特殊治疗，常在妊娠12周前后自然消失。个别孕妇反应严重，恶心、呕吐频繁，不能进食，体内脂肪分解增加，产生酮症，甚至酸中毒，不及时治疗将影响健康，甚至危及生命称为妊娠剧吐，占0.3%～1.0%。

妊娠剧吐患者应住院治疗，禁食2～3天，每日静脉滴注葡萄糖及乳酸林格液共3000ml，加入维生素 B_6、维生素C，维持每日尿量≥1000ml，并给予维生素 B_1 肌内注射，出现代谢性酸中毒时，可适当补充碳酸氢钠，低钾者可静脉补钾，营养不良者可给予5%氨基酸注射液、英特利比特静脉滴注。经治疗呕吐停止，症状缓解后可试饮食；如治疗效果不佳，可用氢化可的松200～300mg加入5%葡萄糖注射液500ml中静脉滴注。出现以下情况应考虑终止妊娠：①体温持续高于

38℃；②脉搏＞120 次/分；③持续黄疸或蛋白尿；④出现多发性神经炎及神经性体征；⑤出现 Wernicker-Korsakoff 综合征。

本病例在患者入院后积极完善相关检查，诊断妊娠剧吐明确。根据患者情况及时补液，并加强营养，对症支持治疗的同时，观察胎儿宫内情况，预防 Wernicker-Korsakoff 综合征的发生。患者经治疗症状消失后出院。

二、妊娠剧吐并发 Wernicke 脑病

【病史摘要】

1．入院时情况　患者女性，20 岁，主因“停经 6 月余，恶心、呕吐 50 余天，头晕、视物模糊 1 天”于 2010 年 7 月 16 日入院。LMP：2010 年 1 月 20 日，2010 年 3 月 21 日于停经 2 个月时自然流产，后月经未来潮。此次妊娠于停经 50 天时出现恶心、呕吐，呕吐物为胃内容物，持续约 10 天后加重，呕吐物内含血丝，不能进食，遂就诊于汾阳医院予补液、止吐、支持对症处理后，症状好转出院。2010 年 7 月 13 日再次出现恶心、呕吐，呕吐物为胃内容物，偶伴血丝，不能进食，偶伴头晕、乏力、尿量减少，就诊于省妇幼保健院予以输液支持对症处理，因尿量减少，视物模糊，建议转入我院。自发病以来患者精神、食欲差，睡眠欠佳，近 4 日未排便，有排气，尿量减少。

2．既往史　无高血压、糖尿病史，无肝炎结核病史，无外伤、手术、输血史，无食物过敏史，对青霉素过敏。

3．月经、婚育史　患者平素月经不规律，14 岁初潮，月经周期 40～60 天，经期 3 天，无痛经史。19 岁结婚，夫长 6 岁，G_1P_0，人工流产一次。

4．体格检查　T 36.6℃，P 78 次/分，R 18 次/分，BP 112/79mmHg，发育良好，体形消瘦，自由体位，意识清晰，回答切题，慢性病容，查体合作。全身皮肤黏膜未见苍白、黄染及出血点，全身浅表淋巴结未触及肿大，双眼睑无下垂，水平眼震，对光反射灵敏，双肺呼吸音清，未闻及干、湿啰音。心界未扩大，心率 78 次/分，心律齐，各瓣膜听诊区未闻及病理性杂音。腹平坦，肝脾肋下未触及，Murphy 征阴性，双侧肋脊点、肋腰点无压痛，双肾区无叩击痛。生理反射存在，病理反射未引出。

5．专科检查　外阴已婚型。阴道畅，白带不多。宫颈肥大。宫体约 9cm×8cm 大小。双附件未触及包块及压痛，可闻及胎心率 150 次/分，无宫缩。

6．辅助检查

（1）实验室检查：尿常规示尿酮体（+++），尿蛋白（++）；血常规示 WBC 9.93 $\times10^9$/L，N 89.6%，Hb 149g/L，PLT 277$\times10^9$/L。

（2）B 型超声：宫内孕，单活胎。

7．入院诊断　①妊娠剧吐 Wernicke 脑病？②G_2P_0，宫内妊娠 13 周？③酮症酸中毒。

【第一次查房】（入院当日）

住院医师

汇报病史如上。本病例特点：①育龄期妇女，实际停经 3 月余；②恶心、呕吐 50 余天，头晕、视物模糊 1 天；③体形消瘦，慢性病容，水平眼震；④专科检查，子宫约 9cm×8cm 大小，可闻及胎心；⑤尿常规示尿酮体（+++），尿蛋白（++）。根据上述特点考虑诊断为：①妊娠剧吐 Wernicke 脑病？②G_2P_0，宫内妊娠 13 周？③酮症酸中毒。此病例如何明确诊断，如何用药治疗，是否需要终止妊娠，请上级医师给予指导。

主治医师

本病例为妊娠早期孕妇，恶心、呕吐 50 余天，出现头晕、视物模糊 1 天，应考虑以下几种疾病：

1．妊娠剧吐　此病患者一般于停经 6 周左右出现轻度恶心、呕吐，多发生于清晨空腹时，以后症状逐渐加重，且不局限于晨间，直至呕吐频繁不能进食，呕吐物中有胆汁或咖啡渣样物质。频繁呕吐可导致患者消瘦、乏力。此患者症状、体征与妊娠剧吐相似，不排除患本病的可能。

2．Wernicke 脑病　此病表现为记忆力障碍、眼肌麻痹和共济失调，甚至意识障碍。其常见于慢性酒精中毒和妊娠剧吐者。本病例中患者呕吐 50 天后出现头晕、视物模糊症状，可见眼震。不排除患本病的可能。

3．妊娠期高血压疾病　孕妇妊娠 20 周后发现血压升高、水肿，严重者出现头晕、头痛、眼花、视物模糊、黄疸、甚至抽搐、昏迷。尿蛋白（+）。该患者有头晕、视物模糊的症状，有蛋白尿，但妊娠未足 20 周，且未发现血压升高、水肿。暂不考虑本病。

4．神经性呕吐　可发生在妊娠任何时间，与停经月份无关，与进食及精神因素有关。表现为食后即吐，量不多，呕吐声大而呕吐物多为口水，所含实物不多。患者多有心胸不开朗，敏感多疑、主观急躁和自制力差。可伴有精神、神经或躯体等方面的许多症状。体格检查及各项辅助检查均无异常。此患者因呕吐而消瘦，并无精神心理疾病史，出现尿酮体和尿蛋白，故暂不考虑本病。

5．脑膜炎　呕吐为喷射状，呕吐前无恶心，吐后不觉轻松，与进食无关，可伴头痛、发热。患者有头晕症状，但无喷射性呕吐，体温正常，故暂不考虑本病。

妊娠剧吐为妊娠早期发生、以恶心呕吐频繁为重要症状的一组症候群。呕吐频繁，进食困难可引起维生素 B_1 缺乏，导致 Wernicke 脑病，表现为中枢神经系统症状，如眼球震颤、视力障碍、站立和行走不稳等。由于 Wernicke 脑病是一种极严重的妊娠剧吐并发症，死亡率较高，故应积极治疗。静脉补充维生素 B_1，后继续补液、纠正酸碱平衡紊乱，并需密切注意胎儿宫内情况。

主任医师

妊娠剧吐是妊娠期常见并发症，而由其引发的 Wernicke 脑病临床上却非常少见。Wernicke脑病是由于维生素B_1严重缺乏所致的急性或亚急性中枢神经系统代谢性疾病。临床上Wernicke脑病以眼肌麻痹、共济失调、精神障碍为典型的三联征。这三联征在最初检查时只见于1/3的患者，其余的仅有单一或不同的症状组合，早期诊断可能获得痊愈，但较易误诊为脑血管意外、颅内感染、糖尿病酮症酸中毒等。妊娠剧吐并发Wernicke脑病可考虑终止妊娠，但尊重患者及家属意见，暂时药物控制病情。主要是治疗原发病同时补充维生素B_1。妊娠剧吐并发Wernicke脑病者，口服维生素B_1可能吸收不良，故多采用胃肠外途径，最多采用的是肌内注射。值得注意的是，在治疗妊娠剧吐并发Wernicke脑病时，严禁在补给维生素B_1前先给予葡萄糖以期纠正水电解质紊乱，未补给足量的维生素B_1而先给予糖，可使Wernicke脑病患者病情进一步加重，最终导致患者陷入昏迷，甚至引起呼吸、心搏骤停。

•第一次查房医嘱•

长期医嘱	临时医嘱
妇科二级护理	血常规
禁饮食	凝血功能
自由体位	血型
留陪一人	血生化全项
记录24小时出入量	尿常规
听胎心 q6h	血β-hCG
测血压 q6h	血黄体酮
维生素B_1注射液 0.1g im qd	心电图
	腹部彩超+门静脉血流
	妇科彩超
	10%葡萄糖注射液 500ml+维生素C注射液 3.0g ivgtt
	10%氯化钾注射液 10ml
	10%葡萄糖注射液 500ml+维生素B_6注射液 0.2g ivgtt
	10%氯化钾注射液 10ml
	复方氯化钠注射液 500ml+10%氯化钾注射液 8ml ivgtt
	0.9%氯化钠注射液 500ml+维生素B_6注射液 0.2g ivgtt
	10%氯化钾注射液 15ml
	10%葡萄糖注射液 500ml+10%氯化钾注射液 10ml ivgtt
	5%碳酸氢钠注射液 100ml ivgtt
	维生素B_1皮试

【第二次查房】（入院第2天）

住院医师

患者仍有恶心、呕吐，但自觉较昨日改善，呕吐物为绿色，液体量每次30～50ml，伴反酸、胃部烧灼感，不伴腹痛、腹泻等。无头痛、头晕，体检眼震体征消失。患者精神、睡眠差，未进饮食。检查结果回报：血常规示 WBC 9.32×10^9/L，hCG 130g/L，PLT 265×10^9/L，N 82.1%；生化全项示 TP 54.35g/L，ALB 36.2g/L，Na^+ 135mmol/L，K^+ 4.3mmol/L。尿常规示尿酮体（++）；凝血试验：PT 延长 3.1 秒，D-二聚体 308ng/ml；血人绒毛膜促性腺激素 110 063.39 mU/ml；血型 B 型，Rh 阳性；妇科彩超：宫内孕，单活胎。心电图及术前免疫未见明显异常。

主治医师

患者经补充维生素 B_1 治疗后，头晕症状及眼震体征消失，支持妊娠剧吐合并 Wernicke 脑病的诊断，继续维生素 B_1 治疗，同时补液，纠正酸碱平衡紊乱，密切观察胎儿宫内情况。

主任医师

妊娠剧吐并发 Wernicke 脑病患者在给予维生素 B_1 治疗后症状可以很快明显改善，早期治疗数日内即完全恢复健康。大多数患者治疗后眼肌麻痹在几小时至几天内迅速改善，共济失调及精神症状则在几天至几周内得到改善，但有 60%的患者症状恢复不完全，精神症状，如遗忘症状恢复最慢，渴望获得最大限度的恢复常需 1 年左右，部分患者留有后遗症，转为 Wernicke 精神病。妊娠剧吐并发 Wernicke 脑病患者的胚胎或胎儿多发生自然流产或死亡。但亦有妊娠剧吐并发 Wernicke 脑病患者，经积极治疗足月分娩，新生儿除体重较低外，随访智力发育无影响，因此对此类患者如胎儿存活则不必过早终止妊娠。但此类患者孕早期多有较重且持续较长时间的酮症酸中毒，从优生的角度应慎重考虑继续妊娠。

•第二次查房医嘱•

长期医嘱	临时医嘱
妇科二级护理	10%葡萄糖注射液 500ml+维生素 C 注射液 3.0g ivgtt
禁饮食	10%氯化钾注射液 10ml
自由体位	10%葡萄糖注射液 500ml+维生素 B_6 注射液 0.2g ivgtt
留陪一人	10%氯化钾注射液 10ml
记录 24 小时出入量	复方氯化钠注射液 500ml+10%氯化钾注射液 8ml ivgtt
听胎心 q6h	复方氯化钠注射液 500ml+10%氯化钾注射液 8ml ivgtt
测血压 q6h	5%碳酸氢钠注射液 100ml ivgtt
	复方氨基酸注射液 18AA-Ⅱ 250ml ivgtt
	0.9%氯化钠注射液 100ml+奥美拉唑注射液 40mg ivgtt

【随访及预后】

患者经治疗后，精神好，睡眠佳，食欲可，无发热、头晕、头痛、腹痛、阴道出血及流液等不适。查体：生命体征平稳，心肺（－），妊娠腹型，全腹未及压痛及反跳痛，肠鸣音正常。准予出院，院外继续产前检查。

【专家评析】

Wernicke 脑病是由于维生素 B_1 严重缺乏所致的急性或亚急性中枢神经系统

代谢性疾病。主要临床表现为眼球运动障碍、共济失调、精神和意识障碍，50%患者可并发多发性神经炎。该病确诊困难，有长时间妊娠剧吐、不能进食、电解质紊乱、脱水、酸中毒的病史，一般超过1个月，可呈严重的维生素 B_1 缺乏，在此基础上出现眼部症状、共济失调和精神意识障碍可考虑本病。若血和尿维生素 B_1 水平测定降低，或血丙酮酸水平升高和转酮醇酶活性降低等生化异常，则可做出诊断。

妊娠剧吐并发的Wernicke脑病急性期未经治疗的患者病死率高达50%，经治疗仍有10%～20%的患者死亡。死亡的主要原因有肺部感染、败血症、肝衰竭、肾衰竭等。治疗以维生素 B_1 肌内注射为主，必要时经充分知情同意情况下终止妊娠，同时加强抗感染治疗，并重视葡萄糖的合理补充，有助于缓解病情。

本病例在孕早期频繁呕吐后出现头晕及眼震，考虑Wernicke脑病，并及时给予维生素 B_1 治疗，后患者病情恢复迅速出院。

（王永红　王静芳）

第3章 异位妊娠

第一节 输卵管妊娠

【病史摘要】

1．入院时情况　患者女性，35岁，因“停经41天，阴道淋漓流血7天，下腹部疼痛伴呕吐2小时”急诊入院。LMP：2011年5月7日，量色同前。起病前无明显恶心、呕吐等不适，入院前2小时无明显诱因突发左下腹部撕裂样疼痛，伴呕吐，呕吐物为胃内容物，伴肛门下坠感，大汗。遂急诊入院。

2．既往史　否认高血压、糖尿病、血液病等病史。

3．月经婚育史　14岁初潮，月经周期30天，经期5天，无痛经，经量中。足月阴道分娩1次，人工流产3次。

4．体格检查　T 36.7℃，P 98次/分，R 22次/分，BP 97/61mmHg。发育正常，营养中等，表情痛苦，被动屈曲位，神志清晰，查体合作。全身皮肤黏膜较苍白，无出血点，浅表淋巴结未触及肿大。双肺呼吸音清，未闻及干、湿啰音。心界不大，心率111次/分，律齐，未闻及异常心脏杂音。腹肌紧张，左下腹压痛阳性，反跳痛阳性，未触及包块，肝脾肋下未及，双肾区无叩击痛，移动性浊音阳性，肠鸣音正常。生理反射存在，病理反射未引出。

5．专科检查　外阴发育正常；阴道通畅，可见少许褐色血迹；宫颈光滑，宫口未见组织物堵塞，宫颈举痛、摇摆痛阳性；阴道后穹窿较饱满。子宫体及附件区因腹肌紧张扪诊不清，左附件区增厚，压痛明显。

6．辅助检查

（1）实验室检查：血常规Hb 102g/L，WBC 10.8×10^9/L，N 73%，PLT 169×10^9/L。

（2）尿hCG：弱阳性。

（3）超声：子宫大小约5.5cm×3.4cm×4.0cm，宫腔内未见孕囊，左卵巢下方可见大小约4mm×3.6mm×3.2mm不均质包块，边界欠清，右附件区未见异常。子宫直肠窝液性暗区3.5mm，肠管漂浮。

7．入院诊断　异位妊娠（左侧输卵管妊娠，破裂型？）

【第一次查房】（入院第1天）

住院医师

汇报病史如上。本病例特点：①患者37岁，育龄期女性，G_4P_1。②停经41天，阴道淋漓出血7天，下腹部疼痛伴呕吐2小时。③体格检查见腹肌紧张，左下腹压痛阳性，反跳痛阳性，未触及包块，肝脾肋下未触及，双肾区无叩击痛，移动性浊音阳性，肠鸣音正常。④妇科检查提示宫颈举痛、摇摆痛阳性，阴道后穹窿较饱满。子宫体及附件区因腹肌紧张扪诊不清，左附件区增厚，压痛明显。⑤尿hCG弱阳性，血常规示Hb 102g/L。妇科超声示宫腔内未见孕囊，左卵巢下方可见大小约40mm×36mm×32mm不均质包块，边界欠清。子宫直肠窝液性暗区35mm。请上级医师指导下一步治疗方案。

主治医师

该患者是育龄期女性，有停经、阴道流血、腹痛病史。体格检查：腹肌紧张，左下腹压痛阳性，反跳痛阳性，移动性浊音阳性，宫颈举痛、摇摆痛阳性，阴道后穹窿较饱满，子宫体及附件区因腹肌紧张扪诊不清，左附件区增厚，压痛明显；辅助检查：尿hCG弱阳性；血常规：Hb 102g/L；超声提示左卵巢下方可见大小约40mm×36mm×32mm的不均质包块，子宫直肠窝液性暗区35mm，肠管漂浮。根据患者症状、体征结合辅助检查，初步诊断为异位妊娠（左侧输卵管妊娠，破裂型？）。现高度怀疑腹腔有较多积血，具有手术指征，可经腹腔镜下进行探查或行剖腹探查术，应立即开放输液通路、配血，做好术前准备，尽快行手术治疗。

主任医师

同意主治医师的诊断及处理。本患者具有典型的异位妊娠的临床表现，诊断较容易。在异位妊娠的诊治过程中，对于有些患者病史及检查不典型者，应注意以下问题。

1. 异位妊娠诊断时注意：①详细询问病史，异位妊娠的患者大部分有停经史、阴道出血及腹痛病史，但也有部分患者可无明显症状或症状不典型，可能仅表现为下腹酸胀不适、疼痛或者突发剧烈腹痛后很快因内出血而进入休克状态，容易误诊；可能没有明显停经史，也无阴道流血，有些患者发生阴道流血的时间可能恰好在月经该来潮时间，因而可能被患者误认为是月经而否认停经史，容易误诊。②对曾经有输卵管结扎手术史或使用宫内节育器者，临床症状不典型、又无停经史者，医师常将阴道流血、轻度腹痛归咎于宫内节育器或月经不调等，要注意鉴别。③人工流产前需明确是否为宫内妊娠，或未仔细检查吸出物，对未见绒毛或仅见可疑绒毛未予重视，术后也未进行严密随访，如人工流产术后出现腹痛、出血，不宜误认为人工流产术后常见现象，需警惕异位妊娠。

2. 对于有停经史，hCG阳性者，超声宫内宫外都看不见孕囊，需严密观察，因为在月经周期正常的女性，有时也可能出现排卵期推迟。此时如果患者没有发生明显腹痛，应间隔2～3天重复hCG定量及超声，了解其动态变化，同时告知患者存在异位妊娠的可能性，如果出现腹痛及时就诊。

3. 异位妊娠的治疗方法有药物治疗和手术治疗。应依据患者具体情况决定治疗方案。输卵管妊娠以手术治疗为主，其次是非手术治疗。输卵管妊娠手术分保守手术和根治手术两种，一般支持对于贫血的患者也需关注。

保守性手术适用于：①有生育要求的年轻女性，尤其是一侧输卵管已被切除或有明显病变者。②患者病情稳定，失血量较少，输卵管无严重粘连及大范围的输卵管损伤者。

对于以下情况，应选择输卵管切除术：①内出血伴休克的急症患者。②对已有子女不再准备生育的患者。③对主观愿望仍需保留生育功能的患者，但因输卵管妊娠病灶范围大，破口大，累及输卵管系膜和血管者，或生命处于严重或垂危阶段者，也应以抢救患者生命为主而作输卵管切除术。④在做保守手术过程中，因输卵管出血，无法控制时，也应立即切除输卵管。

临床观察已证明，一些早期异位妊娠患者可以通过输卵管妊娠流产或溶解吸收自然消退，无腹腔内活跃出血，无明显的临床症状和体征。故对于以下患者可选择期待治疗：①无临床症状或临床症状轻微；②异位妊娠包块直径＜3cm；③血β-hCG＜200mU/ml 并持续下降。

该患者目前输卵管妊娠破裂，应立即做好术前准备，配血，开放输液通路，尽快行手术治疗。

•第一次查房医嘱•

长期医嘱	临时医嘱
妇科一级护理	急查血常规
禁饮食	急查凝血功能
卧床休息	急查血型
监测血压、脉搏、血氧饱和度（SpO_2）	急查肾功能
	急查心电图
	急查尿常规
	急查肝功能
	急查血 hCG
	术前免疫系列
	输浓缩红细胞 2U
	0.9%氯化钠注射液 500ml ivgtt
	羟乙基淀粉注射液 500ml ivgtt
	术区备皮
	术前留置尿管
	送手术通知单

【随访及预后】

患者术中见腹腔内出血约 800ml，左侧输卵管壶腹部妊娠破裂，有活动性出血自破口流出，破口大约 2cm，输卵管与周围组织粘连严重，患者无生育要求，故行左侧输卵管部分切除术。术后恢复良好，7 天拆线出院。术后 1 个月门诊复查，行超声提示子宫大小正常，双侧附件区未见明显异常。内诊双侧附件无压痛。复查血β-hCG 4U/L。

【专家评析】

异位妊娠以输卵管妊娠最常见，是妇科急腹症之一。临床表现主要为停经后阴道不规则出血，可伴腹痛。异位妊娠腹腔内出血多时有晕厥、休克等临床表现；内出血少时可有盆腔积血或形成盆腔包块。偶因异位妊娠的临床表现不典型，诊治不及时，导致严重的后果。因此，有性生活的女性，尤其是生育期女性，若有阴道不规则出血或下腹疼痛，都应首先排除异位妊娠的可能。

（平　毅）

第二节　宫角妊娠

【病史摘要】

1．入院时情况　患者女性，36 岁，因“停经 56 天，下腹隐痛 2 天”入院。LMP：2012 年 1 月 7 日。量、色同前。停经后无明显恶心、呕吐等不适，近 2 天出现下腹隐痛，在当地医院就诊，尿妊免阳性，超声提示“宫角妊娠”可疑入院。

2．既往史　否认高血压病、糖尿病、血液病等病史。

3．月经、婚育史　患者平素月经规律，16 岁初潮，月经周期 25～26 天，经期 4 天，无痛经，经量中。足月经阴道分娩 2 次，人工流产 1 次。

4．体格检查　T36.7℃，P75 次/分，R19 次/分，BP121/84mmHg。发育正常，营养中等，神清合作。全身皮肤、黏膜无出血点，浅表淋巴结未触及肿大。双肺呼吸音清，未闻及干、湿啰音。心界不大，心率 75 次/分，心律齐，未闻及异常心脏杂音。腹肌软，全腹无压痛及反跳痛，未触及包块，肝、脾肋下未触及，双肾区无叩击痛，移动性浊音阴性，肠鸣音正常。生理反射存在，病理反射未引出。

5．专科检查　外阴发育正常，阴道通畅，宫颈光滑，宫颈举痛、摇摆痛阴性。子宫体增大，宫体软，无压痛及反跳痛，双附件区未及异常。

6．辅助检查　超声提示子宫大小约 5.3cm×4.7cm×4.2cm，右侧宫角部可见大小约 3.2cm×2.7cm 孕囊，其内可见胎芽及心管搏动，孕囊与宫腔线相连。

7．入院诊断　宫角妊娠。

【第一次查房】（入院第 1 天）

住院医师

汇报病史如上。本病例特点：①患者 36 岁，G_3P_2；②停经 56 天，下腹隐痛 2 天；③妇科检查提示子宫体增大，宫体软，无压痛及反跳痛；④妇科超声提示子宫大小约 5.3cm×4.7cm×4.2cm，右侧宫角部可见大小约 3.2cm×2.7cm 孕囊，其内可见胎芽及心管搏动，孕囊与宫腔线相连。请上级医师指导下一步治疗方案。

主治医师

此患者有停经史，超声提示右侧宫角部可见孕囊，其与宫腔线相连。根据患者症状、体征、辅助检查，初步诊断为宫角妊娠。

主任医师

同意主治医师的意见。宫角妊娠易与输卵管间质部妊娠混淆。B 超可鉴别：宫角妊娠的孕囊与宫腔相通，间质部妊娠孕囊与宫腔不相通，前者孕囊光环周围有完整的肌层壁包绕，后者孕囊光环接近浆膜层，有薄层肌肉围绕，但其外上方肌层不完全或缺失。若行腹腔镜下检查可见间质部妊娠为圆韧带的外上方输卵管间质部突出柔软，呈紫蓝色，血管丰富。

宫角妊娠至妊娠中期时，并发症多且重，易发生子宫角破裂。故宫角妊娠的早期诊断和治疗极为重要。对于宫角妊娠一般建议早期终止妊娠为妥，决定其终止方式时应慎重，处理不当甚至可引起子宫破裂大出血等危险。现可采用 B 超监测下的吸宫术，如吸宫不能吸出妊娠组织，可经腹腔镜手术。在手术前明确胚胎着床部位及宫角膨大的程度对治疗方式的正确选择非常重要。外突明显和肌壁变薄显著者，采用吸宫术和药物治疗需警惕子宫穿孔，必要时行腹腔镜下病灶切除。如整个单侧宫角长大，外观无明显局部突起，子宫表面虽有丰富血管，但肌壁较厚，宜在腹腔镜下或 B 超监视下行吸宫术，既可降低手术痛苦，又保留了患侧宫角，减少了对生育的影响。

本患者可行 B 超监视下吸宫术，但需注意可能吸宫不成功或子宫穿孔，故需做好腹腔镜下或开腹手术准备。

•第一次查房医嘱•

长期医嘱	临时医嘱
妇科一级护理	急查血常规
禁饮食	急查凝血功能
卧床休息	急查血型
	急查肾功能
	急查心电图
	急查尿常规
	急查肝功能
	急查血 hCG
	术前免疫系列
	配浓缩红细胞 2U
	术区备皮

在B超监视下行吸宫术，见完整绒毛，术后阴道出血不多。

【随访及预后】

术后1周阴道流血干净，门诊随访复查。出院后1个月复查血hCG降至正常。B超显示子宫大小正常。

【专家评析】

宫角妊娠是指受精卵种植在子宫的角部。宫角妊娠与输卵管间质部妊娠不同，其受精卵附着在输卵管口近宫腔侧，胚胎向宫腔侧发育生长而不是向间质部发育。宫角妊娠的早期诊断很重要。在临床上，对停经、阴道出血和腹痛的患者要及时行B超检查，诊断标准目前尚不统一，Jansen等提出的诊断标准为腹痛伴有子宫不对称性增大，可能流产或破裂；直视下可见子宫角一侧扩大，伴有圆韧带外侧移位。超声影像学诊断标准：孕囊位于宫角部位，并与子宫内膜线连续，而且其周围见完整的肌壁层。对提示宫角妊娠的患者，选择治疗方案要个体化，具体情况具体分析。如孕囊近宫腔侧可首选B超或腹腔镜监测下清宫术；距离宫腔远的、宫腔侧未见孕囊、宫角突起者需行腹腔镜或开腹宫角楔形切除术，清除妊娠物。术中应仔细缝合切口，一般2～3层，严防再次妊娠后此处破裂。术后需注意持续妊娠，故应监测血β-hCG直至正常，并复查妇科彩超。

（平　毅）

第三节　宫颈妊娠

【病史摘要】

1．入院时情况　患者女性，30岁，因“停经51天，阴道少量出血14天”入院。LMP：2011年8月4日。经量、色同前。停经40天开始出现阴道少量出血，咖啡色。在当地医院就诊，尿妊免阳性，以“先兆流产”予黄体酮40mg肌内注射治疗，阴道出血未停止。

2．既往史　无高血压、糖尿病、血液病等病史。

3．月经、婚育史　患者平素月经规律，14岁初潮，月经周期28～30天，经期6～7天，无痛经，经量中。足月阴道分娩1次，人工流产1次。

4．体格检查　T36.1℃，P68次/分，R20次/分，BP124/84mmHg。发育正常，营养中等，神清合作。全身皮肤黏膜无出血点，浅表淋巴结未触及肿大。双肺呼吸音清，未闻及干、湿啰音。心界不大，心率68次/分，心律齐，未闻及异常心脏杂音。腹肌软，全腹无压痛及反跳痛，未触及包块，肝脾肋下未触及，双肾区无叩击痛，移动性浊音阴性，肠鸣音正常。生理反射存在，病理反射未引出。

5．专科检查　外阴发育正常；阴道通畅；宫颈软，呈圆锥状，宫颈外口有血块覆盖。子宫体软，无压痛及反跳痛。双附件区未触及明显异常。

6．辅助检查

（1）实验室检查：血常规示 Hb 112g/L，WBC 9.8×10^9/L，N 63%，PLT 310×10^9/L。

（2）尿 hCG：弱阳性。

（3）超声：子宫大小约 5.6cm×3.9cm×4.2cm，宫腔内未见孕囊，颈管内可见妊娠囊，大小约 1.3cm×1.2cm。

7．入院诊断　宫颈妊娠。

【第一次查房】（入院第 1 天）

住院医师

汇报病史如上。本病例特点：①患者 30 岁，育龄期女性，G_2P_1；②停经 51 天，阴道少量出血 14 天；③妇科检查提示宫颈软，呈圆锥状，宫颈外口有血块覆盖；④尿 hCG 弱阳性；⑤妇科超声提示宫腔内未见孕囊，颈管内可见孕囊，大小约 1.3cm×1.2cm。请上级医师指导下一步治疗方案。

主治医师

此患者有停经史，阴道淋漓出血数天，超声提示颈管内可见孕囊，尿 hCG 阴性，根据患者症状、体征、辅助检查，初步诊断为宫颈妊娠。现患者一般状况可，可行刮宫术清除妊娠物。

主任医师

同意主治医师的诊断及处理。本患者具有典型的宫颈妊娠的临床表现，诊断较容易。宫颈妊娠早期诊断较困难，常易误诊。停经后反复无痛性阴道出血，且血量逐渐增多，宫颈管及宫颈外口明显扩张，宫颈软而薄，宫颈内口关闭，增大的宫颈与正常大或稍大的宫体呈葫芦形的患者，以及妊娠物完全在宫颈内，进行搔刮时，遇组织剥离排出困难、出血多而凶猛或出血不止者应考虑本病。此外，在行人工流产、扩张宫颈时，患者有疼痛，或刮宫时有不可控制的大出血，也应考虑本病。

宫颈妊娠容易误诊为下列疾病：

1．难免流产或不全流产　均属于宫腔内妊娠，多伴有宫缩痛。若胚胎组织已排入宫颈管内，则宫颈内口一定张开，妊娠物易于清除。刮出后出血停止或减少，宫缩剂对止血有效。

2．胎盘前置状态或前置胎盘　二者均可有无痛性阴道流血。胎盘附着在宫颈管内口以上，宫颈外口不张开，出血出现时间较晚，多在妊娠中期以后；而宫颈妊娠阴道出血出现较早。

3．子宫颈肌瘤和黏膜下肌瘤　患者无停经史，尿妊娠试验为阴性，可有不规则阴道出血，行妇科检查可见阴道内有肌瘤结节自宫口脱出。

4．宫颈恶性肿瘤　患者可有不规则出血病史，尿妊娠试验阴性，妇科检查部分患者可见宫颈口处有菜花状赘生物，病理检查可明确诊断。

在治疗方法上要全面衡量其利弊，分为保守性和根治性。过去这类患者行刮宫术，术中通常出血多，用纱布紧压、填塞宫颈创面，如出血仍不止时行全子宫切除术，清除宫颈妊娠产物前行双侧髂内动脉结扎；结扎子宫动脉下行支均有助于止血和减少子宫切除概率。

该患者有生育要求，做好术前准备、配血、开放输液通路，予行刮宫术。

•第一次查房医嘱•

长期医嘱	临时医嘱
妇科一级护理	急查血常规
禁饮食	急查凝血功能
卧床休息	急查血型
	急查肾功能
	急查心电图
	急查尿常规
	急查肝功能
	急查血 hCG
	术前免疫系列
	配浓缩红细胞 2U
	术区备皮

【随访及预后】

患者于入院第 2 天行刮宫术，术程顺利，出血不多，术后 1 周阴道出血干净，复查血β-hCG 32U/L，予出院，门诊随访复查。出院后 1 个月复查血β-hCG 降至正常。B 超显示子宫大小正常，宫颈恢复正常形态。

【专家评析】

受精卵着床和发育在宫颈管内者称为宫颈妊娠，极罕见。宫颈妊娠的确切病因尚不明确，目前认为可能与刮宫、宫内节育器、剖宫产、体外受精、宫腔粘连或 Asheman 综合征、胚胎异常，以及子宫、宫颈异常等有关，从而使子宫内膜不能接受受精卵种植或受精卵快速转运通过子宫而导致宫颈妊娠。刮宫史是其中一个重要因素，多数宫颈妊娠患者有刮宫史。因此，对于有多次刮宫史等高危因素者，妊娠后应及早行 B 超检查，以免延误诊治。主要症状为无痛性阴道出血或血性分泌物，出血量一般是由少到多，也可为间歇性阴道大量出血。妇科检查发现，宫颈显著膨大呈桶状，变软、变蓝，宫颈外口扩张边缘很薄，内口紧闭，子宫体大小及硬度正常。妊娠试验阳性。B 超检查或阴道 B 超见：①宫颈管膨胀；②颈管内有完整的孕囊，有时还可见到胚芽或胎心；③宫颈内口闭合；④宫腔未探及孕囊。

宫颈妊娠的诊断标准：①妇科检查发现在膨大的宫颈上方为正常大小的子宫。②妊娠产物完全在宫颈管内。③分段刮宫，宫腔内未发现任何妊娠产物。

宫颈妊娠确诊后可行搔刮宫颈管术或吸刮宫颈管术，术前应开放液路，做好输血准备，术前可行子宫动脉栓塞术以减少术中出血，目前血管造影及双侧子宫动脉栓塞可以替代双侧髂内动脉结扎术。同时，部分患者不出血或出血较少的患者也可考虑药物治疗后搔刮宫颈管，包括单次或多次两种用药方法：①单次甲氨蝶呤肌内注射按 50mg/m^2 计算。②甲氨蝶呤 0.5～1mg/kg 隔天肌内注射，即第 1、3、5、7 天共 4 次，或可于第 2、4、6、8 天加用四氢叶酸 0.1mg/kg 以减轻其毒性。另外，也有报道对有胎心搏动者，可以先用 20% KCl 在阴道超声引导下注入孕囊，胎心消失后，再以 MTX 50mg/m^2 肌内注射。用药期间严密观察病情变化，一旦出现大出血需紧急手术，停药后仍然需监测血β-hCG，妊娠终止后，每周查 1 次直至连续 3 次正常。

（平　毅）

第四节　卵巢妊娠

【病史摘要】

1．入院时情况　患者女性，26 岁，因“停经 52 天，剧烈下腹痛半小时”入院。LMP：2012 年 4 月 1 日。经量、色同前。停经 52 天，近半小时出现突发剧烈下腹痛。

2．既往史　无高血压、糖尿病、血液病等病史。

3．月经、婚育史　患者平素月经规律，14 岁初潮，月经周期 28～30 天，经期为 4～5 天，无痛经，经量中。无生育史，G_0P_0。

4．体格检查　T 36.7℃，P 92 次/分，R 22 次/分，BP 124/84mmHg。发育正常，营养中等，神志尚清，痛苦面容。全身皮肤、黏膜无出血点，浅表淋巴结未触及肿大。双肺呼吸音清，未闻及干、湿啰音。心界不大，心率 68 次/分，心律齐，未闻及异常心脏杂音。腹肌软，全腹无压痛及反跳痛，未触及包块，肝脾肋下未触及，双肾区无叩击痛，移动性浊音阴性，肠鸣音正常。生理反射存在，病理反射未引出。

5．专科检查　外阴发育正常；阴道通畅；宫颈光，无举痛及摇摆痛。子宫体软，无压痛及反跳痛。左侧附件区扪及边界清楚的包块，大小约 4cm×3cm，质囊，压痛明显；右附件区未触及异常。

6．辅助检查

（1）实验室检查：血β-hCG 101mU/ml。

（2）尿 hCG：弱阳性。

（3）彩色超声检查：宫内未见孕囊，左卵巢大小约 4.3cm×3.2cm，其内见一小光环，血流信号丰富，周围输卵管未见肿块。

7．入院诊断　左侧卵巢妊娠？

【第一次查房】（入院第1天）

住院医师

汇报病史如上。本病例特点：①患者是育龄期女性，G_0P_0；②停经52天，剧烈下腹痛半小时；③妇科检查发现左侧附件区扪及边界清楚的包块，大小约4cm×3cm，压痛明显；④尿hCG弱阳性；⑤妇科超声提示宫内未见孕囊，左卵巢大小约4.3cm×3.2cm，其内见一小光环，彩色血流明显，周围输卵管未见肿块。请上级医师指导下一步治疗方案。

主治医师

此患者有停经史，尿hCG弱阳性，超声提示左卵巢内见一小光环，血流信号丰富，根据患者症状、体征、辅助检查，初步诊断为左侧卵巢妊娠。现患者腹痛明显，可急诊行腹腔镜探查术。

主任医师

同意主治医师的诊断及处理。卵巢妊娠症状、体征与黄体破裂、卵巢囊肿蒂扭转及急性阑尾炎等妇科急腹症相似，术前准确定位诊断比较困难。

1. *黄体破裂* 与本病极为相似。从症状上难以鉴别，多无停经史，无或有阴道出血，下腹一侧突发性疼痛，常向全腹扩散。伴腹腔内出血较多。盆腔检查未触及肿块，一侧附件区有压痛。B超检查可见一侧附件区低回声包块。但黄体破裂多发生在黄体期，hCG检测为阴性，而该患者已停经52天，hCG检测为是阳性，可除外本病。

2. *卵巢囊肿蒂扭转* 有卵巢肿瘤、下腹隐痛病史，常因体位改变而发病，与月经周期无关，无阴道出血，无停经史。突发一侧下腹痛，呈刀割样或撕裂样剧痛，严重者伴有恶心，呕吐甚至休克。卵巢肿瘤蒂扭转未破裂者，无腹肌紧张，可触及痛性包块，随病情发展，急腹症可消失或加重，破裂后出现腹膜刺激征，肿瘤变小或触不清。

3. *急性阑尾炎* 无停经史，有转移性右下腹疼痛，伴恶心、呕吐、发热，右下腹麦氏点压痛、反跳痛及腹肌紧张。无内出血症状及体征。白细胞升高，hCG监测阴性。超声提示右下腹回声杂乱团块。

4. *输卵管妊娠* 依据该患者的症状及体征，高度可疑卵巢妊娠。需注意与输卵管妊娠鉴别。二者症状类似，体征类似，所不同的是妊娠部位不同，超声有利于鉴别，但有时需术中才可定位。

因为卵巢妊娠极易发生破裂，且一旦发生破裂，将危及患者生命，因此，需急诊行腹腔镜探查术。随着医疗水平的不断进步，目前治疗卵巢妊娠的方法如下所述。

（1）手术治疗：可分为开腹和经腹腔镜两种方法。当绒毛浸润卵巢血管时，大多卵巢妊娠伴有内出血和休克，故需急诊手术处理。目前提倡的手术应尽量保留卵巢组织，以减少卵巢早衰的发生，保留患者的生育能力，可根据病灶的大小、范围行卵巢妊娠病灶切除术，卵巢破坏严重时，不得已时可行一侧附件切除术。一般不主张单纯切除卵巢而保留患侧输卵管，这样可致孕卵外游走，发生输卵管妊娠概率增多。近年来，随着微创外科手术的发展，完善了腹腔镜对卵巢妊娠的诊治。在腹腔镜下可行病灶清除术、创面电灼及电凝卵巢修补、卵巢楔形切除术等。腹腔镜手术损伤小、出血少，手术时间短，身体恢复快，患者易接受且无明显手术瘢痕，故优于开腹手术。

（2）药物治疗：对于早期尚未破裂的卵巢妊娠者，可以最大限度地保留卵巢。可在超声介导下胚囊内注射杀胚药物，如甲氨蝶呤、前列腺素、5-氟尿嘧啶等做非手术治疗。但药物治疗目前效果尚不确切，治疗期间仍有发生破裂的可能。

卵巢妊娠易发生出血，建议急诊行腹腔镜探查术，根据术中情况，确定手术方式。

•第一次查房医嘱•

长期医嘱	临时医嘱
妇科一级护理	急查血常规
禁饮食	急查凝血功能
卧床休息	急查血型
	急查肾功能
	急查心电图
	急查尿常规
	急查肝功能
	急查血 hCG
	术前免疫系列
	配浓缩红细胞 2U
	术区备皮

【随访及预后】

患者于入院当日行腹腔镜探查术，术中见左侧卵巢上有一破口，可见活动性出血及血凝块，清除血凝块后切除病灶，缝合止血。切除组织内可见绒毛组织，将其送病理学检查，结果回报符合异位妊娠。术后 1 周复查血β-hCG 13 mU/ml，予出院，门诊随访复查。出院后 1 个月复查血β-hCG 降至正常。B 超显示子宫大小正常，双附件区未见异常。

【专家评析】

卵巢妊娠是一种很危险的异位妊娠，较罕见，发生率为 1/（7000～40 000），占异位妊娠的 0.5%～3.0%。由于卵巢组织血管丰富，含血量多，故极易破裂，同时卵巢缺乏肌性组织，一旦出血不易止血，将威胁患者生命。卵巢妊娠由于缺乏典型的临床症状与体征，因此术前诊断比较困难，易造成误诊。卵巢妊娠的主要症状为停经、腹痛及阴道出血。破裂后可引起腹腔内大量出血，甚至休克。由于卵巢妊娠极少见，常容易误诊为输卵管妊娠、卵巢囊肿、黄体破裂、急性阑尾炎等而贻误治疗。卵巢妊娠破裂发生较早，卵巢妊娠与输卵管妊娠的症状及体征极为相似，在临床上很难区分，同样可以有停经、腹痛、阴道出血，有内出血，腹部有压痛、反跳痛，子宫颈有举痛，后穹窿有触痛，尿妊娠试验阳性，腹部B超及阴道B超均难以区分。故早期发现卵巢妊娠并根据具体妊娠情况采取有效的诊治措施是处理本病的关键。

（平 毅）

第五节 持续性输卵管妊娠

【病史摘要】

1．入院时情况 患者女性，32岁，因“下腹痛1天”入院。LMP：2012年10月8日。曾于2012年11月19日因“异位妊娠”在外院行右侧输卵管妊娠开窗取胚术，术中组织病理检查见绒毛组织，术后3天复查血hCG为510U/ml。于术后1周出院。出院后否认性生活史，未复查血β-hCG。今为术后第13天，因下腹痛1天，遂急诊入院。

2．既往史 无高血压、糖尿病、血液病等病史。

3．月经、婚育史 患者平素月经规律，15岁初潮，月经周期27天，经期为6天，无痛经，经量中。G_4P_2。

4．体格检查 T 36.1℃，P 82次/分，R 20次/分，BP 102/64mmHg。发育正常，呈急性病容，面色稍苍白，神志清楚。全身皮肤黏膜无出血点，浅表淋巴结未触及肿大。双肺呼吸音清，未闻及干、湿啰音。心界不大，心率82次/分，律齐，未闻及异常心脏杂音。腹肌软，轻压痛，无反跳痛。叩诊无移动性浊音，肠鸣音正常。生理反射存在，病理反射未引出。

5．专科检查 外阴：发育正常；阴道：通畅，见少量暗红色血迹；宫颈：光，有轻度举痛及摇摆痛；子宫：正常大小，有压痛，双附件区轻压痛，未触及包块。

6．辅助检查

（1）实验室检查：血常规示Hb 93g/L，WBC 7.4×10^9/L，N 57%。血β-hCG 4541 U/ml

（2）超声：宫腔内未见孕囊回声，盆腔可见混合性包块2.7cm×2.8cm，子宫后积液约深3.7cm。

7．入院诊断 右侧持续性输卵管妊娠。

【第一次查房】（入院第1天）

住院医师

汇报病史如上。本病例特点：①患者为育龄期女性，G_4P_2；②曾于2012年11月19日因“异位妊娠”在外院行右侧输卵管妊娠开窗取胚术，术中组织物病理检查见绒毛组织；③妇科检查：宫颈光，有轻度举痛及摇摆痛，子宫正常大小，有压痛，双附件区轻压痛，未触及包块；④妇科超声：宫腔内未见孕囊回声，盆腔可见混合性包块 2.7cm×2.8cm，子宫后方积液深约 3.7cm。请上级医师指导下一步治疗方案。

主治医师

此患者有异位妊娠保守性手术史，术后出现腹痛 1 天，血β-hCG 水平升高，超声提示盆腔内包块，根据患者症状、体征、辅助检查，初步诊断为右侧持续性输卵管妊娠。超声提示盆腔内有积液，故输卵管妊娠破裂不除外，应急诊行腹腔镜探查术。

主任医师

同意主治医师的处理。持续性输卵管妊娠是由于输卵管妊娠非手术治疗过程中，不完全地移去胚胎或不完全地杀死胚囊，使残留滋养叶细胞仍持续保留功能。采用保守性手术治疗时，不可能清除所有滋养叶细胞，多数情况下残留的少量滋养叶细胞会坏死吸收，少数的滋养叶细胞会继续残留，发挥破坏性作用引起持续性输卵管妊娠。目前输卵管妊娠保守性手术方法较多，术中处理也不统一。其主要术式有输卵管开窗取胚术、输卵管成形术及输卵管妊娠胚胎伞端挤出术。发生持续性输卵管妊娠的病例与术前血β-hCG 水平无明显相关性。在妊娠部位距离输卵管伞端较远时，不建议用挤出妊娠物的方法治疗，因为妊娠物挤出时，易将部分滋养细胞挤入肌层，如这些残留的滋养细胞继续生长，则易造成持续性输卵管妊娠的发生。

在输卵管妊娠保守性手术后，血β-hCG 水平降至正常，因此术后 1、3、7、14 天分别监测血β-hCG 水平很重要。术后 1 天血β-hCG 水平下降应大于 50%。术后血β-hCG 水平升高或相隔 3 天两次血β-hCG 下降大于 20%，异位妊娠的症状及体征存在，结合 B 超检查，应考虑存在持续性输卵管妊娠，严重的可有内出血表现。

该患者易有内出血表现，故应积极行腹腔镜探查术。

•第一次查房医嘱•

长期医嘱	临时医嘱
妇科一级护理	急查血常规
禁饮食	急查凝血功能
卧床休息	急查血型
	急查肾功能
	急查心电图
	急查尿常规
	急查肝功能
	急查血 hCG
	术前免疫系列
	配浓缩红细胞 2U
	术区备皮

主任医师

术中见腹腔内血凝块及出血约200ml，右侧输卵管壶腹部增粗约3cm×3cm大小包块，表面呈紫蓝色，有小破口活动性出血，清除局部凝血块及机化组织，见少许绒毛，局部电凝止血，输卵管局部注射甲氨蝶呤50mg，保留患侧输卵管。

【随访及预后】

术后监测血β-hCG，1周后正常。术后1周患者出院。术后1个月门诊复查，血β-hCG阴性。复查超声未见异常。

【专家评析】

持续性输卵管妊娠发生在保守性输卵管手术或治疗后，如输卵管线性切开术、部分输卵管切除术和伞部挤压术后。因滋养细胞常已深入管壁肌层，或病变范围大，在腹腔镜或腹部保守性手术时未完全取净而发生此并发症。持续性输卵管妊娠多为首次手术时仅处理输卵管最膨大部位所造成，这些部位主要含血块和妊娠产物，而真正着床部位通常在该部位的近子宫端。因此，在输卵管妊娠手术时，要注意冲洗和探查所见病变部位的近子宫端，有出血时更应仔细检查。术后监测血β-hCG水平，复查盆腔彩超，如出现但β-hCG水平升高，可考虑加用甲氨蝶呤肌内注射或静脉滴注。

（平 毅）

第六节 其他部位异位妊娠

一、子宫切除术后异位妊娠

【病史摘要】

1．入院时情况 患者女性，36岁，因“下腹隐痛1个月，加剧1天”入院。患者于4年前因胎盘早剥行剖宫产和子宫次全切除术。术后一般情况可，无月经来潮。患者近1个月出血多次下腹隐痛，未予治疗。昨日突发下腹剧烈疼痛伴有大便感，头晕，出冷汗，恶心、呕吐，遂急诊入住当地医院，考虑“阑尾炎”，给予抗生素治疗，效果差，遂于今日转入我院。

2．既往史 无高血压、糖尿病、血液病等病史。

3．月经、婚育史 14岁初潮，月经周期30天，经期为4天，无痛经，经量中。G_4P_2。

4．体格检查 T 36.6℃，P 82次/分，R 16次/分，BP 107/75mmHg。发育正常，面色苍白，神志清楚。全身皮肤黏膜无出血点，浅表淋巴结未触及肿大。双肺呼吸音清，未闻及干、湿啰音。心界不大，心率82次/分，律齐，未闻及异常心脏杂音。腹肌软，全腹有深压痛及反跳痛，以脐下较明显。叩诊无移动性浊音，肠鸣音正常。生理反射存在，病理反射未引出。

5．专科检查　外阴：发育正常；阴道：通畅；宫颈：光，稍有着色，双合诊宫颈有轻度举痛及摇摆痛；子宫残端可触及，阴道后穹窿不饱满，双侧附件区未扪及包块，有压痛。

6．辅助检查

（1）血常规：Hb 105g/L，WBC 6×10^9/L，N 57%。

（2）超声：宫体缺如，仅见残留宫颈，大小正常。右附件区见一约 4.2cm×4.3cm 大小混合性包块，回声不均，边界不光滑，左附件区未探及异常回声。

7．入院诊断　右附件区包块待查。

【第一次查房】（入院第 1 天）

住院医师

汇报病史如上。本病例特点：①患者系育龄期女性，G_4P_2。②下腹隐痛 1 个月，加剧 1 天。③妇科检查：宫颈光，稍有着色，双合诊宫颈有轻度举痛及摇摆痛。子宫残端可触及，后穹窿不饱满，双侧附件区未扪及包块，有压痛。④妇科超声：右附件区可探及一约 4.2cm×4.3cm 大小混合性包块，回声不均匀，边界不光滑。请上级医师指导下一步治疗方案。

主治医师

该患者腹痛明显，已切除子宫，当地医院考虑是炎症，予抗生素治疗 1 天，效果差，今日查体，下腹有明显压痛及反跳痛，盆腔右侧似可触及鸡蛋大小包块，质囊，经阴道后穹窿穿刺，抽出不凝血 5ml，考虑右侧附件区囊肿破裂，建议急诊行剖腹探查术。

主任医师

同意主治医师的处理。目前该患者有囊肿破裂体征，应予行剖腹探查术。

•第一次查房医嘱•

长期医嘱	临时医嘱
妇科一级护理	急查血常规
禁饮食	急查凝血功能
卧床休息	急查血型
	急查肾功能
	急查心电图
	急查尿常规
	急查肝功能
	急查血 hCG
	术前免疫系列
	配浓缩红细胞 2U
	术区备皮

【第二次查房】（入院第3天）

住院医师

今日为患者术后第2天，一般情况好，今日复查血常规示：Hb 97g/L，WBC 9.4×10^9/L，N 62%。血β-hCG浓度37mU/ml。

主任医师

患者入院当天考虑为盆腔包块破裂行剖腹探查术，术中清除腹腔积血和血块100ml，见子宫残端右侧之外有一处5cm×4cm×4cm大小包块，呈紫蓝色，质软，其上可见一0.5cm×0.8cm破口。该侧卵巢尚正常。左侧卵巢正常，左侧输卵管与子宫残端左侧粘连。从右侧包块的破口向下纵行切开包块，取出囊内物，可见胎囊及绒毛组织，考虑为异位妊娠。将切除物送病检。遂将包块切除，盆壁腹膜连续缝合。术后予复查血β-hCG，今日回报为37mU/ml。子宫切除术后异位妊娠较为罕见，其常导致误诊，主要是因为患者曾行子宫切除术，而使医师在鉴别诊断时排除妊娠的可能性。

【随访及预后】

术后病检回报为血块组织中查见胎盘绒毛，另见部分输卵管组织。患者于术后第4天出院，出院时一般情况好。术后1个月门诊复查，血β-hCG浓度0.7mU/ml。

【专家评析】

子宫切除术后妊娠罕见，可发生在下述情况：①部分子宫切除术后；②子宫次全切除除术后；③子宫全切术后；④受孕恰好在子宫全切术前。术后如宫颈残端或阴道残端包裹的腹膜有空隙，精子可穿透，可巧合形成异位妊娠，受精卵可在输卵管内、阔韧带、膀胱阴道间隙或腹腔生长。高度可疑患者有子宫切除术后异位妊娠者，可行腹腔镜探查术，术中根据异位妊娠部位行镜下治疗或必要时开腹施术。

二、剖宫产后子宫瘢痕处妊娠

【病史摘要】

1. 入院时情况　患者女性，41岁，因“停经52天，检查发现剖宫产瘢痕处妊娠1天”入院。患者于4年前因胎儿臀位行剖宫产分娩1次。LMP：2012年10月8日。停经后无明显早孕反应，今日超声提示剖宫产瘢痕处妊娠可疑，遂收住入院。

2. 既往史　无高血压、糖尿病、血液病等病史。

3. 月经、婚育史　患者平素月经规律，14岁初潮，月经周期30天，经期为4天，无痛经，经量中。G_4P_2。

4. 体格检查　T 36.1℃，P 79次/分，R 18次/分，BP 107/75mmHg。发育正常，神志清楚。全身皮肤黏膜无出血点，浅表淋巴结未触及肿大。双肺呼吸音清，未闻及干、湿啰音。心界不大，心率79次/分，律齐，未闻及异常心脏杂音。腹肌软，全腹无压痛及反跳痛。叩诊无移动性浊音，肠鸣音正常。生理反射存在，病理反射未引出。

5. 专科检查　外阴：发育正常；阴道：通畅；宫颈：光，稍有着色，双合诊宫颈无举痛及摇摆痛；子宫大小约 6cm×5cm，质软，无压痛及反跳痛；双侧附件区未扪及包块，无压痛。

6. 辅助检查

（1）实验室检查：血β-hCG 浓度＞10 000mU/ml。

（2）超声：宫颈内口上方，前壁瘢痕处低回声，大小约 2.1cm×2.3cm，其内血流信号较丰富。

7. 入院诊断　剖宫产后子宫瘢痕处妊娠。

【第一次查房】（入院第 1 天）

住院医师

汇报病史如上。本病例特点：①患者为育龄期女性，G_4P_2；②停经 52 天，检查发现剖宫产瘢痕处妊娠 1 天；③妇科检查：子宫大小约 6cm×5cm，质软，无压痛及反跳痛；④妇科超声宫颈内口上方，前壁瘢痕处低回声，大小约 2.1cm×2.3cm，其内血流信号较丰富。请上级医师指导下一步治疗方案。

主治医师

该患者有剖宫产史、停经史，血β-hCG 浓度＞10 000mU/ml，超声提示子宫前壁瘢痕处可见低回声区，其内血流信号丰富。根据患者症状、体征、辅助检查，初步诊断为瘢痕处妊娠。现无子宫破裂征象，应立即做好术前准备，配血，开放液路，急诊行子宫动脉栓塞术，术后择期行刮宫术。

主任医师

同意主治医师的诊断及处理。瘢痕妊娠的诊断标准为超声见宫腔、宫颈管内无妊娠组织，妊娠囊或混合性包块位于瘢痕处子宫峡部前壁，在子宫与膀胱之间缺少正常的子宫肌层组织，妊娠囊与膀胱壁之间的子宫肌层非常薄。其血β-hCG 浓度与正常妊娠没有差别，与孕周相符。对于瘢痕妊娠的治疗方法，主要有局部及全身用药、手术治疗及子宫动脉栓塞术等。药物治疗首选甲氨蝶呤，无论全身还是局部或者二者联合，均能有效抑制妊娠的发展，成功保留子宫，但单纯药物治疗β-hCG 下降缓慢、妊娠物包块吸收缓慢。局部用药特点是可以迅速阻断妊娠的发展。

子宫动脉栓塞术是近年来发展起来的一种新的治疗方法，也是目前在紧急大出血情况下迅速有效的止血方法之一，且可以保留生育功能。在无条件进行子宫动脉栓塞术的情况下，经腹子宫切开妊娠物取出术、瘢痕修补术及子宫切除术则不失为紧急处理的有效方法。

在子宫动脉栓塞术后，是否行刮宫术，应依据子宫前壁瘢痕水平肌层的完整性等具体情况而定，如果妊娠物与膀胱之间的子宫肌层已经很薄，甚至已达到膀胱-子宫之间的空间或已凸向膀胱，刮宫则为绝对禁忌。若可行刮宫术则应在超声指导下或腹腔镜监视下由资深的医师实施手术。

•第一次查房医嘱•

长期医嘱	临时医嘱
妇科一级护理	急查血常规
禁饮食	急查凝血功能
卧床休息	急查血型
	急查肾功能
	急查心电图
	急查尿常规
	急查肝功能
	急查血 hCG
	术前免疫系列
	配浓缩红细胞 2U
	术区备皮

【第二次查房】（入院第 3 天）

住院医师

入院第 1 天行子宫动脉栓塞术，今日为术后第 2 天。患者一般情况好，今日复查血β-hCG 浓度 5714mU/ml。

主任医师

患者一般情况可，今日复查超声，妊囊处瘢痕肌层厚度为 0.7cm，于今日拟行超声监视下清宫术。术中顺利，可见完整绒毛组织。术后超声提示宫腔内未见残留。

【随访及预后】

术后病检回报为可见绒毛，符合宫内妊娠。患者清宫术后 4 天复查超声未见异常，复查血β-hCG 浓度 107mU/ml。于术后第 4 天出院，出院时一般情况好。术后 1 个月于门诊复查，血β-hCG 水平阴性，超声未见明显异常。

【专家评析】

剖宫产子宫瘢痕妊娠（caesarean scar pregnancy，CSP）是指受精卵、滋养叶细胞种植于剖宫产后子宫瘢痕处，是一种少见而危险的异位妊娠，国内外均见有个案报道。发生率达到 1/2216～1/1800，占所有异位妊娠的 6.1%，已超过宫颈妊娠的发生率（1/18 000）。剖宫产子宫瘢痕妊娠不同于宫颈妊娠及其他异位妊娠。近年来，随着剖宫产率增加及对该病诊断水平的提高，剖宫产子宫瘢痕妊娠发生率明显上升。研究认为，子宫瘢痕处肌层缺陷和血管增生可能是形成此症的病理学基础。一般认为胎盘种植深浅取决于绒毛组织的侵蚀力与蜕膜组织反应间的平衡，当蜕膜本身发育缺陷或蜕膜层损伤时，绒毛就会显著侵入子宫肌层。由于剖宫产损伤子宫内膜，引起子宫内膜间质蜕膜缺乏或有缺陷，受精卵在此着床后常发生底蜕膜缺损，滋养细胞可直接侵入子宫肌层，并不断生长，绒毛与子宫肌层粘连、植入甚至穿透子宫壁。其发生的危险因素包括：①多次剖宫产，如2次以上剖宫产史者。多次剖宫产术后子宫瘢痕增大、纤维化、局部血管形成差，愈合不良，与该处异位妊娠的发生有关。②缝合技术：子宫下段剖宫产时缝合技术的不同与子宫瘢痕妊娠有关，切口单层无反转连续缝合，容易引起切口愈合不良，易发生该处妊娠；而切口双层缝合，多数切口愈合良好，可使该处妊娠的概率减少。

1．诊断要点

（1）有剖宫产史，发病时间与剖宫产术后的年限无关。

（2）主要症状包括无痛性阴道出血、药物流产时不见绒毛排出，人工流产或刮宫时有大量出血，或腹腔内出血，甚至休克。

（3）妇科检查子宫颈形态及长度正常，子宫峡部膨大。

（4）超声检查剖宫产瘢痕处明显膨大，可见孕囊或混合性团块附于该处，孕囊与膀胱间的子宫肌层菲薄，局部血流丰富，而宫腔上1/2空虚，形成葫芦状子宫。

超声诊断标准：①无宫腔妊娠证据；②无宫颈管妊娠证据；③妊娠囊生长在子宫下段前壁；④妊娠囊与膀胱间的子宫肌层有缺陷；⑤彩色多普勒示病变处血流信号丰富，一般呈低速低阻型血流频谱。

（5）其他辅助检查　①血β-hCG浓度对诊断该病有帮助，宫内妊娠时48小时β-hCG滴度上升超过60，剖宫产子宫瘢痕妊娠时由于瘢痕局部血供较差，其48小时的血β-hCG滴度上升低于50，有助于该病的早期诊断。②盆腔MRI具有无损伤性、多平面成像、组织分辨率高及对血流特别敏感的特点，常能清晰显示妊娠囊着床于子宫前壁，其外无完整子宫肌层或子宫内膜覆盖。可用于阴道超声检查失败者。③内镜：宫腔镜检查能清楚发现部分子宫下段的妊娠组织，在该病的诊断与治疗中起一定作用。膀胱镜检查可用来除外有无膀胱的穿透性损伤。

2．治疗原则　一经确诊应立即终止妊娠。目的：杀死胚胎，排除妊娠囊，保留生育功能和止血。手术治疗以清除病灶、控制出血为原则。本病目前尚无统一治疗方案。

（1）早期妊娠者若要求保留子宫，可先考虑以药物治疗，如甲氨蝶呤全身治疗、局部注射或二者联合；米非司酮50mg，每12小时1次，共3次，然后25mg，每12小时1次或每天1次，连用7天。

（2）B超监护下刮宫：待胚胎死亡、血β-hCG浓度下降至正常或接近正常，超声图像显示局部无血流后可考虑进行。药物或子宫动脉栓塞后是否刮宫，根据子宫前壁瘢痕水平、肌层的完整性等具体情况决定。妊娠物与膀胱之间的子宫肌层非常薄，甚至已达到膀胱与子宫之间的空间或凸向膀胱时禁止刮宫。

（3）子宫动脉栓塞术：有学者认为是目前首选治疗剖宫产子宫瘢痕妊娠行之有效的方法，在栓塞后1周内刮宫，此时侧支循环尚未使其血供恢复，术中出血会明显减少，可避免切除子宫，并保留生育功能。

（4）手术治疗是最终的治疗方法。①局部病灶切除加修补术 ：可经开腹、经阴道或经腔镜进行，根据患者的具体情况选择。适用于药物非手术治疗后阴道出血较多，血β-hCG浓度持续不降，或下降缓慢，下降后反弹者，以及超声提示子宫前壁峡部剖宫产切口处肿块逐渐增大，甚至有穿破浆膜层的危险时。②直视下刮宫术+子宫修补术：该方法适用于药物非手术治疗中或清宫术中阴道出血迅猛、血β-hCG浓度较高、包块内见妊娠声像、包块处子宫肌层连续中断甚至已穿破浆膜层的情况，在急诊情况下应用。总之，对剖宫产术后停经、阴道流血患者应予以充分重视，在人工终止妊娠前一定要行超声检查，明确胚胎的着床位置，一旦确诊，禁止行人工流产或药物流产，如出血过多，严重时可能需子宫切除甚至危及生命。

（平　毅）

第4章 妊娠晚期出血

第一节 胎盘早剥

一、胎盘早剥

【病史摘要】

1．*入院时情况* 患者女性，30岁，因“停经38周，下腹部持续坠胀伴阴道不规则流血1小时”入院。平素月经规律，停经40天时查尿妊免试验结果阳性，停经后无不适感，停经4月余自觉胎动活跃至今。定期行产前检查，无明显异常。孕36周时行B超检查，未提示明显异常。一天前外出散步摔倒，腹部着地，无重体力活动史及性生活史，1小时前出现持续下腹坠胀并伴阴道不规则流血，量多于月经量，休息后无好转而来我院。

2．*既往史* 否认高血压、糖尿病史，无手术、外伤史，无输血史，否认肝炎、结核等传染病史。

3．*月经、婚育史* 患者平素月经规律，13岁初潮，月经周期30天，经期5～6天，无痛经。28岁结婚，夫同岁，G_2P_0。

4．*体格检查* T 36.7℃，P 100次/分，R 19次/分，BP 120/90mmHg，发育正常，营养中等，表情痛苦，神志清楚，全身皮肤黏膜未见出血点，全身浅表淋巴结无肿大。头颅、五官无畸形。颈软、气管居中，甲状腺无肿大。胸廓无畸形，双肺呼吸音清，未闻及干、湿啰音。心率100次/分，律齐，各瓣膜听诊区未闻及病理性杂音。腹肌较紧张，无压痛及反跳痛，肝脾肋下未触及。脊柱四肢无畸形，双下肢水肿（±），生理反射存在，病理反射未引出。

5．*产科检查* 腹围99cm，宫高39cm，轻度板状腹，宫体稍硬，有宫缩，持续不缓解，胎方位欠清，胎心率142次/分。阴道窥器检查见较多鲜红色血液自宫颈口流出，宫颈管未消失，宫口未开。阴道口未见异常分泌物。

6．*辅助检查* 血常规示WBC 4.9×10^9/L，N 0.81，L 0.16，RBC 3.58×10^{12}/L，Hb 95g/L，PLT 106×10^9/L；凝血功能示3P试验阴性，凝血酶原时间11.8秒。尿

常规、生化肝功能、肾功能无异常；B 超检查示胎头双顶径 9.3cm，胎心率 134 次/分，羊水中可见浮动的细小光点和光块，胎盘位于宫体前壁，左下方与宫壁间可见 4.5cm×1.7cm 的不规则液性暗区。胎心监护示胎心基线 110～120 次/分，20 分钟出现一次中度至重度变异减速。

7. 入院诊断　①G_2P_0，宫内妊娠 38 周，待产；②胎盘早剥；③胎儿窘迫；④失血性贫血（轻度）。

【第一次查房】（入院后 30 分钟）

住院医师

汇报病史如上。本病例特点：①育龄期女性，停经 38 周；②孕期检查未提示明显异常，一天前散步摔倒，腹部有外伤史，1 小时前出现下腹部持续坠胀伴阴道不规则流血，量多于月经量；③体格检查特点：下腹部轻度压痛，宫体稍硬，持续不缓解的宫缩现象，阴道检查见较多鲜红色子宫出血，宫口未开；④血常规示轻度贫血，血小板计数和凝血功能未见异常，肝功能未见异常；⑤盆腔 B 超：胎盘位置正常，但其左下方与宫壁间可见 4.5cm×1.7cm 的不规则液性暗区，羊水中可见浮动的细小光点和光块的血性羊水征象；⑥胎心监护：胎儿宫内窘迫。入院诊断同上所述，进一步应如何处理？是否有手术指征？请上级医师给予指导。

主治医师

本例患者为妊娠晚期孕妇，出现持续性下腹部坠胀伴阴道不规则流血表现，需考虑以下疾病。

1. 前置胎盘　通常为无痛性阴道流血，主要通过 B 超检查确定胎盘的位置，即可做出判断。该患者盆腔 B 超提示胎盘位置正常。

2. 先兆临产见红　是由于分娩发动前，宫颈内口附着的胎膜和此处的子宫壁分离，毛细血管破裂而少量出血，少于月经量，与宫颈黏液相混合而排出，常呈粉红色。该患者阴道出血量多，鲜红色，多于月经量。

3. 先兆子宫破裂　可有子宫瘢痕史，常发生于分娩过程中由于头盆不称、分娩梗阻产程延长或停滞，患者常表现宫缩强烈，下腹疼痛拒按，阴道少量流血，体格检查腹部见子宫病理性缩复环，血尿。该患者无先兆子宫破裂诱因，临床表现无血尿。

4. 胎盘早剥　根据程度不同，一般病情越重，腹痛程度、腹部压痛程度、贫血程度等均越重，Ⅱ度以上胎盘早剥患者子宫大于妊娠周数，其病因与血管病变、机械性因素、宫腔压力骤降、子宫静脉压突然升高等因素有关，B 超有助于诊断。

本病例根据症状、体征及辅助检查，胎盘早剥诊断明确。对胎盘早剥孕妇及时正确地处理对改善围生儿结局至关重要，一旦确诊，据孕妇病情轻重、胎儿宫内情况、产程进展、胎产式，决定终止妊娠的方式和时间。

主任医师

同意上述医师意见，本病例诊断明确，胎盘早剥一旦确诊即应立即终止妊娠，终止妊娠的方式应根据病情、胎儿情况、宫颈条件确定，如产妇一般情况良好，以显性出血为主，宫口已扩张，估计短时间可迅速经阴道分娩，可选择经阴道分娩，并应立即人工破膜，腹带加压包裹腹部，可静脉滴注缩宫素，密切监测血压、脉搏、宫高、胎心、缩短第二产程、产后立即给予宫缩剂，按摩子宫，密切观察产后子宫收缩情况及出血量，有无凝血块。

若为重型胎盘早剥或胎儿窘迫，估计短时间内不可能经阴道结束分娩或产程中病情发展，应及时行剖宫产终止妊娠，同时积极补充血容量、纠正休克，应尽早输注新鲜血。子宫胎盘卒中产后出血者，应用大量缩宫剂、热盐水纱垫湿热敷，按摩子宫，经上述处理仍出血不止者，可结扎子宫动脉上行支或双侧髂内动脉前干，仍无效者考虑子宫切除。

本患者经阴道检查见较多鲜红色血液流出，宫口未开，宫颈管未消失，估计短时间内难以经阴道分娩，且出现胎儿宫内窘迫征象，应立即行剖宫产术终止妊娠。术前做好各项准备，包括凝血功能，备新鲜血等，开放静脉，做好预防产时及产后出血准备。

•第一次查房医嘱•

长期医嘱	临时医嘱
产科护理常规	血常规
一级护理	尿常规
禁饮食	凝血功能
左侧卧位	血型鉴定
注意宫缩及宫底上升情况	血生化全项
自数胎动 1小时 tid	纤维蛋白原
听胎心 tid	心电图
低流量吸氧 30分钟 tid	产科B超
测血压、脉搏 q2h	持续胎心监护
0.9%氯化钠注射液 100ml+头孢西丁 2.0g ivgtt bid	头孢西丁皮试
	林格液 1 000ml ivgtt st
	5%葡萄糖注射液 500ml+维生素C 2.0g ivgtt st
	定于即刻在腰麻下行子宫下段剖宫产术
	通知手术室
	术区备皮
	留置尿管
	配备浓缩红细胞 4U

【随访及预后】

入院后2小时在硬膜外阻滞麻醉下急诊行子宫下段剖宫产术，采用子宫下段横切口，娩出一足月活男婴，外观无畸形，Apgar 评分，1分钟评 8 分，2 分钟评 10 分，体重 3100g，胎盘胎膜娩出完整，检查胎盘母体剥离面见血凝块及压迹 5cm×

2cm。术中出血 400ml，产后宫缩尚好，给予米索前列醇及缩宫素促宫缩治疗，阴道流血不多，产后恢复好，术后第 6 天腹部切口拆线，伤口甲级愈合，出院。

术后诊断：①G_2P_0，宫内妊娠 38 周，分娩；②胎盘早剥，轻型；③胎儿窘迫；④失血性贫血（轻度）。

【专家评析】

1. *疾病特征与经验教训*　胎盘早剥指妊娠 20 周或分娩期，正常位置的胎盘于胎儿娩出前，全部或部分从子宫壁剥离。胎盘早剥是妊娠晚期的严重并发症，起病急，进展快，处理不及时可危及母婴生命。国内报道其发生率为 0.51%～2.33%，围生儿死亡率 20%～35%，国外报道发生率约 1%，围生儿死亡率约 15%。但临床上部分胎盘早剥症状不典型，临床经验不足时易发生误诊，造成不良妊娠结局。本病例发病于妊娠 38 周，出现下腹部持续坠胀伴阴道不规则流血 1 小时，并有腹部外伤史，B 超显示胎盘左下方与宫壁间可见 4.5cm×1.7cm 的不规则液性暗区，羊水中可见浮动的细小光点和光块的血性羊水征象，诊断为胎盘早剥，诊断明确、及时，并急诊行剖宫产术终止妊娠，母婴预后良好。

2. *诊疗技术与新进展*　胎盘早剥通常可根据临床表现做出诊断，其常见的典型临床症状是伴有疼痛的阴道流血，但早剥的症状和体征有很大差异。部分病例无以上典型表现，仅表现为胎动减少或胎死宫内，发现时已发展到重度胎盘早剥。阴道流血量通常不能反映胎盘早剥的程度、真正失血量和凝血障碍情况，可借助超声检查进一步确诊，早期确诊和及时救治能避免对母婴的不良影响。

B 超尽管能协助诊断，但不能过分依赖 B 超，有些轻型的胎盘早剥和后壁位置的胎盘，可能不一定发现胎盘后血肿。应结合临床及时做出诊断处理。早期诊断胎盘早剥关系母婴预后，对疑似胎盘早剥者应予以重视：①胎盘早剥的初期症状：不规则腹痛，持续性剧痛、妊娠中晚期的腹泻、肛门坠胀感。②胎心音异常：初期胎心音变化不大，随着胎盘剥离面积的增加，胎心音呈周期性的心率减慢。③注意分析有无发病诱因存在：如胎膜早破、妊娠高血压疾病、外伤等，尤其是多因素存在时。④出现血性羊水时，胎盘早剥的可能性不能排除。⑤B 超检查：可出现胎盘增厚，呈团状稍强或等回声区，彩超未见其内有血流回声，即使未见胎盘后暗区声像图，结合临床有腹痛、腹肌紧张，也可做出胎盘早剥的诊断。

胎盘早剥使得胎盘局部的组织因子进入血液循环，诱发强烈的凝血系统的反应，造成局部乃至全身的弥散性血管内凝血（DIC），继发性的致命性出血，导致全身重要脏器的缺血和功能衰竭。

胎盘早剥大多需迅速终止妊娠，治疗方案取决于母体和胎儿的情况，术前应评估凝血系统的功能。若确诊为重型胎盘早剥，必须立即行剖宫产术终止妊娠。早期诊断可减少子宫卒中的发生。若已出现子宫卒中，术中可用热盐水纱布附着子宫按摩并使用缩宫素直到宫壁颜色转红，出血不多时可保留子宫。轻型胎盘早剥，若已出现胎儿宫内窘迫，也应行剖宫分娩。死胎、轻型胎盘早剥、出血不多、凝血功能正常可在严密监测下行阴道试产。

二、胎盘早剥致子宫卒中并死胎

【病史摘要】

1. 入院时情况　患者女性，34 岁，因“停经 35 周，发现血压升高 10 天，腰腹痛 12 小时，阴道出血 5 小时”入院。LMP：2009 年 5 月 22 日，预产期（EDC）：2010 年 2 月 29 日，核对预产期准确。停经 40 天测尿 hCG（+），同时出现早孕反应。停经 4 月余自觉胎动，妊娠早期及妊娠中期顺利，未定期行产前检查。患者于 2010 年 1 月 15 日行产前检查时发现血压升高达 150/100mmHg，化验尿蛋白(+)，无头痛头晕、视物模糊及上腹部不适等，建议住院治疗，患者及家属拒绝住院，也未采用任何药物控制血压。1 月 25 日凌晨 1 时突感腰腹部胀痛，伴肛门坠胀。早晨 8 时许出现阴道出血，稍多于平素月经量，色暗红，并自觉胎动消失，遂于 2010 年 1 月 25 日 12: 50 急诊入我院。

2. 既往史　无高血压病、糖尿病等病史，否认肝炎、结核等传染病史，无输血史，无手术、外伤史。

3. 月经、婚育史　患者平素月经规律，14 岁初潮，月经周期 30 天，经期 4～5 天，无痛经。32 岁结婚，夫同岁，G_3P_1, 人工流产 2 次。

4. 体格检查　T 36.6℃，P 74 次/分，R 20 次/分，BP 170/110mmHg，发育正常，精神欠佳，面色略苍白，自主体位。全身皮肤黏膜无出血点。双肺呼吸音滑，未闻及干、湿啰音。心界不大，心率 74 次/分，律齐，未闻及杂音。腹部膨隆，硬如板状。肝脾肋下未及，墨菲征阴性，双侧肋脊点、肋腰点无压痛，双肾区无叩击痛，移动性浊音可疑，肠鸣音弱。双下肢无水肿。生理反射存在，病理反射未引出。

5. 产科检查　专科检查：宫高 30cm，腹围 96cm，宫体硬如板状，胎方位扪不清，未闻及胎心音，宫缩持续无间歇。

6. 辅助检查

（1）实验室检查：血液分析示 WBC 18.2 $\times 10^9$/L，NEUT 90.3，Hb 88g/L，PLT 70$\times 10^9$/L；尿液分析示 GLU（±），尿蛋白（++）；心肌酶谱示 LDH 543U/L，HBDH 665U/L；凝血功能、肾功能、电解质未见异常。

（2）急诊彩超：死胎，胎盘位于子宫右后壁，胎盘局限性增厚，其与子宫后壁间可及 75mm×46mm×30mm 低回声暗区（胎盘早剥所致），羊水中异常强光团（凝血块可能）。

7. 入院诊断　①G_3P_1，宫内妊娠 35 周，先兆早产；②子痫前期重度；③胎盘早剥（重型）；④死胎；⑤失血性贫血（中度）。

【第一次查房】（入院时）

住院医师

汇报病史如上。本病例特点：①育龄期女性，停经 35 周。②发现血压升高

10 天，出现腰腹部胀痛 12 小时，阴道流血 5 小时，胎动消失。③体检提示 BP 170/110mmHg，自主体位，心肺未闻及异常，腹隆起，纵椭圆形，硬如板状，全腹未及明显压痛、反跳痛。④专科检查包括子宫底高、腹围大于正常同期妊娠水平，宫体硬如板状，宫缩持续无间歇，胎方位扪不清，未闻及胎心音。⑤辅助检查：血常规示白细胞数增高，中性核左移，血小板减少。心肌酶谱示 LDH 543U/L，HBDH 665U/L。彩超提示死胎，胎盘局限性增厚，羊水中异常强光团（凝血块可能）。考虑为妊娠期急腹症，入院诊断同上所述。入院后立即快速静脉滴注硫酸镁 5g，继之给予硫酸镁 10g 静脉滴注解痉治疗，同时静脉推注地西泮 10mg 镇静、尼卡地平 40mg 口服降压，留置尿管记出入量并测尿蛋白为（++），眼科会诊查眼底基本正常，急查凝血功能及肝肾功能正常范围，配血，抗生素预防感染等治疗。下午 1:00 行肛门检查:宫口开 0.5cm，宫颈管未展平。下午 5:00 行阴道检查:宫口开 1cm，宫颈管未展平，先露头，$S^{-2.5}$。为缓解子宫张力行人工破膜，见前羊水清亮，后羊水为血性羊水。此病例如何进一步明确诊断？是否有手术指征？请上级医师给予指导。

主治医师

本例患者为妊娠晚期孕妇，出现急性腹痛及阴道出血等表现，需考虑以下疾病。

1．胎盘早剥　是指妊娠 20 周以后或分娩期正常位置的胎盘在胎儿娩出前部分或全部从子宫壁剥离，从本病例病史，体征及辅助检查可见胎盘早剥的诊断是明确的，支持胎盘早剥的诊断依据：①妊娠晚期，阴道流血，血量多于月经，同时伴有持续性腰腹痛。②宫高、腹围均大于同期妊娠水平，提示内出血。③子宫硬如板状，宫缩间歇期子宫无明显放松，这是胎盘早剥的典型体征，是由于胎盘后出血刺激子宫导致肌纤维持续收缩。④胎方位不清，胎心音消失。⑤彩超提示：死胎，胎盘局限性增厚（胎盘早剥所致），羊水中异常强光团（凝血块可能）。胎盘早剥是由于底蜕膜血管破裂出血和底蜕膜层的血肿形成，以致胎盘和宫壁之间发生分离。随着持续出血，血肿增大，胎盘剥离面也随之增大。当血液流至胎盘边缘，冲开胎膜，自胎膜与宫壁间隙流出阴道，称为显性胎盘早剥；若血液流至胎盘边缘，不能流出阴道，称为隐性胎盘早剥，此时积血随压力的增大向宫壁内浸透，可使子宫肌纤维分离、变性，严重者可使子宫浆膜面变成蓝紫色，称为子宫胎盘卒中；但若压力大，血液也可冲开胎膜流出阴道，形成混合性出血，有时出血可渗透羊膜进入羊水，形成血性羊水。该患者阴道出血稍多于月经量，与其 Hb 88g/L 不符合，即外出血与失血程度不一致，故可能是混合性出血，胎盘早剥时应注意警惕有无合并子宫胎盘卒中。死胎和胎盘早剥时，胎盘可释放凝血酶样物进入母体血液循环，导致亚急性和急性的 DIC。建议应尽快行剖宫产术终止妊娠，术后加强围术期抗生素的应用，应给予强效的广谱抗生素，以防感染的发生。

2．前置胎盘　临产后发病的前置胎盘患者，除阴道流血外，也可有疼痛而类似胎盘早期剥离；而轻型胎盘早期剥离可表现为无痛性阴道流血，尤其胎盘附着于子宫体后壁时，腹部体征常不明显，易与前置胎盘混淆。做 B 型超声检查确定胎盘所在位置，其下缘与子宫颈内口的关系，即可得出结论，与本病例不符。

3. 子宫破裂　当子宫先兆破裂或不全破裂时，孕妇烦躁不安、呼叫、诉下腹疼痛而拒按，出现胎儿窘迫征象，可有少量阴道流血，其临床表现与重型胎盘早期剥离较难鉴别。然而，子宫破裂大多发生在分娩过程中，多因梗阻性难产引起或有子宫手术史，检查可发现子宫病理缩复环、宫缩强烈。胎盘早期剥离则多见于重度妊娠期高血压疾病孕妇，检查子宫硬如板样。

主任医师

同意以上分析，依据患者病史，体征及辅助检查，目前本病诊断是明确的，①G_3P_1，宫内妊娠 35 周，先兆早产；②子痫前期重度；③胎盘早剥（重型）；④死胎；⑤失血性贫血（中度）。胎盘早剥是妊娠晚期严重并发症，通常意外起病，病情发展迅速。目前认为胎盘早剥与高血压、创伤、胎膜早破、孕妇年龄及产次（随着产次的增加，发生胎盘早剥的危险性呈几何级数增加）、吸烟、使用可卡因等因素有关。该患者发现血压升高 10 天，入院后尿常规提示尿蛋白（++），PLT 70×10^9/L，LDH 543U/L，HBDH 665U/L。子痫前期重度诊断成立，可能是胎盘早剥的诱因。重型胎盘早剥严重危及母儿生命，一旦确诊，必须立即终止妊娠。对于出血量不断增加，宫内压不断升高，并且导致凝血功能发生障碍，又无条件快速经阴道分娩者，无论胎儿存活与否均应即刻行剖宫产术。本例患者彩超、人工破膜、产后检查胎盘均提示为重型胎盘早剥，虽然凝血功能正常，出血量不多，但已经出现持续性宫缩。产科检查：宫口仅开 1cm，不能在短时间内经阴道分娩，故选择剖宫产术。关于患者是否合并有子宫胎盘卒中的考虑是正确的，因为急诊彩超提示胎盘与子宫后壁间可及 75mm×46mm×30mm 低回声暗区。暗区面积不小，血红蛋白为 88g/L，阴道流血量与贫血程度不一致肯定存在内失血，这些因素结合起来提示发生子宫胎盘卒中的可能性。术中若遇子宫胎盘卒中应做如下处理：①应用大量子宫收缩药物，促进子宫收缩；②按摩子宫，促进子宫收缩；③热生理盐水热敷子宫，观察子宫局部血循环恢复情况，若子宫局部血液循环尚好，收缩好，应尽量保留子宫。

•第一次查房医嘱•

长期医嘱	临时医嘱
产科一级护理	血常规
暂禁饮食	凝血功能
左侧卧位	血型
注意腹痛情况	血生化全项
低流量吸氧 30 分钟　tid	尿常规
持续心电监护	C 反应蛋白

续表

长期医嘱	临时医嘱
记录 24 小时出入量	DIC 系列
下病重通知	心电图
留置尿管	腹部 B 超
尼卡地平　40mg　bid　po	产科 B 超
地西泮　5mg　qn　po	请眼科急会诊查眼底
0.9%氯化钠注射液　100ml+头孢西丁 2.0g　ivgtt　bid	浓缩红细胞　400ml　ivgtt　st
	低分子右旋糖酐注射液　500ml　ivgtt
地塞米松　6mg　im　bid	头孢西丁皮试
	林格液　1000ml　ivgtt
	5%葡萄糖注射液　250ml+25%硫酸镁注射液 20ml　ivgtt（1～2 小时滴注完毕）
	5%葡萄糖注射液　500ml+25%硫酸镁注射液 40ml　ivgtt（6～8 小时滴注完毕）
	定于即刻在腰麻下行子宫下段剖宫产术
	通知手术室
	术区备皮
	留置尿管
	配备浓缩红细胞 6U
	新鲜血浆 800ml

【第二次查房】（术后 3 小时）

住院医师

今日在补液、抗休克、抗感染治疗的同时，在硬膜外阻滞麻醉下行子宫下段剖宫产术，术中取下腹部正中纵行切口（以便根据术中情况需要延长切口）。术中见血性腹水约 300ml，子宫前壁呈紫蓝色改变，子宫体软，双侧子宫角部、两侧圆韧带及输卵管近子宫角部呈暗红色改变，考虑子宫胎盘卒中。子宫下段形成，剪开反折腹膜，下推膀胱，选择下段横切口切开子宫，羊水为淡血性，以右枕前位娩出一女性死胎，胎盘剥离时有血液及凝血块，从子宫切口似喷泉涌出，溅入手术者颜面部，量约 1100ml，胎盘大小约 18cm×16cm×2cm，检查胎盘母体面有 3/5 面积暗红色压迹伴凝血块附着。立即静脉注射缩宫素 20U 及子宫下段肌层注射卡前列素氨丁三醇 250μg，静脉滴注卡贝缩宫素 100μg，按摩并热敷子宫前后约 30 分钟，子宫收缩不满意，子宫出血不止，并见膀胱子宫间形成薄片状血肿并渗血不止。再次给予静脉和子宫肌层注射缩宫素各 20U，行低位双侧子宫动脉上行支结扎术，术后继续热敷并按摩子宫约 10 分钟，子宫收缩渐良好、宫腔出血明显减少，膀胱子宫间组织渗血停止，常规缝合子宫切口并关腹。术中失血及宫腔积血共约 1900ml，输浓缩红细胞悬液 800ml，输各种血浆 1200ml。术后血压 120/86mmHg。术后 3 小时查房患者一般情况良好，阴道少许出血，休格检查：T

36.8℃，P 85 次/分，R 20 次/分，BP 165/100mmHg，神志清楚，面容略苍白，轻度贫血貌，全身皮肤黏膜未见出血点。心肺未见明显异常。腹平软，子宫收缩好。辅助检查：血常规示 RBC 2.88×10^{12}/L，WBC 7.9×10^9/L，Hb 84g/L，PLT 90×10^9/L。凝血功能检查：3P 试验阴性，凝血酶原时间 11.8 秒。B 超：宫腔内未见强回声光团。

主治医师

本患者术中所见证实术前的分析：重型胎盘早剥合并子宫胎盘卒中，产后出血。实验室检查提示有轻度贫血，血小板计数略降低，凝血功能未见常，盆腔 B 超示宫腔内未见明显残留，可排除凝血功能障碍及胎盘因素所引起的产后出血，本病例考虑为子宫收缩乏力所致产后出血，治疗原则仍以抗感染、缩宫、止血、补血治疗为主。

主任医师

重型胎盘早剥，无论胎儿存活与否，一旦诊断成立，即应立即开腹手术，取出胎儿以挽救患者生命，同时最大限度地争取保留子宫。阴道分娩仅在经产妇，并已进入产程，短时间内能够分娩者。若延误终止妊娠，通常合并 DIC 和胎盘子宫卒中，甚至威胁孕妇生命，若并发 DIC，是否需要肝素抗凝治疗，存在争议。不主张使用肝素抗凝者，其理由是 DIC 的治疗主要是尽快去除病因，一旦终止妊娠，取出胎盘，DIC 可不治而愈；况且使用肝素，可能导致术中出血。主张使用肝素抗凝者是基于 DIC 的病理生理改变，并且小剂量使用肝素，并不增加术中出血量，且能为输注血制品创造条件。术中发现子宫胎盘卒中并致宫缩乏力性出血，除常规热敷并按摩子宫，静脉和宫壁反复多次使用缩宫素刺激子宫收缩止血外，若失败还可采用五步盆腔血管结扎止血法，逐步使用，直至子宫出血停止，效果良好。

具体术式：①单侧子宫动脉上行支结扎法；②双侧子宫动脉上行支结扎法；③子宫动脉下行支结扎法；④单侧卵巢动脉结扎法；⑤双侧卵巢动脉结扎法。通常前两步止血成功率达 85%，完成五步者止血成功率几乎达 100%。髂内动脉结扎术常用于难以控制的子宫出血合并阔韧带血肿者，而子宫切除术通常是最后的选择。一旦重型胎盘早剥诊断成立，应迅速终止妊娠。本例胎儿娩出后，通过脐带轻拽胎盘，胎盘后血肿压力相当大，其鲜血及陈旧性血块喷射而出，不难想象再推迟终止妊娠的后果了。

•第二次查房医嘱•

长期医嘱	临时医嘱
产科产后护理常规	10%葡萄糖注射液 500ml+维生素 C 3.0g+
一级护理	酚磺乙胺 3.0g ivgtt
禁饮食 6 小时后改免奶糖全流食	氨甲苯酸 0.3g
平卧位	5%葡萄糖注射液 250ml+25%硫酸镁 20ml
持续心电监护	ivgtt （1～2 小时滴注完毕）

续表

长期医嘱	临时医嘱
监测血压、脉搏、血氧饱和度　q15min	5%葡萄糖注射液　500ml+25%硫酸镁注射液 40ml　ivgtt（6～8 小时滴注完毕 ）
留置尿管开放通畅	10%葡萄糖注射液注射液　500ml+缩宫素注射液　10U　ivgtt
会阴护理	10%葡萄糖注射液注射液　500ml+10%氯化钾注射液　10ml　ivgtt
记录出入量	复方氯化钠注射液　500ml+10%氯化钾注射液　8ml　ivgtt
注意子宫收缩和阴道出血情况	
留置尿管	
尼卡地平　40mg　bid　po	
地西泮　5mg　qn　po	
复方肱肝铁氨片　2 片　tid　po	
0.9%氯化钠注射液　100ml+头孢西丁 2.0g　ivgtt　bid	
奥硝唑　100ml　ivgtt　qd	

【随访及预后】

患者于术后第 1 天病情渐稳定，血压控制平稳，生命体征平稳，术后第 7 天腹部伤口拆线，Ⅱ级愈合，血压 140/85mmHg，术后第 7 天复查尿常规未见异常，血常规示 Hb 93g/L，RBC 3.1×10^{12}/L，其余未见异常，心肌酶谱提示乳酸脱氢酶及羟丁酸脱氢酶在正常范围。嘱其院外继续控制血压，不适随诊，产后 42 天复查。

术后诊断：①G_3P_2，宫内妊娠 35 周，分娩；②子痫前期重度；③重型胎盘早剥合并子宫胎盘卒中；④产后出血；⑤死胎；⑥失血性贫血（中度）。

【专家评析】

1. *疾病特征与经验教训*　胎盘早剥的临床表现主要为突然发生的持续性腹痛、腰酸，严重时可出现恶心，面色苍白，甚至血压下降等休克症状。腹部检查：子宫硬如板状，有压痛，若胎盘附着于后壁，压痛可能不明显。若胎盘剥离面积已超过 1/2，胎心多已消失。B 超检查可显示胎盘与子宫壁间有液性暗区或不同程度的回声反射，但 B 超检查阴性者，不能排除胎盘早剥。实验室检查则主要了解贫血程度及凝血功能。重型患者应做 DIC 筛选试验。对于胎盘早剥患者，应尽快终止妊娠，终止妊娠的方式应根据患者的具体情况，可以先人工破膜，使羊水流出，促进子宫收缩，减少组织凝血活酶再进入母体血液循环，以利于控制 DIC 的发生。并使子宫壁尽量紧贴胎儿，以压迫胎盘，减少胎盘后的出血，在临床上一旦诊断胎盘早剥，在处理上应该果断迅速，因为胎儿死亡，胎盘剥离面积大，容易发生 DIC 及大面积的子宫卒中，影响子宫收缩，本病例经三级医师会诊讨论，诊断明确，急诊行剖宫产术，患者预后良好。因此，在这种时候，处理时间上应是争分夺秒的。子宫卒中并非子宫切除的绝对指征，可先通过按摩子宫、热敷、应用缩宫药、结扎子宫动脉上行支、缝扎卒中区域浆肌层、子宫动脉栓塞等改善宫缩，若不奏效，则应果断切除子宫。

2. 诊疗技术与新进展　目前认为，双侧子宫动脉上行支结扎法对子宫胎盘卒中出血的治疗效果，等同于子宫切除。手术时机最好在子宫下段横切口两端缝合后，留中段切口便于观察结扎后宫腔止血情况，均应在膀胱子宫反折腹膜缝合前完成。子宫动脉上行支结扎止血的效果有赖于对该方法的熟练掌握，正确掌握该方法需注意结扎时的部位、深度、宽度、双侧等。我们的经验是，若切口一侧延伸延长，出血来自子宫动脉主要分支时，需结扎一侧子宫动脉分支。而其他原因如子宫收缩乏力性出血，胎盘因素引起的出血常需要双侧结扎。当出血来自子宫下段手术切口以上宫腔出血时，可在手术切口平面稍上部位结扎；若同时有子宫切口出血、子宫下段出血或形成膀胱子宫间血肿时，结扎部位宜低于手术切口以下 1～3cm，但一定应在下推的反折腹膜最低点以上结扎，并上拉子宫，使缝扎的血管平面高于输尿管进入膀胱的部位。因妊娠晚期输尿管随子宫右旋及子宫下段的伸展而升高、并向前转位，膀胱底的位置也较正常位置升高，以免损伤膀胱和输尿管。当在子宫下段手术切口平面稍上结扎时因上行支及其分支主要位于子宫侧壁及肌层外中 1/3 处，该处肌层尚厚，不必穿透蜕膜层；相反若在切口平面以下 1～3cm 结扎时，因肌层渐薄，为确保止血，宜穿透蜕膜全层结扎。由于子宫动脉上行支伴随静脉孕期增生肥大，官腔扩大较动脉更为突出，周围形成静脉丛似静脉怒张，管壁甚薄，易损伤破裂而出血，因而结扎时宜在子宫下段侧缘最凸处旁开 2～3cm 处进出针。结扎宜选准部位和深度，一次成功，反复多次缝扎有可能刺破血管，反而引起阔韧带血肿。因此，为安全起见，每一例施行该术的产妇，在关腹前均应再次检查缝扎部位，以了解是否有阔韧带血肿形成，便于及时处理。

（郝　敏　侯勇丽）

第二节　前置胎盘

一、完全性前置胎盘

【病史摘要】

1. 入院时情况　患者女性，30 岁。因“妊娠 33 周，无痛性阴道流血 3 小时”急诊入院。LMP：2009 年 2 月 3 日，EDC：2009 年 11 月 10 日。患者于妊娠 21 周时开始出现阴道少量流血，B 超显示“低置胎盘”，经止血治疗 2 天后流血停止。妊娠 23 周时再次出现阴道少量出血收入院，予保胎、止血等治疗后 1 周阴道出血停止出院。妊娠 33 周时复查 B 超显示:完全性前置胎盘。无腹痛，无阴道流液及出血，遂收入院。

2. 既往史　患者曾于 2008 年 3 月因胎儿脐带绕颈、宫内窘迫行剖宫产术，产一女婴，新生儿窒息经抢救无效于产后 1 天死亡。患者系瘢痕子宫。

3．月经、婚育史 患者平素月经规律，月经周期 27～29 天，月经期 5～7 天，量中等，无痛经，25 岁结婚，夫长 1 岁，G_2P_1。

4．体格检查 T 36.7℃，P 70 次/分，R 20 次/分，BP 105/75mmHg，发育正常，营养中等，神志清楚，全身皮肤黏膜未见出血点，全身浅表淋巴结无肿大。头颅、五官无畸形。颈软、气管居中，甲状腺无肿大。胸廓无畸形，双肺呼吸音清，未闻及干、湿啰音。心率 70 次/分，律齐，各瓣膜听诊区未闻及病理性杂音。腹软，无压痛及反跳痛，肝脾肋下未触及。脊柱四肢无畸形，双下肢水肿（±），生理反射存在，病理反射未引出。

5．产科检查 腹围 94cm，宫高 30cm，胎位横位，胎心率 142 次/分，无宫缩，未破膜，胎位 LSA，先露高浮，耻骨联合上隐约闻及胎盘杂音。

6．辅助检查

（1）实验室检查：血常规：WBC 12.9×10^9/L，N 0.81，L 0.16，RBC 3.08×10^{12}/L，Hb 91g/L，PLT 156×10^9/L；凝血功能检查：3P 试验阴性，凝血酶原时间（PT）11.8 秒，凝血活酶时间（APTT）39.5 秒，凝血酶时间（TT）21 秒。尿常规、生化肝功能、肾功能无异常。

（2）产科 B 超：胎儿双顶径（BPD）8.9cm，股骨长度（FL）8.0cm，羊水指数 11cm，胎盘位于子宫下段前壁，厚 3.4cm，胎盘下缘遮盖宫颈内口。无应激试验（NST）有反应。

7．入院诊断 ①G_2P_1，宫内妊娠 33 周，LSA；②完全性前置胎盘；③失血性贫血，轻度；④前次剖宫产。

【第一次查房】

住院医师

汇报病史如上。本病例特点：①育龄期女性，停经 33 周。②B 超显示“中央性前置胎盘”1 天入院。妊娠 21 周时及妊娠 23 周时反复无痛性阴道少量流血 2 次，1 年前行剖宫产术 1 次，患者系瘢痕子宫。③体格检查未见明显异常。④产科检查耻骨联合上隐约闻及胎盘杂音。⑤血常规示轻度贫血，血小板计数和凝血功能正常，肝功能正常。⑥B 超示胎盘下缘覆盖宫颈内口。入院诊断同上所述，进一步应如何处理？请上级医师给予指导。

主治医师

该患者有 1 次剖宫产史、妊娠期无诱因出现反复无痛性阴道流血 2 次，检查子宫大小与孕周相符，胎位清楚，胎心好，耻骨联合上隐约闻及胎盘血流杂音，且 B 超提示完全性前置胎盘，因此本病例首先应考虑诊断前置胎盘，但仍应注意与以下疾病相鉴别，如先兆早产、胎盘早剥、脐带帆状附着、妊娠合并宫颈病变等。

先兆早产：有不规则宫缩，阴道出血仅为少量阴道血性分泌物。该患者无子宫收缩，阴道出血较多，可排除此诊断。

轻型胎盘早剥：胎盘剥离面积小，常无腹痛或腹痛轻微，贫血体征不明显，子宫软，大小与孕周相符，胎位清楚，胎心正常，多在产后检查胎盘见母体面有凝血块及压迹才可诊断，该患者尚不能完全排除轻型胎盘早剥的诊断。

脐带帆状附着：多于临产后胎膜破裂时出现阴道流血伴胎心异常或消失，该患者病史不支持。

妊娠合并宫颈、阴道病变：通常通过阴道检查可发现局部出血点，但在前置胎盘诊断未排除前阴道检查应慎重。

B 超检查可清晰显示胎盘与子宫壁、胎先露及宫颈的关系，可以协助明确诊断，胎盘早剥患者胎盘处于正常位置，部分患者可发现胎盘后血肿，现患者阴道出血不多，生命体征平稳，应绝对卧床休息，禁肛查，做好配血、备皮等术前准备，随时准备急诊手术及抢救。同时积极完善相关检查，密切监测生命体征、阴道流血及胎儿情况。治疗上主要为止血、纠正贫血和预防感染，由于出血可诱发宫缩，宫缩又加重出血，故应给予硫酸镁抑制宫缩，用硫酸镁时应注意用药速度，监测呼吸、尿量及腱反射。

主任医师

同意两位医师的意见，根据病史、体征及辅助检查，本病例目前诊断为完全性前置胎盘，现患者孕 33 周，阴道出血较少，一般情况良好，生命体征平稳，胎儿存活，可采取期待疗法，抑制宫缩的治疗常选用硫酸镁，若效果不佳，可改用沙丁胺醇、利托君。为预防感染，应给予口服广谱抗生素。期待疗法应密切监测胎儿情况，除每天计数胎动、多普勒听胎心外，可以每周行胎心监护或胎儿生物物理评分。

•第一次查房医嘱•

长期医嘱	临时医嘱
产科产前护理常规	血常规
一级护理	凝血功能
普通饮食	尿常规
左侧卧位	血型
注意阴道出血情况	血生化全项
自数胎动　1 小时　tid	心电图
听胎心　tid	产科 B 超
低流量吸氧　30 分钟　tid	胎心监护
测血压、脉搏　q6h	备皮
记录 24 小时出血量	配同型血　800ml
会阴护理　bid	头孢西丁皮试
多种维生素复合剂 1 片　po　qd	乳酸林格液　1000ml　ivgtt
多糖铁复合物　1 片　po　bid	5%葡萄糖注射液　250ml+25%硫酸镁注射液　20ml　ivgtt（1～2 小时滴注完毕）
卡巴克络（安络血）　5mg　tid　po	
0.9%氯化钠注射液　100ml+头孢西丁　2.0g　ivgtt　bid	5%葡萄糖注射液　500ml+25%硫酸镁注射液　40ml　ivgtt（6～8 小时滴注完毕）
地塞米松　6mg　im　bid×2 日	

【第二次查房】

住院医师

患者入院后，予卧床休息、间断吸氧、促胎肺成熟、口服沙丁胺醇，静脉滴注硫酸镁抑制宫缩等治疗。住院期间患者偶感下腹坠胀，阴道间断流出咖啡色或暗红色分泌物，子宫下段无压痛，胎动正常。查体：T 36.1℃，P 87 次/分，R 20 次/分，BP 118/76mmHg，心肺无异常，腹膨隆，腹软胎动时可触及弱且不规律宫缩，未破膜，膝腱反射存在，胎心率 120～150 次/分。复查血常规提示：WBC 10.9×10^{9}/L，N 0.79，RBC 3.48×10^{12}/L，Hb 93g/L，PLT 196×10^{9}/L，C 反应蛋白（CRP）8mg/L。复查产科 B 超提示：宫内孕单活胎，胎儿相当于孕 33 周大小，胎盘位于子宫左侧前壁，胎盘边缘完全覆盖宫颈内口，近宫颈内口胎盘与宫壁间可探及不规则无回声区 4cm×2cm，考虑为“胎盘血窦”。胎心监护正常，下一步应如何处理，请上级医师予以指导。

主治医师

该患者目前诊断明确，为中央性前置胎盘，目前停经 35 周，症状较前明显好转，阴道出血渐减少，但仍有微弱的宫缩，胎儿情况尚好，应在原治疗方案的基础上继续给予抑制宫缩的治疗。且随着子宫的增大，应警惕胎盘与子宫错位分离再次出血的可能，故应严密观察阴道出血情况及宫缩情况，监测血常规、CRP 等，注意是否有宫内感染的发生，并继续纠正贫血治疗。

主任医师

两位医师分析的很有道理，尤其是考虑到轻微宫缩及子宫的逐渐增大可增加前置胎盘与子宫下段错位分离的机会从而加重出血，故本患者仍应加强抑制宫缩治疗，可改用利托君抑制宫缩，利托君 100mg 加入 5%葡萄糖溶液 500ml，每分钟 4 滴起，根据宫缩调滴数，至宫缩消失后维持 24 小时，逐渐减量后改用利托君片口服。应用利托君期间监测孕妇血压及心率、胎心率等，并继续止血抗感染对症治疗。本患者为完全性前置胎盘，孕期反复出现无痛性阴道流血，量较少，且患者有过一次剖宫产史，不能排除胎盘植入的可能性，胎盘植入的病因与前置胎盘有相似之处，因子宫内膜受损，导致子宫蜕膜发育不良，胎盘绒毛为了摄取足够的营养，植入子宫基层，胎盘向“广”向“深”处发展，面积通常较大延伸至子宫下段，形成前置胎盘，向深处发展则侵入子宫基层形成植入性胎盘。前置胎盘合并完全性胎盘植入的患者在整个孕期可无阴道流血，在手术中才发现。部分性胎盘植入在妊娠期可有阴道流血。因此本病例不能排除部分性胎盘植入的可能。本患者入院后已给予保胎治疗 2 周，现宫内妊娠 35 周，继续加强抑制宫缩治疗，监测胎心，如再次出现阴道流血增多，宫缩频繁应急诊行剖宫产术终止妊娠。

前置胎盘在手术中需注意的问题：①子宫切口的选择，尽量避开胎盘附着部位，如胎盘位于左侧壁，可选择子宫下段偏右侧纵切口，若胎盘位于整个子宫下段前壁，可选择宫体部切口；②切开子宫后者正好遇有胎盘，则迅速将胎盘切透至胎膜，将胎盘打洞后进入宫腔娩出胎儿；③迅速剥离胎盘，钳夹提拉子宫切口；④胎盘剥离面难以止血时可以采用“8”字缝扎剥离面血窦，温热盐水压迫或明胶海绵上放置凝血酶压迫出血处；⑤若出血仍多可结扎双侧子宫动脉或髂内动脉；⑥若上述措施难以奏效或发现胎盘植入深肌层难以与子宫分离，则应及时行子宫切除术。

•第二次查房医嘱•

长期医嘱	临时医嘱
产科产前护理常规	血常规
二级护理	凝血功能
普通饮食	尿常规
左侧卧位	血型
注意阴道出血情况	血生化全项
自数胎动　1 小时　tid	心电图
听胎心　tid	产科 B 超
低流量吸氧　30 分钟　tid	胎心监护
测血压、脉搏　q6h	备皮
记录 24 小时出血量	配同型血　800ml
会阴擦洗　bid	乳酸林格液　1000ml　ivgtt
多种维生素复合剂 1 片　po　qd	利托君　100mg+5%葡萄糖溶液
多糖铁复合物 1 片　po　bid	500ml，每分钟 4 滴起，根据
卡巴克络（安络血）　5mg　tid　po	宫缩调滴数，至宫缩消失后维
0.9%氯化钠注射液　100ml+头孢西丁　2.0g　ivgtt　bid	持 24 小时

该患者在孕 35 周时再次出现阴道流血，色鲜红，量约 200ml，仍有轻微宫缩，B 超检查胎盘仍覆盖宫颈内口，宫口未开，胎心好，故急诊行剖宫产术终止妊娠。

【随访及预后】

患者于 2009 年 10 月 6 日在腰麻下行剖宫产术。术中见子宫足月孕大小，子宫下段原手术瘢痕部位肌层全层裂开，代之以怒张的血管及胎盘组织，表面仅子宫浆膜层覆盖，直径约 10cm。取子宫体中上段 11cm 做长纵切口，切开肌层，见全为胎盘组织。遂剥离胎盘上缘，破膜，迅速以臀牵引娩出一活男婴，体重 3050g，娩出后 1 分钟、5 分钟、10 分钟 Apgar 评分分别为 7 分、8 分、10 分。剥离胎盘发现胎盘粘连，中下段部分植入，子宫下段除浆膜层外，均为胎盘及血窦，顿时出血汹涌，血压下降至 60/30mmHg，立即快速输液输血，宫壁注射及静脉滴注缩宫素，压迫子宫血管，减少出血。同时征得家属同意，行子宫次全切除术。术中估计出血约 3000ml，经输液、输浓缩红细胞悬液 1000ml，输新鲜血浆 1600ml 生命体征恢复正常。术后血压 120/86mmHg。术后病理检查证实为胎盘植入。术后 7 天母婴健康出院。

【最后诊断】

①G_2P_2，宫内妊娠 35^{+1} 周分娩，LSA；②完全性前置胎盘；③部分性胎盘植

入；④子宫破裂；⑤臀位；⑥早产；⑦早产儿；⑧失血性贫血（轻度）。

【专家评析】

1. 疾病特征与经验教训　前置胎盘是晚期妊娠出血的常见原因之一，其发病率国内报道为 1/（55～120），国外报道为 1/200。而子宫破裂发生率国内报道为 1.4‰～5‰，国外报道为 8‰～10‰，其中以剖宫产瘢痕子宫破裂最为常见。这两种疾病临床均不多见，而同时发生在同一患者的情况更为罕见。前置胎盘如合并胎盘植入，可发生致命性出血。子宫破裂死亡率较高。发展中国家高达 55%，近年来国内报道约为 12%。若得不到及时处理，将严重威胁母儿的生命。

我院收治的此例患者，同时发生前置胎盘、胎盘植入和子宫破裂，一旦术前病情发展为子宫完全破裂，必将直接引起前置的胎盘血窦破裂，造成致命性大出血而来不及抢救，母儿死亡。子宫破裂原因，此患者为瘢痕子宫患者，且此次妊娠距前次剖宫产术仅 11 个月，瘢痕张力强度不够，引起妊娠晚期子宫不完全性破裂，而瘢痕子宫也是造成前置胎盘的重要原因。因此两种疾病同时发生在同一病例。正因为我们充分考虑到此孕妇的病情凶险，产前加强监护，提前安排患者入院待产，为我们控制病情发展、监护母儿安全、制订全面的抢救、治疗方案赢得了时间，抢在危险发生之前施行手术。术中出血汹涌，患者一度陷入休克，考虑到患者子宫已经破裂且有部分胎盘植入，因此及时行子宫切除，挽救了母儿生命，母婴均安全度过手术及术后观察期，健康出院。

2. 诊疗技术与新进展　前置胎盘可引起难以控制的妊娠晚期出血及产后出血，增加孕产妇和围生儿死亡率，其处理原则为止血、补血、监测胎儿情况，适时终止妊娠，根据失血量、孕周、胎儿是否存活、临产与否综合处理。剖宫产为急救和适时分娩的首选手段，枕先露、出血少的边缘性前置胎盘、低置胎盘者在输液、备血和具备随时手术的条件时可于严密监护下阴道试产，一旦出血增多应立即行剖宫产终止分娩。手术过程应注意胎盘剥离面可能难以止血，可以先采用“8”字缝扎剥离面血窦、湿热盐水压迫或明胶海绵上放置凝血酶压迫出血处，如上述措施难以奏效时可结扎双侧子宫动脉或髂内动脉；如术中发现胎盘植入，应避免强行剥离，以免造成大量出血，应及时行子宫切除术。

二、部分性前置胎盘

【病史摘要】

1. 入院时情况　患者女性，28 岁。因“停经 34^{+3} 周，无痛性阴道流血 2 小时”急诊入院。LMP：2008 年 8 月 20 日。EDC：2009 年 5 月 27 日。停经 40 天时出现轻微的早孕反应，孕 4 月余自觉胎动活跃至今。停经 3 个月时曾出现少量阴道流血，未就诊，未治疗。妊娠 28 周开始在本院行产前检查，B 超曾提示胎盘位于子宫体后壁，胎盘下缘接近宫颈内口。患者入院前 2 小时无明显诱因出现少量血液自阴道流出，色暗红、点滴状，不伴腹痛、头晕、出冷汗。近期无外伤史及性生活史。遂到本院就诊。

2．**既往史**　无高血压、糖尿病等病史。

3．**月经、婚育史**　患者平素月经规律，13岁初潮，月经周期30天，月经期5～7天，无痛经。21岁结婚，夫长1岁，G_3P_0。曾行负压吸引人工流产2次，术后1周阴道流血干净，无发热，无腹痛。

4．**体格检查**　T 36.1℃，P 87次/分，R 20次/分，BP 98/66mmHg。全身皮肤黏膜无黄染，眼睑无水肿，皮肤黏膜未见明显瘀点、瘀斑。全身浅表淋巴结未扪及肿大。双肺呼吸音清，心界不大，心率87次/分，律齐。腹膨隆，全腹无压痛及反跳痛。肝脾肋下未触及，Murphy征阴性，双侧肋脊点、肋腰点无压痛，双肾区无叩击痛，移动性浊音可疑，肠鸣音弱。双下肢水肿（+）。生理反射存在，病理反射未引出。

5．**产科检查**　宫高32cm，腹围90cm。胎心率140次/分，无宫缩，未破膜。耻骨联合上未闻及血管杂音，骨盆外测量25cm-27cm-20cm-9cm，未行肛检。

6．**辅助检查**

（1）实验室检查：血常规示WBC 10.1×10^9/L，N 0.80，L 0.17，RBC 3.41×10^{12}/L，Hb 105g/L，PLT 334×10^9/L；血型O型。尿常规、生化肝功能、肾功能、凝血功能未见异常。

（2）妇科B超：胎盘位于子宫右后侧壁，下缘部分覆盖宫颈内口。

7．**入院诊断**　①G_3P_0，宫内妊娠34^{+3}周，左枕前；②阴道流血原因：部分性前置胎盘？

【第一次查房】（入院时）

住院医师

汇报病史如上。本病例特点：①育龄期女性，停经34^{+3}周；②无痛性阴道流血2小时，出血量少，既往有2次宫腔内手术操作史；③体检未见明显异常；④B超示胎盘下缘部分覆盖宫颈内口。目前诊断考虑：G_3P_0，宫内妊娠34^{+3}周，单活胎，左枕前，阴道流血的原因考虑前置胎盘可能性大，入院后已给予抑制宫缩保胎、止血治疗。下一步应如何处理，请上级医师予以指导。

主治医师

本例患者有两次宫腔操作史，妊娠晚期出现无痛性阴道流血表现，诊断首先考虑前置胎盘，但仍需考虑与以下疾病相鉴别。

1．**轻型胎盘早剥**　为妊娠晚期阴道出血性疾病，多有妊娠高血压疾病及外伤史等诱因。胎盘早剥典型病例为有痛性阴道流血，子宫压痛明显，硬如板状，易于鉴别。轻型胎盘早剥胎盘剥离面积小，常无腹痛或腹痛轻微，贫血体征不明显，胎心清楚，子宫软，大小与孕周相符，多在产后检查胎盘母体面有凝血块及压迹才可诊断，本患者尚不能完全排除轻型胎盘早剥的可能性。

2．**膜状胎盘**　表现为妊娠中、晚期出现反复无痛性阴道出血，与前置胎盘类似。但膜状胎盘很少见，因其面积大而薄（最薄处仅 0.2cm），胎盘几乎占据宫腔的 3/5～4/5，故胎盘的下缘常抵达子宫下段上端即解剖学内口或解剖学内口下 1～2cm，导致胎盘低位，也可位于解剖学内口之上方及正常位置。产后检查可证实并可确诊。

3. *帆状胎盘血管破裂*　二者共同特点均为无痛性阴道出血，但帆状胎盘血管前置多在胎膜破裂时或破膜后出血，而流出血均为胎儿血，故取阴道血涂片检查，找到有核红细胞或幼红细胞。未成熟或即将成熟的红细胞仅能来自胎儿血液。而前置胎盘出血并非发生在胎膜早破后，而是胎盘错位性出血，故阴道流出的血为母体血，胎心可有改变，但没有帆状血管前置出血那么突然，取阴道血涂片检查找不到胎儿有核红细胞。B 超检查可确诊前置胎盘，如在前羊水囊胎膜上显示有血管征象即为帆状胎盘，产后检查胎盘可以确诊。

4. *胎盘边缘血管破裂*　该病为妊娠晚期的无痛性出血，虽可反复出血，但出血量不多。B 超检查胎盘位置正常，胎盘边缘可有小回声增强区，若自然破膜者，胎膜破口距胎盘边缘超过 7cm，与本病例不符。

目前患者阴道流血不多，生命体征平稳，各项实验室检查结果正常，胎儿胎心监测显示胎心率波动于正常范围，继续妊娠对胎儿尚无危险。因此，宜采用期待疗法，卧床休息，抑制子宫收缩，通常选用硫酸镁，若效果欠佳，可改用硫酸沙丁胺醇、利托君。为了防止病情变化需紧急终止妊娠而发生早产，可用地塞米松促进胎肺成熟；因阴道尚有少量流血，易致感染，可应用广谱抗生素行预防性治疗。

主任医师

两位医师的分析很有道理，目前前置胎盘的诊断应该成立，前置胎盘可分为三种类型：①完全性前置胎盘（中央性前置胎盘），宫颈内口完全为胎盘组织覆盖。②部分性前置胎盘，宫颈内口部分为胎盘组织覆盖。③边缘性前置胎盘，胎盘边缘附着于子宫下段，不超越宫颈内口。其特点为完全性前置胎盘通常初次出血的时间早，在妊娠 28 周左右，反复出血的次数频繁，量较多，有时一次出血即可使患者陷入休克状态；边缘性前置胎盘初次发生出血的时间晚，多在妊娠 37～38 周或临产后，量也较少；部分性前置胎盘出血时间和出血量介于上述两者之间。本例根据病史，体征及辅助检查，应诊断为部分性前置胎盘。

前置胎盘对母儿的影响：①贫血。由于反复出血造成贫血，又由于贫血使患者耐受出血的能力降低，易发生失血性休克。②胎位不正。由于胎盘位置低，先露部迟迟不能入盆，表现为先露高浮或臀位、横位。③产后出血。胎盘剥离面位于子宫下段，而子宫下段肌肉薄弱，收缩乏力，不能有效压迫血窦止血，其产后出血发生率较正常产后高 10 倍以上。④植入性胎盘。由于子宫下段蜕膜发育不良，胎盘植入于下段肌层后胎盘部分剥离，引起产后出血。⑤产褥感染。胎盘剥离面接近内口，反复出血，阴道内的细菌容易上行引起感染。⑥羊水栓塞。前置胎盘血窦开放，为羊水进入母体血液循环提供途径，是羊水栓塞的诱因之一。⑦早产及宫内生长迟缓。前置胎盘大出血时妊娠不得不终止，造成早产；蜕膜营养不良，造成胎儿宫内生长迟缓，其发生率可高达 12%。⑧胎儿窘迫。由于反复出血，故可发生宫内缺氧。本病例的治疗原则：止血，纠正贫血，尽可能延长孕周，提高围生儿存活率。现妊娠 34^{+3} 周阴道流血不多，一般情况良好，继续妊娠对胎儿尚无危险。因此，宜采用期待疗法，卧床休息，禁肛查，抑制子宫收缩，抗感染对症治疗。

•第一次查房医嘱•

长期医嘱	临时医嘱
产科产前护理常规	血常规
二级护理	凝血功能
普食	血型
左侧卧位	血生化全项
注意阴道出血情况	心电图
自数胎动 1 小时　tid	尿常规
听胎心　tid	产科 B 超
低流量吸氧　30 分钟　tid	胎心监护
测血压、脉搏　qd	复方氯化钠注射液　1000ml　ivgtt
硫酸亚铁　0.3g　tid　po	5%葡萄糖注射液　250ml+25%硫酸镁注射液　20ml　ivgtt（1～2 小时滴注完毕）
维生素 C　0.1g　tid　po	5%葡萄糖注射液　500ml+25%硫酸镁注射液　40ml　ivgtt（6～8 小时滴注完毕）
0.9%氯化钠注射液　100ml+头孢西丁　2.0g　ivgtt　bid	
地塞米松　6mg　im　bid×2 日	

【第二次查房】（入院后第 18 天）

住院医师

孕妇入院后一直卧床休息，阴道流血已止，暂无腹痛及阴道流液，已用地塞米松肌内注射促进胎肺成熟治疗 2 个疗程。昨日复查胎儿监测，评分 10 分，现孕妇已妊娠至 37 周，请上级医师指示进一步的处理方案。

主治医师

目前孕妇一般情况良好，已妊娠足月，监测胎动、胎心音正常。期待疗法的目的是在保证孕妇安全的前提下，延长胎龄，使其达到或更接近足月胎龄，从而提高胎儿的成活率，孕 36 周以前如无大量出血或胎儿窘迫一般不终止妊娠，如在观察中发生大出血、妊娠已足月或近足月，则可终止妊娠。该患者目前已妊娠足月，可考虑终止妊娠。

主任医师

同意主治医师的意见，目前已明确诊断，期待疗法已至妊娠足月，可考虑终止妊娠。关于终止妊娠的方式，完全性前置胎盘必须以剖宫产术终止妊娠。边缘性前置胎盘或部分性前置胎盘有经阴道分娩的可能性，但经阴道分娩操作的危险性大，仅适用于出血很少、宫口已近开全、估计可于短期内结束分娩的边缘性前置胎盘者，可在输血输液的情况下，人工破膜，促使先露下降，压迫胎盘，使出血暂时减少。该患者 B 超显示为后壁胎盘，可选择子宫下段剖宫产术为宜。

•第二次查房医嘱•

长期医嘱	临时医嘱
注意阴道出血及腹痛情况	定于即刻在硬膜外麻醉下行子宫下段剖宫产术
	术前准备
	术区备皮
	配血，浓缩红细胞 4U
	术前留置尿管

【随访及预后】

入院后第 18 天在硬膜外阻滞麻醉下行子宫下段剖宫产术，采用子宫下段横切口，娩出一足月成熟活女婴，Apgar 评分，1 分钟评 9 分，2 分钟评 10 分，体重 3300g，胎盘胎膜娩出完整。术中缝扎胎盘附着处，术中出血 400ml，产后恢复好，术后予抗感染、对症治疗。术后第 6 天腹部切口拆线，伤口Ⅱ期甲级愈合，出院。

【最后诊断】

①G_3P_1，宫内妊娠 37 周，左枕前，分娩；②部分性前置胎盘。

【专家评析】

1. *疾病特征与经验教训* 胎盘附着位置低于胎儿先露者，称为前置胎盘。是产前出血的常见原因之一，处理不当可危及母亲和胎儿，尤以后者为重。其发生原因尚不清楚，可能与子宫体部子宫内膜病变、巨大胎盘、受精卵发育迟缓有关。前置胎盘对母亲的影响主要为出血和感染，如前置胎盘合并植入可发生致命性出血，除非及时行子宫切除术，否则可造成死亡。前置胎盘对围生儿的威胁主要是缺氧和早产，其临床表现为妊娠晚期无痛性反复阴道出血，B 超检查对胎盘的定位准确率达 95%，已基本取代其他检查方法。

本病例发病于妊娠 34 周，出现无诱因、无痛性阴道流血，既往曾行两次人工流产，造成子宫内膜的损伤，B 超显示胎盘部分覆盖宫颈内口，诊断为部分性前置胎盘，诊断明确、及时，在严密观察下，给予期待疗法延长胎龄至妊娠足月，这是期待疗法的一次成功临床应用。

2. *诊疗技术与新进展* 对前置胎盘的处理应根据出血量的多少、有无休克、孕周、胎儿的存活与否、前置胎盘的类型、胎先露与方位、产妇的孕产次及宫颈是否已经扩张等因素决定，若妊娠尚不足月，在保证孕妇和胎儿安全的前提下，可采用期待疗法等待妊娠足月。完全性前置胎盘必须以剖宫产术终止妊娠，部分性或边缘性前置胎盘有经阴道分娩的可能性，但因前置胎盘出血难以控制，且胎儿较小，经阴道分娩操作危险大，因此前置胎盘多半以剖宫产术终止妊娠。

（郝　敏　侯勇丽）

第5章 多胎妊娠与巨大胎儿

第一节　多胎妊娠

一、双胎输血综合征

【病史摘要】

1．入院时情况　初孕妇，28岁，护士，因“停经33周，发现双胎大小相差悬殊1天”入院。LMP：2009年1月25日，EDC：2009年11月2日。停经40天时出现恶心、厌油腻等早孕反应，查尿hCG（+），停经50余天时行B超检查见两个妊娠囊，停经4个月起自觉胎动。孕20周后定期行产前检查。孕25周时B超提示：胎头双顶径6.2cm及6.5cm；腹径5.6cm×6.0cm及7.0cm×7.5cm；股骨长4.3cm及4.5cm。孕29周时B超提示：双顶径7.2cm及7.5cm；腹径6.1cm×6.5cm及7.4cm×7.6cm；股骨长5.1cm及5.4cm。孕33周B超示双顶径8.0cm及8.9cm；腹径6.8cm×8.1cm及9.2cm×9.5cm；股骨长5.8cm及6.4cm；较大胎儿心胸比为0.58，胎儿腹内可见条状低回声区环绕腹壁边缘，腹壁较厚；两胎儿羊水最大池分别为2.6cm及8.1cm。可疑“双胎输血综合征”而收入院。

2．既往史　无高血压、糖尿病等病史。

3．月经、婚育史　患者平素月经规律，16岁初潮，月经周期27～28天，经期5～6天，无痛经。26岁结婚，夫同岁，丈夫有双胎家族史。

4．体格检查　T 36.9℃，P 84次/分，R 20次/分，BP 124/80mmHg。发育正常，营养中等，自由体位，神清语利。全身皮肤未见黄染及出血点，各浅表淋巴结未触及肿大。心率84次/分，律齐，各瓣膜听诊区未闻及明显杂音，双肺呼吸音清，未闻及干、湿啰音。妊娠腹型，无压痛，反跳痛，肝、脾触诊不满意。双下肢水肿（+）。

5．产科检查　宫高40cm，腹围110cm，胎方位右枕后（ROP）/左枕后（LOP），胎心率150/142次/分，骨盆外测量位于正常范围。胎心监护：均为NST反应型。

6．实验室检查　血常规示WBC 10.0×10^9/L，Hb 110g/L，RBC 3.30×10^{12}/L，

PLT 220×10^9/L，N 0.67；血型：A 型。

7．入院诊断　①G_1P_0，宫内妊娠 33 周；②双胎妊娠（ROP/LOP）；③双胎输血综合征；④一胎儿羊水过少、胎儿生长受限，另一胎儿羊水过多合并腹水、心脏扩大。

【第一次查房】（入院第 1 天）

住院医师

汇报病史如上。本病例特点是：①双胎妊娠；②双胎大小及羊水量相差悬殊。根据 B 超所示，两胎儿双顶径相差＞5mm，腹径相差＞20mm，一胎羊水过多合并腹水、心脏扩大，另一胎羊水过少，可初步考虑为"双胎输血综合征"。为什么会出现"双胎输血综合征"？怎样才能明确诊断？请上级医师指导。

主治医师

双胎输血综合征（twin-twin transfusion syndrome，TTTS）的发病机制已被证实与两个胎儿的胎盘间血管吻合方式有关。单绒毛膜双胎的胎盘之间血管吻合发生率为 85%～100%，血管的吻合可位于浅层及深层，吻合方式有 3 种：①动脉-动脉（A-A）吻合，较常见，多为浅层大的血管。②静脉-静脉（V-V）吻合，为数较少。③动脉-静脉（A-V）吻合，少见，多位于深层血管。有病理意义的是第三类吻合，这种吻合由于两血管间的压力差，使一个胎儿的大量动脉血流入另一个胎儿的静脉，甲胎儿成为供血儿，乙胎儿成为受血儿，造成供血儿贫血，受血儿多血。血量的不平衡导致一系列的病理变化，导致 TTTS 的发生，围生儿死亡率达 90%以上。

TTTS 的产前诊断标准：①双胎儿性别相同，确定单合子单绒毛膜双胎。②B 超检查：双顶径差＞5mm，腹围差≥20mm，股骨长差≥5mm，两胎儿间体重差＞20%。③两个羊膜囊大小有明显差异，大胎儿羊水过多，膀胱充盈，小胎儿羊水过少，膀胱不充盈。④两脐带直径与血管数有差异。⑤与两脐带连接的胎盘小叶大小有差异。⑥一胎儿有水肿或充血性心力衰竭表现，如做脐血管穿刺，两胎儿血红蛋白相差＞50g/L，符合以上至少两项标准，可在产前考虑诊断 TTTS。另外彩色多普勒超声可确定胎盘血管的交通支并发现胎儿内脏的差异，有助于 TTTS 的诊断。

TTTS 的产后诊断：①产后检查胎盘，供血儿胎盘水肿，色泽苍白，呈萎缩貌，绒毛有水肿及血管收缩，因羊水过少，有羊膜结节。而受血儿的胎盘充血，肥大，色泽红，脐血管注入染料或空气，可见胎盘间有交通血管吻合支。②胎儿体重差异，两胎儿出生体重差异＞20%。③血红蛋白水平，产前未做脐血管穿刺者，产后查两胎儿血红蛋白，相差＞50g/L，可做诊断。

根据 B 超所示，该病例高度可疑 TTTS，孕妇现孕 34 周，尚未足月，但其一胎儿已出现心脏扩大、腹水，是否考虑终止妊娠？具体处理方案请主任医师指导。

主任医师

TTTS 是双胎妊娠的严重并发症。由 Herlitz 在 1941 年首先发现并提出。据文献报道，单合子单绒毛膜双胎的发生率为 4%～25%，双胎中 TTTS 的发生率为 5%～26%。因其发生机制仍不十分清楚，目前尚无理想的治疗手段，主要的治疗方法为羊膜腔穿刺抽液与胎儿镜激光治疗。因羊膜腔穿刺法相对安全且操作简单，故采用较多，其机制可能是排出过多的羊水降低了胎膜早破和早产的危险，或减轻了胎盘和脐带所受压力，改善了脐血流循环。

药物治疗包括两种：一种是口服吲哚美辛可通过降低羊水量，改善 TTTS 症状，并防止早产，但长期应用可致胎儿动脉导管狭窄，对于供血胎儿，本已尿少，有可能使该症状加重。另一种药物为口服地高辛，可作用于心脏负荷过重的受血儿，增加心排血量，缓解症状。但药物治疗的疗效还不十分肯定。

若产后检查证实为 TTTS，可对新生儿进行对症处理，如供血儿 Hb＜130g/L，或出现低血容量，可考虑输血治疗。而受血儿更要重视由于红细胞增多，血液黏稠度高，导致循环障碍，组织灌注不良，治疗上采用放血疗法，同时输入等量血浆或 5%～10%葡萄糖液，并可采用血管扩张药物如东莨菪碱，以及吸氧治疗。

对于该病例，因其一胎儿已出现心脏扩大、腹水、羊水过多，不排除发生心力衰竭的可能，就这点而言，应尽快终止妊娠。但目前仅孕 33 周，终止妊娠有可能出现新生儿肺透明膜病，可先行胎儿心电监护及生物物理评分了解胎儿情况，若评分正常，可予以羊膜腔穿刺排出部分过多羊水，并向羊膜腔注入地塞米松 10mg 促进胎肺成熟，抽出的羊水行泡沫试验及 AFP 定量。若评分差，可疑胎儿窘迫，则应尽快行剖宫产终止妊娠，并做好新生儿抢救准备。

•第一次查房医嘱•

长期医嘱	临时医嘱
产科产前护理常规	血常规
二级护理	尿常规
普食	凝血功能
左侧卧位	血型
自数胎动 1 小时 tid	血生化全项
听胎心 tid	心电图
低流量吸氧 30 分钟 tid	产科 B 超
	NST
	胎儿生物物理评分

【第二次查房】（入院第 2 天）

住院医师

昨日行 NST 及胎儿生物物理评分均提示羊水过多，胎儿宫内窘迫的可能，已给予地塞米松促胎肺成熟，向患者及其家属交代病情后行剖宫产术终止妊娠。术中见羊水清，分别为 300ml 及 2500ml，手术娩出 2 个男婴，体重分别为 1700g 和 2900g。体重大者（甲）出生时 Apgar 评分 3 分，全身水肿、腹水，给予气管插管、正压给氧、胸外按压等抢救无效，于出生后 1 小时死亡。体重小者（乙）呈贫血及营养不良外貌，出生 Apgar 评分 1 分钟 7 分，予正压给氧，5 分钟评 8 分，转新生儿科进一步诊治。胎盘 21cm×18cm×2.0cm，单绒毛膜双羊膜囊，两胎儿间有交通血管，一脐带充血水肿，直径 1.6cm，另一脐带管径较小，直径约 0.8cm。术中抽脐带血查血型均为 A 型，Hb 分别为 196g/L 和 100g/L。文献报道，供血儿的死亡率要比受血儿的稍高，而本病例为受血儿死亡，是因为过度充血导致心力衰竭而死亡吗？

主治医师

受血儿出生时 Apgar 评分仅 3 分，呼吸、心搏、肌张力各 1 分，经积极抢救无效而死亡，尸检可见皮肤水肿，胸腔、腹腔积液分别约 10ml 和 50ml，色淡红，心脏增大、心肌肥厚，肝大、脾大、充血明显，因此死亡诊断为新生儿重度窒息、充血性心力衰竭。文献报道受血儿及供血儿病死率高达 88%和 96%，供血儿由于不断向受血儿输送血液，逐渐地处于低血容量、贫血、心脏小、体重轻，由于自身血供严重不足，极易造成心、脑损害，病情通常较受血儿重，容易发生胎死宫内及新生儿死亡。而受血儿则出现循环负荷过大、多血症、心脏肥大，甚至心力衰竭。本病例受血儿发生了这一系列改变，最后因心力衰竭而死亡。若能及早发现、及早干预，是否可改善 TTTS 的妊娠结局？

主任医师

根据 TTTS 的诊断标准，该病例是一例典型的 TTTS。之所以典型，是因为 TTTS 双胎尤其是受血儿已经发生了显著变化。TTTS 能否及早发现、及早干预？目前，超声是产前诊断的主要依据。当怀疑 TTTS 而又未达诊断标准时，应至少每周 1 次持续复查 B 超，严密监测胎儿及其附属物的变化。TTTS 与两个胎儿的胎盘间血管吻合方式有关，彩色超声对预测和早期发现 TTTS，以及指导治疗等有更重要的意义，可以诊断胎盘间血管吻合存在与否，判断血流方向，确定有意义的胎盘血管吻合部位并分界，指导选择性激光凝固血管，中断两胎儿间的不平衡输血，从而改善妊娠结局。但如何充分发挥彩超的作用、怎样提高 TTTS 的产前诊治能力还有待于继续不断地积累经验。

【最后诊断】

①G_1P_2，宫内妊娠 33 周分娩；②双胎妊娠（ROP/ LOP）；③双胎输血综合征；④早产；⑤一胎羊水过多，一胎羊水过少；⑥胎儿生长受限（乙）；⑦新生儿重度窒息（甲）；⑧新生儿心力衰竭（甲）；⑨新生儿死亡（甲）。

•第二次查房医嘱•

长期医嘱	临时医嘱
腰麻下剖宫产术后护理常规	10%葡萄糖注射液　500ml+缩宫素　10～20U　ivgtt
一级护理	
禁饮食	10%葡萄糖注射液　500ml+维生素 C　3.0g+酚磺乙胺　3.0g　ivgtt
去枕平卧位 6 小时后改卧位	

续表

长期医嘱	临时医嘱
腹部压沙袋 8 小时	
监测 BP、P，平稳后自停	
留置尿管开放通畅（48～72 小时）	
抗生素（可酌情选用青霉素、头孢类）	

【随访及预后】

产妇产后恢复良好，于产后第 7 天拆线出院。乙胎出生转往儿科后予输血 3 次，每次 20ml，出生后第 3 天出现黄疸，予蓝光照射后 4 天黄疸消退，一般情况良好，哺乳能力逐渐改善，于出生后 3 周出院，出院时 Hb 125g/L，体重为 2500g。

【专家评析】

TTTS 是指单合子单绒毛膜双羊膜囊双胎，在宫腔内一胎儿（供血儿）通过胎盘不平衡的血管吻合网将血液输送给另一胎儿（受血儿）而引起的一系列病理生理改变和临床症状，是双胎妊娠或多胎妊娠的严重并发症，由 Hedite 1941 年首先发现并提出。该病可分为急性和慢性两种，通常所说的都是指慢性。此病在单绒毛膜双胎中的发病率为 10%～15%，预后较差。若不予治疗，则死亡率可高达 80%～90%，幸存者神经系统疾病的发生率也较高。

1. *TTTS 的诊断标准* 妊娠期 TTTS 的诊断标准最初源于新生儿期双胎间体质量差异超过 20%，血红蛋白差异超过 5g/L。但随后发现。血红蛋白的差异通常不出现在妊娠中期，并且很多病例的体质量差异达到 20%前就已发展为 TTTS，对妊娠期临床诊治无帮助，因此目前已很少采用血红蛋白和体质量差异的诊断标准。Quintero 等提出的 TTTS 诊断标准为：①单绒毛膜双羊膜囊双胎（同性别，单胎盘，有一薄层分隔膜）。可用双胎峰征来判断绒毛膜，在双胎胎盘的接处，如见“T”字形征，则为单绒毛膜双胎。②羊水量间的差异。受血儿羊水过多（20 周前羊水最大垂直暗区≥8cm，20 周后≥10cm），供血儿羊水过少（羊水最大垂直暗区≤2cm）。将 TTTS 分为 5 期，Ⅰ期：可见供血儿膀胱。Ⅱ期：未见供血儿充满尿液的膀胱。Ⅲ期：多普勒血流异常，出现脐动脉舒张末期血流消失或反向，动脉导管血流反向，脐静脉出现波动性血流。Ⅳ期：胎儿水肿。Ⅴ期：单或双胎死亡。这种诊断分级标准得到广泛认可，全世界通用。但 Quintero 诊断分级方法在指导治疗上有潜在的局限性。其侧重于羊水量和多普勒血流的描述，忽略心血管方面的改变。这些心血管方面的病变早在 TTTS 的疾病早期即已出现，参与 TTTS 的病理生理变化，是受血儿死亡的重要原因。

2. *TTTS 的治疗方法* TTTS 的治疗方法有多种，包括系列羊水减量术、羊膜中隔穿孔术、胎儿镜下激光凝固胎盘血管交通支及选择性的杀胎术等。由于 TTTS 的病因和病理生理机制不明了，所以影响到更有效的治疗方法的发展。

（1）羊水减量术（amnioreduction）：最先用于减轻患者的压迫症状。可通过抽走大量的羊水。使羊水最大垂直暗区降到4～6cm，达到正常范围，降低子宫张力，防止因羊水过多导致的早产、胎膜早破。通过减少对绒毛膜板的压力而改善胎儿和母体循环。因其简单易行，全世界广泛通用。羊水减量术后儿的生存率为38%～8l%。20%的TTTS患者在一次羊水减量术后就可出现症状缓解，病程停滞，不需要进一步治疗。但这种方法常需重复多次穿刺治疗，且胎儿发生神经系统损害的概率较高，波动于18%～83%。

（2）胎儿镜下激光凝固胎盘吻合血管（fetoscopic laser occlusion of chorioangiopagous vessels，FLOC）：这种方法最先由DeLia提出。虽然单绒毛膜双羊膜囊双胎胎盘的血管交通支不一定是TTTS的病因，但却是TTTS发病的必要条件。通过阻断这些血管交通支。可使单绒毛膜胎盘在功能上转换为双绒毛膜状态。理论上其不但阻断从供血儿到受血儿的血流。而且也阻止潜在的血管活性介质的转运。从而达到治疗效果。可分为非选择性的激光凝结术和选择性的胎儿镜下激光凝结胎盘血管交通支术（selective fetoscopic laser photocoagulation，SFLP）。

（3）羊膜中隔穿孔术（amniotic septostomy）：TTTS不发生在单绒毛膜单羊膜囊双胎，是否将双胎间的羊膜中隔穿孔。使两个羊膜囊变成1个羊膜囊，TTTS的病情就会缓解痊愈？Saade等最先进行这方面的尝试。但普通的羊膜中隔穿孔可使羊膜上的孔洞过大。增加两个胎儿脐带缠绕的风险。因此，又有经过改进的胎儿镜下羊膜中隔微型穿孔术（fetoscopic microseptostomy），在胎儿镜下应用激光穿出5个左右极小的孔洞，即使胎儿细小的手指也无法穿过撕破，一方面达到“单羊膜囊”的目的，另一方面又避免胎儿脐带缠绕的发生。一项前瞻性随机研究比较羊膜中隔穿孔术和羊水减量术的疗效，发现两组间疗效无差异性，至少1个胎儿存活的概率均约为80%。目前羊膜中隔微型穿孔术多与SFLP、羊水减量术在1次胎儿镜手术中同时进行。

（4）选择性灭胎术（selective fetal termination）：TTTS中，当1例胎儿病情严重濒临死亡时，为避免另1例胎儿在这个胎儿死亡后通过胎盘血管交通支失血而导致神经系统损伤，可考虑选择性的灭胎术。特别是在如进行SFLP手术会导致急性胎盘功能不良的病例中。可用胎儿镜下行脐带结扎法、脐带凝结法或是射频消融法。射频消融法灭胎术是在超声的介导下进行，因其使用简便，不受羊水过少操作空间小的影响，对母体和存活胎儿的干扰少，使用日益广泛。

二、双胎之一胎死宫内

【病史摘要】

1．入院时情况　患者女性，30岁，因“停经27^{+6}周，发现双胎之一死亡1天”于2009年3月20日入院。患者继发不孕3年，输卵管造影示“双侧输卵管不通”，于2008年9月20日行体外受精-胚胎移植术（IVF-ET），向宫腔移植两个胚胎，术后无并发症。停经32天验尿hCG（+）。停经46天行B超示：早孕、双胎妊娠，均可见心管搏动。停经50天曾“感冒”一次，头痛、咽喉痛，未服药数天后自愈。停经50^{+}天时曾有少量阴道出血而住院保胎，给予黄体酮及hCG注射，1周后出血停止。停经18周时B超检查示宫内妊娠双活胎，胎儿大小相当于$17^{+5}/16^{+5}$周，停经19周时始觉胎动，3天前自觉胎动减少，1天前B超检查提示双胎妊娠一胎死亡，故收入院。妊娠早期曾有恶心、呕吐、食欲下降等早孕反应，近期食欲及大小便正常，无腹痛、阴道流血、排液等。

2．既往史　无食物药物过敏史，无外伤手术史。

3．月经、婚育史　13岁初潮，月经周期28～30天，月经期5～6天，LMP：2008年9月7日，经量中等，无痛经。25岁结婚，$G_4P_0A_3$，末次人工流产于4年前。

4．体格检查　T 37℃，P 98次/分，R 22次/分，BP 126/70mmHg，发育正常，营养中等，神清语利。全身皮肤黏膜无苍白、黄染，各浅表淋巴结未触及肿大。头颅五官端正，颈软，气管居中，甲状腺无肿大，双乳房丰满对称，乳头无内陷。心率98次/分，律齐，各瓣膜听诊区未闻及杂音，双肺呼吸音清。腹部膨隆，肝脾触诊不满意，肾区无叩击痛。脊柱四肢无畸形，双下肢无水肿。生理反射存在，病理反射未引出。

5．产科检查　宫高27cm，腹围108cm，胎位不清，胎心率152次/分。

6．辅助检查　B超示宫内妊娠，双胎，一活胎一死胎，活胎大小相当于26^{+6}周（按双顶径计），死胎大小相当于22周（按双顶径计），胎盘位于子宫左前壁，下缘覆盖子宫内口，死胎羊水过少，羊水深度1.5cm。

7．入院诊断　①G_4P_0，宫内妊娠27^{+6}周；②双胎妊娠（甲活胎，乙死胎）；③胎盘低置状态。

【第一次查房】（入院第1天）

住院医师

汇报病史如上。病例特点如下：30岁已婚女性，有继发不孕病史，此次妊娠为体外受精胚胎移植，早孕时曾有一次感冒，妊娠早期及中期B超提示为双胎妊娠，现双胎之一宫内死亡。双胎的类型，胎儿死亡的孕周及死亡原因均不清楚。孕妇迫切希望保住活胎，我们能否给予保胎处理？双胎之一死亡后是否会引起凝血功能障碍？需要进行哪些监护和治疗？请上级医师给予指导。

主治医师

由于患者为IVF-ET助孕，向宫腔内移植两个受精卵，故双胎的类型可能是双卵双胎。双卵双胎两个胎儿有各自的遗传基因，羊膜囊为两个，可有各自独立的胎盘，但常融合在一起，两个胎儿的血液循环各不相通，两个羊膜囊间的中隔为四层，即外面为两层羊膜，中间为两层绒毛膜。此病例也不能完全排除单卵双胎的可能性，即移植的受精卵其中一个未成活，而另一个分裂成两个胚胎，形成双羊膜单绒毛膜的单卵双胎，此种类型的双胎共有一个胎盘，各自有一个羊膜囊，其中隔为两层羊膜，由于两个胎儿的胎盘间有血管吻合支，其中动脉-动脉或静脉-静脉吻合对胎儿影响不大，但如果存在动脉-静脉吻合时，则血液由压力高的动脉侧向压力较低的静脉侧流动，会造成两个胎儿之间的血循环不平衡。即动脉侧的胎儿为供血者，可出现贫血、低血容量、宫内生长受限、羊水过少而死亡，而静脉侧的胎儿为受血者，可出现高血容量、红细胞计数增高、高血压、心脏肥大、心力衰竭、水肿、羊水过多，也可导致死亡。患者妊娠早期曾出现过感冒，是否有影响胎儿发育甚至导致死胎的病毒感染尚不能排除，应检查致畸五项，了解孕妇有无此方面的感染。其他凡可引起单胎死亡的病因也均可造成双胎之一死亡，如胎儿严重畸形，染色体异常，胎盘脐带因素等。至于一胎死亡的时间，患者自觉胎动减少仅 3 天，但从 B 超检查来看两个胎儿大小相差 4^{+6} 周悬殊较大，故可能胎儿死亡已有一段时间，单胎死亡 4 周以上容易发生凝血功能障碍，而双胎之一死亡之后是否也符合这一规律尚无经验，是否给予保胎治疗，请上级医师给予指导。

主任医师

欲回答是否能进行保胎治疗，首先应判断胎儿是否正常，应进行系统的 B 超检查了解活胎有无重要的结果异常或畸形，必要时抽脐血进行胎儿染色体的检查，并了解孕妇有无风疹病毒、巨细胞病毒、弓形体、梅毒螺旋体 B19 微小病毒等感染，如未发现异常，则可进行保胎处理。关于一胎死亡后对母体凝血功能的影响，一般不像单胎妊娠死胎滞留那样容易造成母体的血栓形成及 DIC，可能因一个胎儿死亡后胎盘血管闭塞及胎盘表面大量纤维素沉积，阻止了凝血活酶向活胎和母体的释放，故不易发生凝血障碍。这就为孕周小，胎儿极不成熟的妊娠提供了一个期待治疗的机会。但是在期待治疗期间发生 DIC 的可能性仍然存在，应该定时监测凝血功能，如出现凝血功能异常或低纤维蛋白血症，应给予肝素治疗。在期待治疗期间，除了对母体凝血功能监测外，应对活胎进行严密监护，定期行 B 超检查了解胎儿生长发育的情况、羊水量及胎盘成熟度，晚期可行胎儿生物物理评分、胎儿心电监护，以随时掌握胎儿在宫内的安危情况。另外，B 超提示存在胎盘低置状态，这可能与双胎胎盘面积较大有关，应严密观察有无阴道出血情况。

•第一次查房医嘱•

长期医嘱	临时医嘱
产科产前护理常规	血常规
二级护理	尿常规
普食	凝血功能
左侧卧位	血型
自数胎动　1 小时　tid	血生化全项
听胎心　tid	术前免疫
低流量吸氧　30 分钟　tid	心电图
乐力　1 粒　qd	产科 B 超
	NST

【第二次查房】（入院第 7 天）

住院医师

孕妇住院几天来一般情况好，生命体征平稳，食欲、大小便正常。无阴道流血，自数胎动正常，化验血常规、尿常规、肝功能、肾功能、血糖、凝血系列等各项指标均在正常范围，彩超检查示活胎大小相当于 27^{+4} 周，第三脑室稍增宽（6mm），余未发现明显畸形，死胎大小同前。请上级医师指导下一步的诊断及治疗。

主治医师

患者病情稳定，化验凝血功能正常，说明死胎对母体和活胎未造成威胁，且 B 超示活胎较入院时有增长，说明宫内生长环境尚好，但 B 超检查提示活胎第三脑室稍增宽，应该引起我们的重视，如果继续发展可形成脑积水，几天前已与孕妇及家属详细交代病情，解释了双胎妊娠一胎死亡后可能对母体及活胎造成的影响及预后，家属表示已了解病情，要求继续保胎，现发现第三脑室增宽，应再次与家属谈话交代病情，使他们充分了解继续妊娠的利弊关系，尊重他们的知情选择权。

主任医师

一般来讲妊娠 18 周后侧脑室宽度＞10mm 才可诊断为脑积水。脑积水的病因有染色体异常（X-性连锁隐性遗传病）、功能感染、理化因素所致的脑部畸形、先天性脑水管狭窄、颅内肿瘤等，以上情况导致脑脊液的循环障碍而潴留至脑室内造成脑脊液量增加，表现为部分或全部脑室扩大。此患者活胎第三脑室宽 6mm，尚未达到脑积水诊断标准，但孕妇妊娠早期有过"感冒"病史，且一胎已死亡，是否存在宫内感染及引起一胎死亡的相同病因尚不能排除。建议孕妇行脐血染色体及风疹病毒、巨细胞病毒、B19 微小病毒、弓形体 DNA 检查，1～2 周后 B 超复查脑室宽度及其他生长指标，监测胎儿发育情况，另外应每周进行孕妇凝血功能测定。

•第二次查房医嘱•

长期医嘱	临时医嘱
产科产前护理常规	脐血染色体检查
二级护理	风疹病毒、巨细胞病毒、B19 微小病毒、
普食	弓形体 DNA 检查
左侧卧位	复查产科 B 超（1～2 周后）
自数胎动　1 小时　tid	每周进行孕妇凝血功能
听胎心　tid	
低流量吸氧　30 分钟　tid	
乐力　1 粒　qd	

【第三次查房】（入院第 35 天）

住院医师

患者现为妊娠 32^{+6} 周，住院 5 周来病情基本稳定，生命体征平稳。每周测量宫底、腹围增长速度正常，测定凝血四项均在正常范围，纤溶三项指标示 3P（+），纤维蛋白降解产物（FDP）＞20mg/L，脐血染色体核型正常，脐血风疹病毒、巨细胞病毒、B19 微小病毒及弓形体 DNA 测定均为阴性，3 天前复查 B 超提示：胎儿双顶径 80mm，相当于 31^{+3} 周大小，羊水指数 102mm，第三脑室宽度较前减小，为 4mm，胎儿生物物理评分 8 分，胎盘成熟度Ⅰ级，胎盘位于子宫左前壁，下缘达宫内口，因纤溶指标有异常，是否需要终止妊娠？请示上级医师下一步处理。

主治医师

脐血多种病毒 DNA 测定均为阴性，B 超示第三脑室宽度较前减小，基本可排除胎儿宫内感染上述病毒及脑积水的可能。现孕周 32^{+6}，孕妇一般情况尚好，各部位无出血倾向，但纤溶三项指标有异常，提示一胎死亡后有可能其分解产物作为促凝血物质通过胎盘及胎膜向母体释放而发生慢性 DIC，慢性 DIC 时凝血因子Ⅰ可以下降不明显，原因可能是消耗与生长成动态平衡的结果，患者凝血四项正常，说明暂无明显的凝血功能障碍，不需要马上终止妊娠。现纤溶三项结果异常，可给予低分子量肝素，如速碧凝或法安明皮下注射，以对抗促凝物质，阻止血小板的凝集和破坏。低分子量肝素作用温和，不会干扰母体正常的凝血功能。由于肝素分子量较大，不能通过胎盘，故也不会对胎儿造成不良影响。

主任医师

同意主治医师关于使用低分子量肝素的意见。孕妇经过一个多月的观察、监测及治疗，病情基本稳定，现孕周 32^{+6}，尚无明确指征需要立即终止妊娠，但应给予促胎肺成熟治疗，行胎心电子监护，B 超生物物理评分及胎儿脐血动静脉血流测定，严密监护胎儿的宫内情况，如有明显的胎儿宫内窘迫征象应考虑终止妊娠，如胎儿情况正常，可在妊娠 34 周时行羊膜腔穿刺羊水泡沫试验，了解胎肺成熟度，一旦成熟则不必继续让母儿承受凝血功能障碍的风险，可考虑终止妊娠。因宫颈不成熟，终止妊娠方式以剖宫产比较安全，因合并前置胎盘，术中应注意避开胎盘附着部位，可选择偏右侧子宫下段纵切口，手术者要动作熟练，迅速切开子宫取出胎儿。手术前应请麻醉科及儿科会诊，力求手术过程顺利。术中儿科医师最好在场，以便需要时即行新生儿抢救。

【随访及预后】

停经 34^{+2} 周时，胎心监护检查提示有 1 次重度变异减速，行羊水泡沫试验示第一管及第二管为阳性。遂于急诊在硬膜外麻醉下行子宫下段剖宫产术，以右骶前位娩出一活男婴，身长 47cm，体重 2.5kg，Apgar 评分 9 分，羊水呈浅褐色，量约 700ml。另取出一死胎，长 18cm，厚约 2cm，性别难辨，徒手剥离胎盘。见胎盘为一个，羊膜腔为两个，中隔由三层组成，手术过程顺利，出血约 300ml。

术后子宫恢复好，伤口7天拆线一期愈合，新生儿体检无异常，行头颅B超检查示第三脑室较前缩小，为3mm。新生儿出生第5天生理性黄疸，转儿科照射蓝光后黄疸消退。术后1周随母出院。婴儿出生后随访一年，体格、智力发育正常。

【专家评析】

随着辅助生育技术及B超的广泛应用，双胎妊娠的发生率明显增加，确诊时间也显著提前，妊娠12周以前发现的双胎妊娠较前增多，在此期间发现双胎之一死亡或停止发育者也随之增多。早期妊娠的一胎死亡可出现少量阴道流血等先兆流产症状，随后双胎之一消失，成为“消匿双胎”，对存活胎儿及母体影响不大，通常预后良好。妊娠12周以后的双胎中一胎死亡发生率国外报道为0.5%～6.8%，国内报道为3.6%～8.9%，一般认为单卵双胎较双卵双胎一胎死亡发生率高。

关于双胎之一死亡的原因，双胎输血综合征被认为占第一位，其次为脐带发育不平衡导致胎儿营养障碍、发育受限，严重者可造成死亡，凡可以造成单胎妊娠胎儿死亡的原因均可导致双胎之一胎儿死亡，如染色体异常，致死性畸形、严重的病毒感染等。关于双胎妊娠一胎死亡之后对活胎的远期影响是孕妇及家属普遍关心的问题。2000年来自英格兰及威尔士的研究报道显示，双胎同性别的434例中，有16.4%于新生儿期及婴儿期死亡，对241例的随访结果显示脑瘫的发生率为10.6%，其他脑部损害发生率为11.4%；性别不同者102例中脑瘫发生率为2.9%，其他脑部损害发生率为11.8%。由于存在较高的脑瘫及脑部损害发生率，故应对孕妇及其家属履行告知义务，使他们能充分考虑是否继续妊娠的利弊关系，做出自己的选择。

此患者入院后查凝血功能正常，经查阅多方文献，国内外研究表明，双胎之一胎儿死亡基本上不会造成对母体凝血功能的影响。目前比较一致的观点是，如孕周尚早，存活胎儿未成熟，一般采用期待治疗，同时监测母体凝血功能，包括每周1次血常规、血小板计数及每2周1次凝血酶原时间、3P试验、纤维蛋白原测定。妊娠34周以后可考虑终止妊娠。

三、三胎妊娠

【病史摘要】

1. 入院时情况　患者女性，30岁，农民，主因“停经34^{+5}周，双下肢水肿1个月，心悸、气短、不能平卧12小时，规律腹胀6小时”于2009年5月28日凌晨0:10急诊入院。LMP：2008年9月27日，EDC：2009年7月4日。妊娠早期无明显恶心、呕吐等早孕反应，孕4月余自觉胎动，于当地医院行B超检查提示“三胎妊娠”，此后孕妇自觉腹部增大明显，孕30周开始出现双下肢水肿并逐渐加重。入院前12小时出现心悸、气短、不能平卧，6小时前开始出现规律腹胀。

2. 既往史　既往体健，未使用过促排卵药物。

3. 月经、婚育史及家族史　患者平素月经规律，月经周期30天，月经期5～

6 天。22 岁结婚，丈夫体健。G_3P_1，1992 年足月顺产一女婴，体重 3500g，体健。1998 年孕 4 个月时行中期引产术。孕妇与其弟弟为双胞胎。

4．体格检查　T 36℃，P 115 次/分，R 32 次/分，BP 158/98mmHg。发育正常，营养中等，神清语利，贫血貌，半坐位。全身无出血点。双肺呼吸音清，右肺底可闻及湿啰音。心界不大，心率 115 次/分，律齐，未闻及病理性杂音。腹部明显膨隆，水肿（++++），无静脉曲张。

5．产科检查　腹围 107cm，宫高 51cm，胎位 RSA、ROA、LOA（B 超显示），胎心率均正常，宫缩规律，间隔 2～3 分钟，持续 30 秒，骨盆外测量正常。肛查：胎先露头 S^{-1}，宫口开大 2cm。

6．辅助检查

（1）实验室检查：血常规：Hb 93g/L，HCT 0.279L/L，HCV 77.1μm^3，MCHC 25.7pg。尿常规：尿蛋白（+++），比重 1.015。

（2）B 超：晚孕活胎（三胎妊娠）、胎盘成熟度Ⅱ级、羊水偏多。眼底检查：视网膜小动脉比例为 1∶2，视网膜水肿，未见出血及渗出。

（3）心电图（ECG）：轻度心肌缺血。

7．入院诊断　①G_3P_1，宫内妊娠 34^{+5} 周临产；②三胎妊娠 RSA、ROA、LOA；③子痫前期重度；④妊娠期高血压疾病性心脏病，心力衰竭；⑤轻度贫血。

【第一次查房】（入院第 1 天）

住院医师

汇报病史如上。本病例特点：①育龄期女性，停经 34^{+5} 周；②双下肢水肿 1 个月，心悸、气短、不能平卧 12 小时，规律腹胀 6 小时，当地医院行 B 超检查提示“三胎妊娠”；③体检 BP158/98mmHg，腹部明显膨隆，水肿（++++），腹围 107cm，宫高 51cm，肛查：胎先露头 S^{-1}，宫口开大 2cm；④尿常规：尿蛋白（+++），比重 1.015。B 超：晚孕活胎（三胎妊娠）、胎盘成熟度Ⅱ级、羊水偏多。眼底检查：视网膜小动脉比例为 1∶2，视网膜水肿，未见出血及渗出。考虑为三胎妊娠，子痫前期，重度，妊娠期高血压疾病性心脏病，心力衰竭Ⅲ度。该患者系三胎妊娠，为何会出现心力衰竭？应如何选择分娩方式？是否具有手术指征？请上级医师给予指导。

主治医师

多胎妊娠由于子宫腔过大，子宫胎盘循环受阻，造成胎盘缺血、缺氧引起妊娠高血压疾病，其发生率为单胎妊娠的 3 倍。另外多胎妊娠时即使其他的产科并发症（贫血、妊娠高血压疾病、羊水过多等）可能表现并不是很严重，但孕妇极易发生围生期心力衰竭，危及生命。而且心力衰竭后又很快诱发宫缩临产导致早产，从而更加重了心力衰竭程度。这是由于多胎妊娠时巨大子宫压迫使孕妇横膈上升，肺活量降低，腹压增加，呼吸受限使心血管系统负荷超重所致。本例患者正是由于上述原因并发心力衰竭，5 小时后自然临产，应经解痉、强心、利尿治疗后急诊行剖宫产术。

主任医师

多胎妊娠分娩方式的选择各学者意见不一,但对三胎妊娠多主张行剖宫产术。该患者不仅是三胎，同时伴有子痫前期重度、妊娠期高血压疾病性心脏病、心力衰竭Ⅲ度，不宜经阴道分娩，术中应严格掌握每一名胎儿娩出间隔的时间及娩出速度，避免发生胎盘早剥，并且做好早产儿、新生儿窒息的抢救工作。术中应注意一旦发生胎盘早剥，应及时娩出其他的胎儿，以免发生胎儿死亡。

•第一次查房医嘱•

长期医嘱	临时医嘱
产科产前护理常规	血常规
一级护理	尿常规
暂禁饮食	凝血功能
左侧卧位	血型
记录 24 小时出入量	血生化全项
自数胎动 1 小时 tid	心电图
听胎心 q4h	产科 B 超
低流量吸氧 30 分钟 tid	5%葡萄糖注射液 250ml+25%硫酸镁注射液 20ml ivgtt
监测血压 q4h	（1～2 小时滴注完毕）
地西泮片 2.5～5mg tid	5%葡萄糖注射液 500ml+25%硫酸镁注射液 40ml ivgtt
硝苯地平（心痛定） 10mg	（6～8 小时滴注完毕）
tid	地塞米松 10mg 入小壶
	毛花苷 C 0.2mg 加入 5%葡萄糖注射液 10ml 静脉推注
	呋塞米 40mg 加入 5%葡萄糖注射液 10ml 静脉推注
	地塞米松 20mg 加入 5%葡萄糖注射液 10ml 静脉推注

【第二次查房】（入院 6 小时后）

住院医师

入院予以氧气吸入，毛花苷 C 0.2mg、呋塞米 40mg 及地塞米松 20mg 分别加入 5%葡萄糖液注射液 10ml 静脉推注，15 分钟后症状逐渐好转。于当日 4:00 行急诊剖宫产术。4: 09 以 ROA 娩出甲孩，女性，羊水清，体重 1820g，Apgar 评分 9 分；4: 13 以 RSA 娩出乙孩，女性，体重 1820g，羊水清，Apgar 评分 8 分；4: 21，以 LOA→LSA 娩出丙孩，女性，羊水Ⅱ度粪染，体重 1520g ，Apgar 评分 7 分（丙因窒息转新生儿科）。20U 缩宫素注射宫壁，子宫收缩可。术后检查胎盘：甲、丙孩共用一个胎盘 22cm×20cm×2cm，重 900g，中隔为 4 层（绒毛膜和羊膜各 2 层），呈球拍状，有散在钙化。乙单用一个胎盘 20cm×19cm×1.5cm，重 700g，有散在钙化。手术顺利，术中患者心率 96～110 次/分，出血量 400ml，尿量 600ml。术后诊断：①G_3P_4，宫内妊娠 34^{+5} 周分娩；②三胎妊娠 ROA、RSA、LOA→LSA，三卵三胎；③子痫前期，重度；④妊娠期高血压性心脏病 心力衰竭Ⅲ度；⑤三胎全部为胎儿生长受限；⑥轻度贫血；⑦早产；⑧新生儿轻度窒息（丙）。术后有哪些注意事项？

主治医师

多胎妊娠由于子宫高度膨胀，子宫平滑肌纤维过度伸展，以致失去其正常的收缩功能而发生产后出血。

主任医师

剖宫产术后应注意心力衰竭随时可能加重，尤其在胎儿娩出后 72 小时内，由于回心血量增加，心脏负担加重，心力衰竭可能加重危及患者生命，输血时也应注意缓慢输入，并且要预防感染、产后出血，要加强营养，注意子宫缩复、阴道流血及伤口愈合情况。

【随访及预后】

术后 24 小时阴道出血较多，约 800ml，心率为 100～140 次/分，BP 130/100mmHg，给予输血 1000ml，强心、解痉、防治感染等治疗。术后第 2 天复查：总蛋白 55g/L，白蛋白 29g/L，谷草转氨酶 56U/L，总胆固醇 8.4mmol/L，血 K^+浓度 5.2mmol/L，尿酸 571μmol/L，尿素氮 10.9mmol/L，肌酐 108μmol/L，β_2微球蛋白 3.7mg/L，Hb 80～94g/L，尿蛋白 2.7～3.9g/24h。术后第 4 天发热，体温最高达 38℃，伤口出现血性渗出液，术后第 5 天拆线，伤口裂开至腹直肌前鞘，立即行二次缝合术。术后给予血浆、白蛋白、抗生素，7 天拆线，伤口愈合好，12 天母儿平安出院。

【专家评析】

多胎妊娠早在 18 世纪就受到关注，随着辅助生殖技术（ART）的广泛开展，至 20 世纪 80 年代后期发生率明显上升。本病例属三胎妊娠，自然妊娠三胎发生率约为 1∶6400，其中约 10%为单卵三胎。ART 的多种因素可能增加胚胎分裂的概率，使单卵多胎发生率增加。对于有多胎妊娠家族史、经产妇、年龄 30～35 岁、子宫增大与妊娠月份不符，以及使用促排卵药物如克罗米酚（CC）、人绝经期促性腺激素（HMG）、人绒毛膜促性腺激素（hCG）等，使用现代助孕技术如体外受精——胚胎移植（IVF-ET）配子输卵管内移植（GIFT）、受精卵输卵管移植（IIFT）等，而且孕期发现腹部增大较明显，应考虑有发生多胎妊娠的可能。本例患者为经产妇，年龄 30 岁，具有多胎妊娠的家族史，与文献报道基本相符。

应尽量避免人为的多胎妊娠，避免使用 hCG、CC、HMG 等激素诱发排卵。如果应用体外受精、配子输卵管移植的孕妇，应该及时（尤其 18～20 周）进行 B 超检查确定胎儿数目，三胎以上妊娠应该接受减胎术。随着孕龄的增加 B 超的诊断会更加准确，应尽早指导孕妇进行孕期保健，及时补充铁、钙、蛋白质、维生素，加强营养，预防产科一系列并发症的发生，延长孕周，进一步降低围生儿的死亡率。产时应在有经验的产科、儿科医师共同监护下分娩。

本例抢救成功的关键在于入院后诊断准确、处理及时，准确发现患者发生妊娠期高血压性心脏病和心力衰竭，给予强心利尿、治疗减轻心脏负担，同时解痉，密切观察，待症状稍缓解后立即行剖宫产术结束分娩。

（郝 敏 杨 婧）

第二节 巨大胎儿

一、巨大胎儿

【病史摘要】

1．入院时情况 初孕妇，32岁，主因“停经38周，发现妊娠期糖尿病2个月”，为计划分娩于2009年8月4日入院。LMP：2008年11月11日，EDC：2009年8月18日。停经40余天自觉食欲欠佳，恶心，晨起呕吐，程度较轻。孕4月余自觉胎动，活跃至今。孕期定期产前检查，孕31周经OGTT诊为妊娠期糖尿病，饮食控制不满意，胰岛素治疗6周，血糖基本满意。

2．既往史 既往体健，无高血压、糖尿病史。

3．月经、婚育史 患者平素月经规律，月经周期28～30天，月经期5～6天，30岁结婚，夫长2岁。G_1P_0，丈夫体健。

4．体格检查 T 36.5℃，P 90次/分，R 16次/分，BP 120/70mmHg。全身皮肤黏膜未见黄染及出血点，各浅表淋巴结未触及。心肺（－），腹膨隆，肝脾肋下未触及。

5．产科检查 宫高38cm，腹围110cm，头位，胎心率140次/分，先露入盆，出口横径8.5cm，中骨盆正常，宫颈管未消失，宫口未开。

6．辅助检查

（1）实验室检查：血常规示WBC 10.0×10^9/L，Hb 110g/L，RBC 3.50×10^{12}/L，PLT 150×10^9/L；尿常规（－）。胎心监护正常。

（2）B超：羊水指数17cm，估计胎儿3800～3900g。餐后2小时血糖波动在8.0mmol/L。

7．入院诊断 ①G_1P_0，宫内妊娠38周；②妊娠期糖尿病。

【第一次查房】（入院第1天）

住院医师

汇报病史如上。本病例特点：①育龄期女性，停经38周；②孕31周行OGTT诊为妊娠期糖尿病，目前胰岛素治疗6周，血糖控制满意；③体检心肺腹（－）；④餐后2小时血糖波动在8.0mmol/L左右。根据上述特点考虑为妊娠期糖尿病，巨大儿？此病例如何明确诊断？如何决定分娩方式？请上级医师给予指导。

主治医师

本例患者为妊娠晚期孕妇，妊娠31周经葡萄糖耐量试验诊断为妊娠期糖尿病，应用胰岛素治疗，餐后血糖控制不满意，有可能导致巨大儿。根据宫高与腹围之和大于 140cm 提示巨大儿发生率高。应注意与以下疾病鉴别。

1. 羊水过多 可表现为腹部增大，也可使孕妇自觉腹部胀痛、呼吸困难、行动不便等，但检查见子宫张力大、子宫大小超过停经月份，液体震颤感明显，胎位尚可查清或不清、胎心音较遥远或听不清。B 型超声检查有利于鉴别。羊水过多的诊断标准目前临床上广泛采用的有两种。一种是以脐横线与腹白线为标志，将腹部分为四个象限，各象限最大羊水暗区垂直径之和为羊水指数（amniotic fluid index，AFI）。国内资料羊水指数＞25cm 可诊断为羊水过多；另一种是以羊水最大池深度（maximum vertical pocket depth，MVP 或 amniotic fluid volume，AFV）≥8cm 为诊断标准，MVP 8～11cm 为轻度羊水过多，12～15cm 为中度羊水过多，MVP≥16cm 为重度羊水过多。

2. 双胎妊娠 因妊娠中期后体重增加迅速，腹部增大明显，通常子宫大于停经月份。妊娠晚期也可出现呼吸困难甚至不能平卧，行动不便等。检查子宫大于相应孕周的单胎妊娠，孕中晚期腹部可触及两个胎头或多个小肢体；胎头较小，与子宫大小不成比例；不同部位可听到两个胎心，其间有无音区，或同时听诊，1 分钟两个胎心率相差 10 次以上。B 型超声检查对双胎的诊断有较大帮助：通常于妊娠早期 6～7 周时即可见两个妊娠囊，妊娠 9 周时见到两个原始心管搏动，孕晚期见两个胎头可以确诊。

该患者已足月，尚未临产，患有妊娠期糖尿病，但妊娠期糖尿病本身不是剖宫产指征，可促胎肺成熟后引产，应密切观测胎心率及孕妇情况。

主任医师

同意以上分析，依据患者病史，应考虑诊断巨大儿。巨大儿发生率为 5.55%，其发生率受孕妇的年龄、孕周、产次、胎儿性别等因素影响。由于巨大儿的难产率及母婴并发症的发生率较非巨大儿明显增高，产前正确预测巨大儿是非常重要的。巨大儿的预测受许多因素影响，如孕妇的身高、胖瘦及羊水的多少、胎先露的高低等。国内有报道以宫高加腹围≥140cm 为标准预测巨大儿，其诊断符合率为 57.3%，认为这一方法可以作为诊断巨大儿的初筛，但还须结合 B 超测量胎儿的双顶径及股骨长度、肱骨长度进行综合分析，以提高诊断符合率。目前评估胎儿体重的方法主要有下述几种。

1. 超声检查估计胎儿体重

（1）超声检查最常用的参数

①双顶径（BPD）：双顶径应在丘脑水平做头颅横切面。超声图像：头颅呈椭圆形，丘脑两半球居中央，其间为第三脑室，中线两侧应基本对称，图像前 1/3 处可见透明隔。测量据点可置于近场颅板的外缘及远场颅板的内缘，两点之间垂直穿过第三脑室之间的距离即为双顶径。

②头围（HC）：头围的测量切面与双顶径测量切面完全相同，可在测量双顶

径的同一切面上进行。不同的是要将测量据点完全放置在颅板的外缘，打点或画线均要完全包围在头颅的最外缘。如果仪器不能直接读出所画出的头围，也可分别测双顶径及枕额径用公式计算出头围。公式：头围=（双顶径＋枕额径）×1.57。

③腹围（AC）：腹围的标准切面为胎儿腹部胃泡水平横切面。超声图像：基本呈圆形，背侧脊柱呈圆形，左侧为胃泡暗区，腹前壁完整，看不到脐静脉入腹壁，可见到肝门静脉或静脉导管。图像中不要包括有肾脏或心脏的影像。掌握了这些特点，一定可获得最佳的标准腹围测量切面。方法与测头围相同。

④股骨长度（FL）：测量股骨时超声声束应完全与股骨呈垂直方向，要包括全部骨干，但不包括远端的骨骺。

（2）体重计算公式

①Hadlock 等用多项参数所得出的公式，目前公认较好，许多高档超声仪器中设有产科软件，多用其公式。如果仪器有此设备，只要将所测数据一一输入，仪器会自动报出所得的估计体重。如果仪器无此设备，就需要自己将数据代入公式进行运算。

lg 出生体重＝1.359 6－0.003 86×AC×FL＋0.006 4×HC＋0.000 61×BPD×AC＋0.042 4×AC＋0.174×FL

②Shepard 等用双顶径及腹围计算：

lg 出生体重＝－1.7492＋0.166×BPD＋0.046×AC－2.64BPD/1000

③巨大胎儿的超声诊断：不同的单项参数均可作为估计孕龄及体重指标。其中巨大胎儿的腹围最为敏感。例如：当胎儿腹围为 40.0cm 时，即使其双顶径仅为 8.6cm，胎儿体重已可达 4000g 以上。又如：腹围 39.0cm 时，股骨长度仅 6.4cm，体重也可达 4000g 以上。因此胎儿腹围的大小最能反映胎儿体重。此外，在测量过程中，各参数值均超过均值加两个标准差以上时，都极有可能为巨大胎儿。近年来国内有学者用 B 超测量胎儿肱骨软组织厚度预测巨大胎儿，认为如果以胎儿肱骨软组织厚度≥11mm 为截断值，预测巨大儿的灵敏度可达 91.3%。

2．宫高、腹围预测胎儿体重　“宫腹法”是粗略估计胎儿体重简单易行的方法，它的精确性虽不及 B 超，但对于 B 超水平不够的基层医院，不失为一种很好的方法。目前临床上常用以下几种公式估计胎儿体重（所有公式测量的数值单位均为 cm）。

（1）宫高＞35cm，宫高+腹围＞140cm，先露浮动不易衔接，提示巨大胎儿。

（2）胎儿体重=（宫高－n）×155，n 为常数，先露位于棘下时，n=11；先露达棘平或棘上 1cm 时，n=12；先露位于棘上 2cm 以上时，n=13。

（3）胎儿体重=宫高×腹围+150

（4）胎儿体重=2900+0.3×宫高×腹围

（5）胎头浮动或臀位者，胎儿体重=宫高×腹围；胎头衔接者，胎儿体重=宫高×腹围+200；胎膜已破胎头衔接者，胎儿体重=宫高×腹围+300。

如果在接诊孕产妇时能够注意到发生巨大儿的几种因素，采用得当的临床检查方法估计胎儿体重，在产前对巨大儿做出较准确的诊断，并正确指导孕产妇合理饮食，适当休息与运动，选择恰当的分娩方式，适时终止妊娠，将有利于降低巨大儿发生率及母婴并发症的发生率。本例估计胎儿体重 3900g，暂无剖宫产指征，在产程中如出现产程阻滞或胎儿窘迫等情况时，必要时再行剖宫产术。

•第一次查房医嘱•

长期医嘱	临时医嘱
产科产前护理常规	血常规
二级护理	尿常规
普食	凝血功能
左侧卧位	血型
自数胎动 1 小时　tid	心电图
低流量吸氧 30 分钟　tid	产科 B 超
	胎心监护
	地塞米松注射液　10ml　羊膜腔穿刺注射
	0.9%氯化钠注射液　500ml+缩宫素　2.5U　ivgtt（4～5 滴开始，据宫缩调整）

【第二次查房】（入院第 2 天）

住院医师

患者于今日 16:00 临产，临产后潜伏期进展顺利，宫口开大 4cm 后继发宫缩乏力，经加强产力，观察 4 小时仍无进展，因产程停滞，行剖宫产术，胎儿娩出顺利，4050g，Apgar 1 分钟评分 10 分，5 分钟评分 10 分。宫缩乏力，产后出血 800ml，处理后好转。新生儿出生后 2 小时血糖 1.1mmol/L，予葡萄糖水数次喂养后复查血糖均正常。针对该例患者，巨大儿应采取何种方式终止妊娠？巨大儿分娩后母亲与婴儿应当分别注意什么？

主治医师

针对此类患者，应尽可能准确估计胎儿体重，并结合骨盆测量选择分娩方式。估计非糖尿病孕妇胎儿体重≥4500g 或糖尿病孕妇胎儿体重≥4000g 者，即使骨盆正常，但为防止母儿产时损伤也应行剖宫产术结束分娩。巨大胎儿试产在分娩过程中应严密观察：监护产程进展及胎儿安危，认真填写产程图，防止产科并发症。第一产程中，因子宫过度膨胀，可导致原发或继发宫缩乏力。产程稍有延迟就要及时查找原因，不易试产过久。若第一产程及第二产程延长，胎头停止在中骨盆迟迟不能下降者应尽早行剖宫产术。若胎头双顶径已达坐骨棘水平以下 2cm，第二产程延长时，可行较大会阴侧切行产钳助产。在助产时特别要注意肩难产：当胎儿较大时，不宜过早进行外旋转，使胎儿双肩径沿骨盆入口横径或斜径下降至中骨盆，再协助旋转胎肩，使双肩沿骨盆最大径线下降。

☆☆☆☆

主任医师

巨大胎儿应当在出生后1～2小时开始喂糖水，及早开奶，预防低血糖的发生；易发生低钙血症，应补充钙剂，多用10%葡萄糖酸钙1ml/kg加入葡萄糖溶液中滴注。积极治疗高胆红素血症，多选用蓝光治疗。巨大胎儿本身是产后出血的高危因素，应引起足够重视。

•第二次查房医嘱•

长期医嘱	临时医嘱
产科产后护理常规	10%葡萄糖注射液 100ml+10%葡萄糖酸钙 1ml/kg ivgtt（新生儿）
一级护理	
产妇饮食	
自由体位	

【随访及预后】

产妇术后恢复良好，于第7天拆线出院。新生儿一般情况良好，哺乳能力可，于出生后1周随母出院。

【专家评析】

巨大胎儿指胎儿体重达到或超过4000 g。近年来，由于围生期保健改善、孕期营养过剩，孕妇运动减少等因素，巨大胎儿的发生有逐年增高的趋势。国内巨大胎儿发生率为7%，国外发生率为15.1%，男婴多于女婴。巨大胎儿是胎儿性难产的原因之一，处理不当可发生子宫破裂、软产道损伤、新生儿窒息、颅内出血等，给母儿造成极大的伤害。

巨大儿的产前诊断一直是产科医师致力探讨的问题，有报道说巨大儿产前诊断率仅为25.89%，且产前预测巨大儿的报道很多，但均不够理想。巨大儿在分娩过程中对母儿风险较大，尤其是阴道分娩对母儿风险更大，易造成产道损伤、肩难产及新生儿产伤，虽一部分巨大儿阴道分娩成功，但由于产程延长导致宫缩乏力，产后出血及新生儿窒息率升高，因此对巨大儿的处理需引起临床重视。

二、肩难产

【病史摘要】

1. 入院时情况　孕妇32岁，因“停经40周，规律腹痛4小时”于2009年1月28日凌晨4:10急诊入院。既往月经规律，3/28，LMP：2008年4月21日。EDM：2009年1月28日。妊娠期基本顺利，定期产前检查，未发现异常。患者于2009年1月28日0时左右无诱因出现腹痛，且发作渐频繁，目前为20～30秒/（5～6）分钟，不伴阴道流液及阴道流血。

2. 既往史　无高血压、糖尿病等病史。

3. 月经、婚育史　患者平素月经规律，G_3P_1，第一胎孕足月自然分娩一男婴，体重3750g，人工流产1次，丈夫及一子均体健。

4．体格检查 入院查体重 7150g，T 37.1℃，P 85 次/分，R 20 次/分，BP 100/80mmHg。发育正常，神清语利，全身无出血点。双肺呼吸音清，未闻及干、湿啰音。心界不大，心率 85 次/分，律齐，未闻及病理性杂音。腹膨隆，全腹无压痛，反跳痛。肝脾触诊部满意，肠鸣音正常。双下肢轻度水肿。生理反射存在，病理反射未引出。

5．产科检查 宫高 36cm，腹围 107cm，胎心率 146 次/分，胎方位：左枕前，骨盆外测量在正常范围。宫颈管消失，宫口开大 3cm。估计胎儿体重 3800g。

6．辅助检查 B 超示双顶径 9.5cm。

7．入院诊断 ①G_3P_1，宫内妊娠 40 周临产；②左枕前。

【第一次查房】（入院第 1 天）

住院医师

汇报病史如上。本病例特点：①育龄期女性，停经 40 周；②无诱因出现腹痛，且发作渐频繁，目前为 20～30 秒/（5～6）分钟，不伴阴道流水及阴道出血；③产科检查宫高 36cm，腹围 107cm，胎心率 146 次/分，胎先露，头，定，出口横径 8.5cm，中骨盆正常，宫颈管消失，宫口开大 3cm。估计胎儿体重 3800g；④B 超示双顶径 9.5cm。考虑为足月妊娠临产。此病例如何选择分娩方式？如果经阴道分娩可能会遇到哪些情况？请上级医师给予指导。

主治医师

该患者已经临产，无糖尿病病史，据目前情况，无阴道分娩禁忌证，无明确剖宫产指征，可严密监护下经阴道试产。但其宫高+腹围≥140cm，巨大胎儿的可能性较大，阴道试产过程中应谨防肩难产的发生。既往肩难产的定义是胎头娩出后胎儿前肩嵌顿于耻骨联合上方，用常规助产手法不能娩出胎儿双肩称为肩难产。1986 年 Resnik 作了更具体的描述，认为胎头娩出后除向下牵引和会阴切开之外，还需其他手法娩出胎肩者称为肩难产。1998 年 Beall 及 Spong 对以胎头娩出到胎体娩出时间≥60 秒作为肩难产的实用性及有效性判断指标作了回顾性评估，认为是有临床价值的。因为对肩难产的定义掌握不同，所以肩难产的发生率各家报道不一致，发生率为 0.2%～1.4%。但大多数报道认为近 20 多年来肩难产的发生率有所上升，可能与胎儿体重增加有关，胎儿体重越大，肩难产发生率越高。

肩难产的高危因素包括下述两方面。

1．胎儿因素 ①巨大胎儿或部分过期胎儿最易导致肩难产的发生。可能由于胎儿体重增加时，躯干的生长速度大于胎头的生长速度所致。②巨大胎儿的最大胸径若大于其最大头径 1.3cm，胸围大于头围 1.6cm，或肩围大于头围 4.8cm，均可导致肩难产的发生。③联体双胎、胎儿颈部肿瘤、胎儿水肿均可导致肩难产的发生。

2．母体因素 ①有巨大儿或肩难产史者易发生肩难产；②骨盆狭窄，尤其是扁平骨盆更易发生肩难产；③骨盆倾斜度过大及耻骨弓位置过低者；④母亲合并糖尿病、肥胖；⑤过期妊娠。

该患者可疑巨大胎儿，应严密观察产程，必要时行剖宫产术。

主任医师

肩难产发生时，前肩嵌顿，血流受阻，导致胎儿宫内缺氧；此时胎头虽已娩出，但因为胎儿胸廓受产道挤压，不能建立呼吸；若助产失败，胎肩不能及时娩出，易导致母儿严重损伤。

1. 对母亲的影响 产妇因宫缩乏力、产道损伤导致产后出血，增加产褥感染的概率。严重软产道损伤可造成会阴Ⅲ度裂伤、宫颈裂伤、尿瘘、粪瘘等严重并发症。

2. 对围生儿的影响

（1）胎儿及新生儿严重窒息：由于胎肩以下部分被嵌顿在产道内，胎儿不能建立自主呼吸，如脐带搏动已停止或胎盘已剥离，胎儿不能从母体获得氧和排出二氧化碳则可造成严重缺氧，甚至死亡。大部分肩难产都有新生儿窒息，胎肩娩出时间越长则新生儿窒息越重。如伴新生儿颅内出血常导致不可逆的窒息致死。

（2）颅脑损伤：头以下的部分被紧固于产道内，使胸腔及颅内压增加，脑静脉压力增加，血管怒张，易破裂；加上窒息缺氧，致脑毛细血管通透性增高等，均可造成颅内出血。重者死亡，轻者也常遗留神经系统后遗症。

（3）骨骼损伤：采用各种手法娩肩时，由于肩围大，锁骨易于骨折。有学者认为锁骨骨折是一种自然分娩不能预测及预防的并发症，肩难产时发生率更高。肱骨骨折在正常分娩时极少见，肩难产时，先娩出后肩的手法如未能按合理的力学机转，而强行娩出胎肩可伤及肱骨。

（4）胸锁乳突肌血肿：是分娩时过度挤压胎颈所致，出生头几天常不注意，2周左右可在伤侧胸锁乳突肌发现硬块（机化的血肿），而且儿头向患侧偏斜（即斜颈），如处理不及时可造成患侧胸锁乳突肌挛缩而致斜颈。

（5）臂神经丛麻痹：也是过度压及牵拉胎颈所致。臂神经丛由颈5～8及胸1脊神经组成，如损伤在颈5～6神经为上臂型，颈7～8和胸1神经损伤为前臂型。如从颈5至胸1均损伤为全臂型。按病理变化损伤分为神经干纤维断裂、神经鞘破裂、出血水肿及神经干无形体损伤仅功能障碍三种类型。当神经干纤维断裂时，可造成永久性神经麻痹。臂神经丛损伤的发生率为0.5%～1%，其中30%因肩难产所致。

上臂型臂神经丛损伤称Erb瘫痪，表现为患肢下垂紧贴躯干，上臂内收内旋，肘关节伸直，前臂旋前，腕、指关节屈曲，但腕及手指能自由活动。

前臂型又称Klumpke瘫痪，表现为前臂瘫痪，手和腕部屈肌，骨间肌及蚓状肌麻痹，大小鱼际肌萎缩、水肿，握持反射消失，臂部感觉降低，严重者波及颈交感神经纤维，而出现霍纳综合征——患侧瞳孔缩小，上眼睑下垂，眼裂缩小，眼球轻度下陷，患侧面部少汗。

全臂型表现为整个上肢完全瘫痪，感觉消失，肩关节内旋内收，肘关节伸直，前臂旋前，屈指曲腕。

如臂丛神经麻痹在生后 6 个月功能不能恢复，则预后差。

鉴于肩难产对母儿的重大影响，在分娩前应积极评估各方面因素，预防及避免发生肩难产，提高警惕性。

•第一次查房医嘱•

长期医嘱	临时医嘱
产科疾病护理常规	血常规
一级护理	凝血功能
普食	血型
左侧卧位	血生化全项
自数胎动　1 小时　tid	心电图
听胎心　tid	尿常规
低流量吸氧　30 分钟　tid	产科 B 超

【第二次查房】（入院 6 小时后）

住院医师

患者于 1 月 28 日 4:10 临产入产房，宫口开大 3cm，于 9: 15 宫口开全，胎头拨露 2cm×3cm。上台接生，因耻骨弓低，胎儿大，双侧阴部神经阻滞麻醉，行侧切，胎头娩出，但胎肩娩出困难，由两位有经验助产士压胎头仍未娩出，2 分钟后由主治医师上台，屈大腿，压前肩，同时牵引胎头，娩出后肩、娩出前肩。新生儿体重 4500g，新生儿轻度窒息，经复苏，Apgar 评分 1 分钟评 8 分，臂神经丛及锁骨无损伤。产后检查软产道无裂伤。肩难产发生突然，情况紧急，处理起来非常棘手，遇到时有哪些处理方法？

主治医师

肩难产必须迅速处理，否则，将导致母婴严重并发症。临床上肩难产有时很难预测，一旦发生应迅速采取有效的助产方法，尽快娩出胎肩，是新生儿存活的关键。肩难产发生后，首先应快速清理胎儿口鼻内的黏液及羊水。请有经验的产科医师、新生儿科医师、麻醉科医师到场抢救的同时，双侧阴部神经阻滞麻醉并行足够大的双侧会阴后斜侧切开，使产道松弛。

主任医师

肩难产助产应采取以下方法。

（1）屈大腿助产法（McRobert 法）：即在助手帮助下使产妇的双侧髋关节向腹部高度屈曲，使大腿贴近腹部，可通过耻骨联合向母体头部方向转动，使骶骨和腰椎间角度变平，骨盆倾斜度减少，骨盆入口平面与产力的方向更加垂直，胎儿后肩较易通过骶骨岬而下降，前肩随之从耻骨联合后方下降。此法可使耻骨联合向上移动 8 cm，使骨盆入口与第 5 腰椎水平面的角度由原来的 26° 变成 10° ，是处理肩难产的首选。此法对母婴的损伤较小。

（2）压前肩法：在产妇耻骨联合上方适度压胎儿前肩，使双肩径缩小，同时向下牵拉胎头，两者相互配合持续加压与牵引，有助于嵌顿的前肩娩出。此法多与屈大腿助产手法合用。

（3）旋肩法（Wood 旋转法）：当胎肩嵌顿于骨盆入口前后径时，需将其转到骨盆入口斜径上才能娩出。具体操作为术者一或二手指在胎儿后肩，向顺时针转动 180°，使前肩从耻骨联合下转动，双肩径位于骨盆斜径。此法可用于 McRobert 法失败者。

（4）后肩娩出法：术者手顺骶骨深入至后肩，向上至后肘窝，使胎儿在胸前屈肘屈前臂，然后握住胎手，沿胸的方向轻柔将手、前臂牵出阴道，娩出后肩，然后向下牵引胎头即可娩出前肩。

（5）Rubin 法：一手入阴道，找到易触到的胎肩（一般为前肩），将其推向胎儿前胸壁，使双肩径缩小，而松动嵌顿的前肩。

（6）Gasbin 法：产妇用双掌和双膝支撑身体跪于产床上，以使胎儿后肩通过骶骨岬，据报道第一次宫缩即可使 83%的胎儿后肩通过骶骨岬，如不能自动娩出则可配用 Wood 手法。

（7）Zavanelli 法：即还纳胎头后剖宫产法。在子宫松弛剂及麻醉下，将胎头以枕前或枕后位屈曲，慢慢还纳入阴道内，然后立刻行剖宫产分娩。该方法一般在上述方法均失败时使用，至今对此法评价不一。若失败则母婴并发症严重，甚至导致死亡。

（8）锁骨切断术：尽量牵引胎头，使锁骨距阴道口近，然后以长剪刀在一手保护下切断锁骨中段，缩小肩径，娩出胎儿，如一侧锁骨切断后仍不能娩出则断另一侧锁骨。此法多用于胎儿已死的病例。存活胎儿行此术时注意勿伤及锁骨下动脉。

（9）耻骨联合切开术：可在局部麻醉下进行，切开耻骨联合的软骨及纤维组织，使骨盆径线增大，胎肩很易娩出，术后制动固定，伤口容易愈合。此法在第三世界国家应用较多，但手术时注意勿损伤膀胱及输尿管。

遇到肩难产时应沉着应对，积极处理，减少并发症。

•第二次查房医嘱•

长期医嘱	临时医嘱
产科产后护理常规	按摩子宫
一级护理	测血压
产妇饮食	注意阴道流血
自由体位	缩宫素 10U im st
会阴护理 bid	

【随访及预后】

新生儿出生后检查无产伤，吸吮好，仔细检查产妇软产道无裂伤，侧切口无延裂，产后 5 天产妇会阴侧切口拆线，甲级愈合，2009 年 2 月 3 日母子平安出院。

【专家评析】

由于肩难产较少见，临床医师想在实践中熟悉操作机会较少，平时若不注意练习，一旦有肩难产就不易处理好。所以产科医师必须在平时要经常在模型上练习，达到熟练掌握肩难产的操作手法。处理肩难产时不能慌乱，要冷静、有条不紊地进行，否则将造成严重后果。

处理肩难产应避免过度牵拉胎头。过度牵拉胎头可并发臂神经丛损伤，因为过度侧牵胎头牵拉了侧神经根，常可导致上脊髓神经的损伤（C_5～C_6），最终导致肩和上臂的损伤和麻痹（Erb-duchenne 麻痹）。少数病例可致低位神经根受影响（C_7～T_1），使手活动障碍（Klumpke 麻痹）。T_1～T_3 损伤可致非常罕见的霍纳综合征。有研究认为，臂神经丛损伤有一部分是宫内来源的，即是对胎儿不匀称的牵拉力或者推力。

肩难产后产妇需仔细检查有无产道裂伤，预防产后出血及感染。注意膀胱功能恢复。新生儿应积极处理新生儿窒息，仔细检查有无产伤如臂神经丛损伤、胸锁乳突肌血肿、颅内出血、锁骨和肱骨骨折等，并预防感染。

（郝　敏　杨　婧）

第6章 羊水量异常

第一节 羊水过多

一、羊水过多合并胎儿畸形

【病史摘要】

1．入院时情况　患者女性，28岁，技师，主因“停经6个月，发现羊水过多半月”入院。LMP：2009年11月10日。EDC 2010年8月17日，停经1个月自测尿hCG阳性，并伴有轻微的恶心、呕吐等早孕反应，持续3个月后自行消失。停经5个月时自觉胎动活跃至今。孕期无感冒、发热、腹痛、阴道流血等不适。半个月前于外院行产前检查时行B超检查发现“羊水过多伴有胎儿畸形”，现为进一步诊治收入我院。

2．既往史　既往体健，无肝炎、结核等急慢性传染病史，无高血压、糖尿病、血液病等病史，无输血史。

3．月经、婚育史　14岁初潮，平素月经规律，月经周期28天，月经期5天，量中等，无痛经。26岁结婚，G_0P_0，丈夫体健，无烟酒不良嗜好。

4．体格检查　T 36.2℃，P 80次/分，R 20次/分，BP 116/79mmHg。发育正常，营养中等，神清语利，查体合作。全身皮肤黏膜较苍白，无出血点，浅表淋巴结未触及肿大。双肺呼吸音清，未闻及干、湿啰音。心界不大，心率80次/分，律齐，未闻及杂音。腹部膨隆，全腹无压痛，肝脾肋下未触及，双肾区无叩击痛，移动性浊音阴性，肠鸣音正常。生理反射存在，病理反射未引出。

5．专科检查　宫高20cm，腹围83cm，胎位不清，胎心率150次/分，未触及宫缩，未破膜。

6．辅助检查

（1）实验室检查：血常规、尿常规、肝、肾功能等生化指标均未见明显异常。

（2）外院超声检查提示：宫内孕24周，臀位，羊水：左上6.32cm、左下7.21cm、右上6.02cm、右下5.56cm，胎儿上消化道可见“双泡征”，提示消化道闭锁可能。

7. 入院诊断 ①G_1P_0，宫内妊娠 24 周，单活胎；②羊水过多；③胎儿畸形（消化道闭锁？）。

【第一次查房】（入院第 1 天）

住院医师

汇报病史如上。本病例特点：①患者 28 岁，育龄期妇女；②平素月经规律，14 岁初潮，月经周期 28 天，月经期 5 天，LMP：2009 年 11 月 10 日，EDC:2010 年 8 月 17 日，量中等，无痛经；③专科检查：宫高 20cm，腹围 83cm，胎位不清，胎心率 150 次/分，未触及宫缩；④外院超声检查提示：宫内孕 24 周，臀位，羊水：左上 6.32cm、左下 7.21cm、右上 6.02cm、右下 5.56cm，胎儿上消化道可见“双泡征”，提示消化道闭锁可能。根据患者症状、体征和辅助检查，可初步诊断：G_1P_0，宫内妊娠 24 周，单活胎；羊水过多；胎儿畸形（消化道闭锁？）。结合外院超声检查结果，目前羊水过多的诊断较明确，请上级医师对下一步诊治提出指导意见。

主治医师

羊水过多是指妊娠期羊水量超过 2000ml。产前无法精确估计胎儿羊水量的多少，临床上通常通过超声检测最大羊水暗区深度或羊水指数来诊断。通常认为最大羊水暗区深度≥8cm，或羊水指数≥25cm 为羊水过多。目前临床上多数倾向于用羊水指数来诊断。根据患者外院超声检查提示羊水指数 25cm，目前羊水过多的诊断是成立的。羊水过多的常见原因有以下几个：胎儿畸形、多胎妊娠、胎盘脐带病变、母儿血型不合及孕妇患病。孕妇既往体健，无服药史，停经 24 周即发现羊水过多，外院超声提示存在消化道畸形，故目前考虑羊水过多可能与胎儿畸形有关。下一步给予超声检查以明确羊水情况，同时行详细系统的胎儿畸形尤其是消化道畸形检查，等结果回报后决定下一步如何处理。

主任医师

羊水的来源在不同的妊娠时期是不一样的，在妊娠早期主要是母体血清经过胎膜进入羊膜腔的透析液，水分等小分子也能经过胎儿皮肤进入羊膜腔；妊娠 11 周左右胎儿开始出现排尿，妊娠中期以后胎儿尿液逐渐成为羊水的主要来源。羊水吸收的途径：①由胎膜吸收约占 50%；②脐带吸收每小时 40～50ml；③胎儿皮肤角化前可吸收羊水；④胎儿吞咽羊水，每 24 小时可吞咽羊水 500～700ml。羊水过多的病因十分复杂，部分原因尚不明了，但明显的羊水过多常伴有胎儿畸形，14%～40%羊水过多的孕妇合并胎儿畸形，其中以神经管缺陷和消化道畸形最常见。神经管缺陷性疾病是羊水过多的主要原因，尽管胎儿的吞咽功能正常，但由于脑脊膜暴露于羊膜腔内，大量的液体渗出导致羊水过多，同时脑-脊髓中枢不断受到刺激而发生排尿过多。消化道畸形约占羊水过多的 25%，主要是上消化道闭锁。由于胎儿的吞咽动作受阻导致羊水过多，以胎儿食管闭锁最常见，羊水过多的各种不同病因中约 1/4 可归结于有食管形态学改变所导致的胎儿吞咽受阻。该孕妇外院超声检查发现消化道畸形，提示羊水过多与胎儿消化道畸形关系较大。下一步处理可予密切观察羊水量变化情况；行胎儿系统超声检查，明确消化道及神经管畸形是否存在。

•第一次查房医嘱•

长期医嘱	临时医嘱
产科常规护理	血常规
二级护理	凝血功能
普食	血型
左侧卧位	肾功能
氨基酸螯合钙（乐力） 1片 qd	心电图
	尿常规
	肝功能
	产科彩超
	致畸五项
	乙肝表面抗原
	AFP

【第二次查房】（入院第 2 天）

住院医师

孕妇入院后已行相关检查：三大常规、肝功能、肾功能、致畸五项、生化检查等，均未发现明显异常。超声检查结果：宫内妊娠，单活胎，根据胎儿双顶径、头围及股骨长度推算胎儿大小相当于 24 周，羊水过多，羊水指数 25cm，胎儿脐动脉、大脑中动脉血流指数未见明显异常，可见胎儿上腹部“双泡征”，两个囊似相连，双肾、膀胱均未见明显异常，结合病史考虑胎儿消化道闭锁可能性较大。已向患者及其家属交代病情，患者表示了解，并提出要求终止妊娠，请上级医师指导是否需要终止妊娠及用何种方法终止妊娠。

主治医师

该孕妇血压、肝功能、肾功能等均未见异常，超声检查提示羊水过多，胎儿生长基本与孕周相符，脐动脉、大脑中动脉血流指数显示无明显缺氧表现，上腹部可见“双泡征”，考虑与羊水过多有关，可予以终止妊娠，常用的引产方法有羊膜腔注射依沙吖啶引产及米非司酮+米索前列醇片引产，该患者羊水过多，选择羊膜腔内注射依沙吖啶引产。

主任医师

同意主治医师的分析。该孕妇多次超声检查均提示羊水过多，消化道闭锁可能，除借助于超声检查外，还可检测羊水中的甲胎蛋白，如超过同期正常妊娠平均值的 3 个标准差以上则有助于诊断。羊水过多合并胎儿畸形应及时终止妊娠。方法有：①人工破膜引产，宫颈评分＞7 分时破膜后多可自然临产，如 12 小时仍未临产，静脉滴注缩宫素诱发宫缩。破膜时注意：高位破膜，用细针刺小孔，使羊水流出缓慢，避免宫腔压力骤降，以免胎盘早剥，血压骤降，发生休克。②羊膜腔注射依沙吖啶引产，放出适量羊水后，羊膜腔内注入依沙吖啶引产。该孕妇宫颈条件较差，故不宜选择人工破膜引产，故决定选择羊膜腔注射依沙吖啶引产。

【随访及预后】

向孕妇及家属交代病情后该孕妇同意终止妊娠，即予羊膜腔注射依沙吖啶引产，3 天后顺娩一死男婴，外观无明显异常，羊水量多。胎儿尸体解剖报告提示胎儿消化道闭锁。产后予以抗感染、促进子宫收缩等处理，3 天后出院。

【专家评析】

妊娠任何时期，羊水量超过 2000ml 者称为羊水过多，羊水过多是常见的妊娠期并发症，其发病率为 1%～3%。慢性羊水过多常发生于妊娠晚期，羊水增长速度缓慢，机体一般可以耐受，临床症状较轻。其病因十分复杂，大约 30%以上是不明原因的特发性羊水过多，近几年随着围生医学的发展，许多学者不断对胎儿、胎膜、胎盘、羊水进行生物化学研究及电子显微镜观察，做了大量的试验和科学的假设论证，有望为羊水过多提出新的理论和依据。

二、羊水过多合并胎儿正常

【病史摘要】

1．入院时情况　患者女性，24 岁，因“停经 7 月余，发现羊水过多 1 天”于 2012 年 4 月 5 日入院。LMP：2011 年 8 月 18 日。EDC：2012 年 5 月 25 日。孕期基本顺利，无外伤史及近期性生活史，定期产前检查，未发现异常。停经 4 月余自觉胎动至今。妊娠 20 周起定期到我院行产前检查，妊娠 30 周行 B 超检查未发现异常。4 月 4 日行 B 超检查提示“胎儿大小相当于孕 32 周，未见畸形，胎方位 LOA，羊水最大暗区 12cm，羊水指数 30cm，胎盘成熟度Ⅱ度”。遂收入院，孕妇孕期无药物、放射线及猫、犬等动物接触史，无感冒、发热，无腹痛或阴道流血，胃纳、大小便正常，体重增长约 14kg。

2．既往史　否认高血压、糖尿病等病史。

3．月经、婚育史　患者平素月经规律，13 岁初潮，月经周期 27～28 天，经期 5～6 天，无痛经。23 岁结婚，夫同岁，G_0P_0。

4．体格检查　T 36.7℃，P 95 次/分，R 20 次/分，BP 98/66mmHg。发育正常，神清语利，轻度贫血貌，自由体位。全身皮肤黏膜无出血点。双肺呼吸音清，未闻及干、湿啰音。心界不大，心率 95 次/分，律齐，未闻及病理性杂音。腹膨隆，腹肌紧张，全腹无压痛、反跳痛。双下肢水肿（++）。生理反射存在，病理反射未引出。

5．产科检查　腹部膨隆，如足月妊娠大小，腹壁皮肤发亮、变薄，触诊时感觉皮肤张力大，有液体震颤感。宫高 36cm，腹围 107cm，胎方位不清，胎心音远，胎心率 140 次/分，骨盆外测量正常。

6. 辅助检查

（1）实验室检查：血常规示 WBC 9.8×10^9/L，Hb 100g/L，RBC 3.40×10^{12}/L，PLT 200×10^9/L；尿常规、肝功能、肾功能正常；RPR（－），HIV 抗体（－）；糖筛查：7.5 mmol/L；

（2）心电图、胸部 X 线片正常。

7. 入院诊断 ①G_1P_0，宫内妊娠 32^{+1} 周；②羊水过多；③妊娠期糖尿病？

【第一次查房】（入院时）

住院医师

汇报病史如上。本病例特点：①育龄期女性，停经 32^{+1} 周；②4 月 4 日行 B 超检查提示“胎儿大小相当于孕 34 周，未见畸形，胎方位 LOA，羊水最大暗区 12cm，羊水指数 30cm”；③患者无高血压、糖尿病等病史，入院后行糖筛查 7.5mmol/L。

导致羊水过多的常见原因有以下几种情况：①孕妇因素，包括糖尿病、ABO 或 Rh 血型不合、妊娠期高血压疾病、急性肝炎、贫血、高龄、滥用毒品等。羊水过多患者中 26%合并糖尿病，40%合并母儿血型不合，急性肝炎、严重贫血也均可引起羊水过多。②胎儿因素：包括胎儿畸形如消化道畸形及神经管缺陷、双胎、巨大胎儿、胎儿宫内感染、染色体异常等。③胎盘、脐带因素：如巨大胎盘、胎盘绒毛膜血管瘤、脐带帆状附着。④特发性羊水过多；该患者应该属于哪种原因导致的羊水过多呢？请上级医师指导。

主治医师

根据病史，我们可以把一些因素如妊娠期高血压疾病、急性肝炎、血型不合以及双胎、巨大胎儿、胎儿畸形等基本排除，但其他几种因素均有存在的可能，究竟是哪种原因引起的，有待进一步检查。空腹血糖、餐后 2 小时血糖、致畸五项、AFP 及产科彩超有助于病因诊断。根据病史及 B 超检测结果，该患者“羊水过多”诊断基本明确，羊水过多的病因未明，羊水过多的治疗原则主要取决于胎儿有无畸形及孕妇自觉症状的严重程度。若发现胎儿畸形，需及时终止妊娠。若胎儿无畸形，大部分羊水过多可不做特殊处理，注意监测胎儿宫内情况，对孕周不足 37 周，胎肺不成熟者，尽可能延长孕周，注意预防早产。每周复查羊水指数及胎儿生长情况。并嘱患者注意卧床休息，糖尿病饮食。若妊娠已足月，可行人工破膜，终止妊娠。

孕妇自觉症状严重且无法忍受则应给予治疗。治疗方法有药物治疗及羊膜腔穿刺放液治疗。药物治疗主要是前列腺素合成酶抑制剂，常用吲哚美辛（消炎痛），它有抗利尿作用，妊娠晚期羊水主要由胎尿形成，抑制胎尿的排出可减少羊水量。另外若发现合并糖尿病、肝炎等，则应该针对病因治疗。

现在患者自觉症状轻微，暂不需羊膜腔穿刺放羊水，应先行病因检查，可以抬高头部或半坐卧位减轻症状。处理上还有哪些注意事项?请上级医师指示。

主任医师

虽然特发性也就是原因不明的羊水过多占30%以上，对每一例羊水过多的患者，还是要尽可能地寻找其原因。因为有一些原因如胎儿畸形对我们的处理起决定性作用，另外一些原因如糖尿病则可能是我们的治疗靶点。前面住院医师已经就病因方面作了具体分析，我们还需进一步完善相关检查以了解病因。

患者现在孕32周，自觉症状轻微，我同意主治医师的处理意见，但还有几点要注意：①羊水过多导致子宫张力大，容易合并妊娠高血压疾病及早产，因此住院期间应监测血压并及早使用地塞米松促进胎肺成熟。②羊水过多易并发胎膜早破，而且破膜后容易出现胎盘早剥、脐带脱垂，应提高警惕。③羊水过多致使胎儿活动空间过大，容易出现胎位异常。虽然目前胎方位正常，而且已经32周，但仍不能排除胎方位改变的可能。④吲哚美辛治疗羊水过多确实有效，但最大的问题是吲哚美辛可使胎儿动脉导管收缩，提前关闭，故不宜长期使用。应用过程中应密切随访羊水量（每周2次测定羊水指数），发现羊水量明显减少则应停药。

•第一次查房医嘱•

长期医嘱	临时医嘱
产科一级护理	血常规
糖尿病饮食	凝血功能
左侧卧位	血型
自数胎动　1小时　tid	血生化全项
听胎心　tid	心电图
低流量吸氧　30分钟　tid	尿常规
测血压、脉搏　qd	AFP
监测七段血糖	产科B超
	请内分泌科会诊
	OGTT
	0.9%氯化钠注射液　100ml+地塞米松　10mg　ivgtt

【第二次查房】（入院24小时后）

住院医师

入院后患者自觉症状无加重。无腹痛、阴道排液，血压（110～120）/（65～75）mmHg，胎心率140～150次/分，腹围107～108cm，宫高36cm。检查结果已回，血常规、尿常规、凝血功能、生化全项、AFP均未见异常、致畸五项阴性，无激惹试验（NST）结果为有反应型，彩超示“胎儿大小如孕32周，未见畸形，胎方位LOA，胎盘位于子宫右前壁，成熟度Ⅱ度，羊水池最大前后径13.0cm，羊水指数31cm，脐动脉S/D 2.46”。OGTT试验：空腹血糖5.7mmol/L，1小时血糖12.1mmol/L，2小时血糖9.2mmol/L，3小时血糖为6.9mmol/L，估计羊水过多与妊娠期糖尿病有关，我们需要做特殊处理吗？请示上级医师进行指导。

主治医师

该患者妊娠期糖尿病诊断已明确，妊娠期间糖尿病对母儿的影响与糖尿病本身病情的程度及血糖控制水平密切相关。血糖控制不良，可能容易出现自然流产、妊娠期高血压疾病、羊水过多、泌尿生殖系统感染、巨大儿、胎儿生长受限、死胎、死产、早产、难产、产后出血等。本患者系妊娠期糖尿病导致羊水过多，应该与当时未能及早发现和治疗糖尿病，积极控制血糖，防止并发症的发生有关。

主任医师

患者系妊娠期糖尿病，目前的检查提示胎儿生长发育良好，无胎儿窘迫迹象。2011 年新的妊娠期糖尿病的诊断标准为 OGTT 前 3 天正常活动、正常饮食，抽血前一天晚上晚餐后禁食 8～10 小时，第 2 天晨空腹先抽一次血，然后在 5 分钟内喝完含 75g 葡萄糖的液体 300ml，服糖后 1 小时、2 小时分别抽血，结果的判定标准是 5.1mmol/L—10.0mmol/L—8.5mmol/L，只要有一项达到或超过这个标准，就诊断为妊娠期糖尿病。妊娠期糖尿病控制的目标是：空腹血糖（餐前血糖）＜5.3mmol/L，餐后 2 小时血糖＜6.7mmol/L，患者为孕 32^{+1} 周，所以暂时不考虑终止妊娠，但需要加强胎儿宫内情况监测。若出现早产，除外其他产科异常情况，可以考虑阴道试产，但需注意避免胎盘早剥、脐带脱垂的发生，产后应加强子宫收缩以免因子宫收缩乏力导致产后出血。控制饮食和检测血糖，请内分泌科共同对母儿进行治疗和监护。

•第二次查房医嘱•

长期医嘱	临时医嘱
胰岛素 8U、10U、10U 分别于三餐前皮下注射，中效胰岛素 12U 睡前皮下注射	糖化血红蛋白
	眼底检查
	NST
	请内分泌科会诊
	B 超生物物理评分

【第三次查房】（入院第 3 天）

住院医师

患者复查腹围为 104cm，羊水指数 26cm，给予患者胰岛素治疗后，患者血糖为 4.9/6.8/5.1/6.4/5.0/5.9/6.0mmol/L，请上级医师指导，是否需要下一步治疗。

主治医师

孕妇为孕 32^{+4} 周，现血糖控制良好，羊水较前明显减少。行产科超声，胎儿无宫内缺氧，是否可以考虑出院，院外继续监测血糖，给予胰岛素继续治疗。请上级医师指导。

主任医师

主治医师的分析很正确。该病例是一典型的慢性羊水过多病例，结合此病例，可简单地总结一下羊水过多的诊治要点：①寻找病因；②加强监测；③对症治疗。充分了解可能导致羊水过多的各种原因及羊水过多可能出现的并发症，是诊治羊水过多的关键。对妊娠期间糖代谢异常患者，应在严格控制血糖、加强监护的同时尽量延长孕周，孕期须用胰岛素治疗，但血糖控制满意者，可妊娠 38～39 周后终止妊娠。

【最后诊断】

①G_1P_0，宫内妊娠 32^{+4} 周；②左枕前；③妊娠期糖尿病；④羊水过多。

【随访及预后】

患者于妊娠 39 周出现规律宫缩，于妊娠 39^{+1} 周自然分娩一体重 3200g 女婴，身长 50cm，Apgar 评分 10 分，羊水清，量约 2500ml。产妇产后血糖恢复正常。

【专家评析】

妊娠任何时期，羊水量超过 2000ml 者称为羊水过多。羊水过多是常见的妊娠期并发症，其发病率为 1%～3%。慢性羊水过多常发生于妊娠晚期，羊水增长速度缓慢，机体一般可以耐受，临床症状较轻。其病因十分复杂，大约 30%以上是不明原因的特发性羊水过多，近几年随着围生医学的发展，许多学者不断对胎儿、胎膜、胎盘、羊水进行生物化学研究及电子显微镜观察，做了大量的实验和科学的假设论证，有望为羊水过多提出新的理论和依据。

B 超是诊断羊水过多十分重要的检查方法，其原因一是羊水最大暗区垂直深度测定（amniotic fluid volume，AFV），AFV＞8cm 考虑羊水过多，也有学者认为 AFV＞7cm 为诊断标准；二是羊水指数（amniotic fluid index，AFI），国内资料显示 AFI＞18cm 为羊水过多，国外资料则认为 AFI≥25cm 才可诊断。经比较，AFI 显著优于 AFV。

病因诊断是羊水过多诊治中的重要内容，除了排除母体疾病如糖尿病、贫血、肝炎等，还要注意以下几方面。

（1）超声检测了解是否存在胎儿畸形及胎盘病变。

（2）筛查母亲抗体包括抗 A 抗体、抗 B 抗体，Rh 血型抗体。

（3）羊水诊断：羊水中的甲胎蛋白检测及羊水细胞染色体核型分析诊断染色体病。

（4）筛查宫内感染：运用聚合酶链反应（PCR）技术检测胎儿是否感染 B19 微小病毒、梅毒、弓形虫、单纯疱疹病毒、风疹、巨细胞病毒等。

本病例是妊娠期糖尿病所导致的羊水过多。积极治疗原发病后，患者妊娠足月，自然分娩。羊水过多的治疗主要根据胎儿有无畸形、孕周、羊水过多的严重程度而定。一旦确诊胎儿畸形或染色体异常，应及时终止妊娠。如果胎儿正常但尚未足月，除了个别的病因治疗外，主要加强胎儿宫内情况检测，预防早产。若孕妇自觉症状严重，则予药物治疗如吲哚美辛或中药治疗，也可行羊膜腔穿刺放液减轻症状。由于羊水量的调控机制还不清楚，要有效治疗羊水过多尚有困难，许多学者正寻找更好的治疗方法。

胎膜吸收是羊水量调控的主要途径。增加胎膜吸收量可能是治疗羊水过多的有效措施。血管内皮生长因子（VEGF）mRNA 在羊膜、绒毛膜和胎盘的表达和胎膜吸收量的增加相平行。水通道蛋白（aquaporin，AQP）介导大量水分子顺渗透压梯度跨细胞膜转运。人胎膜组织中 AQPl、AQP3、AQP8 均有表达。许多学者试图通过研究 AQP 介导羊水跨膜转运的机制，探讨调控羊膜 AQP 的可能性。尽管目前还没有找到确切的药物或制剂提高 VEGF、AQP 等的表达，从而增加胎膜的羊水吸收量，但这些研究为羊水过多的治疗提供了新的思路。

（郝　敏　梁婷婷）

第二节　足月妊娠羊水过少

【病史摘要】

1．入院时情况　初孕妇，28 岁，因“停经 9 个月，B 超提示羊水过少 1 天”于 2012 年 2 月 12 日 09 时入院。LMP：2011 年 5 月 19 日。EDC：2012 年 2 月 26 日。停经 30 余天自觉食欲欠佳，恶心，无明显呕吐，自测尿妊免阳性，B 超提示“子宫稍大，宫腔内见妊娠囊及胚芽”，确诊为早期妊娠。停经 18 周余，自觉胎动至今。妊娠 20 周起定期行产前检查无异常发现，妊娠 24 周行彩超检查未发现胎儿畸形。今停经 38 周，产检发现近 2 周来腹围宫高无明显增长，且子宫较敏感，行 B 超检查提示“胎儿大小相当于孕 38 周，未见畸形，羊水指数 5.0cm，胎盘成熟度Ⅱ～Ⅲ度”，遂收入院。孕期无药物、放射线及猫、犬等动物接触史，无感冒、发热，无腹痛或阴道流血，大小便正常，体重增长 11kg。

2．既往史　既往体健，无高血压、结核、肿瘤等病史，家族史无特殊。

3．月经、婚育史　患者平素月经规律，月经周期 28～30 天，月经期 5 天，G_1P_0。

4．体格检查　T 36.0℃，P 82 次/分，R 20 次/分，BP 121/75mmHg。全身皮肤黏膜无黄染或出血点，浅表淋巴结未触及。心率 82 次/分，各瓣膜听诊区无闻及杂音，双肺呼吸音清，未闻及干、湿啰音。产科检查：腹部膨隆如孕足月，子宫较敏感，检查时有不规则宫缩，宫高 30cm，腹围 104cm，胎方位 LOA，胎心率 148 次/分，骨盆外测量正常。

5．辅助检查

（1）实验室检查：血型 O 型；血常规示 WBC 11.0×10^9/L，NE 0.64，Hb 10^9g/L，RBC 3.42×10^{12}/L，PLT 192×10^9/L；尿常规、肝功能、肾功能未见异常；地贫常规、致畸五项未见异常；RPR（－），HIV 抗体（－）；糖筛查：5.09mmol/L。

（2）心电图、胸片未见异常；孕期多次 B 超及孕 24 周彩超检查未见异常。

6．入院诊断　①G_2P_0，宫内妊娠 38 周，单活胎，LOA；②羊水过少。

【第一次查房】（入院当天）

实习医师

汇报病史如上。患者目前已孕足月，B超提示“羊水过少”，还需要做哪些辅助检查，以及是否需要终止妊娠请指示。

住院医师

妊娠足月羊水量少于300ml时称羊水过少。因实际测定羊水量较困难，诊断不够准确，目前羊水过少的诊断主要依靠以下两种办法。①超声：对羊水过少诊断的敏感度77.1%，特异度94.9%，B超可发现羊水过少，胎儿畸形，FGR，胎盘成熟度等。标准：最大羊水池少于3cm或者羊水指数（AFI）5.1～8.0cm为偏少，AFI≤5.0cm为羊水过少。②临床表现：宫高和腹围较同期妊娠月份小，子宫张力大，触及子宫时有紧裹胎体感，胎体浮动感不明显，分娩时宫缩不协调，子宫敏感性高，易发生胎儿宫内窘迫，人工破膜时羊水流出，或流出少量黏稠液体。该孕妇“羊水过少”，诊断基本明确。因孕期定期行产前检查未发现异常，孕38周时B超才提示“羊水过少”，不能排除胎盘功能减退所致，可行NST、生物物理评分及自数胎动等了解有无胎盘功能减退，如果存在胎盘功能减退，则需尽快终止妊娠。终止妊娠应该选择阴道分娩还是剖宫产术?请上级医师指导。

主治医师

羊水过少的确切原因目前尚不十分明了。国内外文献报道羊水过少的发病因素与过期妊娠、FGR、妊娠高血压疾病、胎儿畸形及脐带胎盘异常有关。胎儿畸形主要是先天性泌尿系统异常，如先天性肾发育不全、先天性无肾、多囊肾、尿道梗阻等，由于妊娠晚期胎尿是羊水的主要来源，因此上述畸形使胎尿减少从而引起羊水过少。过期妊娠也是羊水过少的常见病因。由于胎盘功能下降，使羊膜和绒毛失去正常透析作用，故羊水的生成减少，同时由于胎盘灌注不足，胎儿肾血流量下降，尿量减少。目前该患者羊水过少的原因尚未明了，因孕期多次B超及孕24周彩超均未发现胎儿异常，因此胎儿畸形及FGR因素基本可排除。

羊水在妊娠中有着重要的生理功能，羊水过少改变了胎儿生活的内环境，且容易造成脐带受压影响胎儿血供，若同时合并胎盘功能减退、脐带异常等则更加重胎儿宫内缺血缺氧的程度，目前不能排除这些因素的存在，因此需尽早终止妊娠。羊水过少使羊水的缓冲作用减弱，临产时，强有力的宫缩，易致胎儿脐带受压，影响胎儿胎盘血液循环而致胎儿宫内严重缺氧。该患者应该选择剖宫产术终止妊娠。请上级医师指示是否立即终止妊娠。

主任医师

同意主治医师的分析。羊水过少是胎儿的危险信号，目前不能排除胎盘功能减退或脐带异常，而且羊水过少使得子宫周围的压力直接作用于胎儿，容易引起胎儿肌肉骨骼畸形，还可影响胎肺膨胀，孕妇已为足月妊娠，所以应该考虑终止妊娠。羊水过少容易发生胎儿窘迫与新生儿窒息，增加围生儿死亡率。因此，对羊水过少的孕妇应该放宽剖宫产指征，不可盲目阴道试产。有文献报道，羊水过少临产后行剖宫产其新生儿窒息率为未临产行剖宫产者的 5 倍。该孕妇羊水指数为 5.0cm，自然分娩的风险较大，所以应该向孕妇及其家属交代病情，建议行剖宫产术终止妊娠。现在即行入院常规及胎心监护（NST）检查，同时向孕妇及其家属交代病情，征求其意见，若患者及家属同意剖宫产术终止妊娠，NST 无异常，则做好术前准备，明早行剖宫产术，若胎心监护提示胎儿窘迫，则需急诊手术。

•第一次查房医嘱•

长期医嘱	临时医嘱
产科一级护理	血常规
普通饮食	凝血功能
左侧卧位	血型
自数胎动 1 小时 tid	血生化全项
听胎心 tid	心电图
低流量吸氧 30 分钟 tid	C 反应蛋白
测血压、脉搏 qd	尿常规
	产科 B 超
	NST

【第二次查房】（入院第 3 天）

住院医师

产妇入院后行 NST 未发现异常，于次日行剖宫产术，术中见。羊水Ⅰ度浑浊，较黏稠，量约 200ml，新生儿体重 3200g，出生后 Apgar 评分 1 分钟 9 分，5 分钟 10 分，胎盘无异常发现，脐带长约 25cm，无水肿或扭转。术后患者生命体征平稳，产后 24 小时阴道出血总量为 320ml，肛门已排气，尿管通畅，尿色清。今晨体温 36.2℃，P 78 次/分，R 20 次/分，BP 120/70mmHg，心肺听诊无特殊，子宫收缩良好，宫底脐上一横指。新生儿体检无异常发现，已排大小便。请教上级医师羊水过少与脐带过短有关吗？

主治医师

最近有一篇报道总结了 135 例羊水过少病例，发现 42%的因素与脐带因素有关，占最高比例，其次为过期妊娠、FGR。脐带异常包括脐带过短、缠绕、真结、扭转、水肿等。因为脐带异常可不同程度地影响胎儿的血流量，使胎尿形成减少，而胎尿是妊娠中、晚期羊水的主要来源，所以脐带异常也是羊水过少的重要原因之一。但除了脐带绕颈产前检出率较高外，其他的脐带异常很难在产前发现，请教上级医师如何在产前判断是否存在脐带异常。

主任医师

脐带异常也与羊水过少密切相关，但目前对多种脐带异常如脐带过短、打结、扭转都难以在产前做出明确判断，所以对羊水过少更应该采取积极态度，因为若存在脐带因素，自然分娩的风险就更大。如果发现脐动脉血流S/D比值异常、NST重度变异减速，临产后胎心异常、胎头下降停滞，则应该高度警惕脐带异常因素的存在。胎盘娩出后应常规仔细检查脐带，以便不断积累经验，提高对脐带异常的判断能力。

【最后诊断】

①G_2P_1，宫内妊娠38^{+1}周，单活胎，LOA，剖宫产；②羊水过少；③脐带过短。

【随访及预后】

产妇术后恢复良好，新生儿哭声响亮、四肢活动良好、食欲及大小便正常，体检无异常发现，母儿于术后第6天出院。

【专家评析】

既往认为羊水过少较少见，发病率约0.1%，随着超声技术的推广和提高，以及围生医学的发展，羊水过少的诊断率明显提高，近年统计发病率为0.49%～4%。羊水过少的原因尚不十分明了。临床多见于过期妊娠、FGR、妊娠高血压疾病、胎儿畸形及胎盘脐带异常等。

羊水过少改变了胎儿生活的内环境，容易出现胎儿窘迫，若同时合并有脐带异常、过期妊娠、FGR、妊娠高血压疾病，则更加重胎儿宫内缺血缺氧的程度。早期发现羊水过少和积极处理至关重要。目前，B超检查是早期发现羊水过少的一项重要检测手段。若在妊娠中期发现羊水过少，应严密随访，观察胎儿有无畸形。若胎儿无明显异常，可采用一些治疗方法，如饮水疗法、羊膜腔灌注、中药疗法、改善胎盘微循环等，均有一定的临床疗效。若在妊娠晚期发现羊水过少，排除胎儿畸形后，应定期监测胎盘功能、羊水量及胎儿成熟度，若出现胎儿缺氧、FGR等异常情况，应立即终止妊娠。若孕妇已近足月或足月妊娠，应在短期内重复测定羊水量，同时做胎心电子监护，胎儿生物物理评分，脐动脉血流S/D比值测定，胎盘功能测定。若B超测定AFI≤5cm，NST呈无反应型，S/D比值≥3或合并过期妊娠、FGR、妊娠高血压疾病，在排除胎儿畸形情况下，宜及时选择剖宫产术终止妊娠。因羊水过少致使羊水的缓冲作用减弱，临产时强有力的宫缩易致胎儿脐带受压，影响胎儿胎盘血液循环而致胎儿宫内严重缺氧，故不可盲目试产。若B超测定5cm＜AFI＜8cm，NST呈有反应型，S/D比值＜3，产妇宫颈条件好且无妊娠合并症者，可选择经阴道试产。阴道试产前，可先行人工破膜，了解羊水现状，羊水Ⅱ～Ⅲ度污染，宜改行剖宫产术。试产过程中，全程胎心电子监护，缩宫素激惹试验（OCT）或收缩激惹试验（CST）显示频繁变异减速、基线变异差、晚期减速，则立即改行剖宫产术。

（郝　敏　梁婷婷）

第7章 母儿血型不合

第一节 ABO 血型不合

【病史摘要】

1．入院时情况　患者女性，32 岁，因“停经 36 周，不良产史 2 次，发现母儿 ABO 血型不合 6 月余”于 2008 年 5 月 25 日入院。LMP：2007 年 9 月 15 日，EDC：2008 年 6 月 22 日。于停经 40 天时出现早孕反应，停经 50 天时就诊于我院，超声提示宫内早孕，检查孕妇血型 O 型，丈夫血型 A 型。因有 2 次母儿 ABO 血型不合不良产史，此次妊娠于第 10 周时作产前绒毛血型产前诊断，结果胎儿绒毛血型 A 型，疑诊母儿 ABO 血型不合，取绒毛后因阴道少量出血曾注射 hCG 3000U，口服维生素 E 一周，并即开始中药治疗。服用棉茵陈、北芪、田基黄、玉米心、大枣、钩藤、蝉蜕等，坚持服药到妊娠足月，于妊娠 5 个月、7 个月、9 个月时复查 IgG 抗 A 效价，结果为 1∶512、1∶256、1∶512。胎动出现于妊娠 16 周，妊娠期无不适，定期产前检查。

2．既往史　既往体健，无输血史和药物过敏史。

3．月经、婚育史　患者平素月经规律，量中等，无痛经，白带量中，无异味。结婚 7 年，G_2P_2。2004 年足月顺产一女婴，血型 A 型，产后第 2 天开始出现黄疸，治疗无效，10 天后死亡，当时患者血中 IgG 抗 A 抗体 1∶512。2006 年 10 月孕 12 周顺产一男婴，血型 A 型，重度贫血、水肿、肝脾大，当天出现黄疸，经血浆、白蛋白及照蓝光等治疗，积极抢救无效，2 天后死亡。实验室检查：IgG，抗 A 抗体 1∶1024，婴儿血改良试验、游离抗体、抗体释放试验均强阳性，诊断为 ABO 血型不合死亡。

4．体格检查　T 36.5℃，P 80 次/分，R 18 次/分，BP 110/70mmHg。发育正常，营养中等，神清语利，查体合作。身高 166cm，体重 75kg，全身皮肤黏膜无苍白，无出血点，浅表淋巴结未触及肿大。双肺呼吸音清，未闻及干、湿啰音。心界不大，心率 84 次/分，律齐，未闻及杂音。妊娠腹型，腹壁及下肢无水肿，双肾区无叩击痛，生理反射存在，病理反射未引出。

5．专科检查　腹围 100cm，宫高 32cm。胎方位：右枕前。胎先露：头，浮。胎心率 140 次/分。骨盆外测量，髂棘间径 25cm，髂嵴间径 27cm，骶耻外径 19cm，坐骨结节间径 8.0cm。

6．辅助检查

（1）实验室检查：血型 O 型，Rh 阳性，丈夫血型 A 型，IgG 抗 A 效价 1∶512。

（2）产科 B 超：胎头位于下方，胎头双顶径 90.3mm，股骨长度 66.8mm，胎盘位于后壁，成熟度Ⅱ级，羊水暗区左下 26.3mm，左上 36.5mm，右上 16.9mm，右下 29.6mm，内脏结构未见明显异常，脐动脉 S/D 3.8，提示胎儿胎盘循环阻力增高。

7．入院诊断　①G_3P_2，宫内妊娠 36 周；②右枕前；③母儿 ABO 血型不合

【第一次查房】（入院时）

住院医师

汇报病史如上。根据本病例特点：①患者 32 岁，停经 39 周，发现母儿血型不合 6 月余。②有不良产史，2004 年及 2006 年足月顺产 2 次，胎儿出生后死亡，均诊断为 ABO 血型不合。③产科检查腹围 100cm，宫高 32cm，胎方位：右枕前。胎先露：头，浮。胎心率 140 次/分。④产科 B 超提示胎儿胎盘循环阻力增高。⑤孕妇血型为 O 型 Rh 阳性，丈夫血型为 A 型，孕妇血 IgG 抗 A 效价 1∶512。根据患者症状、体征和辅助检查，可初步考虑诊断为：①G_3P_2，宫内妊娠 36 周；②右枕前；③母儿 ABO 血型不合。此病例还需做哪些检查？如何处理？请上级医师给予指导。

主治医师

ABO 血型不合多见于母亲为 O 型，胎儿为“A”型或“B”型，母亲为胎儿的 A 型或 B 型抗原致敏而产生 IgG 抗 A 或抗 B 免疫抗体，抗原抗体结合而发生胎儿或新生儿溶血。O 型母亲血清中的抗 A 及抗 B 抗体为 IgG 免疫抗体，分子量较小，较易通过胎盘进入胎儿体内，引起溶血，而 A 型（B 型）母亲血清中的抗 B（抗 A）抗体为 IgM，分子量大，不能通过胎盘，故母亲为 O 型，较 A 型或 B 型易于发生溶血病。

ABO 血型不合溶血病常发生在第一胎，因其抗 A 或抗 B 免疫抗体，不仅早已存在于孕妇血清中，且可来自预防注射以后。母儿 ABO 血型虽有时不合，但临床不一定发病。在分娩过一次 ABO 血型不合溶血病的新生儿以后，约 1/3 比第一胎更重，1/3 同前，1/3 较第一胎为轻。ABO 血型不合的妊娠占妊娠总数的 20%～25%，而发生 ABO 溶血病者仅占其中的 10%，其原因尚未完全明确，ABO 血型不合胎儿较少受到生命威胁。

ABO 血型不合诊断应从以下几方面考虑：

（1）病史：凡以往有死胎、流产、早产或新生儿出生后很快死亡或于出生后

24～36 小时出现黄疸者，应及时想到并怀疑本病。

（2）血型检查：孕妇及其丈夫均需做血型检查，如丈夫为 A 型、B 型或 AB 型而孕妇为 O 型者，则可能发生 ABO 血型不合。

（3）抗体检测：IgG 抗 A（B）效价＞1∶128，胎儿可能发生溶血病。

（4）羊水检查：在 B 超监护下抽羊水，用分光光度计分析羊水中胆红素吸光度于 450nm 处吸光度差（ΔOD_{450}），OD450＞0.06 为危险值，0.03～0.06 为警戒值，OD450＜0.03 为安全值；也可测定胆红素含量，孕 36 周以上胆红素正常值为 0.513～1.026μmol/L（0.03～0.06mg/dl），如增加至 3.42μmol/L（0.2mg/dl），则提示胎儿有严重溶血。

（5）产后诊断：对有早发性黄疸的新生儿、水肿儿，出生前未明确诊断者出生后诊断的主要依据是血清特异性免疫抗体的检查。

目前该孕妇诊断明确，应完善各项检查，注意胎心监护，必要时急诊行剖宫产术终止妊娠。

主任医师

同意上述处理意见，ABO 血型不合妊娠期治疗包括下述几方面。

1．预防性治疗　对有溶血病史的孕妇妊娠期应加强监护，设法提高胎儿抵抗力及孕妇的免疫力，具体方法如下。

（1）中药治疗：口服茵陈汤（茵陈 9g，制大黄 4.5g，黄芩 9g，甘草 6g），每日 1 剂，直至分娩。

（2）于妊娠 24、30、33 周左右各进行 10 天的综合治疗，包括 25%葡萄糖注射液 40ml 及维生素 C 500mg，每日静脉注射 1 次；维生素 E 100mg 每天 1 次，氧吸入每日 1 次，每次 20 分钟。

（3）预产期前 2 周开始口服苯巴比妥 10～30mg，每日 3 次，加强胎儿肝细胞葡萄糖醛酸酶与胆红素结合的能力，减少新生儿核黄疸的发生。

2．胎儿宫内情况的监护　目前多应用 B 超检查。可于妊娠 20、26、30、34 周（37 周以上酌情观察）定期行 B 超检查，观察胎儿发育情况及有无水肿，并借以确定胎龄及胎盘、羊水情况。如疑为溶血病或水肿胎儿，更需密切行 B 超检查，并在 B 超监护下行羊膜腔穿刺术。

3．终止妊娠的指征　ABO 血型不合者，病情较轻时，一般不需提前终止妊娠。如抗体效价达 1∶512，提示溶血较严重，应根据情况提前终止妊娠。妊娠足月或近足月，预测胎儿已成熟，应适时引产，脱离母体的不良环境。

该孕妇 ABO 血型不合抗体效价在 1∶512 以上，提示病情严重，结合既往两次死胎病史，产科 B 超提示胎儿胎盘循环阻力增高，此次妊娠为珍贵儿，应行胎心监护，复查抗体效价，完善检查后考虑剖宫产终止妊娠。

•第一次查房医嘱•

长期医嘱	临时医嘱
产科一级护理	血尿常规
普食	凝血功能
左侧卧位	血型
自数胎动　1 小时　tid	抗体效价
听胎心　tid	肝肾功能
低流量吸氧　30 分钟　tid	心电图
维生素 E 胶丸　0.1g　bid　po	产科彩超
	腹部 B 超
	胎心监护

【第二次查房】（入院第 2 天）

住院医师

检查结果回报：患者血型 O 型 Rh 阳性，抗体效价 1∶512，血尿常规、凝血系列、血生化全项、心电图均未见异常。NST 示无反应型，产科彩超提示胎儿已足月，胎盘循环阻力增高。依据检查情况，进一步明确诊断，目前应如何处理？

主治医师

患者今日检查结果回报已确诊为母儿 ABO 血型不合，应继续给予补充维生素 E，增强胎儿抵抗力。胎心监护示胎心率 136 次/分，NST 无反应型，说明胎儿在宫内储备能力较差。产科彩超示胎儿已成熟，无水肿、胸腔积液和腹水，胎盘循环阻力增高。综上所述，结合抗体效价 1∶512，且该患者既往有过两次不良产史，此次胎儿珍贵，决定行剖宫产术终止妊娠。

主任医师

ABO 血型不合分娩期处理应注意：产妇最好于预产期前 2 周提前入院，或于以往死胎发生的孕周前 4 周入院。一般以自然分娩为原则，除非有产科指征才行剖宫产术，因手术操作可增加母血直接进入胎儿体内的概率，而加重溶血。临产后可考虑缩短第二产程，应用胎头吸引或产钳，最好不用麻醉药或镇痛药。胎儿娩出后立即夹住脐带，防止带有抗体的母血过多地进入胎儿体内，加重溶血。自胎盘一端收集脐血做后续检验：①Coombs 试验（直接）；②血型；③血红蛋白；④网织红细胞计数；⑤有核红细胞计数；⑥胆红素；⑦黄疸指数；⑧Apgar 评分＜7 分时应做 PP、A/G 和 CO_2CP。保留脐带 10～15cm，并以浸有 1∶5000 呋喃西林溶液的湿纱布包扎脐带，以备换血。

新生儿的处理应注意：有母儿血型不合史者的新生儿，应注意有无贫血、水肿、肝脾大等心力衰竭的表现，如患儿血型与母亲不合，则应严密观察黄疸的出现时间、程度及消长情况，多数患儿可不经特殊治疗而自愈。黄疸明显者，根据血胆红素情况予以：①蓝光疗法每天 12 小时，分 2 次照射。②口服苯巴比妥 5～

8mg/（kg·d）；血胆红素高者静脉注射 25%人血白蛋白 1g/（kg·d），使与游离胆红素结合以减少胆红素脑病的发生。③贫血严重者及时输血。

根据目前该孕妇病情，同意剖宫产终止妊娠，应积极做好术前准备，配好血，羊膜腔穿刺了解胎肺成熟度及羊水胆红素浓度，了解胎儿是否存在新生儿溶血。若术后新生儿存在溶血风险可采用药物治疗及光疗。如血清胆红素≥342μmol/L（20mg/dl），则有换血指征。

•第二次查房医嘱•

长期医嘱	临时医嘱
注意宫缩及胎心情况	术前准备
	术区备皮
	配血，浓缩红细胞 4U
	术前留置尿管
	复查抗体效价
	羊膜腔穿刺
	地塞米松 10mg 羊膜腔注入

【随访及预后】

入院第 2 天下午行羊膜腔穿刺给予地塞米松注射液 10mg，羊水胆红素检查为 4.0μmol/L，羊水震荡泡沫试验阴性，复查抗体效价仍为 1∶512，于入院第 3 天上午行子宫下段剖宫产术娩出一男婴，体重 2900g，Apgar 评分 1 分钟评 8 分，5 分钟评 10 分。血型 A 型。第 3 天前额见黄染，黄疸指数 20，经光照射 3 天治疗痊愈出院。现在 2 岁，发育正常。

【专家评析】

ABO 血型不合是中国新生儿溶血病的主要原因，占 96%，也是高胆红素血症常见原因，占 28.6%。ABO 血型不合多见于母亲为 O 型，具有免疫性抗 A 及抗 B 抗体，胎儿多数是 A 型。由于检验诊断方法的不断完善，新生儿溶血病不但在出生后能确诊，而且在出生前也大都可以诊断。应结合既往病史、血型检查、抗体检测、羊水检查尽早做出诊断，有条件者依据血清特异性免疫抗体的检查产后诊断。若能早期诊断并及时采取适当的治疗措施，不但可防止胎儿宫内死亡；并可避免出生后胆红素脑病的发生。

确诊为 ABO 血型不合者，应对孕妇加强监护，设法提高胎儿抵抗力及孕妇免疫力。自抗体效价升高时起，服用中药治疗或综合治疗，定期 B 超检查观察胎儿发育情况，有无水肿发生，选择恰当的终止妊娠时机及方法。一般以自然分娩为原则，除非有产科指征才行剖宫产术。对新生儿的处理原则有以下几点：①高胆红素血症的处理，以预防核黄疸的发生；②纠正贫血，以免发生心力衰竭；③去除免疫抗体，阻止溶血继续发生——换血疗法。

目前新的治疗方法有胎儿宫内输血，包括胎儿腹腔内输血及脐静脉输血。宫内输血可以挽救一部分严重溶血，且胎龄过小的胎儿借以延长胎龄，直至胎肺成熟再进行终止妊娠。

此患者入院后积极完善各项辅助检查的同时，很快明确诊断，并及时行剖宫产术，使患者及新生儿得到及时治疗，预后较好。提示对妊娠期母儿 ABO 血型不合要给予高度重视、积极治疗，提早终止妊娠，对于早产而有溶血性疾病的胎儿，分娩方式以剖宫产为宜。

（于 冰）

第二节 Rh 阴性血型不合

【病史摘要】

1．入院时情况 患者女性，32 岁，因“停经 8 月余，发现母儿血型不合 10 天”于 2007 年 8 月 17 日入院。LMP：2006 年 11 月 19 日，EDC：2007 年 8 月 26 日，于停经 40 天时出现早孕反应，反应轻，于妊娠 12 周停止，胎动出现于妊娠 16 周，孕期无不适，定期产前检查。10 天前在当地妇幼保健院做产前检查时，发现血型 B 型 Rh 阴性。

2．既往史 既往体健，无输血史和药物过敏史。

3．月经、婚育史 患者平素月经规律，量中等，无痛经，白带量中，无异味。结婚 7 年，2003 年药物流产一次，2005 年胎死宫内一次，未行尸检，自诉胎儿有水肿。

4．体格检查 T 36.5℃，P 84 次/分，R 20 次/分，BP 124/65mmHg。发育正常，营养中等，神清语利，查体合作。身高 164cm，体重 73kg，全身皮肤黏膜无苍白，无出血点，浅表淋巴结未触及肿大。双肺呼吸音清，未闻及干、湿啰音。心界不大，心率 84 次/分，律齐，未闻及杂音。妊娠腹型，腹壁及下肢无水肿，双肾区无叩击痛，生理反射存在，病理反射未引出。

5．专科检查 骨盆外测量：髂嵴间径 28cm，骶耻外径 21cm，坐骨结节间径 9.0cm；宫高 34cm，腹围 100cm，胎心率 140 次/分。胎方位：右枕前。胎先露：头，浮。

6．辅助检查

（1）实验室检查：血型 B 型，Rh 阴性。

（2）产科 B 超：胎头位于下方，双顶径 86.7mm，股骨长度 64.2mm，胎盘位于宫底，成熟度Ⅱ级，羊水暗区左下 24.3mm，左上 36.5mm，右上 16.3mm，右下 26.3mm，内脏结构未见明显异常。

7．入院诊断 ①G_3P_1，宫内妊娠 34^{+2} 周；②右枕前；③母儿 Rh 阴性血型不合？

【第一次查房】（入院时）

住院医师

汇报病史如上。本病例特点：①患者32岁，发现母儿血型不合10天；②有不良产史，2005年胎死宫内一次，未行尸检，自诉胎儿有水肿；③产科检查宫高34cm，腹围100cm，胎心率140次/分，右枕前，胎先露头，浅定；④血型B型Rh阴性。根据患者症状、体征和辅助检查，可初步考虑诊断为：①G_3P_1，宫内妊娠38^{+5}周；②右枕前；③母儿Rh阴性血型不合？此病例如何明确诊断？如何处理？请上级医师给予指导。

主治医师

母儿Rh阴性血型不合较少见，主要依据血液检查确诊，根据Rh抗体效价明确疾病严重程度。因患者入院时仅有外院血常规及血型检查，为进一步明确诊断，建议做如下检查：查血常规、血型、Rh抗体效价，凝血功能、肝肾功能，胎心监护，严密观察胎儿情况。向患者及家属交代病情，由于孕妇系Rh（－）血型，其胎儿易出现血型不合导致的新生儿溶血或胎儿溶血，越临近预产期可能性越大，严重时胎死宫内，出生后易发生新生儿重度溶血，甚至新生儿死亡，目前各项检查基本正常，但不排除在等待自然分娩过程中胎儿窘迫可能，必要时急诊行剖宫产术终止妊娠。

主任医师

同意上述处理意见，此孕妇系较特殊孕妇，是孕妇与胎儿之间因Rh血型不合而产生的同族血型免疫性疾病。常规血型不合为ABO型或Rh型不合，前者较多见，但后者的危害性远比前者大，必须引起重视，是胎儿及新生儿死亡、脑核黄疸的主要原因。治疗包括妊娠期治疗及新生儿期治疗两部分。

1. *妊娠期治疗*　主要包括抑制母胎之间免疫反应，防止或延缓胎儿的溶血。适时终止妊娠，目的是防止胎儿宫内死亡，缓解新生儿溶血症，减少核黄疸的发生。

【辅助检查】

（1）检测血抗体：发现为Rh阴性的孕妇，需定期检测抗体滴度。第1次测定在发现Rh阴性后立即进行，然后于28～30周再次测定，以后每2～4周重复1次。当抗体滴度达1∶16以上，应考虑做羊水穿刺测定胆红素及胎儿成熟度或在B超引导下取脐血检测贫血及溶血的程度。一般认为抗体效价在1∶32～1∶64时的胎儿最危险。妊娠越接近预产期，抗体产生越多，对胎儿的危害也越大。因此此患者应根据抗体效价结果尽快做出处理。

（2）B超检查：系列B超检查测量胎儿心胸比例、胎盘厚度及胎儿腹水情况，是传统上胎儿水肿的征象。近年来有报道指出，超声多普勒测脐静脉最大峰血流及大脑中动脉收缩期峰血流（MCA-PSV）是预测胎儿贫血的确切指标，并能避免不必要的侵入性检查，如羊水穿刺及脐带穿刺。

（3）羊水检查：正常羊水透明无色，重症溶血病羊水呈黄色。羊水中胆红素的吸光度在连续分光光度计检测时表现为450nm 波长处有最大吸光度的峰形。有研究指出，在 Rh 同种免疫反应病例，羊水 OD_{450} 值是预测胎儿严重贫血的良好指标。Liley 在 1964 年建立了一个能较精确地评估溶血严重程度的图表，光吸收度位于 1 区通常表示胎儿无碍；位于 2 区时胎儿预后不明确，但胎儿有中至重度的风险，应反复羊水穿刺或脐带穿刺采胎儿血来判断胎儿的实际情况；当值位于 3 区时表示胎儿受到严重影响，7～10 天可能发生死亡，有宫内输血或提前分娩指征。

（4）脐带穿刺：在 B 超引导下进行脐带穿刺取脐静脉血做血红蛋白分析，能直接反映病情严重程度。轻度溶血者脐带的 Hb＞140g/L；中度溶血者脐带的 Hb＜140g/L；重度溶血者 Hb＜80g/L，常伴胎儿水肿。

【治疗】

（1）一般治疗：为提高胎儿的抵抗力，于妊娠早、中、晚期各进行 10 天的综合治疗。

①25%葡萄糖液 40ml 和维生素 C 500mg 每天静脉注射一次，维生素 E 100mg 每天 1 次。

②补充铁剂、叶酸、其他维生素等。

③口服苯巴比妥 10～30mg，每天 3 次，以加强肝细胞葡萄糖醛酸转换酶的活性，提高胆红素的结合能力，减少新生儿核黄疸的发生率。

④必要时，可以应用肾上腺糖皮质激素抑制孕妇的免疫反应，减少抗体的产生。

（2）中医中药治疗：茵陈蒿汤（茵陈 30g，制大黄 6g，黄芩 15g，甘草 3g）加减，自抗体效价升高时起，每天一剂煎服，直至分娩，此方有抑制抗体的作用。

（3）免疫球蛋白：通常少量胎儿红细胞可通过胎儿血管间隙渗出，穿过胎盘屏障进入母体绒毛间隙，即胎儿向母体失血。基于可能由于这种原因导致免疫反应，许多研究者建议对未产生抗体的 Rh 阴性孕妇应在孕 28 周时常规肌内注射 300μg 抗 D 免疫球蛋白。若婴儿为 Rh 阳性，产后应再给孕母注射免疫球蛋白。采取这种预防措施后，孕期同种免疫发生率明显下降。

（4）孕妇血浆置换术：在 Rh 血型不合孕妇，在妊娠中期（24～26 周），抗体滴度高，但胎儿水肿尚未出现时，可进行血浆置换术。300ml 血浆可降低一个级别的抗体滴定度，每周需要 10～15ml 血浆。此法比直接胎儿宫内输血或新生儿换血安全，但需要的血量较多，花费大。

（5）宫内输血：具有一定风险。有胎儿腹腔内输血及胎儿脐静脉输血两种方式。目前多采用 B 型超声引导下行脐静脉穿刺，不仅可以取血进行胎儿血型、血红蛋白等方面的检查；同时可静脉内输注 Rh 阴性 O 型浓缩红细胞。该方法操作需要一定的技术但疗效明确，可延长胎儿宫内存活的时间。宫内输血或换血指征：胎儿水肿，羊水 OD_{450} 在 3 区，胎儿尚未成熟，出生后尚不能成活。

（6）终止妊娠时间和方式：根据过去分娩史、血型不合类型、抗体滴度、胎儿溶血症的严重程度、胎儿的成熟度及胎儿胎盘功能状态综合分析。

①提早终止妊娠：如果胎儿成熟度已足以提供良好的生存机会，当需要宫内输血时，提前分娩比继续输血更好。对于早产而有溶血性疾病的胎儿，分娩方式以剖宫产为宜。

②轻度患者原则上不超过预产期，无其他剖宫产指征者可以阴道分娩，产程中胎心监护。

③重度患者一般经非手术治疗维持妊娠达32～33周，可剖宫产术终止妊娠，在分娩前测定羊水中L/S比值，了解胎肺成熟度，同时给予地塞米松促胎肺成熟。

④胎儿娩出时尽快钳夹脐带，留长7～10cm，用1/5000呋喃西林包裹保湿待换血时用。同时检查新生儿心率、呼吸、水肿情况，检查心、肝、脾的大小，测量胎盘大小和重量、必要时送病理检查。

2. 新生儿期治疗　包括严密监测血胆红素水平，运用药物治疗、光疗、换血等疗法，最大程度减少核黄疸的发生，减轻和缓解胎儿溶血的程度。

（1）观察新生儿贫血、黄疸进展，是否有心力衰竭。

（2）如果脐带血胆红素＜68μmol/L，胆红素增长速度＜855μmol/（L·h），间接胆红素＜342μmol/L，可以非手术治疗。

（3）新生儿非手术治疗的方法有光疗及选择性给予白蛋白、激素、保肝药、苯巴比妥、γ球蛋白治疗。

•第一次查房医嘱•

长期医嘱	临时医嘱
产科一级护理	急查血常规
普食	急查凝血功能
左侧卧位	急查血型抗体效价
自数胎动　1小时　tid	急查肾功能
听胎心　tid	急查心电图
低流量吸氧　30分钟　tid	尿常规
维生素E胶丸　0.1g　bid　po	肝功能
10%葡萄糖注射液　250ml+维生素C　2.0g　iv　qd	产科彩超
地塞米松注射液　6mg　im　q12h（共4次）	腹部B超
	备浓缩红细胞2U
	胎心监护

【第二次查房】（入院第2天）

住院医师

检查结果回报：患者血型B型Rh阴性，Rh抗体效价1：256，血常规示Hb134g/L，WBC 10.80×10^9/L，NC 0.786，PLT 159×10^9/L；凝血系列PT-NP 12.5

秒，PT-S 11.7 秒，APTT-S 28.7 秒，APTT-PT 32.5 秒；凝血试验示 FIB 5.70g/L；胎心监护无应激试验（NST）示：无反应型。产科彩超：双顶径 86.8mm，股骨长度 65.2mm，胎盘位于宫底，成熟度Ⅱ级，羊水正常范围，S/D 4.3，提示胎盘循环阻力增高。检查尿常规、凝血功能、肾功能、肝功能、心电图均未见异常。依据检查情况，进一步明确诊断，目前应如何处理？

主治医师

患者今日检查结果回报已确诊为 Rh 阴性母儿血型不合，应继续给予补充维生素 E，增强胎儿抵抗力；胎心监护示胎心率 136 次/分，NST 无反应型，说明胎儿在宫内储备能力较差；产科彩超示胎儿已成熟，无水肿及胸腹腔积液，胎盘循环阻力增高。综上所述，结合 Rh 抗体效价 1∶256，且该患者既往有过一次不良产史，此次胎儿珍贵，决定行剖宫产术终止妊娠。

主任医师

同意上述处理意见，因该患者较特殊，为 Rh 阴性血型，应积极做好术前准备，羊膜腔穿刺了解胎肺成熟度及羊水胆红素浓度，了解胎儿是否存在新生儿溶血。目前地塞米松促胎肺成熟 48 小时，配好血，若术后新生儿存在溶血风险可采用药物治疗，加速胆红素代谢和排泄，或阻止胆红素在肠道的再吸收。光疗是一种简单而有效的治疗方法，可使间接胆红素氧化分解为水溶性产物，从胆汁和尿中排泄，以降低血清中胆红素浓度。

轻症病例采用光疗加药物治疗即可取得良好效果，重症患儿溶血严重，有发展成为核黄疸的可能，需采用换血治疗。换血是移去血液中抗 Rh 抗体和覆盖抗体的红细胞、减轻溶血的重要方法，必要时可以重复。

总结本例，诊治上应注意以下问题：

（1）诊断：若孕妇血型为 Rh 阴性，其丈夫血型为 Rh 阳性，孕妇血中查到特异性免疫抗体，即可做出初步诊断。有条件时可做羊水胆红素检查，大于 3.42μmol/L 时提示胎儿存在溶血。

（2）治疗：包括妊娠期治疗及新生儿期治疗两部分，适时选择剖宫产终止妊娠。

（3）随访：对于 Rh 阴性孕妇来讲，如果继续妊娠应重点做好预防工作。对 Rh 阴性多次妊娠流产、死胎、高效价抗体病史者应劝其不再妊娠；有强烈生育愿望者，妊娠期需定期检测抗体效价，对 Rh 效价达 1∶16 应积极予以处理；如果 Rh 效价达到 1∶32 以上对胎儿可能造成损害。

•第二次查房医嘱•

长期医嘱	临时医嘱
10%葡萄糖注射液 250ml+维生素 C 2.0g ivgtt qd+地塞米松注射液 10mg 加小壶	羊膜腔穿刺 地塞米松注射液 10mg 羊膜腔注入 复查抗体效价

【随访及预后】

入院第 2 天下午行羊膜腔穿刺给予地塞米松注射液 10mg，羊水胆红素水平为 4.0μmol/L，羊水震荡泡沫试验阴性，复查抗体效价仍为 1∶256，于入院第 3 天上午行子宫下段剖宫产术娩出一男婴，体重 2250g，Apgar 评分 1 分钟评 8 分，5 分钟评 10 分，患儿面部黄染、贫血貌，四肢水肿，呼吸困难，血型为 Rh 阳性，总胆红素水平 346μmol/L，考虑新生儿溶血，呼吸窘迫综合征转院至儿童医院诊治。予气管插管、促胎肺成熟及脐静动脉换血术，之后给予丙种球蛋白、间断光疗及抗感染治疗，3 天后病情缓解，1 个月后痊愈出院。

【专家评析】

母儿 Rh 阴性血型不合在我国较少见，但起病早，病情重，能引起致命的新生儿溶血病（Hemolytic disease of the newborn，HDN），胎儿及新生儿死亡率高，治疗难度大。有不良妊娠史（如死胎、生后严重黄疸或死亡等）要高度警惕 Rh 阴性所致的血型不合。Rh 阴性孕妇通常第一胎不发病，而影响第二胎以后的胎儿，可发生死胎、早产、HDN。

门诊对初检孕妇常规检查 Rh 血型，若孕妇血型为 Rh 阴性，其丈夫血型为 Rh 阳性，孕妇血中查到特异性免疫抗体，即可做出初步诊断。对 Rh 阴性孕妇定期查血抗体滴度，定期 B 超监测胎儿发育，有条件时应考虑做羊水穿刺测定胆红素及胎儿成熟度或在 B 超引导下取脐血检测贫血及溶血的程度。

根据过去分娩史、血型不合类型、抗体滴度、胎儿溶血症的严重程度、胎儿的成熟度及胎儿胎盘功能状态综合分析来决定终止妊娠的时间和方式。运用抗 D 免疫球蛋白、血浆置换、宫内输血，及时终止妊娠等治疗手段，对于 Rh 阴性孕妇的妊娠结局有很大的改善。

此患者入院后积极完善各项辅助检查的同时，很快明确诊断，并及时行剖宫产术，使患者及新生儿得到及时治疗，预后较好。提示对妊娠期母儿 Rh 阴性血型不合要给予高度重视、积极治疗，提早终止妊娠，对于早产而有溶血性疾病的胎儿，分娩方式以剖宫产术为宜。

（于　冰　王静芳）

第8章 胎儿发育异常及死胎

第一节 胎儿生长受限

【病史摘要】

1. 入院时情况 患者女性，23岁，因“停经7月余，检查发现胎儿小于孕周1天”于2006年9月13日入院。LMP：2006年2月9日。EDC：2006年11月16日。停经40天时测尿妊娠试验（+），孕早期恶心、呕吐等早孕反应不明显，无发热、感冒、服用药物史，无犬、猫接触史，无放射线及毒物接触史。妊娠60天时于本院B超检查提示“宫内早孕（孕8周）。孕4月起自觉胎动至今，昨日在我院产检，并行B超检查，发现胎儿小于孕周（孕20周），遂以胎儿生长受限收住入院。孕期无阴道流血、流液，无皮肤黄染、瘙痒。

2. 既往史 既往体健，无急、慢性传染病病史，无慢性心、肝、肾疾病史，无输血史和药物过敏史。

3. 月经、婚育史 患者平素月经规律，13岁初潮，月经周期28～32天，经期3～5天，月经量中，无痛经，20岁结婚，$G_0P_0A_0$。

4. 体格检查 T 36.5℃，P 90次/分，R 20次/分，BP 100/70mmHg。发育正常，神清语利，全身皮肤黏膜无黄染，全身浅表淋巴结未触及。心、肺听诊无明显异常。妊娠腹型，腹壁及下肢无水肿，双肾区无叩击痛，生理反射存在，病理反射未引出。

5. 产科检查 宫高脐下一指，胎位不清，胎心率136次/分，宫体无压痛，无宫缩。骨盆外测量，髂棘间径24cm，髂嵴间径26cm，骶耻外径19cm，坐骨结节间径8.0cm。

6. 辅助检查 产科B超：胎头位于上方，双顶径53.7mm，股骨长度46.2mm，胎盘位于前壁，成熟度I级，羊水暗区40.3mm。提示宫内孕单活胎，胎儿小于孕周（孕20周）。

7. 入院诊断 ①G_1P_0，宫内妊娠30^{+6}周，LOA；②胎儿生长受限。

【第一次查房】（入院当天）

住院医师

汇报病史如上。本例临床特点为：①患者 23 岁，平素月经规律，第一胎，现停经 30^{+6} 周；②查体：宫高位于脐下一指，子宫大小明显小于妊娠周数；③产科 B 超提示：宫内孕单活胎，胎儿小于孕周（约孕 20 周）。此病例诊断已基本明确，还需完善哪些检查？如何治疗？请上级医师给予指导。

主治医师

胎儿生长受限（fetal growth restriction，FGR）是指胎儿受各种不利因素影响，未能达到其潜在所应有的生长速率。表现为足月胎儿出生体重＜2500g；或胎儿体重低于同孕龄平均体重的两个标准差；或低于同孕龄正常体重的第 10 百分位数。曾称为胎儿宫内发育迟缓，因迟缓有描述智力功能落后之嫌，故弃用。

1．*FGR 发生的相关因素* FGR 病因多而复杂，约 40%病因不明确。主要危险因素有下述几点。

（1）孕母因素：妊娠并发症与合并症，营养因素等，妊娠高血压疾病、前置胎盘、妊娠合并贫血发病率较高。

（2）胎儿因素：脐血中生长调节物质如生长激素、胰岛素生长因子、瘦素降低，基因或染色体异常等。

（3）胎盘病变：各种妊娠合并症或并发症均导致胎盘功能不良或胎盘血流灌注不足，从而使胎儿营养物质供应不足或缺血、缺氧。

（4）脐带异常：脐带过长、脐带打结、脐带扭转均影响胎儿的气体交换及营养物质的供应等。

2．*FGR 的分型* 根据其发生时间、胎儿体重及病因分为 3 类。

（1）内因性均称型：属于原发性胎儿生长受限。在胎儿发育的第一阶段，抑制生长因素即发生作用。因胎儿在体重、头围和身长三方面均受限，头围与腹围均小，故称均称型，各器官的细胞数量均减少。病因多为基因或染色体异常无法治疗，预后不良。

（2）外因性不匀称型：属于继发性。胚胎早期发育正常，至妊娠晚期受有害因素影响，多因胎盘功能不全及缺乏重要生长因素而致病，可以通过改善胎盘功能及补充促生长物质而达到治疗目的。

临床特点：新生儿外表呈营养不良或过熟儿状态，发育不匀称，身长、头径与孕龄相符而体重偏低。胎儿常有宫内慢性缺氧及代谢障碍，各器官细胞数量正常，但细胞体积缩小，以肝脏为著。胎盘体积正常，但功能下降，加重胎儿宫内缺氧，导致新生儿脑神经受损。

（3）外因性均称型：为上述两型的混合型，其病因有母儿双方因素，多系缺乏重要生长因素，如叶酸、氨基酸、微量元素或有害物质影响所致，在整个妊娠期间均产生影响。

临床特点：新生儿身长、体重、头径均小于该孕龄正常值，外表有营养不良表现。各器官细胞数目减少，导致器官体积均缩小，脾严重受累，脑细胞数也明显减少。胎盘小，外观正常。胎儿少有宫内缺氧，但存在代谢不良。

3．FGR 的诊断　及早诊断 FGR 是降低围生儿死亡率的重要环节，目前常采用测量宫高、腹围、绘制妊娠图、胎儿发育指数，超声测量胎儿双顶径、股骨长度、头围、腹围比值作为筛查方法；定期产前检查，如上述指标增加速度低于正常值，可考虑 FGR。

4．FGR 的治疗　FGR 是围生儿发病和死亡的重要原因，早期治疗可以明显提高新生儿出生体重，尤其是外因性非匀称型 FGR。FGR 主要病因均影响子宫胎盘血液供应，故采用改善子宫胎盘血液循环治疗 FGR，面罩吸氧、左侧卧位、口服沙丁胺醇改善子宫胎盘血液循环，补充营养物质氨基酸，使用少剂量肝素能有效改善微循环、促进脏器的血液供应。

本例患者宫高明显低于停经周数，自孕期产检至今未发现妊娠合并症，产科 B 超声像显示低于孕周，已从大体上排除胎儿畸形，因此诊断胎儿生长受限无疑。目前，该孕妇应完善相关检查，尽早开始静脉补充营养物质，同时应进行胎儿宫内安危状况监测，观察过程中还应密切注意胎心率，以便及早发现胎儿窘迫，及时处理。

主任医师

同意以上分析，FGR 是围生期的重要并发症，我国 FGR 发生率为 6.39%。FGR 不仅近期会影响胎儿宫内的生长发育，围生儿死亡率为正常的 4～6 倍，而且远期还能影响儿童及青春期体格和智力的发育，FGR 与成人期发生冠心病、肥胖、糖尿病、高血压及脑卒中等疾病密切相关，是对围生儿影响严重的妊娠并发症。

诊断标准如下所述。

1．核对孕周　根据末次月经、早孕反应开始出现时间、胎动开始时间、首次超声检查情况确定胎龄。

2．临床指标　宫高、腹围值连续 3 周均在第 10 百分位数以下或胎儿发育指数异常，胎儿发育指数＝子宫长度（cm）－3×（月份＋1），指数在－3～+3 为正常，小于－3 胎儿有生长受限的可能。

3．B 型超声测量

（1）测胎儿头围与腹围（HC/AC）比值：HC/AC 比值小于正常同孕周均值的第 10 百分位数，有助于估算不匀称型 FGR。

（2）胎儿双顶径（BPD）：孕 28 周 BPD＜70mm，孕 30 周 BPD＜75mm 孕 32 周 BPD＜80mm。

（3）股骨长径与腹围比率（FL/AC×100）：正常值为 22±2（平均值±2 倍标准差），比率大于 24 则不匀称型 FGR 的诊断可以成立。

（4）羊水量与胎盘成熟度：多数 FGR 出现羊水过少（羊水最大暗区垂直深度

测定≤2cm、羊水指数≤5cm），胎盘老化的B型超声图像。35周前出现Ⅲ级胎盘为病理性成熟图像，应警惕有无FGR。

（5）彩色多普勒超声检查：妊娠晚期脐动脉收缩期血流/舒张期末血流（S/D）比值≤3为正常值，脐血S/D比值升高时，应考虑有FGR的可能。频谱多普勒表现为舒张期血流速度降低、消失或反向，血流搏动指数（PI）≥1，血流阻力指数（RI）≥0.7，脐动脉舒张末期血流缺失或倒置。

（6）胎儿生物物理评分：应用B型超声监测胎儿呼吸运动、肌张力、胎动、羊水量及胎儿电子监护结果进行综合评分，满分为10分。FGR时可出现异常，小于6分。

该孕妇选择的治疗措施为：注意左侧卧位休息，定时面罩吸氧，复方氨基酸及10%葡萄糖注射液+能量合剂静脉滴注，硫酸沙丁胺醇片2.4～4.8mg，口服，每日3次，应用肝素50mg+低分子右旋糖酐500ml静脉滴注，10天为1个疗程，治疗期间连续测定宫高、腹围、体重非常重要，能及时判断疗效。

•第一次查房医嘱•

长期医嘱	临时医嘱
产科二级护理	血尿常规
高蛋白饮食	凝血功能
左侧卧位	血型
自数胎动　1小时　tid	血生化全项
听胎心　tid	TORCH感染检查
低流量吸氧　30分钟　tid	抗磷脂抗体测定
硫酸沙丁胺醇片　4.8mg　tid　po	心电图
复合氨基酸片　1片　qd～bid　po	腹部B超
叶酸　5mg　tid　po	产科B超
维生素E　100mg　qd～bid　po	胎心监护
钙尔奇碳酸钙D_3片　1片　qd　po	
①10%葡萄糖注射液　500ml+能量合剂　qd　ivgtt	
②复方氨基酸注射液　250ml　qd	
③肝素注射液 50mg+低分子右旋糖酐注射液 500ml ivgtt　qd	

【第二次查房】（入院第2天）

住院医师

孕妇无不适主诉，入院后检验结果回报：血尿常规、凝血系列、血生化全项未见异常。产科超声检查胎心搏动正常，股骨长径与腹围比率为26，胎盘位于子宫前壁，S/D 4.6，羊水正常范围，胎儿生长明显小于孕周；胎心监护NST示无反应型。依据检查情况，进一步确诊为FGR，治疗应注意什么？请上级医师指示。

主治医师

上述检查结果提示诊断分型为不匀称型FGR，胎心监护NST示无反应型，胎儿胎盘血流阻力增高，治疗期间应注意胎心监测，及时发现胎儿有无宫内缺氧状况。

主任医师

目前对于 FGR，强调早期诊断，及早诊断 FGR 是降低围生儿死亡率的重要环节；治疗应强调早期治疗。在出生前要得到十分准确的胎儿体重难以预测，从而使一些 FGR 在产前漏诊，延误了治疗时机。许多病例病因尚不明确，发病机制尚待进一步研究，这给治疗也带来一定困难，许多治疗还处于探索阶段。治疗方面应注意下述几点。

1．*观察胎动*　每日 3 次。

2．*胎儿监护*　NST 至少每周 1 次，无应激试验（NST）无反应型应做缩宫素激惹试验（OCT），OCT 为阳性者的酌情终止妊娠。

3．*超声监测*　羊水指数或羊水池最大深度，每周 1 次。

4．*尿 E3 或 E/C 测定*　每周 1 次。

5．*产科处理*

（1）经治疗胎儿生长情况及胎儿胎盘功能均良好，可继续妊娠，但不能超过预产期；

（2）经治疗无效而且胎儿胎盘功能测定有异常者，则在分娩前 1～2 天给予泼尼松或地塞米松，促进胎肺成熟后，应尽快终止妊娠。

（3）有下列情况应立即行剖宫产术结束分娩：①NST 为无反应型，OCT 为阳性者；②B 超测定羊水过少，并有羊水Ⅱ度以上胎粪污染者；③孕母并发其他高危因素，且病情严重或合并产科异常者。

（4）新生儿处理：①分娩前做好各项急救准备；②胎儿娩出后应立即在气管插管下彻底清除呼吸道羊水、胎粪，预防呼吸窘迫综合征（RDS）；③保暖；④及早喂葡萄糖水或开奶。

•第二次查房医嘱•

长期医嘱	临时医嘱
注意胎心胎动情况 间断吸氧，1 小时/次，2 次/天	OCT 试验 24 小时尿 E3 测定

【随访及预后】

入院后通过改善母体自身营养状况及静脉支持治疗，2 周后检测治疗效果，测定宫高、腹围和 B 超检查，胎儿大小仍小于孕龄 3 周，继续治疗 1 个疗程，宫高及 B 超检查均符合停经月份，准予出院。出院后继续产前检查，妊娠 39 周出现宫缩，胎心监护 NST 示无反应型，胎儿胎盘血流阻力增高，因考虑 FGR，胎儿耐受差，行剖宫产术终止妊娠，产下一活男婴，体重 3100g，Apgar 评分 8 分，胎盘为球拍状。

【专家评析】

临床上应注意早发现 FGR，早诊断。密切关注胎儿发育情况是提高 FGR 诊断率及准确率的关键，B 超是胎儿生长受限首选的最有效的方法，可以直接测量胎头、躯体、四肢等各个部位的大小，但某 1～2 个测量数据并不能代表胎儿全面情况，可采用多参数测量综合分析。孕 36 周前采用头围、腹围、双顶径，孕 36 周后采用头围、腹围、股骨长为宜。如果 HC/AC 比值增高超过正常值 95%以上，不匀称型 FGR 的诊断可以成立，此法较为准确，几乎可以检出所有不匀称型 FGR，但 HC/AC 比值不适用于匀称型 FGR。

1．FGR 经过排除胎儿畸形确诊后应尽早开始治疗，治疗应从以下三方面着手。

（1）积极治疗 FGR：在妊娠 32 周前开始治疗效果好，妊娠 36 周以后由于胎盘老化等因素治疗效果差。通过改善母体自身营养状况或行静脉支持治疗均可促进胎儿的宫内生长，通过卧床休息、均衡膳食、吸氧、左侧卧位等措施改善子宫胎盘血液循环，补充氨基酸、维生素、脂肪乳等营养物质，或者通过药物来舒张血管、松弛子宫、改善胎盘血流等均是有效的治疗措施。

（2）治疗妊娠合并症、并发症：母体因素中各种妊娠合并症和并发症，其病理变化最终都导致胎盘功能不良和胎盘血流灌注降低，最终引起或加重 FGR，针对病因进行有效干预，可改善 FGR 的预后。

（3）适时终止妊娠：FGR 的胎儿对缺氧的耐受力差，胎儿胎盘储备不足，难以耐受分娩过程中子宫收缩时的缺氧状态，应适当放宽剖宫产术的指征。

总之，孕期准确诊断 FGR 并不容易，通常需要在分娩后才能确诊。治疗原则应积极寻找病因，早期治疗，适时终止妊娠。目前无理想的治疗方法，外周不匀称型是属于积极的治疗对象。

2．近年采用的新方法有下述几种。

（1）胎儿宫内营养治疗：在采取一般治疗的同时，于羊膜腔内输注氨基酸治疗 FGR，避开了胎盘屏障，通过胎儿吞咽使氨基酸从消化道进入胎儿血液循环，从而增加胎儿营养物质。方法安全，临床上值得推广。

（2）硫酸镁治疗 FGR：硫酸镁中的镁离子可使平滑肌细胞内钙离子的水平下降，降低子宫张力，恢复胎盘正常的血流灌注。

（3）多力玛治疗 FGR：多力玛也称烯丙雌醇，能增加胎盘滋养叶细胞活性，促进内源性妊娠相关激素的分泌，增加绒毛膜活性，维持胎盘功能。治疗后，脐动脉 S/D 值明显下降，胎儿生长指标显著增加。

（4）高压氧综合治疗 FGR 及舒氧灵治疗 FGR：提高了胎盘、母体血氧含量，纠正了胎儿宫内缺氧及营养供应，达到了治疗 FGR 的目的。

（于 冰）

第二节 胎儿先天畸形（Potter综合征）

【病史摘要】

1. 入院时情况 患者女性，29岁，因停经6月余，发现羊水偏少4天于2006年11月26日入院。LMP：2006年5月18日。EDC：2007年2月25日，于停经38天时在当地医院查尿hCG（+），此后出现恶心、呕吐、择食等早孕反应，于妊娠12周停止，妊娠早期无感冒及服药史，无毒物及放射线接触史。胎动出现于妊娠16周，妊娠期无不适，定期产前检查，无高血压、蛋白尿及水肿，无全身瘙痒史。入院前4天在当地医院B超发现羊水偏少，故到本院进一步就诊。患者入院前无腹痛、阴道流血、流液，无发热咳嗽，大小便正常。

2. 既往史 既往体健，无传染病病史，无心、肝、肾疾病史，无输血史和药物过敏史。

3. 月经、婚育史 患者平素月经规律，量中等，无痛经。结婚2年，爱人体健。$G_1P_0A_1$，2005年早孕自然流产一次，行刮宫。之后夫妻双方行染色体检查，发现患者为第5、9染色体易位，丈夫染色体检查正常。

4. 体格检查 T 36.2℃，P 78次/分，R 18次/分，BP 120/70mmHg。发育正常，营养中等，神清语利，查体合作。身高160cm，体重65kg，轻度贫血貌，心、肺听诊无明显异常杂音。妊娠腹型，腹壁及下肢无水肿，双肾区无叩击痛，生理反射存在，病理反射未引出。

5. 专科检查 宫高24cm，腹围91cm，宫体无压痛，无宫缩，臀位，胎心率136次/分。

6. 辅助检查

（1）实验室检查：血常规示WBC 10.1×10^9/L，中性粒细胞84.2%，淋巴细胞15.8%；RBC 3.25×10^{12}/L，Hb 75g/L，PTS 107×10^9/L。肝、肾功能未见异常。

（2）产科B超：胎头位于上方，双顶径70.7mm，股骨长度56.2mm，胎盘位于前壁，成熟度Ⅱ级，羊水暗区20.3mm，胎儿左肾大小25.2mm×13.2mm，但显示模糊，其大小较同孕周的肾脏为小，右肾未显示，报告提示宫内孕单活胎、臀位、羊水过少。

7. 入院诊断 ①G_2P_0，宫内妊娠27^{+3}周；②臀位；③羊水过少。

【第一次查房】（入院时）

住院医师

汇报病史如上。本病例特点：①患者29岁，发现羊水偏少4天。②有不良产史，2005年早孕自然流产一次，行刮宫。之后夫妻双方行染色体检查，发现患者为第5、9染色体易位，丈夫染色体检查正常。③产科检查宫高24cm，腹围91cm，宫体无压痛，无宫缩，臀位，胎心率136次/分。④B超提示活胎、臀位、羊水过少。根据患者症状、体征和辅助检查，可初步考虑诊断为：①G_2P_0，宫内妊娠 27^{+3} 周；②臀位；③羊水过少。该孕妇妊娠仅 27^{+3} 周，即发现羊水量过少，这在临床较少见。常见的羊水过少原因主要见于以下情况：①羊膜发育不完全或功能减退；②胎盘功能不全或衰竭；③孕妇低血容量；④胎膜早破；⑤过期妊娠；⑥药物影响。本例自妊娠以来的经过，不存在上述情况。此病例如何处理，请上级医师给予指导。

主治医师

根据该孕妇在妊娠 27^{+3} 周，B 超发现羊水过少，此次妊娠经过顺利，入院前后无异常阴道流液及流血，无妊娠合并症和妊娠并发症，病史中曾有一次自然流产史，孕妇本人染色体检查，发现第 5、9 染色体易位，故需考虑羊水过少与胎儿发育畸形之间的关系。伴有羊水过少的先天胎儿畸形有羊膜带综合征、胎儿心脏发育畸形、染色体异常、泌尿生殖器发育异常、胎儿中枢神经系统的发育异常及胎儿甲状腺功能低下等。本院 B 超检查发现羊水过少，胎儿全身外表及消化道畸形筛查未见异常，但发现胎儿右肾缺如，左肾较小且显示模糊，故建议再次行胎儿系统超声检查，除外胎儿有无畸形，再决定下一步处理方案。

主任医师

同意上述处理意见。正常情况下胎儿尿液开始产生于早孕晚期，胎儿尿液由孕 20 周 5ml/h 至孕 40 周 50ml/h，正常胎儿膀胱每 20～45 分钟充盈和排空一次，中孕时胎尿是羊水重要组成部分。羊水容量的估计是评估胎儿肾脏功能的重要指标，通常胎儿泌尿系统畸形会造成羊水过少，该孕妇妊娠仅为 27^{+3} 周，即已发现羊水过少，不得不考虑有胎儿泌尿系统发育异常问题存在。因此此孕妇羊水过少首先一定要除外胎儿畸形，尤其是胎儿泌尿系统畸形。从目前 B 超检查结果来看，胎儿左肾 25.2mm×13.2mm，但显示模糊，其大小较同孕周的肾脏为小，右肾未显示，充分说明胎儿泌尿系统畸形可能性很大，较常见的是 Potter 综合征。

Potter 综合征是胎儿及新生儿病理学家 Potter 于 1965 年首次发现并以之命名的并发症，并可称之为先天性无肾（congenital agenesis of kidney），是指胎儿在胚胎期就有发育异常，出生即有先天性两侧肾脏缺如和一系列面部畸形的综合征，发生率约为 1∶（2500～3000），本症也称“双侧性肾不发育综合征”。这是一种致死性的先天畸形，一般出生后 4 小时内即死亡，存活最长者仅 48 小时。

Potter 综合征典型的临床表现有 Potter 面容及无肾发育。典型的 Potter 面容为长内眦赘皮，扁平鼻，耳的位置大而偏前，皮肤干而松弛，肾则不发育。因无尿，羊水少，胎儿肺的发育也很差，体积仅为正常的一半，而且因为羊水少，胎儿在宫内呈固定姿态，肢端的位置及发育也异常，如铲形手、弓形腿等，因无肾，故产后不可能存活。

Potter 综合征病因尚未明了，可能是由于胚胎发育的关键时期受到一种外因的作用，导致前肾-中肾-后肾系统的发育异常，或者是由于胚胎泌尿生殖嵴发育不良的双侧性肾缺如；也可能有多基因-多因素物质引起，其复发的可能性极低。本症系胚胎发育异常、双肾缺如，无存活病例，也无特殊治疗方法。因此，需向患者及其家属交代病情，知情同意后决定是否终止妊娠。

•第一次查房医嘱•

长期医嘱	临时医嘱
产科护理常规	血常规
普食	凝血功能
左侧卧位	血型
自数胎动 1 小时 tid	肝肾功能
听胎心 tid	心电图
	尿常规
	产科彩超
	腹部 B 超

【第二次查房】（入院第 2 天）

住院医师

本院 B 超室对该孕妇宫内胎儿进行 B 超检查会诊，发现羊水过少，胎儿全身外表及消化道畸形筛查未见异常，胎儿右肾缺如，左肾大小为 24.3mm×12.6mm，小于孕周且显示模糊；血型 A 型，其他辅助检查结果回报未见异常。

主治医师

已向患者及家属交代病情，胎儿可能有泌尿系统畸形，家属因有一次不良产史，不同意引产。

主任医师

目前对于羊水过少的治疗方法，主要有口服、静脉补液冲击疗法及羊膜腔内灌注疗法。口服、静脉补液冲击疗法在多数羊水过少的病例中可增加羊水指数，羊膜腔内灌注疗法常用于临产时，以防止脐带受压。该孕妇胎儿羊水过少与 Potter 综合征有密切关系，因无存活可能，胎儿羊水过少不予治疗，建议立即行依沙吖啶中期引产终止妊娠。

•第二次查房医嘱•

长期医嘱	临时医嘱
	中期引产术术前准备
	术区备皮
	依沙吖啶 100mg 羊膜腔内注入

总结本例，诊治上应注意以下问题。

（1）诊断：B 超技术的进展，使本病有及早诊断的可能性，在妊娠 16 周以后监测羊水，如羊水量始终过少，而未能见肾，则应警惕 Potter 综合征。

（2）治疗：因本病无存活可能，一旦诊断确定，可即予引产。

【随访及预后】

该孕妇拒绝依沙吖啶引产，出院后在外院给予口服及静脉补液冲击治疗，B超随访羊水量，间断治疗1月余，羊水量增加不明显，多次B超筛查胎儿畸形，胎儿肾脏显示不清，于2007年1月2日孕32^{+5}周自娩一女活婴，Apgar评分2分至0分。

【专家评析】

胎儿先天畸形是出生缺陷的一种，指胎儿在宫内发生的结构异常。发生的原因甚多，主要为遗传、环境、食品、药物、病毒感染、母儿血型不合等。据我国卫生部出生缺陷检测机构进行的调查资料，全国出生缺陷总发生率 13.07‰，男性13.1‰，女性12.5‰，其缺陷发生顺序为无脑儿、脑积水、开放性脊柱裂、脑脊膜膨出、腭裂、先天性心脏病、唐氏综合征、腹裂、脑膨出。在围生儿死亡中胎儿先天畸形占第一位。

1．诊断　目前，大多数胎儿畸形都能在产前B超检查时发现。超声检查因对母亲及胎儿比较安全，故已被常规用于绝大多数育龄妇女的孕期检查。定期进行超声排畸和其他诊断方法，如染色体核型分析、脐血管穿刺获取血标本进行实验室检查。孕妇血清AFP、乙酰胆碱酯酶的检测也可筛查先天性畸形儿。

目前的产前检查技术并不能发现所有的畸形，国家卫生健康委员会规定产前技术检查妊娠18～24周应诊断的6种胎儿致死性畸形包括：①无脑儿；②严重脑膨出；③严重开放性脊柱裂；④严重胸腹壁缺损、内脏外翻；⑤单腔心；⑥致死性软骨发育不全。

2．治疗　超声技术有赖于实际操作者的技能和经验，检查结果是制订治疗方案的关键所在。

（1）治疗原则：致死性畸形应终止妊娠，羊水过多及羊水过少合并胎儿畸形经确诊后应终止妊娠，处理时应以产妇免受伤害为原则。

①唇裂和唇腭裂：唇裂是腭板完整，唇腭裂时有鼻翼、牙齿生长不全。严重腭裂可通至咽部，影响哺乳。产前诊断较困难，超声只能发现明显的唇腭裂。在新生儿期整形矫正疗效较好。

②联体双胎：为单卵双胎所特有的畸形，发生率是单卵双胎的1/1500。超声检查有助于诊断。确诊后应尽早终止妊娠，宜经阴道毁胎，足月妊娠时应行剖宫产。

③泌尿系统异常：通常需要终止妊娠的先天性畸形包括双侧肾脏发育不全、双侧多囊肾。胎儿泌尿系统畸形中多数为非致死性，出生后可以通过手术矫治，诊治应慎重，注意孕期定期观察和产后长期随访。对于可矫治的先天性畸形，应请经过专门训练的小儿外科医师参与孕期的咨询和治疗方案的决策。

④宫内可发现的胎儿发育缺陷，但需要近足月分娩后矫治的疾病包括消化道

闭锁、单侧多囊肾、肾积水、良性囊肿（如卵巢、肠系膜、胆总管）等；可能需要实行剖宫产娩出的胎儿缺陷为联体胎儿、大型骶尾部畸胎瘤或颈部水囊状淋巴管瘤等；可能需要施行产时宫外治疗的胎儿缺陷为大型颈部肿瘤（如畸胎瘤）等。

（2）具体治疗方法：引产首选阴道分娩，可选择依沙吖啶引产（均经腹壁羊膜腔注射依沙吖啶 100mg），合并羊水过多时可高位人工破膜后缩宫素引产。如遇胎肩娩出困难可等待或行毁胎术。

此患者入院后积极完善各项辅助检查的同时，及时请超声科医师会诊，很快明确诊断，但未立即终止妊娠。对孕妇合并羊水过少者应注意 Potter 综合征，该病因无存活可能，应立即引产终止妊娠。

（于　冰）

第三节　死　　胎

【病史摘要】

1．入院时情况　患者女性，24 岁，因“停经 24 周，始未感觉胎动”于 2006 年 3 月 2 日入院。LMP：2005 年 9 月 16 日，EDC：2006 年 6 月 23 日，停经后无明显早孕反应，孕期无感冒、发热，无放射线、药物等不良接触史，无头痛、头晕、下腹痛、阴道流血、流液等特殊不适。2006 年 1 月 6 日停经 4 个月时做 B 超检查提示宫内妊娠单活胎，胎儿大小相当于 16 周，之后未做任何检查，从未感觉胎动。近 1 周来牙龈易出血。昨日到当地卫生院行 B 超检查提示未探及胎心，准备引产，因检查“血小板减少”故转入我院。

2．既往史　否认高血压、糖尿病等病史，无血液病史。

3．月经、婚育史　患者平素月经规律，14 岁初潮，月经周期 30 天，经期 5 天，量中，无痛经，20 岁结婚，丈夫体健，$G_3P_1A_2$，2 年前足月顺产一女婴，体健。此前自然流产 2 次。

4．体格检查　T 37℃，P 84 次/分，R 22 次/分，BP 100/70mmHg。发育正常，营养中等，神清，查体合作。全身皮肤黏膜无黄染，左上肢可见两块直径 3cm 大小的瘀斑，浅表淋巴结未触及。双肺呼吸音清，未闻及干、湿啰音。心界不大，心率 84 次/分，律齐，未闻及杂音。腹膨隆，肝、脾肋下未触及，肠鸣音正常。双肾区无叩痛，脊柱四肢无畸形，下肢无水肿。生理反射存在，病理反射未引出。

5．产科检查　子宫如妊娠 20 周大小，宫高 17cm，腹围 83cm，胎方位，LOA，胎心未闻及。

6．辅助检查

（1）实验室检查：昨日外院血常规示 WBC 9.8×10^9/L，Hb 89g/L，RBC 3.05×10^{12}/L，PLT 78×10^9/L，尿常规正常。

（2）今日本院 B 超显示宫内妊娠单胎，死胎，胎儿大小相当于 18^{+2} 周，颅骨重叠变形，脊柱弯曲成角，羊水过少。

7. 入院诊断　①G_4P_1，宫内妊娠 23^{+6} 周，LOA；②死胎；③贫血待查；④血小板减少待查。

【第一次查房】（入院第 1 天）

住院医师

汇报病史如上。该患者的病史特点为：①生育年龄女性，停经 23^{+6} 周，从未感觉胎动。②停经 4 个月时 B 超检查提示宫内妊娠单活胎，胎儿大小相当于 16 周。③妊娠期无感冒、发热，无放射线、药物等不良接触史，近 1 周来牙龈易出血。④检查子宫明显小于孕周，宫高 17cm，腹围 83cm，胎心未闻及。⑤B 超检查示宫内妊娠单胎，死胎，胎儿大小相当于 18^{+2} 周，颅骨重叠变形，脊柱弯曲成角，羊水过少。⑥血常规示 WBC 9.8×10^9/L，Hb 89g/L，RBC 3.05×10^{12}/L，PLT 78×10^9/L。根据患者病史及辅助检查，死胎诊断明确，但死亡时间及原因尚不清楚，胎儿死亡后可引起凝血功能障碍，患者的贫血及血小板减少是否与死胎有关？目前需要做什么特殊处理请上级医师指示。

主治医师

本例患者死胎诊断明确。临床上死胎的诊断依据为：孕妇自觉胎动消失，子宫不再继续增长，乳房变软，检查子宫比妊娠周数小，多普勒听不到胎心音；B 超检查发现胎心和胎动消失，若胎儿死亡过久，可见颅骨塌陷或颅骨重叠，呈带状变形，脊柱失去正常生理性弯曲，可成角变形。

导致胎儿死亡的原因大致可分为三类：①胎儿因素，如胎儿染色体异常、严重遗传性疾病、胎儿畸形、胎儿宫内感染、母儿血型不合等。②孕妇因素，如各种严重的妊娠并发症、合并症，如前置胎盘、胎盘早剥、过期妊娠、重度子痫前期、妊娠合并糖尿病、血液病、肾病等。③胎盘及脐带因素，如胎盘梗死、胎盘肿瘤、脐带帆状附着、隐形脱垂、过短、打结、缠绕、水肿、根部扭转等。

该患者无明显妊娠并发症及合并症，但曾经有过两次自然流产的病史，所以要重点检查遗传因素及胎儿本身有无致死原因存在，但胎儿已经死亡，不可能抽到脐带血检查，可检查夫妇染色体及孕妇致畸五项。由于脐带异常而引起的胎儿死亡，在孕期通常难以发现，故在胎儿排出时应详细进行检查胎盘及脐带情况，必要时送病理检查。关于胎儿死亡的时间，根据病史，孕妇停经 4 个月时 B 超检查提示胎儿大小基本与停经周数相符，排除了受孕推迟的可能性。一般孕 18～20 周可感觉胎动，现停经 23^{+6} 周，患者从未感觉胎动，B 超检查提示胎儿大小相当于 18^{+2} 周，估计胎儿死亡时间在 4 周以上。

主任医师

同意上述分析及处理意见。妊娠 20 周后胎儿在子宫内死亡，称为死胎；胎儿在分娩过程中死亡，称为死产，亦是死胎的一种。主要症状是孕妇自觉胎动停止，子宫停止增长，胎儿死亡后 80%在 2～3 周自然娩出，胎死宫内 4 周以上，DIC

发生概率明显增大，可引起分娩时的严重出血。辅助检查方法有下述几种。

1．首要检查 B 超检查：胎心和胎动消失，胎儿死亡过久见颅板塌陷，颅骨重叠，呈带状变形。

2．次要检查

（1）凝血功能检查：胎儿死亡 4 周尚未排出者，可能出现凝血功能异常，表现为血纤维蛋白原下降，血小板下降，凝血酶原时间延长等。

（2）24 小时尿雌三醇含量＜3mg。

（3）羊水甲胎蛋白显著增高，高于正常的 10 倍以上。

此外，尚需注意检查明确孕妇有无各种合并症如糖尿病、慢性肾炎、心血管疾病、全身和腹腔感染存在。

该患者有牙龈出血、皮下瘀斑、贫血及血小板减少，不能排除慢性 DIC 的可能，应严密监测患者凝血功能，做好输血准备，尽快完善各项术前准备，及时行引产术。在引产前可预防性使用小剂量肝素，阻断 DIC 的病理过程。

•第一次查房医嘱•

长期医嘱	临时医嘱
产科二级护理	急查血尿常规
普食	急查凝血功能、D-二聚体
测 P、R、BP，qd	急查 ABO 血型+Rh
新血宝　2 片　tid　po	血生化全项
低分子置肝素（法安明）　5000U　qd　皮下注射	心电图
	腹部 B 超
	胸部 X 线片
	夫妇双方染色体

【第二次查房】（入院第 2 天）

住院医师

患者入院后生命体征尚稳定，但全身又增长数个皮下瘀斑，辅助检查结果为：血型 A 型；血常规示 WBC 10.0×10^9/L，Hb 87g/L，RBC 2.95×10^{12}/L，PLT 75×10^9/L；尿常规示红细胞 34 个/μl，白细胞 4 个/ μl，蛋白（－）；凝血五项示 TT 9 秒（对照 17 秒），PT 20.4 秒（对照 15 秒），APTT 40.2 秒，FIB 1.1g/L。D－二聚体 2.5mg/L；3P 试验（+）；肝肾功能未见异常；Rh 血型（+）；致畸五项（－）；心电图、胸部 X 线片未见异常。请上级医师指导下一步如何处理。

主治医师

虽然患者生命体征稳定，但病情仍有进展，皮肤瘀斑增多，镜下血尿，实验室检查提示，凝血酶原时间延长，纤维蛋白原减少，D-二聚体增加，3P 试验（+），说明存在凝血功能异常及纤溶亢进情况，DIC 的诊断成立，应补充凝血因子Ⅰ，纠正凝血功能障碍，待凝血功能好转后，尽快引产排出死胎，引产方法可选择米非司酮 50mg，q12h，口服 3 次后给予米索前列醇 400μg 阴道后穹放置，2 小时后如宫缩不佳可重复放置 200μg，直至胎儿排出。引产过程中应严密观察产妇生命体征、宫缩情况、产程进展及出血情况，准备好血小板、新鲜冷冻血浆及凝血因子Ⅰ，预防产后出血，做好抢救失血性休克的准备，同时给予抗生素加强抗感染措施。肝素应用是否应该加量？请上级医师指示。

主任医师

同意上述处理意见。目前患者 DIC 诊断明确，血小板减少，凝血酶原时间延长，纤维蛋白原减少是血管内凝血、凝血因子过度消耗的指标，而 D-二聚体增加，3P 试验（+），说明有纤溶亢进的存在，D-二聚体是纤溶亢进的分子标志物，即纤维蛋白的特异性降解产物的最小片段，对 DIC 的诊断具有特异性。

1. *肝素治疗* 死胎引起的 DIC 是肝素治疗较强的适应证。治疗目的在于阻断血管内凝血的进展，治疗时间应在无产兆或分娩后 24 小时应用。

（1）过去常用普通肝素，其半衰期为 90 分钟，1 次用药后 6 小时排出体外，用法 25～50mg 加入 5%葡萄糖注射液 250ml 中静脉滴注，每 6 小时 1 次，用药期间以试管法凝血时间检测效果及剂量，滴注后 3 小时测凝血时间，使之维持在 20～30 分钟为好，＜12 分钟无效，＞30 分钟过量，应立即停用，并用鱼精蛋白中和 1mg 肝素。

（2）现多用低分子置肝素，如法安明 5000U，脐周或下腹皮下注射，2～3 次/天，安全性强，无须做凝血功能监测。

一般肝素应用 24～48 小时后可使纤维蛋白原及血小板恢复到有效止血水平，然后再引产。患者入院后已经应用低分子置肝素，但量较小，现可增加剂量，改为法安明 5000U，3 次/天，皮下注射。

2. *死胎引产方法*

（1）经羊膜腔注入依沙吖啶（利凡诺）：经腹壁羊膜腔注射依沙吖啶 100mg 引产。

（2）前列腺素引产

①地诺前列酮：用于引产时，阴道内放置 10mg，每 8～12 小时取出第一次药物后重复给药，总量不超过 20mg，促宫颈成熟，再用缩宫素静脉滴注引产。

②米索前列醇 400～600μg 塞于阴道后穹，每 12 小时 1 次，直到分娩，成功率 87%～95%。

目前同意主治医师的意见，24 小时后复查凝血功能，若有明显改善则停用法安明，应用米非司酮前列醇引产。

总结本例，诊治上应注意以下问题：①应选择对母体损伤小的引产方法。②在引产过程中若出现先兆子宫破裂需行剖腹探查术。③胎儿死亡 4 周尚未排出者，应行凝血功能检查。若纤维蛋白原＜1.5g/L，血小板＜100×10^9/L 时，可用肝素治疗，剂量为每次 0.5mg/kg，每 6 小时给药 1 次。用药期间以试管凝血时间监测。

一般用药 24～48 小时后，可使纤维蛋白原和血小板恢复到有效止血水平，然后再引产，并备新鲜血，注意预防产后出血和感染。④临产后应配新鲜血备用，分娩时及时用宫缩剂预防产后出血。⑤防治感染治疗。⑥产后仔细检查胎盘、脐带及胎儿，寻找死胎发生的原因。⑦产后及时服用退奶药物。

•第二次查房医嘱•

长期医嘱	临时医嘱
米非司酮 50mg q12h 口服 3 次	中期引产术术前准备
注意宫缩情况	术区备皮
0.9%氯化钠注射液 250ml+注射用头孢三嗪 2.0g ivgtt bid	配新鲜血 400ml
	备凝血因子Ⅰ 4g
	备浓缩红细胞 4U
	米索前列醇 400μg 备用（阴道后穹放置）

【随访及预后】

患者于 3 月 6 日 7 时复查凝血五项示 TT 18 秒（对照 17 秒），PT 16.3 秒（对照 15 秒），APTT 35.2 秒，FIB 1.6g/L，D-二聚体 1.75 mg/L；8 小时后给予米非司酮 50mg，q12h，口服 3 次。3 月 7 日 9 时给予米索前列醇 400μg 阴道后穹放置，10 小时后出现规律宫缩，当天 15 时自然排出一死女婴，浸软，灰褐色，脱皮头颅塌陷，眼距较宽，余未见明显畸形。胎膜灰褐色，质地脆，胎盘未见明显异常。脐带较细，长约 39cm，轻度扭转，无缠绕及打结。产时出血约 350ml，出血凝固性差，立即输新鲜冷冻血浆 200ml、凝血因子Ⅰ4g，浓缩红细胞 3U，同时加强宫缩，之后阴道出血减少。24 小时阴道出血量 520ml。

患者引产后加强宫缩，未再出现大量阴道出血，引产后第一天复查 Hb 90g/L，PLT 88×10^9/L；凝血五项：TT 18 秒（对照 17 秒），PT 17.4 秒（对照 15 秒），APTT 34 秒，FIB 1.9g/L。D－二聚体 0.45mg / L；第 4 天复查凝血五项正常。引产后第 5 天出院。孕妇染色体显示 t（14q，21q）平衡易位。1 个月后复查子宫复旧良好，血常规正常。

【最后诊断】

G_4P_1，宫内妊娠 23^{+6} 周；死胎；DIC（慢性）；产后出血；轻度贫血。

【专家评析】

死胎在宫腔内停留过久能引起母体凝血功能障碍。胎儿死亡后 80%在 2～3 周自然娩出，胎死宫内 4 周以上，DIC 发生概率明显增多，可引起分娩时的严重出血。

抗凝治疗是阻断 DIC 病理过程的最重要措施之一，普通肝素应用于 DIC 的抗凝治疗已有 40 多年的历史，起到了重要作用。但普通肝素的抗凝效应有赖于血清中 AT-Ⅲ的水平，晚期妊娠妇女 AT-Ⅲ下降，DIC 患者 AT-Ⅲ更低，故其不能有效地发挥作用，另外普通肝素可引起血小板减少，造成出血，需要常规监测凝血时间，临床应用受到一定限制。

低分子肝素是由普通肝素裂解或分离出的低分子碎片，去除了部分与血小板的结合部位，较少引起血小板减少及功能障碍，也不影响微血管的通透性，故出血不良反应少，并且其对 AT-Ⅲ的依赖性较普通肝素低，不良反应少，特别对预防 DIC 和治疗慢性或亚急性 DIC 优于普通肝素。低分子肝素不通过胎盘，对胎儿无影响。当 D-二聚体＞5mg/L，FIB＜1.5g/L，特别是伴有产科并发症如子痫前期、胎盘早剥、死胎者，应及时应用低分子肝素，在自然分娩前或剖宫产前 24 小时使用为佳，对需紧急手术者，也可在术前 2 小时以上应用，可预防显性 DIC 的发生。此患者入院后积极完善各项辅助检查的同时，及时行凝血功能方面检查，很快明确合并 DIC，并进行了术前抗凝治疗，选择对母体损伤小的米非司酮前列醇引产，使患者得到及时治疗，有一个很好的转归，提示对故死胎一经确诊，尚未排出者，应尽早引产。

（于　冰　王静芳）

第9章 胎儿窘迫与胎膜早破

第一节 胎儿窘迫

【病史摘要】

1．入院时情况　患者女性，28岁，因“停经42^{+3}周，自觉胎动减少5天”于2009年8月1日凌晨急诊入院。LMP：2008年10月8日。EDC：2009年7月15日。孕期未定期做产前检查。患者妊娠超过预产期17天，自觉胎动减少5天，无腹痛、阴道流血、流液等。

2．既往史　无高血压、糖尿病等病史。

3．月经、婚育史　患者平素月经规律，11岁初潮，月经周期27～28天，经期4～5天，经量较多，无痛经。25岁结婚，夫同岁，$G_1P_0A_1$，曾行人工流产术1次。

4．体格检查　T 37℃，P 89次/分，R 20次/分，BP 110/70mmHg。发育正常，神清语利，轻度贫血貌，自动体位。全身无出血点。双肺呼吸音清，未闻及干、湿啰音。心界不大，心率89次/分，律齐，未闻及杂音。妊娠腹型，无压痛，双肾区无叩击痛。双下肢无水肿。生理反射存在，病理反射未引出。

5．产科检查　腹围86cm，宫高29cm。胎方位：左枕前（LOA）。胎心率168次/分，无宫缩，未破膜。肛门检查：宫颈管未消失，宫口未开。髂棘间径25cm，髂嵴后径27cm，骶耻外径19cm，坐骨结节间径9.0cm。

6．实验室检查　WBC 9.7×10^9/L，N 0.72，L 0.28，RBC 3.4×10^{12}/L，Hb 96g/L，PLT 334×10^9/L；尿常规、肝功能、肾功能、离子系列等无异常。B超示胎头双顶径8.6cm，胎盘Ⅲ级，羊水指数＜6cm，生物物理评分6分。无应激试验（NST）：基线胎心率172次/分，幅度＜5次/分，频率＜6次/分，30分钟无胎动出现，呈无反应型。

7．入院诊断　①G_2P_0，宫内妊娠42^{+3}周，LOA；②胎儿窘迫；③胎儿生长受限；④过期妊娠。

☆☆☆☆

【第一次查房】（入院第1天）

住院医师

汇报病史如上。本病例特点：①育龄期女性，停经 42^{+3} 周，自觉胎动减少5天。②患者平素月经规律，LMP：2008年10月8日，EDC：2009年7月15日。孕周 42^{+3} 周，无产兆。B超示胎头双顶径8.6cm，胎盘Ⅲ级，羊水指数＜6cm，NST为无反应型。③产科检查：腹围86cm，宫高29cm，均较小。胎方位LOA。胎头已入盆。胎心率168次/分，无宫缩。肛门检查：宫颈管未消失，宫口未开。骨盆外测量均在正常范围。入院后行左侧卧位，吸氧，胎心监测NST仍为无反应型。给予静脉滴注低分子三磷酸腺苷、复方氨基酸等治疗，观察胎心率160～170次/分，孕妇自数胎动每小时不足3次，考虑是否立即终止妊娠，请上级医师给予指导。

主治医师

孕妇平素月经规律，孕周 42^{+3} 周，并自觉胎动减少，胎心率160～170次/分，NST仍为无反应型，故诊断过期妊娠、胎儿窘迫（慢性）、宫内生长受限。引起胎儿窘迫的原因较多，且胎儿窘迫分为急性胎儿窘迫及慢性胎儿窘迫两种，该患者为慢性胎儿窘迫，常见的病因如下所述。

1. *母体因素*　母体血液含氧量不足是重要原因，轻度缺氧时母体多无明显症状，但对胎儿则有影响。导致胎儿缺氧的母体因素：①妊娠高血压疾病，微小动脉供血不足；②红细胞携氧量不足，如重度贫血；③急性失血，如前置胎盘、胎盘早剥；④各种原因引起的休克及急性感染、发热；⑤子宫胎盘血供受阻、急产或不协调性子宫收缩乏力、产程延长、子宫过度膨胀。

2. *胎盘、脐带因素*　脐带和胎盘是母体与胎儿间氧及营养物质的输送传递通道，其功能障碍必然影响胎儿获得所需氧及营养物质，常见有：①脐带血供受阻；②胎盘功能低下：如过期妊娠、胎盘发育障碍、胎盘形状异常、胎盘感染、胎盘早剥。

3. *胎儿因素*　胎儿心血管系统功能障碍，如严重的先天性心血管疾病和颅内出血等。

4. *难产处理不当*　产程延长、胎儿出血、大脑产伤，镇痛及麻醉药使用不当。

胎儿窘迫是一种症状，是因胎儿缺氧及酸中毒所致，胎儿对缺氧的耐受力非常惊人，胎儿本身可以通过各种调节保护自己免于窒息：①低氧消耗，表现为胎动减弱或消失，胎儿呼吸运动消失等；②通过心血管调节使每分钟循环量增加，周围血管收缩，在胎儿慢性缺氧时，通过各脏器血流量的重新分布使脑及心脏氧供最后受影响，而其他器官则供血供氧减少较早；③胎儿血红蛋白所结合的氧在酸性环境中释放量增加；④利用无氧代谢作为能量。

若宫内缺氧时间过长，胎儿从呼吸性酸中毒进入代谢性酸中毒、代偿功能衰竭，对整个机体起抑制作用，可表现为下述变化。

（1）胎心率的变化：胎心率的改变是急性胎儿窘迫最明显的临床征象。胎心率正常为 110～160 次/分，超过 180 次/分为胎儿缺氧的初期表现，随后胎心率减慢，<110 次/分，尤其是小于 100 次/分时，为胎儿危险征象。

（2）羊水胎粪污染：胎儿缺氧，肠蠕动亢进，肛门括约肌松弛，使胎粪排入羊水中，羊水呈浅绿色、黄绿色，进而呈浑浊棕黄色，即羊水Ⅰ度、Ⅱ度、Ⅲ度污染。羊水Ⅰ度、甚至Ⅱ度污染，如胎心率始终良好者，应尽早结束分娩，即使娩出的新生儿 Apgar 评分大于 7 分也应该警惕，因发生新生儿窒息的概率很大。羊水轻度污染、胎心经 10 分钟的监护有异常发现者，也应诊断为胎儿窘迫。

（3）胎动减少：急性胎儿窘迫最初表现为胎动频繁，继而转弱及次数减少，进而消失。

（4）酸中毒：破膜后检查胎儿头皮血进行血气分析。诊断胎儿窘迫的指标分别为：血 pH<7.20，氧分压小于 10mmHg，二氧化碳分压超过 60mmHg。

本例入院后给予吸氧等处理后胎动仍较少，NST 为无反应型，表示胎儿宫内窘迫，可行羊膜镜检查，了解羊水情况，如羊水清可行缩宫素激惹（OCT）试验，如 OCT 试验阴性可试行阴道分娩。宫颈条件较好，评分 6 分，如 OCT 试验阳性，请上级医师作具体指导。

主任医师

慢性胎儿窘迫多发生于妊娠末期，随着胎儿慢性缺氧时间的延长，可发生胎儿生长受限，应做以下检查以明确诊断。

（1）胎盘功能检查：测 24 小时尿雌三醇值在 10mg 以下。

（2）胎心监护：若胎动时胎心率加速不明显，基线变异频率小于 5 次/分，持续 20 分钟，提示胎儿窘迫。

（3）B 超监测：检查胎儿呼吸运动、胎动、肌张力及羊水量及了解胎盘情况。

（4）胎动计数：妊娠近足月时，胎动超过 10 次/12 小时。胎动减少是胎儿窘迫的一个重要指标，胎动消失后，胎心在 24 小时内也会消失。

（5）羊膜镜检查：若羊水浑浊呈棕黄色，有助于胎儿窘迫的诊断。

从该患者的自觉症状及体征、辅助检查结果，过期妊娠、胎儿窘迫（慢性）、胎儿生长受限的诊断成立。入院后给予积极处理后考虑胎儿慢性缺氧时间较长，胎儿比较危险，应尽早将情况向患者家属说明，因目前未临产，如引产则需要时间较长，短时间内不能经阴道分娩，则需剖宫产术终止妊娠。

•第一次查房医嘱•

长期医嘱	临时医嘱
产科一级护理	胎心监护
暂禁饮食	血常规
左侧卧位	凝血功能
自数胎动　1 小时　tid	血型
听胎心　tid	血生化全项

续表

长期医嘱	临时医嘱
低流量吸氧　30 分钟　tid	心电图
测血压、脉搏　qd	尿常规
	腹部 B 超
	产科 B 超
	复方氨基酸注射液　250ml　ivgtt
	10%葡萄糖注射液　500ml+三磷酸腺苷注射液 40mg+辅酶 A 注射液　100U　ivgtt
	10%葡萄糖 50ml+维生素 C　3.0g　ivgtt

【第二次查房】（剖宫产后第 2 天）

住院医师

本例患者于入院后第 1 天行子宫下段剖宫产术，术中见羊水呈黄褐色，黏稠呈糊状，以枕右前取出一过熟活男婴，脐带绕颈 2 周，1 分钟 Apgar 评分 7 分，5 分钟 Apgar 评分为 9 分。新生儿的皮肤、指甲、胎膜、脐带均染成黄绿色，新生儿的皮肤多处脱皮，干燥多褶皱。身长 43cm，体重 2100g，胎盘重 290g，有多处梗死灶，脐带附着于胎盘中央。术后子宫缩复好，阴道流血不多。请上级医师对本例的诊治作一总结。

主治医师

本例特点是妊娠 42^{+3} 周，胎心率持续 160～170 次/分，近 5 天胎动明显减少。入院后应重视对胎心率和胎动的同时监测，行无应激试验，此试验属非侵入性试验，方法简单，适用于所有妊娠晚期孕妇，且无任何禁忌证，以初步判断胎儿在子宫内的安危。本例入院经吸氧等处理后行胎心监测胎心率基线为 160 次/分，幅度低于 5 次/分，呈静止型，频率低于 6 次/分也属于异常，20 分钟未出现胎动，表明胎儿处于慢性窘迫状态，提示胎儿在宫内状态不佳，但需排除胎儿处于睡眠状态。我们经孕妇腹壁推动胎头一分钟再次监测 20 分钟，结果仍为无反应型，一般应该再进行 OCT 试验，本例未做 OCT 试验，是因 B 超检查提示胎盘老化图像，加之为过期妊娠，故慎重考虑后再做。胎动是观察胎儿情况的一项重要的客观指标，监护胎动的方法有孕妇自己计数、使用胎儿监护仪观察胎动及 B 超记录胎动数和胎动类型。胎动通常随孕周增加而增多，至孕 37 周左右达高峰，以后逐渐减少，但至少每小时应有 3 次胎动，本例患者近数日胎动减少若不及时处理，胎动会消失，一般胎动消失 24 小时以内胎心也会随之消失。故本例的处理是否及时、正确？请主任医师指正。

主任医师

慢性胎儿窘迫常发生于妊娠晚期，多继发于孕妇的合并症及并发症，在临床上比较容易被忽视。本例有轻度贫血，可能会影响孕妇的氧分压，使循环中的含氧量稍显不足；且由于是过期妊娠，胎盘老化变性出现多处梗死灶，使绒毛间隙中的血流量减少，表现为慢性胎盘功能不全，从而直接影响胎儿氧和营养物质障碍，出现宫内生长受限，本例分娩的过熟儿，表现营养不良明显，皮肤干燥、脱皮，皮下脂肪少，四肢瘦长，身长与孕龄相符合而体重偏低。由于胎儿在胎粪污染的羊水中浸泡的时间过久，其皮肤、指甲、胎膜、脐带均明显黄染。

必须强调胎动计数在妊娠期的使用价值。本例患者因自觉胎动明显减少而入院，入院后经积极处理后 NST 仍为无反应型，结合 B 超及体征，果断施行剖宫产术，挽救了胎儿，现婴儿情况良好。如果该孕妇重视产前检查，及早发现宫内生长受限可及时治疗。所以，系统的产前检查及孕妇自我监测是很必要的。

•第二次查房医嘱•

长期医嘱	临时医嘱
腰麻下子宫下段剖宫产术后护理常规	10%葡萄糖注射液 500ml+缩宫素注射液
产科二级护理	ivgtt 10U
半流食	10%葡萄糖注射液 500ml+维生素 C 3.0g
自由体位	ivgtt
会阴护理 bid	
0.9%氯化钠注射液 100ml+头孢曲松	
2.0g ivgtt bid	
奥硝唑 100ml ivgtt qd	

【随访及预后】

入院当日在硬膜外麻醉下行子宫下段剖宫产术，术中娩出一活男婴，1 分钟 Apgar 评分 7 分，经处理后，5 分钟 Apgar 评分 9 分，体重 2100g。术后给予对症治疗，恢复好。术后 5 天拆线，母婴出院。

【专家评析】

胎儿在宫内有缺氧征象，危及胎儿健康和生命者，称为胎儿窘迫。胎儿窘迫是一种综合症状，是当前剖宫产术的主要适应证之一。胎儿窘迫主要发生在临产过程，也可发生于妊娠后期。发生在临产过程者，可以是发生在妊娠后期的延续和加重。它是胎儿围生期死亡的主要原因，此外还可导致新生儿因缺氧而造成的永久性神经性后遗症，因此除了开展围生期保健工作外，如何及早防治胎儿窘迫对降低围生儿的病死率至关重要。

引起胎儿窘迫的原因可能为母体、胎儿及其附属物，难产，以及孕产期应用的某些药物等，这些因素均可导致母体血液中含氧不足，影响胎盘功能，或使胎儿循环受阻，或直接作用于胎儿，导致胎儿窘迫。

处理上应针对病因，视孕周、胎儿成熟度和胎儿窘迫的严重程度决定终止妊娠的适当时机。如有高危因素存在，应在孕期加强监护，自数胎动，定期测定 24 小时尿雌三醇，B 超测定胎儿双顶径及了解羊水、胎盘情况，行胎心监护等。卵磷脂/鞘磷脂（L/S）比值反映胎儿肺成熟度，24 小时尿雌三醇值反映胎儿胎盘功能，B 超测定脐血流指数及胎心监护反映胎儿宫内情况，这些均为提示胎儿预后的指标，要综合分析，选择对母婴均有利的时间来进行引产和计划分娩，做到既不操之过急又不消极等待。

（郝　敏　宁　佳）

第二节　胎膜早破

一、足月胎膜早破

【病史摘要】

1．入院时情况　患者女性，33 岁，因"停经 37^{+3} 周，阴道流水 2 天"于 2009 年 5 月 3 日凌晨急诊入院。LMP：2008 年 8 月 14 日。EDC：2009 年 5 月 21 日。停经 40 天时自测尿妊娠试验阳性，停经 1～2 个月，有恶心、呕吐等不适。停经 5 个月时始感胎动，妊娠期未定期做产前检查，自觉无特殊不适。2 天前突然出现阴道中量流液，继之少量间断排出，无发热、腹痛，无阴道出血。

2．既往史　否认高血压、糖尿病等病史。

3．月经、婚育史　患者平素月经规律，11 岁初潮，月经周期 27～28 天，经期 4～5 天，经量中等，无痛经。27 岁结婚，夫同岁，$G_1P_0A_1$，曾行人工流产术 1 次。

4．体格检查　T 37.8℃，P 96 次/分，R 20 次/分，BP 90/70mmHg。发育正常，营养中等，神志清楚，查体合作。全身皮肤黏膜无瘀点、瘀斑，无黄染。双肺呼吸音清，未闻及干、湿啰音。心界不大，心率 96 次/分，律齐，未闻及杂音。腹膨隆，全腹无压痛及反跳痛，双肾区无叩击痛。双下肢无水肿。生理反射存在，病理反射未引出。

5．产科检查　腹围 102cm，宫高 34cm。胎方位：左枕前（LOA）。先露头。胎心率 136 次/分，无宫缩。髂棘间径 25cm，髂嵴间径 27cm，骶耻外径 19cm，坐骨结节间径 8.5cm。阴道内流出少量液体，色清。肛门检查：宫颈管未消失，宫口未开。

6．辅助检查

（1）实验室检查：血常规示 WBC 16.7×10^9/L，N 0.95，L 0.15，RBC 3.4×10^{12}/L，Hb110 g/L，PLT 161×10^9/L；尿常规、肾功能未见异常。

（2）B 超示宫内孕单活胎，胎头双顶径 92mm，胎儿股骨长度 79mm，残余羊水深度为 30mm，胎盘位于后壁，胎盘Ⅱ级，生物物理评分 8 分。无应激试验（NST）：基线胎心率 130 次/分，变异幅度 15～20 次/分，胎动后胎心加速 10～20 次/分，无减速。阴道流出液 pH 为 7.0。

7．入院诊断　①G_2P_0，宫内妊娠 37^{+3} 周，LOA；②胎膜早破合并感染？

【第一次查房】（入院第1天上午）

住院医师

汇报病史如上。本病例特点：①高龄初产妇，停经37^{+3}周；②2天前无诱因突然出现阴道中量流液，继之少量间断排出，无发热、腹痛，无阴道出血；③体格检查：心肺未及异常，妊娠腹型，全腹无压痛及反跳痛，移动性浊音阴性，双肾区无叩击痛；④产科检查：腹围102cm，宫高34cm，LOA，胎心率136次/分，无宫缩。阴道内流出少量液体，色清，骨盆外测量均在正常范围，肛门检查：宫颈管未消失，宫口未开；⑤血常规示白细胞数增高超过15×10^9/L，中性核左移。考虑为胎膜早破合并感染，绒毛膜羊膜炎。此病例诊断是否正确？如何处理？请上级医师给予指导。

主治医师

根据其病史及较为典型的临床表现，“孕 37^{+3}周，胎膜早破”的诊断成立，但是否合并绒毛膜羊膜炎，需根据病史、体格检查及辅助检查等多方面考虑。

1．病史　孕妇2天前突感有较多液体自阴道流出，继而少量间断排出，但无明显的畏寒、发热等症状。

2．查体　有阴道少量流液，色清，将胎先露上推时可见液体量增多。

3．辅助检查

（1）阴道液检查：可鉴别是尿失禁还是阴道溢液。

①阴道液酸碱度检查：正常的阴道液pH为4.5～5.5，羊水pH为7.0～7.5，以石蕊测试阴道液pH≥6.5时则视为阳性，胎膜早破的可能性大。

②阴道液涂片检查：阴道液干燥片检查有羊齿植物叶状结晶出现为羊水。

（2）血液检查

①红细胞沉降率（ESR）：ESR是一种用于全身性炎症的非特异性检测方法，正常妊娠时也增高，但ESR超过60mm/h时，其诊断胎膜早破合并感染的特异度达100%。

②血白细胞计数：白细胞升高对于严重的全身性感染来说是一个临床的金标准，若按常规化验的白细胞计数超过15×10^9/L，其对组织学绒毛膜炎的阳性预测值为100%，但也是非特异性的。

③C反应蛋白（CRP）：CRP是肝脏对应激反应的产物，CRP的产生是非特异性的，通过炎症细胞因子白细胞介素（IL）-6介导的，大量的研究证实了CRP对于无症状的胎膜早破者发生宫内感染有诊断价值。

（3）羊水检查

①羊水白细胞计数：对预测细菌培养阳性结果、分娩间隔时间、临床绒毛膜羊膜炎和新生儿败血症也具有很高的参考价值。

②羊水培养：胎膜早破患者的阴道细菌上行性感染是引起宫内感染的首要原因，羊水培养不仅可确定羊膜腔有无细菌入侵，也可以明确有无蜕膜和绒毛膜的

感染，其另一重要优点是能区别是真正的羊膜腔感染还是阴道微生物污染羊水，但有些细菌很难培养甚至不能培养成功。

（4）胎儿生物物理学检测（BPP）：宫内感染时，胎儿行为的改变被认为是因为前列腺素浓度升高引起，感染可引起绒毛膜或脐血收缩使胎盘血管阻力增高，胎盘循环的这些变化，可以影响胎儿的氧合作用，导致胎儿循环、心率和行为的改变。

①羊水量：胎膜早破患者的羊水过少与宫内感染有关。

②无应激试验（NST）：胎儿心动过速（超过 160 次/分）常被用作宫内感染的标志，宫内感染与 NST 无反应或胎儿心动过速是密切相关的。

③BPP 即用超声来评价胎儿的行为：其包括评估羊水量、胎儿的呼吸运动、胎动、胎心率、胎张力等，BPP 可广泛用于胎膜早破患者以预测胎儿的安危和宫内感染。

主任医师

同意以上分析，目前尚需进一步完善各项必要的检查：如复查血常规、尿常规，查 C 反应蛋白（CRP）、血沉（ESR）、宫颈分泌物细菌培养+药敏试验、胎心监护等。根据胎膜早破患者，白细胞计数超过 15×10^9/L，中性粒细胞≥90%，即可诊断合并感染，绒毛膜羊膜炎。目前的处理：①绝对卧床休息，避免不必要的肛诊与阴道检查；②密切观察胎儿的宫内情况；③保持外阴清洁，注意宫缩及羊水性状、气味、测体温；④B 超检测残余羊水量；⑤抗感染；⑥因孕足月，破膜 12 小时未自然临产，所以检查宫颈是否成熟，严密观察病情变化，可进行引产。

•第一次查房医嘱•

长期医嘱	临时医嘱
产科一级护理	血常规
普食	凝血功能
头低臀高位	血型
注意宫缩情况	血生化全项
自数胎动 1 小时 tid	心电图
听胎心 tid	C 反应蛋白
低流量吸氧 30 分钟 tid	血沉
测血压、脉搏 q2h	尿常规
0.9%氯化钠注射液 100ml+头孢曲松 2.0g bid 皮试（－） ivgtt	宫颈分泌物细菌培养+药敏
	产科 B 超
	胎心监护

【第二次查房】（入院第 1 天下午）

住院医师

经上述处理后，症状无明显缓解，阴道仍有流液，色清，量较多。体格检查：T 37.4℃，P 95 次/分，R 21 次/分，BP 110/70mmHg。双肺未闻及干、湿啰音，心率 95 次/分，律齐，未闻及杂音，宫缩 25～30 秒/（5～6）分，胎心率 165 次/分，LOA，先露头，高浮。未行肛诊及阴道检查。阴道流出液 pH 为 7.0，血常规示 WBC 16.1×10^9/L，NE 0.87。尿常规、血生化、肝功能、肾功能基本正常，CRP 结果未出，B 超检查残余羊水量为 2cm，胎头双顶径为 9.2cm。下一步该如何治疗，请上级医师指导。

主治医师

通过嘱患者绝对卧位休息，头低臀高位，以及抗感染、引产等积极处理，根据症状及辅助检查，目前诊断明确为“胎膜早破合并感染，绒毛膜羊膜炎”，已临产。处理：①继续抗感染；②在缩宫素引产过程中严密观察产程进展，注意胎心，做好新生儿窒息抢救准备，关于终止妊娠的方法及具体注意事项请主任医师予以指导。

主任医师

关于该患者的目前处理，加强抗感染，终止妊娠的处理是正确的，至于是引产终止妊娠还是剖宫产结束妊娠，这既要全面考虑，还要取得患者及其家属的同意。患者已孕足月，目前没有绝对剖宫产指征，宫颈评分后用缩宫素引产是正确的，在产程中继续抗感染，监护胎心，因感染增加了胎儿窘迫的概率，需做好新生儿窒息抢救准备；如出现胎儿窘迫，短时间不能经阴道分娩时需进行剖宫产术，所以需提前做好剖宫产术的准备；而且绒毛膜羊膜炎的患者产后出血的概率高于正常人，注意应对产后大出血的准备：配血，备好促进子宫收缩的药物等。如果剖宫产，分娩时进行宫腔内棉拭子及新生儿耳棉拭子取样送细菌培养及药敏试验，帮助医师选择敏感抗生素。将孕妇目前的病情向家属交代，如果出现产后大出血等情况，必要时可能须行全子宫切除术或子宫动脉栓塞等治疗。终止妊娠后仍应抗感染，严密观察病情变化。

•第二次查房医嘱•

长期医嘱	临时医嘱
注意宫缩情况	
0.9%氯化钠注射液　100ml+注射用头孢曲松　2.0g　bid　ivgtt	

【随访及预后】

取得患者家属的同意，在缩宫素引产下经阴道分娩一女活婴，体重 3200g。Apgar 评分 1 分钟评 8 分，5 分钟评 10 分。胎盘 10 分钟后完整娩出，无产后大出血，无产后畏寒、发热，产后予以广谱抗生素抗感染治疗，子宫缩复好，身体状况恢复好，1 周后出院，新生儿状况良好。

【专家评析】

据报道大约 30%的胎膜早破患者羊膜腔内有微生物侵入，至少 55%的胎膜早破患者在分娩时有感染的征象。胎膜早破的病因有：①生殖道感染，可由细菌、病毒、弓形虫或沙眼衣原体等引起，支原体感染者发生胎膜早破是正常妊娠者的 8 倍。②羊膜腔内压力升高（如多胎妊娠，羊水过多）。③胎膜受力不均，如创伤、宫颈内口松弛，妊娠后期性生活产生机械性刺激等。④营养因素，缺乏维生素C等，胎膜发育不良致菲薄脆弱等。⑤其他因素，如羊膜腔穿刺、人工剥膜等。

在临床上，首先要预防胎膜早破的发生，定时进行产前检查。①注意下生殖道感染的检查及及时治疗；②加强围生期保健宣教及指导，孕晚期禁止性生活，避免孕期重体力劳动，避免腹压突然升高；③宫颈内口松弛的患者应在妊娠14～18周行宫颈环扎术；④增加营养，注意补充维生素及微量元素。

二、未足月胎膜早破

【病史摘要】

1. 入院时情况　患者女性，27岁，因“停经32周，阴道流液1小时”于2011年10月20日凌晨4时急诊入院。LMP：2011年3月11日。EDC：2011年12月18日。停经50天时查尿妊娠试验阳性，当时有少量阴道流血，无腹痛，予以叶酸、维生素E、人绒毛膜促性腺激素（hCG）等保胎治疗后流血停止。妊娠5个月时自觉胎动，妊娠6个月时又有少量阴道流血，无腹痛，未经治疗2天后自行好转。妊娠期未定期做产前检查。入院时B超示：宫内孕单活胎，臀位。患者于2011年10月20日凌晨3时左右无诱因突发阴道流液1小时，无腹痛，无阴道流血等。

2. 既往史　体健，否认高血压、糖尿病等病史。

3. 月经、婚育史　平素月经规律，14岁初潮，月经周期27～28日，经期4～5日，经量中等，无痛经。25岁结婚，夫同岁，$G_1P_0A_1$，曾行人工流产术1次。

4. 体格检查　T 37℃，P 80次/分，R 20次/分，BP 102/70mmHg。发育正常，营养中等，神志清楚，查体合作。心肺未闻及异常。妊娠腹型。双下肢无水肿。生理反射存在，病理反射未引出。

5. 产科检查　腹围96cm，宫高30cm，子宫轮廓清晰，胎方位右骶横（RST），胎心率142次/分，无宫缩。阴道分泌物试纸变蓝，未行肛查。髂棘间径24cm，髂嵴间径26cm，骶耻外径19cm，坐骨结节间径9.0cm。

6. 辅助检查　实验室检查：血常规示WBC 6.0×10^9/L，N 0.62，L 0.38，RBC 3.9×10^{12}/L，Hb 110 g/L，PLT 182×10^9/L；尿常规、血生化、肝功能、肾功能、血尿淀粉酶未见异常。

7. 入院诊断　①G_2P_0，宫内妊娠31^{+6}周；②臀位（左骶前）；③胎膜早破。

【第一次查房】（入院第1天）

住院医师

汇报病史如上。本病例特点：①育龄期女性，停经32周，阴道流液1小时；②患者平素月经规律，LMP：2011年3月11日，EDC：2011年12月18日；③体格检查：心肺未闻及异常，腹膨隆，腹软，肝脾肋下未及，双下肢无水肿；④产科检查：腹围96cm，宫高30cm，子宫轮廓清晰，胎方位右骶横（RST），胎心率142次/分，无宫缩。阴道分泌物试纸变蓝，未行肛查。骨盆外测量均在正常范围。

复查 B 超示：胎儿双顶径 7.6cm，羊水指数 10cm，左骶前，胎盘 Ⅰ$^{+}$级。

目前诊断：①G_2P_0，宫内妊娠 31^{+6} 周；②臀位（左骶前）；③胎膜早破。现孕周仅 31^{+6} 周，胎儿太小出生后存活率低，如何处理？请上级医师指导。

主治医师

目前关于胎膜早破的处理，主要有以下几种方式：①对妊娠 35 周以上的患者，一般观察 6～12 小时，若未临产则给予引产，不宜超过 24 小时；②孕 28～35 周的患者，若无感染征象，最好在保持外阴清洁的情况下，严密监测患者一般情况，可期待治疗至孕 35 周以后。目前该患者诊断基本明确，处理包括绝对卧床、保持外阴清洁，避免不必要的肛门及阴道检查，抑制宫缩、预防感染、促胎肺成熟，加强胎儿监护，并及时向家人交代病情，若有感染征象及时终止妊娠。

主任医师

同意以上分析，治疗时应注意以下几点。①胎膜早破对母体的影响：破膜后，阴道内病原微生物易上行感染。感染程度与破膜时间有关，若破膜超过 24 小时，感染率增加为 5～10 倍，破膜超过 48 小时者，败血症率为 1∶145，产妇病死率为 1∶5500。②胎膜早破对胎儿的影响：胎膜早破常诱发早产，早产儿易发生呼吸窘迫综合征，并发绒毛膜羊膜炎时，胎儿吸入感染的羊水可发生吸入性肺炎、严重者发生败血症、颅内感染等，危及新生儿生命。尤其是臀位，还需注意脐带脱垂、脐带受压时胎儿窘迫发生概率增加。注意宫颈分泌物、羊水细菌培养及胎盘、胎膜送病检，为选择敏感抗生素提供依据。

•第一次查房医嘱•

长期医嘱	临时医嘱
产科一级护理	血常规
暂禁饮食	凝血功能
头低臀高位	血型
注意腹痛情况	血生化全项
自数胎动　1 小时　tid	心电图
听胎心　tid	C 反应蛋白
低流量吸氧　30 分钟　tid	尿常规
测血压、脉搏　q2h	腹部 B 超
	产科 B 超
	胎心监护
	0.9%氯化钠注射液　100ml　ivgtt
	地塞米松　10mg　入小壶
	10%葡萄糖注射液　250ml+25%硫酸镁注射液　20ml　ivgtt（1～2 小时滴注完毕）
	10%葡萄糖注射液　500ml+25%硫酸镁注射液　40ml　ivgtt（6～8 小时滴注完毕）

【第二次查房】（入院第7天）

住院医师

入院后即予以抑制宫缩、防感染、促胎肺成熟等治疗。入院后第7天下午3时出现不规律宫缩。肛查：子宫颈管已消失，子宫颈口开1cm，先露坐骨棘上2cm。继续予以抑制宫缩，但宫缩逐渐增强。消毒后经阴道检查：子宫颈口开2cm，阴道内可扪及胎足，即停止保胎治疗，是否可经阴道试产。请上级医师指导。

主治医师

对于本例患者，入院时妊娠31^{+6}周，考虑到早产儿器官发育不成熟，尤其是肺表面活性物质缺乏，易发生呼吸窘迫综合征（RDS），如果能延长孕龄，争取时间促胎肺成熟，对提高其生存概率意义重大。现妊娠32^{+6}周，但宫颈管已展平，宫口开大2cm，宫缩规律，早产已不可避免。需向患者及其家属交代病情。对于臀位分娩方式的选择，足先露或膝先露的脐带脱垂率高达16%～19%，一旦确诊即应考虑剖宫产。在准备剖宫产的同时接产者可试将脱落的下肢回纳，使其保持屈曲状态，并用手将其堵截在阴道内，观察臀部是否下降。若臀部继续下降可按完全臀位处理，若不下降需行剖宫产术。

主任医师

关于臀位早产分娩方式的问题，国内外有较大争议。有的学者认为早产儿的胎头径线相对大于肢体，更易发生出头困难；又因其凝血功能不健全，也易发生颅内出血，认为臀位早产儿以剖宫产为宜。另有学者认为，单纯早产不应作为剖宫产的适应证，尤其对于小于32周的臀位早产儿，剖宫产儿的病死率并不低于臀位阴道分娩。该患者入院后采取了卧位休息、抑制宫缩、防感染、促胎肺成熟等措施，同时密切监测体温、血常规变化，并反复向家属交代病情，这些都是正确和必要的，通过沟通，取得患者及家属的理解和支持。结合臀位剖宫产指征，足先露或膝先露的脐带脱垂率高，应考虑剖宫产。两侧下肢情况不同的臀位，如一侧下肢伸直，另一侧下肢嵌顿于骨盆入口处，最易导致脐带脱垂，应立即行剖宫产术。同时，向患者及家属说明病情，做好新生儿抢救准备。

•第二次查房医嘱•

长期医嘱	临时医嘱
产后护理常规	血常规
三级护理常规	定于即刻在连续硬膜外麻醉下行子宫下段剖宫产术
自由体位	术前常规准备
产妇饮食	配浓缩红细胞4U
会阴护理　bid	术前留置导尿管
0.9%氯化钠注射液　100ml+注射用头孢曲松　2.0g　ivgtt　bid	

【随访及预后】

剖宫产娩一活女婴，体重 1900g，1 分钟评 9 分，产时及产后出血不多，产后恶露不多，子宫复旧良好，产后第 4 天出院。产后 42 天随访，母儿预后良好。

【专家评析】

胎膜早破是常见的产科合并症，发生率为 15%～25%。胎膜早破可根据病史、临床表现、产科检查所见及必要的辅助检查明确诊断。胎膜早破的处理依据孕周不同，处理原则不同。对于妊娠大于 35 周，胎膜早破的处理原则是引产、预防感染。对于妊娠 28～35 周胎膜早破的处理原则是期待治疗，抑制宫缩、延长孕周、预防感染、促胎肺成熟、监测母儿情况，适时终止妊娠。

（郝　敏　宁　佳）

第10章 妊娠合并心血管系统疾病

第一节 妊娠合并慢性高血压

【病史摘要】

1．入院时情况 患者女性，30岁，因“停经9月余，间断头晕5月余，血压明显升高1周”于2010年2月27日10: 30急诊入院。LMP：2009年5月25日。EDC：2010年3月2日。孕期基本顺利，无外伤史及近期性生活史，孕4月时产前检查发现血压升高，达（160～150）/（100～90）mmHg。患者感头晕，无头痛，恶性，视物模糊等，当地医院予拉贝洛尔100mg口服，3次/天，此后定期监测血压，波动于（130～120）/（90～80）mmHg，仍间断头晕。1周前出现双足水肿渐延至双下肢，休息后不缓解，就诊于本院门诊产前检查，测血压169/100mmHg，建议住院治疗，患者未遂。现因近预产期故入院。

2．既往史 2007年体检发现血压升高，波动于（130～140）/90mmHg，未口服药物治疗。否认糖尿病、心脏病等病史。

3．月经、婚育史 患者平素月经规律，12岁初潮，月经周期30天，经期5～6天，无痛经。适龄结婚，夫体健，G_0P_0。

4．家族史 母亲患高血压10年。

5．体格检查 T 36.2℃，P 106次/分，R 20次/分，BP 160/100mmHg。发育正常，体型肥胖，神清语利，查体合作。全身无出血点。双肺呼吸音清，未闻及干、湿啰音。心界不大，心率106次/分，律齐，未闻及病理性杂音。腹膨隆，全腹无压痛及反跳痛。肝脾肋下未及，双肾区无叩击痛，移动性浊音阴性，肠鸣音4～5次/分。双下肢水肿（+）。生理反射存在，病理反射未引出。

6．产科检查 宫高35cm，腹围106cm，子宫轮廓清晰，可触及不规律宫缩，每10～15分钟1次，持续5～10秒，胎方位左枕前，先露头，浮，未破膜。胎心率140次/分。胎儿估重3500g，骨盆外测量：26-28-21-8.5cm。

7．辅助检查 产科B超（2010年2月20日）：宫内妊娠，单活胎，儿头位于下方，双顶径92mm，胎盘位于子宫前壁，成熟度Ⅱ级。

8．入院诊断 ①G_1P_0，宫内妊娠 39^{+1} 周，左枕前；②妊娠合并慢性高血压。

【第一次查房】（入院时）

住院医师

汇报病史如上。本病例特点：①育龄期女性，停经 39^{+1} 周。②停经 9 月余，间断头晕 5 月余，血压明显升高 1 周。③体检 P 106 次/分，BP 160/100mmHg，体型肥胖，心肺未见明显异常。双下肢水肿（+）。产科检查：宫高 35cm，腹围 106cm，子宫轮廓清晰，可触及不规律宫缩，每 10～15 分钟 1 次，持续 5～10 秒，胎方位左枕前，胎心率 140 次/分。先露头，浮，未破膜。胎儿估重 3500g，骨盆外测量：26-28-21-8.5cm。④产科 B 超（2010 年 2 月 20 日）：宫内妊娠，单活胎，儿头位于下方，双顶径 92mm，胎盘位于子宫前壁，成熟度Ⅱ级。此病例如何明确诊断？是否有手术指征？请上级医师给予指导。

主治医师

本例患者为妊娠晚期孕妇，妊娠前有高血压病史，妊娠后间断头晕 5 月余，血压明显升高 1 周，需考虑以下疾病。

1．妊娠期高血压 此类患者妊娠前血压正常，妊娠期首次出现血压＞140/90mmHg，并于产后 12 周恢复正常。尿蛋白（－），该病需产后才可确诊。本患者妊娠前即血压高，故可除外该病。

2．慢性高血压并发子痫前期 高血压孕妇 20 周前无蛋白尿，20 周后出现蛋白尿，或尿中蛋白质含量进一步升高，或血压进一步升高，或血小板＜$100×10^9$/L 即可诊断。该患者妊娠前即有高血压病史，妊娠后多次尿常规尿蛋白阴性，目前血压较前升高，故需进一步检查与之鉴别。

目前宫口未开，骨盆外测量正常范围之内，可先给予解痉、降压治疗，请心内科和眼科会诊，密切监测有无宫缩、胎心率、血压及尿蛋白，随时即可出现子痫、胎盘早剥、胎儿窘迫等，需适时终止妊娠。

主任医师

同意以上分析，妊娠期高血压疾病是妊娠期特有的疾病，是孕产妇和围生儿死亡的主要原因。妊娠合并慢性高血压是指在妊娠前或妊娠 20 周前就出现高血压的孕妇。在妊娠前出现高血压，并已予以降压治疗者的诊断并不困难。对于在妊娠前和妊娠早期均未进行检查，在妊娠晚期首次发现高血压的患者，与子痫前期的鉴别比较困难，需要随访到产后 12 周才难确诊。慢性高血压目前在发达国家占育龄妇女的 25%～30%，妊娠合并慢性高血压占妊娠妇女的 3%～5%。一般妊娠合并慢性高血压在妊娠中期血压有所下降，在妊娠晚期恢复到妊娠前的水平。妊娠合并慢性高血压的围生儿死亡率升高 3 倍，胎盘早剥的风险升高 2 倍；同时，胎儿生长受限、妊娠 35 周前早产的发生率均明显升高。妊娠合并慢性高血压易并发子痫前期，并且发病早，病情重，母儿结局不良。有高血压数年病史的妇女更可能有心肌肥厚、缺血性心脏病、肾脏参与和视网膜病变。测试通常包括心电图、超声心动图、眼科检查及肾脏超声波检查。具有左心室肥厚继发高血压者可能会遇到心脏代偿失调，继而发生心力衰竭。有严重肾脏疾病的妇女（血清肌酐1.4mg/dl）可能会遇到肾功能的恶化。在已知高血压的孕妇（原发性高血压或继发高血压不相关肾或肾上腺疾病），应紧急给予实验室检测，包括临床的肾功能检查，如血清肌酐、尿素氮（BUN）和24小时评估尿液总蛋白及肌酐清除率，有助于对慢性高血压并发子痫前期的孕妇病情判断。

治疗中应监测：孕妇自觉症状；每日出入量及空腹体质量；每日血压及尿蛋白定性；24小时尿蛋白定量，每周1次；血细胞比容、血小板计数、血红蛋白、肝功能、肾功能、电解质、凝血功能，每周1～2次；眼底检查、心电图、超声心动图及必要时CT检查；对胎儿的监测，每日胎心及胎动，每日或隔日1次无负荷试验，每周1次产科B超和脐动脉S/D比值；应根据母婴情况，严格选择病例进行期待。对于早发型子痫前期，在孕妇病情可控制的情况下，对母儿实施严密监护的情况下，进行期待疗法可改善围生儿结局。对子痫、肾衰竭、心力衰竭、肺水肿和胎盘早剥，则不论孕周大小均应及时终止妊娠。

•第一次查房医嘱•

长期医嘱	临时医嘱
产科一级护理	血常规
普食	凝血功能
左侧卧位	血型
自数胎动 1小时 tid	血生化全项
听胎心 tid	心电图
低流量吸氧 30分钟 tid	尿常规
测血压 q4h	产科B超
记出入量	请心内科急会诊
拉贝洛尔片 100mg tid po	请眼科会诊
	5%葡萄糖注射液 250ml+25%硫酸镁注射液 20ml ivgtt（1～2小时滴注完毕）
	5%葡萄糖注射液 500ml+25%硫酸镁注射液 40ml ivgtt（6～8小时滴注完毕）

【第二次查房】（入院后第3天）

住院医师

患者无头晕，头痛，视物模糊，无腹痛及阴道流水等不适，T 36℃，P 84次/分，R 20次/分，BP 152/88mmHg。胎心率144次/分，无宫缩，未破膜。入院后检验结果回报：血常规、凝血系列、血生化全项和尿常规均未见异常。心电图未见明显异常。产科超声检查：宫内妊娠，单活胎，儿头位于下方，双顶径92mm，胎心搏动正常，胎盘位于子宫前壁，成熟度Ⅱ级。请眼科会诊：查双眼底视盘色界清，动静脉比为2∶3，动静脉反光，走行大致未见异常，黄斑中心凹反光可见。

眼底大致正常，暂无特殊处理。

主治医师

患者经吸氧，降压，解痉治疗症状较平稳，暂无剖宫产指征。可在严密观察下经阴道分娩，但在经阴道分娩过程中吸氧进一步升高可致心脑血管意外、胎盘早剥、胎儿窘迫等，必要时行剖宫产术终止妊娠。患者及其家属要求行剖宫产术终止妊娠。

主任医师

慢性高血压对妊娠最常见的不良后果是：早产，胎儿宫内发育迟缓（IUGR）死胎，胎盘早剥和剖宫产。这些潜在的不利影响与妊娠期高血压的程度和时间长短及对其他器官系统的损害有关。多达 1/3 患有严重慢性高血压的患者可能有小于胎龄（SGA）的婴儿，2/3 可能发生早产，围生儿死亡率将高于正常孕妇 2～4 倍，胎盘早剥的风险约增加 1 倍。虽然绝对轻度高血压的风险增加是难以预料的，这些并发症的危险仍会明显增加。妊娠期高血压的影响：妊娠期的生理变化可能会影响患者的慢性高血压。最重要的变化之一是妊娠期血液量增加，这可能会进一步加重心脏的负担，导致心脏失代偿即心力衰竭的发生。另一个重要变化是在血压方面，其中妊娠头 3 个月达到最低，即妊娠 16～18 周生理性血压水平下降，这种变化也可以掩盖早孕期慢性高血压的检测。如果同时合并子痫前期（特别是子痫前期重度），则可能与表现为恶性高血压、中枢神经系统出血、心脏代偿失调和肾衰竭。妊娠期高血压疾病严重威胁母体及围生儿，它是继栓塞之后孕产妇死亡的第二大原因。重度子痫前期及子痫是妊娠合并多器官功能障碍综合征的主要原发病因和死亡原因。妊娠合并慢性高血压是妊娠期高血压疾病中的一种，属于高危妊娠，慢性高血压基础上并发子痫前期母儿结局不良。应根据母婴情况，严格选择病例进行期待疗法。对于早发型子痫前期重度，在孕妇病情可控制，对母儿实施严密监护的情况下，进行期待疗法可改善围生儿结局。对子痫、肾衰竭、心力衰竭、肺水肿和胎盘早剥，则不论孕周大小均应及时终止妊娠。

该患者目前慢性高血压合并妊娠，妊娠 39^{+3} 周，胎儿已成熟，经吸氧、降压、解痉治疗症状较平稳，母儿情况尚可，暂无剖宫产指征。可在严密观察下经阴道分娩，但患者及家属要求剖宫产终止妊娠。

•第二次查房医嘱•

长期医嘱	临时医嘱
	术前准备
	术区备皮
	配血全血 800ml
	术前留置尿管

【随访及预后】

入院当日在腰麻下行腹膜外剖宫产术，术中娩出一体重 3790g 女活婴。术程顺利，术中失血 200ml。术后血压 139/84mmHg。术后予止血，促子宫收缩，预防性应用抗生素治疗，术后子宫收缩好，恶露少，切口愈合良好。

【专家评析】

慢性高血压目前在发达国家占育龄妇女的 25%～30%，妊娠合并慢性高血压占妊娠女性的 3%～5%。一般妊娠合并慢性高血压在妊娠中期血压有所下降，在妊娠晚期恢复到妊娠前的水平。妊娠合并慢性高血压的围生儿死亡率升高 3 倍，胎盘早剥的风险升高 2 倍；同时，胎儿生长受限、妊娠 35 周前早产的发生率均明显升高。妊娠合并慢性高血压易并发子痫前期，并且发病早，病情重，母儿结局不良。

孕期轻者不需做任何治疗，但必须做下列监护：①心肾功能测定及眼底检查。②适当休息及妊娠期按时产前检查。③妊娠后期注意胎儿的生长发育，妊娠 32 周后即做胎心率监护及 B 超监护。④预产期前 1 周住院待产，分娩不宜超过预产期，以防胎盘老化而引起胎儿突然死亡。分娩时供氧及防止产后出血。

重症者：①早期妊娠时若舒张压大于 100mmHg 及伴有心、肾功能受损，眼底动脉硬化者应考虑终止妊娠。②妊娠中期出现上述情况时，因引产对母亲也有一定的危险性，可尽量用药物治疗，控制病情，争取延长胎龄。但必须做如下监护：①妊娠 30 周起每周做产前检查，最好住院治疗，注意血压变化及主诉症状。为了防止脑血管意外，可选用对胎儿和胎盘血供不影响的降压药物，如肼屈嗪、硝苯地平和尼卡地平等。②为了保证休息，可适当选用镇静药，如苯巴比妥、地西泮、盐酸异丙嗪等，最好交替使用，每隔 1 周换一种。③重点监护胎心及胎儿的生长发育状况，及早发现胎儿宫内发育迟缓，自妊娠 28 周每隔 2 周做 B 超了解胎儿大小、羊水情况、胎盘成熟度；自妊娠 30 周起每 2 周做一次胎心监护。也可通过尿 E_3 系列测定以了解胎盘功能情况，如 E_3 随孕周增加有升高趋势说明胎盘功能尚好；如孕周增加而 E_3 水平下降原 1/3，说明胎盘功能低下，随时有死胎可能，故如胎儿已成熟应尽快终止妊娠。④胎儿未成熟者，妊娠 32 周起即可行羊膜腔穿刺，取羊水 10ml 做胎肺成熟测定，同时可用 10mg DXM 直接注入羊膜腔内，促胎肺成熟。⑤出现胎儿发育迟缓时，可静脉每天给予能量合剂，促使胎儿生长发育。妊娠 37 周后胎儿大多已成熟，应考虑终止妊娠。

（王永红）

第二节 妊娠合并心律失常

【病史摘要】

1．入院情况 患者女性，25 岁，主因“停经 5⁺月，心慌 10 天，加重 2 天”于 2009 年 10 月 6 日 10:00 入院。LMP：2009 年 4 月 22 日。EDC：2010 年 1 月

29 日。妊娠 3 个月内无感冒发热、服用毒物、药物史，妊娠 4 个月时始觉胎动并活跃至今，未规律产检。10 天前无明显诱因出现乏力、心慌，休息后缓解，自觉妊娠引起，未予重视。近 2 天上述症状加重，出现劳累后呼吸困难，休息后不能缓解，偶感轻微头痛，渐发展为端坐呼吸，不能平卧，遂来我院就诊。自发病以来，患者精神、食欲尚可，睡眠欠佳，大小便正常。

2. 既往史　患者自出生开始有间歇性快速心率，既往静息心电图正常且 24 小时动态 ECG 监测示偶发非持续性的（5～30 次）房性心动过速。患者偶感心悸，自觉症状轻微，未予诊治。无高血压、糖尿病病史，无肝炎、结核的传染病史，无外伤、手术、输血史，无食物、药物过敏史。

3. 月经、婚育史　患者平素月经规律，14 岁初潮，月经周期 28～30 天，经期 5 天，无痛经史。22 岁结婚，夫长 2 岁，G_1P_0，2008 年人工流产一次。

4. 体格检查　T 36.8℃，P 115 次/分，R 20 次/分，BP 86/50mmHg，发育良好，体形中等，端坐呼吸，神志清楚，回答切题，查体合作。全身皮肤、黏膜未见苍白、黄染及出血点，全身浅表淋巴结未触及肿大。颈静脉充盈，颈动脉和外周脉搏跳动幅度正常。气管居中，甲状腺未触及肿大。双肺底呼吸音呈浊音，偶有吸气相爆破音。心界未扩大，心率 115 次/分，律不齐，S_1 和 S_2 心音正常，但存在柔和的 S_3 奔马律及左胸骨旁和心尖部柔和的收缩期杂音。妊娠腹型，肝脾肋下未及，墨菲征阴性，双侧肋脊点、肋腰点无压痛，双肾区无叩击痛，四肢活动自如，双踝水肿明显。生理反射存在，病理反射未引出。

5. 产科检查　宫高 19cm，腹围 88cm，胎方位：左枕前。胎心率 156 次/分。骨盆外测量 24-26-19-9cm，无宫缩，未破膜。

6. 辅助检查　血常规示 WBC 10.6×10^9/L，Hb 102g/L，PLT 276×10^9/L。血钠水平 129mmol/L，血钾水平 3.7mmol/L。心电图：频发的不规则房性心动过速，心率 135 次/分，正常窦性心律极少。ST 和 T 波未见明显异常。产科彩超：胎儿双顶径 4.6cm，胎头胎动可见，胎盘位于后壁。超声心动图示心脏四腔均扩张，左心室功能差，左心室射血分数为 20%，各瓣膜结构正常但可见中度二尖瓣反流。肝、肾及甲状腺功能未见明显异常。

7. 入院诊断　①G_2P_0，宫内妊娠 23^{+6} 周；②妊娠合并心律失常。

【第一次查房】

住院医师

汇报病史如上，本病例特点：①育龄期妇女，停经 5^+月；②乏力、心慌 10 天加重 2 天；③端坐呼吸，颈静脉压高，双肺底浊音，柔和的 S_3 奔马律及左胸骨旁和心尖部柔和的收缩期杂音，双踝水肿；④既往有快速心率病史；⑤心电图示频发的不规则房性心动过速。据此考虑为：妊娠合并心律失常。此病例如何明确诊断？如何治疗？请上级医师给予指导。

主治医师

本例患者于妊娠中期出现乏力、心慌、进而发展为端坐呼吸，既往快速心率病史，应考虑以下几种疾病。

1. 妊娠合并心律失常　此类患者常有心律失常发作史；可出现心悸、轻微头痛、呼吸短促、运动耐受不良等相关症状；严重者可有晕厥发作。静息心律失常，肺部啰音、心脏杂音、奔马律、摩擦音、震颤等；心电图可示心律异常变化。该病例患者心悸10天，端坐呼吸，双肺底浊音，柔和的 S_3 奔马律及左胸骨旁和心尖部柔和的收缩期杂音，双踝水肿；既往有快速心率病史；心电图示频发的不规则房性心动过速。不排除妊娠合并心律失常的可能。

2. 妊娠合并先天性心脏病　先天性心脏病可有分流型和无分流型。轻症可耐受妊娠和分娩，重症可出现劳力性呼吸困难，夜间端坐呼吸，咯血，胸闷胸痛等症状；发绀、杵状指、持续颈静脉怒张，心脏听诊有舒张期杂音或粗糙的Ⅲ级以上的全收缩期杂音，舒张期奔马律等；心电图示严重的心律失常，如心房颤动、心房扑动、三度房室传导阻滞、ST段和T波异常改变；X线示心脏显著增大；超声心动图检查示心腔扩大、心肌肥厚、瓣膜运动异常、心内结构异常。本病例患者有劳力性呼吸困难症状，但心脏听诊无舒张期杂音，心电图示心律失常为频发不规则房性心动过速，超声心动图未见心肌肥厚，暂不考虑患此病的可能。

3. 妊娠合并甲状腺功能亢进　患者易激动、精神过敏、舌和双手平举向前伸出时有细微震颤；怕热多汗，手掌、面、颈、腋下皮肤红润多汗，食欲明显增加，但体重下降；少数患者以甲状腺肿为主诉。可有眼凸，心动过速但多为窦性，心律失常以期前收缩最为常见，心尖区第一心音亢进，常可闻及收缩期杂音；甲状腺功能检测 T_3 和 T_4 水平增高。该患者出现心动过速，但不是窦性，且未发现神经系统症状，未出现多汗、多食等高代谢状态。暂不考虑该病。

4. 妊娠合并支气管哮喘　典型支气管哮喘表现为反复发作性喘息；可有干咳或咳大量白色泡沫痰，日轻夜重；早期或轻症的患者多数表现为发作性胸闷；呼吸困难以呼气性呼吸困难为主，严重者可被迫采取坐位或端坐呼吸，可伴大汗、发绀、烦躁不安、心率增快等，听诊可闻及哮鸣音，呼吸音延长。该患者有端坐呼吸，但呼吸困难呈渐进性，无发作性，未闻及哮鸣音，暂不考虑此疾病。

心律失常患者妊娠期发生的代谢、激素和血流动力学变化都可导致既往器质性心脏病的加重及心肌电生理的改变，这些改变可以导致发生新的心律失常或原有心律失常恶化。心律失常通常按起源部位分为室性或室上性。本病例符合室上性心动过速的特点。而治疗过程中所有措施可能会对母儿产生不良影响。大多数抗心律失常药物是C类药物。不同抗心律失常药物的临床应用千差万别。目前认为维拉帕米和普罗帕酮是相对安全的药物。同时用药过程中要根据临床疗效调整使用剂量。

主任医师

根据患者的症状、体征及体格检查等考虑患者存在与阵发性室上性心动过速相关的充血性心力衰竭。患者病情可能有两种情况：患者已经患有心肌病，妊娠加剧病情并引发了房性心动过速；或妊娠加剧了患者原有的慢性房性心动过速，而诱发了心肌病。区分上述两种情况很重要，因为如果患者有原发性心肌病则短期和长期的预后较差；如果是心动过速诱发的心肌病，则心力衰竭可能是可逆的且预后较好。考虑到终止妊娠的问题这两者进行鉴别很重要。目前可以考虑采用药物治疗快速控制心律，再次评估心室功能以鉴别是心动过速诱发的心肌病还是原发心肌病。重复 24 小时动态 ECG 检查评估治疗效果。近几年产科常用的药物有维拉帕米（异搏定，verapamil）是 FDA 分级 C 类药物，人工合成的罂粟碱衍生物。维拉帕米是一种钙拮抗剂，对室上性心律失常（包括预激综合征，阵发性室上性心动过速）效果最好。用法：维拉帕米 5～10mg+25%葡萄糖 20ml 静脉推注，隔 15 分钟可重复 1 次，如仍无效则停药。普罗帕酮（心律平，propafenone）是 FDA 分级 C 类药物，清除半衰期 6～7 小时，常用剂量为每天 450～900mg，分次服用。初始剂量宜小些（100～150mg，每天 3 次），每次增加不超过 50%。

•第一次查房医嘱•

长期医嘱	临时医嘱
妇科一级护理	血常规
低盐饮食	凝血功能
自由体位	血型
留陪一人	血生化全项
持续低流量吸氧	尿常规
自数胎动　1h　tid	心肌酶学及肌钙蛋白的测定
测血压　q6h	24 小时动态心电图
普罗帕酮（心律平）片　150mg　tid　po	妇科彩超
	心脏彩超及心功能
	10%葡萄糖注射液　250ml+维生素 C　3.0g+普通胰岛素注射液　6U　ivgtt
	10% 硫酸镁注射液　10ml
	10%氯化钾注射液　10ml
	10%葡萄糖注射液　250ml+维生素 B_6　0.2g　ivgtt
	10%氯化钾注射液　10ml

【第二次查房】（入院后第 3 天）

住院医师

患者仍有心悸发作，自觉频率减低，端坐呼吸，无头痛、头晕。血钠水平 140mmol/L，血钾水平 4.2mmol/L。肝肾功能检查未见明显异常。24 小时动态心电图示房性心动过速心率 134 次/分，心率 130～160 次/分时，每 5～84 次间隔 8～12 个正常心率。

主治医师

患者心悸发作较昨日好转，24 小时动态心电图示房性心动过速。支持目前妊娠合并心律失常的诊断。阵发性房性心动过速通常发生于无器质性心脏病的患者，可因情感压力、各种刺激、焦虑或感染而诱发，但患者对此耐受良好。阵发性当房性心动过速发生于有器质性心脏病患者时，就可能出现心排血量降低或左心室供应受损的症状，如晕厥、眩晕、心绞痛、呼吸困难和肺水肿等。有风湿性心脏病或高血压性心血管疾病的患者，妊娠期间阵发性房性心动过速的发作可以是心力衰竭的首发原因。而且这种阵发性房性心动过速的发作可以导致胎儿因缺氧而窒息死亡。镇静常为阵发性房性心动过速转为窦性心律所必需的唯一方法。

主任医师

妊娠期间阵发性房性心动过速发作的易感性明显增加。有些妇女妊娠期间首次发作阵发性房性心动过速，有些既往有阵发性房性心动过速发作的妇女，在妊娠期间，其发作的频率明显增加，持续的时间明显延长，程度更为严重。而在治疗过程中所有措施都可能产生不良结局。对妊娠妇女而言，潜在的合并症不仅影响孕妇，也会影响胎儿。但为了保护孕妇，并尽量改善胎儿预后，使用必需的药物或给予相应的干预很重要。不能因为妊娠而给予患者疗效不确定的治疗。所以在药物治疗时应考虑到与妊娠相关的代谢和血流动力学变化，因其可能会影响到药物的使用剂量。由于孕妇药动学、孕妇合并症及对胎儿毒副作用的潜在影响，所以尽量使用最少的药物及最低的有效剂量。

•第二次查房医嘱•

长期医嘱	临时医嘱
妇科二级护理	10%葡萄糖注射液 250ml+维生素 C 3.0g+普通胰岛素 6U ivgtt
普食	10%硫酸镁注射液 10ml
自由体位	10%氯化钾注射液 10ml
留陪一人	10%葡萄糖注射液 250ml+维生素 B_6 0.2g ivgtt
记录 24 小时出入量	10%氯化钾注射液 10ml
听胎心 q6h	
测血压 q6h	

【随访及预后】

患者治疗 2 周后，运动受限、呼吸困难和水肿的症状减轻。偶有心悸发作。超声心动图示患者心室功能好转，左心室射血分数达到 45%。24 小时动态心电图监测示 24 小时平均心率为 89 次/分，房性心动过速减少了 75%。地高辛浓度在治疗范围内。重复的 Holter 监测示平均心率为 83 次/分。考虑到心室功能有所改善，最可能的诊断是频发的房性心动过速诱发了心肌病。因此决定继续药物治疗并对孕妇及其胎儿进行仔细及多次的检测。患者顺利度过妊娠期。分娩前重复超声心动图示左心室射血分数达到 50%。患者足月分娩一健康女婴，分娩过程中未发生并发症。

【专家评析】

妊娠合并心律失常引发的症状在妊娠期少见，大多数发生于心脏结构正常孕妇的心律失常预后常良好。妊娠期最常发生的心律失常是房性或室性期前收缩和阵发性室上性心动过速。非持续性的室上性心动过速短暂发作若不伴有血流动力学症状或心脏结构异常，一般不会导致孕妇或胎盘的血流灌注不足和胎儿异常。而心脏结构异常的患者易发生于危险的心律失常。发生在器质性心脏病患者的持续性心动过速或晕厥通常包括室性心动过速、心房颤动或心房扑动。患有心室功能下降的严重心肌病或先天性心脏病的患者在发生室性心律失常时，心脏性猝死和晕厥的风险最高。在治疗过程中在选择药物、心律转复、起搏器置入等治疗方法时，需评估患者的病情及药物或操作的副作用。

抗心律失常药物本身有导致心律失常的副反应，并且大多数是 C 类药物，对胎儿有不良影响，妊娠 8 周内对胎儿有致畸作用，妊娠期应用可减少子宫血流而影响胎儿生长。因此，妊娠期是否应用抗心律失常药物的重点是评估其对母儿是否存在生命威胁，对于妊娠期致命性心律失常者，应立即治疗以终止心律失常，如预激综合征急性发作，出现室上性心动过速，应立即应用普罗帕酮静脉推注，心室颤动时需紧急除颤，完全性心脏阻滞和晕厥者应立即行提高心室率治疗或紧急安置人工心脏起搏器。但对于无症状且病史较长的轻型心律失常孕产妇，如偶发房（室）性期前收缩，可以不用抗心律失常药物。

本病例患者入院后依据其病史、症状、体征、检查结果等判断其为妊娠合并心律失常，在明确心律失常的基础上，分析心律失常与心肌病的因果关系，以评估预后，并指导用药。在判断心肌病为心律失常引起之后，适量药物维持，并定期监测患者心脏功能及胎儿情况，指导药物调整。最终使患者顺产下一健康女婴。

（王永红）

第三节　妊娠合并先天性心脏病

妊娠合并先天性心脏病伴肺动脉高压

【病史摘要】

1. 入院时情况　患者女性，27 岁，因“停经 9 月余，发现室间隔缺损 4 天，不规律下腹痛半小时”于 2010 年 4 月 19 日 12:00 急诊入院。LMP：2009 年 7 月 12 日。EDC：2010 年 4 月 19 日。孕期基本顺利，无外伤史及近期性生活史，孕期无头晕，心悸，无劳累性呼吸困难。4 天前于当地医院欲入院待产，行心脏彩超发现室间隔缺损，次日于我院复查，结果同前。今日上午 11:30 出现不规律下腹痛，而无阴道流液及出血。

2. 既往史 否认高血压、糖尿病、心脏病等病史。

3. 月经、婚育史 患者平素月经规律，12 岁初潮，月经周期 30 天，经期 5 天，无痛经。26 岁结婚，夫体健，G_1P_0，2008 年行药物流产 1 次。

4. 家族史 否认相关家族遗传病史。

5. 体格检查 T 36℃，P 90 次/分，R 20 次/分，BP 120/80mmHg。发育正常，神清语利，查体合作。全身无出血点。双肺呼吸音清，未闻及干、湿啰音。心前区无异常隆起或凹陷，心率 90 次/分，律齐，心音有力，心尖部可闻及Ⅱ级收缩期杂音。肝脾肋下未触及，双肾区无叩击痛，移动性浊音阴性，肠鸣音 4～5 次/分。双下肢无水肿。生理反射存在，病理反射未引出。

6. 产科检查 宫高 34cm，腹围 105cm，子宫轮廓清晰，可触及弱的不规律宫缩，胎方位左枕前，胎心率 140 次/分。先露头，浮，肛查宫口未开。胎儿估重 3400g，骨盆外测量：25-27-20-9cm。

7. 辅助检查 产科 B 超（2010 年 4 月 19 日）：宫内妊娠，单活胎，儿头位于下方，双顶径 96.8mm，胎盘位于子宫前壁，成熟度Ⅱ级。脐绕颈一周可疑。心脏彩超（2010 年 4 月 16 日）：室间隔膜部膨出瘤形成可能（多个破口），左心室增大。

8. 入院诊断 ①G_2P_0，宫内妊娠 40 周，左枕前；②妊娠合并先天性心脏病，室间隔缺损，肺动脉高压，心功能Ⅰ级。

【第一次查房】（入院时）

住院医师

汇报病史如上。本病例特点：①育龄期女性，停经 40 周。②停经 9 月余，发现室间隔缺损 4 天，不规律下腹痛半小时。③体检 P 90 次/分，BP 120/80mmHg，双肺未见明显异常，心前区无异常隆起或凹陷，心率 90 次/分，律齐，心音有力，心尖部可闻及Ⅱ级收缩期杂音。双下肢无水肿。产科检查：宫高 34cm，腹围 105cm，子宫轮廓清晰，可触及弱的不规律宫缩，胎方位左枕前，胎心率 140 次/分。先露头，浮，肛查宫口未开。胎儿估重 3400g，骨盆外测量：25-27-20-9cm。④产科 B 超：宫内妊娠，单活胎，儿头位于下方，双顶径 96.8mm 胎盘位于子宫前壁，成熟度Ⅱ级。脐绕颈一周可疑。心脏彩超：室间隔膜部膨出瘤形成可能（多个破口），左心室增大。此病例如何明确诊断？是否有手术指征？请上级医师给予指导。

主治医师

本例患者为妊娠晚期孕妇，孕期基本顺利，无头晕，心悸，无劳累性呼吸困难。发现室间隔缺损 4 天，半小时出现不规律下腹痛，需考虑与以下疾病鉴别：

1. 心房间隔缺损 大的心室间隔缺损，尤其在儿童患者，须与心房间隔缺损相鉴别。室间隔缺损杂音的位置较低，常在胸骨左缘第 3、4 肋间，且多伴有震颤、左心室常有增大可资鉴别。超声心动图，右心导管检查等可有助于确定诊断。

2. 肺动脉口狭窄 漏斗部型的肺动脉口狭窄，杂音常在胸骨左缘第 3、4 肋间听到，易与心室间隔缺损的杂音混淆。但前者肺循环不充血，肺纹理稀少，右心导管检查可发现右心室与肺动脉间的收缩期压力阶差，而无左向右分流的表现，可以确立前者的诊断。但心室间隔缺损和漏斗部型的肺动脉口狭窄可以合并存在，形成所谓“非典型的法洛四联症”，且可无发绀，因此须加注意。

3. 主动脉口狭窄　主动脉口狭窄中的主动脉瓣下狭窄型，可在胸骨左缘第 3、4 肋间听到收缩期杂音，可能不向颈动脉传导，须与心室间隔缺损的杂音相鉴别。

4. 肥厚梗阻型原发性心肌病　肥厚型原发性心肌病有左心室流出道梗阻者可在胸骨左下缘听到收缩期杂音，其位置和性质与心室间隔缺损的杂音类似，但此病杂音在下蹲时减轻，50%的患者在心尖部有反流性收缩期杂音，脉搏呈双峰状，X 线示肺无主动性充血，心电图示左心室肥大和劳损的同时有异常深的 Q 波，超声心动图见心室间隔明显增厚、二尖瓣前瓣叶收缩期前移（SAM），心导管检查未见有左向右分流，而左心室与流出道间有收缩期压力阶差，选择性左心室造影示心室腔小、肥厚的心室间隔凸入心腔。

5. 心室间隔缺损伴有主动脉瓣关闭不全　须与动脉导管未闭或主动脉-肺动脉间隔缺损鉴别。室上嵴上型的心室间隔缺损，如恰位于主动脉瓣之下，可能将主动脉瓣的一叶拉下，或由于此瓣膜下部缺乏组织支持被血流冲击进入左心室等原因，而产生主动脉瓣关闭不全。此时心室间隔缺损本身所引起的收缩期杂音，加上主动脉瓣关闭不全所引起的舒张期杂音，可在胸骨左缘第 3、4 肋间处产生来往性杂音，类似于动脉导管未闭或主动脉-肺动脉间隔缺损的杂音。但本病杂音多缺乏典型的连续性，心电图和 X 线检查显示明显的左心室肥大，超声心动图和右心导管检查可助鉴别。

目前有弱的不规律宫缩，肛查宫口未开，骨盆外测量正常范围之内，心功能Ⅰ级，无产科合并症，可经阴道试产，若出现产程阻滞，胎儿窘迫等，须急行剖宫产术终止妊娠。

主任医师

同意以上分析，妊娠合并心脏病是导致孕产妇和围生儿死亡的重要原因之一。近 20 多年来，随着心内、心外科诊治水平的提高，风湿热的减少，妊娠合并心脏病的构成比发生了变化，先天性心脏病（先心病）已跃居妊娠合并心脏病的首位。肺动脉高压是先心病常见的并发症，也是导致母婴死亡的主要原因之一。肺动脉高压是指在静息状态下平均肺动脉压＞25mmHg，或在运动状态下平均肺动脉压＞30mmHg，正常平均肺动脉压为 13～17mmHg。长期肺动脉高压，可增加右心室后负荷，导致右心室肥大，最后发展为右心衰竭和全心衰竭。临床上肺动脉高压分为原发性和继发性，原发性肺动脉高压是一种少见疾病，病因不明，继发性肺动脉高压较常见，常继发于胸廓及肺部疾病、心脏病、肺血管疾病等，本组病例中以先天性心脏病和风湿性心脏病为主。

最新的分类方法将肺动脉高压分为特发性肺动脉高压、家族性肺动脉高压、相关因素引起的肺动脉高压、新生儿持续性肺动脉高压和肺毛细血管瘤样扩张症。肺动脉高压是先心病常见的并发症，以肺血管阻力进行性升高为主要特征，可导致右心负荷增大，右心功能不全，肺血流减少，出现右向左分流，严重影响患者的生活质量和预后，尤其重度肺动脉高压者预后差。妊娠时的血流动力学改变可加重原有的心肺疾病，进一步增高肺动脉压，使无症状的患者出现临床症状或症状加重，甚至发生心力衰竭。众所周知，妊娠 32～34 周，分娩期（特别是第二产程）及产褥期的最初 3 天，心脏负担最重，血流动力学变化大。因此，心脏病患者在此期间极易出现心功能恶化，发生心力衰竭，危及生命。在统计的资料中，66.7%（8/12）的患者心功能恶化发生于妊娠 32～34 周；而心力衰竭、心律失常、死亡等则主要发生于临产时及产后 24 小时内。此外，值得重视的是，呼吸道感染或合并贫血、高血压等均会加重心脏负担，导致心功能恶化，因此孕期应积极预防呼吸道感染，治疗贫血、高血压等合并症和并发症。由于先心病合并肺动脉高压者严重威胁患者生命，对该类患者（尤其是重度者）应在孕前进行心脏病纠治手术，以提高患者的存活率。终止妊娠的时机和方式应根据患者心功能状态、肺动脉压高低及孕周等综合考虑。不宜妊娠者应早期在麻醉下行治疗性流产或钳刮术。如已妊娠至 30 周，应严密监测，一旦心功能恶化，需及时终止妊娠。

•第一次查房医嘱•

长期医嘱	临时医嘱
产科一级护理	血常规
普食	凝血功能
左侧卧位	血型
自数胎动 1 小时 tid	血生化全项
听胎心 tid	心电图
低流量吸氧 30 分钟 tid	尿常规
测血压 qd	产科 B 超
	请心内科急会诊

【第二次查房】（4 小时后）

住院医师

患者有不规律宫缩，P 84 次/分，BP 124/78mmHg。胎心 144 次/分，有不规律宫缩，持续 10～25 秒，间隔 3～6 分钟。入院后检验结果回报：血常规示 Hb 95.1g/L；尿常规示隐血（+），蛋白（+）；凝血系列、血生化全项未见异常。心电图未见明显异常。请心内科会诊，建议产后处理。

主治医师

患者有不规律宫缩，肛查宫颈消失，宫口可容一指，自然破膜，羊水清，无心悸，气短，无呼吸困难等不适，暂无剖宫产指征。可经阴道试产，若出现产程阻滞，胎儿窘迫等，须急行剖宫产术终止妊娠。

主任医师

孕妇患严重心脏病，心功能不良，或发生严重心力衰竭时，严重的低氧血症可导致胎儿生长环境不良，当心脏病危及孕妇生命时，常被迫终止妊娠。因此，其新生儿早产、低体重和窒息等疾病的发生率明显高于正常妊娠。一般而言，心脏病伴有肺动脉高压妇女不宜妊娠，但对于已妊娠的这类患者应根据其疾病的性质、心功能状态、肺动脉压力的高低和孕周等因素综合分析，决定其继续妊娠的可行性和终止妊娠的时机及方法，以保证孕妇的安全，并尽可能获得健康的孩子。

早孕期：心室间隔缺损口径小，不发生右向左分流，以往无心力衰竭病史、也无其他并发症者，妊娠期发生心力衰竭者少见，一般能顺利度过妊娠期与分娩期。心室间隔缺损大，常伴有肺动脉高压，右向左分流，出现发绀和心力衰竭，故此类患者妊娠期危险大，在早孕期宜行人工流产终止妊娠；如妊娠已超过3个月，应再次评估决定是否可以继续妊娠，如有先兆心力衰竭、出现右向左分流、肺动脉高压或其他合并症者，应积极处理、控制心力衰竭后终止妊娠。心室间隔缺损小，无明显临床症状，允许继续妊娠者，孕妇应在高危门诊由产科和心内科医师共同检查，每2周随访1次，并提前入院待产。①妊娠期注意休息，不做重劳动，注意营养，纠正贫血和防治妊娠期高血压疾病及上呼吸道感染。②妊娠期加强胎儿胎盘功能监护，定期做NST及B超检查，必要时做彩超检查以除外胎儿先天性心脏病。③分娩方式的考虑，根据心室间隔缺损大小、心功能状况、产科问题，以及有无妊娠合并症与并发症，一般应放松剖宫产指征，采用剖宫产为妥。④分娩前后应使用抗生素防治感染性心内膜炎。⑤产妇如果心功能及体质较差者，产后则不宜哺乳。本例患者室间隔缺损较大，产程患者心脏耐受性较差，由于已做充分准备，以剖宫产术终止妊娠为宜。

•第二次查房医嘱•

长期医嘱	临时医嘱
	术前准备
	术区备皮
	配血，全血　800ml
	术前留置尿管

【随访及预后】

入院当日20: 34因会阴弹性差行会阴左侧切分娩一体重3350g男婴，产时产后出约300ml。术后血压115/76mmHg。术后予促子宫收缩，预防性应用抗生素治疗，术后子宫收缩好，恶露少，侧切口愈合良好。

【专家评析】

肺动脉高压以肺血管阻力进行性升高为主要特征，可导致右心负荷增大，右心功能不全，肺血流减少，出现右向左分流，严重影响患者的生活质量和预后，尤其重度肺动脉高压者预后差。妊娠时的血流动力学改变可加重原有的心肺疾病，进一步增高肺动脉压，使无症状的患者出现临床症状或症状加重，甚至发生心力衰竭。众所周知，妊娠32～34周，分娩期（特别是第二产程）及产褥期的最初3天，心脏负担最重，血流动力学变化大。因此，心脏病患者在此期间极易出现心功能恶化，发生心力衰竭，危及生命。约66.7%的患者心功能恶化发生于妊娠32～34周；而心力衰竭、心律失常、死亡等则主要发生于临产时及产后24小时内。

此外，值得重视的是，呼吸道感染或合并贫血、高血压等均会加重心脏负担，导致心功能恶化，因此妊娠期应积极预防呼吸道感染，治疗贫血、高血压等合并症和并发症。肺动脉高压患者妊娠期易发生低氧血症，可影响胎儿生长发育，导致胎儿窘迫、生长受限；此外，先天性心脏病肺动脉高压患者常因病情变化而需要提前终止妊娠。因此，早产、低体重儿的发生率也较高。妊娠合并心脏病伴肺动脉高压患者终止妊娠时机和方式，可根据患者心功能状态、肺动脉压力高低和孕周综合决定。因严重的心脏病（如发绀型心脏病、联合瓣膜病、严重二尖瓣狭窄等）、心功能Ⅲ～Ⅳ级或重度肺动脉高压孕妇孕早期需终止妊娠时，应在麻醉下行人工流产或钳刮术，而孕中期终止妊娠时，宜行剖宫取胎术。麻醉可减少手术疼痛等不良刺激对心脏的影响，同时有麻醉医师进行手术中心电监护则更安全。妊娠32周后新生儿成活率明显提高，如已妊娠至30周，可积极治疗，尽量降低心功能恶化程度，延长孕周，同时给予促胎儿肺成熟治疗，对难以控制的严重心力衰竭，特别是危及孕妇生命或估计胎儿能够成活时，则应及时终止妊娠。分娩方式以剖宫产为宜，因剖宫产可在较短时间内结束分娩，避免长时间子宫收缩所引起的血流动力学变化，减轻疲劳和疼痛等引起的耗氧增加，同时在持续硬膜外阻滞下进行手术，孕妇血压、平均动脉压及心率均较经阴道分娩者变化小。对于轻度肺动脉高压的心脏病患者，孕期加强监护，积极预防和治疗心力衰竭，有望获得良好的围生儿结局。总之，先天性心脏病伴肺动脉高压严重威胁母婴安全。在孕前应重视该病的诊治，对不宜妊娠者，应在早期进行治疗性流产；对可以妊娠者，应在产科医师、心血管科等医师的严密监护下妊娠，并选择恰当的方式适时终止妊娠，有望降低母婴患病率和死亡率。

（王永红）

第四节　妊娠合并风湿性心脏病

【病史摘要】

1. 入院时情况　患者女性，28岁，因“停经 29^{+5} 周、咳嗽、咳痰，伴心悸、气短3天，腹痛6小时”于2008年9月11日凌晨急诊入院。LMP：2008年2月15日。EDC：2008年11月22日。患者2004年于外院诊断为风湿性心脏病，且4年来受凉后反复出现心悸、气短等不适。2008年9月10日出现咳嗽、咳粉红色泡沫样痰、胸憋、气紧、不能平卧。

2．既往史　2004 年诊断为风湿性心脏病，无高血压、糖尿病等病史。

3．月经、婚育史　患者平素月经规律，13 岁初潮，月经周期 27～28 天，月经期 5～6 天，无痛经。27 岁结婚，夫同岁，G_0P_0。

4．体格检查　T 36.7℃，P 124 次/分，R 20 次/分，BP 120/80mmHg。发育正常，神清语利，痛苦病容，端坐体位。双肺可闻及大量湿啰音。心界叩诊不清，心率 124 次/分，律齐有力，二尖瓣听诊区可闻及舒张期隆隆样杂音，双下肢水肿（++）。生理反射存在，病理反射未引出。

5．产科检查　腹围 85cm，宫高 25cm，子宫轮廓清晰，可触及不规律宫缩，胎心率 158 次/分。颈管未消失，宫口未开。阴道口未见异常分泌物。

6．辅助检查　实验室检查：血常规示 RBC 3.41×10^{12}/L，Hb 100g/L，PLT 334×10^{9}/L；尿常规、血生化、肝功能、肾功能、血尿淀粉酶均未见异常。

7．入院诊断　①G_1P_0，宫内妊娠 29^{+5} 周；②妊娠合并风湿性心脏病，心力衰竭，心功能Ⅳ级；③先兆早产。

【第一次查房】（入院时）

住院医师

汇报病史如上。本病例特点：①育龄期女性，停经 29^{+5} 周；②4 年前诊断为风湿性心脏病；③现出现咳嗽、咳粉红色泡沫样痰，伴心悸、气短；④双肺听诊可闻及大量湿啰音，二尖瓣听诊区可闻及舒张期隆隆样杂音，可以诊断为妊娠合并风湿性心脏病，心力衰竭。下一步如何治疗?是否有手术指征?请上级医师给予指导。

主治医师

本例患者为妊娠晚期孕妇，出现咳嗽、咳粉红色泡沫样痰，伴心悸、气短等表现，需考虑以下疾病：

1．妊娠合并风湿性心脏病　风湿性心脏病简称风心病，是指由于风湿热活动，累及心脏瓣膜而造成的心脏病变。是一种自身免疫性结缔组织病，表现为二尖瓣、三尖瓣、主动脉瓣中有一个或几个瓣膜狭窄和（或）关闭不全，以单纯性二尖瓣狭窄最多见。患病初期常无明显症状，后期则表现为心慌气短、乏力、咳嗽、肢体水肿、咳粉红色泡沫痰，直至心力衰竭而死亡。本病多发于冬春季节、寒冷、潮湿和拥挤环境下，初发年龄多在 5～15 岁，复发多在初发后 3～5 年。典型表现为心脏炎、多发性游走性关节炎、皮肤环形红斑、皮下结节与舞蹈症等。发病前 1～3 周，50%的患者可有急性扁桃体炎、咽喉炎等上呼吸道感染或猩红热病史。近 1/3 的风心病患者在妊娠晚期并发妊娠期高血压疾病性心脏病，尤其在二尖瓣狭窄孕妇中，这是引起妊娠晚期舒张压和平均动脉血压升高的主要原因。此患者有心力衰竭表现，体检心脏有二尖瓣病变，行心脏彩超以进一步明确诊断。

2．妊娠高血压性心脏病　此类患者无先天性心脏病和风湿性心脏病的病史，在妊娠期高血压疾病的基础上，突然发生以左心衰竭为主的表现，如胸憋、呼吸困难，不能平卧，端坐呼吸，双肺底可闻及湿啰音。该患者有心力衰竭表现，但既往无高血压病史，入院查体血压正常，可除外本病所致的心力衰竭。

3．妊娠合并慢性高血压　该类患者在妊娠前或妊娠20周前就出现高血压，一般在妊娠中期血压有所下降，妊娠晚期恢复到妊娠前水平，且持续到妊娠12周以后，此患者既往无高血压病史，故可除外本病。

4．围生期心肌病　既往无心血管系统病史，于妊娠最后3个月至产后6个月内发生的扩张性心肌病。确切的病因不清楚，可能与病毒感染、自身免疫因素、多胎妊娠、高血压、营养不良及遗传因素有关。临床表现不尽相同，主要为呼吸困难、心悸、咳嗽、端坐呼吸、肝大、水肿等心力衰竭的表现，行超声心动图可用于本病鉴别。

5．妊娠合并先天性心脏病　此病可分为：①左向右分流型，如房间隔缺损、室间隔缺损和动脉导管未闭。②右向左分流型，如法洛四联症和艾森门格综合征。③无分流型，如肺动脉口狭窄、主动脉缩窄和马方综合征。此类患者孕前多有心脏病史，体检或辅助检查能发现心脏器质性病变，进一步检查以除外此病。

目前，应动态监测患者的症状、体征，尽快完善相关检查，并积极准备做好术前准备工作，如短期治疗观察未见好转或病情恶化，立即手术治疗。观察过程中还应密切注意宫缩和胎心率，以便及早发现早产和胎儿窘迫，及时处理。

主任医师

同意以上分析，依据患者病史，首先考虑妊娠合并风湿性心脏病。风湿性心脏病是指人体心脏经风湿热感染后其心脏瓣膜所遗留下来的病变。在生育年龄的妇女，风湿性心脏病占心脏病人数的70%。风湿性心脏病占心脏患者妊娠的22%，妊娠合并心脏病是产妇死亡的第二、三位原因，占非直接产科死因的第一位，风湿性心脏病威胁着育龄妇女的妊娠、分娩与围生儿的生存。风湿性心脏瓣膜病包括二尖瓣狭窄、二尖瓣关闭不全、主动脉瓣狭窄、主动脉瓣关闭不全等，其中以二尖瓣狭窄为主。

风湿性心脏病孕妇妊娠期3个易发生心力衰竭的时期：①妊娠第32～34周。因血容量此时增加达到高峰，心率增快10～15次/分钟，每搏输出量增至80ml，心脏负担明显增加。②分娩期。第一产程时，每次宫缩有约500ml血液挤入体循环。第二产程时子宫收缩，另外有腹肌、膈肌收缩，使外周循环阻力增大；产妇屏气用力使肺循环压力增高；腹压增加，使内脏血液涌向心脏。所以，此期心脏负担最重。第三产程后，子宫缩复、胎盘循环停止，体循环血量骤增，回心血量增加。同时，子宫缩小、腹压降低、内脏血管扩张，大量血液流向内脏，回心血量又严重减少。这两种血流动力学的急剧紊乱，使已患有风心病的心脏负担增加，引起心力衰竭。③产后1～3天：子宫收缩，产妇体内组织中潴留的大量液体回到体循环，使血容量再度增加，也易引起心力衰竭。症状可出现疲乏无力，一般体力活动后即感体力不支。呼吸困难开始时发生于剧烈运动后，并逐渐加重，直到发展到即使在休息状态下也有呼吸困难。患者心搏加快，自觉心悸、心慌、咳嗽、咯血，可出现于劳累或平卧时，频繁的干咳或粉红色泡沫痰或痰中带血。二尖瓣狭窄患者唇、颊部出现发绀，称为二尖瓣面容；四肢末梢亦可出现发绀。右心衰竭者可有食欲缺乏、腹胀、肝区压痛及黄疸、尿少等表现。在慢性心力衰竭、长期肝淤血者则疼痛不明显。体征：典型者，心尖搏动弥散，胸骨左缘有抬举性搏动，心尖部可扪及舒张期震颤，可听到舒张期由弱转强的隆隆样典型的二尖瓣狭窄的杂音，心尖部第一心音亢进。当瓣膜病变极为严重呈漏斗形时，则仅可听到吹风样杂音或因血流通过二尖瓣口的量极少以致心杂音不明显。当伴有二尖瓣关闭不全时，心尖搏动可向左下移位，心尖部可听到收缩期吹风样杂音，在左心衰竭时可出现颈静脉怒张，心脏向两侧扩大。

具有下列情况者应劝其避孕，若已妊娠应及早终止妊娠。①心功能Ⅲ～Ⅳ级、经治疗未见好转者或治疗一度好转而又有反复者。②有心力衰竭史者。③近期感染心内膜炎或活动性风湿热者。④合并内科疾病如慢性肾炎、高血压、肺结核等病者。若心力衰竭发生在孕晚期，经控制后妊娠 37 周前后选择性行剖宫产术；若心力衰竭难以控制，应在治疗心力衰竭的同时进行剖宫产术。手术时选用硬膜外麻醉。严重二尖瓣狭窄患者最好选择妊娠前手术，如需人工瓣膜置换术者，以选择人工生物瓣为好，因为可避免抗凝治疗。已行换机械瓣的孕妇，妊娠期间仍需继续抗凝治疗，可选用华法林或肝素。华法林在妊娠早期应用有致胎儿畸形的可能，故应慎用，以选用肝素为好。另有学者主张妊娠早期应用肝素，妊娠中、晚期可改用华法林抗凝治疗。

对于该患者首先完善相关检查，明确诊断，强心、利尿治疗。因患者目前已有宫缩，有早产迹象，但胎儿尚未足月，应同时予应用抑制宫缩及促胎肺成熟治疗。在应用硫酸镁抑制宫缩时，应同时监测呼吸、心率、尿量、膝腱反射。有条件者监测血镁浓度，一旦明确诊断，如患者病情无好转应立即手术治疗。

•第一次查房医嘱•

长期医嘱	临时医嘱
产科一级护理	血常规
左侧卧位	凝血功能
自数胎动　1 小时　tid	血型
听胎心　tid	血生化全项
胎心监护	心电图
低流量吸氧　30 分钟　tid	心脏彩超
测血压、脉搏　q2h	尿常规
地高辛片　0.25mg　bid　po	腹部 B 超
地塞米松注射液　6mg　im　bid×2d	产科 B 超

续表

长期医嘱	临时医嘱
	0.9%氯化钠注射液 100ml ivgtt
	地塞米松注射液 10mg 入小壶
	5%葡萄糖注射液 100ml+25%硫酸镁注射液 20ml ivgtt（1～2 小时滴注完毕）
	5%葡萄糖注射液 250ml+25%硫酸镁注射液 40ml ivgtt（6～8 小时滴注完毕）

【第二次查房】（入院 6 小时后）

住院医师

患者咳嗽、咳痰，伴心悸、气短症状加重，查体：T 36.5℃，P 125 次/分，R 22 次/分，BP 102/71mmHg。宫缩不能抑制，且逐渐加强。肛查，宫口开大 4cm。心电图：①窦性心率 128 次/分；②电轴左倾；③窦性心动过速；④左心房肥厚，左心室肥厚。心脏超声示：二尖瓣狭窄。

主治医师

患者经强心、利尿治疗后症状仍加重，为保证母婴的安全应立即行剖宫产术终止妊娠。

主任医师

同意以上分析，应立即行剖宫产术，终止妊娠。

•第二次查房医嘱•

长期医嘱	临时医嘱
	拟定于即刻行连续硬膜外麻醉下子宫下段剖宫产术
	术区备皮
	术前备全血 800ml
	留置尿管长期开放

【随访及预后】

术中娩出一活男婴，体重 1500g，Apgar 评分，1 分钟评 5 分，经清理呼吸道，吸氧等处理后，5 分钟评 8 分，外观无畸形，已转入儿童医院。手术顺利，术中出血约 200ml，术后转心血管内科治疗。术后继续强心、利尿、营养心肌及抗感染支持对症处理。术后 9 天母婴平安出院。

【专家评析】

妊娠合并风湿性心脏病的孕妇最易发生的并发症是心力衰竭，是孕产妇死亡的主要原因，在二尖瓣狭窄孕妇中更易出现。风湿性心脏病患者在妊娠前应及时行心脏手术，争取妊娠期维持心功能Ⅰ级或Ⅱ级。

随着心胸外科手术技术的不断进步，很多严重的心脏病患者有机会接受手术治疗。文献报道心脏手术后妊娠妇女心功能Ⅰ或Ⅱ级者占 93.4%。风湿性心脏病患者心脏手术前心功能以Ⅲ或Ⅳ级为主（69.57%），手术以后心功能以Ⅰ～Ⅱ级为主（97.83%），心功能Ⅲ级者只有 2.17%，无心功能Ⅳ级患者。手术后妇女妊娠期心功能Ⅰ或Ⅱ级者占 91.3%，明显高于未手术组（59.5%），而心功能Ⅲ或Ⅳ级患者比率（6.7%）明显低于未手术组（40.5%），手术组孕妇均顺利度过妊娠期与分娩期。同时，手术组出现的合并症及并发症均明显少于未手术组，两组相比差异有统计学意义（$P<0.05$）。对于严重的风湿性心脏病患者在妊娠前应及时行心脏手术，良好的心功能是妊娠分娩的前提保证。

妊娠中、晚期发生的心力衰竭、急性肺水肿经各种内科治疗不能奏效时，为抢救患者生命，在做好对胎儿 X 线防护的情况下，选择经皮球囊导管二尖瓣成形术效果可靠，对母子是安全的，可顺利度过妊娠期、分娩期及产褥期，近来已有多篇报道。

经皮二尖瓣球囊扩张术的适应证：妊娠合并二尖瓣狭窄患者（中、重度狭窄），无严重二尖瓣反流，心功能Ⅲ或Ⅳ级，药物治疗无效，要求继续妊娠者。

经皮二尖瓣球囊扩张术的禁忌证：二尖瓣有明显钙化，瓣膜下结构明显异常，左心房内有血栓者。其疗效与妊娠前心脏瓣膜置换术比较差异无统计学意义。但可明显改善母婴的预后，能有效治疗妊娠合并风湿性心脏病。

（王永红）

第五节　围生期心脏病

【病史摘要】

1．入院时情况　患者女性，38 岁，因“停经 9 月余，间断心悸 3 月余”于 2009 年 9 月 23 日入院。LMP：2008 年 12 月 16 日。EDC：2009 年 9 月 23 日。孕期基本顺利，无外伤史及近期性生活史，妊娠 6 个月时于劳累，平卧时偶有心悸，无呼吸困难，正常活动不受限，至妊娠晚期间断心悸出现。10 天前于当地医院行心电图示室性期前收缩，心脏彩超示左心房、左心室扩大。昨日就诊于我院门诊产前检查，考虑围生期心肌病不除外，故收入院。

2．既往史　否认高血压，糖尿病、心脏病等病史。

3．月经、婚育史　患者平素月经规律，15 岁初潮，月经周期 24～25 天，经期 5～6 天，无痛经。22 岁结婚，夫体健，G_2P_1。1994 年顺产一足月男婴，2008 年人工流产一次。

4．家族史　否认相关家族遗传病史。

5．体格检查　T 36℃，P 80 次/分，R 20 次/分，BP 128/76mmHg。发育正常，神清语利，查体合作。全身无出血点。双肺呼吸音清，未闻及干、湿啰音。心界不大，心率 106 次/分，律齐，未闻及病理性杂音。腹膨隆，全腹无压痛及反跳痛。肝脾肋下未触及，双肾区无叩击痛，移动性浊音阴性，肠鸣音 4～5 次/分。双下肢无水肿。生理反射存在，病理反射未引出。

6. 产科检查 宫高30cm，腹围90cm，子宫轮廓清晰，胎方位左枕前，胎心率130次/分。先露头，浅定，无宫缩，未破膜。胎儿估重3800g，骨盆外测量：23-28-19-9.0cm。

7. 辅助检查

（1）心电图（2009年9月22日）：心动过速，P-R间期缩短。

（2）心脏彩超（2009年9月23日）：左心房，左心室稍大，二尖瓣轻度关闭不全，左心室收缩功能正常。

8. 入院诊断 ①G_3P_1，宫内妊娠40周，左枕前；②围生期心肌病。

【第一次查房】（入院时）

住院医师

汇报病史如上。本病例特点：①育龄期女性，停经40周。②停经9月余，间断心悸3月余。③体检T 36℃，P 80次/分，R 20次/分，BP 128/76mmHg，心肺未见明显异常。双下肢无水肿。产科检查：宫高30cm，腹围90cm，子宫轮廓清晰，胎方位左枕前，胎心率130次/分。先露头，浅定，无宫缩，未破膜。胎儿估重3800g，骨盆外测量：23-28-19-9.0cm。④心电图（2009年9月22日）：心动过速，P-R间期缩短。心脏彩超（2009-9-23）：左心房，左心室稍大，二尖瓣轻度关闭不全，左心室收缩功能正常。此病例如何明确诊断？是否有手术指征？请上级医师给予指导。

主治医师

本例患者为妊娠晚期孕妇，间断心悸3月余，除考虑围生期心肌病外，还需考虑以下疾病。

1. 妊娠期合并先天性心脏病 如房间隔缺损，室间隔缺损等，此类患者一般幼年时出现心悸、气短、活动后发绀等，心脏彩超可以明确诊断。

2. 妊娠高血压疾病性心脏病 发生于妊娠高血压疾病的孕妇，既往无心脏病史的体征，而突然发生的以左心衰竭为主的全心衰竭。患者多有高血压、水肿、蛋白尿等，本患者妊娠期及入院后均未发现血压增高，故不考虑此病。

3. 贫血性心脏病 妊娠期多有轻度贫血，如合并营养不良或寄生虫感染时应与贫血性心脏病鉴别。后者贫血时间长，程度重，血红蛋白多在60g/L以下，心脏扩大不明显，贫血纠正后症状即会好转。围生期心肌病贫血程度较轻，血红蛋白多在80g/L以上，但心脏增大显著。

入院后未再发生心悸，气短，目前胎心好，无明显宫缩，NST反应型，予一级护理，吸氧，左侧卧位，密切观察病情，监测宫缩，胎心率。

主任医师

同意以上分析，围生期心肌病是指既往无心脏病史，于妊娠最后3个月或产后6个月内首次发生的，以累及心肌为主的一种心肌病。可有心室扩大，附壁血栓。本病的特点之一是体循环或肺循环栓塞的出现频率较高。本病在每1300～

4000次分娩中发生1例。也有学者认为，本病由于妊娠分娩使原有隐匿的心肌病显现出临床症状，故也有将之归入原发性心肌病的范畴。其发病可能与病毒感染、机体自身免疫因素有关，多胎、多产、高血压、营养不良、贫血等均被认为与围生期心肌病的发生有关。也有学者把剖宫产术、慢性高血压、先兆子痫视为发生围生期心肌病的危险因素。本病多发生在30岁左右的经产妇。既往无任何心脏病证据，分娩前后出现心脏扩大或心力衰竭表现。症状：无心脏病的妊娠末期或产后（通常产后2～20周）女性出现呼吸困难、血痰、肝大、水肿等心力衰竭症状，严重时出现心力衰竭症状，心律失常，严重室性心律失常，体循环栓塞，肺栓塞。体征：心脏多向两侧扩大，第一心音减弱，二尖瓣相对性关闭不全的反流性杂音，三尖瓣相对性关闭不全的反流性杂音，左心衰和（或）右心衰体征，心电图，常具有非特异性ST-T改变，异常Q波，左心室肥厚，左束支传导阻滞、右束支传导阻滞或房室传导阻滞，房性或室性心律失常，Holter监测或运动试验也可能发现室性心动过速等。X线表现：心脏普遍增大。心脏搏动减弱。超声心动图：左心室扩大，右心室扩大，室壁变薄，室壁弥漫性运动减弱，左心房扩大，二尖瓣反流，三尖瓣反流，有时心腔内有血栓，核素心室造影，心室弥漫性运动减弱，可有左心室射血分数降低，或（和）右心室射血分数降低。围生期心肌病死亡的主要原因是左心室附壁血栓导致的血栓栓塞，因此抗凝治疗应当是围生期心肌病治疗的一部分。安静、增加营养、服用维生素类药物十分重要。针对心力衰竭，可使用洋地黄、利尿药和血管扩张药等。对有栓塞的病例应使用抗凝药。

•第一次查房医嘱•

长期医嘱	临时医嘱
产科一级护理	血常规
普食	凝血功能
左侧卧位	血型
自数胎动 1小时 tid	血生化全项
听胎心 tid	尿常规
低流量吸氧 30分钟 tid	心电图
测血压、脉搏 q2h	心脏彩超+心功能
	产科B超
	请心内科会诊
	胎心监护

【第二次查房】（入院4小时后）

住院医师

患者有不规律宫缩，无心悸，气短，无呼吸困难等不适，T 36℃，P 80次/分，R 20次/分，BP 125/70mmHg。胎心123次/分，不宫缩，未破膜。入院后检验结果回报：血常规、凝血系列、血生化全项、尿常规均未见异常。心电图示心动过速，P-R 间期缩短。心脏彩超示左心房，左心室稍大，二尖瓣轻度关闭不全，左心室收缩功能正常。产科超声检查示宫内妊娠，单活胎，儿头位于下方，双顶径 95mm，胎心搏动正常，胎盘位于子宫后壁，成熟度Ⅱ$^+$级。急请心内科会诊，建议休息，吸氧，必要时予改善循环，增加心肌能量代谢药物。

主治医师

患者入院后未再出现心悸，经产妇，目前已有不规律宫缩，可在严密观察下经阴道分娩，但在经阴道分娩过程中可能出现心力衰竭，血压升高可致心脑血管意外，胎盘早剥，胎儿窘迫等，必要时行剖宫产术终止妊娠。

主任医师

围生期心肌病常合并心律失常和血栓栓塞。动脉栓塞为常见的并发症，发生率多达 40%，主要是肾动脉栓塞和肺动脉栓塞，有的患者以栓塞为首发症状。部分患者可出现心律失常，以室性期前收缩最为常见，还可见束支传导阻滞、心房颤动等。本病初次心力衰竭经早期治疗后 1/3～1/2 患者可完全康复，因此早期监测初次治疗很重要，应重视。

1．加强妊娠期和围生期体检　及早发现和治疗妊娠中毒症，预防产褥期或产后各种感染。

2．药物　对发生充血性心力衰竭者对洋地黄反应极好，快速制剂可使心力衰竭很快得到控制，可加用小剂量利尿药及血管扩张药。

3．心律失常　参见心律失常治疗。

4．再度妊娠可引起复发　间歇性肾盂肾炎、不良饮食习惯、过度体力消耗，以及洋地黄使用不当也可致复发。应避免和去除上述因素。围生期心肌病的主要临床表现为充血性心力衰竭。心力衰竭的传统疗法是应用洋地黄、利尿药和 ACEI。ACEI 是治疗心力衰竭的基本药物，除有效降压外，具有心肾保护作用，可降低各类心血管事件的发生。被推荐用于高血压、慢性心力衰竭、冠心病、心肌梗死的治疗，以及高危人群的二级预防，但其对胎儿有影响，可导致胎儿死亡、羊水少、新生儿无尿、肾衰竭、胎儿生长缓慢、新生儿低血压及动脉导管未闭。一般禁用于妊娠中晚期。洋地黄、利尿药是治疗心力衰竭的常用药物，可安全地用于妊娠期间。近年来，美托洛尔控释剂/缓释剂干预充血性心力衰竭试验研究显示，酒石酸美托洛尔（倍他乐克）使猝死率下降 41%，因心力衰竭恶化死亡减少 49%，（NYHA 分级）Ⅲ级或Ⅳ级的患者死亡率下降 38%。但β受体阻滞剂必须在地高辛、利尿药及 ACEI 等标准治疗的基础上，使血流动力学稳定后，从小剂量开始，并在数周到 2 个月内逐渐增量。充血性心力衰竭时低血钾的发生率为 20%～60%，低钾血症易使患者发生洋地黄中毒和心律失常，应积极纠正。围生期心肌病的治疗应注重早期监测，初次治疗，初次发生心力衰竭经早期治疗 1/3～1/2 患者可以完全恢复。若未进行心脏移植，30%的患者进展为致死性的心力衰竭，另有 30%的患者则留下永久心功能损害，其余患者最终心功能完全恢复。

5. *心力衰竭前期治疗*　对于仅有心电图及超声心动图呈左心室肥大或临床有轻度心脏增大，心功能代偿，无明显临床症状者，应在严密观察下卧床休息，保证足够的睡眠，定期随访，一般需卧床休息 3～6 个月，直至心脏恢复正常大小。同时加强营养、补充维生素，应用改善心脏代谢的药物如辅酶 A、ATP、肌苷、辅酶 Q10，静脉滴注 1，6-二磷酸果糖（FDP）等。

6. *心力衰竭的治疗*　①休息。②利尿。③洋地黄及其他正性肌力药物应用。④镇静药。⑤血管扩张药。⑥激素治疗。⑦对症治疗：包括吸氧，纠正心律失常、频发房性或室性期前收缩，可选用心律平或奎尼丁，应避免使用胺碘酮，以免对胎儿甲状腺发育造成影响，严重室性心律失常可用利多卡因静脉滴注。有栓塞者可适当抗凝治疗，一般可用阿司匹林 100mg，1 次/天；加用双嘧达莫（潘生丁）25mg，2～3 次/天。必要时考虑应用肝素或醋硝香豆素片，但应注意出血倾向，在分娩时和产褥期更应慎用，以免导致产后大出血。对治疗不敏感的难治性心力衰竭者，可考虑行原位心脏移植。目前国外对围生期心肌病患者的心脏移植已获成功。但由于供体来源紧张，许多患者在等待供体时死亡。人们正在努力寻找解决这一问题的有效途径。

7. *妊娠的处理*　及时控制心力衰竭后立即终止妊娠。妊娠晚期，凡有剖宫产指征或心功能Ⅲ级以上或估计不能胜任产程中体力消耗者均应行剖宫产术。麻醉取硬膜外麻醉方式。术时应由心内科医师进行心电监护。手术应轻巧、熟练，尽量减少术中出血量，术后用沙袋压宫底 4 小时。术后绝对卧床休息，注意补液量及速度。预防感染应用较广谱抗生素。产后不能哺乳，应予回奶。基于本病再次妊娠时有复发倾向，产后应避免再次妊娠。

•第二次查房医嘱•

长期医嘱	临时医嘱
	配血，全血　800ml 留置尿管

【随访及预后】

入院次日 2 时经阴道自然分娩一体重 3600g 男活婴，产时出血约 300ml。术后血压 122/80mmHg。术后予促子宫收缩治疗，术后子宫收缩好，恶露少。

【专家评析】

一般认为围生期心肌病早期治疗效果良好，及时控制心力衰竭后立即终止妊娠。妊娠晚期，凡有产科剖宫产术指征或心功能Ⅲ级以上或估计不能胜任产程中体力消耗者均应行剖宫产术。经抗心力衰竭治疗可及时控制，其中 1/3 患者经过治疗可痊愈，增大的心脏可恢复正常，心功能无损害；1/3 患者遗留有心脏扩大、心电图异常及某些症状，此类患者预后不良；另 1/3 患者因顽固性心力衰竭及并发症死亡。PPCM 病死率为 25%～50%，近 50%的患者在产后 3 个月内死亡，死因为心力衰竭、心律失常及栓塞。第1次住院的病死率为10%～20%，多因心力衰竭所致，也可因栓塞及心律失常而猝死。预后与治疗后心脏大小及功能状态有关，如首次发作6个月内心脏大小恢复正常，患者可健康存活多年，而6个月后心脏仍扩大，5年病死率超过85%。

（王永红）

第六节　妊娠高血压性心脏病

【病史摘要】

1. 入院时情况　患者女性，28岁，因“停经7个月，水肿3个月，气促不能平卧2天”于2010年7月23日18:40急诊入院。LMP：2009年12月20日。EDC：2010年9月27日。妊娠3个月内无感冒发热、服用毒物、药物史，妊娠4个月时感胎动并活跃至今，未定期产前检查。近3个月内出现水肿，开始为足踝部，逐渐发展到双下肢，休息后不缓解，现延及全身，未诊治。7月21日晚出现胸憋气促、呼吸困难、不能平卧，无心悸、头晕、头痛，无腹痛、腹憋，无阴道流血及流液。胸憋气促，呼吸困难呈进行性加重，7月23日就诊于太原煤气化职工医院，测血压180/110mmHg，建议转院，遂于23日18: 40转入本院，测血压210/110mmHg，以“子痫前期重度”收住入院。自发病以来患者精神较差、食欲尚可，大小便正常。

2. 既往史　无高血压、糖尿病等病史。

3. 月经、婚育史　患者平素月经规律，13岁初潮，月经周期27～28天，经期2～3天，无痛经史。27岁结婚，夫同岁，G_0P_0。

4. 体格检查　T 36.1℃，P：108次/分，R 21次/分，BP 204/116mmHg。发育正常，神清，精神差，半卧位，全身皮肤无黄染，浅表淋巴结未及肿大，双肺呼吸音粗，双肺底可闻及湿啰音，未闻及哮鸣音。心界未扩大，心率108次/分，律齐，未闻及病理性杂音。妊娠腹型，肝脾肋下未触及，墨菲征阴性，双侧肋脊点、肋腰点无压痛，双肾区无叩击痛，水肿（++++）。生理反射存在，病理反射未引出。

5. 产科检查　宫高22cm，腹围102cm。子宫轮廓清晰，无宫缩。先露头，浮。胎方位：左枕前，胎心率145次/分。骨盆外测量：24-26-20-8.5cm。右手腕围：17cm。

6. 实验室检查　血常规：WBC 10.20×10^9/L；尿液分析+沉渣镜检：尿蛋白（+++）、细菌计数13 960.40个/μl（正常0～4000个/μl）、白细胞计数241.40个/μl、上皮细胞计数57.30个/μl；血生化：二氧化碳结合力20.1mmol/L。

7. 入院诊断　①G_1P_0，宫内妊娠30^{+5}周；②左枕前；③子痫前期重度；④妊娠期高血压疾病性心脏病，心功能Ⅳ级；⑤妊娠合并泌尿系感染。

【第一次查房】（入院时）

住院医师

汇报病史如上。本病例特点：①育龄期女性，停经30^{+5}周；②全身水肿3个月；③胸憋气促、呼吸困难、不能平卧2天；④否认慢性高血压及糖尿病史；⑤BP 204/116mmHg，脉搏108次/分；⑥双肺呼吸音粗，双肺底可闻及湿啰音；⑦尿蛋白（+++）；⑧尿细菌计数、白细胞计数、上皮细胞计数升高；⑨二氧化碳结合力20.10mmol/L。据此考虑为：①妊娠期高血压疾病，子痫前期重度；②妊娠合并泌尿系感染。此病例如何明确诊断？是否有手术终止妊娠指征？请上级医师给予指导。

主治医师

本例患者为妊娠晚期孕妇，出现高血压、全身水肿及胸憋呼吸困难等表现，需考虑以下几种疾病。

1. 子痫前期重度　根据患者妊娠前无高血压病史，妊娠20周后出现BP210/110mmHg，全身水肿，蛋白尿（+++），符合子痫前期重度的临床诊断。

2. 妊娠高血压性心脏病　此例患者无先天性心脏病和风湿性心脏病的病史，在妊娠期高血压疾病的基础上，突然发生以左心衰竭为主的表现如胸憋呼吸困难，不能平卧，端坐呼吸，双肺底可闻及湿啰音，心功能Ⅳ级，考虑为妊娠高血压疾病性心脏病。

3. 妊娠合并慢性高血压　该类患者在妊娠前或妊娠20周前就出现高血压，一般在妊娠中期血压有所下降，妊娠晚期恢复到妊娠前水平，且持续到妊娠12周以后，此例患者既往无高血压病史，且妊娠20周后才出现血压升高，故可除外本病。

4. 妊娠合并慢性肾小球肾炎　该类患者既往有慢性肾炎病史，在妊娠前或妊娠20周前尿常规检查可见有隐血、尿蛋白、管型尿，然后出现血压升高，以舒张压升高明显，水肿、贫血，晚期出现肾功能异常。此患者血压高，有蛋白尿，但无管型尿，无血尿，血肌酐、尿素氮、尿酸正常，无慢性肾炎病史，暂不考虑本病。

5. 妊娠合并先天性心脏病　①左向右分流型：房间隔缺损、室间隔缺损、动脉导管未闭。②右向左分流型：法洛四联症、艾森门格综合征。③无分流型：肺动脉口狭窄、主动脉缩窄、马方综合征。此类患者妊娠前多有心脏病史，体检或辅助检查能发现心脏器质性病变，本例患者心脏无器质性病变，妊娠前无心脏病史，故可除外此病。

6. 妊娠合并风湿性心脏病　风湿性心脏病简称风心病，是指由于风湿热活动，累及心脏瓣膜而造成的心脏病变。风心病是一种自身免疫性结缔组织病，表现为二尖瓣、三尖瓣、主动脉瓣中有一个或几个瓣膜狭窄和（或）关闭不全，以单纯性二尖瓣狭窄最多见。患病初期常无明显症状，后期则表现为心慌气短、乏力、咳嗽、肢体水肿、咳粉红色泡沫痰，直至心力衰竭而死亡。本病多发于冬春季节，寒冷、潮湿和拥挤环境下，初发年龄多在5～15岁，复发多在初发后3～5年。典型表现为心脏炎、多发性游走性关节炎、皮肤环形红斑、皮下结节与舞蹈症等。发病前1～3周，50%的患者可有急性扁桃体炎、咽喉炎等上呼吸道感染或猩红热病史。近1/3的风心病患者在妊娠晚期并发妊娠期高血压疾病性心脏病，尤其在二尖瓣狭窄孕妇中，这是引起妊娠晚期舒张压和平均动脉血压升高的主要原因。但此患者虽有心力衰竭表现但无链球菌感染史，体检心脏无二尖瓣病变相应体征，无自身免疫性结缔组织病表现，可除外本病。

目前，可按照治疗原则给予地西泮镇静，静脉滴注硫酸镁解除全身小动脉痉挛，控制和预防子痫的发生；给予持续低流量吸氧改善全身重要脏器和胎盘的氧供，纠正酸中毒；抗生素治疗泌尿系感染；地塞米松促进胎儿肺成熟。应动态监测患者的症状、体征和血压的变化，观察过程中还应密切注意宫缩和胎心率，有无阴道出血及流液，以便及早发现早产、胎儿窘迫、胎盘早剥，及时处理。本例患者已出现胸闷、气促，端坐呼吸，心率快，双肺底湿啰音，这些均为急性左心衰竭的症状体征。妊娠期高血压疾病心脏病是在重度子痫前期基础上发生的、以心肌损害为特征的心力衰竭症候群，是妊娠期高血压疾病的严重并发症，也是导致患者死亡的主要原因之一。其治疗原则为在扩血管、解痉基础上，强心、利尿治疗。首选硫酸镁解痉，可以降低心脏负荷，增强心肌收缩力和全身各脏器的血流灌注。

主任医师

现患者由于端坐呼吸，尚不能行超声心动图检查，缺少重要的鉴别诊断依据。目前在治疗上，①严密监视血压、脉搏、中心静脉压、尿量等，严格控制入量，每天静脉补液量不能超过 1000ml；硫酸镁宜用高浓度静脉滴注，迅速解痉，同时注意患者的膝腱反射，呼吸的存在。②降压时需注意，血压不能控制过低，由于血压过低会影响子宫胎盘及重要器官的血流灌注，故血压应维持在（140～145）/（80～85）mmHg。现 BP170/110mmHg，原则上要先把血压降下来。③强心：降低左心室的后负荷，同时要利尿，利尿的同时要监测电解质平衡，尤其是血钾的监测。④降压：虽然硝普钠比较有效，但其代谢产物可能会引起胎儿中毒，宜慎用。⑤抗感染：泌尿系感染可以加重心力衰竭，可以针对性使用三代头孢菌素治疗。⑥对胎儿的监测，及时发现胎儿窘迫。

除了尽快对患者进行治疗外，需及时向家属沟通交代，目前患者病情严重，母儿均处于危险之中，以取得他们的理解与配合。首先应休息，保证充足的睡眠，每日休息不少于 10 小时；立即给予镇静，硫酸镁解除血管痉挛；硝酸甘油降压、控制心力衰竭，注意血压不要过低于，缓解水肿；同时监测呼吸、心率、尿量、膝腱反射、血镁浓度，备好钙剂，以便及时纠正硫酸镁中毒；密切观察产妇症状和体征，注意有无阴道流血、流液，有无抽搐、上腹部不适，头晕头痛等，防止子痫和胎盘早剥的发生。另外，胎儿尚未足月应促胎肺成熟治疗，并密切观察胎心率，及时了解胎儿宫内状况，注意有无胎儿窘迫。待心力衰竭适当控制后及时终止妊娠。另外告知患者家属，目前患者病情危重，随时可能发生心脑血管意外、DIC、全身重要脏器功能衰竭、胎盘早剥、胎死宫内等，而危及母儿生命。因此，必要时在控制心力衰竭的同时急诊剖宫产终止妊娠，抢救生命。

•第一次查房医嘱•

长期医嘱	临时医嘱
产科子痫前期产前护理常规	血细胞分析五分类
一级护理	凝血功能
暂禁饮食	血型
半卧位	血生化全项
留陪一人	尿液分析+沉渣镜检
记录 24 小时出入量	心电图
低流量持续吸氧	术前免疫
测血压、脉搏 血氧饱和度 q1h	产科彩超
10%葡萄糖注射液 100ml+注射用头孢哌酮舒巴坦钠 1.0g ivgtt bid	心脏彩超及心功能
下危重通知书	胎心监护
	请心内科急会诊
	10%葡萄糖注射液 100ml+25%硫酸镁注射液 20ml ivgtt （1 小时滴注完毕）
	10%葡萄糖注射液 200ml+25%硫酸镁注射液 40ml ivgtt （6～8 小时滴注完毕）
	10%葡萄糖注射液 50ml 泵入 2ml/h+硝酸甘油 10mg 据血压调滴数
	0.9%氯化钠注射液 50ml ivgtt
	地塞米松注射液 10mg 入小壶
	地西泮片 5mg po

【第二次查房】（入院 6 小时后）

住院医师

经治疗后患者自觉胸憋呼吸困难稍好转，胎动少。阴道无流血及流液，无头痛及视力改变，无上腹部不适。查体：T 36.5℃，P 102 次/分，R 20 次/分，BP 216/116mmHg。全身水肿，双肺底可闻及湿啰音，咳嗽后不消失。未触及宫缩，胎心率 124 次/分，检验结果回报：①尿液分析+沉渣镜检示尿蛋白（++）；②心电图示窦性心律，不排除前壁心肌梗死，中度心电轴右偏；③胎心监护示胎心基线变异尚可，胎动不明显，无宫缩；④血生化示乳酸脱氢酶（LDH）274.00U/L（正常 109～245U/L）、羟丁酸脱氢酶 21 300 U/L（正常 72～182U/L）、总蛋白（TP）54.0g/L、白蛋白 24.0g/L、白/球为 0.8；⑤凝血系列：凝血酶原时间 11.70 秒、凝血酶原时间活动度 125.35%、部分凝血活酶时间 24.10 秒。

主治医师

患者目前病情危重，心功能不全，血压可进一步升高而发生子痫、DIC、心血管意外等。LDH 升高明显，凝血功能轻度异常，提示已有肝肾心脑等重要脏器的损害；胎动不明显提示胎盘功能减退，胎儿宫内缺血缺氧；控制心力衰竭后应及早终止妊娠，防止母体机体进一步恶化，使胎儿脱离宫内不良的生存环境；目前继续镇静、解痉、促进胎肺成熟治疗，做好急诊剖宫产准备。心内科会诊意见：给予硝酸甘油积极控制血压后终止妊娠。

主任医师

目前对于子痫前期重度，强调在休息、镇静、解痉、降压治疗，对于全身水肿者，出现心脑肾等并发症时可适当利尿，适时终止妊娠是治疗的关键。重度子痫前期的患者终止妊娠的指征：①经积极治疗24～48小时后仍无明显好转者；②孕龄已过34周；③孕龄不足34周，但胎盘功能减退，胎儿已成熟；④孕龄不足34周，胎儿尚未成熟，可用地塞米松促进胎儿肺成熟后终止妊娠；但该患者入院时心功能Ⅳ级，积极治疗后无明显好转，防止心功能进一步恶化，需尽快终止妊娠，但患者非足月妊娠，未临产，宫颈不成熟，引产易失败，且分娩期屏气用力，全身小动脉压、肺动脉收缩压、平均动脉压及平均毛细血管锲压均明显升高，易诱发子痫及加重胎儿低氧，故考虑立即急诊行剖宫产术，立即做好新生儿窒息复苏的全部准备工作，安排专人初级复苏后立即转省儿童急救中心进一步治疗。

•第二次查房医嘱•

长期医嘱	临时医嘱
	拟定于即刻行腰麻下子宫下段剖宫产术
	术区备皮
	术前备全血800ml
	留置尿管长期开放
	送手术通知单

【第三次查房】（手术后12小时）

住院医师

患者夜间睡眠可，间断睡眠，可平卧，胸憋气促呼吸困难好转，无头痛、上腹部不适、视力变化。查体：T 36.3℃，P 100次/分，R 20次/分，BP 180/110mmHg，胎心率140次/分，夜间血压波动于（160～206）/（94～112）mmHg，脉搏92～115次/分，双肺底可闻及湿啰音，咳嗽后不消失，阴道无流血及流液。

主治医师

由于患者不能哺乳应回奶治疗。

主任医师

剖宫产术后子痫多发生在产后24小时，最晚可在产后10天发生，故产后应积极处理，防止产后子痫的发生。

•第三次查房医嘱•

长期医嘱	临时医嘱
腰麻下子宫下段剖宫产术后护理常规	
一级护理	
禁饮食 8 小时后改免糖奶全流食	
平卧位 6 小时后改自由体位	
留陪一人	
留置尿管 24 小时后取	
会阴护理　bid	
腹部切口处压沙袋 6 小时后取	

【随访及预后】

该患者剖宫产下一女婴，体重 1360g，清理呼吸道后，1 分钟评 7 分，5 分钟评 9 分，10 分钟评 9 分，吸氧状态下转儿童医院治疗。患者转入 ICU 经抗炎、降压、解痉、消肿等对症支持治疗后，无呼吸困难、咳嗽、咳痰，夜间睡眠可，精神食欲可。血压控制在（130～160）/（80～100）mmHg。查体：一般状况可，全身水肿较前明显减轻，双肺呼吸音清，未闻及干、湿啰音，心率 110 次/分，律齐，全腹软，腹部切口敷料干燥无渗出，阴道恶露不多。遂转入产科继续治疗，出院时一般状况好，肺部未闻及干、湿啰音，全身水肿不明显，血压控制在（130～160）/（80～100）mmHg。出院后口服降压药物治疗。

【专家评析】

此病例重点是妊娠期高血压疾病所致心脏病，妊娠期高血压疾病所致心脏病应与围生期心肌病相鉴别。妊娠期高血压疾病致心力衰竭主要是全身小动脉痉挛，包括冠脉痉挛，心肌供血不足，使左心室负荷增加，左心室舒张末期压力增高，现患者因尿蛋白导致低蛋白血症，左心室收缩能力下降，形成心排血量降低和外周血管阻力增高，从而并发急性左心衰。妊娠期高血压疾病所致心脏病在临床上通常有演变过程，先以高血压、蛋白尿、水肿为主，当血压显著升高时，冠状动脉痉挛导致心肌缺血甚至局灶型坏死而诱发心功能不全。围生期心肌病是在妊娠晚期或产后 5 个月内发生的不明原因的心力衰竭或扩张型心肌病样改变。临床检查（超声心动图）结果提示，左心室或全心扩大，室壁运动减弱或扩张型心肌病改变。而该患者入院体检时心界无明显扩大，且入院前 2 周出现明显水肿，而无明显心脏病变症状，故考虑可能妊娠期高血压在前，病情加重后引发急性左心衰。

对于早发型重度子痫前期孕产妇同时出现心力衰竭患者应在子痫前期治疗的基础上积极控制心力衰竭的同时，尽快终止妊娠，否则孕妇死亡率极高；除非经积极治疗病情平稳，可以促胎肺成熟治疗达 24～48 小时以上再给予终止妊娠。

（王永红　王静芳）

第 11 章

妊娠合并血液系统疾病

第一节　妊娠合并贫血

一、妊娠合并缺铁性贫血

【病史摘要】

1．入院时情况　患者女性，31 岁，主因“停经 7 月余，乏力 1 个月，心悸，气紧半个月”于 2010 年 5 月 18 日 20: 00 急诊入院。LMP：2009 年 10 月 14 日。EDM：2010 年 7 月 21 日。孕期基本顺利，无外伤史及近期性生活史，定期产前检查，未发现异常。患者于 2010 年 4 月出现乏力，半个月前出现心悸、气紧、耳鸣等症状，5 天前出现全身水肿伴头晕、眼花等症状，无牙龈出血、鼻出血等症状。

2．既往史　无高血压、糖尿病等病史。

3．月经、婚育史　患者平素月经规律，13 岁初潮，月经周期 27～28 天，经期 5～6 天，无痛经。28 岁结婚，夫同岁，G_5P_2，分别于 1999 年、2008 年自然分娩一男婴，2004 年、2006 年、2008 年人工流产各一次。

4．体格检查　T 38.1℃，P 87 次/分，R 28 次/分，BP 100/76mmHg。发育正常，神清语利，重度贫血貌，口唇结膜苍白。全身无出血点。双肺呼吸音清，未闻及干、湿啰音。心界不大，心率 87 次/分，律齐，未闻及病理性杂音。妊娠腹型，全腹部无压痛及反跳痛，肝脾肋下未触及。双侧肋脊点、肋腰点无压痛，双肾区无叩击痛。双下肢水肿（+）。生理反射存在，病理反射未引出。

5．产科检查　腹围 92cm，宫高 25cm，子宫轮廓清晰，胎心率 142 次/分，无宫缩。骨盆外测量正常范围，肛查宫颈管未消失，宫口未开。阴道口未见异常分泌物。

6．辅助检查

实验室检查血常规示 WBC 4.36×109/L，N 0.46，L 0.17，RBC 2.42×10^{12}/L，Hb 83g/L，MCV 78.6，MCH 26.6，MCHC 28%，PLT 334×10^9/L；尿常规、生化肝功能、肾功能、电解质等未见异常。

7．入院诊断　①G_6P_2，宫内妊娠 30^{+5} 周；②左骶前；③妊娠合并贫血（重度）。

【第一次查房】（入院时）

住院医师

汇报病史如上。本病例特点：①育龄期女性，停经 30^{+5} 周；②2010 年 4 月出现乏力，半个月前出现心悸、气紧、耳鸣等症状，5 天前出现全身水肿伴头晕、眼花等症状；③体检生命体征平稳，重度贫血貌，口唇和睑结膜苍白，心肺腹等均未见明显异常，双下肢水肿（+）；④血常规示血红蛋白降低，考虑为妊娠合并重度贫血。此病例如何明确诊断？下一步该如何治疗？请上级医师给予指导。

主治医师

本例患者为妊娠晚期孕妇，出现心悸、气短、头晕、眼花等表现，结合血常规结果，需考虑以下疾病。

1．妊娠合并缺铁性贫血　缺铁性贫血起病多缓慢，一般表现皮肤黏膜逐渐苍白或苍黄。患者可有上皮组织损害引起的症状，如口角炎与舌炎；皮肤与指甲变化：皮肤干燥、角化和萎缩、毛发易折与脱落；指甲不光整、扁平甲，反甲和灰甲。神经系统方面症状：15%～30%患者表现神经痛（以头痛为主），感觉异常，严重者可有颅内压增高和视盘水肿。5%～50%患者有精神、行为方面的异常，如注意力不集中，易激动、精神迟滞和异食癖。

2．妊娠合并再生障碍性贫血　这类疾病的共同点是，除急性辐射病外，一般病程缓长，进行性加重，常伴有出血倾向和难以控制的感染。血液学变化呈正色素性贫血，全血细胞减少，而外周血液不显骨髓再生反应，网织红细胞反而减少。骨髓液脂肪滴增多，骨髓三系细胞均明显减少，仅淋巴细胞比例增高。

3．妊娠合并巨幼细胞性贫血　为叶酸和（或）维生素 B_{12} 缺乏的临床症状、骨髓象及血象的改变均相似，但维生素 B_{12} 缺乏可有神经系统症状，而叶酸缺乏无神经系统症状。本病多发生于妊娠后半期，贫血程度严重，常感乏力、头晕、心悸、气短、皮肤黏膜苍白、腹泻、舌炎、乳头萎缩等。低热、水肿、脾大、表情淡漠也常见。因周围神经变性导致肢端麻木、针刺、冰冷等感觉异常，以及行走困难等神经系统症状。

4．妊娠合并溶血性贫血　多病程短急或缓长，起病或快或慢；体温正常或升高，黄疸指数增高，黏膜苍白黄染，通常出现血红蛋白尿；在血液学变化上，血清呈金黄色，黄疸指数增高，间接胆红素增多，血小板增多，外周血片显示增生活跃，出现多量网织红细胞等幼稚性红细胞。引起溶血的原因很多，较常见有以下四类：①感染性溶血性贫血疾病，如钩端螺旋体病；②溶血毒引起溶血性贫血疾病，如毒蛇咬伤；③免疫性溶血性贫血疾病，如母儿血型不合；④物理因素所致的溶血性疾病。

目前，应动态监测患者的症状、体征和红细胞数及血红蛋白的变化，可先给予口服维铁缓释片、硫酸亚铁等纠正贫血，如短期治疗观察未见好转或病情恶化，可给予注射右旋糖酐铁等，必要时输血治疗。观察过程中还应密切注意胎动及胎心率，以便及早发现早产和胎儿窘迫，及时处理。

主任医师

同意以上分析，依据患者病史及相应的化验结果，首先考虑妊娠合并缺铁性贫血。妊娠期缺铁的发生机制主要是：铁是人体的必需元素，是制造血红蛋白的主要原料。正常成年妇女体内含铁总量约 2g，主要以结合方式存在，约占 65%，其余 35%以铁蛋白、肌红蛋白、细胞色素和过氧化酶等形式存在，可利用的储备铁约为 20%。不少妇女在非妊娠期已存在铁的摄入不足，故妊娠期可利用的储备铁仅 100mg 左右。由于胎儿生长发育及妊娠期血容量增加对铁的需要量增加，尤其在妊娠后半期，孕妇对铁摄取不足或吸收不良，容易发生缺铁性贫血。严重贫血易造成围生儿及孕产妇的死亡，应高度重视。下一步应做以下检查进一步明确诊断：①外周血；②骨髓象；③血清铁，总铁结合力，铁饱和度；④铁蛋白检查。其他辅助检查：根据病情、临床表现症状体征选择做 B 超、心电图、生化全项等检查。入院后应积极给予完善相关检查，严密监测胎动及胎心，予以贫血治疗。应向患者及家属交代病情，现为妊娠合并重度贫血，随时可能发生贫血性心脏病，心力衰竭等危及母儿生命的情况，胎儿因宫内缺氧随时胎死宫内等，应下病重通知。

•第一次查房医嘱•

长期医嘱	临时医嘱
产科一级护理	血常规
普食	贫血系列
左侧卧位	凝血功能
自数胎动　1 小时　tid	血型
听胎心　tid	血生化全项
低流量吸氧　30 分钟　tid	心电图
记录 24 小时出入量	尿液分析+尿沉渣镜检
监测血压　qd	产科 B 超
下病危通知	胎心监护
叶酸片　5mg　tid　po	心脏彩超
注射用腺苷钴胺　0.5mg　im　qd	
维铁缓释片　1 片　qd　po	
氨基酸胶囊（8-11）　2 粒　tid	

【第二次查房】（入院 6 小时后）

住院医师

患者生命体征平稳，T 36.5℃，P 80 次/分，R 20 次/分，BP 102/71mmHg。入院后检验结果回报：血常规示 WBC 5.2×10^9/L，N 0.38；RBC 1.58×10^{12}/L，Hb 43g/L，MCV 75.6，MCH 27.1，MCHC 28%，PLT 303×10^9/L；凝血系列、血生

化全项、尿常规等未见异常。心脏彩超示右心房、右心室稍大，三尖瓣关闭不全（中度），二尖瓣关闭不全（轻度），心包积液（少量），左心室收缩功能正常。贫血系列示铁蛋白 293.2μg/L；血清铁 54μg/dl。

主治医师

目前患者心脏彩超提示右心房、右心室稍大，三尖瓣关闭不全（中度），二尖瓣关闭不全（轻度），心包积液（少量），左心室收缩功能正常，应积极请心内科医师会诊，指导下一步治疗。现患者 Hb 43g/L，有输血的指征，可配输浓缩红细胞 4U，同时给予地塞米松、葡萄糖酸钙等，防止发生输血反应。

主任医师

目前患者诊断相对明确，病情危重。现 Hb 43g/L，有输血的指征，但应注意输血时，宜采取小量、多次、慢速输新鲜血或者压积红细胞 150ml（从 1500ml 血中提取），以避免血容量增加过多而加重心脏负担，引起急性心力衰竭、肺水肿。孕妇应进食高热量、高维生素、高蛋白、含铁丰富的食物，注意保暖，避免受凉，适当休息，保证充足的睡眠积极预防早产。密切监测胎动及胎心的变化。

•第二次查房医嘱•

长期医嘱	临时医嘱
注意胎动情况	配输浓缩红细胞　4U
	10%葡萄糖酸钙注射液　10ml+10%葡萄糖注射液　100ml　ivgtt
	0.9%氯化钠注射液　250ml　ivgtt
	地塞米松注射液　10mg　输血前入壶
	血细胞分析五分类
	胎心监护

【随访及预后】

预后：治疗效果一般良好，经过铁剂治疗贫血可纠正。

预防：

①妊娠前积极治疗失血性疾病如月经过多等，以增加铁的储备。

②妊娠期加强营养，鼓励进食含铁丰富的食物，如猪肝、鸡血、豆类等。

③妊娠 4 个月起常规补充铁剂，每日口服硫酸亚铁 0.3g，同时补充维生素 C，有利于铁的吸收。给予氨基酸螯合钙胶囊（乐力），每天 1 粒。

④在产前检查时，每位孕妇必须检查血常规，尤其在妊娠后期。

【专家评析】

缺铁性贫血较常见、孕妇尤甚，主要原因是铁的摄入不足、生理需要量增加或慢性失血，晚期妊娠时 25%的孕妇因铁摄入不足而发生贫血，若诊断明确（排除了巨幼红细胞贫血、再生障碍性贫血及血红蛋白病）及时给予补充铁剂，同时予以止血，有肯定的疗效，对于轻、中度贫血者，一般给予口服或肌内注射铁剂即可治愈。对于重度或极重贫血或已近预产期，且需手术者，可输血或红细胞悬液，迅速纠正贫血，但需注意，此时孕妇心脏处于高输出量状态，心肌常有缺氧，输血过多过快可引起充血性心力衰竭，故输血宜少量多次。

此患者入院后积极完善各项辅助检查的同时，及时请心内科会诊，给予口服抗贫血药物及输血治疗，使患者得到及时治疗，有一个很好的转归，提示孕妇孕4个月起要加强补铁，定期产前检查。

二、妊娠合并巨幼细胞性贫血

【病史摘要】

1．入院时情况　患者女性，21 岁，主因“停经 8 月余，乏力、食欲缺乏 1 个月，规律性下腹憋痛 3 小时”于 2010 年 3 月 7 日急诊入院。LMP：2009 年 6 月 20 日。EDM：2010 年 3 月 27 日。孕期基本顺利，无外伤史及近期性生活史，定期产前检查，未发现异常。患者于 2010 年 2 月出现全身乏力、食欲缺乏，未予重视。3 月 7 日凌晨出现规律性下腹憋痛，20～30 秒/（5～6）分钟，无阴道流液及出血。

2．既往史　无高血压、糖尿病等病史。

3．月经、婚育史　患者平素月经规律，12 岁初潮，月经周期 28～30 天，月经期 5～7 天，无痛经。20 岁结婚，夫长 2 岁，G_0P_0。

4．体格检查　T 35.8℃，P 72 次/分，R 20 次/分，BP 139/79mmHg。发育正常，营养中等，神清语利。全身黏膜无黄染及出血点，浅表淋巴结未触及肿大。双肺呼吸音清，未闻及干、湿啰音。心界不大，心率 72 次/分，律齐，未闻及病理性杂音。妊娠腹型，全腹部无压痛及反跳痛，肝脾肋下未触及。双侧肋脊点、肋腰点无压痛，双肾区无叩击痛。双下肢无水肿。生理反射存在，病理反射未引出。

5．产科检查　腹围 85cm，宫高 27cm，子宫轮廓清晰，胎心率 130 次/分，规律宫缩 20～30 秒/（5～6）分钟。骨盆外测量正常范围，肛查宫口开大 4cm。阴道口未见异常分泌物。

6．实验室检查　血常规：WBC 4.58×10^9/L，N 0.42，RBC 3.45×10^{12}/L，Hb 76 g/L，MCV 97fl，MCH 34pg，MCHC 30%，PLT 304×10^9/L；尿常规、血生化、肝功能、肾功能、电解质等未见异常。

7．入院诊断　①G_1P_0，宫内妊娠 37^{+1} 周；②左枕前；③妊娠合并贫血。

【第一次查房】（入院时）

住院医师

汇报病史如上。本病例特点：①育龄期女性，停经 37^{+1} 周；②2010 年 2 月出现全身乏力；③体检生命体征平稳，心肺腹等均未见明显异常；④血常规示血红蛋白降低，平均红细胞容积及平均红细胞血红蛋白量较正常升高，考虑为妊娠合并巨幼细胞性贫血。此病例如何明确诊断？下一步该如何治疗？请上级医师给予指导。

主治医师

本例患者为妊娠晚期孕妇，出现心悸、全身乏力等表现，结合血常规结果，需考虑以下疾病。

1. *失血性贫血*　急性失血性贫血疾病，尤其是大失血所引起贫血的共同特点是黏膜速变苍白，甚至结膜白如瓷，心肺功能障碍加剧，病程短急。出血不止，旋即恶化。血液各种成分呈平行地进行性减少。

2. *溶血性贫血*　多病程短急或缓长，起病或快或慢；体温正常或升高，黄疸指数增高，黏膜苍白黄染，常出现血红蛋白尿；在血液学变化上，血清呈金黄色，黄疸指数增高，间接胆红素增多，血小板增多，外周血涂片显示增生活跃，出现多量网织红细胞等幼稚性红细胞。引起溶血的原因很多，较常见有以下 4 类：①感染性溶血性贫血疾病如钩端螺旋体病；②溶血毒引起溶血性贫血疾病如毒蛇咬伤；③免疫性溶血性贫血疾病如母儿血型不合；④物理因素所致的溶血性疾病。

3. *再生障碍性贫血的鉴别*　这类疾病的共同点是，除急性辐射病外，一般病程缓长，进行性加重，常伴有出血倾向和难以控制的感染。血液学变化呈正色素性贫血，全血细胞减少，而外周血液不显骨髓再生反应，网织红细胞反而减少。骨髓液脂肪滴增多，骨髓三系细胞均明显减少，仅淋巴细胞比例增高。

4. *缺铁性贫血*　起病多缓慢，一般表现为皮肤黏膜逐渐苍白或苍黄。患者可有上皮组织损害引起的症状，如口角炎与舌炎；皮肤与指甲变化，如皮肤干燥、角化和萎缩、毛发易折与脱落；指甲不光整、扁平甲，反甲和灰甲。神经系统方面症状，如 15%～30%患者表现为神经痛（以头痛为主），感觉异常，严重者可有颅内压增高和视盘水肿。5%～50%的患者有精神、行为方面的异常，如注意力不集中，易激动，精神迟滞和异食癖。

目前，应动态监测患者的症状、体征和红细胞数及血红蛋白的变化，可先给予口服叶酸、维生素 B_{12} 等纠正贫血，Hb＜60g/L 时，可少量间断输新鲜血或浓缩红细胞。观察过程中还应密切注意胎动及胎心率，以便及早发现早产和胎儿窘迫，及时处理。

主任医师

同意以上分析，依据患者病史及相应的化验结果，首先考虑妊娠合并巨幼红细胞贫血。妊娠合并巨幼红细胞贫血，主要由叶酸和（或）维生素 B_{12} 的缺乏引起，以叶酸缺乏为主；单纯维生素 B_{12} 缺乏更为少见。严重时可以并发血小板减少症和（或）白细胞减少症。叶酸的缺乏增加了胎儿神经管畸形的发生。严重者，可引起流产、早产、死产、胎儿宫内发育受限及妊娠高血压综合征等。孕妇可发生贫血性心脏病，甚至死亡。非妊娠期每天叶酸的需要量约为 50μg，相当于食物中叶酸 150μg。一般普通饮食约含叶酸 150μg 以上，故通常情况下保持叶酸正平衡。但妊娠期对叶酸需求量增加。正常妊娠每天最低需食物叶酸 500～600μg，以供胎儿需求和保持母体正常的叶酸储存。本病例患者出现乏力、食欲缺乏等表现，需给予叶酸、维生素 B_{12} 等纠正贫血。若 Hb＜60g/L 时，可间断输注新鲜血或浓缩红细胞。贫血严重时可出现贫血性心脏病等危害母儿生命，在治疗过程中应密切观察患者心肺功能，监测胎儿胎动及胎心。未明确诊断应复查血细胞分析、贫血系列等，必要时做心脏彩超等相关检查。

•第一次查房医嘱•

长期医嘱	临时医嘱
产科一级护理	血常规
普食	贫血系列
左侧卧位	凝血功能
自数胎动 1 小时 tid	血型
听胎心 tid	血生化全项
低流量吸氧 30 分钟 tid	心电图
记录 24 小时出入量	尿液分析+尿沉渣镜检
监测血压 qd	产科 B 超
叶酸片 5mg tid po	胎心监护
注射用腺苷钴胺 0.5mg im qd	心脏彩超
氨基酸胶囊（8-11） 2 粒 tid	

【第二次查房】（入院 6 小时后）

住院医师

患者生命体征平稳，T 37℃，P 82 次/分，R 20 次/分，BP 110/82mmHg。入院后检验结果回报：血常规示 WBC 5.2×10^9/L，N 0.38；RBC 3.21×10^{12}/L，Hb 92g/L，MCV 98，MCH 34，MCHC 30%，PLT 312×10^9/L；凝血系列、血生化全项、尿常规等未见异常。心脏彩超未见明显异常。贫血系列示叶酸＜4.5mmol/L，维生素 B_{12}＜78pg/ml。

主治医师

结合病史及相关检查目前患者诊断相对明确，可每天给予叶酸 5mg 口服，或叶酸 10～30mg，每天 1 次，肌内注射，直至症状消失、贫血纠正。若治疗效果不显著，复查贫血系列等，检查有无缺铁，可同时补充铁剂。维生素 B_{12}100μg 肌内注射，每天 1 次，共 2 周，以后改为每周 2 次，直至血红蛋白恢复正常。

主任医师

目前患者诊断相对明确，病情危重。

•第二次查房医嘱•

长期医嘱	临时医嘱
注意胎动情况	血细胞分析五分类
	胎心监护

【随访及预后】

1．计划怀孕妇女

（1）孕前停用影响叶酸代谢的药物，如口服避孕药、抗癫痫药物（如苯妥英、苯巴比妥类等）、乙醇等。

（2）对巨幼红细胞贫血的高危人群，或生育过神经管畸形胎儿的妇女，应于妊娠前 2～3 个月服用叶酸 0.8～1mg/d 至少至妊娠后 3 个月。

2．加强妊娠期营养指导，改变不良饮食习惯，多食新鲜蔬菜、水果、瓜豆类、肉类、动物肝及肾等食物。

3．于妊娠后半期每天给予叶酸 5mg 口服。

4．分娩时避免产程延长，预防产后出血，预防感染。

【专家评析】

此患者入院后积极完善各项辅助检查的同时，及时请心内科会诊，给予口服抗贫血药物及输血治疗，使患者得到及时治疗，有一个很好的转归，提示孕妇妊娠 4 个月起要加强补铁，定期产前检查。

三、妊娠合并再生障碍性贫血

【病史摘要】

1．入院时情况　患者女性，31 岁，主因“停经 8 月余，发现贫血及血小板较少 10 个月，鼻出血及牙龈出血 3 个月”于 2010 年 6 月 18 日急诊入院。LMP：2009 年 10 月 3 日。EDM：2010 年 7 月 10 日。妊娠期基本顺利，无外伤史及近期性生活史，定期产前检查，未发现异常。患者于 5 个月前在外院产前检查时发现“贫血及血小板减少”，给予“叶酸片及硫酸亚铁片”口服治疗。3 个月前出现鼻出血及牙龈出血，量少，可自止，未诊治。2 个月前鼻出血加重，出血较前增多，遂于当地医院给予输注浓缩红细胞及血小板，Hb 波动于 60～108g/L，血小板波动于（13～80）$\times 10^9$/L。

2．既往史　无高血压、糖尿病等病史，有慢性乙型肝炎病史。

3．月经、婚育史　患者平素月经规律，15 岁初潮，月经周期 28～30 天，月经期 4～6 天，无痛经。26 岁结婚，夫长 2 岁，G_0P_0。

4．体格检查　T 36.3℃，P 100 次/分，R 20 次/分，BP 115/60mmHg。发育正常，神清语利，轻度贫血貌，口唇结膜苍白。左前臂内侧可见约 5cm×7cm 大小瘀斑，见少数散在针尖样出血点。双肺呼吸音清，未闻及干、湿啰音。心界不大，心率 87 次/分，律齐，未闻及病理性杂音。妊娠腹型，全腹部无压痛及反跳痛，肝脾肋下未触及。双侧肋脊点、肋腰点无压痛，双肾区无叩击痛。双下肢无水肿。生理反射存在，病理反射未引出。

5．产科检查　腹围 100cm，宫高 29cm，子宫轮廓清晰，胎心率 138 次/分，无宫缩。骨盆外测量正常范围，肛查宫颈管未消失，宫口未开。阴道口未见异常分泌物。

6. 辅助检查　血常规示 WBC 3.36×10^9/L，N 0.46，L 0.21，RBC 3.5×10^{12}/L，Hb 86g/L，PLT 15.3×10^9/L；尿常规、血生化、肝功能、肾功能、电解质等未见异常。

7. 入院诊断　①G_1P_0，宫内妊娠 36^{+6} 周；②左枕前；③妊娠合并再生障碍性贫血；④妊娠合并慢性乙型肝炎。

【第一次查房】（入院时）

住院医师

汇报病史如上。本病例特点：①育龄期女性，停经 36^{+6} 周；②2010 年 3 月始出现鼻出血及牙龈出血，且渐加重；③目前诊断相对明确。此病例如何明确诊断？下一步该如何治疗？请上级医师给予指导。

主治医师

本例患者为妊娠晚期孕妇，出现鼻出血及牙龈出血等表现，结合血常规结果，需考虑以下疾病。

1. 急性白血病　主要表现为：①发热，是本病常见症状。低热多为本病发热，常热常为感染所致。感染发生的部位通常为口腔、呼吸道、泌尿道、肛周及皮肤。②出血，可发生在周身任何部位的皮肤与黏膜，严重者可出现内脏大出血，甚至发生致命性颅内出血。③贫血，绝大多数患者有不同程度的贫血，表现为面色苍白，头晕乏力，心悸气短等。ITP 特别需与白细胞不增高的白血病相鉴别，通过血涂片中可见各期幼稚白细胞及骨髓检查即可确诊。

2. 骨髓增生异常综合征（myelodysplastic syndrome，MDS）　目前认为是造血干细胞增殖分化异常所致的造血功能障碍。主要表现为外周血全血细胞减少，骨髓细胞增生，成熟和幼稚细胞有形态异常，即病态造血。部分患者在经历一定时期的 MDS 后转化成为急性白血病；部分因感染、出血或其他原因死亡，病程中始终不转化为急性白血病。

3. 阵发性睡眠性血红蛋白尿（paroxysmal nocturnal hemoglobinuria，PNH）　是获得性的细胞膜缺陷引起的一种溶血性贫血。主要是细胞膜上的衰变加速因子（DAF）和同种限制因子（HRF）缺陷，以红细胞更明显，因而对血浆中的补体异常敏感而发生血管内溶血，由于 PNH 是基因突变引起的干细胞异常，所以白细胞和血小板计数也可减少。患者入睡后第一次尿可呈酱油色，少数患者有血栓形成，化验除有溶血的一般阳性结果外，蔗糖水试验和酸溶血试验阳性可确定诊断。目前，尚无特效疗法，主要是对症治疗，贫血严重者可输生理盐水洗涤的红细胞，若输全血可能会促进溶血。也有骨髓移植治愈 PNH 的报道。PNH 和再生障碍性贫血关系相当密切，20%～30%的 PNH 可伴有再生障碍性贫血，15%的再生障碍性贫血可发生显性 PNH，两者都是造血干细胞的疾病。明确地从再生障碍性贫血转为 PNH，而再障表现已不明显；或明确地从 PNH 转为再生障碍性贫血，而 PNH

表现已不明显；或 PNH 伴再生障碍性贫血及再生障碍性贫血伴 PNH，都可称为再障-PNH 综合征。

4．骨髓纤维化（myelofibrosis，MF）　是一种由于骨髓造血组织中胶原增生，其纤维组织严重地影响造血功能所引起的一种骨髓增生性疾病，原发性骨髓纤维化又称“骨髓硬化症”。本病具有不同程度的骨髓纤维组织增生，以及主要发生在脾、其次在肝和淋巴结内的髓外造血，典型的临床表现为外周血可见幼粒、幼红细胞，并有较多的泪滴状红细胞，骨髓穿刺常出现干抽，脾常明显肿大，并具有不同程度的骨质硬化。本病多数起病缓慢，早期可无任何症状，其后逐渐出现疲乏、盗汗、心慌、苍白。气短等虚弱症状及腹痛、腹块、骨痛、黄疸等。本病多数进展缓慢，病程 1～30 年，一般自然病程平均 5～7 年，部分可转变为急性白血病。少数表现为急性骨髓纤维化，其病程短且凶险，多于一年内死亡。

5．恶性组织细胞病　是单核巨噬细胞系统中组织细胞的恶性增生性疾病。临床表现以发热、肝脾淋巴结肿大、全血细胞减少和进行性衰竭为特征。发热是最为突出的表现。90%以上的患者以发热为首发症状。体温可高达 40℃以上。热型以不规则热为多，也有间歇热、弛张热和稽留热。贫血也是较常见症状之一。急性型早期即出现贫血，呈进行性加重。晚期病例，面色苍白和全身衰竭非常显著。少数起病缓慢的病例，其最早出现的突出症状可为贫血和乏力。出血以皮肤瘀点或瘀斑为多见，其次为鼻出血、牙龈出血、黏膜血疱、尿血，呕血或便血也可发生。

目前，应动态监测患者的症状、体征和血细胞变化，备浓缩红细胞及血小板，观察过程中还应密切注意胎动及胎心率，以便及早发现早产和胎儿窘迫，及时处理。

主任医师

同意以上分析，依据患者病史及相应的化验结果，首先考虑妊娠合并再生障碍性贫血。妊娠合并再生障碍性贫血是由于生物、化学、物理等因素导致造血组织功能减退或衰竭而引起全血细胞减少。临床表现为贫血、出血、感染等症状的一组综合征，是造血系统比较常见的疾病。妊娠合并再生障碍性贫血有急性、慢性之分，急性妊娠合并再生障碍性贫血的贫血症状呈进行性加重，常伴严重感染、内脏出血，而慢性妊娠合并再生障碍性贫血的贫血、感染、出血等症状均相对较轻。目前患者诊断明确，入院后应积极行血细胞分析、凝血系列、骨髓穿刺等，密切观察胎心变化，适时终止妊娠。孕妇血液相对稀释，使贫血加重，易发生贫血性心脏病，甚至发生心力衰竭。由于血小板数量减少和质的异常，以及血管壁脆性及通透性增加，可引起鼻、胃肠道黏膜等出血。由于周围血中粒细胞、单核细胞及丙种球蛋白减少，淋巴组织萎缩，使患者防御功能低下，易合并感染。再生障碍性贫血孕妇易发生妊娠高血压综合征，使病情进一步加重。分娩后宫腔内胎盘剥离创面易发生感染，甚至引起败血症。如 Hb＜80g/L 则需输注浓缩红细胞治疗。如 PLT＜20×10^9/L，则输注单采血小板治疗。密切观察患者出血及胎动、胎心变化，同时请血液科医师会诊。

•第一次查房医嘱•

长期医嘱	临时医嘱
产科一级护理	血常规
普食	凝血功能
左侧卧位	血型
自数胎动 1 小时 tid	血生化全项
听胎心 tid	心电图
低流量吸氧 30 分钟 tid	尿液分析+尿沉渣镜检
记录 24 小时出入量	产科 B 超
监测血压 qd	胎心监护
	配单采血小板 2U

【第二次查房】（入院 6 小时后）

住院医师

患者生命体征平稳，T 36.5℃，P 80 次/分，R 20 次/分，BP 102/71mmHg。入院后检验结果回报：血常规示 WBC 5.17×10^9/L，N 0.38；RBC 2.48×10^{12}/L，Hb 86.5g/L，MCV 98，MCH 34.9，MCHC 35%，PLT 21.5×10^9/L；凝血系列、血生化全项、尿常规等均未见异常。现患者有出血倾向且血小板少，可给予酚磺乙胺等止血治疗。

主治医师

目前患者诊断相对明确，可待病情稳定后做骨髓穿刺明确诊断。现患者血小板较少，需抗贫血治疗并尽量减少活动以防出血。停止接触及应用能损害骨髓造血功能的一切物品。止血、控制感染及酌情少量多次输血。

主任医师

目前患者诊断相对明确，病情危重。血液科会诊建议，规律服用叶酸及维生素 B_{12}、甲泼尼龙等刺激造血并同时给予抗感染等对症支持治疗。分娩期尽量经阴道分娩，缩短第二产程，防止第二产程用力过度，造成脑等重要脏器出血或胎儿颅内出血。可适当助产，防止产伤，产后仔细检查软产道，认真缝合伤口，防止产道血肿形成。有产科手术指征者行剖宫产术时一并将子宫切除为宜，以免引起产后出血及产褥感染。产褥期应用宫缩剂加强宫缩，预防产后出血；应用广谱抗生素预防感染。若血小板进一步较少，则应在备浓缩红细胞及血小板的情况下，急诊行剖宫产术终止妊娠。

•第二次查房医嘱•

长期医嘱	临时医嘱
注意胎动情况	配输单采血小板 2U
	0.9%氯化钠注射液　250ml+地塞米松注射液　10mg　输血前入壶　ivgtt
	0.9%氯化钠注射液　250ml+注射用头孢西丁　2.0g　ivgtt
	血细胞分析五分类
	胎心监护

【预后】

关于再生障碍性贫血和妊娠的关系，大多数学者认为，妊娠不是再生障碍性贫血的病因，不诱发或促进再生障碍性贫血的发生，妊娠合并再生障碍性贫血通常是两者在妊娠时的偶合，或者有的患者在妊娠前就已发病，妊娠以后病情加重才被认识而诊断。因此，不是所有再生障碍性贫血患者必须终止妊娠。但是，大量临床资料表明，再生障碍性贫血对妊娠可造成多种不利影响；妊娠合并再生障碍性贫血时，妊娠期高血压疾病发生率高且发病早，病情重，容易发生心力衰竭和胎盘早剥，容易发生流产、早产、胎死宫内、胎儿生长受限等。产后出血和感染发生率高，是妊娠合并再生障碍性贫血孕产妇死亡的主要原因。如果妊娠后 Hb ＜60g/L，妊娠早期应在充分准备的条件下住院行人工流产。如果已到妊娠中期，由于引产的出血和感染的危险比自然分娩要大，且终止妊娠并不能减少再生障碍性贫血孕产妇的死亡率，因此可在积极支持疗法的同时继续妊娠。但是对于急性再生障碍性贫血治疗效果不佳，尤其造血细胞严重减少，出现母儿并发症，严重威胁母儿生命者，也应考虑终止妊娠。对于继续妊娠的患者应和血液科医师密切配合，制订周密的治疗方案。必要时住院详细观察和治疗。接受严格系统的围生期保健。积极防治妊娠并发症。

妊娠足月以后，如无产科指征，应尽量阴道分娩，减少手术产，最好实行计划分娩；在宫颈成熟以后，经过输全血或成分血，血红蛋白达到 80g/L 左右，血小板达到 20×10^9/L（2 万）以上，在准备足够新鲜血的情况下促分娩发动。分娩时尽量避免组织损伤，仔细检查并完善缝合伤口。产后及时地使用宫缩剂，加速胎盘剥离和排出。有效地促进子宫收缩，减少产后出血。临床产后常规使用抗生素预防感染。在产褥期更应密切观察有无感染的临床表现，继续给予抗生素，辅以适当的促进子宫复旧的中药治疗。

【预防】

虽然再生障碍性贫血不是妊娠的禁忌证，但在妊娠时的危险性比非妊娠时大得多，对于再生障碍性贫血患者的妊娠和分娩问题，必须给予足够的重视和认真考虑。一般认为，再生障碍性贫血患者病情未缓解者应严格避孕，不宜妊娠。

【专家评析】

妊娠合并再生障碍性贫血是由于多种原因引起的骨髓造血干细胞或造血微环境受损，而造成的以全血细胞减少为主要表现的一组综合病症。妊娠合并再生障碍性贫血较为少见，妊娠合并再生障碍性贫血是妊娠期严重的合并症，临床上表现为贫血、出血、感染等，但在妊娠和分娩过程中可因贫血、出血和感染对母儿造成不利的影响。是妊娠期应该大力防治的一种严重的血液病。此患者入院后积极完善各项辅助检查的同时，及时请血液科会诊，给予口服抗贫血药物及输血小板治疗，使患者得到及时治疗，有一个很好的转归。孕期应指导孕妇多食含优质蛋白质、铁质、钙、磷及维生素食物，如木耳、海带、动物肝脏、果类。对于有水肿者，还须注意控制食盐的摄入，避免食用熏腌食品；牙龈出血者，忌食硬壳类食物。经常指导其饮食的数量与质量，多翻花样，以期促进食欲，指导患者煮排骨木耳汤时略放点醋。

四、妊娠合并溶血性贫血

【病史摘要】

1．入院时情况　患者女性，26岁，因“停经6月余，头晕、乏力、心慌气短1月余”于2009年4月5日入院。LMP：2008年10月18日。EDC：2009年7月25日。妊娠期基本顺利，无外伤史及近期性生活史，未定期产前检查。患者于2009年3月1日始逐渐出现头晕、乏力、耳鸣、心慌气短、双下肢水肿，外院查血红蛋白70g/L，血小板、白细胞正常，口服叶酸10mg，3次/天、多糖铁复合物1粒/天治疗，症状逐渐加重。不伴阴道流血、流液。

2．既往史　既往身体健康，无贫血等血液病病史。

3．月经、婚育史　患者平素月经规律，13岁初潮，月经周期27～28天，经期5～6天，无痛经。25岁结婚，夫同岁，G_0P_0。

4．体格检查　T 36.7℃，P 105次/分，R 20次/分，BP 134/80mmHg。发育正常，神清语利，皮肤、黏膜及睑结膜苍白，巩膜无黄染，浅表淋巴结不大，心尖区闻及Ⅱ级收缩期杂音，肝、脾肋下未触及，宫底平脐，双下肢轻度凹陷性水肿。

5．产科检查　宫高20cm，腹围80cm，子宫轮廓清晰，未触及宫缩，宫颈管未消失，宫口未开。阴道口未见异常分泌物。

6．实验室检查　血常规示RBC 1.74×10^{12}/L，Hb 55 g/L，MCV 88.0fl，MCH 30.00pg，MCHC 32%，WBC 18.5×10^9/L，N 0.78，L 0.19，嗜酸性粒细胞0.03，幼红细胞0.034，血小板131×10^9/L，网织红细胞0.24。尿常规示尿胆原（—）、尿蛋白（—），肝肾功能未见异常。

7．入院诊断　①G_1P_0，宫内妊娠24^{+1}周；②妊娠合并重度贫血（原因待诊）。

【第一次查房】（入院时）

住院医师

汇报病史如上。本病例特点：①育龄期女性，停经24^{+1}周；②头晕、乏力、耳鸣、心慌气短 1 月余；③体检皮肤、黏膜及睑结膜苍白，贫血面容，双下肢轻度凹陷性水肿；④血常规示 RBC 1.74×10^{12}/L，MCV 88.0fl，MCH 30.00pg，MCHC 32%，Hb 55g/L，WBC 计数增高，网织红细胞百分比增高。考虑为妊娠合并贫血，原因待查，考虑有感染存在。此病例如何明确诊断？如何进行下一步处理，请上级医师给予指导。

主治医师

本例患者为妊娠中期孕妇，出现头晕、乏力、耳鸣、心慌气短等表现，需考虑以下疾病。

1. *妊娠合并缺铁性贫血*　是由于妊娠期胎儿生长发育及妊娠期血容量增加对铁的需要量增加，尤其在妊娠后半期，孕妇铁的摄入不足或吸收不良所致的贫血，临床最常见。该患者院外已给予铁剂治疗，但症状逐渐加重，故可除外本病。

2. *妊娠合并再生障碍性贫血*　是由于各种原因引起的骨髓造血干细胞增殖与分化障碍，导致全血细胞减少（红细胞、白细胞、血小板）为主要表现的一组临床综合征。妊娠合并再生障碍性贫血以慢性为主，主要变现为进行性贫血，贫血为正常细胞型，全血细胞减少。该患者红细胞减少，白细胞增加，血小板正常，不符合本病的表现，完善骨髓检查后以进一步排除。

3. *妊娠合并巨幼红细胞贫血*　是由于叶酸或维生素 B_{12} 缺乏引起的 DNA 合成障碍所致的贫血，外周血象呈大细胞高血红蛋白性贫血。本例患者血红蛋白重度减少，与本病不符，且院外已经给予叶酸治疗但病情加重，故可除外本病。

4. *妊娠合并溶血性贫血*　该病比较少见，是因患者体内免疫系统功能紊乱，产生自身抗体或（和）补体与红细胞结合，加速红细胞的破坏而发生的溶血性贫血。多数患者贫血症状不显著，且于妊娠结束后自然缓解。补充铁剂，输注全血也不能改善其贫血症状。该患者情况与此相似，需完善相关检查后以进一步确诊。

5. *妊娠合并先天性心脏病*　该病也可出现头晕、乏力、下肢水肿等表现，妊娠可加重本病，且该患者心尖区可闻及轻度收缩期杂音。但该患者否认先天性心脏病史，完善心脏彩超等检查后进一步除外本病。

6. *妊娠合并阵发性睡眠性血红蛋白尿*　是一种造血干细胞的疾病，其特点是生成有缺陷的血小板、颗粒细胞及红细胞，本病是获得性的。该病起始隐蔽，表现为慢性疾病，血红蛋白尿呈不规则间歇性，并非一定为夜间。溶血常自输血、感染或手术起始，因缺铁及尿中失铁而发生慢性贫血，约 40%的患者可有静脉栓塞。该患者贫血，但尿常规正常，可除外本病。

目前，根据患者的症状和体征，诊断仍不明确，需进一步完善相关检查，尽早确诊。密切观察患者病情变化，观察过程中还应密切注意宫缩和胎心率，以便及早发现早产和胎儿窘迫，及时处理。

主任医师

同意以上分析，依据患者症状和体征，尤其是补充铁剂等治疗后仍病情加重的病史，首先考虑妊娠合并自身免疫性溶血性贫血。自身免疫性贫血是因免疫功能调节紊乱，产生自身抗体，吸附在红细胞表面，导致细胞破坏增速所致，临床常见，而妊娠合并自身免疫性贫血比较少见。其临床表现与一般贫血类似，主要表现为头晕、虚弱等贫血症状和发热、腰痛、酱油色尿等溶血症状，以前者多见。贫血通常误诊为缺铁性贫血而影响治疗，多于妊娠后 1～3 个月开始，6～9 个月时贫血症状最为严重，分娩后 2～3 周即可恢复正常。再次妊娠时可能会再次发生。给患者输注全血也不能改善其贫血症状，并可能进一步加重贫血。患者有贫血表现，外周血网织红细胞增多，骨髓涂片呈幼红细胞增生象，直接抗人球蛋白实验阳性，而 4 个月内无输血或特殊药物服用史，可诊断为自身免疫性溶血性贫血。在我国，有关妊娠合并自身免疫性溶血性贫血的报道极少，其原因可能与多数患者贫血症状不显著，且于妊娠结束后自然缓解有关。其次，产科医师对其认识不足，常于病情恶化后才得以诊断。糖皮质激素治疗有效，少数新生儿可发生自身免疫性溶血性贫血，于 4～6 周后可自然缓解。如未及时诊断和处理，贫血症状会进一步加重，可能导致早产、死胎、孕妇心功能衰竭及全身性感染，甚至危及生命。对于该患者，首先要完善抗人球蛋白实验，骨髓象的检查等，以明确诊断除外继发性的自身免疫性的溶血。待结果回报后做进一步处理。

•第一次查房医嘱•

长期医嘱	临时医嘱
产科一级护理	血常规
产妇饮食	凝血功能
左侧卧位	血型
自数胎动　1 小时　tid	血生化全项
听胎心　tid	血尿淀粉酶
低流量吸氧　30 分钟　tid	心电图
测血压、脉搏　qd	尿常规
	腹部 B 超
	产科 B 超
	骨髓象检查
	风湿系列
	抗人球蛋白实验
	贫血系列

【第二次查房】（入院 6 小时后）

住院医师

患者头晕、乏力、耳鸣、心慌气短无明显缓解，T 36.5℃，P 90 次/分，R 20 次/分，BP 130/80mmHg。宫缩弱，查体皮肤、黏膜及睑结膜苍白，巩膜无黄染，浅表淋巴结不大，心尖区闻及轻度收缩期杂音，肝、脾肋下未触及，宫底平脐，双下肢轻度凹陷性水肿。入院后检验结果回报：血常规示 RBC 1.76×10^{12}/L，Hb

54g/L，WBC 16.5×10^9/L，N 0.78，L 0.19，嗜酸性粒细胞 0.03，幼红细胞 0.034，血小板 131×10^9/L，网织红细胞 0.24。抗核抗体（－）、抗双链脱氧核糖核酸（dsDNA）（－）、狼疮细胞（－）。直接抗人球蛋白（Coombs）试验强阳性。骨髓象示粒细胞：红细胞为 0.3：1，红细胞系增生明显，分裂象、双核红细胞多见。

主治医师

根据患者的临床表现和实验室检查，妊娠合并自身免疫性溶血性贫血诊断明确，可给糖皮质激素治疗。

主任医师

目前对于妊娠合并自身免疫性溶血性贫血，早期诊断非常重要，妊娠早期出现贫血应考虑本病，避免漏诊延误治疗。本病按病因可分为原发性及继发性两大类，前者原因不明，后者发生于结缔组织病（如系统性红斑狼疮、类风湿关节炎等）、造血系统肿瘤（慢性淋巴细胞性白血病、淋巴瘤等）、感染（支原体肺炎、传染性单核细胞增多症）、药物（左旋或甲基多巴等）及溃疡性结肠炎等。根据文献报道继发性者约占 60%。该病应与药物引起的溶血性贫血相鉴别，该患者妊娠后无服药史可除外。糖皮质激素治疗有效，少数新生儿可发生自身免疫性溶血性贫血，于 4～6 周后可自然缓解。如未及时诊断和处理，贫血症状会进一步加重，可能导致早产、死胎、孕妇心力衰竭及全身性感染，甚至危及生命。

•第二次查房医嘱•

长期医嘱	临时医嘱
泼尼松片 60mg/d	

【随访及预后】

泼尼松治疗后患者症状、体征迅速改善，4 周后血红蛋白达 116g/L，网织红细胞 0.045，直接 Coombs 试验转为阴性，泼尼松减量。血红蛋白维持于 110～120g/L 至足月，分娩一女婴，体重 2750g，新生儿无贫血、无低皮质醇表现。随访至今，母儿直接 Coombs 试验始终阴性，无贫血及其他严重疾病。

【专家评析】

妊娠合并自身免疫性溶血性贫血是一组异质性疾病。多数病例为 Coombs 试验阳性，但也有少数为 Coombs 试验阴性和冷抗体型。妊娠可能是发生自身免疫性溶血性贫血的激发因素，这种缓慢的造血功能变化的主要部位在胎盘。血液中红细胞抗体也可能是由感染所致，但尚缺乏证据。因此，对于妊娠合并自身免疫性溶血性贫血的机制，有待于进一步积累病例及深入研究。妊娠合并自身免疫性溶血性贫血的治疗，目前倾向于用糖皮质激素，一般用泼尼松 1～1.5mg/（kg·d），约 1 周红细胞迅速上升，溶血停止，红细胞恢复正常后逐渐缓慢减量。多数学者认为，妊娠早期建议不用，妊娠中期应慎用，妊娠晚期应用对胎儿影响最小。因此，选择适当时机，采用激素治疗，既可避免因早期应用激素影响胎儿发育，又能避免因延误治疗导致严重贫血、早产、死胎。

（王永红）

第二节 妊娠合并血小板减少症

一、妊娠期血小板减少症

【病史摘要】

1. 入院时情况　患者女性，28岁，因“停经9月余，要求待产”于2009年2月2日常诊入院。LMP：2008年5月1日。EDM：2009年2月8日。妊娠期基本顺利，无外伤史及近期性生活史，未定期产前检查。患者由于接近预产期入院。

2. 既往史　无血小板减少相关病病史、无高血压、糖尿病等病史。

3. 月经、婚育史　患者平素月经规律，14岁初潮，月经周期20～32天，月经期3～4天，量中等，无痛经。23岁结婚，夫同岁，G_2P_2，分别于2002年、2004年行剖宫产术。

4. 体格检查　T 36.8℃，P 95次/分，R 20次/分，BP 98/66mmHg。发育正常，神清语利，轻度贫血貌，自由体位。全身黏膜无出血点及黄染。双肺呼吸音清，未闻及干、湿啰音。心界不大，心率95次/分，律齐，未闻及病理性杂音。腹膨隆，腹肌无紧张，全腹无压痛及反跳痛。肝脾肋下未触及，墨菲征阴性，双侧肋脊点、肋腰点无压痛，双肾区无叩击痛，移动性浊音阴性，肠鸣音正常。双下肢无水肿及出血点。生理反射存在，病理反射未引出。

5. 产科检查　宫高34cm，腹围99cm。骨盆外测量：23-25-20-8.5cm。胎方位：左枕前。胎心率142次/分。宫颈管未消失，宫口未开。

6. 实验室检查　血常规示WBC 9.01×10^9/L，RBC 2.6×10^{12}/L，Hb 87 g/L，PLT 9×10^9/L；尿常规、血凝系列、血生化、肝功能、肾功能均未见异常。

7. 入院诊断　①G_3P_2，宫内妊娠39^{+2}周，待产；②左枕前；③二次剖宫产术后；④妊娠合并贫血，轻度；⑤妊娠合并血小板减少。

【第一次查房】（入院时）

住院医师

汇报病史如上。本病例特点：①育龄期女性，停经39^{+2}周，已足月妊娠；②血常规示血小板减少。考虑为妊娠合并血小板减少，原因未明确。此病例如何明确诊断？进一步的治疗方案？是否有手术指征？请上级医师给予指导。

主治医师

本例患者为妊娠足月孕妇，出现血小板减少，需考虑以下疾病。

1. 妊娠合并血小板减少　根据患者以往无血小板减少相关病病史，此次为首发血小板减少，且无鼻出血、牙龈出血及全身皮肤黏膜出血点，考虑为妊娠合并血小板减少可能性大。

2. 妊娠合并特发性血小板减少性紫癜 为产科常见的血液系统合并症，因免疫性血小板破坏过多致外周血小板减少。临床表现为皮肤黏膜出血、月经过多和贫血。查体：患者可有不同程度的四肢及躯干的出血点、紫癜及瘀斑、鼻出血、牙龈出血等。脾脏可有轻度肿大。实验室检查，血小板低于 100×10^9/L。本病例尚不能排除妊娠合并特发性血小板减少性紫癜，血小板抗体的测定及骨髓检查有助于诊断。

3. 再生障碍性贫血 再生障碍性贫血发生红细胞及血小板减少与本病例相同，但是再生障碍性贫血引起的外周全血细胞减少。主要表现为贫血、皮肤及内脏出血和反复感染。与本病例不符，可除外此疾病。

4. 妊娠合并 HELLP 综合征 表现为血小板减少，但妊娠合并 HELLP 综合征是妊娠期高血压的严重并发症，以溶血、肝酶升高及血小板减少为特点。本病例患者无高血压症状，而且肝酶正常，故可排除。

目前，应动态监测患者的症状、体征和血小板的变化，可先给予地塞米松激素治疗，并积极准备做好术前准备工作，配新鲜血小板，如有胎盘早剥、血小板减少恶化等情况，立即输注血小板及手术治疗。由于患者同时合并有轻度贫血，因此给予纠正贫血治疗。观察过程中还应密切注意胎心胎动，以免发生胎儿窘迫、胎死宫内。

主任医师

同意以上分析，依据患者病史，首先考虑妊娠合并血小板减少。妊娠期血小板减少主要发生在妊娠的中晚期，在妊娠中的发病率为 2%～8%。妊娠时孕妇体内血液常呈高凝状态，如果血小板计数仅轻微下降，血小板寿命也无明显缩短，则其血小板减少通常考虑为血容量增加导致的稀释，随着妊娠的进展，血小板数值可持续下降，此为妊娠生理性变化，是一种良性的自限性临床症状，血小板消耗增多是其发生的原因。一般对孕母和胎儿均不增加其出血风险。但如果处理不当常导致孕妇颅内出血、产后出血、产褥感染、胎儿宫内死亡及新生儿颅内出血等严重后果。

对其诊断应注意以下几点：①既往无血小板减少症病史，孕前检查或早孕时检查血小板计数正常；②在妊娠中晚期首次发现，并两次检测血小板计数＜100×10^9/L；③抗血小板抗体阴性；④肝肾功能及其他临床指标（如抗核抗体、凝血时间等）均正常，并排除妊娠高血压综合征、特发性血小板减少性紫癜（ITP）、抗磷脂抗体综合征、系统性红斑狼疮、血栓性血小板减少性紫癜等疾病。需行腹部彩超排除内脏出血的可能。患者应尽快完善各项辅助检查，并请血液科医师会诊，以排除血小板减少相关的疾病。同时，配新鲜血小板，并积极术前准备，一旦发现胎儿宫内窘迫及血小板恶性减少，应尽快在输注血小板的同时手术终止妊娠。

☆☆☆☆

•第一次查房医嘱•

长期医嘱	临时医嘱
产科二级护理	血常规
左侧卧位	凝血功能
自数胎动 1小时 tid	血型
听胎心 tid	血生肝功能
低流量吸氧 30分钟 tid	肾功能
测血压、脉搏 bid	术前免疫
维铁缓释片 1片 qd	抗血小板抗体
	心电图
	尿常规
	配单采血小板 1U
	腹部B超
	产科B超
	请血液科会诊

【第二次查房】（入院6小时后）

住院医师

T 36.6℃，P 92次/分，R 20次/分，BP 95/68mmHg。无宫缩。入院后检验结果回报：血常规示 WBC 9.2×10^9/L，RBC 2.6×10^{12}/L，Hb 85 g/L，PLT 87×10^9/L；尿常规、凝血系列、血生化、肝功能、肾功能未见异常。抗血小板抗体阴性，故不考虑妊娠合并特发性血小板减少性紫癜。腹部B超示未见明显异常。产科超声检查胎心搏动正常，胎盘位于子宫底后壁，胎盘与子宫肌壁间无形状不规则的强回声，可排除胎盘早剥的发生，胎儿生长与孕周相符。

主治医师

患者入院后病情相对稳定，血小板未进一步减少，抗血小板抗体阴性，妊娠合并血小板减少可能性大，血液科会诊建议暂不处理，继续观察病情变化，分娩方式以产科指征来定。

主任医师

目前对于妊娠合并血小板减少症的孕妇在妊娠期及产程中积极观察并及时处理，该病发生产后出血的风险无明显增加，必要时可以短期使用糖皮质激素帮助患者度过分娩应激期。对于 PLT＞50×10^9/L，孕妇无症状者，不需特殊治疗。PLT＜50×10^9/L 但无症状的孕妇，给予密切监护和随访，行常规产科检查，补充铁剂、叶酸、维生素，孕妇妊娠晚期每2周监测血小板；若伴有黏膜出血或出血高危因素时应给予激素治疗。血小板输注的指征应该结合血小板数目及患者的出血倾向综合评估和决定，但是要提前准备血小板备用。对有出血倾向的患者可以在分娩当天输注血小板并备血小板在术中或术后使用。如果产后血小板数量不能很快恢复，要考虑引起血小板减少的其他疾病，并进行相应治疗。分娩方式的选择，除非有产科指征，一般不应行剖宫产术。无论是阴道分娩还是剖宫产均应在胎儿娩出后立即给予缩宫素，确保子宫收缩良好，减少产后出血的发生。产时要常规取脐带，血脐带查血小板的情况间接了解胎儿的血小板是否减少。并做好抢救新生儿的准备。剖宫产者麻醉方式以采取局部麻醉+静脉麻醉为宜，以避免不必要的风险。

该患者目前已足月妊娠，PLT＞50×10^9/L，患者的病情较稳定，无出血倾向。因此不需要特殊处理。动态观察观察患者的病情及胎心胎动情况。

•第二次查房医嘱•

长期医嘱	临时医嘱
维生素 B_{12}　500μg　bid　im	血常规
叶酸片　10mg　tid　Po	

【随访及预后】

入院第 2 天在家属的强烈要求下行剖宫产术，麻醉方式采取局部麻醉+静脉麻醉，胎儿娩出后立即给予缩宫素，子宫收缩好，术中术后出血量约为 250ml。新生儿 Apgar 评分，1 分钟评 9 分，5 分钟评 10 分，体重 3770g。查脐带血血小板在正常范围内。产后 1 周复查产妇血小板恢复正常。新生儿血小板未见异常。

【专家评析】

血小板减少症是临床上常见的以凝血功能障碍、出血为特点的疾病。妊娠合并血小板减少症是妊娠期较少见的合并症，妊娠时孕妇体内血液通常呈高凝状态，如果血小板计数仅轻微下降，血小板寿命也无明显缩短，则其血小板减少通常考虑为血容量增加导致的稀释，随着妊娠的进展，血小板数值可持续下降，系妊娠生理性变化，是一种良性的自限性临床症状，血小板消耗增多是其发生的原因。一般对孕母和胎儿均不增加其出血风险。但如果处理不当常导致产后出血、产褥感染、胎儿宫内死亡及新生儿颅内出血等严重后果。

此患者入院后积极完善各项相关检查并及时请血液科会诊，明确诊断，给予相应的对症处理，患者预后较好。提示：对于妊娠期血小板减少的患者应尽快明确诊断，排除相关的血液疾病，并及时给予相应的对症处理，以防止孕妇颅内出血、胎儿窘迫、胎死宫内及 DIC 等严重不良后果。

二、妊娠合并特发性血小板减少性紫癜

【病史摘要】

1. 入院时情况　患者女性，25 岁，因“停经 8 月余，牙龈出血 1 次”于 2009 年 5 月 24 日常诊入院。LMP：2008 年 10 月 1 日。EDM：2009 年 7 月 8 日。妊娠期基本顺利，未定期产前检查。孕 6 个月曾感冒 1 次，伴发热，未特殊治疗。患者于 2009 年 5 月 1 日无明显诱因牙龈出血，量多，呈鲜红色。患者自述外院诊

断为妊娠合并特发性血小板减少性紫癜，给予输注丙种球蛋白、激素治疗，期间患者无鼻出血及阴道出血情况。建议上级医院进一步诊治。患者今日入我院。

2. 既往史　无血小板减少性紫癜病病史、无高血压、糖尿病等病史。

3. 月经、婚育史　患者平素月经规律，13 岁初潮，月经周期 60 天，月经期 7 天，量中等，无痛经。20 岁结婚，夫长 1 岁，G_1P_0，曾流产 1 次。

4. 体格检查　T 36.6℃，P 92 次/分，R 20 次/分，BP 120/70mmHg。发育正常，神清语利，自由体位。患者右上肢肘窝处可见散在采血后瘀斑，直径约 3cm，双下肢散在出血点。双肺呼吸音清，未闻及干、湿啰音。心界不大，心率 92 次/分，律齐，未闻及病理性杂音。腹膨隆，腹肌无紧张，全腹无压痛及反跳痛。肝脾肋下未及，墨菲征阴性，双侧肋脊点、肋腰点无压痛，双肾区无叩击痛，移动性浊音阴性，肠鸣音正常。双下肢无水肿。生理反射存在，病理反射未引出。

5. 产科检查　宫高 28cm，腹围 94cm，骨盆外测量：24-26-21-8.5cm。胎方位：左枕前。胎心率 140 次/分。

6. 辅助检查　血常规示 WBC 10.49×10^9/L，RBC 3.2×10^{12}/L，Hb 102g/L，PLT 6.0×10^9/L；尿常规、血凝系列、血生化、肝功能、肾功能均未见异常。

7. 入院诊断　①G_2P_0，宫内妊娠 33^{+5} 周；②左枕前；③妊娠合并特发性血小板减少性紫癜。

【第一次查房】（入院时）

住院医师

汇报病史如上。本病例特点：①育龄期女性，停经 33^{+5} 周；②血常规示血小板减少；③有牙龈出血史，且双下肢有散在出血点；暂考虑为妊娠合并血小板减少性紫癜。此病例如何明确诊断？进一步的治疗方案是什么？请上级医师给予指导。

主治医师

本例患者为妊娠中晚期孕妇，出现血小板减少，牙龈出血，右上肢抽血后瘀斑，双下肢散在出血点。需考虑以下疾病。

1. 妊娠合并特发性血小板减少性紫癜　为产科常见的血液系统合并症，因免疫性血小板破坏过多致外周血小板减少。临床表现为皮肤黏膜出血、月经过多和贫血。查体：患者可有不同程度的四肢及躯干的出血点、紫癜及瘀斑、鼻出血、牙龈出血等。脾可有轻度肿大。实验室检查 PLT＜100×10^9/L，大多数患者抗血小板抗体阳性。本病例基本符合上述特点，考虑妊娠合并血小板减少性紫癜。待实验室检查进一步明确诊断。

2. 妊娠合并血小板减少　妊娠时孕妇体内血液通常呈高凝状态，随着妊娠的进展，血小板数值可持续下降，系妊娠生理性变化，是一种良性的自限性临床症状。临床表现一般无鼻出血、牙龈出血及全身皮肤黏膜出血点，实验室检查血小板减少，抗血小板抗体阴性。本病例不符合上述症状，暂不考虑该病。

3. 再生障碍性贫血　再生障碍性贫血是因骨髓造血干细胞减少和质的缺陷导

致造血障碍，引起外周全血细胞减少为主的一组综合征。主要表现为贫血、皮肤及内脏出血和反复感染。与本病例不符，故可排除。

4. 妊娠合并 HELLP 综合征　妊娠合并 HELLP 综合征也表现为血小板减少，但妊娠合并 HELLP 综合征是妊娠期高血压的严重并发症，以溶血、肝酶升高及血小板减少为特点。本病例患者高血压正常，而且肝酶正常，故可排除。

目前，患者为妊娠晚期，尚未足月，血小板$<10\times10^9$/L，随时可能发生自发性颅内出血、心肌出血等危及母儿生命，故尽快纠正血小板减少的情况，嘱患者免屏气用力，促胎肺成熟，严密观察患者病情，适时终止妊娠。

主任医师

同意以上分析，依据患者病史，首先考虑妊娠合并特发性血小板减少性紫癜。该病是一种常见的自身免疫性血小板减少性疾病，因免疫性血小板破坏过多致外周血小板减少。因而又被称为自身免疫性血小板减少性紫癜。妊娠本身通常不影响本病病程及预后。但妊娠有使稳定型 ITP 患者复发及使活动型 ITP 妇女病情加重倾向，使 ITP 患者出血概率增多。ITP 对妊娠的影响主要是出血，产时孕妇用力可诱发颅内出血，产道损伤出血或血肿，剖宫产者则会引起腹部切口血肿、产后出血及产褥感染。对胎儿则会因部分抗血小板抗体可以通过胎盘进入胎儿血循环，而引起胎儿血小板的加速破坏，导致新生儿血小板减少症，严重者颅内出血死亡。由于孕妇血小板计数不能预测新生儿血小板减少症，有必要在胎儿娩出时抽取脐带血检查血小板计数，并在分娩后动态观测新生儿血小板计数。

该病首次诊断需注意：①了解既往有无血小板减少及出血史，仔细查体并行相关的临床化验，除外其他因素引起的血小板减少，如 HELLP 综合征、系统性红斑狼疮（SLE）、抗磷脂综合征（APS）、药物性、血栓性血小板减少症及 DIC 等。②根据血小板减少出现的妊娠阶段、血小板降低的程度及是否随妊娠进行性降低与妊娠期血小板减少症相鉴别。需行腹部 B 超以排除内脏器出血可能。患者应尽快完善各项辅助检查，并请血液科医师急会诊，以排除血小板减少相关的疾病。同时，输注血小板以纠正血小板减少的情况，并充分准备血小板，促胎肺成熟，严密观察患者病情，积极术前准备，适时终止妊娠。向患者家属交代患者危重病情。

•第一次查房医嘱•

长期医嘱	临时医嘱
产科一级护理	血常规
左侧卧位	凝血功能
免屏气用力	血型
自数胎动　1 小时　tid	血生化、肝功能
听胎心　tid	肾功能
低流量吸氧　30 分钟　tid	术前免疫

续表

长期医嘱	临时医嘱
病危通知	抗血小板抗体
测血压、脉搏 q2h	DIC 系列
	心电图
	尿常规
	配单采血小板 2U
	腹部 B 超
	产科 B 超
	请血液科急会诊
	地塞米松注射液 20mg im

【第二次查房】（入院 6 小时后）

住院医师

T 36.6℃，P 92 次/分，R 20 次/分，BP 120/70mmHg。无宫缩。入院后检验结果回报：血常规示 WBC 10.2×10^9/L，RBC 3.0×10^{12}/L，Hb 98g/L，PLT 5.8×10^9/L；抗血小板抗体阳性；尿常规、DIC 系列、血生化、肝功能、肾功能无异常。故考虑妊娠合并特发性血小板减少性紫癜。腹部 B 超示未见明显异常。产科超声检查胎心搏动正常，胎盘位于子宫底后壁，胎盘与子宫肌壁间无形状不规则的强回声，可排除胎盘早剥的发生，胎儿生长与孕周相符。

主治医师

患者入院后病情相对稳定，血小板未明显进一步减少，抗血小板抗体阳性，诊断为妊娠合并特发性血小板减少性紫癜。血液科医师会诊，目前患者诊断已明确，建议大量激素冲击疗法，同时给予丙种球蛋白抑制血小板的进一步减少。密切观察病情变化。

主任医师

妊娠合并特发性血小板减少性紫癜在早期妊娠时，如病情稳定，临床无出血，可以继续妊娠。若临床出血倾向明显，妊娠后病情加重，需要糖皮质激素治疗，并建议终止妊娠。对于中晚期妊娠者，如无特殊情况，一般不予终止，以非手术治疗为主。对于 PLT＞50×10^9/L 或 PLT＞30×10^9/L，但临床上无出血倾向者可不予特别治疗。PLT＜50×10^9/L 尤其 PLT＜30×10^9/L 有出血倾向者应用药物治疗，首选糖皮质激素。对于血小板过低，出血明显，又接近分娩者应给予丙种球蛋白。对于血小板悬液的使用，由于多次输注后极易产生输血反应，一般主张仅限于分娩前使用。即将终止妊娠时若 PLT＜50×10^9/L，尤其 PLT＜20×10^9/L 则常可能引起严重出血，因此，在终止妊娠前应尽量将血小板提升至 PLT＞50×10^9/L，除常规应用糖皮质激素和丙种球蛋白，必要时可大剂量应用外，为迅速提升血小板供术中使用，可输注 1～2 个治疗剂量机采血小板，再根据术前血小板计数及术前出血程度，术中安排再输注 1 个治疗剂量机采血小板。支持疗法：根据患者的病情，可成分输血，如新鲜血、新鲜冷冻血浆、人血白蛋白等。术后严密观察患者的生命体征、腹部切口渗血及阴道流血情况，使用止血药物、缩宫素及有效抗生素等。

ITP 产妇的分娩方式目前仍有争议，分娩方式原则上以阴道分娩为主，在临床实践中，由于新鲜血的采集或单采血小板一般有时间限制，取血后既要保证血小板的质量及充分发挥其功能，又要尽快输入患者体内，总用血上的时间限制，对阴道分娩较难把握，剖宫产则可根据血源情况安排手术时间。另外，倘若经阴道分娩，第二产程过分用力有造成颅内出血的可能，因此随着抗生素的发展及剖宫产手术技术的提高，不必过分强调阴道分娩，应结合实际情况综合考虑。无论是阴道分娩还是剖宫产术均应在胎儿娩出后立即给予缩宫素，确保子宫收缩良好，减少产后出血的发生。产时要常规取脐带血查血小板的情况间接了解胎儿的血小板是否减少。并做好抢救新生儿的准备。剖宫产者麻醉方式以采取局部麻醉+静脉麻醉为宜，以避免不必要的风险。

该患者的病情相对稳定，但血小板＜10×10^9/L，随时有颅内及内脏出血可能，因此给予激素冲击疗法并输注血小板，动态观察血小板，密切观察患者病情变化，适时终止妊娠。

•第二次查房医嘱•

长期医嘱	临时医嘱
甲泼尼松片　55mg　qd　po	血常规 输单采血小板　2U 静脉用丙种球蛋白　24g+0.9%氯化钠注射液 250ml　ivgtt

【随访及预后】

入院对症支持治疗 1 周后，患者病情未缓解，行剖宫产术终止妊娠，麻醉方式采取局部麻醉+静脉麻醉，胎儿娩出后立即给予缩宫素，子宫收缩好，出血不多。新生儿 Apgar 评分，1 分钟评 6 分，5 分钟评 8 分，10 分钟评 9 分，体重 1523g。查脐带血血小板为 90×10^9/L。该新生儿系早产儿、新生儿轻度窒息，产后急转儿科给予相应的观察与治疗。产后 1 周复查产妇血小板为 25×10^9/L。转血液科继续治疗。

【专家评析】

妊娠合并特发性血小板减少性紫癜（ITP）是一种常见的自身免疫性血小板减少性疾病，因免疫性血小板破坏过多致外周血小板减少。因而又被称为自身免疫性血小板减少性紫癜。妊娠本身通常不影响本病病程及预后。但妊娠有使稳定型 ITP 患者复发及使活动型 ITP 妇女病情加重倾向，使 ITP 患者出血概率增多。ITP 对妊娠的影响主要是出血，产时孕妇用力可诱发颅内出血、产道损伤出血或血肿，剖宫产者则会引起腹部切口血肿、产后出血及产褥感染。对胎儿则会因部分抗血小板抗体而通过胎盘进入胎儿血循环，引起胎儿血小板的加速破坏，导致新生儿血小板减少症，严重者颅内出血死亡。由于孕妇血小板计数不能预测新生儿血小板减少症，有必要在胎儿娩出时抽取脐带血检查血小板计数，并在分娩后动态观测新生儿血小板计数。

此患者积极完善相关检查，同时请血液科会诊，很快明确诊断并协助治疗。在积极的对症治疗1周后，由于患者病情未缓解，考虑胎儿及母亲的安全，及时在全身麻醉下行剖宫产术终止妊娠，患者产后在血液科治疗效果好。

（王永红）

第三节 妊娠合并白血病

【病史摘要】

1. **入院时情况** 患者女性，35岁，因“患白血病2年余，停经9月余，乏力面色苍白5个月，全身水肿1个月”于2009年5月5日入院。LMP：2008年8月5日。EDM：2009年5月12日。妊娠期基本顺利，无外伤史及近期性生活史，定期产前检查，于妊娠4个月时在西山矿务局医院，发现全血细胞减少，建议上级医院诊治，未诊治。于妊娠6个月时因头晕、乏力就诊于本院，查血红蛋白40g/L，给予维生素B_{12} 500μg每日2次，叶酸200mg，每天2次。之后乏力持续存在。近1个月出现全身水肿，休息后缓解，无头晕、眼花。因临近预产期入本院。

2. **既往史** 患者于2007年在本院诊断为AML-M_5，给予化疗效果好。有输血史，无糖尿病、高血压病史。

3. **月经、婚育史** 患者平素月经规律，14岁初潮，月经周期28～30天，月经期2～5天，无痛经。32岁结婚，夫同岁，G_2P_0，人工流产2次。

4. **体格检查** T 37.2℃，P 88次/分，R 20次/分，BP 120/75mmHg。发育正常，神清语利，呈贫血貌。全身无出血点。双肺呼吸音清，未闻及干、湿啰音。心界不大，心率105次/分，律齐，未闻及病理性杂音。腹膨隆，腹肌紧张，全腹无压痛及反跳痛。肝脾肋下未触及，墨菲征阴性，双侧肋脊点、肋腰点无压痛，双肾区无叩击痛，移动性浊音可疑，肠鸣正常。双下肢无水肿。生理反射存在，病理反射未引出。

5. **产科检查** 宫高35cm，腹围116cm，骨盆外测量23-25-20-8.5cm。胎方位：左枕前，胎心率135次/分。宫颈管未消失，宫口未开。先露头S^{-3}。

6. **实验室检查** 血常规示WBC 2.02×10^9/L，N 12.30，RBC 2.50×10^{12}/L，Hb 68 g/L，PLT 83×10^9/L；尿常规、血凝系列、血生化、肝功能、肾功能均未见异常。

7. **入院诊断** ①G_3P_0，宫内妊娠39周，待产；左枕前；②妊娠合并急性粒细胞白血病（AML-M_5）

【第一次查房】（入院时）

住院医师

汇报病史如上。本病例特点：①育龄期女性，停经39周；②有白血病病史；

③体检呈贫血貌；④血常规示全血细胞减少。据此考虑为妊娠合并白血病。此病例如何进一步治疗？请上级医师给予指导。

主治医师

本例患者为妊娠晚期孕妇，患者面色苍白乏力 5 个月，体检贫血貌，血常规提示全血细胞减少。需考虑以下疾病。

1. 妊娠合并白血病　根据患者有白血病病史，面色苍白乏力 5 个月，血常规提示全血细胞减少，考虑妊娠合并白血病可能性大，但需要骨髓穿刺以进一步明确诊断。

2. 再生障碍性贫血　再生障碍性贫血是因骨髓造血干细胞数量减少和质量的缺陷导致造血障碍。引起外周全血细胞减少为主要表现的一组综合征，表现为进行性贫血、皮肤及内脏出血及反复感染。该病例的病情与上述症状相似，故不可排除妊娠合并再生障碍性贫血，须行骨髓穿刺进一步明确诊断。

目前，患者以妊娠足月，病情相对稳定，由于患者全血细胞减少，应纠正贫血，给予抗生素预防感染；定期复查血常规及凝血系列；监测胎心变化；适时终止妊娠；适时行骨髓穿刺以进一步明确诊断。

主任医师

同意以上分析，依据患者病史，实验室检查，首先考虑妊娠合并白血病。妊娠合并白血病的发病率国外报道为 1/10 万，但由于此病并发症严重，易导致母婴死亡，故在临床诊疗过程中如何处理此类患者对降低孕产妇和围生儿死亡率有意义。白血病本身的特点导致孕妇发生严重贫血、孕期感染甚至败血症、终止妊娠时出血，另可合并子痫前期、胎盘早剥。积极的内科处理对保证患者的生命安全、改善预后有重要意义。白血病对胎儿的近期影响表现在易导致胎儿宫内缺氧、胎儿生长受限、流产、死胎和早产；而对胎儿的远期影响如生殖、内分泌异常、体格和智力发育低下、恶性肿瘤的发生等则研究数据较少。

有研究显示，孕妇白血病导致胎儿发病的机制有三种可能：通过胎盘、遗传途径诱导的先天变异或者化疗诱导的细胞变异。但是目前并没有发现可预测的遗传机制，也缺乏有效的筛查手段。

骨髓穿刺是诊断该疾病的标准方法。对于患者的诊断请血液科医师会诊，以明确诊断。同时给予抗生素预防感染，纠正贫血。患者随时有发生严重感染、败血症、感染性休克、贫血性心脏病、心力衰竭、胎儿窘迫、胎死宫内、DIC 等的可能，宜尽快终止妊娠防止病情恶化。

•第一次查房医嘱•

长期医嘱	临时医嘱
产科一级护理	血常规
左侧卧位	凝血功能
自数胎动　1 小时　tid	血型

☆☆☆☆

续表

长期医嘱	临时医嘱
听胎心　tid	血生肝功能
低流量吸氧　30 分钟　tid	肾功能
测血压、脉搏　q2h	心电图
0.9%氯化钠注射液　100ml+注射用头孢曲松　2.0g　ivgtt　bid	尿常规
	腹部 B 超
	产科 B 超
	请血液科急会诊
	配浓红　4U
	0.9%氯化钠注射液　100ml+浓缩红细胞　2U　ivgtt
	地塞米松注射液　10mg　入小壶
	0.9%氯化钠注射液　100ml+浓缩红细胞　2U　ivgtt
	10%葡萄糖酸钙注射液　10ml+10%葡萄糖注射液　100ml　ivgtt

【第二次查房】（入院后第 1 天）

住院医师

患者病情相对稳定，T 37.2℃，P 88 次/分，R 20 次/分，BP 120/75mmHg。查体未及宫缩。入院后检验结果回报：血常规示 WBC 2.02×10^9/L，N 12.30，RBC 3.0×10^{12}/L，Hb 92 g/L，PLT 83×10^9/L；尿常规、血凝系列、血生化、肝功能、肾功能均未见异常。腹部 B 超示未见明显异常。产科 B 超示胎儿与孕周相符。

主治医师

患者经输注血细胞后，红细胞有所上升。血液科医师会诊，建议控制液体滴数，输浓缩红细胞 4U，骨髓穿刺示符合白血病骨髓象，并确诊为 AML-M_5 型白血病。

主任医师

一旦妊娠合并白血病的诊断确立，应尽快开始正规、足量的化疗，争取让患者尽快达到完全缓解。对于妊娠合并白血病患者的产科处理由患者的内科情况、产科情况及生育要求共同决定。患者无生育要求的应尽快终止妊娠，早期采用人工流产，中晚期一般采取利凡诺羊膜腔注射引产。如患者存在出血倾向、感染、脏器功能损害等迹象，则给予积极内科处理纠正后进行。患者有生育要求则在内科与产科医师共同监护下继续妊娠，须定期对孕妇血象、肝功能、肾功能、凝血功能及胎儿宫内生长发育情况进行监测；终止妊娠的时机宜选择两次化疗的间歇期，以减轻孕妇的负担和胎儿的不良影响。

一般认为白血病孕妇即使存在血小板减少，只要凝血功能正常也可以耐受阴道分娩，由于白血病孕妇易致胎儿宫内窘迫，产程中应严密观察胎心变化，常规给氧；临产前给予地塞米松增强机体对分娩的应激功能；胎头娩出后早期应用缩宫素，并做好新生儿抢救的准备；胎盘娩出前注意保留脐血，了解白血病对胎儿的影响，此类新生儿属于高危儿，如有条件最好能在分娩时有新生儿医师在场监护并在生后即时进行评估以便决定是否需要转儿科监护。产后仔细检查产道，有损伤者及时缝合，以免遗漏产道血肿；分娩过程尽量避免手术干预，产褥期应积极预防感染和出血，产后抓紧时机及早化疗，产后不宜哺乳，注意避孕。

该病例已妊娠足月，由于患者尚未临产，应尽快行剖宫产术终止妊娠，防止病情的恶化。麻醉方式选择椎管内麻醉。术后应继续应用抗生素、纠正贫血。血液科医师和产科医师应协助对患者进行治疗。

•第二次查房医嘱•

长期医嘱	临时医嘱
	术前准备
	术区备皮
	配血浓缩红细胞 4U
	术前留置尿管

【随访及预后】

入院第 2 天行剖宫产术，麻醉方式采取椎管内麻醉，胎儿娩出后立即给予缩宫素，子宫收缩好，出血不多。新生儿 Apgar 评分，1 分钟评 8 分，5 分钟评 10 分，体重 2500g。查脐带血全血细胞在正常范围内。产妇产后转血液科进一步治疗。禁母乳喂养。患者经一个疗程化疗后症状缓解，查血细胞逐渐上升。

【专家评析】

妊娠合并白血病的发病率国外报道为 1/10 万，但由于此病并发症严重，易导致母婴死亡，故在临床诊疗过程中如何处理此类患者对降低孕产妇和围生儿死亡率有意义。白血病本身的特点导致孕妇发生严重贫血、孕期感染甚至败血症、终止妊娠时出血，另可合并子痫前期、胎盘早剥。积极的内科处理对保证患者的生命安全、改善预后有重要意义。白血病对胎儿的近期影响表现在易导致胎儿宫内缺氧、胎儿生长受限、流产、死胎和早产；而对胎儿的远期影响如生殖、内分泌异常、体格和智力发育低下、恶性肿瘤的发生等则研究数据不多。有研究提示，孕妇白血病导致胎儿发病的机制有三种可能：通过胎盘、遗传途径诱导的先天变异或者化疗诱导的细胞变异。但是目前并没有发现可预测的遗传机制，也缺乏有效的筛查手段。

此患者由于有白血病病史，病情血液科会诊明确诊断。有学者提出，虽然在妊娠晚期胎儿各器官已发育完善，但是化疗过程中或是在化疗后即可终止妊娠，化疗药物在胎儿中的残存仍然可以在婴儿生长过程中导致器官的畸形，特别是生殖器官及中枢神经。该患者的病情相对稳定，因此在对症支持及促胎肺成熟治疗 1 周后，行剖宫产术终止妊娠，未进行化疗。

（王永红）

第四节 妊娠合并淋巴瘤

【病史摘要】

1．入院时情况 患者女性，21岁，因“停经6月余，腹痛腹胀10余天，阵发性加重1天”于2011年7月28日入院。LMP：2011年1月15日。EDM：2009年10月22日。妊娠期基本顺利，无外伤史及近期性生活史，定期产前检查，妊娠6个月时自觉腹部隐痛，腹胀，阵发性加重，腹部明显增大，伴胃纳减少，消瘦，体力下降，无发热、盗汗、恶心、呕吐及阴道流血，无腰痛、尿频、尿痛、腹泻、肛门坠胀及骨关节痛，在当地医院行B检查超示盆腔包块。建议上级医院诊治，遂入本院。

2．既往史 无糖尿病、高血压病史、无肝炎、结核等传染病病史。

3．月经、婚育史 患者平素月经规律，13岁初潮，月经周期28～30天，经期3～5天，无痛经。20岁结婚，夫同岁，G_2P_0。

4．体格检查 T 37.2℃，P 88次/分，R 20次/分，BP 120/75mmHg。发育正常，神清语利，轻度贫血貌，全身浅表淋巴结无肿大，皮肤、黏膜无黄疸、出血点，双肺呼吸音清，未闻及干、湿啰音。心界不大，心率105次/分，律齐，未闻及病理性杂音。腹部隆起，大小约孕8个月，肝脾未及，右下腹可触及儿头大包块，质中，活动度差，表面欠光滑，有压痛，左下腹可触及妊娠子宫，移动性浊音（+），双下肢无水肿。双侧肋脊点、肋腰点无压痛，双肾区无叩击痛。生理反射存在，病理反射未引出。

5．妇产科检查 外阴已婚未产型，宫颈光滑，后穹窿饱满，子宫前位，宫底脐上三指，子宫右方触及20cm×12cm大小肿块，下界达阴道后壁与直肠间，质硬，触痛（+），活动度差，左侧附件无异常。胎心率135次/分。

6．实验室检查 血常规示RBC 2.98×10^{12}/L，Hb 78g/L，WBC 4.0×10^{9}/L，N 0.68，PLT 190×10^{9}/L；肝功能：血清天冬氨酸氨基转移酶浓度46U/L；血清丙氨酸氨基转移酶浓度36U/L；碱性磷酸酶281U/L；甲胎蛋白87.29mg/ml。

7．入院诊断 ①G_3P_0，宫内妊娠27^{+6}周；左枕前；②妊娠合并贫血（轻度）；③妊娠合并右附件肿物原因待查。

【第一次查房】（入院时）

住院医师

汇报病史如上。本病例特点：①育龄期女性，停经27^{+6}周。②患者腹痛腹胀1个月，阵发性加重1天。③体检呈贫血貌，右下腹可触及儿头大包块；妇科检查：子宫右方触及20cm×12cm大小肿块。④血常规示血红蛋白减少。⑤考虑为妊娠合并右附件肿物，肿物原因待查。此病例如何明确诊断？是否有手术指征？请上级医师给予指导。

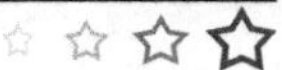

主治医师

本例患者为妊娠中期，患者腹痛腹胀，阵发性加重；妇科检查子宫右方触及 20cm×12cm 大小肿块。需考虑以下疾病。

1. *妊娠合并卵巢恶性肿瘤*　患者早期多无症状，晚期主要为腹胀、腹部肿块、腹水及胃肠道症状，肿瘤向周围组织浸润或压迫，可引起腹痛、腰痛及下肢疼痛。查体：患者肿块为双侧，实性或囊实性，表面凹凸不平，活动差。该病例与上述症状基本相符，但是该患者肿物为单侧，待剖腹探查术后病理检查明确诊断。

2. *妊娠合并卵巢非霍奇金淋巴瘤*　该病的特点是病情进展快，症状与卵巢恶性肿瘤的表现相似，扩散方式难以预料，它可以实体瘤形式增殖进展，早期症状较少见，常在晚期出现，此患者符合这些特点，但需剖腹探查进一步明确诊断。

3. *妊娠合并卵巢良性肿瘤*　患者多无症状，肿瘤较小。检查时见腹部膨隆，肿块多为囊性，表面光滑，活动良好，无活动性浊音。肿瘤继续长大占满盆、腹腔时，可出现尿频、便秘、气急、心悸等症状。本病例与上述症状不符，故可排除。

目前，患者为妊娠中期，病情随时有恶化的可能，应该尽快完善相关检查，请外科医师会诊，已明确诊断。同时动态观察患者的病情变化、密切观察胎心的变化。如有病情恶化者及时行剖腹探查术。

主任医师

同意以上分析，依据患者病史和实验室检查，首先考虑妊娠合并右侧卵巢恶性肿瘤。肿瘤的某些临床症状影响进食、肿瘤的消耗增多、孕妇发现肿瘤后的精神压力加剧等均可能造成孕妇的营养不良，从而影响胎儿在宫内的发育，严重时诱发流产、早产、胎儿生长受限、低体重儿的出生、低体重儿的发生率增加，围生儿死亡率高；肿瘤的手术治疗诱发流产和早产；妊娠期化疗可以造成胎儿畸形、胎儿发育迟缓和流产；放射治疗有可能诱发未来儿童与成人的白血病和肿瘤。至今仍未形成一个确定的治疗方案，对孕期的处理仍有许多的疑问，如终止妊娠是否是必须的；妊娠是否会加快肿瘤的进展；延期治疗是否会影响母体的预后等。关于妊娠合并卵巢恶性肿瘤的并发症、妊娠是否继续、分娩方式的选择及患者的预后等也是研究的热点。目前国内外关于妊娠期恶性肿瘤的治疗文献报道多以个案报道为主，缺乏大样本的调查。诊断：B 超检查简便、安全、无创，可作为辅助诊断的首选检查方法。患者应尽快完善各项辅助检查，并请外科医师急会诊。同时动态观察患者的病情变化，密切监测胎心。患者为妊娠中期，应给予常规保胎，促进胎肺成熟治疗，防止流产、早产的发生。

•第一次查房医嘱•

长期医嘱	临时医嘱
产科一级护理	血常规
暂禁饮食	凝血功能
左侧卧位	血型

续表

长期医嘱	临时医嘱
注意腹痛情况	血生化肝功能
自数胎动 1 小时　tid	肾功能
听胎心　tid	心电图
低流量吸氧 30 分钟　tid	尿常规
测血压、脉搏　q2h	肿瘤标志物
地塞米松　6mg　im　bid×2d	腹部 B 超
	产科 B 超
	请普外科急会诊
	乳酸林格液　1000ml　ivgtt
	5%葡萄糖注射液　250ml+25%硫酸镁注射液　20ml ivgtt（1～2 小时滴注完毕）
	5%葡萄糖注射液　500ml+25%硫酸镁注射液　40ml ivgtt（6～8 小时滴注完毕）

【第二次查房】（入院 1 天后）

住院医师

患者病情相对稳定，T 37℃，P 85 次/分，R 20 次/分，BP 115/70mmHg。查体未及宫缩。入院后检验结果回报：血常规示 RBC 2.98×10^{12}/L，Hb 78g/L，WBC 4.0×10^{9}/L，N 68，PLT 190×10^{9}/L；肝功能：血清天冬氨酸氨基转移酶浓度 46U/L；血清丙氨酸氨基转移酶浓度 36U/L；碱性磷酸酶 281U/L；甲胎蛋白 87.29mg/ml。妇科 B 超：右侧腹部可见 26.9cm×11.7cm，无强光团回声，边界尚规整，其内可见密集光点回声，肝肾间隙可见大片游离无回声区，最大深度 7.9cm。提示：单活胎头位，腹盆腔巨大实质性肿块、腹水。

主治医师

患者目前病情相对稳定，普外科医师会诊，目前患者诊断仍不明确，但是可以确定该患者的肿物为恶性肿物，建议在保胎的前提下行剖腹探查，明确诊断。

主任医师

妊娠合并恶性肿瘤的妊娠期处理应在遵循肿瘤治疗原则的基础上根据肿瘤分期、妊娠周数、患者意愿制订出个性化的方案。肿瘤对妊娠分娩的直接影响；肿瘤的某些临床症状影响进食、肿瘤的消耗增多、孕妇发现肿瘤后的精神压力加剧等均可能造成孕妇的营养不良，从而影响胎儿在宫内的发育，严重时诱发流产、早产、胎儿生长受限、低体重儿的出生、低体重儿的发生率增加，围生儿死亡率高；肿瘤的手术治疗诱发流产、早产；妊娠期化疗可以造成胎儿畸形、胎儿发育迟缓和流产；放射治疗有可能诱发未来儿童与成人的白血病和肿瘤。

本例患者为妊娠中期，病情相对稳定，肿物性质还未明确。应在保胎的前提下行剖腹探查术。之后再进一步制订治疗方案。积极术前准备，但手术可能引起患者的流产、早产，应该做好这方面的准备。

手术麻醉多采用硬膜外麻醉，对于病情危重、休克者，采用全身麻醉比较安全。术后应继续应用大量抗生素及抑制宫缩治疗。外科医师和产科医师应协助对患者进行治疗。

•第二次查房医嘱•

长期医嘱	临时医嘱
	术前准备
	术区备皮
	配血，浓缩红细胞 4U
	术前留置尿管

【随访及预后】

入院第 2 天行腹部探查手术，术中发现右卵巢肿大约 27cm×12cm×10cm，实性，包膜完整，左卵巢正常大小，大网膜、阑尾、子宫表面及陶氏腔无明显病灶，术中行右侧卵巢切除+右侧附件切除，并引流出腹腔渗出液 3500ml。术后腹水送检，镜下见较多红细胞，少许淋巴细胞及退变之中的中性粒细胞，未见明显异形细胞；右卵巢送病理检查，提示：右卵巢非霍奇金淋巴瘤（NHL）。术后患者一般情况尚好，无腹痛、发热，伤口Ⅱ级愈合，胎心好，因家属拒绝化疗出院。术后两个半月因盆腔再次发现肿块以淋巴瘤复发再入院，住院期间顺利分娩一子，因经济困难放弃化疗。

【专家评析】

淋巴瘤是免疫系统的实体性恶性肿瘤，发生机制尚不清楚，某些病毒感染或造成免疫功能低下的因素等与此病发生有关。非霍奇金淋巴瘤是原发于淋巴结或淋巴组织的恶性肿瘤，但它也可侵犯全身组织器官，习惯称为淋巴结外病变。国外文献中记载，结外淋巴瘤占全部恶性淋巴瘤的 24%左右，其中 NHL 占 50%～90%，国内资料报道结外淋巴瘤 NHL 占 84%，可见结外淋巴瘤较多见。临床上 NHL 多发部位以口咽淋巴环及胃肠道最多，生殖系统可见于睾丸、乳房，但发生在卵巢部位报道较少。

妊娠对恶性肿瘤的影响：妊娠期的巨大生理性改变对恶性肿瘤可能会产生一些影响：妊娠期特殊的生理性的改变可能会掩盖了肿瘤的病情造成肿瘤的误诊、漏诊而延误肿瘤的治疗；妊娠对某些恶性肿瘤具有促进其发生发展的作用；妊娠期盆腔丰富的血流和淋巴引流为恶性肿瘤细胞的生长创造了有利的条件，但目前还没有研究结果证实妊娠期会加速肿瘤细胞的生长、种植和播散。

恶性肿瘤对妊娠同样有着重要影响：肿瘤对妊娠分娩的直接影响；肿瘤的某些临床症状影响进食、肿瘤的消耗增多、孕妇发现肿瘤后的精神压力加剧等均可能造成孕妇的营养不良，从而影响胎儿在宫内的发育，严重时诱发流产、早产、胎儿生长受限、低体重儿的出生、低体重儿的发生率增加，围生儿死亡率高；肿瘤的手术治疗诱发流产、早产；妊娠期化疗可以造成胎儿畸形、胎儿发育迟缓和流产；放射治疗有可能诱发未来儿童与成人的白血病和肿瘤。

妊娠合并恶性肿瘤的妊娠期处理应在遵循肿瘤治疗原则的基础上根据肿瘤分期、妊娠周数、患者意愿制订出个性化的方案。对孕期的处理仍有许多的疑问，如终止妊娠是否是必须的；妊娠是否会加快肿瘤的进展；延期治疗是否会影响母体的预后等。关于妊娠合并卵巢恶性肿瘤的并发症、妊娠是否继续、分娩方式的选择及患者的预后等也是研究的热点。目前国内外关于妊娠期恶性肿瘤的治疗文献报道多，以个案报道为主，缺乏大样本的调查。

患者在手术中看到右卵巢明显增大，呈实性肿块，切除后病理证实为 NHL（弥漫型）。NHL 的特点是病情进展快，扩散方式难以预料，它可以实体瘤形式增殖进展，早期症状较少见，常在晚期出现，此患者符合这些特点。

（王永红　王静芳）

第 12 章
妊娠合并内分泌系统疾病

第一节 妊娠糖尿病

【病史摘要】

1．入院时情况 患者女性，34 岁，因“停经 10 个月，发现血糖升高 1 天”于 2013 年 5 月 25 日入院。LMP：2012 年 7 月 26 日，EDC：2013 年 5 月 3 日。停经 70 天时出现早孕反应，停经 6 月余出现胎动，妊娠期无腹痛及阴道出血，无头晕、眼花及心悸，无多饮、多食、多尿。于 1 个月前出现双下肢水肿。妊娠期未做系统产检。于昨日在当地医院检查时发现餐后 40 分钟血糖为 20mmol/L，建议转上级医院治疗，遂今日入住本院。

2．既往史 否认高血压、糖尿病病史，无肝炎、结核病史，无手术及外伤史，无食物、药物过敏史，预防接种史不详。

3．月经、婚育史 患者平素月经不规律，15 岁初潮，月经周期 40～70 天，经期 5～6 天，无痛经。24 岁结婚，G_1P_1，丈夫及女儿均体健。

4．体格检查 T 36.7℃，P 104 次/分，R 20 次/分，BP 120/80mmHg。发育正常，营养中等，孕妇步态，表情自如，查体合作。双眼睑无水肿，巩膜无黄染，结膜无充血，双肺呼吸音清，心界不大，心率 104 次/分，律齐，未闻及杂音。妊娠腹型，全腹无压痛及反跳痛，双下肢水肿（++），四肢活动自如。

5．产科检查 腹围 116cm，宫高 42cm，可触及不规律宫缩，左枕前，胎心率 136 次/分，骨盆外测量正常，肛诊：宫口扩张 1cm，先露位于 S^{-3}，胎儿估计 3600g。

6．辅助检查 即刻血糖 14.93mmol/L，尿糖（++++），尿蛋白（++），血常规示 WBC 9.47×10^9/L，N 0.77，糖化血红蛋白 9.5%。产科彩超：宫内妊娠单活胎，双顶径 94.8mm，股骨长度 69.4mm，胎盘Ⅲ级，羊水测量 4 个象限分别为 58.2mm、82.8mm、44.2mm、75.3mm。

7．入院诊断 G_2P_1，宫内妊娠 39^{+1} 周；左枕前；羊水过多；妊娠期糖尿病。

【第一次查房】

住院医师

汇报病史如上。本病例特点：①育龄妇女，停经9个月；停经6月余出现胎动活跃至今；平素无多饮、多食、多尿；②于1日前体检时发现餐后40分钟血糖达20mmol/L；③体格检查：腹围116cm，宫高42cm；④产科彩超示羊水指数26cm，提示羊水过多；⑤辅助检查提示即刻血糖14.93mmol/L，尿糖(++++)，糖化血红蛋白9.5%。考虑为G_2P_1宫内妊娠39^{+1}周，左枕前，妊娠期糖尿病（gestational diabets mellitus，GDM），羊水过多。现患者已有不规律宫缩，肛诊宫口开大1cm，宫颈管未消失。诊断是否成立？选择何种分娩方式？请上级医师给予指导。

主治医师

本例患者为妊娠晚期孕妇，平时未做系统产前检查，于随机检查时发现餐后血糖过高，应考虑以下疾病。

1. *妊娠糖尿病* 是指妊娠前糖代谢正常或潜在糖耐量减退，妊娠期才出现或发现糖尿病的一类患者，该类患者的糖代谢多数于产后能恢复正常。该患者妊娠期第一次发现餐后血糖异常，平时无多饮、多食、多尿的临床表现，高度可疑妊娠期糖尿病。

2. *妊娠合并糖尿病* 该类患者妊娠前已有糖尿病，多有肥胖、多饮、多食、多尿等症状，部分患者有家族史，而该患者无明显多饮、多食、多尿的临床表现，既往是否患有糖尿病不详，无明确的家族史，虽然不支持妊娠合并糖尿病，但也不能完全除外。

主任医师

同意以上分析，依据患者病史，结合辅助检查首先考虑妊娠糖尿病，妊娠糖尿病的筛查方法：①50g葡萄糖负荷试验（50g glucose challenge test，GCT）。②75g葡萄糖耐量试验（75g oral glucose tolerance test，OGTT）。GCT 1小时血糖浓度≥7.8mmol/L而＜11.2mmol/L的孕妇需要进一步做OGTT明确诊断。GCT 1小时血糖浓度大于11.1mmol/L的孕妇应首先查空腹血糖（fasting blood glucose，FBG）浓度，FBG≥5.8mmol/L，即可确诊妊娠糖尿病。③妊娠糖尿病的诊断标准：符合下述任何一项标准即可诊断为妊娠糖尿病。①妊娠期任何两次或两次以上FBG≥5.8mmol/L；②GCT 1小时血糖浓度≥11.1mmol/L，FBG≥5.8mmol/L；③OGTT各点血糖两项或两项以上达到或超过以下标准。美国NDDG标准：空腹及服葡萄糖后1小时、2小时、3小时血糖浓度分别为5.8mmol/L、10.6mmol/L、9.2mmol/L、8.1mmol/L；美国糖尿病协会（ADA）推荐标准：空腹及服葡萄糖后1小时、2小时血糖浓度分别为5.3mmol/L、10.0mmol/L、8.6mmol/L。

其次，应考虑到妊娠期糖尿病对母儿的危害。

1．孕妇的并发症

（1）巨大儿：妊娠糖尿病中巨大儿的发生率明显升高，达 25%～40%。巨大儿与妊娠中、晚期孕妇血糖水平呈正相关，巨大儿若经阴道分娩则肩难产概率增加而导致产伤发生。

（2）剖宫产概率增加，巨大儿或胎儿体重相对较大时可致相对头盆不称，而致产程阻滞者，或因血糖过高而引起的胎盘血管病变而导致胎儿宫内窘迫者，以剖宫产术终止妊娠。

（3）早产。

（4）妊娠糖尿病孕妇的产后 5～16 年，有 17%～63%将发展为 2 型糖尿病。

2．围生儿的并发症

（1）新生儿呼吸窘迫综合征：胎儿高胰岛素血症具有拮抗糖皮质激素的作用，而妊娠期糖皮质激素有促进肺Ⅱ型表面活性物质的合成及释放作用，妊娠糖尿病的胎儿的肺表面活性物质产生和分泌减少，导致胎儿肺成熟延迟，新生儿呼吸窘迫综合征的发生增加。

（2）新生儿低血糖：由于胎儿高胰岛素血症存在，新生儿离开母体高血糖环境后，若不及时补充糖，新生儿发生低血糖的概率为 30%～50%，主要发生在产后 12 小时内。

（3）新生儿红细胞增多症：胎儿慢性缺氧诱导红细胞生成素增加，刺激胎儿骨髓外造血而引起红细胞生成增多，导致新生儿红细胞增多症的发生率高达 30%。新生儿出生后大量红细胞破坏，胆红素产生增加，造成新生儿高胆红素血症。

（4）新生儿肥厚性心肌病：发生率为 10%～20%，原因不明，见于血糖控制不好的孕妇分娩的巨大儿。仅有少数新生儿表现有呼吸困难，严重者会发生心力衰竭，多数新生儿的心脏扩大能恢复正常。

（5）新生儿低钙血症、低镁血症：发生率为 30%～50%，主要发生在产后 24～72 小时，多数是无症状者。

（6）肾静脉血栓：极少见，发生原因不明，新生儿死亡率极高。

（7）新生儿远期并发症：糖尿病母亲子代肥胖症概率增加，巨大儿成年后 2 型糖尿病发病增多。

由于该患者妊娠期未做系统检查，仅于一天前发现餐后血糖升高，目前已有不规律宫缩，处理中首先要注意宫缩情况，孕妇为经产妇，骨盆外测量无异常，胎儿估计 3600g，可以严密观察下经阴道试产，如果产程中出现产程阻滞或胎心异常则必要时行剖宫产术终止妊娠。其次监测血糖变化以明确诊断，在治疗过程中如果输注葡萄糖要同时使用胰岛素拮抗。

☆☆☆☆

•第一次查房医嘱•

长期医嘱	临时医嘱
产科产前护理常规	急查血细胞分析五分类
二级护理	急查尿液分析+沉渣镜检
糖尿病饮食	急查肾功能+离子+即刻血糖
左侧卧位	急查血凝系列
自数胎动　1 小时　tid	急查心电图
低流量吸氧　30 分钟　tid	胎心监护 30 分钟
听胎心　每小时 1 次	肝功能+空腹血糖
测血压　qd	术前免疫
监测 7 段血糖	糖化血红蛋白
	血型

【第二次查房】（入院后第 2 天）

住院医师

入院后给予指导饮食，于昨日晚餐前血糖浓度为 8.7mmol/L，餐后 2 小时血糖浓度 11.2mmol/L，今晨空腹血糖浓度 7.6mmol/L，糖化血红蛋白 9.5%。患者于今日凌晨 5 时自然临产，上午 10 时宫口开大 3cm，行人工破膜，11 时 30 分宫口开大 4cm，宫缩乏力，给予 0.5%缩宫素静脉滴注，宫缩渐增强，于 15 时 30 分行内诊，宫口仍开大 4cm，产瘤形成 3cm×3cm 大小，胎方位不清，先露部位于 S^{-2}，宫缩 30～40 秒/（2～3）分，宫缩时先露无明显下降。

主治医师

入院后已通过饮食控制血糖水平，并已有明显效果。自然临产后，目前于活跃期出现宫口扩张阻滞，考虑可能有相对头盆不称，需要行剖宫产术终止妊娠。

主任医师

妊娠期糖尿病并不是剖宫产术指征，但如果出现产程阻滞，则需要行剖宫产术终止妊娠。妊娠糖尿病剖宫产术中要注意以下几个方面。①产后出血：由于胎儿巨大，子宫过度扩张，致宫缩乏力。②感染问题：由于血糖过高，术中及术后极易合并感染，部分患者会出现感染难以控制，尤其注意避免切口感染。严格无菌操作及合理使用抗生素。③新生儿低血糖：主要发生在产后 12 小时内，由于胎儿高胰岛素血症存在，新生儿离开母体高血糖环境后，若不及时补充糖新生儿会发生低血糖。新生儿出生后适当补充糖水。④妊娠糖尿病患者胎儿肺发育及功能较差，注意新生儿呼吸功能障碍。⑤合理使用胰岛素。⑥术后继续降血糖治疗。⑦手术麻醉可选择腰麻或硬膜外麻醉。

•第二次查房医嘱•

长期医嘱	临时医嘱
	术前准备 术区备皮 配浓缩红细胞 4U 术前留置尿管

【随访及预后】

即刻在腰麻下行下腹部横切口子宫下段剖宫产术，术中剖出一女婴，体重3890g。术后予以预防感染、降血糖治疗及控制饮食，第 6 天切口拆线，甲级愈合，空腹血糖浓度 6.1mmol/L。

【专家评析】

妊娠糖尿病是产科常见并发症，其发生率占妊娠合并糖尿病的 90%，妊娠糖尿病孕妇血糖升高主要发生在妊娠中、晚期，此时胎儿组织、器官已发育成熟，所以妊娠糖尿病孕妇的胎儿畸形及自然流产发生率并不增加。但早期诊断的妊娠糖尿病，尤其伴空腹血糖升高者，其胎儿畸形及自然流产的发生与糖尿病合并妊娠者相近。

随着对 GDM 的认识提高，重视糖尿病的筛查，可以提高妊娠糖尿病的诊断，进而能更好地控制孕妇的血糖及加强胎儿监测，孕产妇的合并症明显减低，围生儿死亡率明显下降。妊娠糖尿病者一般应等待接近预产期才终止妊娠，即妊娠38～39 周后终止妊娠。

重视妊娠糖尿病产后随访，妊娠糖尿病患者将来发生显性糖尿病及糖耐量异常概率明显增加，再次妊娠时妊娠糖尿病复发概率增多，产后定期随访可以及时发现糖尿病并治疗。

（郝晓莹）

第二节　妊娠合并糖尿病

【病史摘要】

1. 入院时情况　患者女性，32 岁，主因“停经 8 月余，水肿 6 个月，发现血压升高伴头痛 5 天”于 2012 年 8 月 6 日入院。患者于 2 年前在当地医院诊断为糖尿病，平素口服格列本脲片，每天 2 次，一次一片，血糖控制在 9.0～13.0mmol/L，于 2011 年 11 月因妊娠自行停药，之后未再服用其他药物。LMP：2011 年 11 月 11 日，EDC：2012 年 8 月 18 日，于停经 40 余天时，出现轻微恶心，妊娠 4 个月时出现胎动活跃至今，于 6 个月前出现双下肢水肿，休息后不缓解，渐延及全身，不伴恶心、呕吐及头晕眼花，未予以重视，于 5 天前因头痛在当地医院检查，发现血压升高达 175/105mmHg，予以口服硝苯地平缓释片每天 2 次，每次 20mg，现为进一步诊治入住我院，自发病以来，无恶心、呕吐，无视物模糊，精神食欲可，大小便正常。

2．既往史　无高血压病史，无肝炎、结核病史，无手术及外伤史，无食物、药物过敏史，预防接种史不详。

3．月经、婚育史　患者平素月经规律，15 岁初潮，月经周期 28～30 天，月经期 4～5 天，无痛经。18 岁结婚，夫长 7 岁，G_2P_1，2004 年足月分娩一女婴，体重 4800g，因难产致新生儿臂神经丛损伤。

4．体格检查　T 36.4℃，P 84 次/分，R 20 次/分，BP 150/120mmHg。发育正常，营养中等，表情自如，查体合作。全身皮肤无黄染，全身浅表淋巴结无肿大，头颅五官未见畸形，双眼睑无水肿，巩膜无黄染，结膜无充血，鼻无流涕，口唇无发绀，伸舌居中，颈软无抵抗，气管居中，甲状腺无肿大，双肺呼吸音清，心界不大，心率 84 次/分，律齐，未闻及病理性杂音。妊娠腹型，全腹无压痛及反跳痛，四肢活动自如，全身水肿（+++），神经生理反射存在，病理征未引出。

5．产科检查　腹围 112cm，宫高 40cm，未触及宫缩，左枕前。胎心率 132 次/分。骨盆外测量正常。肛诊：宫口未扩张，先露位于 S^{-3}，胎儿估计 3800g。

6．辅助检查　尿蛋白（+），尿糖（+）。

7．入院诊断　①G_3P_1，宫内妊娠 38^{+2} 周待产；②左枕前；③子痫前期重度；④糖尿病合并妊娠；⑤不良产史。

【第一次查房】

住院医师

汇报病史如上，本病例特点：①患者女性，32 岁，生育年龄。②于 2 年前在当地医院诊断为糖尿病，平素口服格列本脲片，每天 2 次，一次一片，血糖控制在 9.0～13.0mmol/L，于 2011 年 11 月因妊娠自行停药。③患者平素月经规律，月经周期 28～30 天，月经期 4～5 天，LMP：2011 年 11 月 11 日，EDC：2012 年 8 月 18 日。④于 6 个月前出现双下肢水肿，休息后不缓解，渐延及全身。⑤于 5 天前因头痛在当地医院检查，发现血压 175/105mmHg，予以口服硝苯地平缓释片每天 2 次，每次 20mg。⑥查体：BP150/120mmHg，全身水肿（+++）。产科检查：腹围 112cm，宫高 40cm，未触及宫缩，左枕前。胎心率 132 次/分，骨盆外测量正常。肛诊：宫口未扩张，先露位于 S^{-3}，胎儿估计 3800g。⑦尿蛋白（+），尿糖（+）。

目前考虑诊断为：①G_3P_1，宫内妊娠 38^{+2} 周，待产；②左枕前；③子痫前期重度；④妊娠合并糖尿病；⑤不良产史。

主治医师

结合病史、体格检查及辅助检查，诊断首先要考虑子痫前期重度及妊娠合并糖尿病，而且子痫前期重度的发生是在妊娠合并糖尿病的基础上发展而来的，而后者需要与妊娠糖尿病鉴别。

妊娠糖尿病是指妊娠期首次发现或发生的糖代谢异常，主要包括以下几种情况：①妊娠前无糖耐量降低或临床三多一少症状者。②曾有妊娠糖尿病史，产后已恢复正常，且持续随诊糖耐量正常者。③曾因其他原因引起过血糖高或糖耐量异常，但已经完全恢复正常者。④因无症状而未被发现的早期糖尿病，于妊娠期筛查发现糖耐量异常或出现临床症状者。妊娠糖尿病产后多可恢复正常，其中约 1/3 的患者在 5～10 年后发展为非胰岛素依赖型糖尿病，而最终发展为非胰岛素依赖型糖尿病的患者可达 60%。

妊娠合并糖尿病是指妊娠前即已发现糖耐量降低或有明确的糖尿病史者，其中包括胰岛素依赖型和非胰岛素依赖型 2 种。

结合以上考虑该患者为妊娠合并糖尿病。

主任医师

同意以上分析，诊断明确，进一步要考虑治疗、终止妊娠的问题及可能发生的并发症问题。治疗既要控制血糖水平，避免并发症的发生，又要兼顾子痫前期重度的治疗。

妊娠合并糖尿病常见的并发症有以下几种。

1. *糖尿病酮症酸中毒昏迷* 为糖尿病急性并发症，当糖尿病患者遇有急性应激情况，如各种感染、急性心肌梗死、脑血管意外等时，体内糖代谢紊乱加重，脂肪分解加速，尿酮体阳性，称为糖尿病酮症。当酮体进一步积聚，蛋白质分解，酸性代谢产物增多使血 pH 下降，则产生酸中毒，称为糖尿病酮症酸中毒。

2. *糖尿病高渗性昏迷* 糖尿病未及时诊断治疗以至于发展至糖尿病高渗性昏迷，此外口服噻嗪类利尿药、糖皮质激素，甲状腺功能亢进、严重灼伤、高浓度葡萄糖治疗引起失水过多、血糖过高，各种严重呕吐、腹泻等疾病引起严重失水等也可使糖尿病发生高渗性昏迷。

3. *糖尿病乳酸性酸中毒* 乳酸是葡萄糖的中间代谢产物。葡萄糖的分解代谢包括葡萄糖的有氧氧化和葡萄糖的无氧酵解。前者是葡萄糖在正常有氧条件下彻底氧化产生二氧化碳和水，它是体内糖分解产能的主要途径，大多数组织能获得足够的氧气以供有氧氧化之需而很少进行无氧糖酵解；而后者是在无氧条件下葡萄糖分解成为乳酸。

4. *胰岛素低血糖症性昏迷* 多见于 1 型糖尿病中脆性型或 2 型糖尿病中、重型。一般由于胰岛素剂量过大，特别当糖尿病孕妇处于呕吐、腹泻，或饮食太少，以及产后期时。

终止妊娠的问题从母亲及胎儿两方面考虑，①母体方面：如糖尿病经治疗后不能有效地控制血糖时，或伴有重度子痫前期、羊水过多、眼底动脉硬化、肾功能减退时，应考虑终止妊娠；②胎儿方面：胎儿窘迫、胎儿生长受限，严密监护下适时终止妊娠，必要时了解胎肺成熟情况，完成促胎肺成熟。妊娠合并糖尿病胎儿通常在妊娠 36～38 周时死亡，因此为了使胎儿在子宫内死亡的发生率减至最

☆☆☆☆

低限度，一般认为需要在 37 周左右终止妊娠。有报道认为属于 White 分类 A 级无并发症者可等待足月自然分娩。

目前孕妇已妊娠 38 周余，同时合并有子痫前期重度，要尽快终止妊娠，目前给予全面检查，控制血糖水平，同时给予解痉、降压等对症治疗。

•第一次查房医嘱•

长期医嘱	临时医嘱
产科产前护理常规	急查血细胞分析五分类
二级护理	急查尿液分析+沉渣镜检
糖尿病饮食	急查肾功+离子+即刻血糖
左侧卧位	急查血凝系列
自数胎动 1 小时　tid	急查心电图
低流量吸氧 30 分钟　tid	胎心监护 30 分钟
听胎心每小时 1 次	肝功能+空腹血糖
测血压　qd	术前免疫
监测七段血糖	糖化血红蛋白
硝苯地平缓释片　20mg　bid	血型
记录 24 小时出入量	产科彩超
	请眼科会诊
	请内分泌科会诊
	10%葡萄糖注射液　250ml+25%硫酸镁注射液 20ml+胰岛素注射液　5U　ivgtt　1～2 小时
	10%葡萄糖注射液　500ml+25%硫酸镁注射液 40ml+胰岛素注射液　10U　ivgtt　6～8 小时

【第二次查房】（入院 18 小时）

住院医师

患者精神好，食欲好，睡眠可，无头晕、眼花，无腹痛及阴道流水，自觉胎动如常。查体：T 36.3℃，P 82 次/分，R 20 次/分，BP 167/97mmHg，双肺呼吸音清，下腹膨隆，无压痛及反跳痛，未触及宫缩，胎心率 143 次/分，心电图正常，产科彩超提示宫内妊娠单活胎、胎儿胎盘循环阻力增高、羊水偏多。胎心监护：NST 可疑。血常规正常，尿蛋白（+），尿糖（+），肝功能、肾功能正常，白蛋白低下（24.8g/L），即刻血糖浓度 14.2mmol/L，空腹血糖浓度 7.6mmol/L，糖化血红蛋白 9.6%，离子系列正常，眼底检查提示高血压眼底Ⅱ期，内分泌科会诊意见：①糖尿病饮食；②监测七段血糖；③必要时加用胰岛素。请上级医师指导下一步治疗。

主治医师

患者现已妊娠 38 周以上，胎儿已成熟同时合并糖尿病及子痫前期重度，胎儿随时可能胎死宫内，母体随时可能因血压过高而发生心脑血管意外，随时可能发生肝衰竭、肾衰竭、凝血功能障碍，随时可能发生糖尿病酮症酸中毒，因此需要尽快终止妊娠，但目前宫颈条件不成熟，胎儿估计＞3800g，前次有不良产史，因此是否考虑剖宫产术终止妊娠，请上级医师指示。

主任医师

分娩方式的选择，糖尿病程度较轻，用药后获得控制，情况稳定，胎盘功能良好，胎儿不过大，则可妊娠至足月，经阴道分娩。糖尿病患者决定引产或经阴道分娩者，当产程达 12 小时应结束分娩，除非确定在其后 4 小时内能经阴道分娩。因为产程超过 16 小时，孕妇的糖尿病就难于控制，有发生酮症酸中毒的可能。分娩过程中要密切观察胎儿情况，必要时宜采用剖宫产术结束分娩。如果糖尿病病史在 10 年以上，病情比较严重，胎儿过大，有相对性头盆不称，胎盘功能不良，有死胎或死产史，引产失败者应考虑剖宫产术。

糖尿病孕妇行剖宫产术时应注意糖尿病酮症酸中毒的发生，糖尿病患者遇有急性应激情况，如手术、各种感染时，体内糖代谢紊乱加重，脂肪分解加速，尿酮体阳性，先是糖尿病酮症。当酮体进一步积聚，蛋白质分解，酸性代谢产物增多使血 pH 下降，则产生酸中毒，最后导致糖尿病酮症酸中毒。

糖尿病孕妇新生儿娩出时应有新生儿专科医师在场，因为这些婴儿常有窒息，需要吸黏液、气管插管和加压用氧。婴儿应尽量少暴露，注意保暖，以预防体温过低。产时有缺氧，出生时 Apgar 评分低的婴儿应送重症监护室。隔 2 小时取毛细管血测血细胞比容和血糖。使血糖维持在 2.2mmol/L（40mg/dl）以上。如果血细胞比容＞0.70（70%），可经外周静脉抽出 5%～10%血液，换入等容量的血浆。婴儿出现肌张力减低、四肢躁动、发绀、窒息或惊厥时，应测定血钙浓度、血镁浓度、血糖浓度和血细胞比容。有严重产伤的婴儿，每天分 3 次给予苯巴比妥 2.5～5mg/kg，以防严重黄疸。胆红素水平超过 170μmol/L 时需要进行光疗。出生后 1 小时喂葡萄糖水 10～30ml，以后每 4 小时 1 次，连续 24 小时，必要时给予 10%葡萄糖溶液，每天 60ml/kg，静脉滴注。产后 24 小时开始哺乳。

•第二次查房医嘱•

长期医嘱	临时医嘱
	定于即刻在腰麻下行子宫下段剖宫产术
	术前准备
	术区备皮
	配浓缩红细胞 4U
	术前留置尿管

【随访及预后】

患者于当日在腰麻下行子宫下段剖宫产术，术中剖出一女婴，体重 4300g，术中出血 300ml，术后给予控制饮食、监测血糖、解痉、降压、镇静等对症治疗，切口 7 天拆线，嘱出院后继续检测血压及血糖变化。

【专家评析】

1．妊娠合并糖尿病的处理重点在于预防，以下几点可以参考。

（1）应严密监测糖尿病孕妇的血压、肝功能、肾功能、心功能、视网膜病变及胎儿健康情况，最好在妊娠前即开始监测血糖。

（2）妊娠前有效控制糖尿病，因为胎儿最严重的畸形是发生在孕早期 6～7 周。

（3）避免酮症的发生，主食每天应吃 300～400g，分 5～6 次吃，少量多餐并多次胰岛素注射。

（4）妊娠期糖尿病应勤查血糖，及时增减胰岛素用量。

（5）妊娠后合并糖尿病的孕妇，及早进行治疗。

（6）密切监测胎儿大小。

关于口服降糖药物在妊娠期的应用：近年来研究发现，第二代磺脲类降糖药格列本脲（优降糖），于胎儿器官形成后使用并不增加胎儿先天性异常的发生率，目前 FDA 还没有批准用于孕妇，建议做大样本研究。

2．产时及产褥期胰岛素的应用需注意下述几点。

（1）产时孕妇血糖水平与新生儿低血糖发生密切相关，严格控制产时血糖，产程中停用所有皮下注射胰岛素，产程中每 1～2 小时监测一次血糖，胰岛素采用输液泵输注更准确，ACOG 建议产程中的胰岛素应用见下表。

血糖（mg/dl）	胰岛素量（U/h）	点滴液体（125ml/h）
＜100	0	含 5%葡萄糖乳酸林格液
100～140	1.0	含 5%葡萄糖乳酸林格液
140～180	1.5	生理盐水
181～220	2.0	生理盐水
＞220	2.5	生理盐水

（2）产后因体内分泌拮抗胰岛素的激素量急剧减少，体内胰岛素需要量明显减少，产后胰岛素用量要根据产后血糖水平调整，通常减少至产前用量的 1/3，若不能进食，静脉补液葡萄糖总量在 120～150g，并按比例加入胰岛素。

（3）哺乳能减少胰岛素的用量，鼓励糖尿病孕妇哺乳。

（郝晓莹）

第三节　妊娠合并甲状腺功能减退

【病史摘要】

1．入院时情况　患者女性，27 岁，因“停经 9 个月，双下肢水肿 1 月余，加重伴头痛 2 天”于 2012 年 6 月 24 日非急诊入院。LMP：2011 年 9 月 22 日。EDC：2012 年 6 月 29 日。停经 40 天自测尿妊娠试验为阳性，妊娠早期无明显恶心呕吐，妊娠 4 月余出现胎动，活跃至今，妊娠期顺利，无低热、乏力等不适。于 1 个月前出现双下肢水肿，近 2 日水肿明显加重并出现头痛，昨日就诊于当地医院发现血压升高 160/110mmHg，尿蛋白（++），为进一步诊治入住本院。

2. 既往史　发现甲状腺功能低下 1 年余，每天口服甲状腺素片 1/4 片。否认既往高血压、糖尿病等病史。

3. 月经、婚育史　患者平素月经规律，14 岁初潮，月经周期 30 天，经期 2～3 天，无痛经，26 岁结婚，夫长 3 岁，G_0P_0。

4. 体格检查　T 36.9℃，P 96 次/分，R 20 次/分 BP 150/100mmHg，发育正常，营养中等，精神较差，查体合作。双眼睑水肿，巩膜无黄染，结膜无充血，颈软无抵抗，气管居中，甲状腺无肿大，双肺呼吸音清，心界不大，心率 104 次/分，律齐，未闻及杂音。妊娠腹型，全腹无压痛及反跳痛，肝脾未及，双下肢水肿（++），四肢活动自如。生理反射存在，病理征未引出。

5. 产科检查　宫高 33cm，腹围 96cm，左枕前，胎心率 134 次/分，无宫缩，骨盆外测量各径线正常，肛诊宫口未开，估计胎儿体重 3100g。

6. 辅助检查

（1）产科彩超（入院当日）：宫内妊娠，单活胎。胎儿双顶径 92.5mm，股骨长度 70.1mm，羊水：16.3mm/0mm/29.4mm/37.5mm。

（2）尿蛋白（++）。白蛋白 30.4g。部分凝血活酶时间 14.5 秒（缩短），纤维蛋白原 5.20g/L（略升高）。

7. 入院诊断　G_1P_0，宫内妊娠 39^{+2} 周，待产，左枕前，妊娠合并甲状腺功能减退（甲减），子痫前期重度。

【第一次查房】（入院时）

住院医师

汇报病史如上。本病例特点：育龄期妇女，停经 39^{+2} 周；1 个月前出现双下肢水肿，近 2 天加重伴头痛，昨日发现血压升高 160/110mmHg 及尿蛋白（++）；入院体格检查发现血压 150/100mmHg，双下肢水肿（++）；辅助检查：尿蛋白（++）；既往于 1 年前发现有甲状腺功能减退并长期服用甲状腺素片。考虑为妊娠合并甲状腺功能减退（以下简称甲减）、子痫前期重度。以上诊断是否成立？选择何种方式终止妊娠？请上级医师给予指导。

主治医师

1. 妊娠合并甲减的症状　最常见的有疲乏、软弱、无力、嗜睡、神情淡漠、情绪抑郁、反应缓慢。还可出现脱发、皮肤干燥、出汗少，虽食欲差但体重仍有增加。肌肉强直疼痛，可能出现手有疼痛与烧灼感，或麻刺样感觉等症状，心搏缓慢而弱，心音降低，少数有心悸、气促，声音低沉或嘶哑，深腱反射迟缓期延长。体征为行动、言语迟钝，皮肤苍白、干燥、无弹性，晚期皮肤呈凹陷性水肿，毛发稀少干枯，无光泽。甲状腺呈弥漫性或结节状肿大。

2．妊娠合并甲减主要见于下述 3 种情况

（1）甲减原发于幼年或青春期，经治疗后妊娠。

（2）甲减原发于成年期，经治疗后而妊娠。

（3）甲状腺功能亢进、腺瘤经放射治疗或手术后继发甲减，经治疗而妊娠。约有 1%的甲减妇女经治疗可妊娠。

3．妊娠对甲减的影响　妊娠所引起的血容量增加、肾小球滤过率增加而导致碘廓清率增高，均促使血清碘水平下降，而加上妊娠期甲状腺激素的需求量显著增加，甲减情况有严重加剧倾向。

4．甲减对妊娠的影响

（1）妊娠高血压疾病的发生率增高。

（2）易发生流产、早产、胎儿生长受限、胎死宫内、低体重儿、新生儿死亡等。

（3）甲减对胎儿、新生儿甲状腺功能的影响：孕妇甲状腺功能对其子代发育影响的机制至今还不太清楚。如果胎儿严重缺碘，可造成大脑发育不可逆的损害，日后发展成以智力障碍为主要特征并伴有甲减的克汀病。

5．妊娠合并甲减的诊断　轻型甲减在妊娠期诊断困难，因症状不明显且非特征性。但若症状明显（疲劳、怕冷、水肿、头发干枯、皮肤粗糙等），结合病史、体征和实验室检查，则诊断不困难。

实验室检查：

（1）血清 TSH 水平测定：是诊断甲减最好的指标。在原发甲减的初级阶段即可依赖 TSH 水平明确诊断。TSH 水平增高结合血清游离甲状腺素指数（FT_4I）及甲状腺过氧化物酶抗体或其他抗体检测；FT_4I 低于正常提示体内有生物活性的甲状腺激素处于缺乏状态。

（2）血清 T_4 水平低于正常、树脂 T_3 摄取比值（RT_3U）明显减低等，常在临床症状出现以前即出现。

（3）血常规检查：甲减患者常有贫血（30%～40%）。由于红细胞生成率下降，故多为正细胞性贫血；也有因维生素 B_{12} 或叶酸缺乏而出现巨幼红细胞贫血；如出现小细胞性贫血则多为同时存在缺铁所致。白细胞及血小板计数基本正常，但偶有因血小板功能异常而易发生出血者。

（4）其他生化检查：常发现血脂及肌酐、磷酸激酶浓度升高。肝功能检查可有轻度可逆性异常。

该患者属于妊娠前已明确“甲减”诊断，并已经药物控制，但控制效果欠佳，由此导致子痫前期重度的发生，因此以上诊断明确，目前已妊娠足月，考虑尽快终止妊娠，同时继续补充甲状腺素片，给予解痉、降压治疗，监测血压、尿蛋白、水肿的变化，监测胎心，注意宫缩及阴道出血情况。

主任医师

同意以上诊断。妊娠合并甲减需要鉴别的疾病主要有以下几种。

1．亚临床甲减。

2．低 T_3 综合征。

3．其他：应与贫血、不明原因水肿、冠心病、心包积液等疾病相鉴别。

治疗较为简单而有效，可以显著减少或防止并发症发生。应用药物有：①甲状腺素片（甲状腺粉），80～120mg/d，定期随诊，根据甲状腺功能情况调整用量。②左甲状腺素片（左旋甲状腺素）（L-T_4），是人工合成激素，剂量易标准化，优于甲状腺素片，因而有取代之势。

该患者其临床特点主要表现为妊娠高血压、低蛋白血症，其起病较为隐匿，缺乏特异的症状与体征，且与常见的甲减症状与体征不同，分析其机制可能与甲状腺功能减退导致蛋白质合成障碍有关，引起低蛋白血症，进而引起双下肢水肿。易误诊为肾病综合征、肾小球肾炎、妊娠合并营养不良、肝硬化等，应引起高度重视。患者已于非妊娠期加用甲状腺素片至今，故无明显的甲减症状。在 T_4 替代治疗同时，应加强营养，注意休息，勿过度劳累。定期做产前检查，注意体重、腹围、宫高增长情况，并应用 B 超监测胎儿生长发育情况，及时发现胎儿生长受限，尽早给予相应治疗。分娩时给予产妇氧气吸入，鼓励进食，必要时输液，产程中行胎心监护。第二产程时，先天性甲减产妇多数有腹直肌力量不足，常无力屏气向下用力，不能很好地增加腹压，必要时应用器械助产。做好新生儿复苏准备。产时留脐血，化验甲状腺功能及 TSH。桥本病母亲应留脐血查抗甲状腺抗体。注意产后出血，给予缩宫素。分娩后，T_4 剂量宜减少到妊娠前量[1.6～1.7μg/(kg・d)]，或甲状腺素片 60mg/d。于产后 6～8 周检测血 TSH 浓度以判明上述剂量是否适宜。本病例目前诊断明确，无甲减症状，现已孕足月，可以终止妊娠，主要矛盾在于子痫前期重度的处理，根据目前病情可以经阴道试产，行缩宫素引产，同时适当放宽剖宫产术指征，如果孕妇血压明显升高，或合并有胎儿宫内急、慢性缺氧可行剖宫产术终止妊娠。

•第一次查房医嘱•

长期医嘱	临时医嘱
产科产前护理常规	急查血细胞分析五分类
一级护理	急查尿液分析+沉渣镜检
低盐饮食	急查肾功+离子+即刻血糖
左侧卧位	急查血凝系列
自数胎动　1 小时　tid	急查心电图
低流量吸氧　30 分钟　tid	胎心监护 30 分钟
听胎心　每小时 1 次	肝功+空腹血糖
测血压　q6h	术前免疫
记录 24 小时出入量	甲状腺功能测定
甲状腺素片　1/4 片　po　qd	血型
	产科彩超

续表

长期医嘱	临时医嘱
	内分泌科会诊
	第一路液体
	10%葡萄糖注射液　250ml+25%硫酸镁注射液 20ml　ivgtt　1～2 小时
	10%葡萄糖注射液　500ml+25%硫酸镁注射液 40ml　ivgtt　6～8 小时
	第二路液体
	0.9%氯化钠注射液　500ml+缩宫素注射液　2.5U ivgtt　6～8 滴/分开始，根据宫缩调整滴速

【第二次查房】（入院后第 2 天）

住院医师

患者现宫内妊娠 39^{+4} 周，睡眠好，偶有头痛，无头晕、心悸，自诉胎动好，有不规律宫缩，无阴道流液及出血，查体血压 160/110mmHg，心率 96 次/分，律齐，双肺呼吸音清，可触及不规律宫缩，胎心率 143 次/分。产科彩超：胎儿双顶径 95.9mm，股骨长度 74.1mm，胎盘成熟度Ⅲ级，羊水测量 17.4/0/15.7/14.8，提示羊水过少。尿蛋白（++）。甲状腺功能测定 FT_3 3.66pmol/L，FT_4 8.15pmol/L，TSH 7.08mU/L。虽无甲减的临床表现，但 TSH 值仍然高于正常，内分泌科会诊后建议加大甲状腺素片用量。

主治医师

患者入院后补充甲状腺素、解痉、降压，效果不满意，血压持续升高，结合孕周及超声提示，考虑胎儿已成熟，应尽快终止妊娠，经缩宫素引产无效，考虑短时间内不能经阴道分娩，建议行剖宫产术终止妊娠。

主任医师

甲减孕妇的主要并发症是妊娠期高血压疾病，该患者甲减的临床表现不典型和孕期长期服用甲状腺素片有关，但仍合并了子痫前期重度，入院后给予降压、解痉治疗后病情未见缓解，目前已孕足月，行缩宫素引产未见效，超声提示羊水过少，可以行剖宫产术终止妊娠。因合并有子痫前期重度，而术后要继续解痉、降压的治疗。

•第二次查房医嘱•

长期医嘱	临时医嘱
甲状腺素片　1/2 片　po qd	定于即刻腰麻下行子宫下段剖宫产术
	术前备浓缩红细胞 4U
	术区备皮
	术前留置尿管

【随访及预后】

患者随即在腰麻下行子宫下段剖宫产术，术中娩出胎儿 3250g，Apgar 评分 1 分钟评 9 分，羊水量 100ml，术中出血 200ml，术后继续口服甲状腺素片，同时解痉、降压、镇静及预防感染，切口 7 天拆线，甲级愈合。出院时血压 130/66mmHg，尿蛋白（+/－），水肿消失。

【专家评析】

妊娠合并甲减发生率为 1.3‰。甲减者妊娠率也低，经治疗后妊娠者流产、死胎及胎儿宫内生长受限发生率较高。妊娠所引起的血容量增大及泌尿系统肾小球滤过率的增加导致碘清除率增高，促使血浆碘水平下降，再加上妊娠期甲状腺激素的需求量显著增加，甲减情况有严重加剧的倾向。这无疑对甲状腺是一个应激状态，甲状腺组织代偿肥大增生，可引起甲状腺肿样增大，约比非妊娠期增大 65%。在妊娠早期以后，随着妊娠的进展，抗甲状腺抗体滴度有所下降，甲减症状可获得改善。可是产后即出现反弹现象。

甲减孕妇的主要并发症是妊娠期高血压疾病及早产发生率的增高；高血压的严重程度及其他围生期并发症的多少与甲减的病情密切相关。

（郝晓莹）

第四节　妊娠合并甲状腺功能亢进

【病史摘要】

1．入院时情况　患者女性，28 岁，因“停经 35^{+2} 周，眼凸、手抖 8 个月，浮肿伴血压升高 10 余天”于 2012 年 8 月 14 日急诊入院。LMP：2011 年 12 月 9 日。EDC：2012 年 9 月 16 日，停经后无明显早孕反应，妊娠 5 个月时自感胎动至今，于 2011 年 12 月初出现眼凸、手抖伴心悸，遂就诊于当地医院，发现 T_3：5.76ng/ml、T_4：267.9ng/ml、TSH：0.01μU/ml。诊断为甲状腺功能亢进（以下简称甲亢），并口服他巴唑 4 片/次，3 次/天，持续半个月，因发现妊娠自行停药，停药后症状无明显加重，近 10 余天出现双下肢水肿，休息后无缓解，伴有头痛，以后脑为著，不伴恶心、呕吐，就诊于当地医院，测血压 150/100mmHg，尿蛋白（++），于 1 周前就诊于本院，测血压 130/100mmHg，尿蛋白（+++），FT_3 6.38pmol/L，FT_4 19.26pmol/L，TSH 0.05mU/L，口服丙基硫氧嘧啶每次 50mg，3 次/天，于昨晚出现头痛及胃部疼痛，伴有恶心，不伴心悸。

2．既往史　无肝炎、结核病史，无高血压、糖尿病等病史。

3．月经、婚育史　患者平素月经不规律，14 岁初潮，月经周期 40～90 天，经期 5～10 天，经量中等，无痛经。26 岁结婚，夫体健，G_0P_0。

4．体格检查　T 36.1℃，P 100 次/分，R 20 次/分，BP 150/90mmHg，发育正常，营养中等，全身黏膜、皮肤无出血点，全身浅表淋巴结未及肿大，头颅正常，双眼球无凸出，巩膜无黄染，鼻无流涕，口唇无发绀，颈软无抵抗，甲状腺未触及肿大，双肺呼吸音清，心音有力、律齐，心脏各瓣膜区未闻及病理性杂音，腹软，肝脾肋下未触及，无压痛及反跳痛。双下肢水肿（++），生理反射存在，病理征未引出。

5. 产科检查　宫高 28cm，腹围 88cm，左枕前，胎心率 140 次/分，无宫缩，骨盆外测量各径线正常。

6. 实验室检查　血常规示 WBC10.30×10^9/L，Hb 139.0g/L，PLT 155.0×10^9/L。尿常规示尿蛋白（++++），镜检：颗粒管型 10～15 个/HP，FT_3 6.38pmol/L，FT_4 19.26pmol/L，TSH 0.05mU/L。

7. 入院诊断　G_2P_1，宫内妊娠 35^{+2} 周；左枕前；妊娠合并甲状腺功能亢进（甲亢）；子痫前期重度

【第一次查房】

住院医师

汇报病史如上，本病例特点：育龄期妇女，停经 35^{+2} 周；于 9 个月前因眼凸、手抖伴心悸，在当地医院诊断为甲亢，并服用药物，随即发现早期妊娠，故自行停药；近 10 天出现下肢水肿及头痛，并发现血压明显升高 150/100mmHg，尿蛋白（+++）。据此考虑为妊娠合并甲亢，子痫前期重度，该病例诊断是否明确？如何处理？请上级医师指导。

主治医师

本例患者起病特殊，既往无甲状腺功能异常的病史，在妊娠当月同时出现了甲亢的临床表现，而且通过相关的化验也证实为甲亢，因此妊娠合并甲亢的诊断成立，其次孕妇于近 10 天出现血压升高、水肿、蛋白尿，子痫前期重度的诊断也是明确的，但是需要与以下疾病鉴别。

1. 妊娠期单纯甲状腺肿大　尤其孕妇为神经质者，其精神情绪方面的表现与甲亢孕妇极为相似，但脉搏＜100 次/分，脉压＜50mmHg（6.7kPa），手心冷，无微小震颤，膝反射正常，甲状腺肿大不显著，无血管震颤感及杂音，无眼神凝视及凸眼。实验室血清检查各项甲状腺功能指标均在妊娠期正常值范围内。

2. 亚急性甲状腺炎

（1）甲亢期：为青春期或高龄孕妇妊娠期最常见的甲状腺疾病。患者常有代谢亢进的临床表现，如心悸、怕热、多汗、精神紧张、心急易怒、手抖等甲亢表现。血清 TT_4、TT_3、FT_4、FT_3 等均有所升高，因而常误诊而给予治疗。患者常有病毒感染病史、起病急骤、畏寒发热，最富特征的是甲状腺肿大疼痛，肿痛可先从一侧开始，然后扩大至另一侧，继而累及全甲状腺，病变腺体质地坚硬、触痛，在咀嚼、吞咽、转动颈部或低头动作时疼痛加重。血沉明显加速（50～100mm/h）。

（2）缓解期：进入缓解期时甲状腺肿痛减轻，血清 T_4、T_3 浓度下降。

3. 桥本（Hashimoto）病　是甲状腺肿大主要原因之一，常以不明原因心跳、

气短、胸闷、四肢无力为主要症状就诊。其甲亢期与本病鉴别极为困难。

亚急性甲状腺炎和桥本病均属于自身免疫性疾病可同时并存称 Hashitoxicosis。桥本甲状腺炎的甲状腺肿较大，质结实，偶有触痛。甲亢期间实验室血清检查难以鉴别。可用小针穿刺做细胞学检查，结果准确可靠且简单安全。

另一方面要考虑的是妊娠合并甲亢对母儿的影响。母亲和胎儿的预后直接与甲亢病情的控制程度有关。如果患者过去有甲亢病史，妊娠前患甲亢，并已经控制很好，或妊娠早期发现甲亢进行合理治疗，一般母亲和新生儿预后都好。如果直到妊娠中期，母亲仍然处于甲亢，母亲和胎儿或新生儿的并发症明显增加。母亲的并发症：流产、早产、贫血、妊高症、胎盘早剥、充血性心力衰竭、甲亢危象、间断感染、1 型糖尿病等。胎儿及新生儿的并发症：早产儿、死胎、死产、畸形、FGR、小于胎龄儿、胎儿窘迫、新生儿窒息、胎儿和（或）新生儿甲减、胎儿和（或）新生儿甲亢等。

该患者的子痫前期重度就是伴随而来的并发症，使病情加重并复杂化。目前患者无明显心悸，情绪异常，主要临床症状为双下肢水肿及头痛，这是由于并发子痫前期重度所致。因此治疗中治疗甲亢同时要降压、解痉，监测血压、尿蛋白的变化，监测胎心，注意观察宫缩及阴道流水及出血情况。如果治疗效果不理想，有可能随时终止妊娠，则新生儿为早产儿。

主任医师

同意以上诊断。妊娠合并甲亢发生率为 1/2000。妊娠期间最常见的甲亢病因有：①毒性弥漫性甲状腺肿；②亚急性甲状腺炎；③毒性结节性甲状腺肿；④毒性甲状腺腺瘤；⑤慢性淋巴性甲状腺炎（代谢亢进阶段）。

少见的甲亢的病因有滋养细胞瘤、甲状腺癌碘甲状腺功能亢进症等。

妊娠期甲亢的临床症状与非妊娠期相同。如甲状腺肿大，心悸心动过速，多汗，怕热，食欲亢进而体重减轻，疲乏，腹泻，手指震颤，甲状腺肿大，凸眼等。在早孕时甲亢症状可一过性加重，中晚期较稳定。有典型症状及体征者，诊断并不困难。实验室检查有助于确诊，FT_3 及 FT_4 是诊断的主要指标，甲亢者 T_3、T_4 及甲状腺结合球蛋白也明显升高。TSH 则降低。需注意甲亢的某些症状及体征如心动过速、怕热及甲状腺部位的收缩期杂音可误为妊娠期的生理现象而被忽视。

妊娠合并甲亢的处理：

1．孕前　因甲亢对胎儿有一系列不良影响，如确诊甲亢，应待病情稳定 1～3 年后再妊娠为妥，用药（抗甲状腺药物或放射性碘）期间，不应妊娠，应采取避孕措施。

2．孕期处理

（1）甲亢孕妇应在高危门诊检查与随访，注意胎儿宫内生长速度，积极控制重度子痫前期。

（2）妊娠期可以耐受轻度甲亢，故病情轻者，一般不用抗甲状腺药物治疗，因抗甲状腺药物能透过胎盘影响胎儿甲状腺功能。但病情重者，仍应继续用抗甲状腺药物治疗。在妊娠中、后期抗甲状腺药物剂量不宜过大，一般以维持母血 TT_4 水平不超过正常上限的 1.4 倍为度。抗甲状腺药物中，丙基硫氧嘧啶不但可阻断甲状腺激素合成，且阻断 T_4 在周围组织中转化成发挥效能的 T_3，使血清 T_3 水平迅速下降。常用剂量 150～300mg/d，或他巴唑 15～30mg/d，甲亢控制后可逐渐减量。在预产期前 2～3 周不用药，或使用控制甲亢的最小有效量。

（3）由于抗甲状腺药物能迅速通过胎盘影响胎儿甲状腺功能，有学者主张在抗甲状腺药物治疗后行甲状腺次全切除术，并取得良好效果，但目前一般认为妊娠期应避免甲状腺切除术，因妊娠期甲亢手术难度较大，术后母体易合并甲状腺功能减退、甲状旁腺功能减退和喉返神经损伤，并且手术易引起流产和早产。

（4）β 受体阻滞剂普萘洛尔（心得安）的应用剂量 10～20mg，每天 3 次。普萘洛尔对甲亢孕妇是一种有效的治疗药物，能缓解由于过多的甲状腺激素引起的全身性症状。普萘洛尔作用较快，效果较好，适用于甲亢危象和施行紧急甲状腺手术的快速准备。但 β 受体阻滞剂在早期心力衰竭或代谢性酸中毒患者中会促使急性心力衰竭，在全身麻醉下会引起严重低血压，长期应用普萘洛尔可使子宫肌肉张力增高，导致胎盘发育不良，以及胎儿宫内生长迟缓，故在妊娠期甲亢中不宜作为首选药物。

（5）产科处理：妊娠合并甲亢，治疗得当，妊娠能达足月，经阴道分娩和得到活婴。甲亢不是剖宫产的指征，妊娠合并重度甲亢，早产和围生儿的死亡率较高，并有胎儿生长受限可能，故妊娠期要加强对甲亢的观察和控制，定期随访胎儿及胎盘功能，防止早产。妊娠期母亲服用过抗甲状腺药物者，新生儿有可能出现暂时性甲状腺功能减退，应加以注意。

•第一次查房医嘱•

长期医嘱	临时医嘱
产科产前护理常规	急查血细胞分析五分类
一级护理	急查尿液分析+沉渣镜检
禁饮食	急查肾功+离子+即刻血糖
左侧卧位	急查血凝系列
自数胎动　1 小时　tid	急查心肌酶谱
低流量吸氧　30 分钟　tid	急查心电图
听胎心　每小时 1 次	胎心监护 30 分钟
测血压　qd	内分泌科会诊
记录 24 小时出入量	10%葡萄糖注射液　250ml+25%硫酸镁注射液　20ml　ivgtt　1～2 小时
尼卡地平胶囊　40mg　bid　po	
丙硫氧嘧啶　50mg　bid　po	10%葡萄糖注射液　500ml+25%硫酸镁注射液　40ml　ivgtt　6～8 小时

【第二次查房】（入院后 4 小时）

住院医师

患者头痛症状无缓解，不规律宫缩 40 余分钟，似曾有心前区持续疼痛，无心悸、气短及多汗，查体：体温 36.7℃，血压 160/120mmHg，双肺呼吸音清，心率 92 次/分，律齐，未闻及杂音，急查心肌酶谱均在正常范围，血常规未见明显异常，尿蛋白（++++），血凝系列正常，二氧化碳结合力下降为 20mmol/L。已请内分泌科医师会诊建议继续口服丙硫氧嘧啶，剂量不变。根据目前临床表现似有临产可能。

主治医师

患者经降压、解痉、控制甲亢等治疗头痛症状无好转，血压持续升高而且尿蛋白增加，目前病情有加重倾向，现已妊娠 35 周以上，有不规律宫缩，可以考虑终止妊娠，但宫颈未成熟，短时间内不能经阴道分娩，建议行剖宫产术终止妊娠。

主任医师

妊娠合并甲亢不是剖宫产术指征，妊娠期甲亢未控制而行产科手术、产后感染和产后流血会诱发甲状腺危象，如不及时治疗可发生高热、频脉、心力衰竭、失神、昏迷。但患者目前合并有子痫前期重度，病情有加重趋势，血压继续升高，肾功能受损加重，宫内妊娠 35 周以上，但短时间内不能经阴道分娩可以选择剖宫产术终止妊娠。

甲亢危象的处理：妊娠期甲亢未控制而停止抗甲状腺药物治疗、行产科手术，以及产后感染和产后出血会诱发甲亢危象，如不及时治疗可发生高热、频脉、心力衰竭、失神、昏迷。治疗应给予大量抗甲状腺药物，如丙基或甲硫氧嘧啶，每次 100～200mg，每 6 小时 1 次口服；甲巯咪唑或卡比马唑 10～20mg，每 6 小时 1 次口服。神志不清不能口服者，可经鼻饲管注入。口服复方碘溶液，每日 30 滴左右。普萘洛尔 20～40mg，每 4～6 小时 1 次口服，或 0.5～1mg 静脉注射，应用时注意心脏功能。利舍平 1～2mg，肌内注射，每 6 小时 1 次。氢化可的松每日 200～400mg，静脉滴注；并予以广谱抗生素、吸氧、冷敷及镇静解热药，纠正水和电解质紊乱及心力衰竭。

1．临产和分娩

（1）B 超观察胎儿甲状腺大小、是否有甲状腺肿大，致使胎头过伸。如有异常，可能造成难产，考虑剖宫产术。分娩方式选择，除产科因素外，一般可以阴道分娩，多数顺利。

（2）甲亢孕妇一般宫缩较强，胎儿偏小，产程相对较短。有报道新生儿窒息率高。产程中应补充能量，鼓励进食，适当输液，全程吸氧及胎心监护，每 2～4 小时测血压、脉搏、体温 1 次，注意产程中的心理护理。

（3）如产妇心功能不全，产程进展不顺利，有胎位不正、胎头仰伸、胎头不能入盆等情况，可放宽剖宫产术指征。

(4) 产后予抗生素预防感染。

(5) 新生儿出生时儿科医师应在场，做好新生儿复苏准备，留脐带血检查甲状腺功能。

2. 新生儿及母亲的产后观察

(1) 新生儿出生后，特别注意是否有甲减或甲亢的体征和症状。新生儿甲减：舌头大，蛙腹，皮肤发花，体温不升，反应差、张力低，进食少，排便延迟，体重不长，个别有肺不成熟、肺透明膜病。新生儿甲亢较少见，可发生在产后数日(5～10天)，表现有小头，甲状腺肿大，双眼球凸出或睁大、炯炯有神，皮温高，严重甲亢时伴有高热、心率及呼吸加速等甲亢危象表现。尚有爱哭闹、吃奶量大、大便次数多、体重不长等甲亢症状。故建议适当延长新生儿住院时间，以便观察，出院后嘱家属如有异常及时来院检查并随诊。

(2) 产后哺乳：患 Graves 病产妇产后病情加重，要继续服药，多数要增加药量。丙硫氧嘧啶（PTU）较甲巯咪唑（MMI）效果好，如母亲服 PTU 200mg，tid，新生儿每日得到 PTU 99μg。所以母亲服 PTU 婴儿是安全的。

•第二次查房医嘱•

长期医嘱	临时医嘱
	术前准备 术区备皮 配全血 800ml 术前留置尿管

【随访及预后】

入院当日在腰麻下行子宫下段剖宫产术，术中娩出胎儿体重 1980g，Apgar 评分 1 分钟评 8 分。羊水量中等，出血 200ml。术后新生儿转入新生儿 ICU。术后继续治疗甲亢，同时解痉、降压、镇静、预防感染、促进宫缩。24 小时拔除尿管，切口 7 天拆线。

【专家评析】

正常妊娠由于母体甲状腺形态和功能的变化，在许多方面类似于甲亢的临床表现，如心动过速、心排血量增加、甲状腺增大、皮肤温暖、多汗、畏热、食欲亢进等，在妊娠和甲亢中都常见。

轻度甲亢对妊娠无明显影响，但中、重度甲亢，以及症状未控制者的流产率、妊高症发生率、早产率、足月小样儿发生率，以及围生儿死亡率增高。妊娠期因胎盘屏障，仅有少量 T_3、T_4 能透过胎盘，故不致引起新生儿甲亢。妊娠对甲亢影响不大，相反妊娠时通常会使甲状腺功能亢进的病情有不同程度的缓解。但妊娠合并重度甲亢，由于妊娠可加重心脏的负担，而加重了甲亢患者原有的心脏病变。个别患者因分娩、产后流血、感染可诱发甲亢危象。明确诊断后，若患者症状不突出，无须给予药物治疗，加强观察即可；若症状明显，可考虑小剂量服用抗甲状腺素药物，不会对胎儿构成不利影响。

【预防】

1. 孕前及孕期咨询　建议确诊为甲亢的妇女，先行甲亢治疗，尽量等待痊愈后，过一段时间再妊娠。甲亢病情稳定，已经妊娠、又不准备行人工流产的孕妇，建议用无致畸危险、通过胎盘少的药物，如 PTU。如孕前应用 ^{131}I 治疗，要避孕半年后，才可妊娠。

2. 孕期胎儿监护及产前保健　甲亢孕妇因代谢亢进、不能为胎儿提供足够营养，影响胎儿生长发育，易发生胎儿生长受限、新生儿出生体重偏低。检查注意:母亲体重、宫高、腹围增长情况，每 1～2 个月进行胎儿 B 超检查、估算胎儿体重。平时加强营养、注意休息，取左侧卧位。发现胎儿生长受限时，及时住院。甲亢孕妇易发生早产。如有先兆早产，应积极保胎，治疗时避免用 β 受体激动剂，尽量卧床休息。甲亢孕妇晚期易并发子痫前期重度，注意早期补钙，营养指导。产检时注意体重变化、水肿、尿蛋白和血压升高。妊娠晚期 37～38 周应入院观察，每周行胎心监护，注意胎儿窘迫，孕妇做心电图，了解是否有心脏损害，必要时做超声心动图。

（郝晓莹）

第13章 妊娠合并消化系统疾病

第一节 妊娠合并病毒性肝炎

【病史摘要】

1. 入院时情况　患者女性，33岁，因“停经8月余，尿黄、水肿10天，呕吐、面黄、嗜睡3天”于2009年1月18日急诊入院。LMP：2008年5月17日。EDC：2009年2月24日。停经40余天始有恶心、呕吐等早孕反应，持续1个多月消失。妊娠期基本顺利，无外伤史及近期性生活史。妊娠期在外院行不规则产前检查，妊娠15周及28周时曾做2次B超，提示宫内妊娠，单活胎，胎儿大小与孕周相符。患者于2009年1月8日发现尿色深黄，下肢及颜面水肿。2009年1月15日出现上腹部不适，腹胀、恶心、呕吐，全身乏力、嗜睡，面黄明显。不伴阴道流血、流液，无腹泻、尿频、尿痛、血尿等。

2. 既往史　有乙型肝炎病史5年（HBsAg、HBeAg、HBeAb均阳性），妊娠前半年肝功能恢复正常。

3. 月经、婚育史　患者平素月经规律，14岁初潮，月经周期24～25天，经期5～6天，无痛经。23岁结婚，夫同岁，G_0P_0。

4. 体格检查　T 37.8℃，P 100次/分，R 22次/分，BP 120/70mmHg。发育正常，嗜睡状态，急性病容，全身皮肤、黏膜重度黄染。全身无出血点。双肺呼吸音清，未闻及干、湿啰音。心界不大，心率100次/分，律齐，未闻及杂音。腹膨隆，无压痛及反跳痛。肝脾肋下未触及，墨菲征阴性，双侧肋脊点、肋腰点无压痛，双肾区无叩击痛，移动性浊音阳性，肠鸣音正常。双下肢水肿（++）。生理反射存在，病理反射未引出。

5. 产科检查　腹围95cm，宫高34cm，子宫轮廓清晰，未触及宫缩，胎方位左枕前，胎心率130次/分。宫颈管未消失，宫口未开。阴道未见血性分泌物。

6. 辅助检查

（1）实验室检查：血常规示WBC 22.1×10^9/L，N 0.80，L 0.17，RBC 3.41×10^{12}/L，Hb 80 g/L，PLT 150×10^9/L；尿常规示尿蛋白（++）；生化肝功能示AST

120U/L，ALT 141U/L，白蛋白 23 g/L，球蛋白 29 g/L，总胆红素 398.6μmol/L，直接胆红素 183.4μmol/L，间接胆红素 215.2μmol/L；肾功能示血尿素氮 6.2mmol/L，血清肌酐 120μmol/L；血凝系列示凝血酶原时间 23 秒，凝血酶原活动度 30%，纤维蛋白原 1.10 g/L。

（2）腹部 B 超检查：肝脏明显缩小，中等量腹水。

7. 入院诊断　①G_1P_0，宫内妊娠 34^{+5} 周；②黄疸原因？（重型乙型肝炎？）；③中度贫血。

【第一次查房】（入院时）

住院医师

汇报病史如上。本病例特点：①育龄期女性，停经 34^{+5} 周；②有乙型肝炎病史 5 年（HBsAg、HBeAg、HBeAb 均阳性）；③消化道症状明显：食欲缺乏，呕吐、腹胀、腹水；④黄疸明显，肝功能异常，胆红素和血清转氨酶分离，白/球蛋白比例倒置；⑤凝血功能异常；⑥肝性脑病表现。目前肝衰竭的诊断可以确立。发生肝衰竭的原因是什么？现如何治疗？请上级医师给予指导。

主治医师

妊娠期合并重症肝炎需和以下几种存在肝损害的疾病相鉴别。

1. 妊娠期肝内胆汁淤积症（intrahepatic cholestasis of pregnancy，ICP）　又称特发性妊娠黄疸，是一种在妊娠期发病，以瘙痒和黄疸为特征的妊娠特发性疾病，占妊娠期黄疸的 1/5，发病率仅次于病毒性肝炎。与本例患者共同特征为黄疸、血清直接胆红素升高，血清胆酸升高，但 ICP 临床表现首先是出现全身瘙痒，随后发生黄疸，持续至分娩后消退，再次妊娠可复发。常有家族史，一般情况好，无肝炎症状，血清直接胆红素升高，但多在 85.5～137μmol/L（5～8mg/dl），呈阻塞性黄疸表现。肝酶正常或轻度升高，血清胆酸明显升高可达正常 10～100 倍。根据以上特点可除外 ICP。

2. 妊娠急性脂肪肝（acute fatty liver of pregnancy，AFLP）　本病少见，但母婴死亡率均高达 85%，病因不明。临床表现与急性重症肝炎相似，多发生在妊娠晚期，以初产妇及妊娠高血压疾病者居多。临床特点是病情急骤发展，剧烈呕吐，上腹部疼痛，黄疸迅速加深，可并发 DIC 和肝衰竭、肾衰竭。虽有明显黄疸，但尿胆红素多为阴性，超声示强回声的“明亮肝”，灵敏度达 95%，CT 见大片密度减低区，肝活检时可见肝小叶中心肝细胞急性脂肪变性，此点与急性重症肝炎时肝细胞广泛坏死截然不同。

3. 妊娠高血压疾病引起的肝损害　此类患者在肝损害前已有水肿、高血压、蛋白尿三大症状及肾功能损害，血清中肝酶轻度或中度升高，消化道症状不明显，结束分娩后可迅速恢复。

4. 妊娠剧吐　可引起肝功能异常，胆红素轻度升高，常低于 68μmol/L，ALT 升高可达 200U/L。肝组织活检无明显变化或仅有轻度脂肪变。

5．妊娠期药物性肝损害 如氯丙嗪、巴比妥、三氯乙烯、红霉素、异烟肼和利福平等，均有可能在妊娠期引起肝细胞的损害。起病较重，主要表现为黄疸及肝酶升高，也可有皮疹、瘙痒和嗜酸性粒细胞升高，停药后多可恢复。

6．肝外胆汁淤积症 主要有胆石症，急性化脓性胆管炎，胆管术后的粘连、狭窄，胆管蛔虫，胃肠、胰腺、胆管癌等。

7．其他 肝硬化、严重感染和败血症等。

患者临床表现符合肝衰竭早期诊断的三个要点：①全身乏力及消化道症状严重。②黄疸迅速加深，血清胆红素＞171μmol/L。③凝血酶原活动度＜40%。考虑其发病原因为重症肝炎。临床上分为三型：急性重型肝炎，病情在 10 天内迅速恶化，出现肝衰竭；慢性重型肝炎，临床表现同亚急性重型肝炎，但有慢性肝炎、慢性无症状乙肝病毒（HBV）携带状态或肝硬化的证据。本患者有乙型病毒性肝炎病史 5 年，孕前半年肝功能恢复正常，病程进展符合慢性重型肝炎的表现，重症肝炎需与急性脂肪肝、HELLP 综合征相鉴别。鉴别要点如下：初产或经产妇发生重症肝炎的风险无差别，可于妊娠各期发病，以妊娠后期多见，起病急剧。临床表现主要是黄疸、反复呕吐、嗜睡谵妄、肝性脑病、肝臭，重症肝炎一般无妊娠期高血压，分娩后病情可有一过性加重，精心治疗后可缓解，但预后险恶。急性脂肪肝多为初产，妊娠 36～40 周发病较多见，起病急剧，临床表现主要是黄疸、上腹痛、呕吐咖啡样物，神志不清、昏迷，常合并有妊娠期高血压，分娩后病情可望改善，预后凶险。HELLP 综合征多为初产，起病较急，临床黄疸情况较前者轻，可有上腹隐痛、妊娠期高血压，分娩后病情迅速好转。常用下列实验室指标协助鉴别：重症肝炎 ALT 极高或突然降低，血清胆红素常＞256.5μmol/L，凝血酶原时间明显延长，ALT 升高，尿三胆阳性；急性脂肪肝 ALT、血清胆红素均升高，血糖低，淀粉酶升高，白蛋白降低，球蛋白升高，尿三胆阳性；HELLP 综合征 ALP、血清胆红素均轻度或中度升高，尿素升高，尿胆原阳性或阴性。

重症肝炎治疗原则为以内科治疗为基础，产科处理应尽量减少对肝功能的影响，选择最佳时机结束分娩。现孕妇为妊娠晚期，此时若终止妊娠给肝脏带来的负担不亚于继续妊娠，故建议积极控制病情，何时终止妊娠请上级医师指导。

主任医师

同意主治医师的分析意见，妊娠合并重症肝炎常并发 DIC、肝性脑病、肝肾综合征、中毒性肠麻痹、胆道感染等多器官系统功能衰竭，严重危及母儿生命安全，是孕产妇死亡的重要原因之一。全国孕产妇死因调研协作组 1991 年报道，重症肝炎为我国孕产妇死因顺位第六位。重症肝炎是由于肝细胞大量坏死并以肝衰竭为主要表现的病毒性肝炎，常有微循环障碍，凝血功能障碍，易并发多器官功能衰竭，妊娠合并重症肝炎预后更差。患者体循环中高浓度的胆汁酸、胆红素在胎盘绒毛间隙沉着，使绒毛间隙狭窄，胎盘灌流量减少，导致胎盘功能下降，甚至围生儿死亡。肝衰竭能否逆转，决定因素是尚存肝细胞数量，若肝细胞坏死殆尽，失去再生基础，药物将无法使肝衰竭逆转。因此，早期诊断、早期治疗非常重要，应在产前检查工作中及时发现患者肝炎活动的早期表现。

妊娠并发重症肝炎主要具有以下临床特点：①可发生于妊娠各期，以妊娠晚期更为多见；②全身情况差，消化道症状严重；③黄疸重，迅速加深，血清总胆红素每天可上升85μmol/L以上；④肝功能明显异常，胆红素和血清转氨酶分离，严重低蛋白血症；⑤全身出血倾向甚至DIC；⑥易并发肝性脑病、肝肾综合征；⑦常并发感染，以原发性腹膜炎为多见；⑧水、电解质紊乱发生率高，常有低钠和低钾；⑨产后出血多见；⑩死胎、死产、早产、新生儿窒息发生率高。

现患者肝功能受损明显，妊娠已近35周，估计胎儿接近成熟，建议患者积极综合治疗24～48小时，即严密监测，精心护理，加强支持治疗，补充白蛋白及凝血因子，保护肝功能，降低血氨，防止肝性脑病，给予地塞米松促胎肺成熟，防治并发症，48小时后终止妊娠。一旦孕妇或胎儿出现危险征象，立即行剖宫产术，必要时切除子宫。术前需尽快完善相关检查，复查凝血功能、肝、肾功能等，监测生命体征，并向家属交代病情。予抗生素预防感染并做好剖宫产及子宫切除的准备。

•第一次查房医嘱•

长期医嘱	临时医嘱
产科一级护理	血常规
告病重	凝血功能
低脂肪、低蛋白质饮食	血型
左侧卧位	血生化全项
注意腹痛情况	术前免疫
自数胎动 1小时　tid	心电图
听胎心　tid	C反应蛋白
低流量吸氧 30分钟　tid	尿常规
测血压、脉搏　q2h	腹部B超
记24小时出入量	产科B超
10%葡萄糖注射液　250ml+九维他　1支　ivgtt　qd	胎心电子监护
10%葡萄糖注射液　300ml+胰高血糖素　1mg　ivgtt	丙种球蛋白　20g　ivgtt
胰岛素注射液　8U　bid	人血白蛋白　20g　ivgtt
地塞米松注射液　6mg　im　bid×2d	新鲜冷冻血浆　400ml　ivgtt
胸腺肽　10mg　iv　qd	凝血因子Ⅰ　3g　ivgtt
乳果糖　20ml　tid	
奥美拉唑　20mg　ivgtt　qd	
0.9%氯化钠注射液　100ml+头孢曲松　2.0g　ivgtt　bid	

【第二次查房】（入院 48 小时后）

住院医师

患者入院 2 天来经给予免疫球蛋白、白蛋白、凝血因子、护肝、抗感染、降低血氨浓度等综合治疗措施后，病情未继续恶化，凝血指标有所好转，但血胆红素仍有轻度上升。今天胎心监护提示胎心率偏快 170～180 次/分，加速减少，评 6 分（满分 12 分），B 超下生物物理评分 6 分。孕妇神志清醒，病情渐趋稳定，根据上述情况拟诊“胎儿窘迫”，是否需要终止妊娠？选择何种方式终止妊娠？请上级医师给予指导。

主治医师

以往认为重症肝炎若人工终止妊娠，易加重肝损害，故主张等待自然分娩。进来，大部分学者认为妊娠晚期并发重症肝炎、肝细胞大片坏死的同时胎儿加重母体肝负荷，病情发展迅速，病死率高，以尽快分娩为佳。而重症肝炎因肝细胞坏死，肝衰竭，使妊娠晚期引起分娩发动的雌孕激素水平失衡，此外，内毒素可降低子宫肌肉敏感性，产程不易发动，所以多数患者在发生多器官功能衰竭时仍无产兆。而胎儿持续存在母体内或胎死宫内后，加速母体肝细胞坏死，产妇常出现明显的出血倾向、肝性脑病及肾功能损害而死亡。剖宫产手术时间短，可迅速取出胎儿，减轻肝脏负荷，虽然在手术后有发生产后出血、腹壁伤口感染、肝脏负荷一过性加重等可能，但因为胎儿已娩出，显著减轻了母体肝脏负担，经过积极内科治疗效果较好。所以目前认为剖宫产术比经阴道分娩适宜。

现患者胎儿窘迫，短时间内不能经阴道分娩，也有剖宫产指征，建议立即行剖宫产术。颈内静脉插管，根据中心静脉压调整输液量与速度，剖宫产时由于凝血差宜选择纵切口。术中是否切除子宫请上级医师指导。

主任医师

妊娠合并重症肝炎产科处理主要是终止妊娠时机选择。一般早孕患者经内科治疗病情稳定后，需施行人工流产。对妊娠中晚期患者的处理尚无统一意见，多数学者认为一旦确诊，建议积极治疗后采取剖宫产术终止妊娠，以提高母婴成活率。尤其是晚期妊娠，肝脏负担很重，病情发展常出现死胎，应积极治疗 2～3 天改善孕妇情况后，及时安排手术。术前纠正低血糖、低血钾和高血氨，输新鲜血、血浆或人血白蛋白，静脉注射维生素 K。手术要求操作熟练，止血完善。胎儿、胎盘娩出后出血难以控制者及时行子宫切除。控制静脉入量。由于肝炎患者凝血功能障碍，硬膜外麻醉较危险，可选用全身麻醉或局部麻醉。需密切观察精神状态及神经系统变化，监测肝功能、肾功能及凝血功能，防治 DIC。经产妇或临产后情况顺利经阴道分娩者，亦应参照以上要点，缩短产程，减少产伤和产后出血。

患者于当天在局部麻醉下行剖宫产术，术中见金黄色腹水约 1500ml，羊水也呈金黄色，娩出一活男婴，体重 1650g，Apgar 评分 1 分钟 8 分，5 分钟 9 分，转儿科。胎盘、胎膜娩出后，出血量达 2000ml，经非手术治疗效果差，行子宫全切除术，并输新鲜冷冻血浆 800ml，凝血因子 I 4g，浓缩红细胞 8U。术中探查肝脏缩小，质偏硬，术毕保留腹腔引流管。术后先后出现Ⅲ期肝性脑病、肝肾综合征、腹腔感染、真菌感染、败血症等，经抢救治疗病情好转。

【最后诊断】

孕 1 产 1，宫内妊娠 35 周，单活胎；重型慢性乙型病毒性肝炎合并肝肾综合征、肝性脑病Ⅲ期、肝硬化；产后出血；早产；真菌感染；败血症。

【随访及预后】

中度贫血出院前复查各项指标基本正常，转氨酶稍高，住院 45 天出院。术后 8 天伤口拆线后裂开，经清创、换药后行Ⅱ期缝合，10 天后拆线，愈合良好。新生儿于儿科住院 24 天，健康出院。2 个月后门诊复查 B 超示子宫缺如，双附件未见明显异常。

【专家评析】

重症肝炎也称暴发性肝炎，患者常迅速发生严重肝功能不全、凝血酶原活动度降至 40%以下、血清胆红素迅速上升而 ALT 迅速下降（胆酶分离）、胆碱酯酶活性显著降低等表现。重症肝炎主要由各型肝炎病毒急性感染引起，尤以乙肝病毒感染居多，在乙肝基础上合并丁肝病毒感染的症状比单纯乙肝病毒感染者严重，戊肝病毒感染的病情也很严重。病毒性肝炎有 0.2%～0.5%患者可发展到重症肝炎，其病死率极高，可高达 43%～80%。孕期肝脏负担加重，妊娠与肝炎相互影响。与非妊娠期相比，妊娠并发病毒性肝炎更易发展为重症肝炎，且病死率更高。妊娠期尚可在慢性肝病的基础上急性发作重症肝炎，药物或其他毒物也可引起肝衰竭，但较少见。妊娠期易发展为重症肝炎与以下因素有关。

重症肝炎的病理生理变化基础是低蛋白血症、低凝血因子、高氨血症等，应给予绝对卧床休息，低蛋白、高糖类饮食，控制血氨避免发生肝性脑病，补充足量维生素，积极保肝治疗，尽早补充血制品以增加凝血因子，提高血浆蛋白、保护肝细胞、降低脑水肿及产后出血的发生率。在产科方面，尽早终止妊娠是关键，绝不可因肝病严重而延误手术时机，但在术前、术中、术后应采取积极保肝、止血、输注凝血因子等措施。到目前为止，还没有妊娠合并重症肝炎在分娩前治愈的报道。

（郝　敏　张海涛）

第二节　妊娠急性脂肪肝

【病史摘要】

1. 入院时情况　患者女性，29 岁，因“停经 34^{+1} 周，上腹痛伴恶心、呕吐 2 天”于 2007 年 7 月 24 日急诊入院。LMP：2006 年 11 月 27 日。EDC：2007 年

9 月 3 日。妊娠期基本顺利，无外伤史及近期性生活史，定期产前检查，未发现异常。患者于 2007 年 7 月 22 日无诱因出现中上腹痛，呈持续性胀痛，阵发性加剧，伴恶心、频繁呕吐，为少量血性物，食欲缺乏，全身乏力，腹泻。不伴阴道出血、流液，无尿频、尿痛、血尿等。

2．既往史　无高血压、糖尿病、肝炎等病史。

3．月经、婚育史　患者平素月经规律，14 岁初潮，月经周期 28～30 天，经期 5～6 天，无痛经。28 岁结婚，夫同岁，G_0P_0。

4．体格检查　T 36.0℃，P 80 次/分，R 20 次/分，BP 118/80mmHg。发育正常，神清语利，急性痛苦面容，轻度贫血貌。皮肤、巩膜中度黄染。双肺呼吸音清，未闻及干、湿啰音。心界不大，心率 80 次/分，律齐，未闻及病理性杂音。腹膨隆，上腹正中压痛阳性，反跳痛阴性，肝区无叩击痛。肝脾肋下未触及，墨菲征阴性，双侧肋脊点、肋腰点无压痛，双肾区无叩击痛，移动性浊音阴性，肠鸣音弱。双下肢无水肿。生理反射存在，病理反射未引出。

5．产科检查　腹围 85cm，宫高 28cm，子宫轮廓清晰，未及宫缩，胎方位欠清，胎心率 142 次/分。宫颈管未消失，宫口未开，阴道无流液。

6．实验室检查　血常规示 WBC 23.3×10^9/L，N 0.86，RBC 3.2×10^{12}/L，Hb 94g/L，PLT 323×10^9/L；尿常规示尿蛋白（++），尿胆红素（—）。

7．入院诊断　①G_1P_0，宫内妊娠 34^{+1} 周；②妊娠合并黄疸原因？

【第一次查房】（入院时）

住院医师

汇报病史如上。本病例特点：①育龄期女性，停经 34^{+1} 周；②无诱因出现中上腹持续性疼痛 2 天，伴恶心、呕吐、黄疸；③急性痛苦面容，轻度贫血貌，皮肤巩膜中度黄染，上腹正中压痛阳性。据此考虑为妊娠期合并黄疸，黄疸原因未明确。此病例如何明确诊断？是否有手术指征？请上级医师给予指导。

主治医师

本例患者为妊娠晚期孕妇，出现明显消化道症状及黄疸表现，需考虑以下疾病。

1．重症病毒性肝炎　孕妇为病毒性肝炎的易感人群，孕妇感染肝炎后通常病情重，易发生重症肝炎。病毒性肝炎血清病毒学指标阳性，血清转氨酶明显增高，尿三胆阳性。血尿酸升高不明显，白细胞计数正常，肾衰竭出现较晚，外周血涂片无幼红细胞及点彩红细胞。肝组织学检查见肝细胞广泛坏死，肝小叶结构破坏。鉴别主要根据血清病毒学指标进行。本病例虽有黄疸及肝功能障碍，但各类病毒特异性抗体均为阴性，故不考虑病毒性肝炎。

2．妊娠期肝内胆汁淤积症（intrahepatic cholestasis of pregnancy，ICP）　妊娠期特有疾病。临床表现为皮肤瘙痒，可伴有或不伴有黄疸，肝功能有轻度受损，血中胆酸浓度升高，且消化道症状较轻，很少发生呕吐、腹泻、乏力、食欲减退等症状。与本例患者共同特征为黄疸、血清直接胆红素升高，血清胆汁酸升高，但 ICP 临床表现首先是出现全身瘙痒，随后发生黄疸，具有先痒后黄、痒重于黄的特点。常有家族史，一般情况好，无肝炎症状，血清直接胆红素升高，但多在 85.5～137μmol/L（5～8mg/dl），呈阻塞性黄疸表现。转氨酶正常或轻度升高，血清胆汁酸明显升高可达正常 10～100 倍。根据以上特点可除外 ICP。

3. HELLP 综合征　是妊娠高血压疾病的严重并发症之一。临床表现为溶血、肝酶升高、血小板减少。同时可出现乏力、右上腹疼痛不适，出现黄疸，可有出血倾向，可伴有呕吐及上消化道出血等症状。实验室检查：血红蛋白下降，60～90g/L，网织红细胞增多，0.5%～1.5%，血小板＜100×10^3/μl，外周血涂片中可见红细胞变形、破碎或见三角形、头盔形红细胞等。血胆红素升高，血腥红素水平≥20.5μmol/L，以间接胆红素升高为主。

4. 妊娠期急性脂肪肝　此病发生于妊娠晚期，初产妇多见，起病急，多为较重的消化道症状，如恶心、呕吐等，继而出现黄疸，化验检查总胆红素升高，直接胆红素占优势。本病例发病后血胆红素浓度高达 127.6μmol/L，直接胆红素占一半。直接胆红素为水溶性胆红素，可自由出入毛细血管壁并通过肾脏排出，在尿中出现，故尿胆红素应为阳性，如病毒性肝炎。但妊娠期急性脂肪肝却与之相反，由于肾小管基底膜增厚，导致水溶性直接胆红素滤出障碍，尿胆红素呈阴性，临床需借助这一特点诊断急性脂肪肝，并与病毒性肝炎相鉴别。此外，急性脂肪肝发病后，除肝功能受累外，尚能较早地累及肾脏及凝血功能，外周血白细胞明显升高，一般为 20×10^9/L 左右。本病例较早地出现氮质血症及凝血功能异常，外周血白细胞升高，B 超检查肝内有密集光点，均支持妊娠期急性脂肪肝的诊断。确诊需靠肝穿刺，病理特点为弥漫性脂肪变性，肝小叶中央区充满脂肪滴，呈蜂窝状。但本病例因伴血凝障碍，肝穿刺可诱发致命出血，故未采用。但根据本病的特征性表现，逐一排除其他黄疸性疾病，也可获得较明确诊断。

主任医师

同意以上分析，依据患者病史，首先考虑妊娠期急性脂肪肝。妊娠期急性脂肪肝是妊娠晚期一种特发的严重肝脏损害，发生率约为 1/20 000。患者应尽快完善各项辅助检查，并请消化内科医师急会诊。一旦确诊或被高度怀疑时，无论病情轻重、病情早晚，均应尽快终止妊娠。因胎儿尚未足月，应同时予促胎肺成熟治疗，立即做好手术准备。

•第一次查房医嘱•

长期医嘱	临时医嘱
产科一级护理	血常规
暂禁饮食	凝血功能
左侧卧位	血型
注意腹痛情况	血生化全项
自数胎动　1h　tid	血尿淀粉酶

续表

长期医嘱	临时医嘱
听胎心 tid	心电图
低流量吸氧 30分钟 tid	C反应蛋白
测血压、脉搏 q2h	尿常规
0.9%氯化钠注射液 100ml+头孢曲松 2.0g ivgtt bid	腹部B超
	产科B超
地塞米松注射液 6mg im bid×2d	请消化科急会诊
0.5%甲硝唑注射液 200ml ivgtt qd	术前准备
	术区备皮
	配血浓缩红细胞 4U

【第二次查房】（入院2小时后）

住院医师

入院后检查生化肝功能示AST 157U/L，ALT 190U/L，白蛋白28.5g/L，球蛋白29 g/L，总胆红素127.6μmol/L，直接胆红素100.4μmol/L；肾功能示血尿素氮浓度7.2mmol/L，血清肌酐浓度90.6μmol/L，血尿酸浓度109μmol/L；血凝系列示凝血酶原时间20.1秒，凝血酶原活动度30%，纤维蛋白原2.58g/L。血尿淀粉酶无异常。术前免疫阴性。腹部B超检查：肝脏稍大，肝内有密集光点，回声稍增强。根据病史、症状、体征，结合上述结果拟诊：妊娠期急性脂肪肝，下一步如何处理？请上级医师指示。

主治医师

该患者白细胞计数升高；血清转氨酶轻度或中度升高；凝血酶原时间延长，部分凝血活酶时间延长；血尿酸、肌酐和尿素氮均升高；尿蛋白阳性，尿胆红素阴性；腹部B超检查示肝脏稍大，肝内有密集光点，回声稍增强；因妊娠期暂未做肝脏CT，拟诊妊娠期急性脂肪肝，如不分娩病情继续进展，出现凝血功能障碍（皮肤瘀点、瘀斑、消化道出血、牙龈出血等）、低血糖、意识障碍、精神症状及肝性脑病、尿少、无尿和肾衰竭，常于短期内死亡。目前，积极对症治疗的同时，行术前准备，急诊行剖宫产术。

主任医师

对于终止妊娠的方式是经剖宫产还是经阴道分娩，目前尚无一致意见。一般认为宫颈条件差或胎位异常者，因力求迅速分娩，多采用剖宫产术，术中采取局部麻醉或硬膜外麻醉，不用全身麻醉以免加重肝损害。若胎死宫内，宫颈条件差，短期不能经阴道分娩的也应行剖宫产术分娩，该患者短期内不能经阴道分娩，应行剖宫产术，手术麻醉多采用硬膜外麻醉，对于病情危重、休克者，采用全身麻醉比较安全。

•第二次查房医嘱•

长期医嘱	临时医嘱
注意宫缩情况	定于即刻行子宫下段剖宫产术 术前留置尿管

【随访及预后】

入院 2 小时行急诊剖宫产术。术中见深黄色腹水 1000ml，羊水黄绿色，手术娩出一男活婴，术中探查肝脏大小正常，质中，边缘锐利、表面光滑、无结节。术前输凝血酶原复合物 400U，术中输新鲜血 400ml，术中至术后 2 小时内累计出血约 650ml。新生儿体重 2400g，羊水Ⅲ度污染，新生儿生后 Apgar 评分 1 分钟 7 分，5 分钟评分 9 分，转新生儿病房。为预防感染，术中给予头孢曲松 1.0g，静脉滴注，术后 2 天内继续静脉滴注头孢曲松每天 2g。隔日输 20%白蛋白溶液 50ml，每天输六合氨基酸 2 次，每次 250ml。于术后第 2 天，产妇自述肝区痛，皮肤出现黄染。复查血常规示 WBC 40.8×10^9/L。血尿酸 300μmol/L，尿素氮 14.0mmol/L，血肌酐 186.5μmol/L。产后第 2 天血糖恢复正常，第 3 天 3P 试验转阴性，第 6 天肝酶及肾功能恢复正常，术后第 8 天腹壁切口甲级愈合，住院 10 天母子平安出院。

【专家评析】

妊娠期急性脂肪肝又称产科急性假性黄色肝萎缩，是妊娠晚期特有的致命性少见疾病。起病急骤，病情变化迅速，母儿死亡率高。一旦确诊或被高度怀疑时，无论病情轻重、病情早晚，均应尽快终止妊娠，理由如下：①本病可迅速恶化，危及母胎生命。②只有在产后病情才可以改善。

对于妊娠期急性脂肪肝，病理肝组织学检查是唯一确诊方法。当临床高度怀疑 AFLP 时，应及早在 DIC 发生前做穿刺活组织检查。但是病理肝组织学检查等待结果费时较长，如一味等下去可能延误抢救时机，故本例未等待此结果，当高度可疑该病时，快速终止了妊娠，赢得了时间。结束分娩后，仍需支持治疗，注意水电解质平衡，纠正酸中毒，应用广谱抗生素预防感染，注意休息，不宜哺乳。肝脏损害一般在产后 4 周能康复，无慢性肝病后遗症。少数患者虽经迅速终止妊娠及上述各种方法治疗，病情仍继续恶化，可能危及生命，个别患者需肝移植。该患者入院后根据典型的病史、体征及辅助检查得到了早诊断、早治疗，所以获得了较好的妊娠结局。

（郝 敏 张海涛）

第三节 妊娠合并急性胰腺炎

【病史摘要】

1. 入院时情况 患者女性，32 岁，因“停经 9 月余，突发左中上腹持续剧痛 2 小时余”于 2010 年 5 月 3 日凌晨急诊入院。LMP：2009 年 8 月 10 日。EDC：2010 年 5 月 17 日。妊娠期基本顺利，无外伤史及近期性生活史，定期产前检查，未发现异常。患者于 2010 年 5 月 2 日 22 时饱餐后突发左中上腹痛，呈持续性钝痛，放射至腰背部，伴恶心，频繁呕吐，均为胃内容物。不伴阴道出血、流液，无腹泻、尿频、尿痛、血尿等。

2．既往史　无高血压、糖尿病等病史。

3．月经、婚育史　患者平素月经规律，13 岁初潮，月经周期 27～28 天，经期 5～6 天，无痛经。30 岁结婚，夫同岁，G_0P_0。

4．体格检查　T 38.1℃，P 106 次/分，R 26 次/分，BP 102/68mmHg。发育正常，神清语利，急性痛苦病容，轻度贫血貌，全身皮肤黏膜无黄疸，被动屈曲体位。全身无出血点。双肺呼吸音清，未闻及干、湿啰音。心界不大，心率 106 次/分，律齐，未闻及病理性杂音。腹膨隆，腹肌紧张，上腹部压痛阳性，反跳痛阳性。肝脾肋下未触及，墨菲征阴性，双侧肋脊点、肋腰点无压痛，双肾区无叩击痛，移动性浊音可疑，肠鸣音弱。双下肢无水肿。生理反射存在，病理反射未引出。

5．产科检查　腹围 92cm，宫高 35cm，子宫轮廓清晰，可触及不规律宫缩，每 15～20 分钟 1 次，持续 5～10 秒，胎方位欠清，胎心率 160 次/分。宫颈管未消失，宫口未开。阴道口未见异常分泌物。

6．辅助检查　血常规示 WBC 14.4×10^9/L，N 0.82，L 0.18，RBC 3.41×10^{12}/L，Hb 90 g/L，PLT 334×10^9/L；肝功能示 ALT 58U/L，AST 80U/L，血淀粉酶 1854U/L，尿淀粉酶 1322U/L，血糖浓度 8.5mmol/L，尿常规、肾功能未见异常。

7．入院诊断　①G_1P_0，宫内妊娠 38 周；②妊娠期急腹症（妊娠合并急性胰腺炎？）

【第一次查房】（入院时）

住院医师

汇报病史如上。本病例特点：①育龄期女性，停经 38 周；②饱餐后突发左中上腹持续性疼痛 2 小时，放射至腰背部，伴频繁呕吐；③体检急性病容，被动体位，体温升高，脉搏增高，呼吸增快，血压正常，腹肌紧张，上腹部压痛、反跳痛阳性，移动性浊音可疑，肠鸣音弱；④血常规示白细胞数增高，中性核左移，血尿淀粉酶明显升高，肝酶轻度升高，考虑为妊娠期急腹症，腹痛原因未明确，结合血尿淀粉酶升高，考虑妊娠合并急性胰腺炎可能。血象及核左移，考虑有感染存在。此病例如何明确诊断？是否有手术指征？请上级医师给予指导。

主治医师

本例患者为妊娠晚期孕妇，出现急性腹痛及腹膜刺激征等急腹症表现，需考虑以下疾病：

1．妊娠合并急性胰腺炎　患者饱餐后出现左中上腹持续痛，伴有体温升高，血常规示白细胞数增高，中性核左移，血尿淀粉酶升高，考虑患者存在腹腔内感染，因胰腺的位置较深，体征常不典型，结合患者症状体征发生的部位，考虑为妊娠合并急性胰腺炎的可能性大。

2. 妊娠合并急性胆囊炎 常表现为上腹部阵发性绞痛，并可向右肩放射，并伴有发热、恶心、呕吐等，10%～25%的患者出现皮肤黏膜轻度黄染，墨菲征阳性。由于主胰管和胆总管下端多数（约 85%）共同开口于十二指肠乳头，故胆总管下端结石及胆囊结石等造成肝胰壶腹括约肌水肿和痉挛，可引起梗阻，使胰液排出受阻，胆汁逆流入胰管而发生胆源性胰腺炎，易与急性胆囊炎相混淆，甚至可见坏死低回声影像。CT 示胰腺增大，炎症渗出，侵及周围组织。急性胆囊炎绞痛可向右肩放射，墨菲征阳性，B 超提示胆囊体积增大、壁厚，多伴结石影像，且无血、尿淀粉酶的升高，对鉴别诊断有益。

3. 妊娠合并阑尾炎 因妊娠后阑尾的位置相应较高，故症状体征不典型，可表现为上腹部明显的压痛、反跳痛和肌紧张，而当妊娠合并急性胰腺炎，炎性渗出物流至上腹部时，也可使阑尾等相继受累，出现腹膜刺激征，而被误诊为阑尾炎。妊娠合并急性阑尾炎时，疼痛可能位于右侧腰部，反跳痛、肌紧张不明显，B 超示阑尾肿胀增大，管壁水肿增厚、充血，渗出使阑尾呈低回声管状结构，僵硬而压之不变。

4. 胎盘早剥 胎盘早剥时引起的腹痛也为持续性，可伴有血象增高，与妊娠合并胰腺炎相似。但胎盘早剥常有妊娠期高血压疾病、妊娠期外伤史等病因，腹痛位于腹部居中位置，有阴道流血和贫血症状，板状腹，多伴有胎心的改变等。与本病例不符，可除外。

目前，应动态监测患者的症状、体征和白细胞、血尿淀粉酶的变化，可先给予禁饮食、胃肠减压、大剂量广谱抗生素，并积极准备做好术前准备工作，如短期治疗观察未见好转或病情恶化，立即手术治疗。观察过程中还应密切注意宫缩和胎心率，以便及早发现临产和胎儿窘迫，及时处理。

主任医师

同意以上分析，依据患者病史，首先考虑妊娠合并急性胰腺炎。可发生在妊娠早、中、晚期，以及产褥期的任一时期，但以妊娠晚期为多见，其发病率每 1000～12 000 例孕妇中发生 1 例。

妊娠合并急性胰腺炎的原因：①妊娠期丰富的胰周脂肪、血液的高凝状态及增大的子宫压迫胰腺，使胰腺易发生缺血坏死或易引起胰管内压增高致胰液排出不畅及感染。②胆管疾病尤以胆石症最为常见，有学者报道，2/3 的急性胰腺炎患者有胆石症。妊娠期胆囊较非妊娠期明显扩张。妊娠血清胆固醇和三酰甘油水平升高，使得胆汁构成发生变化。③血液高黄体酮水平导致胆道张力减低，胆道排空延迟。④高脂血症，这些因素均是妊娠易形成胆石的重要原因。

急性胰腺炎的典型临床表现为上腹痛、腹胀、恶心、呕吐等，但对于妊娠合并急性胰腺炎的患者，有以下特点：①妊娠中晚期由于增大的子宫使大网膜不能对炎症形成包裹局限，使炎性渗出物流至下腹部引起疼痛或腹泻可被误诊为阑尾炎或急性胃肠炎。②妊娠合并急性胰腺炎时，胰液外溢，累及腹膜导致腹膜炎，引起休克，易被误诊为胎盘早剥。③妊娠期胰腺的位置相对较深，体征不典型，炎症刺激子宫收缩掩盖腹痛表现，缺乏典型的症状和腹部体征，特别是形成弥漫性腹膜炎时，子宫因受刺激而收缩，产生早产或临产的假象。因此极易误诊，临床上需结合病史，并根据实验室和影像学检查结果明确诊断。实验室检查中血尿淀粉酶、血脂肪酶升高是诊断妊娠合并急性胰腺炎的重要指标，影像学检查中，B 超可显示结石、胰腺肿胀坏死程度、胰周及腹膜后积液等，对胎儿影响小，可作为首选。CT 及逆行性胰胆管造影均可协助诊断，但应尽量避免在产前进行此类检查，必要时应征得患者及其家属同意后才可行此检查。患者应尽快完善各项辅助检查，禁饮食、胃肠减压、抑制胰液分泌，并请外科医师急会诊，有外科手术指征者，及时行剖宫产术终止妊娠，同时请外科医师协助治疗。同时，应抗感染治疗，药物应选择对胎儿影响小的广谱抗生素。

•第一次查房医嘱•

长期医嘱	临时医嘱
产科一级护理	血常规
禁饮食	凝血功能
持续胃肠减压	血型
左侧卧位	血生化全项
注意腹痛情况	血尿淀粉酶
自数胎动　1 小时　tid	心电图
听胎心　tid	C 反应蛋白
低流量吸氧　30 分钟　tid	尿常规
测血压、脉搏　q2h	腹部 B 超
0.9%氯化钠注射液　100ml+头孢曲松 2.0g　ivgtt　bid	产科 B 超
	请普外科急会诊
	乳酸林格液　1000ml　ivgtt
	0.9%氯化钠注射液　500ml+生长抑素　6mg 24 小时维持　ivgtt

【**第二次查房**】（入院 6 小时后）

住院医师

患者腹痛、恶心、呕吐无明显缓解，T 38.6℃，P 114 次/分，R 27 次/分，BP 100/71mmHg。胎心率 180 次/分，宫缩弱，查体中上腹有明显压痛及反跳痛，Bryan 试验、Alder 试验及腰大肌试验疼痛更明显，宫口未开。入院后检验结果回报：血常规示 WBC 15.6×10^9/L，N 0.89；淀粉酶升高，血淀粉酶浓度 2343U/L，尿淀粉酶浓度 2100U/L，血钙降低，1.93mmol/L。腹部 B 超示胰腺弥漫性增大，其轮廓与周围边界模糊不清。产科超声检查胎心率快，胎盘位于子宫底后壁，胎盘与子宫肌壁间无形状不规则的强回声，故不考虑胎盘早剥，胎儿生长与孕周相符。

主治医师

患者经非手术治疗症状无好转，腹膜刺激征明显，体温、血白细胞计数、中性粒细胞比例继续、血尿淀粉酶升高，急性胰腺炎可能性大，病情危重，且胎心增快，考虑胎儿窘迫，需尽快行剖宫产终止妊娠，请外科医师同台手术。

主任医师

目前对于妊娠合并急性胰腺炎，强调早期诊断，妊娠合并轻症急性胰腺炎主要采取非手术治疗，中期妊娠患者在非手术治疗的同时应加强胎儿的监测及保胎治疗，因急性胰腺炎患者胰岛β细胞被破坏，胰岛素分泌下降，可出现血糖浓度升高，而β-肾上腺素受体激动剂有升高血糖作用需慎用。对于妊娠晚期患者应加强胎儿监测，预防早产。终止妊娠的时机和分娩方式取决于病情的轻重、是否有产科指征及胎儿成熟度。适时终止妊娠对母胎有利，剖宫产术能在短时间内结束分娩，使胎儿脱离不良的母体环境，有助于提高母儿的生存率。重症患者应将孕妇的生命安全作为选择治疗方式的依据，在内科治疗的基础上，病情加重或无缓解者，应及时行剖宫产术，不应为了胎儿而过分延误，也不能因为治疗胰腺炎的需要而盲目伤害胎儿，导致最佳治疗时机的丧失。以下情况应以最快、对母体影响最小的方式终止妊娠：①明显的流产或早产征象；②胎儿窘迫；③严重感染或MODS；④已临产。手术麻醉多采用硬膜外麻醉，对于病情危重、休克者，采用全身麻醉比较安全。该患者目前怀疑胎儿窘迫，应尽快行剖宫产术终止妊娠，术中同时请普外科医师探查，术后应加强支持治疗。外科医师和产科医师应协助对患者进行治疗。

•第二次查房医嘱•

长期医嘱	临时医嘱
注意宫缩情况	葡萄糖酸钙 20ml　iv　缓慢
下病重通知	术前准备
	术区备皮
	配血，浓缩红细胞　4U
	术前留置尿管

【随访及预后】

入院当日在硬膜外麻醉下取左旁正中纵切口行剖宫产术，术中娩出一体重 3100g 成熟女活婴，缝合子宫，清理盆腔后外科接台，上延切口继续探查，见腹腔内小网膜囊乳糜状淡血性液，网膜及后腹膜均有积液，脂肪组织皂化坏死，胰腺肿大、质硬、水肿。放置橡皮引流管，术后转入外科治疗，21 天出院，母婴存活。

【专家评析】

妊娠合并急性胰腺炎发病急，并发症多，病死率高，可发生于妊娠的任何时期，以妊娠晚期和产褥期较多。妊娠期由于子宫增大，胰腺位置深在，炎症刺激子宫表现出宫缩，因而，妊娠合并急性阑尾炎时的症状和体征与非妊娠期有不同程度的差异，临床表现不典型，故诊断难度大，易延误诊治。且妊娠期胰腺炎症不易局限，炎症发展迅速，易发生严重感染、弥漫性腹膜炎、多脏器功能障碍等。且炎症波及子宫易引起子宫收缩，发生流产和早产。增加了母儿患病率及死亡率。妊娠期急性胰腺炎的预后与早期诊断和及时处理有密切关系。对妊娠期胰腺炎的治疗需兼顾药物与手术对胎儿的影响，在非手术治疗过程中如病情恶化，应尽快终止妊娠，如胎儿有存活希望，应尽早行剖宫产术，同时检查胰腺并做处理。

本例患者入院后积极完善各项辅助检查的同时，及时请外科医师会诊，很快明确诊断，严密监测胎儿情况，并进行了手术治疗，使患者得到及时治疗，有一个很好的转归。提示对妊娠期急腹症要给予高度重视、积极治疗，有压痛、反跳痛、肌紧张等腹膜刺激征者，尽早剖腹探查。

（郝　敏　张海涛）

第四节　妊娠合并阑尾炎

【病史摘要】

1. 入院时情况　患者女性，34 岁性，因“停经 8 月余，突发右中上腹持续剧痛 2 小时余”于 2009 年 4 月 5 日凌晨急诊入院。LMP：2008 年 8 月 18 日。EDC：2009 年 5 月 25 日。妊娠期基本顺利，无外伤史及近期性生活史，定期产前检查，未发现异常。患者于 2009 年 4 月 4 日 22 时左右无诱因突发右中上腹痛，逐渐延及全腹，呈持续性，伴恶心，呕吐 3 次，均为胃内容物。不伴阴道流血、流液，无腹泻、尿频、尿痛、血尿等。

2. 既往史　无高血压、糖尿病等病史。

3. 月经、婚育史　患者平素月经规律，13 岁初潮，月经周期 27～28 天，月经期 5～6 天，无痛经。28 岁结婚，夫同岁，G_0P_0。

4. 体格检查　T 38.1℃，P 105 次/分，R 28 次/分，BP 98/66mmHg。发育正常，神清语利，急性痛苦病容，轻度贫血貌，被动屈曲体位。全身无出血点。双肺呼吸音清，未闻及干、湿啰音。心界不大，心率 105 次/分，律齐，未闻及病理性杂音。腹膨隆，腹肌紧张，全腹压痛，以右中上腹明显，反跳痛阳性。肝脾肋下未触及，墨菲征阴性，双侧肋脊点、肋腰点无压痛，双肾区无叩击痛，移动性浊音可疑，肠鸣音弱。双下肢无水肿。生理反射存在，病理反射未引出。

5. 产科检查　腹围 89cm，宫高 32cm，子宫轮廓清晰，可触及不规律宫缩，每 10～15 分钟 1 次，持续 5～10 秒，胎方位欠清，胎心率 142 次/分。宫颈管未消失，宫口未开。阴道口未见异常分泌物。

6. 辅助检查　血常规示 WBC 16.1×10^9/L，N 0.80，L 0.17，RBC 3.41×10^{12}/L，Hb 94 g/L，PLT 334×10^9/L；尿常规、生化肝功能、肾功能、血尿淀粉酶未见

异常。

7. 入院诊断　①G_1P_0，宫内妊娠 32^{+6} 周；②妊娠期急腹症（妊娠合并阑尾炎？）；胎盘早剥待除外；③先兆早产。

【第一次查房】（入院时）

住院医师

汇报病史如上。本病例特点：①育龄期女性，停经 32^{+6} 周。②无诱因突发右中上腹持续性疼痛2小时，渐延及全腹，伴呕吐。③体检急性病容，被动体位，体温升高，脉搏增快，呼吸增快，血压正常，腹肌紧张，全腹压痛、反跳痛阳性，并以右中上腹明显，移动性浊音可疑，肠鸣音弱。④血常规示白细胞数增高，中性核左移。据此考虑为妊娠期急腹症，腹痛原因未明确。白细胞计数增多及核左移提示考虑有感染存在。此病例如何明确诊断？是否有手术指征？请上级医师给予指导。

主治医师

本例患者为妊娠晚期孕妇，出现急性腹痛及腹膜刺激征等急腹症表现，需考虑以下疾病。

1. 妊娠合并阑尾炎　根据患者无诱因出现右中上腹持续性剧痛，并逐渐出现全腹压痛及反跳痛，伴有体温升高，血常规示白细胞计数增多，中性核左移，考虑患者存在腹腔内感染。晚期妊娠者，由于子宫增大，使阑尾位置上移，如阑尾炎发生腹痛的位置会上移，结合患者症状体征发生的部位，考虑为妊娠合并阑尾炎的可能性大。

2. 急性盆腔炎　常为盆腔炎性疾病急性发作，由于妊娠期抵抗力下降，常易诱发慢性盆腔炎急性发作，可引起与急性阑尾炎相似的症状和体征，如腹膜刺激症状明显，有发热、血白细胞及中性粒细胞明显升高，临床最难与急性阑尾炎相鉴别。但盆腔炎多有白带过多史，虽有下腹痛，但无典型的转移性腹痛，而且盆腔感染性疾病的疼痛遍及下腹部，腹部压痛范围较阑尾炎广，通常两侧下腹均有压痛，压痛部位较低。妇科检查可见阴道有脓性分泌物，子宫两侧触痛明显，本病例尚不能排除急性盆腔炎，阴道分泌物培养有助于诊断。

3. 胎盘早剥　胎盘早剥时引起的腹痛也为持续性，可伴有血细胞计数增多，与妊娠合并阑尾炎相似。但胎盘早剥时疼痛位置固定，不会发生转移性右下腹痛，且其常有妊娠期高血压疾病、妊娠期外伤史等病因，腹痛位于腹部居中位置，有阴道流血和贫血症状，板状腹，多伴有胎心的改变等。与本病例不符，可除外。

4. 妊娠合并右侧输尿管结石　右侧输尿管结石也可表现为右侧中上腹疼痛，但输尿管结石发作时呈剧烈的绞痛，难以忍受，疼痛沿输尿管向外阴部、大腿内侧放射。腹部检查，右下腹压痛和肌紧张均不太明显。而且尿常规有大量红细胞，与本病例特点不符，故可排除。

5. 卵巢囊肿蒂扭转　原有卵巢囊肿，因妊娠期子宫位置的变化，易发生扭转。

若右侧卵巢囊肿蒂扭转后，囊肿循环障碍、坏死、血性渗出，引起右腹部的炎症，与阑尾炎相似。但本例患者常规产前检查，并未发现有盆腔包块史，故可除外。

6. 子宫肌瘤红色变性　子宫肌瘤红色变性也可出现剧烈腹痛，且常发生在妊娠期间。但患者有子宫肌瘤病史。此与本例不符。故排除。

目前，应动态监测患者的症状、体征和白细胞计数的变化，可先给予大剂量广谱抗生素，并积极准备做好术前准备工作，如短期治疗观察未见好转或病情恶化，立即手术治疗。观察过程中还应密切注意宫缩和胎心率，以便及早发现早产和胎儿窘迫，及时处理。

主任医师

同意以上分析，依据患者病史，首先考虑妊娠合并急性阑尾炎。妊娠期急性阑尾炎可发生在妊娠期的任何阶段，其发病率每1500～6000例孕妇中发生1例。与非妊娠期大致相同，但妊娠后半期阑尾炎穿孔率明显升高，较非妊娠期高1.5～3.5倍。由于孕妇特殊的生理及解剖改变，妊娠期阑尾炎有其不同于非妊娠期阑尾炎的特点：①阑尾炎症状不典型。妊娠期随子宫增大，阑尾位置逐渐升高：非妊娠期阑尾炎疼痛多在麦氏点，妊娠3个月末时压痛点在髂嵴下两横指处；5个月末时升至髂嵴水平（或稍高处）中点稍偏外方；8个月末时已达髂嵴上两横指并继续偏向外方；近足月时可抵胆囊区或右肾上极。妊娠期阑尾位置的移动及增大的子宫的掩盖，常使体征不典型及不明显，并与实际病变程度不符，易漏诊及误诊。②增大的子宫使腹壁与阑尾分开、妨碍大网膜的游走，使腹壁和大网膜的防卫功能减弱，炎症不易包裹局限，易发生弥漫性腹膜炎。③正常妊娠时，血白细胞计数可生理性升高，达16×10^9/L。给阑尾炎的诊断造成困难。诊断时应注意以上特点。

有一些特殊的检查可帮助诊断：①Bryan试验，即嘱患者采取右侧卧位，妊娠子宫移至右侧而引起疼痛，说明疼痛由非子宫疾病引起。②Alder试验，即取平卧位，检查者将手指放在腹部最明显的压痛点处，然后改为左侧卧位，子宫倒向左侧后，疼痛加重者则说明病变来源于阑尾的可能性大。③腰大肌试验，即患者取左侧卧位，检查者将手放于患者右下腹部，用手指向下加压同时患者逐渐抬高、直伸右下肢，则阑尾部位引起疼痛。

影像学中的B超检查简便、安全、无创，可首选。其他检查如X线平片、CT显影对阑尾炎诊断价值不大，且可能对胎儿造成放射性损害，妊娠期应慎用。患者应尽快完善各项辅助检查，并请外科医师急会诊。同时，应抗感染治疗，药物应选择对胎儿影响小的广谱抗生素（可选择头孢菌素类、青霉素类）联合甲硝唑。因患者目前已有宫缩和早产迹象，但胎儿尚未足月，应同时予应用抑制宫缩及促胎肺成熟治疗。在应用硫酸镁抑制宫缩时，应同时监测呼吸、心率、尿量、膝腱反射。有条件者监测血镁浓度。一旦明确诊断，应立即手术治疗。

•第一次查房医嘱•

长期医嘱	临时医嘱
产科一级护理	血常规
暂禁饮食	凝血功能
左侧卧位	血型
注意腹痛情况	血生化全项
自数胎动　1 小时　tid	血尿淀粉酶
听胎心　tid	心电图
低流量吸氧　30 分钟　tid	C 反应蛋白
测血压、脉搏　q2h	尿常规
0.9%氯化钠注射液　100ml+头孢曲松 2.0g　ivgtt　bid	腹部 B 超
	产科 B 超
地塞米松注射液　6mg　im　bid×2d	请普外科急会诊
0.5%甲硝唑注射液　200ml　ivgtt　qd	乳酸林格液　1000ml　ivgtt
	5%葡萄糖注射液　250ml+25%硫酸镁注射液 20ml　ivgtt　（1～2 小时滴注完毕）
	5%葡萄糖注射液　500ml+25%硫酸镁注射液 40ml　ivgtt　（6～8 小时滴注完毕）

【第二次查房】（入院 6 小时后）

住院医师

患者腹痛、恶心无明显缓解，T 38.5℃，P 112 次/分，R 27 次/分，BP 102/71mmHg。宫缩弱，查体右下腹有明显压痛及反跳痛，Bryan 试验、Alder 试验及腰大肌试验疼痛更明显，宫口未开。入院后检验结果回报：血常规示 WBC 18.6×10^9/L，N 0.89；C 反应蛋白明显升高。凝血系列、血生化全项、尿常规、血尿淀粉酶浓度未见异常。腹部 B 超示阑尾肿胀增大，管壁水肿增厚、充血，渗出使阑尾呈低回声管状结构，僵硬而压之不变。阑尾周围可出现局限性积液，阑尾腔内伴粪石强回声及声影；粪石嵌顿于出口时，阑尾末端增粗并伴腔内积液，阑尾腔内也可显示积气。产科超声检查胎心搏动正常，胎盘位于子宫底后壁，胎盘与子宫肌壁间无形状不规则的强回声，故不考虑胎盘早剥，胎儿生长与孕周相符。

主治医师

患者经抗感染治疗症状无好转，腹膜刺激征明显，体温、血白细胞计数、中性粒细胞比例继续升高，急性阑尾炎可能性大，外科医师会诊，建议行剖腹探查术。

主任医师

目前对于妊娠合并急性阑尾炎，强调早期诊断，一旦明确诊断应在积极抗感染治疗的同时，不论妊娠期限和病变程度如何，均应立即手术，而不应非手术治疗。对高度怀疑急性阑尾炎的患者，也应放宽指征，尽早剖腹探查，不应犹豫以免错过手术机会。妊娠早期的阑尾切除与非妊娠期切口选择相同，均可以采用麦氏点切口；妊娠中期和晚期由于阑尾位置升高，应采取右侧腹直肌旁切口，高度相当于宫体上 1/3 部位；也可行正中切口，以利于操作和探查。手术时，可使患者向左倾斜 30°，使子宫向左倾斜，以利于阑尾的显露，同时妊娠子宫向左移位，以免下腔静脉受压。手术操作要轻柔，尽量避免刺激子宫，引起子宫收缩。术后最好不放引流管，以减少对子宫的刺激；若必须放置引流管，应在盲肠附近放置，尽量避免直接与子宫壁接触。目前也可以采用腹腔镜行阑尾切除术，但其一般用于妊娠早、中期急性单纯性阑尾炎，或化脓性阑尾炎尚无穿孔、腹膜炎，或复发性阑尾炎既往无穿孔、脓肿史，或拟诊阑尾炎。对于妊娠晚期阑尾炎及心功能不全者或弥漫性腹膜炎者，腹腔镜手术要慎用。手术原则上仅处理阑尾，除非有产科指征，一般不应同时行剖宫产术。如有剖宫产指征，应先行腹膜外剖宫产，再打开腹膜，切除阑尾。

手术麻醉多采用硬膜外麻醉，对于病情危重、休克者，采用全身麻醉比较安全。该患者目前怀疑化脓性阑尾炎，应尽快行剖腹探查术，妊娠 32^{+6} 周，胎儿尚未成熟，母儿情况尚可，无须同时行剖宫产术。术后应继续应用大量抗生素及抑制宫缩治疗。外科医师和产科医师应协助对患者进行治疗。

•第二次查房医嘱•

长期医嘱	临时医嘱
注意宫缩情况	术前准备 术区备皮 配血，浓缩红细胞　4U 术前留置尿管

【随访及预后】

入院当日在硬膜外麻醉下行腹正中绕脐切口剖腹探查术，术中见阑尾位于子宫后方，显露困难，阑尾已化脓，表面有脓苔黏附，已穿孔并合并有弥漫性腹膜炎，遂行阑尾切除术，并吸尽脓液，局部用温盐水冲洗，术后放置腹腔引流管。术后病理诊断为急性化脓性阑尾炎。术后予应用抗生素及保胎治疗，术后第 2 天拔除腹腔引流管，术后恢复好，宫缩逐渐消失，因腹壁张力大，予减张缝合，术后 14 天拆线，切口愈合良好。妊娠 39 周自然分娩一活男婴，体重 3100g。

【专家评析】

急性阑尾炎是妊娠期较常见的外科疾病。可发生在妊娠期的任何阶段，以妊娠前 6 个月常见，分娩期及产褥期少见。妊娠期由于子宫增大，可使盲肠位置向外向上移位，因而妊娠合并急性阑尾炎时的症状和体征与非妊娠期有不同程度的差异，临床表现不典型，故诊断难度大，易延误诊治。且妊娠期阑尾炎症不易局限，炎症发展迅速，易发生阑尾坏疽、穿孔、弥漫性腹膜炎，严重者可出现脓毒血症、感染性休克等。且炎症波及子宫易引起子宫收缩，发生流产和早产。增加了母儿患病率及死亡率。妊娠期急性阑尾炎的预后与早期诊断和及时处理有密切关系。对妊娠期阑尾炎的治疗原则强调一经确诊，不考虑妊娠期别，均应及时手术治疗；若无产科指征，不主张同时行剖宫产术，以免增加产后病率。术前、术后都应加强抗感染及保胎治疗。

此患者入院后积极完善各项辅助检查的同时，及时请外科会诊，很快明确诊断，并进行了手术治疗，使患者得到及时治疗，有一个很好的转归。对妊娠期急腹症要给予高度重视、积极治疗，有压痛、反跳痛、肌紧张等腹膜刺激征者，尽早剖腹探查。

（郝 敏 张 娜）

第五节 妊娠合并急性胆囊炎和胆石症

【病史摘要】

1．入院时情况 患者女性，29岁，因“停经9月余，恶心、呕吐伴上腹部疼痛半天”于2010年2月8日急诊入院。LMP：2009年5月10日。EDC：2010年2月17日。停经40余天始有恶心、呕吐等早孕反应，持续1个多月消失。妊娠期基本顺利，无头痛、头晕及视物模糊，喜油腻食物。于外院行不规律产前检查。入院半天前突感上腹部持续性绞痛，放射至右肩、后背，伴恶心、呕吐，呕吐物为胃内容物。不伴阴道流血、流液，无腹泻、尿频、尿痛、血尿。

2．既往史 妊娠前否认高血压、糖尿病、胆结石病史。

3．月经、婚育史 患者平素月经规律，15岁初潮，月经周期24～25天，月经期5～6天，无痛经。28岁结婚，夫同岁，G_0P_0。

4．体格检查 T 37.5℃，P 96次/分，R 21次/分，BP 130/85mmHg。发育正常，全身皮肤、黏膜未见黄染。全身无出血点。双肺呼吸音清，未闻及干、湿啰音。心率96次/分，律齐，各瓣膜听诊区未闻及病理性杂音。腹膨隆，腹肌紧张，肝脾触诊不满意，剑突下压痛，墨菲征阳性，双侧肋脊点、肋腰点无压痛，双肾区无叩击痛，移动性浊音阴性，肠鸣音正常。双下肢水肿。生理反射存在，病理反射未引出。

5．产科检查 腹围102cm，宫高32cm，胎方位左枕前，胎先露头；先露高低浮；胎心率150次/分。可触及弱的不规律宫缩，未破膜，宫颈管未消失，宫口未开。阴道口未见异常分泌物。

6．辅助检查

（1）实验室检查：血常规示WBC 13.1×10^9/L，N 0.79，RBC 3.51×10^{12}/L，Hb112g/L，PLT 160×10^9/L；尿常规示尿蛋白（+），酮体（+++）；生化肝功能示AST 50U/L，ALT 60U/L，STB 21.9μmol/L，ALP 320U/L；肾功能示BUN 2.5mmol/L，CR 60.2mmol/L；血凝系列示PT 14.8秒，APTT 26.12秒，FIB 5.03g/L；血淀粉酶浓度250U/L（正常值小于200U/L）。

（2）腹部B超检查：胆囊体积增大，壁增厚，胆囊腔内有点状回声，囊内见1.5cm×2cm的增强光团伴声影，随体位改变而移动，胰腺周围积液。

7．入院诊断 ①G_1P_0，宫内妊娠38^{+5}周；②妊娠合并急性胆囊炎和胆石症。

【第一次查房】（入院时）

住院医师

汇报病史如上。本病例特点：①育龄期女性，停经38^{+5}周；②上腹部疼痛，伴恶心、呕吐；③腹肌紧张，墨菲征阳性；④肝功能异常，胆红素、碱性磷酸酶升高；⑤超声提示胆囊体积增大，壁增厚，胆囊结石。本例系妊娠合并急腹症，目前妊娠合并急性胆囊炎的诊断可以确立。还需和哪些疾病鉴别？请上级医师给予指导。

主治医师

急性胆囊炎和胆结石是妊娠期较为常见的急腹症，仅次于阑尾炎，居第二位。发病率为1‰～8‰。70%的胆囊炎合并胆囊结石。

本例患者否认妊娠前胆囊结石病史，平素喜油腻食物，临床表现及辅助检查符合妊娠合并急性胆囊炎和胆石症的表现。妊娠期合并重症肝炎需和以下几种存在肝损害的疾病相鉴别。

1．急性胰腺炎：常伴发。因胰腺的位置较深，体征常不典型。血清淀粉酶升高。B超见胰腺水肿。若出现坏死性胰腺炎时，病情严重，可危及母儿生命。

2．急性胆管炎：可表现为三联征，即腹部绞痛、寒战发热、黄疸。急性重症胆管炎可出现低血压和神志改变。

3．妊娠期肝内胆汁淤积症：其他原因引起的胆汁淤积性黄疸，如病毒性肝炎、酒精性肝炎、肾盂肾炎、败血症，感染如艾滋病等。

4．胆管其他病损：如胆总管囊肿，胆管囊肿破裂。

5．胆囊积脓，周围脓肿，胆囊坏疽、穿孔，弥漫性腹膜炎和感染性休克。

6．严重的先兆子痫：也可表现有右上腹痛和不正常的肝功能，常伴有血小板减少症。

7．先兆早产或流产：妊娠中、晚期出现腹痛，妇产科医师常易于将其腹痛误诊为先兆早产、流产或胎盘早剥等，对外科急腹症缺乏充分的认识。

妊娠合并急性胆囊炎和胆石症治疗原则为急性胆囊炎合并胆结石的最终治疗方法是手术治疗。发生于妊娠期，通常采用非手术治疗，缓解症状，控制感染和预防并发症。故建议积极控制病情，何时终止妊娠请上级医师指导。

主任医师

同意主治医师的分析意见，急性胆囊炎约90%以上由胆道结石梗阻胆囊管引起，而50%～85%发病与细菌感染相关。妊娠期在孕激素的作用下，胆囊及胆道平滑肌松弛，可导致空腹胆囊容积增加，进而造成胆囊排空能力下降和胆汁淤积。雌激素降低胆囊黏膜对钠的调节，使胆囊黏膜吸收水分的能力下降而影响胆囊浓缩功能，又因胆汁中胆固醇成分增多，胆汁酸盐及磷脂分泌减少，有利于形成胆结石，妊娠期成为胆囊炎和胆结石的重要诱因。因此，妊娠期胆囊张力的降低、胆汁成分的变化，均使胆汁流动不畅，细菌易繁殖而导致感染。最常见的细菌为大肠埃希菌。可发生于妊娠各期，以妊娠晚期多见。急性胆囊炎与胆结石可发生严重并发症，如胆源性胰腺炎、急性腹膜炎等，威胁母儿生命，因此，早期诊断早期治疗非常重要。

诊断依据：①右上腹痛，一般在饱餐或过度疲劳后发作，多于夜间。突然出现右上腹疼痛，阵发性加剧，典型者为绞痛，疼痛可放射到右肩部、右肩胛下部或右腰部，持续几分钟到数小时。②低热、恶心、呕吐，70%～90%的患者伴低热、恶心、呕吐。③黄疸，25%的患者出现黄疸。④并发急性化脓性胆管炎时，出现明显寒战、高热、黄疸加重。⑤右上腹胆囊区有明显压痛、肌紧张，墨菲征阳性。⑥B 超检查，超声下见胆囊体积增大（通常超过 8cm×4cm）、囊壁不规则增厚、分层或胆囊腔内有密集点状回声，囊内见大小不一的增强光团伴声影，随体位改变而移动，尤其应注意胆囊颈部的结石征象，可有胆囊周围积液的表现。⑦实验室检查，血白细胞计数升高伴核左移，发生胆囊坏死穿孔时，白细胞可达 $20\times10^9/L$；血清丙氨酸氨基转移酶（ALT）和天冬氨酸氨基转移酶（AST）轻度升高；胆总管梗阻时，血清胆红素升高；碱性磷酸酶（ALP）轻度上升，但因 ALP 受雌激素影响，诊断时帮助不大。根据既往胆绞痛、胆囊炎或胆石症病史，此次发病多在饱餐或过度疲劳后发生，突发性右上腹绞痛，阵发性加剧，查体右上腹胆囊区有明显压痛、肌紧张，伴低热、恶心、呕吐，即可诊断。超声见胆囊肿大、壁厚，有胆结石征象，则诊断更明确。如高热，腹膜炎体征明显，应考虑胆囊穿孔可能。

非手术疗法得当，可较好地控制病情，除非是具备充分的手术指征，否则首先选择非手术治疗，此点与妊娠合并急性阑尾炎治疗有所不同。现患者妊娠已 38 周，已足月，目前建议给予非手术治疗，即解痉镇痛、暂禁饮食、补液、胃肠减压、抗感染，即严密监测，精心护理，加强支持治疗。但在非手术治疗期间应严密观测病情，如病情加重，出现腹膜炎、胆囊结石嵌顿积脓、急性坏死性胰腺炎或出现胎儿窘迫均应手术治疗。晚期妊娠如无产科指征，即使手术治疗也不考虑同时行剖宫产术。如经治疗，症状加重或出现胎儿窘迫，立即行剖宫产术。术前需尽快完善相关检查，监测体温及血常规变化，并向家属交代病情。

•第一次查房医嘱•

长期医嘱	临时医嘱
产科一级护理	血常规
暂禁饮食	凝血功能
左侧卧位	血型
注意腹痛情况	血生化全项
自数胎动　1 小时　tid	术前免疫

续表

长期医嘱	临时医嘱
听胎心　qd	心电图
低流量吸氧　30 分钟　tid	C 反应蛋白
测血压、脉搏　q4h	尿常规
记录 24 小时出入量	腹部 B 超
0.9%氯化钠注射液　250ml+头孢噻肟　2.0g　ivgtt　bid	产科 B 超
	胎心电子监护
	请肝胆外科会诊
	解痉镇痛：
	哌替啶 50～100mg im（或阿托品 0.5～1.0mg im）
	补液：
	复方乳酸钠葡萄糖注射液　1000ml+10% KCl 注射液　30ml　ivgtt
	复方氯化钠注射液　500ml　ivgtt
	抗感染：
	头孢噻肟皮试（－）

【第二次查房】（入院 6 小时后）

住院医师

虽经积极治疗，患者病情渐加重，腹痛、恶心无明显缓解，出现发热，T 38.9℃，P 112 次/分，R 26 次/分，BP 102/71mmHg。查体上腹部剑突下及右上腹压痛，墨菲征阳性，宫口未开。胎心监测提示胎心率偏快 170～180 次/分，加速减少，根据上述情况拟诊“胎儿窘迫”，是否需要终止妊娠？选择何种方式终止妊娠？请上级医师给予指导。

主治医师

急性胆囊炎及胆结石随着病情进展，可能并发胆囊穿孔、弥漫性腹膜炎、急性化脓性胆管炎、胆总管结石和胆源性胰腺炎。胆囊穿孔常表现为腹痛呈持续性钝痛或绞痛、发热不退、黄疸加重等，可出现急性腹膜炎体征，甚至感染性休克表现。典型的急性胆管炎表现为三联征，即腹部绞痛、寒战发热、黄疸，急性重症胆管炎可在此基础上出现低血压和神志改变；伴发急性胰腺炎时，体征常不典型，血清淀粉酶浓度升高且 B 超见胰腺水肿，若出现坏死性胰腺炎，病情严重，可危及母儿生命。现患者出现发热，胎儿窘迫，短时间内不能经阴道分娩，建议立即行剖宫产术。术中是否同时请外科医师切除胆囊请上级医师指导。

主任医师

急性胆囊炎合并胆结石的最终治疗方法是手术治疗。发生于妊娠期，通常采用非手术治疗，缓解症状，控制感染和预防并发症。手术时机选择，应尽量避免在妊娠早期手术，以免发生流产。宜选择在妊娠中期或分娩后进行。有研究报道，妊娠中期进行手术，胎儿死亡率小于 5%，如果胆管结石未治疗而继发胰腺炎，胎儿死亡率约 60%。

麻醉方式采用全身麻醉或连续硬膜外麻醉。有下列情况时应放弃胆囊切除，而行胆囊造瘘，待产后再进行胆囊切除术。①病情危重，合并感染性休克；②胆囊局部炎症水肿严重者；③与周围脏器严重粘连，极易出血。

如遇下列情况，应行胆总管探查，“T”形管引流术：①梗阻性黄疸；②胆总管内有结石；③胆总管增粗，壁增厚；④胆总管扩张，直径＞1cm；⑤合并急性胰腺炎；⑥胆道穿刺胆汁呈浑浊、脓性、血性、絮状沉淀；⑦急性胆管炎；⑧胆囊内有多发小结石。目前出现胎儿窘迫，急诊行剖宫产术终止妊娠，已足月，建议术中同时请外科探查，切除胆囊。

•第二次查房医嘱•

长期医嘱	临时医嘱
注意胎心情况	请肝胆外科会诊
	术前准备
	术区备皮
	配血，浓缩红细胞　4U
	术前留置尿管

【随访及预后】

患者于当天在连续硬膜外麻醉下行剖宫产术，术中见腹腔内少量淡黄色、浑浊稀薄脓液，娩出一活男婴，体重 3000g，Apgar 评分 1 分钟 9 分，5 分钟 10 分。外科探查胆囊增大，行胆囊切除术，见囊腔内一个 1.5cm×2cm 胆结石，用温盐水冲洗，术后放置腹腔引流管。术后病理诊断为化脓性胆囊炎。术后给予应用抗生素、营养支持、胃肠减压治疗，术后第 3 天拔除腹腔引流管，术后恢复好，术后 7 天拆线，切口愈合良好。

【专家评析】

急性胆囊炎和胆结石是妊娠期较为常见的急腹症，仅次于阑尾炎，居第二位，可有并发症，可威胁母儿生命，对本病要给予充分认识和重视。B 型超声检查是本病的首选检查方法，诊断率在 95%以上。但有时其临床症状不典型，易造成误诊。误诊原因：①妊娠中晚期增大的子宫，使一些腹腔脏器移位，使得急腹症的临床表现不典型；②恶心、呕吐等易误诊为胃肠道疾病，妊娠早期易误诊为早孕反应，妊娠晚期易误诊为先兆早产、流产或胎盘早剥等；③妊娠期白细胞总数、C 反应蛋白升高，血沉增快，血清碱性磷酸酶和淀粉酶可轻度上升，急腹症时综合评价这些指标有一定困难。

妊娠期急性胆囊炎、胆囊结石的处理与急性阑尾炎不同，多采用非手术治疗，尤其是妊娠早期和晚期，大部分经过非手术治疗可以获得缓解。但治疗宜个体化，对于出现腹膜炎、结石嵌顿、梗阻性黄疸、胆源性胰腺炎或不能排除胆囊穿孔时应急诊手术，不可因妊娠延误病情。手术一般行胆囊切除术，手术方式可选择腹腔镜或开腹。晚期妊娠可维持妊娠至足月，晚期妊娠如无产科指征，原则上即使手术治疗胆囊结石也不考虑同时行剖宫产术。

（郝 敏 张海涛）

第六节 妊娠合并肠梗阻

【病史摘要】

1．入院时情况 患者女性，30岁，因“停经9月余，腹痛、腹胀伴恶心、呕吐10小时余”于2010年6月9日上午急诊入院。LMP：2009年9月8日。EDC：2009年6月15日。妊娠期基本顺利，无外伤史及近期性生活史，定期产前检查，未发现异常。患者于2010年6月8日21时左右入眠时无明显诱因出现腹痛，呈阵发性绞痛，继之出现腹胀，伴频繁恶心、呕吐，均为胃内容物，伴排气、排便停止。不伴阴道流血和流液，无尿频、尿痛、血尿等。

2．既往史 无高血压、糖尿病等病史。

3．月经、婚育史 患者平素月经规律，14岁初潮，月经周期28～30天，经期5～7天，无痛经。28岁结婚，夫同岁，G_0P_0。

4．体格检查 T 38.3℃，P 110次/分，R 27次/分，BP 110/60mmHg。发育正常，神清语利，急性痛苦病容，被动屈曲体位。全身无出血点。双肺呼吸音清，未闻及干、湿啰音。心界不大，心率110次/分，律齐，未闻及病理性杂音。腹部膨隆明显，腹肌紧张，全腹压痛、反跳痛阳性。肝脾触诊不清，腹部叩诊呈鼓音，双侧肋脊点、肋腰点无压痛，双肾区无叩击痛，移动性浊音阴性，肠鸣音亢进，可闻及气过水声及金属撞击音。双下肢无水肿。生理反射存在，病理反射未引出。

5．产科检查 腹围122cm，宫底触诊不明，未触及宫缩，胎方位欠清，胎心率142次/分。宫颈管未消失，宫口未开。阴道口未见异常分泌物。

6．辅助检查 血常规示WBC 17.1×10^9/L，N 0.81，RBC 3.51×10^{12}/L，Hb 112g/L，PLT 344×10^9/L；尿常规、生化肝功能、肾功能、血淀粉酶尿淀粉酶未见异常。

7．入院诊断 ①G_1P_0，宫内妊娠 39^{+1}周；②妊娠期急腹症（妊娠合并肠梗阻？弥漫性腹膜炎？）。

【第一次查房】（入院时）

住院医师

汇报病史如上。本病例特点：①育龄期女性，停经39^{+1}周；②无诱因出现腹痛、腹胀，伴恶心、呕吐，排气、排便停止；③体检急性病容，被动体位，体温升高，脉搏增高，呼吸增快，血压正常，腹部膨隆明显，腹肌紧张，全腹压痛、反跳痛阳性，腹部叩诊呈鼓音，肠鸣音亢进，可闻及气过水声及金属撞击音；④血常规示白细胞数增高，中性核左移。考虑为妊娠期急腹症，腹痛原因未明确。排气、排便停止病史，考虑存在肠梗阻；白细胞计数升高及核左移，考虑有感染存在。此病例如何明确诊断？是否有手术指征？请上级医师给予指导。

主治医师

本例患者为妊娠晚期孕妇，出现急性腹痛及腹膜刺激征等急腹症表现，需考虑以下疾病。

1. *妊娠合并肠梗阻* 根据患者无诱因出现腹痛、腹胀，伴恶心、呕吐，排气、排便停止病史，体征有体温升高，腹部膨隆明显，全腹压痛、反跳痛阳性，肠鸣音亢进，可闻及气过水声及金属撞击音，血常规示白细胞数增高，中性核左移，考虑患者为肠梗阻，同时存在腹腔内感染，考虑为弥漫性腹膜炎。

2. *胎盘早剥* 胎盘早剥时也可引起腹痛，可伴有白细胞计数升高，严重时可出现恶心、呕吐，与妊娠合并肠梗阻相似。但胎盘早剥时疼痛位置固定，且为持续性，且其常有妊娠期高血压疾病、妊娠期外伤史等病因，腹痛位于腹部居中位置，有阴道流血和贫血症状，板状腹，多伴有胎心的改变等。与本病例不符，可除外。

3. *妊娠合并急性阑尾炎* 也可表现为妊娠晚期腹痛、白细胞计数升高，多为右下腹固定点压痛，多无排气、排便停止，严重时可出现弥漫性腹膜炎，出现全腹压痛及反跳痛，故尚需进一步检查排除该诊断。

4. *妊娠合并输尿管结石* 输尿管结石也可表现为中上腹疼痛，但输尿管结石发作时呈剧烈的绞痛，难以忍受，疼痛沿输尿管向外阴部、大腿内侧放射。腹部检查，下腹压痛和肌紧张均不太明显。而且尿常规有大量红细胞，与本病例特点不符，故可排除。

5. *卵巢囊肿蒂扭转* 原有卵巢囊肿，因妊娠期子宫位置的变化，易发生扭转。若卵巢囊肿蒂扭转后，囊肿循环障碍、坏死、血性渗出，引起腹部的炎症，可出现全腹压痛。但本例患者常规产前检查，并未发现有盆腔包块史，故可除外。

6. *子宫肌瘤红色变性* 也可出现剧烈腹痛，且常发生在妊娠期间。但患者有子宫肌瘤病史。此与本例不符，故排除。

目前，应予患者禁饮食、胃肠减压、补液支持、抗炎治疗，动态监测患者的症状、体征，并积极做好术前准备工作，如非手术治疗观察未见好转或病情恶化，立即手术治疗。观察过程中还应密切注意宫缩和胎心率，以便及早发现早产和胎儿窘迫，及时处理。

主任医师

同意以上分析，依据患者病史，首先考虑妊娠合并肠梗阻。妊娠合并肠梗阻较少见，其发病率为每 1500～66 000 例妊娠患者中会出现 1 例肠梗阻。妊娠合并肠梗阻较非妊娠期病情严重，产妇病死率达 20%～30%，胎儿死亡率高达 50%～75%，其主要与诊断、治疗不及时及术前准备不充分直接相关，故早期诊断治疗尤为重要。妊娠期肠梗阻基本上和非妊娠期肠梗阻症状相似，但妊娠晚期增大的子宫占据腹腔，肠袢移向子宫的后方或两侧，或由于产后腹壁松弛，可使体征不明显、不典型。妊娠期增大的子宫推挤肠袢，加上以往的粘连，肠管受压或扭转而形成梗阻；或因肠系膜过短或过长，受妊娠子宫推挤可使小肠顺时针扭转发生梗阻。好发时间为妊娠4～5个月宫体升入腹腔时，或妊娠8～9个月胎头降入盆腔时，或产褥期子宫突然缩小，肠袢急剧移位而引起肠扭转。妊娠期子宫表面积大，吸收毒素多，使病情发展更快、更严重。受增大子宫影响，早期不易被诊断。诊断时应注意以上特点。

有一些特殊的检查可帮助诊断，如下所述。

（1）腹部X线平片检查：可见梗阻以上肠段出现扩张、积液和气液平面。妊娠期是否选择X线检查应权衡利弊。对高度怀疑为妊娠期肠梗阻的患者，超声诊断结果不明确时，应行X线摄片检查。对人类胚胎有明确损害作用的是大剂量的治疗性放射线，而检查性X线接触对于胎儿是否安全是医患共同关心的问题。ACOG妊娠期影像学诊断指南（2004年）认为，没有哪一种诊断性检查的放射剂量足以影响发育中的胚胎或胎儿。诊断性放射检查一般暴露剂量≤0.05Gy，并不增加胎儿先天畸形、胎儿生长受限及流产的风险。单次腹部平片检查胎儿估计平均吸收剂量为0.002 45Gy，妊娠期应用是安全的。但是需要注意，妊娠8～15周是胚胎对放射线最敏感的时期，暴露于放射线会导致严重的脑发育迟滞，而且这种损害并非剂量依赖性，所以此阶段选择放射线检查应慎重。

（2）腹部超声检查：显示肠管蠕动减弱，梗阻部位以上肠管扩张，多个气液平面，腹腔内见中等量液性暗区，如有肠道肿瘤时可探及占位性病变。患者应尽快完善各项辅助检查，并请外科急会诊。同时，应抗感染治疗，药物应选择对胎儿影响小的广谱抗生素（可选择头孢菌素类、青霉素类）联合甲硝唑。因患者目前处于妊娠晚期，尤其是妊娠34周以后，估计胎肺已成熟，胎儿存活率较高时，可先行剖宫产术再行肠梗阻手术，以利于显露视野。

•第一次查房医嘱•

长期医嘱	临时医嘱
产科一级护理	血常规
禁饮食	凝血功能
左侧卧位	血型
注意腹痛情况	血生化全项
自数胎动　1小时　tid	血尿淀粉酶
听胎心　tid	心电图
低流量吸氧　30分钟　tid	血气分析
测血压、脉搏　q2h	尿常规
持续胃肠减压	腹部B超
记出入量	产科B超
0.9%氯化钠注射液　100ml+头孢曲松　2.0g　ivgtt　bid	腹部X线立位平片
	请普外科急会诊
0.5%甲硝唑注射液　200ml　ivgtt　qd	乳酸林格液　1000ml　ivgtt
	10%葡萄糖注射液　500ml+10%氯化钾注射液　10ml　ivgtt

【第二次查房】（入院 6 小时后）

住院医师

患者腹痛、腹胀、恶心、呕吐等无明显缓解，T 38.3℃，P 112 次/分，R 27 次/分，BP 106/68mmHg。腹部膨隆仍明显，全腹压痛、反跳痛阳性，腹部叩诊呈鼓音，肠鸣音亢进，可闻及气过水声及金属撞击音。入院后检验结果回报：血常规示 WBC 17.6×10^9/L，NE 0.85；K^+ 2.9mmol/L，Na^+ 130mmol/L，血 pH、二氧化碳结合力下降，血清淀粉酶略升高，余化验未见明显异常。腹部 B 超示腹腔积液，肠管扩张。腹部 X 线可见五处液平面。产科超声检查胎心搏动正常，胎盘位于子宫底后壁，胎盘与子宫肌壁间无形状不规则的强回声，故不考虑胎盘早剥，胎儿生长与孕周相符。

主治医师

患者经禁饮食、胃肠减压、抗感染非手术治疗症状无好转，腹膜刺激征明显，体温、血白细胞计数、中性粒细胞比例继续升高，诊断妊娠合并肠梗阻明确，因妊娠晚期梗阻多为机械性梗阻，宜及早手术，以免发生严重合并症，外科医师会诊，考虑绞窄性肠梗阻不除外，建议行剖腹探查术。

主任医师

目前对于妊娠合并肠梗阻的治疗，取决于梗阻的性质、程度、类别、部位及胎龄。该病的治疗原则是纠正肠梗阻引起的水、电解质紊乱及酸碱失衡，解除肠梗阻和进行恰当的产科处理。对于不完全性和单纯性肠梗阻一般先行非手术治疗，且多数患者能逐渐缓解。但是妊娠期肠梗阻的形成具有其特殊性，由于妊娠子宫的逐渐增大，梗阻会日趋严重，早期常表现为单纯性不全梗阻，其后逐渐加重且难以缓解，直至发展为肠绞窄、肠坏死。同时非手术治疗时因禁食可导致患者营养不良和低蛋白，对母婴均不利。所以，采取非手术治疗可能延误恰当的手术时机，如发生肠坏死将造成母亲与胎儿的极大风险。对于完全性肠梗阻、绞窄性肠梗阻、肠套叠、怀疑肿瘤时应行剖腹探查。手术一般采用连续硬膜外麻醉方法，切口一般多选正中切口，视野显露充分，对子宫影响小。手术方式根据病因不同可分别行肠粘连松解术、肠扭转复位术、肠部分切除术及肠造口术等。引起胎儿死亡的最常见的两个原因为低血压与缺氧，因此，应注意在术前补充足够的血容量，减少因麻醉所致的血压波动，同时持续低流量鼻饲给氧，减少胎儿宫内缺氧。妊娠晚期患者如胎儿监护示宫内窘迫，应先行剖宫产后再行解除梗阻。术后并发症有肺不张、静脉血栓形成、切口感染等。妊娠晚期，尤其是妊娠 34 周以后，估计胎肺已成熟，胎儿存活率较高时，可先行剖宫产术再行肠梗阻手术，以利于显露视野。该患者目前怀疑绞窄性肠梗阻，应尽快行剖腹探查术，妊娠 39 周，胎儿已成熟，母儿情况尚可，同时行剖宫产术。外科和产科医师应协助对患者进行治疗。

•第二次查房医嘱•

长期医嘱	临时医嘱
注意宫缩情况	术前准备 术区备皮 配血，浓缩红细胞 4U 术前留置尿管

【随访及预后】

入院当日在硬膜外麻醉下取下腹左旁正中纵切口行子宫下段剖宫产术+剖腹探查术，术中顺利娩出一足月女活婴，缝合子宫后由外科医师探查，见空肠距十二指肠悬韧带约 50cm 处扭转，约 1.5cm 肠壁血供未改善，行肠切除术+肠吻合术，温盐水反复冲洗腹腔，吻合口放置一橡胶引流管，术后经抗生素、补液、支持治疗 12 天，痊愈出院。

【专家评析】

妊娠合并肠梗阻较少见，由于考虑放射线、麻醉及手术的潜在风险，延误诊断手术是本病致孕产妇及围生儿死亡的主要原因。妊娠期受增大子宫的影响，肠梗阻常无典型症状和体征，且与妊娠本身引起的胃肠道症状、胎盘早剥及临产时宫缩导致的腹痛相混淆，需注意腹胀等腹部体征易被妊娠晚期膨隆的腹部掩盖。妊娠相关的呕吐、腹胀、便秘等表现一般单独出现，而肠梗阻时会同时出现。对于急骤发生的持续性剧烈腹痛，或腹痛由阵发性转为持续性，应想到绞窄性肠梗阻的可能。若腹痛涉及背部提示肠系膜受到牵拉，更提示绞窄性肠梗阻。查体腹部有压痛、反跳痛和腹肌强直，腹胀与肠鸣音亢进则不明显。全身情况急剧恶化，毒血症表现明显，可出现休克。应及时处理。

较常见的病因是肠粘连、肠扭转，少见原因是肠套叠、嵌顿、堵塞及肠系膜静脉血栓形成等。肠扭转是引起肠梗阻的常见原因之一，但妊娠期发病较少见，由于增大的子宫压迫肠管，饱餐后就寝，使肠管蠕动减弱，容易造成肠扭转；还可能是妊娠后期体内激素升高因素，导致肠管平滑肌张力下降，肠蠕动减少有关，肠扭转在各类肠梗阻中是比较严重的一种，死亡率较高，早期诊断和及时治疗是改善其预后的关键。

（郝　敏　张海涛）

第 14 章 妊娠合并泌尿系统疾病

第一节 妊娠合并急性肾盂肾炎

【病史摘要】

1. **入院时情况** 患者女性，32 岁，因“停经 6 个月，寒战、发热伴腰痛 2 天”于 2009 年 4 月 23 日急诊入院。LMP：2008 年 10 月 20 日。EDC：2009 年 7 月 27 日。妊娠早、中期基本顺利。妊娠 4 个月时自觉胎动，活跃至今。2 天前突发寒战、高热及腰痛，伴尿急、尿痛，有食欲不振、恶心、呕吐，遂急诊就诊于本院。

2. **既往史** 否认高血压、糖尿病史，否认肝、肾疾病史，否认结核病史。

3. **月经、婚育史** 患者平素月经规律，14 岁初潮，月经周期 28～30 天，月经期 5～7 天，无痛经。28 岁结婚，夫同岁，G_0P_0。

4. **体格检查** T 38.9℃，P 98 次/分，R 22 次/分，BP 120/80mmHg。发育正常，急性病容，神清语利。颜面及眼睑无水肿，周身皮肤及巩膜无黄染。双肺呼吸音清，未闻及干、湿啰音。心界不大，心率 98 次/分，律齐，未闻及病理性杂音。腹膨隆，腹软，无压痛、反跳痛，肝脾肋下未触及。双肾区叩击痛，双脊肋角处有明显的叩击痛。四肢活动正常，双下肢水肿。生理反射存在，病理反射未引出。

5. **产科检查** 腹围 98cm，宫高 25cm，胎位不清，胎心率 156 次/分，无宫缩，宫体部无压痛，未破膜，阴道口未见异常分泌物。

6. **辅助检查** 血常规示 WBC 21×10^9/L, N 0.80; 尿常规: WBC 40～60 个/HP, RBC 6～8 个/HP，亚硝酸盐代谢产物（+），尿蛋白（—）；但生化中肝功能、肾功能、血尿淀粉酶未见异常。

7. **入院诊断** ①G_1P_0，宫内妊娠 26^{+3} 周；②妊娠期发热（妊娠合并急性肾盂肾炎？）。

【第一次查房】（入院时）

住院医师

汇报病史如上。本病例特点：①育龄期女性，停经 26^{+3} 周；②2 天前突发寒战、高热及腰痛，伴尿急、尿痛感，有食欲不振、恶心、呕吐；③体检体温升高，急性病容，双脊肋角处有明显的叩击痛；④血常规示白细胞数、中性粒细胞比例增高，尿常规示镜检白细胞、红细胞高于正常范围，亚盐酸盐代谢产物（+），请上级医师指导诊断和处理。

主治医师

本例患者为妊娠期寒战、高热及双侧胁肋部疼痛，需考虑以下疾病。

1．妊娠合并急性肾盂肾炎　高热常达 39℃以上，畏寒、寒战、全身不适，恶心、呕吐、食欲不振，尿频、尿痛、季肋部和腰痛，肋椎角叩痛。尿化验所见：尿色一般无变化，如为脓尿则浑浊或另为血尿；尿沉渣可见白细胞满视野，可出现白细胞管型，红细胞每高倍视野可超过 10 个。本病例为妊娠期突发寒战、高热伴腰痛及膀胱刺激症状，体温升高＞38℃，呈弛张热，双肾区叩击痛（+）。尿常规：亚硝酸盐代谢产物（+），尿沉渣中白细胞 40～60 个/HP，红细胞 6～8 个/HP，考虑为妊娠合并急性肾盂肾炎的可能性大。

2．妊娠合并上呼吸道感染　上呼吸道感染也可以出现高热。但多数伴有明显的呼吸道症状，如咽痛、咳嗽、胸痛及全身肌肉酸痛。本病例高热伴有寒战，同时自觉双侧胁肋部痛，并且有尿路刺激症状，故不支持上呼吸道感染的诊断。

3．妊娠合并急性阑尾炎　可急性发作。但阑尾炎初起时有低热，疼痛开始在上腹部或脐周围，渐转移至右下腹。右下腹有压痛。肾区无叩击痛。本病例的发病过程及临床表现不支持急性阑尾炎。

4．妊娠合并胆绞痛　既往有胆结石病史。疼痛位于右上腹，可向肩部放散，也可出现发热及黄疸。本病疼痛部位位于双侧胁肋部，疼痛无放散，既往也无胆结石病史，不支持本病。

5．妊娠合并急性胃肠炎　可有发热、恶心、呕吐及腹泻。但常有饮食不洁史，一般无双肾区疼痛。

6．妊娠合并急性肾、输尿管积水及结石　急性肾、输尿管积水及结石多有反复发作的胁肋痛，与姿势、体位有关，疼痛可向腹股沟放散，左侧卧位或胸膝卧位症状缓解，一般无高热。

7．胎盘早剥　可出现腹痛。子宫敏感或宫体局限性压痛，多伴有阴道流血，严重者可有胎心音变化。一般常发生在妊娠高血压疾病患者或有腹部外伤的患者。发病时无发热及寒战。本例患者子宫轮廓清，腹软，宫体部无压痛，也无阴道流血及胎心音不良史，不支持本病。

8．子宫肌瘤红色变性　妊娠期间合并子宫肌瘤，易发生子宫肌瘤红色变性，多有低热、腹痛，但疼痛部位局限于瘤体处。影像学检查可发现子宫肌瘤及子宫肌瘤变性。

目前，应动态监测患者的症状、体征和白细胞数的变化，可先给予大剂量广谱抗生素，观察过程中还应密切注意宫缩和胎心率。

主任医师

同意以上分析，依据患者病史，首先考虑妊娠合并急性肾盂肾炎。急性肾盂肾炎好发于女性，是妊娠期常见的合并症。孕妇中发病率为 1%～2%，也有报道高达 10.2%。孕妇尿中含有葡萄糖、氨基酸等物质有利于病原菌繁殖的需要。清洁中段尿细菌培养加药数敏感试验可协助诊断并指导治疗，体温高于 38.5℃时查血细菌培养加药物敏感试验也可协助诊断和指导用药，对血培养阳性者可提醒注意发生败血症性休克及DIC。影像学中的 B 超检查简便、安全、无创，可首选。其他检查如 X 线平片、CT 显影对肾盂肾炎诊断价值不大，且可能对胎儿造成放射性损害，妊娠期应慎用，急性期、孕妇均不宜做 X 线静脉肾盂造影检查（IVP）。应尽快完善各项辅助检查，并请泌尿外科医师急会诊。留取尿培养标本后立即给予广谱抗生素治疗，药物应选择对胎儿影响小的广谱抗生素，即 A、B、C 级的药品，可选择头孢类，对头孢类过敏者可用氨曲南；同时积极对症治疗，控制高热，可先用物理降温，药物常用对乙酰氨基酚（FDA 分级为 B 级）。妊娠合并急性肾盂肾炎可引起流产、早产、胎儿宫内发育迟缓、甚至发生死胎，在妊娠早期，还可致胎儿发育异常，使胎儿神经管畸形，特别是无脑儿的发生率增高。如发现胎儿宫内异常情况应及时采取措施。

•第一次查房医嘱•

长期医嘱	临时医嘱
产科一级护理	血常规
普食	凝血功能
左侧卧位	血型
自数胎动　1 小时　tid	血生化全项
听胎心　tid	血尿淀粉酶
低流量吸氧　30 分钟　tid	血沉
测血压、脉搏　q6h	C 反应蛋白
0.9%氯化钠注射液　250ml+头孢哌酮舒巴坦钠　2.0g　ivgtt　bid	心电图
	尿常规
	腹部 B 超
	产科 B 超
	泌尿系彩超
	请泌尿外科急会诊
	尿细菌培养加药敏（每天 1 次，连续 3 天）
	血细菌培养加药物敏感试验

【第二次查房】（入院 12 小时后）

住院医师

患者体温呈下降趋势，腰痛未见明显好转，血常规示 WBC 20×10^9/L，N 0.79；尿常规示 WBC 40～60 个/HP，RBC 6～7 个/HP，亚硝酸盐代谢产物（+），尿蛋白（—）；生化肝功能、肾功能、血尿淀粉酶无异常。B 超检查：未见胆结石、泌尿系结石和输尿管及肾结石，也未见子宫肌瘤及胎盘早剥。尿细菌培养加药物敏感试验，血细菌培养加药物敏感试验待回报。

主治医师

患者症状较入院略好转，请泌尿外科会诊后考虑妊娠合并急性肾盂肾炎，建议：①抗生素治疗；②卧床休息，左右轮回侧卧位，以减少妊娠子宫对单侧输尿管及膀胱的压迫；③多饮水稀释尿液，每天保持尿量达 2000ml 以上；上述后两种措施有利于疏通尿流、促进菌尿排出，以起到辅助治疗的作用。也可口服碳酸氢钠碱化尿液，以减轻对膀胱的刺激。

主任医师

妊娠合并急性肾盂肾炎应积极控制感染，并且要使用敏感药物，足剂量、足疗程治疗，以避免疾病再次复发。据统计该病最常见的致病菌是革兰阴性杆菌，其中大肠埃希菌局首位，占 80%～90%，5%～10%为革兰阳性球菌引起。在尿细菌培养加药物敏感试验回报之前可以经验性用药，可以使用广谱抗生素（FDA 分级当中 A、B、C 级的药品），如头孢类，重症者尚需联合其他抗生素，以期迅速控制病情。敏感药物在用药 24 小时后尿细菌培养即阴性，48 小时可基本控制病情。若经用药 24～48 小时后症状无改善甚或加重，要考虑细菌耐药性问题，应更换抗生素。有学者主张先静脉给药，退热 72 小时后可改口服。同时积极对症治疗，控制高热（常用对乙酰氨基酚，FDA 分级为 B 级）及维持能量、水和电解质平衡，多饮水、排尿。本病抗菌疗程各专家报道不一致，1～22 周不等，一般主张疗程为 2 周，在应用敏感抗菌药物后 1 周、1 个月要追踪复查一次清洁中段尿细菌培养，确定治愈后，每个月要做尿细菌培养，直至分娩。

该患者目前高度怀疑妊娠合并急性肾盂肾炎，先按原方案积极抗感染、对症支持治疗，继续物理降温，观察患者病情变化，同时注意胎儿宫内情况。

•第二次查房医嘱•

长期医嘱	临时医嘱
左右侧轮回侧卧位	乳酸林格液 1000ml ivgtt
记录 24 小时尿量	10%葡萄糖注射液 5000ml ivgtt

【随访及预后】

患者在用药 24 小时后腰痛缓解，无尿急、尿痛、发热、寒战，尿量正常，尿色清。胎心正常。7 天后双脊肋角处叩击痛消失，故应用头孢哌酮舒巴坦钠治疗 1 周后改口服头孢呋辛，共治疗 2 周，症状体征消失，血、尿常规正常，用药期间 1 周、2 周和停药后 1 周、1 个月复查尿细菌培养均阴性。妊娠 40 周经阴道分娩一男活婴，体重 3150g，新生儿 Apgar 评分 10 分。

【专家评析】

妊娠合并急性肾盂肾炎是妊娠期常见的合并症，是妊娠期中毒性休克的首位原因，可威胁母儿安全。本病急性起病，可有或无尿频、尿急、尿痛，常有腰痛、肋脊角压痛或叩痛和全身感染性症状，如寒战、发热、头痛、恶心、呕吐、血白细胞计数升高，血培养可能阳性，尿沉渣白细胞≥5 个/HP，尿细菌培养有真性细菌尿；不难诊断，诊断后即应积极抗感染治疗；持续高热时要积极采取降温措施，以减少流产、早产的危险；嘱患者卧床休息，单侧感染向健侧卧，双侧感染则左右轮换以保持尿液引流通畅；并鼓励多饮水、勤排尿；密切监测患者的生命体征，记录尿量，及时发现中毒性休克并积极组织抢救；严密监测胎儿宫内情况，有情况及时处理。嘱患者按期门诊随访。

需要特别提出的是，妊娠期泌尿系感染中，无症状性菌尿远比膀胱炎、急性肾盂肾炎多见，也正因为无症状而被忽视，从而可能发展为严重的上尿路感染，造成不良妊娠结局，所以，应对此引起足够重视，一旦确诊，须及时给予药物干预，且要治疗彻底，不可过早停药。

（郝　敏　贾彦红）

第二节　妊娠合并肾病综合征

【病史摘要】

1．入院时情况　患者女性，29 岁，因“停经 8 月余，水肿 1 个月，头晕、眼花半个月，水肿加重 3 天”于 2009 年 6 月 4 日入院。LMP：2008 年 10 月 2 日。EDC：2009 年 7 月 9 日。停经 2 月余时自测尿妊免（+），孕 4 个月时自觉胎动，活跃至今。2009 年 5 月初出现双下肢明显水肿，休息后不缓解，未予重视；5 月 20 日出现头晕、眼花，就诊于当地县医院，血压及治疗方案不详。10 天后病情好转出院。6 月 2 日又出现水肿加重、头晕、眼花，再次就诊于当地县医院，化验 24 小时尿蛋白定量为 4g，血白蛋白浓度 18g/L，建议转上级医院治疗，遂转诊本院并收入院。

2．既往史　患者 10 岁时患过肺结核，否认高血压、糖尿病史，否认肾病史等。

3．月经、婚育史　患者平素月经规律，15 岁初潮，月经周期 27～30 天，月经期 4～5 天，无痛经。23 岁结婚，夫长 2 岁，G_0P_0。

4．体格检查　T 36℃，P 92 次/分，R 20 次/分，BP 160/124mmHg。发育正常，神清语利，双眼睑结膜水肿，双肺呼吸音清，未闻及干、湿啰音。心界不大，心率 92 次/分，律齐，未闻及杂音。腹部膨隆，移动性浊音（+），肝脾触诊不满意。全身水肿（++++）。生理反射存在，病理反射未引出。

5．产科检查　腹围 97cm，宫高 26cm，胎方位 LOA，胎心率 140 次/分。胎先露浮。无宫缩，阴道口未见异常分泌物。胎儿估重 1800g。

6．辅助检查

（1）实验室检查：血常规示 Hb 115g/L，HCT 37%，PLT 152×10^9/L，尿蛋白

4g/24h。肾功能示 BUN 7.0mmol/L，UA 404.6μmol/L，Cr 44.2μmol/L。血脂测定示 CHO 11.5mmol/L，LDL 10.2mmol/L，HDL 1.4mmol/L，TG 5.3mmol/L。心肌酶测定示 LDH 178U/L，GOT 27U/L，CK 63U/L，HBDH 195U/L，血浆 TP 42g/L，ALB 18g/L，血纤维蛋白原 4.5g/L。

（2）心电图示 T 波改变。眼底检查血管痉挛。心脏彩超示胸腔积液。产科 B 超示胎儿 BPD 8.1cm，FL 6.5cm，HC/AC 0.98，脐动脉血流 A/B=3.15，腹水，左 5.6cm，右 4.7cm。

7. 入院诊断　①G_1P_0，宫内妊娠 35 周；②LOA；③子痫前期重度；④妊娠合并肾病综合征？⑤胎儿宫内生长受限。

【第一次查房】（入院时）

住院医师

汇报病史如上。本病例特点为妊娠 35 周，半个月前曾因水肿、头晕、眼花在当地住院治疗，血压情况不详，自述出院时病情好转，但血压及水肿消退情况均不明。近 3 天水肿加重，伴头晕、眼花症状就诊于本院，入院时检查血压高达 160/124mmHg，全身水肿，伴胸腔积液和腹水。大量蛋白尿达 4g/24h，血浆总蛋白和白蛋白浓度均明显降低，低于正常低限，血脂高，CHO 高达 11.5mmol/L，LDL 与 TG 均明显高于正常。B 超检查胎儿 BPD 与 FL 均小于 1SD，脐动脉血流 A/B 值比相应孕周明显升高。根据发病经过、临床症状及体征、辅助检查所见，可诊断为：①G_1P_0，宫内妊娠 35 周；②LOA；③子痫前期重度；④妊娠合并肾病综合征？⑤胎儿宫内生长受限。本病该如何明确诊断？是否有手术指征？请上级医师给予指导。

主治医师

本例患者为妊娠晚期孕妇，水肿、头晕、眼花，血压高，依据病史，子痫前期重度诊断明确，血浆白蛋白浓度低，血脂高，需考虑以下疾病。

1. 妊娠合并肾病综合征　临床上可分为三型：①单纯型，既往体健，水肿出现较早；②肾炎型，既往或现有肾炎病史或隐匿性肾炎病史，蛋白尿、水肿在妊娠早期出现；③妊高征型：除具有高血压外，还具有肾病综合征的特点，即大量蛋白尿（尿蛋白量＞3.5g/d）、低蛋白血症（血浆白蛋白＜30g/L）、高脂血症（血清胆固醇＞7.77mmol/L）、伴有水肿。本例患者为子痫前期重度，且具有上述肾病综合征的特点，故考虑本病可能性大。

2. 妊娠合并慢性肾炎　本病在妊娠前有肾炎病史，妊娠后在早期、中期出现蛋白尿、水肿，后期血压升高，蛋白尿增加，尿中常有各种管型，眼底检查示动脉硬化屈曲、动静脉压迹。视网膜有棉絮状渗出物或出血，妊娠终止后恢复至妊娠前状态。而妊娠合并肾病综合征一般是先有高血压后才有“三高一低”的临床表现，妊娠终止后，逐渐恢复至正常。

3. 糖尿病肾病　糖尿病可以合并妊娠，这种患者，如果糖尿病长期未能控制累及肾脏，就可能出现和妊娠合并肾病综合征类似的临床表现，但只要详细询问病史，不难鉴别。本例患者否认既往糖尿病史，且为子痫前期重度，故暂不考虑本病。

目前，应综合治疗，在治疗妊娠高血压综合征的同时治疗肾病综合征。继续镇静、解痉、降压治疗妊娠高血压综合征；低蛋白血症，应补充白蛋白，高蛋白饮食，也可静脉补充白蛋白，请上级医师指导进一步治疗及是否具有剖宫产指征？

主任医师

同意以上分析，依据患者病史，首先考虑妊娠合并肾病综合征（妊娠高血压疾病型）。妊娠合并肾病综合征发生率：国外 Weisman 等报道为 0.04%；国内天津中心妇产科医院报道 1979～1990 年和 1991～1992 年两阶段发生率分别为 0.03%和 0.31%；广州市妇婴医院报道发生率为 0.19%。近年来随着对该病的了解认识，提高了确诊率，其发生率也有所上升。

发病机制：有些学者认为其发病与免疫有关，是因母体对胎盘某些抗原物质的免疫反应所致，胎盘和肾脏具有共同的抗原，滋养叶细胞与肾脏交叉反应，导致妊娠高血压疾病和妊娠合并肾病综合征。妊娠合并肾病综合征（妊娠高血压疾病型）的特点：妊娠高血压疾病时胎盘上母体和胎儿连接处发生异常变态反应，由于胎盘与肾脏有相同的抗原，滋养层细胞抗体与肾脏交叉反应导致免疫复合物沉淀于肾小球、子宫及胎盘毛细血管壁上，从而引起体内一系列改变。而妊娠合并肾病综合征在妊娠高血压疾病病理改变的基础上，免疫反应的靶器官可能以肾小球毛细血管为主，故肾损害表现比一般妊娠高血压疾病明显，大量蛋白经肾脏从尿中丢失，妊娠高血压疾病本身肝脏受损，肝细胞缺血生成白蛋白能力低下，胃肠血管痉挛使蛋白吸收障碍，因而引起严重的低蛋白血症，胶体渗透压下降，组织水肿，严重者胸腔积液、腹水。导致妊娠合并肾病综合征的高脂血症则主要由于血浆蛋白降低及胶体渗透压下降，刺激肝脏合成脂质及脂蛋白增加、分解代谢减慢和脂库动员增加而造成。

妊娠合并肾病综合征的治疗：

1. 补充白蛋白，纠正胎儿发育受限，但对有些胎儿宫内营养不良的治疗效果并不明显，可能由于肾小球滤过膜损伤，输入的蛋白通常在 1～2 天即经肾脏从尿中排出，故应严格掌握适应证：①严重的水肿，单纯应用利尿药无效；②合并胎儿发育受限；③使用利尿药后出现血容量不足的临床表现。

2. 应用免疫球蛋白，抑制其免疫反应，减少肾小球滤过膜损伤的同时，也补充血浆总蛋白水平，但其疗效尚在观察。

3. 皮质类固醇制剂，抑制免疫反应，稳定细胞膜，减少渗出，减轻水肿及蛋白尿，但在妊娠早期应慎用。

4. 终止妊娠，目前治疗妊娠合并肾病综合征尚无确实有效的方法，终止妊娠可使病情在短时间内改善，为了保证孕产妇及胎儿生命安全，酌情适时终止妊娠至关重要。终止妊娠指征：①对于发病孕周早、病程长，孕期监测中出现腹水或胎盘功能不良，特别是明显的胎儿发育受限，治疗效果不好者。②妊娠已达 34 周且合并腹水，治疗效果不好者。③孕妇伴有严重的合并症，如心力衰竭、肾衰竭，高血压危象，胎盘早剥，溶血、肝酶升高和血小板减少等。产后继续监测患者病情变化及肾功能，如持续蛋白尿或合并肾功能不良，应酌情转内科治疗。

5．治疗妊娠高血压疾病。

该病处理上主要以补充人体白蛋白，输血、$MgSO_4$解痉治疗为主。对于妊娠期应用糖皮质激素，目前存在争议，支持的观点认为，可有效抑制免疫反应，稳定细胞膜，减少渗出，减轻水肿及蛋白尿。妊娠合并肾病综合征的首选药物为甲泼尼龙，剂量为 10～30mg，tid。反对者认为，激素影响蛋白代谢，可能会对胎儿的生长及骨骼发育带来影响。

目前该患者血压较高，予口服降压药、硫酸镁解痉、降压治疗；低蛋白血症，胎儿生长受限，予输注白蛋白对症治疗；腹水，全身水肿，予呋塞米利尿；予地塞米松促胎肺成熟。观察患者病情变化，必要时行剖宫产术终止妊娠。

•第一次查房医嘱•

长期医嘱	临时医嘱
产科一级护理	血常规
低盐高蛋白饮食	凝血功能
左侧卧位	血型
自数胎动 1 小时 tid	血生化全项
听胎心 tid	心电图
低流量吸氧 30 分钟 tid	尿常规
测血压、脉搏 q2h	24 小时尿蛋白定量
尼卡地平胶囊 20mg bid po	心脏彩超
地塞米松注射液 6mg im bid ×2d	腹部 B 超
	产科 B 超
	请肾内科会诊
	10%葡萄糖注射液 250ml+25%硫酸镁注射液 20ml ivgtt（1～2 小时滴注完毕）
	10%葡萄糖注射液 500ml+25%硫酸镁注射液 40ml ivgtt（6～8 小时滴注完毕）
	人血白蛋白 20g ivgtt
	10%氯化钠注射液 100ml 输白蛋白前后冲管
	地塞米松注射液 5mg 输白蛋白前入小壶
	20%甘露醇 250ml ivgtt 30 分钟（输白蛋白后）

【第二次查房】（入院 2 天后）

住院医师

患者经治疗 2 天后血压略有下降，为 140/100mmHg，但头晕症状仍持续存在，有呕吐，吐出物内有咖啡色黏液。请肾内科医师会诊后考虑妊娠合并肾病综合征，建议终止妊娠，终止妊娠后给予激素治疗。请上级医师指示下一步该如何治疗?

主治医师

患者出现呕吐，呕吐物内有咖啡色黏液，孕妇呕吐物先为暗红色后为鲜红色，无腹痛、腹胀与便血，为妊娠高血压疾病并发上消化道出血，较少见。原因可能是：①子痫前期重度患者应激性胃出血；②子痫前期重度患者肝功能常受损，其肝脏的毛细血管如同全身血管一样发生痉挛、缺血、缺氧，血管壁内皮损伤，加上尿蛋白丢失，血浆胶体渗透压降低，液体容易从毛细血管壁漏入体腔与组织间隙，而肝脏充血、水肿，血液回流受阻，出现门静脉高压及肝硬化样病变，导致食管静脉曲张破裂出血。患者妊娠已达 34 周且合并腹水，目前治疗效果欠佳，且出现呕吐咖啡色黏液症状，有剖宫产术指征。请上级医师指示。

主任医师

同意上述医师意见。妊娠合并肾病综合征对母婴的影响较大，预后均差。孕产妇的并发症主要表现为肾功能不全、低蛋白血症、顽固性腹水及产后出血等。由于产妇低蛋白血症、组织水肿严重、抵抗力降低，易发生产后感染、刀口愈合不良。足月低体重儿发生率为 22.86%，新生儿窒息发生率为 21.43%，围生儿病死率 422.3‰，为正常儿或高危儿的 3～4 倍，造成围生儿预后不良的主要原因为：①孕妇低蛋白血症，致使血浆胶体渗透压降低，血管内水分向组织间转移，终致血容量减少，血液浓缩，子宫胎盘血液灌注不足，造成胎儿营养不良而导致胎儿宫内发育迟缓（IUGR）。②胎盘血流降低，氧气缺乏，功能障碍可造成胎儿窘迫，甚至死胎、死产，新生儿并发症、死亡等。③因孕妇病情严重需提前终止妊娠，造成早产儿发生率高，增加了围生儿病死率。据报道患者出现胸腔积液、腹水者，虽经积极治疗。在妊娠终止前病情难以逆转，且易并发感染，后果将更严重。胎儿易处于宫内不良环境，应积极行剖宫产术终止妊娠，继续监测病情变化及肾功能。

•第二次查房医嘱•

长期医嘱	临时医嘱
	拟定于即刻腰麻下行子宫下段剖宫产术
	术前准备
	术区备皮
	配血，浓缩红细胞　4U
	术前留置尿管

【随访及预后】

患者于入院第3天在腰麻下行子宫下段剖宫产术，术中见有清亮腹水1500ml，手术顺利。术中娩出一1650g女活婴，无窒息，术中出血200ml。术后继续给予解痉、降压抗感染治疗，间断补充白蛋白，每次10g。术后水肿逐渐消退，体温一直正常，子宫复旧好，恶露正常。血压波动在（130～150）/（90～120）mmHg。术后 8 天腹部伤口愈合好，并予腹部伤口拆线。术后第 8 天复查肾功能：BUN 2.96mmol/L，UA 261.8μmol/L，Cr 一直在正常范围。血浆总蛋白 45g/L，白蛋白 24g/L。术后第9天痊愈出院。

【专家评析】

妊娠合并肾病综合征与妊娠高血压疾病的关系：妊娠合并肾病综合征与妊娠高血压疾病关系密切，属于妊娠高血压疾病的特殊类型，许多表现与妊娠高血压疾病相同，但与一般的妊娠高血压疾病的临床特征又有区别。许多重度患者可发生脑血管意外、肾衰竭、心力衰竭等多种并发症，但并不完全具备肾病综合征“三高一低”的诊断标准。该病发病可较妊娠高血压疾病早，有的患者发病初期为妊娠高血压疾病，随着病情的进展演变为妊娠合并肾病综合征，说明病情较重。妊娠合并肾病综合征的单纯型、妊娠高血压疾病型随着妊娠的终止，产后1周内水肿消退，其他指标也逐渐恢复正常，而肾炎型产后水肿消失缓慢，蛋白尿持续存在，需内科治疗。但他们转归与妊娠高血压疾病相似，说明两者病因相同，符合妊娠高血压疾病的特殊类型。

（郝　敏　贾彦红）

第三节　妊娠合并泌尿系结石

【病史摘要】

1．入院时情况　患者女性，25 岁，因“停经 5 月余，右侧腰痛、恶心和呕吐 1 天”于 2009 年 12 月 10 日入院。LMP：2009 年 6 月 18 日。EDC：2010 年 3 月 25 日。妊娠 40 余天出现早孕反应，妊娠 12 周早孕反应消失。妊娠 4 个月时自觉胎动，活跃至今。2009 年 12 月 9 日无明显诱因出现右侧腰痛，呈阵发性绞痛，并向腹股沟放射，伴有尿频，但无发热和寒战。妊娠期基本顺利。无外伤史及近期性生活史，否认不洁饮食史。

2．既往史　否认高血压、糖尿病、肾病、胃病、泌尿系结石史。

3．月经、婚育史　患者平素月经规律，16 岁初潮，月经周期 28～30 天，月经期 5～7 天，无痛经。22 岁结婚，夫同岁，G_0P_0。

4．体格检查　T 37.2℃，P 80 次/分，R 20 次/分，BP 122/79mmHg。发育正常，神清语利，双肺呼吸音清，未闻及干、湿啰音。心界不大，心率 80 次/分，律齐，未闻及病理性杂音。妊娠腹型，右侧肋脊角压痛、叩击痛，无腹肌紧张、腹胀，无肾区压痛，腹部无压痛、反跳痛。生理反射存在，病理反射未引出。

5. 产科检查 腹围 96cm，宫高 23cm，子宫轮廓清晰，胎心率 130 次/分。偶有宫缩，未破膜。

6. 辅助检查 血常规示中性粒细胞轻度增多，无核左移。尿常规示镜下血尿，尿比重为 1.020。肾功能正常。

7. 入院诊断 ①G_1P_0，宫内妊娠 25 周；②妊娠合并右侧泌尿系结石（右侧输尿管结石？右侧肾结石？）。

【第一次查房】（入院时）

住院医师

汇报病史如上。本病例特点：①育龄期女性，停经 25 周。②昨日无明显诱因出现右侧腰痛，呈阵发性的绞痛，并向腹股沟放射，伴有尿频，但无发热和寒战。妊娠期基本顺利。无外伤史及近期性生活史，否认不洁饮食史；体检：生命体征平稳，心肺（－），妊娠腹型，右侧肋脊角压痛、叩击痛，无腹肌紧张、腹胀，无肾区压痛，腹部无压痛、反跳痛。③血常规示中性粒细胞轻度增多，无核左移。尿常规：镜下血尿，尿比重为 1.020。肾功能正常。④产科检查：腹围 96cm，宫高 23cm，子宫轮廓清晰，胎心率 130 次/分。偶有宫缩，未破膜。此病例如何明确诊断？目前如何处理？请上级医师给予指导。

主治医师

本例患者为妊娠中期腰痛，需考虑以下疾病。

1. 妊娠合并输尿管结石 妊娠合并输尿管结石大多由较小的肾结石落入，长期停留，刺激黏膜，发生水肿、充血、感染而至输尿管痉挛，产生疼痛。约 50%的患者表现为腰部剧烈绞痛，另 50%表现为腰或上腹部钝痛。绞痛是肾和输尿管结石的患者，特别是后者急诊最常见的原因。绞痛发作突然，几分钟内即疼痛难忍，表情痛苦，烦躁不安，来回翻滚，不能静卧，不同于其他急腹症者的静卧怕动。痛可沿输尿管走向放射至耻骨上、腹股沟及会阴部。多伴有恶心、呕吐、腹胀等胃肠症状。结石位于输尿管下端时可有尿急、尿频。绞痛可能短暂、阵发，数小时后突然中止，而钝痛则可持续数日或更久。输尿管结石患者脊肋角可有压痛及叩击痛，腹肌轻度紧张。根据有尿路或邻近脏器的疾病史及可能致病因素的存在；有排尿困难，尿潴留，腰腹部绞痛或钝痛并沿尿路放射，血尿等典型症状及膀胱胀满，脊肋角有压痛和叩击痛等体征，诊断一般不困难。B 超检查有助于尿路结石、肿瘤等的确诊。在妊娠期也是较为适用的诊断手段。内镜检查、X 线平片、尿路造影等在妊娠期多不相宜，必要时可在产后施行。输尿管下段的结石可能在阴道检查时摸到。由后屈子宫、畸形胎头或胎位不正引起的尿潴留可经肛诊或阴道检查明确诊断，并经放置导尿管（有时须用金属导尿管）导尿证实。本例患者突发右侧腰部阵发性的绞痛，并向腹股沟放射，伴有尿频，右侧肋脊角压痛、叩击痛，与本病相符，故考虑妊娠合并输尿管结石的可能性大。

2．*妊娠合并肾结石* 多发生于30岁后，疼痛占90%，以胁痛为主，也有学者报道认为妊娠期泌尿道扩张，结石排出时很少有症状；肉眼血尿仅占23%；可伴持续性泌尿系感染或既往结石史。超声检查有助于诊断，但妊娠期肾盂积水以致使结石检出的敏感性降低，有报道检出率为60%。当有明显的泌尿道扩张而未见结石时应做进一步检查。经腹彩色多普勒检查发现输尿管向膀胱的喷射影像消失时则提示结石的存在。腹部平片可以检出不透X线的结石。静脉泌尿系造影，于注射对比剂30分钟摄片一次也有助于显示结石及肾脏的集合管系统。继续完善相关检查排除此病。

3．*妊娠合并膀胱结石* 常见症状是下腹部疼痛、排尿困难和血尿。疼痛在排尿时尤为明显，并向会阴部放射，常伴有终末血尿。结石可在膀胱内活动，造成排尿困难症状时轻时重。若排尿时结石落于膀胱颈会引起尿流突然中断，此时患者改变体位，使结石离开膀胱颈则又可排除尿液。这种现象是由于结石在膀胱颈形成“球阀”样作用所致。若结石持续嵌顿于膀胱颈，可发生急性尿潴留。膀胱结石多为继发性疾病。暂不考虑本病。

4．*妊娠合并尿道结石* 排尿困难是膀胱以下尿路梗阻的主要症状。多继尿急、尿频、尿痛等症状之后出现。有尿潴留时，下腹胀痛，患者异常痛苦。经导管排尿后疼痛可得解除。依据患者病史可排除该病。

5．*妊娠合并急性阑尾炎* 右侧输尿管结石常与急性阑尾炎相混淆而导致误诊。因输尿管结石常有胃肠反应如恶心、呕吐等症状，右下腹可有压痛，白细胞数增高，结肠后阑尾炎可有尿红细胞增多等表现。但输尿管结石的腹痛与腹肌紧张的程度不成比例，反跳痛不如急性阑尾炎明显。尿中红细胞数增多，急性阑尾炎尿中红细胞多在每高倍镜10个以下。B超检查有助于鉴别。

6．*妊娠合并胆绞痛* 胆绞痛发作的病因、诱因、部位、疼痛性质及放射痛部位，腹肌紧张及压痛部位等均与输尿管结石不同；胆绞痛的发作大多在饱餐或进高脂肪餐后数小时内，或在腹部受到震动中发作；疼痛多在中上腹或右上腹，常放射至右肩胛处或右肩部；胆绞痛不会产生血尿；B超检查有助于明确诊断。根据病史、症状、体征，可排除此病。

7．*妊娠合并急性肠梗阻* 输尿管结石可有腹痛、腹胀、呕吐和肛门不排气等表现，故可能疑为肠梗阻。但据病史、腹部检查特别是肾区有压痛和叩击痛，血尿，以及一般全身症状较急性肠梗阻为轻等，可以鉴别。B超检查和肠梗阻时的X线检查有助于诊断。

8．*妊娠合并急性胰腺炎* 急性胰腺炎最常见的症状为上腹部疼痛、恶心、呕吐，但急性胰腺炎常不易诊断，故对有急性上腹痛患者，均应考虑有急性胰腺炎的可能，早期多次测定血清或其他体液淀粉酶含量，对诊断有帮助，必要时行腹部平片检查可协助鉴别诊断。从病史、症状、体征可排除该病。

目前该患者高度怀疑妊娠合并右侧输尿管结石，应继续完善相关检查明确诊断，注意宫缩及胎儿宫内情况，是否需要抗感染及抑制宫缩？请上级医师指导。

主任医师

同意以上分析，依据患者病史，首先考虑妊娠合并右侧输尿管结石。现代医学认为泌尿系结石是由于尿中钙、草酸或尿酸排出浓度增高，以及泌尿道局部狭窄、受阻、梗死、憩室等，使排尿不畅，成石物质沉积，久之形成结石。青年女性患泌尿系结石相对少见。但由于妊娠原因增大而且右旋的子宫压迫输尿管而使得妊娠合并泌尿系结石疾病变得多见。但有学者认为妊娠期尿石症的发病率和未孕妇女相比并无明显提高，两者结石类型和构成比也相似，以草酸钙和感染性结石为主。上尿路结石是妊娠期引起孕妇腰腹部疼痛的非产科因素。由结石梗阻引起的绞痛、感染、肾功能损害易引起流产、早产，因此，正确处理妊娠期尿石症对有效治疗尿结石、保障孕妇和胎儿安全极为重要。

多数学者认为妊娠合并尿路结石的发生，除去正常人群易发因素之外，有其特殊的条件：①妊娠期由于胎盘分泌 1，25 二羟基维生素 D_3（活性 VD_3）增多和甲状旁腺素生成减少，正常妊娠有吸收性高钙尿的生理现象。②在妊娠早期，黄体酮即作用于集尿系统平滑肌，减弱其蠕动并导致其扩张。由于输尿管在骶髂关节处易受压，因而扩张一般发生在骨盆入口以上。由于右卵巢静脉充血和子宫向右旋转压迫致右侧重于左侧。③妊娠期由于肾脏血液流量增加，肾小球滤过率可增加 30%～50%，肌酐、尿素、尿酸清除率都有所增加，其结果是血中浓度下降。因此，非妊娠妇女被认为是正常状态时，而在妊娠妇女可能已有肾功能损害。由于肾小球滤过率增加，加上肾小球膜通透性改变和肾小管重吸收相对减少等因素，孕妇尿中蛋白质、氨基酸、葡萄糖和水溶性维生素的排泄也增加。这也是孕妇易发生尿路感染的重要原因之一。

孕妇并发上尿路结石患者的临床表现和普通上尿路结石患者相似，主要有腰腹部疼痛、肉眼或镜下血尿、尿路感染、膀胱刺激征等表现。但疼痛部位和性质可能因孕龄的增加而有所变化。血尿因妊娠期泌尿系血管充血而经常发生，并不能提示泌尿系结石的存在，特别是无症状镜下血尿。尿路感染因妊娠时受激素影响，输尿管平滑肌张力降低，肾盂及输尿管扩张，蠕动减弱，尿流缓慢，尿液逆流等因素较为常见。膀胱刺激征于妊娠早期因增大的前倾子宫在盆腔内压迫膀胱而经常出现，故妊娠并发上尿路结石的诊断常较困难。因此，在孕检的同时常规进行 B 超普查泌尿系统是诊断孕妇并发上尿路结石的重要手段。超声检查具有无损伤和可重复性的优点，其敏感度和特异度随着超声仪器性能的改进和超声医师诊断经验的积累而明显提高。超声可探测到结石的有无、大小、数量及具体位置，且可发现有无梗阻和梗阻的程度及大概部位，同时可以测定肾实质的厚度而对肾功能做出初步诊断。对孕妇由于扩大的子宫占据了部分肠管的位置，取代了肠道气体，从而使中、下端输尿管在 B 超扫描下能得以较好地显示，可提高输尿管结石的诊断率。加之妊娠期间有多达 90%的女性有某种程度的肾盏、肾盂和上 2/3

输尿管无症状性扩张、积水，这也有利于B超对输尿管结石的诊断。对生理性和梗阻性输尿管扩张难以鉴别时，有学者认为，对于有症状的妊娠期尿石症患者，肾盂直径＞17mm时即有诊断意义，而对于无症状的妊娠期尿石症患者，在妊娠期的后6个月中，其左右肾盂最大直径不应超过18mm和27mm。对下段输尿管结石，由于阴式B超频率高，图像比腹部B超清晰，探头更接近盆部脏段输尿管，诊断远端输尿管结石优势比腹部B超显著，阴式B超检查对大多数患者有较好的耐受性。多普勒彩超诊断在鉴别梗阻性积水与生理性积水方面有优势，进行鉴别的依据是，检测输尿管积水的位置、肾脏血流阻力指数（RI）、双肾RI的差值（ΔRI）及输尿管喷尿。当有结石引起输尿管梗阻时，多普勒彩色超声发现输尿管的正常蠕动喷尿现象消失，这可作为诊断妊娠期上尿路结石的依据之一，有较高的敏感度和特异度。泌尿系平片（KUB）、静脉尿路造影（IVP）、CT平扫等虽是诊断尿石症的主要方法，但考虑到放射线对胎儿的潜在危害，故对孕妇一般不主张采用这几种检查方法。故先行腹部彩超明确诊断，行尿细菌培养加药物敏感试验检查指导治疗。行血尿淀粉酶检查除外胰腺炎。患者偶有宫缩、宫口未开，给予硫酸镁抑制宫缩；恶心、呕吐，给予静脉补液支持治疗，必要时应用止吐药。如果尿培养阳性或有发热，体温≥38℃，需给予抗生素。同时请泌尿外科医师会诊，协助诊治。

•第一次查房医嘱•

长期医嘱	临时医嘱
产科一级护理	血常规
普食	凝血功能
左侧卧位	血型
注意腰痛情况	血生化全项
自数胎动 1小时 tid	血尿淀粉酶
听胎心 tid	心电图
低流量吸氧 30分钟 tid	尿常规
测血压、脉搏 qd	尿细菌培养加药敏
记录24小时尿量	腹部彩超
	产科B超
	请泌尿外科急会诊
	乳酸林格液 1000ml ivgtt
	5%葡萄糖注射液 250ml+25%硫酸镁注射液 20ml ivgtt（1～2小时滴注完毕）
	5%葡萄糖注射液 500ml+25%硫酸镁注射液 40ml ivgtt（6～8小时滴注完毕）
	10%葡萄糖注射液 500ml+10%氯化钾注射液 10ml ivgtt
	甲氧氯普胺注射液 10mg im

【第二次查房】（入院 24 小时后）

住院医师

患者经治疗一天后，恶心、呕吐时用甲氧氯普胺后可缓解；仍感腰痛，但较入院时缓解；尿频，无尿急、尿痛。查体：生命体征平稳，无宫缩，胎心正常，尿量正常。腹部彩超示右肾轻度肾积水，可见右输尿管结石。左侧泌尿道正常。血尿淀粉酶未见异常，尿细菌培养加药物敏感试验待回报。泌尿外科医师会诊后考虑妊娠合并右侧输尿管结石，建议先非手术治疗，如果非手术治疗后结石没有排出，且仍有疼痛症状，则建议外科治疗。

主治医师

患者现诊断为妊娠合并右侧输尿管结石，可先非手术治疗。请上级医师指导该如何用药。

主任医师

患者妊娠合并右侧输尿管结石诊断明确，目前该病治疗方法有下述几种。

1．非手术治疗　有统计表明，70%～80%的妊娠期上尿路结石患者可经非手术治疗排出结石，且无后遗症发生。因此非手术治疗是妊娠期上尿路结石的主要治疗方法。对于无症状的妊娠并发上尿路结石患者，等待观察是最简单也是最理想的选择。大部分无症状患者可安全度过妊娠期，结石待分娩后再处理，在此期间注意休息，避免剧烈活动，同时大量饮水，定期检查泌尿系和肾功能。一旦出现结石疼痛、尿路感染或肾积水加重，应及时采取积极的治疗措施。妊娠合并肾绞痛发作时积极处理是非常必要的，持续而频繁的肾绞痛发作易致孕妇早产。肾绞痛发作药物非手术治疗对大部分患者效果较满意，一般情况下麻醉镇痛是安全的，吗啡类药物较为安全，目前尚未发现小剂量使用有不良反应。非甾体镇痛药及可待因对胎儿有不良影响，因其可通过阻滞前列腺素的合成而引起胎儿动脉导管早闭。有关β_1-肾上腺素受体阻滞剂应用的报道，其起效的原因是发现妊娠期女性β_1-肾上腺素受体的密度增高，但这方面的应用尚缺乏足够的临床资料，有待继续观察。黄体酮注射液有松弛缓解输尿管平滑肌的痉挛，扩大输尿管径，拮抗醛固酮产生排钠利尿及代偿性增加输尿管蠕动，促进结石排出的作用，同时还具有安胎的功效。硫酸镁注射液可抑制中枢神经系统，减少神经末梢乙酰胆碱的释放，阻断外周神经肌肉接头松弛缓解输尿管平滑肌，从而解除输尿管痉挛，使结石随尿液从体内排出，同时可防止早产。α-受体阻滞剂能有效地解除膀胱颈部、输尿管下段平滑肌的痉挛，从而缓解疼痛解除梗阻。还可以使用连续硬膜外阻滞镇痛，此法也有助于结石的自然排出。中医中药及针刺穴位也有一定的解痉镇痛效果。总之，药物治疗的原则是尽量选用对胎儿危害小的药物。

2．外科治疗的适应证　①结石梗阻积水合并感染，但在没有控制感染的情况下应避免逆行输尿管操作；②双侧输尿管梗阻或孤立肾合并梗阻影响肾功能；③肾绞痛非手术治疗无效等。

3．外科治疗方法

（1）输尿管内引流：置输尿管内引流管不需特殊麻醉，用B超定位，不接受放射线，是重要的治疗方法。经双J管内引流，分娩后经后拔管。

（2）经皮肾穿刺造瘘术（percutaneous nephrostomy，PCN）：PCN可使梗阻肾脏立即得到引流并解除疼痛，还可作为分娩后进一步治疗的通道。

（3）输尿管镜腔内治疗：妊娠期采用腔内碎石、取石的报告越来越多。输尿管镜腔内治疗比放置内引流管优越。腔内碎石采用钬激光、脉冲染色激光、气压弹道碎石较安全，其释放的能量只作用于局部结石。液电碎石产生瞬间高电压易损伤周边组织，超声碎石会造成胎儿听力的损害、影响胎儿听力发育，所以这两种方法不宜使用。钬激光理论上的一个危害是治疗尿酸结石时能产生氰化物，但尚未见到有氰化物中毒的报道。

（4）开放手术：当包括腔内治疗的各种方法无效时，开放手术仍然是最后一种可选择的治疗手段。本例患者右肾轻度积水，可以非手术治疗。包括液体补充、镇痛药，必要时可使用止吐剂。鼓励患者多饮水，增加排尿量，促进结石排出，如可收集到结石，应进行成分分析。如果非手术治疗后结石没有排出，且仍有疼痛的症状，则建议放置双J管。

•第二次查房医嘱•

长期医嘱	临时医嘱
注意宫缩情况	乳酸林格液　1000ml　ivgtt
	5%葡萄糖注射液　250ml+25%硫酸镁注射液　20ml　ivgtt（3~4小时滴注完毕）
	5%葡萄糖注射液　500ml+25%硫酸镁注射液　40ml　ivgtt（6~8小时滴注完毕）
	10%葡萄糖注射液　500ml+10%氯化钾注射液　10ml　ivgtt
	甲氧氯普胺注射液　10mg　im

【随访及预后】

5天后尿细菌培养加药物敏感试验示（－），体温一直位于正常范围，故未使用抗生素。患者于治疗6天后自尿道排出一异物，因患者未留，大小、质地、成分不明。结石排出后症状消失，于次日出院。嘱患者定期门诊随访，直至分娩，上述症状未复发。于妊娠39周自然分娩一体重3520g男活婴，Apgar评分1分钟评10分。

【专家评析】

据文献报道，妊娠合并输尿管结石除非手术治疗外，在妥善的围术期护理的前提下行经皮肾镜气压弹道碎石或钬激光碎石治疗妊娠合并肾结石或输尿管上段结石具有快速、安全、有效、手术打击小、住院时间短等优点，尤其适用于输尿管上段结石。有学者认为：①在妊娠妇女的输尿管镜操作中，与非妊娠妇女相比，妊娠后输尿管口易于扩张进镜，输尿管下端结石碎石成功率高，但从输尿管口进镜至上段较困难，成功碎石率下降。②为避免上段输尿管结石上移、残留，以防止妊娠期间的两次手术，进镜时导管不宜超出肾镜前端过长，尽量不用液压灌注泵，灌注液压力不可过高（380～420mmHg），以看清输尿管腔即可。③术后常规放置双J管，早、中期妊娠患者术后2周拔除双J管，后期妊娠患者分娩后择期拔除双J管。④只要操作轻柔、细致，手术创伤及对孕妇和胎儿的影响很小，几乎没有产科并发症的发生。因此，认为妊娠合并肾结石或输尿管上段结石微创治疗术在妊娠期输尿管结石伴顽固性肾绞痛、感染、肾功能不全中的应用具有微创、安全、成功率高等特点，在有条件的医院可以适当开展。

（郝　敏　贾彦红）

第四节　妊娠合并急性肾衰竭

【病史摘要】

1．入院时情况　患者女性，28岁，因“停经8月余，头晕、头痛7天，少尿1天”于2005年10月30日急诊入院。LMP：2005年2月15日。EDC：2005年11月22日。停经38天测尿妊娠试验（+），妊娠6周出现恶心、呕吐等早孕反应，妊娠3个月时症状消失。妊娠4月余自觉胎动，活跃至今。妊娠3个月时曾在当地卫生站行B超检查，未发现异常，血压未见记录。1个月前在当地卫生站检查，当时已有双下肢水肿，血压155/95mmHg，尿蛋白（++），诊断“妊娠高血压疾病”而住院治疗，给予“硫酸镁”等治疗（具体用法用量不详），血压控制于140/90mmHg左右，1周后水肿未消退，患者要求出院。7天前患者出现头晕、头痛，睡眠欠佳，遂就诊于当地医院，测血压180/130mmHg，考虑“妊娠高血压疾病，子痫前期重度”入院治疗，予“硫酸镁、补充白蛋白、利尿”等治疗（具体不详），血压控制不理想[波动于（150～170）/（95～110）mmHg]，昨日起尿量明显减少（具体不详），患者为求进一步诊治遂入住本院本科。妊娠期无阴道流血、流液，无皮肤黄染、下腹及四肢瘙痒，无眼花、视物模糊，体重增长18kg。

2．既往史　否认高血压、肾炎等病史。

3．月经、婚育史　患者平素月经规律，13岁初潮，月经周期23～27天，经期3～4天，无痛经。25岁结婚，夫长2岁，G_0P_0。

4．体格检查　T 36.5℃，P 89次/分，R 20次/分，BP 170/105mmHg。发育正常，营养中等，查体合作，神情疲倦，对答切题。全身皮肤黏膜稍苍白，无黄染。双眼睑、球结膜无充血、水肿。双肺呼吸音清，未闻及干、湿啰音。心界不大，心率89次/分，律齐，未闻及杂音。腹膨隆，无肌紧张、压痛、反跳痛，肝脾肋下未触及，移动性浊音（+）。双肾区无叩击痛。双下肢及下腹凹陷性水肿（+++）。双侧膝反射不明显。病理反射未引出。

5．产科检查　腹围96cm，宫高31cm，胎方位ROT，先露部浮，胎心率136

次/分，无宫缩。阴道口未见异常分泌物。骨盆外测量：髂棘间径 24cm，髂嵴间径 26cm，骶耻外径 19cm，坐骨结节间径 8.0cm。

6．辅助检查

（1）实验室检查：2005 年外院肝功能示 AST 39U/L，ALT 29U/L，白蛋白（ALB）22g/L，总胆红素（TB）47.0g/L，白蛋白/球蛋白比值（A/G）0.6。24 小时尿蛋白定量 3.5g/L。肾功能示 BUN 10.2mmol/L，Cr 168μmol/L。电解质示 K^+ 4.7mmol/L，Na^+ 143mmol/L，Cl^- 103mmol/L，CO_2CP 20mmol/L。2005 年 10 月 30 日本院血常规示 RBC 2.97×10^{12}/L，Hb 105g/L，WBC 14×10^9/L，PLT 95×10^9/L，HCT 35.5%。尿常规示比重 1.030，PRO（+++），未见管型。凝血功能示 PT 13.7 秒，APTT 29.5 秒，FIB 4.9g/L，TT 19.5 秒。肾功能示 BUN 17.9 mmol/L，Cr 287μmol/L。电解质示 K^+ 5.9mmol/L，Na^+ 129mmol/L，Cl^- 95mmol/L，CO_2CP 18mmol/L。

（2）胎儿彩色超声诊断：宫内妊娠单活胎，胎儿大小如妊娠 33 周。床旁心电图示窦性心律。胸片未见异常。眼科检查示眼底见双视盘色红，边缘清楚，黄斑中心反光可见，动脉稍细、扭曲，反光增强，A∶V 约等于 1∶2，未见交叉压迹，视网膜轻度水肿，未见出血及渗出。

7．入院诊断　①G_1P_0，宫内妊娠 36^{+6} 周；②ROT；③子痫前期重度；④急性肾衰竭（少尿期）；⑤高钾血症；⑥酸中毒；⑦胎儿生长受限。

【第一次查房】（入院当天）

住院医师

汇报病史如上。本病例特点：育龄期女性，平素月经规律，停经 36^{+6} 周，查体可触及增大的子宫、ROT，闻及规律胎心，患者既往无高血压史，水肿 1 个多月，近 1 周出现头痛、头晕，血压升高，可达 180/130mmHg，入院查体血压 170/105mmHg，腹部叩诊移动性浊音（+），全身水肿（+++），24 小时尿蛋白定量 3.5g/L，子痫前期重度的诊断成立；患者以往无肾病史，在妊娠期高血压疾病的基础上突然出现少尿，实验室检查示大量蛋白尿，低蛋白血症，BUN 17.9mmol/L，Cr 287μmol/L，K^+ 5.9mmol/L，CO_2CP 18mmol/L，显示有氮质血症、高钾血症及代谢性酸中毒，患者在重度子痫前期基础上出现急性肾功能损害，尿常规中无明显的病理管型等改变，是否应考虑子痫前期重度导致的肾衰竭？

子痫前期的治疗原则是解痉、镇静、降压、合理扩容和必要时利尿、密切监测母胎状态、适时终止妊娠。对肾衰竭的患者治疗上还应注意什么？现停经 36^{+6} 周，入院前在外院已经用地塞米松促胎肺成熟，是否应尽快终止妊娠，请上级医师指示。

主治医师

本例患者既往无高血压、肾病史，妊娠 20 周以后出现水肿、高血压、蛋白尿，子痫前期的诊断明确。患者有头晕、头痛（脑神经症状）；血压 170/105mmHg（≥160/110mmHg）；尿蛋白（+++）；Cr 287μmol/L（肾功能异常），支持子痫前期重度的诊断。患者现出现少尿 1 天，实验室检查为 BUN、Cr 升高，尿镜检大量蛋白尿，未见管型，尿比重高，急性肾衰竭诊断明确，可能原因有下述几方面。

1. *肾前性急性肾衰竭*　发病前有血容量不足和体液丢失等，体检发现皮肤、黏膜干燥等，应首先考虑肾前性少尿；正常成人或无并发症的慢性肾衰竭者血浆尿素氮与肌酐的比值为 10∶1。肾前性肾衰竭时由于肾小管功能未受损，低尿流速率导致小管重吸收尿素增加，使肾前性少尿时血浆 BUN/Cr 不成比例增加，可超过（10～15）∶1，甚至更高。尽管此值在肾前性是典型的表现，但也可见于肾后性急性肾衰竭。本例患者既往无肾病史，现出现少尿，患者系子痫前期重度，入球小动脉血管痉挛及低蛋白血症导致血容量减少，肾小球滤过率和肾有效血浆流量减少，考虑肾前性急性肾功能衰竭可能性大。

2. *肾后性尿路梗阻导致的急性肾衰竭*　存在结石、肿瘤的患者，突然发生尿量减少或与无尿交替；肾绞痛，胁腹或下腹部疼痛，肾区叩击痛阳性；因膀胱出口处梗阻，膀胱区积尿，叩诊呈浊音，均提示存在尿路梗阻的可能。本例患者无上述症状，故暂不考虑该病。

3. *肾性急性肾衰竭*　肾性肾衰竭有肾小管及肾皮质坏死，常见原因为重度妊娠高血压疾病，胎盘早剥，产科的严重感染，如感染性流产、产褥感染、绒毛膜羊膜炎等，也可由肾毒性抗生素引起。妊娠高血压疾病患者胎盘早剥时由于其病理变化为全身小动脉痉挛，表现为高血压、蛋白尿、使肾小动脉痉挛、肾供血不足。若合并弥散性血管内凝血时可引起微循环内广泛的纤维蛋白沉积，血小板和红细胞聚集而形成弥漫性微血栓，导致循环障碍。肾血管内广泛微血栓形成时，发生急性肾衰竭。严重感染时细菌所放出的内毒素可使儿茶酚胺释放，引起小动脉强力收缩。肾血流下降，内毒素还可直接损害血管内皮细胞。因而促进了弥散性血管内凝血的发生和发展。同时细菌可造成肾间质感染，这些情况均可促进急性肾衰竭的发生。急性肾小球肾炎、急性间质性肾炎或肾病综合征大量蛋白尿期也可引起肾性急性肾衰竭。另有部分是由系统性血管炎导致。微血管病，如溶血性尿毒症综合征、恶性高血压及产后等也会引起急性肾衰竭。通常根据各种疾病所具有的特殊病史，如急性肾间质性肾炎者多有用药史或药物过敏史，表现发热、皮疹、淋巴结肿大及关节酸痛、血嗜酸性粒细胞升高等。结合实验室与辅助检查异常，以及对停药的反应可做出鉴别。肾活检常有助于鉴别诊断。故暂不考虑本病。

目前，治疗上应继续解痉、镇静、降压等；尽快纠正高血钾及酸中毒；注意心电监测及中心静脉压（CVP）的监测，CVP 为调节输液量及速度提供重要的参考依据，以防输液量过多导致心力衰竭，心电监护还可以及时发现由于高血钾导致心律失常等异常现象；定期复查各项血生化指标，及时发现及纠正高钾血症及代谢性酸中毒；严格限制每天的入量不超过出量加 400ml（以补足体表蒸发的水分）；同时该患者存在低蛋白血症，应予胶体溶液扩容，输注白蛋白后给予呋塞米利尿。另外，目前此病例妊娠 36^{+6} 周，已近足月，虽然估计有胎儿生长受限可能，但胎儿娩出后存活可能性大，应尽快终止妊娠，避免子痫前期重度对肾脏和其他器官组织的进一步损害。

主任医师

上述两位医师的分析有道理，此例患者的诊断主要是考虑子痫前期重度合并急性肾衰竭（少尿期）。妊娠期急性肾衰竭的最常见原因是子痫前期重度和胎盘早剥。正常妊娠时，肾小球滤过率和肾有效血浆流量是增加的，而子痫前期重度患者由于入球小动脉血管痉挛及低蛋白血症导致血容量减少，肾小球滤过率和肾有效血浆流量减少，并常合并肾小管重吸收障碍。少尿期肾衰竭还应鉴别功能性和器质性，可通过检测尿比重、渗透压、钠、尿肌酐及尿素氮，以及与相应血液各指标的比值，计算肾衰指数及钠排泄分数而判断。功能性少尿通常在纠正病因后很快好转变成多尿期，因此临床也可以通过试验性治疗及观察而鉴别。治疗上首先应积极治疗子痫前期重度这个“原发病”，由于该患者双侧膝反射不明显，未排除由于硫酸镁用药过量及由于肾功能受损导致血镁浓度升高，即停用硫酸镁，并予葡萄糖酸钙拮抗。降压可改用硝酸甘油 20mg+5%葡萄糖 250ml 静脉滴注。目前已出现高钾血症及代谢性酸中毒，可分别给予 50%葡萄糖溶液+胰岛素，按 1∶3 静脉滴注，以及输注 5%碳酸氢钠溶液 100ml 纠正，现在血钾、肌酐、尿素氮上升较快，是否应考虑透析治疗。因血液透析需要肝素抗凝，为防止手术创面出血手术前后 24 小时内不宜进行，且血液透析血流动力学波动变化大，术后数天内进行风险较大，什么时候透析？选择哪一种透析方法？这需要征求肾内科医师的意见。在对症支持治疗后，及时终止妊娠是使病情根本好转的关键。围术期处理只要还是控制好血压，改善低蛋白血症，注意纠正水电解质的平衡失调和控制出入量。术后抗生素应采用肾毒性较少的广谱抗生素预防感染，如第三代头孢等。

肾内科医师

从患者的病情发展情况看，应该是属于急性肾衰竭的少尿期，从病史短、尿比重升高看，应为功能性肾衰竭可能。可以进一步通过对比尿/血渗透压、肌酐、钠浓度鉴别肾前性和肾后性肾衰竭，如果渗透压浓度、肌酐浓度升高，钠浓度比值降低，说明肾小球、肾小管还有一定的滤过及重吸收功能，还没有达到器质性损害的程度，这时肾衰竭指数及钠排泄分数应小于 1。至于透析问题，一般认为急性肾衰竭的透析指征为：

（1）急性肺水肿，高钾（血钾浓度＞6.5mmol/L），血尿素氮浓度＞21.4mmol/L 或血肌酐浓度＞442μmol/L，高分解代谢，血肌酐浓度上升大于 176.8μmol/（L·d）或血尿素氮上升＞8.9mmol/（L·d），血钾上升＞1mmol/d，无高分解代谢但无尿两天或少尿 4 天以上、二氧化碳低于 13mmol/L、pH＜7.25。

（2）少尿两天以上伴下列任何一项：体液潴留（眼结膜水肿、心音奔马律、中心静脉压升高），尿毒症症状，高钾（血钾浓度＞6mmol/L，心电图改变）。虽然目前患者各指标的绝对值还没有达到透析的标准，但与前一天外院生化结果对比上升速度较快，尤其是血钾上升超过 1mmol/d，建议术前先行血液透析，让患者氮质血症及电解质、酸碱平衡紊乱情况得到快速缓解及恢复，有利于患者术后病情的好转和恢复。血液透析时使用的肝素对溶血性尿毒症及合并早期 DIC 的患者，更有利于改善高凝状态而减少微血栓形成。

•第一次查房医嘱•

长期医嘱	临时医嘱
产科一级护理	血常规
优质低蛋白低钾饮食	尿常规
左侧卧位	凝血功能
避免声光刺激	血型
下病危	术前免疫
自数胎动　1 小时　tid	血生化全项
听胎心　tid	24 小时尿蛋白定量
低流量吸氧　30 分钟　tid	心电图（床旁）
留置尿管开放通畅	胎心监护　NST
记录 24 小时出入量	腹部 B 超
持续心电监护	产科 B 超
中心静脉压监测	眼科会诊
苯巴比妥　30mg　po　tid	肾内科会诊
	锁骨上静脉穿刺留置静脉导管
	人血白蛋白　20g　ivgtt
	10%氯化钠注射液　100ml　输白蛋白前后冲管
	地塞米松注射液　5mg　输白蛋白前入小壶
	硝酸甘油注射液　20mg　ivgtt
	5%葡萄糖注射液　250ml　（根据血压调滴数）
	20%甘露醇注射液　250ml　ivgtt　30 分钟（输白蛋白后）
	50%葡萄糖注射液　50ml+胰岛素　6U　ivgtt
	5%碳酸氢钠注射液　100ml　ivgtt
	10%葡萄糖酸钙注射液　10ml　iv
	地西泮（安定）注射液　10mg　iv

入院当天按照肾内科医师会诊意见行血液透析。透析 24 小时后（入院第 2 天下午）在硬膜外麻醉下行子宫下段剖宫产术，术中见清亮腹水 2000ml，顺利取出一活女婴，外观无明显异常，Apgar 评分 1 分钟评 8 分，5 分钟评 10 分，体重 2030g，因早产儿、低出生体重儿转儿童医院治疗。术中血压最高 165/108mmHg，最低 125/85mmHg。术中共补充生理盐水 500ml，6%中分子羟乙基淀粉 500ml，术中出血量 250ml，尿量 50ml。术后应用硫酸镁 30 滴/分静脉维持预防产后子痫，继续静脉用硝酸甘油控制血压、输白蛋白及利尿，并予第三代头孢预防感染，同

时促进子宫收缩。

【第二次查房】（入院第 3 天）

住院医师

剖宫产术后第 1 天，现患者诉伤口轻微疼痛，阴道出血不多，低热，肛门未排气，无畏寒、头痛、恶心、呕吐，无胸闷和气促。体格检查：T 37.8℃，P 96 次/分，R 22 次/分，术后血压波动于（135～152）/（85～95）mmHg，CVP 波动在 6～10cmH_2O，眼结膜无水肿，心肺未闻及异常，双下肢水肿；乳房不胀，初乳少，恶露量中，色红，无异味，腹部伤口无渗血、渗液或红肿，宫底脐上一指，宫缩可；留置尿管通常，尿色清。术后至今 14 小时阴道出血量 80ml，尿量 800ml。术后急查尿常规：尿比重 1.020，蛋白(++)，未见管型。血常规示 RBC 3.06×10^{12}/L，Hb 89g/L，WBC 11.7×10^{9}/L，PLT 102×10^{9}/L。急诊血生化示 K^+ 5.23mmol/L，Na^+137mmol/L，Cl^- 101mmol/L，CO_2CP 25mmol/L，Ca^{2+} 2.0mmol/L，BUN 8.4mmol/L，Cr 132μmol/L，TP 51.g/L。凝血功能示 PT 13.7 秒，APTT 26.5 秒，纤维蛋白原（FBG）5.7g/L，TT 20.5 秒。治疗上继续给予口服降压药降压治疗，低钙给予 10%葡萄糖酸钙对症治疗。请上级医师指导下一步治疗。

主治医师

该患者较平稳度过手术期，现血压控制良好，BP（135～152）/（85～95）mmHg，尿量较前增加，血液透析后生化指标都有好转，但血钾和尿素氮水平仍偏高。由于大量蛋白尿本身对肾脏是一个很大的损害，且为非选择性蛋白尿，提示肾小球有一定损害，给予应用地塞米松 5mg 肌内注和东莨菪碱 0.3mg+10%葡萄糖注射液 20ml 静脉推注减少尿蛋白，同时应避免使用加重肾损害的药物，血管紧张素转化酶抑制剂（ACEI）类药物禁用，血管紧张素受体拮抗药（ARP）类慎用，降压宜用钙拮抗药。此病例术后凝血功能示 FBG 5.7g/L 升高，未排除手术后的一个血栓前状态，可于手术 24 小时后给予低分子量肝素 0.4ml 皮下注射改善微循环。同时要继续注意监测，并及时纠正水和电解质平衡紊乱。

主任医师

此病例现血压控制良好，治疗上预防产后子痫是很重要的，硫酸镁继续应用，但尿量少时要慎重，注意输液的速度及镁离子过量的迹象。非少尿型急性肾衰竭预后相对少尿型急性肾衰竭好。治疗原则是任何手段应注意不加重肾损害，不应着眼于肾病，以抢救患者为先，防止并发症。此病例应继续监测血压、尿量和肾功能，水与电解质平衡。治疗上要控制水钠，量出而入，每天入液量为前 1 天显性失水量（尿、粪、呕吐物、渗出液、引流液等）加非显性失水量 400ml（皮肤、呼吸道 700ml 减去内生水 300ml）。其次要注意预防和治疗高钾血症，如病情需要的话可以继续透析。另外，营养疗法也很重要，食物应选择优质蛋白质 0.6g/(kg・d)，50%葡萄糖，20%脂肪乳，注意低钠、钾、富含维生素饮食。注意尿蛋白和白蛋白变化并做相应的治疗，适量补充白蛋白等胶体溶液，改善血液浓缩，疏通微循环。积极抗感染治疗。

•第二次查房医嘱•

长期医嘱	临时医嘱
停病危	肾功能
监测血压 q6h	离子系列
记录 24 小时尿量	10%葡萄糖酸钙注射液　10ml　iv
氨氯地平片　10mg　qd　po	地塞米松注射液　5mg　im
美托洛尔片　12.5mg　bid　po	东莨菪碱　0.3mg+10%葡萄糖注射液　20ml　ivgtt
低分子量肝素　0.4ml　ih	人血白蛋白　10g　ivgtt
	10%氯化钠注射液　100ml　输白蛋白前后冲管
	0.9%氯化钠注射液　100ml+头孢他啶　2g　ivgtt qd

【随访及预后】

患者经过解痉、降压、抗感染及补充白蛋白等治疗，术后 2 天尿量逐渐增加，术后 5 天起出现多尿，尿量达 4000～5000ml/d，肾功能逐渐改善，15 天后肌酐，尿素氮接近正常，尿蛋白（+～++），予以出院。新生儿在儿科支持治疗，一般情况好。

【专家评析】

妊娠合并急性肾衰竭，具有血液透析指征时，透析法是纠正酸中毒、高血钾尽快恢复肾功能的有效方法。早期采用预防性、支持性透析疗法则效果更佳。在透析中应注意水的平衡，以免影响子宫胎盘灌注。血液透析孕妇早产发生率可达 75%，这可能由于能透出黄体酮的缘故，主张每次透析前肌内注射 100mg 黄体酮。

（郝　敏　贾彦红）

第15章 妊娠合并呼吸系统疾病

第一节 妊娠合并哮喘

【病史摘要】

1．入院时情况 患者女性，34岁，因“停经8月余，阵发性咳嗽2个月”入院。LMP：2008年5月20日。EDC：2009年3月27日。妊娠期基本顺利，无外伤史及近期性生活史，定期产前检查，未发现异常。患者于2009年3月20日出现咳嗽，为阵发性干咳，伴喷嚏，未重视，后干咳逐渐频繁，逐渐出现呼吸困难，且阵发性加重。

2．既往史 无高血压、糖尿病等病史，对花粉过敏。

3．月经、婚育史 患者平素月经规律，13岁初潮，月经周期30天，月经期5～6天，无痛经。22岁结婚，夫同岁，G_0P_0。

4．体格检查 T 36.2℃，P 90次/分，R 20次/分，BP 98/66mmHg。发育正常，神清语利，查体合作。全身皮肤、黏膜无瘀点瘀斑及出血点。双肺呼吸音粗，可闻及干啰音。心界不大，心率90次/分，律齐，未闻及病理性杂音。腹膨隆，腹肌无紧张，全腹无压痛，无反跳痛。肝脾肋下未及，墨菲征阴性，双侧肋脊点、肋腰点无压痛，双肾区无叩击痛，无移动性浊音，肠鸣音正常。双下肢无水肿。生理反射存在，病理反射未引出。

5．产科检查 宫高32cm，腹围99cm，胎方位左枕前，胎心率142次/分。无宫缩，宫颈管未消失，宫口未开。阴道口未见异常分泌物。

6．辅助检查 血常规提示嗜酸性粒细胞较多、尿常规、血生化全项未见异常。

7．入院诊断 ①G_1P_0，宫内妊娠38周；②妊娠合并哮喘。

【第一次查房】（入院时）

住院医师

汇报病史如上。根据本病例特点：①育龄期女性，停经8月余；②患者既往无哮喘发作，但有花粉过敏史，且春季花粉较多；③患者妊娠期出现阵发性干咳，伴阵发性呼吸困难且渐加重；④血常规提示嗜酸性粒细胞较高，尿常规基本正常。

嗜酸性粒细胞升高可见于过敏反应时，故考虑为妊娠合并哮喘。此病例如何明确诊断？请上级医师给予指导。

主治医师

本例患者为妊娠晚期孕妇，出现阵发性干咳、渐进性呼吸困难需考虑与以下疾病相鉴别。

1. *妊娠合并支气管肺癌*　由于癌肿压迫或侵犯气管或主支气管，使上呼吸道管腔狭窄或不完全阻塞，出现咳嗽或喘息，甚至伴哮鸣音。但患者通常无哮喘发作史，咯痰可带血，喘息症状多呈吸气性呼吸困难，或哮鸣音为局限性，平喘药物无效。只要考虑到本病，进一步做胸部 X 线检查、CT、痰细胞学及纤维支气管镜检查就不难鉴别。

2. *妊娠合并肺炎*　肺炎患者一般均有上呼吸道感染病史，临床表现为咳嗽咳痰，气喘等类似哮喘症状。但是合并哮喘患者表现为阵发性喘息，渐进性呼吸困难。其次肺炎患者痰培养阳性，而哮喘患者痰培养阴性。

3. *妊娠合并喘息性支气管炎*　喘息性支气管炎也有喘息和哮鸣音，与支气管哮喘很难鉴别，在发病机制上也可能与感染性哮喘相同。鉴别要点在于仔细了解疾病的发生、发展过程。支气管哮喘的首发症状为哮喘，可伴有轻微咳嗽，即使属于感染性哮喘，仍在一定程度上具有可逆性或阵发性的特点，对平喘药物的反应较敏感，在哮喘即将终止之前通常可有阵咳，并咳出黏稠痰；虽然有的在发作之前即有咳嗽，但在发作之际咳嗽减轻或消失，痰液极难咯出。

目前患者有阵发性咳嗽，无咳痰，伴渐进性呼吸困难。白细胞计数不高，嗜中性粒细胞不高，基本不考虑肺炎，患者嗜酸性粒细胞升高，且有过敏史，考虑与过敏有关，双肺可闻及哮鸣音，符合哮喘诊断。

主任医师

同意以上分析，依据患者病史，首先考虑妊娠合并哮喘。哮喘是一种常见的可逆的呼吸道阻塞性疾病，其临床特点是阵发性喘息、呼气性呼吸困难、胸闷和咳嗽。喘息发作特别是重症哮喘和哮喘持续状态不仅危及母亲，而且由于母体严重缺氧可致胎儿宫内缺氧，发育迟缓、窘迫，甚至胎死宫内。因此对妊娠期哮喘发作的处理是否得当，直接影响母儿安全。

目前认为，妊娠对哮喘的影响主要包括两个方面：①随着子宫增大、横膈升高，胸廓横径增大，使呼气贮备量和功能残气量降低，潮气容积增加，也可增加氧耗，但由于膈肌活动度和胸壁肌群没有受到影响，所以这种机械因素尚不致加重哮喘发作，然而却可加重哮喘发作时的低氧血症。②妊娠后内分泌系统发生变化，其中孕激素、雌激素的增加可以影响气造平滑肌的紧张度，从而参与哮喘发病的调节，特别是孕妇体内前列腺素 F 的增多，而前列腺素 F_{2a} 对气道平滑肌有强大的收缩作用，而哮喘患者又对前列腺素 F_{2a} 较敏感，易造成哮喘发作。

☆☆☆☆

•第一次查房医嘱•

长期医嘱	临时医嘱
产科一级护理	血常规
普食	凝血功能
左侧卧位	血型
注意腹痛情况	血生化全项
自数胎动 1 小时 tid	心电图
听胎心 tid	尿常规
低流量吸氧 30 分钟 tid	产科 B 超
测血压、脉搏 q2h	请呼吸科急会诊
	肺功能检查

【第二次查房】（入院 6 小时后）

住院医师

患者咳嗽，无咳痰，咳嗽见加重伴渐进性呼吸困难，无头痛、头晕、恶心，无腹痛、阴道流水，双下肢无水肿，血常规示白细胞计数不高，仅嗜酸性粒细胞较多，产科彩超示胎心搏动正常，胎儿及胎盘均正常。肺功能结果尚未回报。

主治医师

妊娠期哮喘发作表现为喘息、气急、咳嗽、胸闷等症状，或原有症状加重，常有呼吸困难，其程度轻重不一，病情加重可在数小时或数天内出现。分析妊娠与哮喘的相互影响作用如下所述。

妊娠对哮喘病情的影响，约 1/3 的患者哮喘病情改善，1/3 的患者哮喘病情无变化，1/3 的患者哮喘病情恶化。妊娠引起哮喘恶性化的原因为：①机械性因素，随着子宫增大，横膈逐渐增高，胸廓横径增加，可致残气量和功能残气量明显降低，通气和耗氧量增加，可提高呼吸中枢对 CO_2 的敏感性，导致过度通气，甚至呼吸性碱中毒。②雌激素、cGMP、前列腺素（PG）P2a 增高，可引起支气管平滑肌痉挛。胎儿及胎盘产生一种易感物质而导致免疫球蛋白 IgE 升高。总之，妊娠对哮喘的影响主要决定于各种激素的含量及支气管平滑肌对这些的反应性。

哮喘对妊娠的影响包括下述两方面。①对母体的影响：据报道哮喘孕母发生子痫、早产及围生期死亡率增加。②对胎儿的影响：哮喘对胎儿的最大危害是低氧血症和呼吸性碱中毒（过度通气所致），后者尤为重要，这是因为过度通气的机械作用及低碳酸血症时子宫动脉的收缩，使子宫血流减少的缘故；另外孕母血液 pH 增高，增加了血红蛋白对氧的亲和力，也可减少胎儿的供氧，综合文献报道，哮喘孕母的新生儿低氧血症发生率、低体重儿及新生儿死亡率较正常产妇为高。

主任医师

用于防治孕妇哮喘的药物，须用足够时间验证其安全性，大部分抗哮喘药物是安全的，治疗哮喘和鼻炎的药物除α-肾上腺素能化合物溴苯那敏（溴非尼腊明，抗组胺药）和肾上腺素对胎儿有不良作用外，尚缺乏其余药物对胎儿危害的资料。对于一些长期吸入糖皮质激素的哮喘孕妇不应突然停药，因为至今尚未发现吸入糖皮质激素对孕妇和胎儿有特殊影响。

妊娠期伴呼吸道细菌感染或其情况需用抗生素，应避免使用氨基糖苷类抗生素、磺胺类药物。哮喘发作时合并咳嗽、痰多，并发细菌及病毒感染等应给予高度重视，采取相应的对症及对因治疗，以提高综合治疗效果，确保孕妇及胎儿安全，顺利渡过这一特殊时期，分娩出健康的婴儿。

对妊娠期哮喘急性发作积极治疗。应积极吸氧，调节吸氧浓度，使动脉血气指标维持在 $PaO_2 \geqslant 70mmHg$ 或 $SaO_2 \geqslant 95\%$，采取雾化吸入短效 β_2 受体激动剂，开始 60～90 分钟连续吸药 3 次，然后，再每 1～2 小时吸药 1 次。静脉给予甲泼尼龙（甲强龙）1mg/kg，每 6～8 小时给药 1 次，症状改善后逐步减量。静脉给予氨茶碱：负荷量为 6mg/kg，维持量为 0.5mg/（kg·h），调节给药量维持茶碱血药浓度在 5～12μg/ml。若孕妇症状改善不明显，尤其是 $PaO_2 < 70mmHg$ 者应严密监测血气变化，对严重哮喘且有生命危险的患者，需要进行气管插管和辅助通气治疗。

该患者目前病情尚无恶化，妊娠足月，无须行剖宫产术，可以考虑引产。引产术后应继续应用大量激素治疗哮喘。呼吸科和产科医师应共同协作对患者进行治疗。

•第二次查房医嘱•

长期医嘱	临时医嘱
注意宫缩情况	10%葡萄糖注射液　500ml　ivgtt　20 滴/分+缩宫素 2.5U　据宫缩调整滴速
胎心监护　1 次/小时	
测胎心　每半小时 1 次	10%葡萄糖注射液　500ml+缩宫素　5U　据宫缩调整滴速　ivgtt
特布他林雾化剂　tid	

【随访及预后】

入院后予以缩宫素引产第二天经阴道分娩一男活婴，体重 3100g。分娩过程顺利，分娩后予以氨茶碱继续治疗哮喘，并嘱患者避免接触冷空气等，尽量避免与过敏原接触。

【专家评析】

妊娠合并哮喘为 3.7%～8.14%，占孕产妇的 0.3%～1.3%，而妊娠引起的哮喘更是少见，但近年来有上升趋势，一般认为，妊娠对哮喘的影响可分为三种情况，即哮喘加重、减轻或无变化。轻度哮喘大多不影响妊娠的进展，中重度哮喘者能正确及时的处理也可能不影响妊娠的进展。但若有下列因素存在时，却不可避免地会加重哮喘：①哮喘未能得到有效控制；②接触胎儿抗原或感染触发使哮喘加重。无论哮喘对妊娠的影响有或无、大与小，但其对于胎儿来讲大多都是不利的，凡是控制不良的中重度哮喘，可能因发作时的体内缺氧而导致胎儿低氧血症，使胎儿生长受限。这样早产儿、低体重儿、高胆红素血症、新生儿畸形等发生率将会增加，甚至造成胎儿死亡。据统计，妊娠合并哮喘的胎儿围生期死亡率为3.2%～5.9%，因此妊娠哮喘不容忽视。

妊娠合并哮喘的药物治疗分为两类，控制性药物和缓解性药物。妊娠期哮喘患者应该尽量选择B类药物（B类药物是指对人类无明显危害性，此类药物在妊娠期应用是安全的）控制哮喘，病情需要也可给予C类药物（C类药物是指排除危险性，此类药物妊娠期间可以应用，但应权衡利弊后使用）使哮喘达到控制。在控制性药物中，有吸入糖皮质激素（布地奈德2B类、氟替卡松2C类、二丙酸倍氯米松2C类）、色甘酸钠和奈多罗米钠（B类）、白三烯调节剂。在缓解性药物中，有β_2受体激动剂（特布他林属于B类药物外，其他均属于C类药物，沙美特罗和福莫特罗也属C类药物）、茶碱类（C类，目前多主张使用控释型茶碱制剂，茶碱血药浓度在5～12mg/L是安全的）、抗胆碱能药物（溴化异丙托品属于2B类药物，阿托品属于2C类药物）。以上这些哮喘治疗药物均是妊娠期哮喘患者可以安全使用的药物。

妊娠合并哮喘的预防包括：①避免促发哮喘因素，避免或尽可能减少与花粉、灰尘、煤烟味、香料（水）、冷空气或宠物等变应原接触，禁止吸烟或避免被动吸烟，消除紧张情绪，保持身心愉快，适当劳逸结合，积极治疗潜在性病灶（如鼻炎等），预防感冒。②床褥和枕头须外套不透气的包裹，每周用55℃以上水洗涤床被，室内相对湿度保持低于50%，用吸尘器时应戴上口罩；在空气变应原浓度增高的季节避免中午外出。③定期检查：对孕妇和胎儿均需定期检查来密切观察病情变化。孕妇每天用峰速仪测量呼气峰流速，同时测呼气峰流速变异率，直至分娩。同时胎儿也需定期监测，除观察胎动和胎心外，还需进行电子胎儿监测和B型超声波检查，根据胎龄和孕妇哮喘病情可选择联合或单独检查，检查间隔和每次检查持续时间也因人而异。

（郝　敏　段红丽）

第二节　妊娠合并肺结核

【病史摘要】

1. 入院时情况　患者女性，38岁，因“停经8月余，咳嗽，胸闷伴盗汗2周”急诊入院。LMP：2009年9月6日。EDC：2010年6月13日，妊娠期基本顺利，无病毒感染史及特殊药物服用史，定期产前检查，未发现异常。患者2周前出现咳嗽、胸闷，伴午后及夜间盗汗，感全身乏力，偶感胸痛，无头痛头晕，无咯血，无腹痛和腹胀，阴道流血流水。为求进一步诊治入住我科。

2. 既往史　无高血压、糖尿病等病史。否认肝炎、结核等特殊传染病史。

3．月经、婚育史　患者平素月经规律，14 岁初潮，月经周期 28～30 天，月经期 7 天，无痛经。30 岁结婚，夫长 2 岁，丈夫患粟粒性肺结核，G_0P_0。

4．体格检查　T 37.5℃，P 98 次/分，R 20 次/分，BP 120/82mmHg。发育正常，神清语利，查体合作。全身皮肤、黏膜无黄染及出血点。双肺呼吸音粗，未闻及干、湿啰音。心界不大，心率 98 次/分，律齐，各瓣膜听诊区未闻及杂音。妊娠腹型，全腹无压痛，反跳痛及肌紧张，肝脾肋下未及，墨菲征阴性，双侧肋脊点、肋腰点无压痛，双肾区无叩击痛，移动性浊音可疑，肠鸣音弱。双下肢无水肿。生理反射存在，病理反射未引出。

5．产科检查　宫高 32cm，腹围 90cm，胎方位左枕前，无宫缩，胎心率 142 次/分。宫颈管未消失，宫口未开。阴道未见异常分泌物。

6．辅助检查　血常规提示白细胞数增高，中性粒细胞百分比增加，红细胞沉降率高于正常。

7．入院诊断　①G_1P_0，宫内妊娠 37^{+5} 周；②妊娠期肺结核？

【第一次查房】（入院时）

住院医师

汇报病史如上。本病例特点：①育龄期女性，停经 8 月余；②有咳嗽，胸闷，午后低热，盗汗病史，偶感胸痛；③体温升高，脉搏增快，呼吸较快，血压正常，双肺呼吸音粗糙；④血常规示白细胞数增高，中性粒细胞百分比增加，红细胞沉降率加快；⑤有结核病接触史。据此考虑为妊娠合并肺结核。此病例如何明确诊断？请上级医师给予指导。

主治医师

本例患者为妊娠晚期孕妇，出现咳嗽，胸痛等症状，需与以下疾病相鉴别。

1．上呼吸道感染　可以有发热，咳嗽、全身乏力等症状，但发热一般为高热。而且上呼吸道感染为病毒感染，疾病具有自限性，一般一周左右可自行痊愈。患者目前为低热，伴盗汗、咳嗽，症状上不能区别两者，但是患者已经症状维持 2 周未见好转。基本可排除上呼吸道感染。

2．妊娠合并肺炎　肺炎患者有轻度咳嗽、低热的支原体肺炎、病毒性肺炎和过敏性肺炎（嗜酸性粒细胞肺浸润症）在 X 线上有肺部炎症征象，与早期浸润型肺结核相似。支原体肺炎在短时间内（2～3 周）可自行消散；过敏性肺炎血中嗜酸性粒细胞增多，且肺内浸润常呈游走性。细菌性肺炎有发热、咳嗽、胸痛和肺内大片炎症、须与干酪性肺炎相鉴别。但细菌性肺炎起病急骤，除高热、寒战外，口唇可有疱疹，咳铁锈色痰，痰中结核菌阴性，而肺炎球菌等病原菌阳性。在有效抗生素治疗下，肺部炎症一般可在 3 周左右完全消失。

3．妊娠期肺脓肿　浸润型肺结核伴空洞须与肺脓肿相鉴别。肺结核好发于上叶锁骨上下或下叶背段。但下叶肺结核应特别注意与下叶肺脓肿相鉴别。后者起病较急，发热高，脓痰多，痰中无结核菌，但有多种其他细菌，血白细胞总数及中性粒细胞增多，抗生素治疗有效。慢性纤维空洞型肺结核伴继发感染时易与慢性肺脓肿混淆，后者痰结核菌阴性。

目前，应动态监测患者的症状、体征和白细胞数的变化，可先给予大剂量广谱抗生素，除观察呼吸道外，需密切注意宫缩和胎心率，以便及早发现胎儿窘迫等，及时处理。

主任医师

同意以上分析，依据患者低热、盗汗病史，首先考虑妊娠合并肺结核。肺结核分枝杆菌引起的呼吸系统慢性传染病，排菌患者为主要传染源。人体感染结合后不一定发病，当抵抗力降低或细胞介导的变态反应增高时，才可能引起临床发病，本病的基础病例特征为渗出、干酪样坏死及其他增殖性组织反应，可形成空洞。除少数急骤起病外，临床上多呈慢性过程，表现为低热、消瘦、乏力等全身症状与咳嗽、咯血等呼吸系统表现。妊娠合并结核病的患者近 50%无症状或症状无特异性，如出现不易治疗的长期咳嗽，有结核病接触史和本身为易感人群，应行结核菌素试验。如皮丘直径≥0.5cm，其预测结核病的敏感度接近 100%，特异度＜50%。直径≥2.0cm，敏感度＜50%，特异度接近 100%。出现下列情况应予以 X 线片检查：发热伴咳嗽、咳痰持续 2 周以上，咯血、胸膜摩擦音、气胸、结核菌素试验阳性。该患者咳嗽 2 周以上，具有 X 线检查指征。注意保护胎儿。

•第一次查房医嘱•

长期医嘱	临时医嘱
产科一级护理	血常规
普食	凝血功能
床旁隔离	血型
左侧卧位	血生化全项
注意腹痛情况	红细胞沉降率
自数胎动　1 小时　tid	心电图
听胎心　tid	C 反应蛋白
低流量吸氧　30 分钟　tid	尿常规
测血压、脉搏　q2h	腹部 B 超
	产科 B 超
	胸部正位 X 线片
	请呼吸科急会诊
	痰培养+药物敏感试验
	结核菌素试验

【第二次查房】（入院 12 小时后）

住院医师

患者低热、咳嗽无明显缓解，T 38.5℃，P 109 次/分，R 24 次/分，BP 102/71mmHg。无宫缩，查体双肺呼吸音粗糙，肛查宫口未开。入院后检验结果回报：血常规示

WBC 15.6×10^9/L，N 0.78；红细胞沉降率升高，C 反应蛋白明显升高。凝血系列、血生化全项、尿常规、腹部 B 超未见异常。产科超声检查胎心搏动正常，胎盘位于子宫底后壁，胎盘成熟度Ⅱ$^+$级，胎儿生长与孕周相符。

主治医师

妊娠对结核病的影响：①妊娠对机体增加的额外负担，降低了母体对结核病的抵抗力；②妊娠期毛细血管通透性增加，使结核杆菌容易血行播散；静水渗透压增加，使其易随淋巴播散；③体内钙需求量增加，降低结核病的钙化愈合，甚至可以使钙化结核病灶脱钙复发；④雌激素有利于结核杆菌繁殖；⑤第二产程的腹压使肺内压增高，可引起咯血，气胸；⑥分娩后膈肌突然下降，使肺组织明显扩张，而使将近愈合的肺结核重新活动，并使活动期肺结核明显恶化；⑦产褥期因哺乳、育婴，使精神和体力消耗增大，加之细胞免疫功能改变，也使结核易于播散或活动。因此妊娠可使结核病加重，故应及早诊断并及早治疗。

妊娠期结核病的死亡原因主要为结核并发症，如咯血、窒息和张力性气胸等，其来势凶猛，病情紧急，抢救机会稍纵即逝，而产科工作者又缺乏结核病治疗经验，因此尽早诊断，正确判断病情轻重并与专科医师一起治疗，会显著改善母胎预后和妊娠结局。

肺结核对妊娠的影响：非活动性肺结核或病变范围小、肺功能无明显改变者，对妊娠过程或胎儿发育并无多大影响。但病变范围大的活动性肺结核，可因病情严重，低热、缺氧及营养不良，使流产、早产、胎儿宫内缺氧、死胎发生率增加。急性粟粒型肺结核，结核菌可经血洪扩散至胎盘，在胎盘形成结核病灶，破坏绒毛后进入胎儿体内感染胎儿，导致先天性结核，但此类情况少见。新生儿对结核杆菌很敏感，母亲有活动性肺结核，产后须与新生儿隔离。

主任医师

妊娠早期发现结核病可行人工流产术，妊娠中、晚期发现结核病，引产并不比抗结核治疗、足月分娩预后好。妊娠期抗结核治疗方法同非妊娠期。迄今已明确肯定与胎儿畸形有关的药物有异烟肼、利福平和乙胺丁醇，除非结核杆菌对前两种药物均敏感，可二联用药，否则需配伍乙胺丁醇、吡嗪酰胺等三联或四联抗结核治疗，疗程通常为 6～12 个月。Miller 等指出妊娠合并结核病和资料的三要素：选送适当材料进行结核杆菌培养+药物敏感试验；根据药物敏感试验选药；足量联合、全程用药。经抗结核治疗病情稳定者可经阴道试产，但需缩短第二产程，避免过度用腹压使肺内压升高而诱发肺出血、气胸或病灶播散等。该患者目前妊娠合并肺结核，妊娠近 38 周，胎儿已成熟，母儿情况尚可，但患者已经咳嗽 2 周，目前确诊为肺结核，考虑患者有病情加重趋势且短时间内不能经阴道分娩，故需剖宫产术终止妊娠。根据术前病情、咯血情况一般首选适当的低位硬膜外阻滞麻醉。术前做好急救准备。术后应继续抗结核治疗，并断奶。请专科医师协助对患者进行治疗。

•第二次查房医嘱•

长期医嘱	临时医嘱
注意宫缩情况	术前准备
异烟肼 100mg tid	术区备皮
维生素 B_6 片 50mg/d qd	配血，浓缩红细胞 4U
利福平 600mg/d 空腹一次口服	术前留置尿管

【随访及预后】

行剖宫产术分娩一2700g男活婴，术程顺利，术毕安返病房。术后予以抗生素预防感染，尤其是肺部感染。术后与新生儿隔离，禁止喂奶，新生儿及时接种卡介苗。术后7天拆线出院后转结核病医院，经6个月规律抗结核治疗后症状已消失，复查结核菌素试验转阴性。

【专家评析】

1. *妊娠合并肺结核的特点* ①妊娠早、中期及产后1个月内发病者多；②结核中毒症状明显，发热、咳嗽、咯痰、盗汗、头痛、胸痛、咯血者多见，部分患者高热；③痰菌阳性率高、PPD试验阳性率高、结核感染T细胞斑点试验TSPOT、血清结核抗体高；④影像学示病灶广泛，累及全肺或多个肺叶、肺段者多，且易伴空洞形成和血行播散；⑤除继发型肺结核外，血行播散型肺结核和结核性胸膜炎多见；⑥延误诊断时间长，误诊率高；⑦确诊后经抗结核治疗效果明显，结核中毒症状迅速减退，一般30～50天痰菌转阴，X线胸片示病灶明显吸收；⑧治疗原则与一般活动性肺结核一致；⑨若终止妊娠，则无用药禁忌；妊娠中、晚期者，尽可能在正规抗结核基础上，继续孕育、分娩。

2. *终止妊娠的指征* 一般主张早孕期间、胎儿器官形成期，为保证母体治疗效果，且从优生优育的角度出发，一旦出现下列情况均建议终止妊娠：①妊娠反应严重者；②重症肺结核估计不能耐受继续妊娠者；③妊娠使肺结核病情恶化，抗结核治疗效果差者；④伴有其他慢性消耗性症状者，如严重贫血、消瘦、体重减轻、持续发热不退等。若晚期妊娠合并结核，可在病情允许情况下，严密观察，适当予以抗结核治疗，产后加强抗结核治疗并停止母乳喂养。

3. *用药选择* ①妊娠最初3个月内不应用利福霉素类药物，3个月后可以使用；②避免使用氨基糖苷类药物如链霉素、卡那霉素、卷曲霉素、结核放线菌素等；③避免使用13142TH、13212TH；以上禁用药物在病情危重或准备终止妊娠时例外。现已证实INH、RFP、EMB、PAS在常规剂量下对胎儿无致畸作用。

4. *妊娠期结核病的预防* 关键是要对妊娠妇女加强肺结核宣传教育，尤其有结核家族史或对结核易感的妇女，产前应常规进行胸部X线、PPD皮试等检查。肺结核患者除非同时合并生殖系统结核，一般不影响受孕。但在肺结核活动期应避免妊娠，若已有妊娠，应在妊娠8周内行人工流产，1～2年后再考虑妊娠。肺功能正常的非活动性结核对妊娠经过和胎儿发育无影响。有活动性结核且未经治疗的母亲，在产前、产时及产后均有可能将结核菌传染给下一代，其新生儿在产后第一年结核感染的可能性为 50%。因此，若母亲有活动性肺结核病变，新生儿出生后需隔离观察。

（郝　敏　段红丽）

第三节　妊娠合并肺炎

【病史摘要】

1．入院时情况　患者女性，31 岁，因“停经 8 月余，咳嗽、咳痰 2 天”于 2010 年 5 月 25 日入院。LMP：2009 年 10 月 1 日。EDC：2010 年 7 月 8 日。妊娠期基本顺利，无外伤史及近期性生活史，定期产前检查，未发现异常。患者于 2010 年 5 月 23 日出现咳嗽、咳痰，痰少黏稠，不易咳出，伴发热，体温最高达 37.6℃，全身乏力，无头晕、恶心呕吐等不适。无腹痛腹泻、尿频、尿痛、血尿、无阴道流血、流水等。

2．既往史　无高血压、糖尿病等病史。

3．月经、婚育史　患者平素月经规律，15 岁初潮，月经周期 27～28 天，月经期 6～7 天，无痛经。29 岁结婚，夫同岁，G_0P_0。

4．体格检查　T 37.8℃，P 105 次/分，R 28 次/分，BP 112/72mmHg。发育正常，神清语利，被动屈曲体位。全身无出血点。双肺呼吸音粗，偶可闻及湿啰音。心界不大，心率 105 次/分，律齐，各瓣膜听诊区未闻及病理性杂音。妊娠腹型，全腹无压痛、反跳痛及肌紧张。肝脾肋下未触及，墨菲征阴性，双侧肋脊点、肋腰点无压痛，双肾区无叩击痛，移动性浊音可疑，肠鸣音弱。双下肢无水肿。生理反射存在，病理反射未引出。

5．产科检查　宫高 32cm，腹围 92cm，无宫缩，胎方位左枕前（LOA），胎心率 142 次/分。宫颈管未消失，宫口未开。阴道口未见异常分泌物。

6．辅助检查　血常规示 WBC 16.5×10^9/L，N 0.80，L 0.17，RBC 3.41×10^{12}/L，Hb 94 g/L，PLT 334×10^9/L；尿常规和血生化中肝功能、肾功能未见异常。

7．入院诊断　①G_1P_0，宫内妊娠 33^{+5} 周；②妊娠合并肺炎？

【第一次查房】（入院时）

住院医师

汇报病史如上。本病例特点：①育龄期女性，停经 8 月余；②咳嗽、咳痰 2 天；③查体示体温升高，脉搏增快，呼吸增快，血压正常，双肺呼吸音粗，可闻及少许湿啰音，全腹无压痛、反跳痛及肌紧张，移动性浊音（－），肠鸣音正常；④血常规示白细胞数增高，中性核左移。考虑有感染存在。结合患者症状，初步考虑为妊娠合并肺炎，但是因其肺炎的致病菌有好多种，具体为哪种致病菌感染，此病例如何明确诊断？请上级医师给予指导。

主治医师

妊娠期间解剖和生理上的改变使机体清除呼吸道分泌物的能力下降，孕妇可能有较严重的肺部病灶，但咳痰症状不明显；孕妇在妊娠期尤其是妊娠晚期常有不同程度的呼吸困难，肺炎易被忽视。孕妇对摄胸部X线片的顾虑也使肺炎不易确诊。妊娠合并肺炎的发病早期症状常不明显，产科医师应提高警惕，应鉴别是生理性呼吸困难还是病理性呼吸困难，前者一般不伴呼吸节律加快，后者则常伴有呼吸节律加快。对上呼吸道症状持续2周以上的患者胸部X线检查。妊娠期摄胸部X线片时，保护腹部，对胎儿来讲是相对安全的。胸部X线片是确诊肺炎的重要手段，对怀疑妊娠合并肺炎的孕妇，建议及时拍摄胸部X线片。除妊娠合并肺炎，还需考虑以下疾病。

1. *左心衰竭* 患者可有咳嗽、咯痰、呼吸困难、发绀、心率增快、两肺底湿啰音等临床表现，这些与肺炎均不易鉴别。然而，左心衰竭患者最大的临床特点是不能平卧，因可致回心血量增加，左心房压升高，肺淤血加重，同时膈肌上升而肺活量下降，因而患者常采取半坐位或坐位，其采取的坐位越高表明左心衰竭的程度越严重。此外，心脏听诊可有舒张期奔马律、心电图可发现心室肥厚劳损、胸部X线片可见心影增大、肺淤血，超声心动图可见左心室射血分数降低等，这些都是与肺炎的鉴别点，只要仔细询问病史、仔细查体，多能诊断。但同时也要注意肺炎合并心力衰竭的情况。根据患者有咳嗽、咳痰不适，无不能平卧休息病史，且急查心电图正常，心脏各瓣膜听诊区未闻及病理性杂音。暂不考虑左心衰竭或肺炎合并左心衰竭。

2. *上呼吸道感染* 常可表现为发热、乏力、咳嗽、咳痰与肺炎表现相似，不易区分。但是上呼吸道感染一般为病毒感染，具有自限性，一般在一周左右可自愈，且予以抗病毒治疗后有效。而且上呼吸道感染患者血WBC一般不升高。

3. *妊娠合并哮喘* 两者均可表现为咳嗽、咳痰，但妊娠合并哮喘的患者通常为阵发性呼吸困难，阵发性喘息，常有哮喘病史，或者有过敏原。且哮喘患者双肺无湿啰音，为干啰音。口服茶碱类药物治疗有效。

目前，应动态监测患者的症状、体征和白细胞数的变化，可先给予大剂量广谱抗生素，观察过程中还应密切注意宫缩和胎心率，以便及早发现早产和胎儿窘迫，及时处理。

主任医师

同意以上分析，依据患者病史，首先考虑妊娠合并肺炎。肺炎是指包括终末气道、肺泡腔及肺间质等在内的肺实质炎症。肺炎是妊娠期严重的内科并发症，也是非产科死亡的主要原因之一。其病因以感染最常见，如细菌、病毒、支原体、真菌等。妊娠合并肺炎重点在于病原菌的诊断。

（1）肺炎球菌引起的肺炎在发病前常有受凉、淋雨、病毒感染史，大多数有数日的上呼吸道感染的前驱症状。起病急骤、高热、寒战、体温通常在数小时内升高至 39～40℃，患者感觉全身肌肉酸痛、胸痛、咳嗽或深呼吸时加重。痰少，可带血或铁锈色。感染严重时可伴休克、急性呼吸窘迫综合征及神经症状，表现为神志模糊、烦躁、呼吸困难、嗜睡、昏迷等。本病自然病程为 5～10 天，体温可降低，用药 1～3 天体温可正常。

（2）流感嗜血杆菌是肺炎中第二大致病菌，临床表现和肺炎球菌相似，但容易形成肺多发性脓肿，病变常累及双侧肺下叶，若波及胸膜可形成胸膜渗液或脓胸，常伴有胸腔积液。

（3）金黄色葡萄球菌引起的肺炎常表现为急性化脓性感染，病情较重。本病起病急骤，高热、寒战、胸痛、痰多且为脓痰，病情严重者可早期出现循环衰竭，胸部 X 线片表现为支气管肺炎，可见片状阴影或空洞或液平，但考虑放射线对胎儿的影响一般不行胸部 X 线片检查。

（4）克雷伯杆菌引起的肺炎常见于老人及营养不良者，其临床表现似严重的肺炎球菌肺炎，但痰多常呈黏稠脓痰，可有发绀、气急、心悸或早期休克表现。

（5）流行性感冒病毒性肺炎主要由甲型流感病毒引起，可由单纯性流感转变为流感病毒型肺炎，也可直接表现为肺炎。经过 1～4 天潜伏期后出现全身症状，如头痛、持续高热、寒战、胸痛、咳嗽、肌肉疼痛及全身乏力伴上呼吸道感染症状。胸部可闻及干啰音、哮鸣音及散在湿啰音。此类患者血白细胞不高，咽拭子培养、病毒分离或病毒血清抗体是否升高对确诊感染很重要。

（6）水痘病毒性肺炎：孕妇一旦感染水痘病毒可立即发展为水痘病毒性肺炎，死亡率高达 35%～45%。该病临床表现可以很轻，但病情发展很快而危及生命。临床表现为发热、皮疹及全身不适，2～5 天后出现典型的呼吸系统症状，如咳嗽、咯血、胸痛等，同时伴有皮肤及口腔黏膜病变，严重者可发生急性呼吸窘迫综合征。下一步行咽拭子，或痰培养+药物敏感试验，或病毒血清学抗体检测以明确感染病原体，而对因治疗。

（7）真菌主要在机体免疫力低下时易感染，临床表现主要为咳嗽，高热，痰涂片可见真菌。妊娠合并肺炎的治疗主要为应用抗生素治疗，是细菌及支原体肺炎的主要治疗手段。根据细菌培养及药物敏感试验结果用药最为合理。在药物敏感试验结果出来前，可根据临床症状、体征、X 线及痰涂片结果推测病原体，以应用对胎婴儿无明显副作用的广谱抗生素为好。肺炎双球菌、链球菌首选青霉素、头孢菌素、革兰阴性菌可选用氨苄西林、舒他西林，厌氧菌肺炎可选用青霉素、红霉素、羧苄西林，支原体、衣原体肺炎首选红霉素。氨基糖苷类抗生素、氯霉素、四环素、磺胺类药物、甲硝唑等药物，对胎儿新生儿可能有不良作用，尽量不用。病毒性肺炎可选用抗病毒药物，如甲型流感病毒可用金刚烷胺 100 mg，每 12 小时 1 次；疱疹病毒可用阿昔洛韦每天 5mg/kg，每 8 小时分服；腺病毒、合胞病毒，可用利巴韦林雾化吸入。但以上药物对胎儿有无致畸或不良作用，尚无确切资料。

•第一次查房医嘱•

长期医嘱	临时医嘱
产科一级护理	血常规
普食	尿常规
左侧卧位	凝血功能
注意腹痛情况	血型
自数胎动 1 小时 tid	血生化全项
听胎心 tid	心电图
低流量吸氧 30 分钟 tid	C 反应蛋白
测血压、脉搏 q2h	腹部 B 超
地塞米松注射液 6mg im bid×2 天	产科 B 超
	痰培养+药物敏感试验
	请呼吸科急会诊
	5%葡萄糖注射液 250ml+25%硫酸镁注射液 20ml ivgtt（1～2 小时滴注完毕）
	5%葡萄糖注射液 500ml+25%硫酸镁注射液 40ml ivgtt（6～8 小时滴注完毕）

【第二次查房】（入院 24 小时后）

住院医师

患者咳嗽、咳痰症状无明显缓解，T 37.8℃，P 100 次/分，R 20 次/分，BP 120/78mmHg。腹壁可及弱的不规律宫缩，查体双肺呼吸音粗，右肺可闻及少许湿啰音，心脏各瓣膜听诊区未闻及杂音。入院后检验结果回报：血常规示 WBC 16.5×10^9/L，N 0.80；C 反应蛋白明显升高。凝血系列、血生化全项、尿常规、腹部 B 超未见异常。产科超声检查胎心搏动正常，胎盘位于子宫底后壁，胎儿生长与孕周相符。患者已经留取痰液标本，待结果汇报后予以抗生素抗感染治疗。目前患者病情尚轻可予以物理降温及保胎治疗，并嘱患者侧卧位，以便痰液咳出，同时严密监测胎儿宫内缺氧状况，密切胎心监护。观察病情变化。

主治医师

患者经物理降温后体温下降不明显，祛痰、止咳对症治疗后咳嗽咳痰症状无好转，请呼吸科会诊后指示：患者痰培养为肺炎双球菌，予以青霉素抗感染治疗。氨溴索 30mg，雾化吸入。患者肺炎可导致肺通气不足，随时有可能胎儿宫内缺氧危及胎儿生命。

主任医师

妊娠对肺炎的影响包括：①妊娠期的生理改变，如膈肌上升 4cm、胸廓扩大 2.1cm，胸围增加 5～7cm，子宫增大引起的胸腔受压使孕妇清除分泌物的能力下降。孕妇耗氧量增加约 20%，发生炎症时气道更容易梗阻。②妊娠期母体一系列的免疫系统的变化，如妊娠中晚期淋巴细胞增生性反应能力下降、杀伤性淋巴细胞活性降低、T 辅助细胞数目减少，使孕妇易受感染，且对感染的耐受力差，发生肺炎时病情较重，危险性增加。

肺炎对妊娠的影响包括：①妊娠期合并肺炎病情常较重，可发展为菌血症或败血症，并可因内毒素而致毒血症，出现休克、弥散性血管内凝血、呼吸窘迫综合征、心力衰竭、肾衰竭等多脏器功能衰竭，后果严重可导致死亡。②肺炎对胎儿影响的大小取决于病情的严重程度，一般妊娠合并肺炎孕妇易早产，早产发生率为 4%～44%，死亡率为 2.6%。

由于该患者考虑下述因素：①继续妊娠可能加重病情发展；②病重引起的发热、低氧血症可能导致胎儿窘迫；③终止妊娠后不必再考虑对胎儿的影响，能应用更有效的治疗方案；④终止妊娠后使横膈下降，有利于胸廓运动。因此，对妊娠晚期重症肺炎患者，应适当放宽剖宫产术指征，及时终止妊娠。手术麻醉多采用硬膜外麻醉，对于病情危重、休克者，采用全身麻醉比较安全。

•第二次查房医嘱•

长期医嘱	临时医嘱
注意宫缩情况	术前准备
0.9%氯化钠注射液　100ml+青霉素　400 万 U　ivgtt　qd	术区备皮
	配血浓缩红细胞　4U
甲硝唑注射液　100ml　ivgtt　qd	术前留置尿管

【随访及预后】

入院当日在全身麻醉下行子宫下段剖宫产术，术中娩出一 2400g 男婴。术后患者采取半卧位，保持呼吸道通畅，予以雾化吸入并应用抗生素对症治疗。嘱家属助其勤翻身拍背有助于痰液咳出。术后恢复好，术后 7 天拆线，切口愈合良好。出院时已无咳嗽咳痰症状。

【专家评析】

妊娠合并肺炎(pneumonia during p regnancy)罕见，发生率为 0.078%～0.27%。体质虚弱、营养不良、过度疲劳、感冒及上呼吸道感染等，是肺炎发病的诱因。易感人群：母亲有潜在疾病，最常见贫血、哮喘。其临床诊断依据：①新近出现咳嗽、咳痰（59.3%）或原有呼吸道疾病症状，如气促加重（32.2%）并出现脓性痰；伴或不伴胸痛（27.1%）。②发热、寒战。③肺实变体征和（或）湿啰音（47%～69%阳性）。④白细胞（WBC）$>10\times10^9$/L，伴或不伴核左移。⑤胸部 X 线检查显示片状、斑片状浸润阴影或间质性改变，伴或不伴胸腔积液（98%阳性）。1～4 项中任意项加第 5 项，并除外肺结核、肺部肿瘤、非感染性肺间质疾病、肺水肿、肺不张、肺栓塞、肺嗜酸性粒细胞浸润症、肺血管炎等，可确立临床诊断。所有拟诊者均应行 X 线胸片检查。

妊娠期肺炎的治疗：妊娠期肺炎与非妊娠期基本相同，包括抗微生物治疗，维持母体呼吸功能和胎儿评估。

1．综合治疗　提高免疫力，营养支持治疗，纠正酸碱平衡和电解质紊乱。严格控制液体入量。

2．抗炎治疗　选择广谱抗生素，足量联合用药。抗生素治疗后48～72小时应对病情进行评价，治疗有效表现为体温下降、症状改善、白细胞逐渐降低或恢复正常，而X线胸片病灶吸收较迟。如用药72小时后症状无改善，主要原因可能为：①药物未能覆盖致病菌或细菌耐药。②特殊病原体感染，如结核分枝杆菌、真菌、病毒等。③出现并发症或存在影响疗效的宿主因素（如免疫抑制）。④非感染性疾病误诊为肺炎。⑤药物热。需仔细分析做必要检查行相应处理。

3．维持呼吸功能　10%妊娠期肺炎引起呼吸衰竭。治疗包括减轻气道反应和肺部理疗及氧疗。妊娠妇女 $SaO_2<0.90$，动脉血 $PO_2<65mmHg$，胎儿氧供急剧减少。治疗目标：维持动脉血 $PO_2>60～70mmHg$，$SaO_2>0.90$，保障胎儿最低需氧量。

4．产科处理　选择性终止妊娠能否改善母亲呼吸状态尚需进一步探究。因妊娠腹腔内容积增大，使肺功能性储气量减少，而且需向胎盘血管床分流血液，氧耗量增加，有学者观察分析晚期妊娠合并重症肺炎需机械通气患者，终止妊娠后病情可迅速好转。也有学者认为产科因素才是终止妊娠的指征。因肺炎可致早产，应注意观察胎心、胎动，以及有无先兆早产的征象，做到及时个体化处理。若产程进展快，阴道分娩产妇在第二产程应避免过度屏气用力，可以胎头吸引器或产钳结束分娩。产程进展不理想者应行剖宫产术。产后继续原治疗，注意预防产后出血。新生儿转新生儿重症监护病房（NICU），注意宫内感染致新生儿肺炎可能。

5．护理环节　①对患肺炎的妊娠妇女应安置在光线充足，温度适宜、空气流通的病室内。②由于肺炎是通过飞沫传播，对患者应实行呼吸道隔离，医护人员与患者接触时戴口罩，患者用过的食具和痰盒，应洗净后煮沸消毒。③有呼吸困难和发绀时，给予氧气吸入并采取半卧位；可用体位引流，如左侧肺炎可取右侧卧位，右上肺炎可取头低俯卧位。④饮食宜给易消化的半流质或软食，并富含维生素。不能口服者给予补液，点滴速度不宜过快，以免发生肺水肿。

总之，妊娠合并肺炎虽然发生率较低，但在非产科死亡原因中是一个主要原因，应引起产科医师的重视。

（郝　敏　段红丽）

第四节　妊娠合并胸廓畸形

【病史摘要】

1．入院时情况　患者女性，26岁，因“停经8月余，咳嗽19天，水肿伴活动后气短14天”于2010年5月17日16:00急诊入院。LMP：2009年9月22日。EDC：2010年6月29日。停经30余天时自测尿妊娠阳性，早孕反应不明显。妊娠前 3 个月无病毒感染或特殊药物服用史。2010 年 4 月 28 日劳累后出现夜间咳嗽，初时无咳痰，影响夜间睡眠，需坐位才可缓解。无心悸、气短出现。5 月 3 日出现双下肢水肿及活动后气短，休息后无好转。5 月 7 日就诊于当地医院予以静脉滴注青霉素 800 万 U，1 次/天，治疗一周后夜间咳嗽减少但是活动后气短症状无明显改善，同时出现咳少量白色黏痰。妊娠期无腹痛、腹憋、阴道流血、流水病史。为求进一步诊治入住我科。患者自发病以来大小便正常。

2．既往史　1994 年 9 月在××医院因“动脉导管未闭”行手术治疗。术后未出现活动后心悸、气短等症状，可耐受日常体力活动。1995 年于××医院行“脊柱侧弯矫形术”。无高血压、糖尿病等病史。无药物过敏史。

3．月经、婚育史　患者平素月经规律，14 岁初潮，月经周期 28 天，月经期 6～7 天，无痛经。2009 年 7 月结婚，夫长 6 岁，G_0P_0。

4．体格检查　T 36.5℃，P 118 次/分，R 20 次/分，BP 108/80mmHg。发育正常，神清语利，查体合作。全身无出血点。心前区及左侧背部分别可见一长约 20cm 纵行手术瘢痕。双肺呼吸音粗，以左肺为著，未闻及干、湿啰音。心界不大，P 118 次/分，律齐，心音有力，各瓣膜听诊区未闻及病理性杂音。妊娠腹型，肝脾肋下未触及，脊柱呈“S”形弯曲，各棘突区无压痛，双肾区无叩击痛。四肢活动自如，双下肢水肿。生理反射存在，病理反射未引出。

5．产科检查　宫高 30cm，腹围 84cm，骨盆外测量：髂棘间径 24cm，髂嵴间径 25cm，骶耻外径 19cm，坐骨结节间径 8.5cm。右手腕围 15cm。无宫缩，胎方位左枕前，胎心率 152 次/分。肛查宫颈管未消失，宫口未开。胎儿估计 1800g。

6．辅助检查　暂缺。

7．入院诊断　①G_1P_0，宫内妊娠 33^{+6} 周；左枕前；②动脉导管未闭术后；③心功能Ⅲ级；④脊柱侧弯矫形术后。

【第一次查房】（入院时）

住院医师

汇报病史如上。本病例特点：①育龄期女性，停经 8 月余；妊娠 4 月余时自觉胎动并活跃至今；②4 月 28 日劳累后出现夜间咳嗽，影响睡眠，需坐位才可缓解；5 月 3 日出现双下肢水肿及活动后气短，休息后无好转；③既往有“动脉导管未闭术”“脊柱侧弯矫形术”病史；④可闻及胎心。据此考虑为：①G_1P_0，宫内妊娠 33^{+6} 周；左枕前；②动脉导管未闭术后；③心功能Ⅲ级；④脊柱侧弯矫形术后。此病例是否已经明确诊断？请上级医师给予指导。

主治医师

本例患者为妊娠晚期孕妇，有明显的胸廓畸形体征，且既往有脊柱畸形矫正术病史，妊娠合并胸廓畸形诊断基本明确，但患者出现活动后心悸气短且休息后不缓解的表现，仍需与以下疾病相鉴别。

1．妊娠合并支气管哮喘　两者的共同表现为妊娠期出现的咳嗽、咳痰及气短症状，支气管哮喘表现为反复发作的喘息，具有时间节律性和季节性，常可自行缓解或使用支气管扩张剂后缓解。本例患者既往无发作史，基本可排除此病。

2. 妊娠期高血压疾病性心脏病　两者共同表现为妊娠期间出现的水肿、心悸、气短，夜间咳嗽、咳痰，不能平卧。但此类患者妊娠期间有血压升高病史，但此例患者妊娠期间无血压升高病史，基本可排除此病。

3. 妊娠合并肺炎　此病患者可表现为咳嗽、咳痰症状，严重时可导致呼吸功能衰竭。与妊娠合并胸廓畸形的区别在于此病常有上呼吸道感染前驱症状，且既往没有肺炎病史。妊娠合并胸廓畸形患者可有胸廓畸形病史及体征。且该患者无上呼吸道感染病史，有脊柱侧弯矫正术史，所以暂不考虑此病。

目前，应动态监测患者的症状和体征，尽快行心电图、心脏彩超+心功能测定，以了解患者心脏功能。促胎肺成熟并密切心电监护，请相关科室会诊。

主任医师

同意以上分析，依据患者病史，首先考虑妊娠合并胸廓畸形。

（1）胸廓畸形对妊娠有一定的影响，以及妊娠本身的生理改变，可以加重心肺负担，妊娠期血容量增加，至妊娠32～34周达高峰，增加30%～45%，因此心排血量增加，心脏负担加重，妊娠耗氧量增加，每分钟换气量增加，增大的子宫使膈肌抬高，活动幅度减小，但胸廓活动加大，残气量减少，通气量增加，该患者胸廓活动受限，妊娠后容易发生心肺功能不全，并可继发呼吸道感染，严重可危及患者生命。且该类患者妊娠期并发症增加，如妊娠高血压综合征、胎儿宫内生长受限，甚至胎死宫内等。

（2）此类患者一旦妊娠首先加强产前监护，严重的胸廓畸形肺活量（或用力肺活量）＜1L者不宜妊娠，应该及早终止妊娠，以免发生心肺功能衰竭的严重并发症。

（3）此患者病情较轻，可以进一步行心肺功能检查，如心电图、心脏彩超+心功能、血气分析、肺功能检查等以明确其心功能，如病情较轻可考虑继续延长孕周。

（4）该患者有夜间不能平卧及咳嗽、咳痰、双下肢水肿等病史，考虑为心功能Ⅲ级，予以低流量吸氧及促胎肺成熟治疗，适当延长孕周，严密观察病情变化，必要时行剖宫产术终止妊娠。

•第一次查房医嘱•

长期医嘱	临时医嘱
产科产前护理常规	血细胞分析
一级护理	凝血功能
普食	尿液分析+沉渣镜检
左侧卧位	肾功能+ALT+AST
自数胎动　1小时　tid	产科彩超

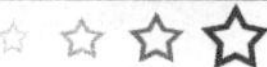

续表

长期医嘱	临时医嘱
听胎心 tid	请普外科急会诊
低流量吸氧 30 分钟 tid	心电图
测血压、脉搏 bid	心脏彩超+心功能
地西泮片 5mg po qn	心肌梗死标志物
地塞米松注射液 6mg im q12h	请心内科会诊
	胎心监护
	5%碳酸氢钠注射液 100ml ivgtt
	地塞米松注射液 10mg 入小壶

【第二次查房】（入院 6 小时后）

住院医师

患者一般情况好，T 36.2℃，P 90 次/分，R 20 次/分，BP 106/80mmHg。双肺呼吸音粗，未闻及干、湿啰音。妊娠腹型，胎心率 152 次/分，无宫缩，脊柱侧弯存在。入院后检验结果回报：血常规示 N 0.81；尿蛋白（+++）；肝功能示 ALT 52.00U/L，AST 43.00U/L，ALB 21.10g/L。凝血系列无异常。心电图示窦性心率，右心室肥大，复极异常。产科彩超示宫内孕，单活胎，胎儿双顶径 82.6mm。胎心监护呈 NST 反应型。

主治医师

患者入院后经镇静，降低心肌耗氧量，保证睡眠，促胎肺成熟治疗症状无好转，患者目前心功能异常与胸廓畸形导致肺活量降低和肺循环阻力增加。妊娠后膈肌抬高，加重心脏负担。患者随时可能发生呼吸衰竭、肝衰竭肾衰竭及心力衰竭，危及生命及胎死宫内可能。肛查宫口未开，宫颈管未消失，估计短时间内不能经阴道分娩，建议急诊行剖宫产术终止妊娠。

主任医师

妊娠合并胸廓畸形患者病情可轻可重，如病情允许可等待至妊娠 36 周后终止妊娠，如病情进展迅速需及时终止妊娠。妊娠期随着子宫的增大使膈肌抬高，以及胸腔体积小，使得胸腔压力增加明显，严重者可伴有肺不张、代偿性肺气肿、小血管闭塞或大血管扭曲等，从而使肺循环阻力增加，因而造成肺动脉高压及肺源性心脏病。严重的胸廓畸形及心肺功能不全的患者应及早终止妊娠，患者入院后在积极治疗心力衰竭、呼吸衰竭和抗感染的同时促胎肺成熟治疗，及早终止妊娠。该患者考虑有心肺功能不全，具有剖宫产术指征。故与家属及患者详细交代病情及手术风险后签手术同意书，急诊行剖宫产术终止妊娠，减轻心脏负担。手术麻醉多采用硬膜外麻醉，但对于病情危重患者，采用全身麻醉比较安全。该患者目前心功能Ⅲ级，妊娠合并胸廓畸形，急查血气分析回报示 PO_2 53mmHg，SO_2 86%，心肺功能欠佳，且妊娠加重心脏负担，需立即行剖宫产术终止妊娠。

•第二次查房医嘱•

长期医嘱	临时医嘱
注意宫缩情况	术前准备
	术区备皮
	血型
	配血，浓缩红细胞 4U
	术前留置尿管

【第三次查房】（手术后 12 小时）

住院医师

患者行剖宫产术，术中顺利娩出一 2000g 女活婴，术后安返病房，生命体征尚平稳。但患者夜间血氧分压波动于 86%～87%。心率 110～120 次/分，呼吸急促，30 次/分，口唇发绀，张口呼吸，心脏各瓣膜听诊区未闻及病理性杂音。双肺呼吸音粗，左肺底呼吸音减弱。腹部切口敷料清洁干燥无渗出。

主治医师

患者目前心肺功能存在异常，予以毛花苷 C0.2mg 强心，呋塞米 10mg 利尿。单硝酸异山梨酯 40mg 静脉滴注，同时急查血气分析，请 ICU、呼吸科急会诊，并下病危通知。会诊后意见如下：患者急查血气示 pH 为 7.38，PCO_2 60mmHg，PO_2 62mmHg，BE 8.2mmHg，听诊双肺呼吸音不对称，左中下肺可闻及湿啰音，右下肺呼吸音明显减弱。已经予以抗生素预防感染对症治疗后不见好转，ICU 科会诊建议必要时 BIPPA 呼吸机治疗。需转入呼吸科治疗。

主任医师

妊娠合并胸廓畸形患者术后需采取半卧位休息，保持呼吸道通畅，禁用镇静剂等抑制呼吸的药物，必要时使用半量；术后补液应严格限制速度及液量，预防右心衰竭和肺水肿，注意电解质及酸碱平衡；并积极应用抗生素预防肺部感染。本例患者目前有咳嗽、咳痰，不能平卧，结合查体及血气分析目前考虑有Ⅱ型呼吸衰竭，肺部感染？需积极抗生素抗感染治疗，并适量补液预防右心衰竭或肺水肿发生。向患者及其家属详细交代病情及风险并建议转呼吸科积极治疗肺部感染。

【随访及预后】

入院后予以镇静、促胎肺成熟治疗、吸氧治疗后患者病情未见明显好转，故在全身麻醉下行子宫下段剖宫产术。术后出现肺功能异常转入呼吸科予以祛痰、平喘、吸氧对症治疗后好转出院。

【专家评析】

妊娠合并胸廓畸形是孕产妇死亡的重要原因之一，其发生率为 0.09%，严重的脊柱侧后凸，导致胸廓活动受限，肺泡受压，支气管及肺血管扭曲，使排痰不畅，肺部反复感染，并发生肺不张、肺气肿或肺纤维化，使肺血管阻力增大，从而发展为肺源性心脏病。胸廓重度畸形者，特别在妊娠后期，横膈升高，胸腔进一步缩小，致使肺内有效呼吸面积更加减少，发生氧气吸入及二氧化碳排出障碍。故于妊娠晚期时，常已有慢性呼吸衰竭，但仍处于代偿阶段，一般情况下尚可生活自理，称为代偿性慢性呼吸衰竭。然而，一旦并发上呼吸道感染或分娩活动导致心肺功能负担加重时，则可失代偿而发生重度缺氧和二氧化碳潴留加剧，即失代偿性呼吸衰竭。动脉血气分析检查，如 SaO_2＜70%或 SaO_2＜60mmHg；PCO_2＞48mmHg；血 pH＜7.32（正常值 7.35～7.45），即可诊断为呼吸衰竭。如 SaO_2＜60%，PO_2＜30～40mmHg，PCO_2＞90mmHg，伴有明显发绀及昏迷为重度呼吸衰竭。

1. 妊娠分娩处理原则　①妊娠早期应根据肺功能、心脏代偿情况予以全面考虑是否可继续妊娠。原则上肺活量＜1000ml、胸廓畸形严重伴心脏明显扩大者，不宜妊娠。但需依具体情况而定。②严防上呼吸道感染，保持呼吸道通畅，定期了解肺功能和血气分析，密切注意心力衰竭先兆。③及早住院进行监护，选择适当的分娩方式适时终止妊娠。脊柱变形在腰椎段，平面越低，对骨盆的影响越大。骨盆畸形或心肺功能不全者为剖宫产术指征。如脊柱畸形轻，肺功能代偿良好而宫颈条件也良好者，可在严密监护下经阴道分娩，但多需低位产钳或胎头吸引器助产缩短第二产程。因为分娩阵痛可加重心肺负担，第二产程屏气可使肺内压力增加，诱发呼吸循环衰竭。④产后继续密切注意患者心肺功能及血气分析变化。

2. 剖宫产术时及术后注意事项　①如脊柱病变累及腰部，可行局部浸润麻醉，否则仍以硬膜外麻醉为妥。本病例脊柱畸形胸腰部均受累，故采取全身麻醉加密切心电监护。②鉴于严重脊柱胸廓畸形，子宫极度前屈者，可选择子宫体直切口。③术中应缓慢娩出胎儿，避免腹压突然降低，回心血量突然减少，或因子宫胎盘循环终止，回心血量增加，血流动力学改变增加心脏负担，加重心力衰竭。④因为此类患者腹腔容积小，肠曲易与子宫切口粘连，术后应警惕肠梗阻的发生。术后禁食，待肠功能恢复后再进流食；专人护理，术后半卧位，保持呼吸道通畅，多翻身活动，尽早下床；禁用镇静药，必要时使用半量。⑤术后补液应严格限制速度及液量，预防右心衰竭和肺水肿，注意电解质及酸碱平衡；并积极抗生素预防肺部感染。

（郝　敏　段红丽）

第16章 妊娠合并性传播疾病

第一节 妊娠合并梅毒

【病史摘要】

1．入院时情况　患者女性，32岁，因"停经9个月，产前检查发现梅毒抗体阳性1天"于2009年4月8日常诊入院。LMP：2008年7月8日。EDC：2009年4月15日。妊娠期基本顺利，未进行规律产前检查，自述早孕反应不明显。一天前初次检查，完善各项化验检查，发现梅毒螺旋体特异抗体（Anti-TP）阳性，行快速血浆反应素（RPR）阳性，抗体滴度1∶256。无其他不适主诉。

2．既往史　既往体健，无高血压、糖尿病等病史。

3．月经、婚育史　患者平素月经规律，13岁初潮，月经周期27～28天，月经期5～6天，无痛经。28岁结婚，夫同岁，G_0P_0。

4．体格检查　T 37.1℃，P 98次/分，R 26次/分，BP 115/70mmHg。营养中等，发育正常，神清语利，查体合作。全身无出血点，浅表淋巴结未及肿大。双肺呼吸音清，未闻及干、湿啰音。心界不大，心率98次/分，律齐，未闻及病理性杂音。腹膨隆，全腹无压痛及反跳痛。肝脾肋下未触及。双下肢无水肿。生理反射存在，病理反射未引出。

5．产科检查　宫高35cm，腹围105cm。子宫轮廓清晰，胎儿头位，胎心率140次/分。宫颈管未消失，宫口未开。阴道口未见异常分泌物。

6．辅助检查　血常规示WBC 9.1×10^9/L，N 0.70，L 0.17，RBC 3.41×10^{12}/L，Hb 95 g/L，PLT 312×10^9/L；尿常规、生化肝功能、肾功能无异常。

7．入院诊断　①G_1P_0，宫内妊娠39周；②妊娠合并潜伏梅毒。

【第一次查房】（入院时）

住院医师

汇报病史如上。本病例特点：①育龄期女性，停经9个月；②无规律产前检查；③发现梅毒螺旋体特异抗体（Anti-TP）阳性，快速血浆反应素试验（RPR）阳性1天，无症状及体征。据此初步考虑为妊娠合并潜伏梅毒。此病例如何明确诊断？请上级医师给予指导。

主治医师

本例患者为妊娠晚期孕妇，由于缺乏临床症状和体征，主要依据实验室检查诊断，故不需鉴别诊断，但需注意孕妇有无易感高危因素，有无合并 HIV 感染等。目前，应进行妇科检查，尽快完善各项辅助检查，明确诊断。

主任医师

同意以上分析，依据患者病史，首先考虑妊娠合并潜伏梅毒。梅毒是由梅毒螺旋体引起的慢性全身性传播性疾病。传染源为梅毒患者，最主要的传播途径是通过性接触经皮肤、黏膜擦伤处传播。梅毒潜伏期 10～90 天，多数在 6 周内。分为早期梅毒（病期不超过 2 年的梅毒，包括一期梅毒、二期梅毒及早期潜伏梅毒）、晚期梅毒（病期超过 2 年的梅毒，包括神经梅毒、心血管梅毒、晚期潜伏梅毒、梅毒树胶肿、马鞍鼻及子宫树胶肿等）。患梅毒的孕妇可通过胎盘传给胎儿，也可发生在分娩期通过产道传播。患一、二期梅毒孕妇的传染性最强，梅毒螺旋体在胎儿内脏（主要在肝、肺、脾、肾上腺等）和组织中大量繁殖，引起妊娠 16 周后的流产、死胎、死产。未经治疗的一、二期梅毒孕妇几乎 100%传给胎儿。早期潜伏梅毒孕妇感染胎儿的可能性达 80%以上，可有 20%早产。未治疗的晚期梅毒孕妇感染胎儿的可能性约为 30%，晚期潜伏梅毒（感染超过 2 年，临床无梅毒性损害表现，梅毒血清学试验阳性）孕妇，性接触已无传染性，但感染胎儿的可能性仍有 10%。若胎儿幸存，娩出先天梅毒儿（也称胎传梅毒儿），病情较重。早期表现有皮肤大疱、皮疹、鼻炎及鼻塞、肝脾大、淋巴结肿大等；晚期先天梅毒多出现在 2 岁以后，表现为楔状齿、鞍鼻、间质性角膜炎、骨膜炎、神经性耳聋等，其病死率及致残率均明显增高。新生儿出生后若脐血 RPR 滴度 4 倍于母血，可诊断为先天性梅毒。出生超过 18 个月，TPHA 仍阳性，也可诊断为先天性梅毒，需进行积极治疗。目前该患者诊断为妊娠合并潜伏梅毒，虽近分娩期但无宫缩，继续观察，并请皮肤性病科会诊，明确诊断，给予治疗潜伏梅毒。并做好传染病疫情报告工作。

•第一次查房医嘱•

长期医嘱	临时医嘱
产科二级护理	血常规
普食	凝血系列
左侧卧位	血型
自数胎动 1 小时 tid	血生化全项
听胎心 tid	术前免疫
低流量吸氧 30 分钟 tid	尿常规
床旁隔离	心电图
留陪一人	胎心监护
	产科 B 超
	请皮肤性病科会诊
	传染病疫情报告

【第二次查房】（入院 12 小时后）

住院医师

入院后检验结果回报：血常规、凝血系列、血生化全项、尿常规无异常。产科超声检查示胎心搏动正常，未发现胎儿明显异常。胎儿监护 NST 反应型。妇科检查未发现外阴及生殖道皮肤或黏膜损伤。

主治医师

患者一般情况良好，皮肤性病科医师会诊，考虑为妊娠合并早期潜伏梅毒，建议普鲁卡因青霉素 80 万 U，肌内注射，每天 1 次。对青霉素过敏者，应脱敏后治疗，或改用红霉素治疗。建议待分娩结束后再充分治疗。

主任医师

目前对于妊娠合并梅毒，一旦确诊，应积极治疗。患者已近分娩期，但无剖宫产术指征，可以行阴道分娩，注意观察腹痛情况和胎心率。娩出新生儿应转诊儿童医院新生儿科进行进一步诊治。分娩结束后产妇继续就诊于皮肤性病科进行治疗及随访。

•第二次查房医嘱•

长期医嘱	临时医嘱
注射用普鲁卡因青霉素　80 万 U　im　qd	普鲁卡因青霉素皮试
注意腹痛情况	

【随访及预后】

入院当日开始给予普鲁卡因青霉素每天肌注内进行治疗妊娠合并潜伏梅毒，入院第 6 天患者自然分娩一男婴，转诊儿童医院就诊。患者产后恢复良好，继续治疗潜伏梅毒。苄星青霉素 240 万 U，两侧臀部肌内注射，每周 1 次，连续 3 次。治疗后进行随访，梅毒血清学试验由阳性转为阴性。

【专家评析】

梅毒是由梅毒螺旋体引起的慢性全身性传播性疾病。仅梅毒血清反应阳性者，未发生任何临床表现者，称潜伏梅毒。感染时间 2 年以内为早期潜伏梅毒，2 年以上为晚期潜伏梅毒。早期梅毒主要表现为皮肤黏膜损害，晚期侵犯心血管、神经系统等各重要脏器，产生各种严重症状及体征，造成劳力丧失或死亡。

一期梅毒的临床症状表现为硬下疳：在大、小阴唇内侧或子宫颈部可见圆形或椭圆形硬结，表面糜烂，边缘稍隆起似软骨样硬，直径 1～2cm，表面有浆液性分泌物，含有大量梅毒螺旋体，传染性很强，可伴单侧或双侧腹股沟淋巴结肿大。妊娠期子宫颈因脆软及充血而易受损伤，使梅毒螺旋体入侵致病，硬下疳好发于子宫颈，一般在 2～6 周自愈，故不易被发现。二期梅毒的临床症状主要为斑丘疹及生殖器扁平湿疣：硬下疳发生 3 周后，患者全身出现皮疹。外阴的丘疹常有一层鳞屑覆盖，丘疹顶部易被擦破，形成小圆形糜烂面，内含大量梅毒螺旋体。15%的孕妇在此期仍可见硬下疳。孕妇外生殖器、肛周附近可有扁平湿疣，但约 25%的患者因病损轻微而被忽视。很多孕妇可无任何病史、局部病损或皮疹，直到出现死胎、死产或有严重先天性梅毒的早产儿时才被发现。三期梅毒除皮肤及黏膜损害外，尚可侵犯内脏，特别是心血管及中枢神经系统等重要器官。

妊娠合并梅毒不但给孕妇健康带来影响，更可影响胎儿发育，导致流产、早产、死胎。即使妊娠能维持到分娩，所生婴儿患先天性梅毒的概率也很高。有些胎儿虽然发育正常，但在通过产道时，仍有可能与生殖器病损接触而感染。因此，所有孕妇均应在早孕检查时做梅毒血清学筛查。对梅毒高发地区孕妇或梅毒高危孕妇，在妊娠末 3 个月及临产前再次筛查。如梅毒血清学阳性，又不能排除梅毒时，尽管有过抗梅毒治疗，为了保护胎儿，应再作抗梅毒治疗。梅毒患者妊娠时，如果已经接受正规治疗和随诊，则无须再治疗。如果对上次的治疗和随诊有疑问或本次检查发现有梅毒活动征象，则应再接受 1 个疗程治疗。患者的性伴侣必须同时检查和治疗，许多孕妇治疗失败与再感染有关。所有妊娠合并梅毒孕妇在治疗前应同时检查 HIV 及其他 STD。孕妇治疗后每月应监测 VDRL 或 RPR 滴度到分娩，如 VDRL 或 RPR 持续升高 3 个月，或滴度增加 4 倍，或再现一、二期梅毒病灶，则应再行抗梅毒治疗。

梅毒的实验室检查包括下述几项。

（1）病原体检查：即暗视野显微镜检查。在一期梅毒的硬下疳可取少许血清渗出液或淋巴穿刺液，放于玻片上，滴加生理盐水后置暗视野显微镜下观察，依据螺旋体强折光性和运动方式进行判断，可以确诊。

（2）梅毒血清学检查

①非梅毒密螺旋体抗原血清试验：是梅毒常规筛查方法，包括性病研究实验室试验（VDRL）、血清不加热反应素玻片试验（USR）、快速血浆反应素试验（RPR）。若 VDRL、LJSR 及 RPR 阳性，应做证实试验。此类检查主要是检测患者有无抗心磷脂抗体（反应素）存在，操作简便，滴度可反映疾病进展，用于普查、婚检，敏感度高，特异度低。

②密螺旋体抗原血清试验：测定血清特异性抗体，常用方法有荧光密螺旋体抗体吸收试验（FTA—ABS）和梅毒密螺旋体血凝试验（TPHA）。近年已开展用 PCR 技术取羊水检测螺旋体诊断先天性性梅毒。

③脑脊液检查：淋巴细胞≥10×10^6/L，蛋白＞50mg/dl，VDRL 阳性为神经梅毒。

治疗梅毒的原则是早期明确诊断，及时治疗，用药足量，疗程规范。治疗期间应避免性生活，同时性伴侣也应接受检查及治疗。孕妇首选青霉素类治疗有双重目的，一方面治疗孕妇，另一方面预防和减少先天性梅毒发生。

（1）孕妇早期梅毒：包括一、二期及早期潜伏梅毒。首选青霉素疗法。

①普鲁卡因青霉素 80 万 U，肌内注射，1 次/天，连用 10～15 天。

②苄星青霉素 240 万 U，两侧臀部肌内注射，每周 1 次，连续 3 次。对青霉素过敏者，应脱敏后治疗；或改用红霉素 500mg，口服，每 6 小时 1 次，连服 15 天。或多西环素 100mg，2 次/天，口服，连用 15 天。但红霉素不能防治胎儿梅毒。

（2）孕妇晚期梅毒：包括三期及晚期潜伏梅毒。首选青霉素疗法。

①普鲁卡因青霉素 80 万 U，肌内注射，1 次/天，连续 20 天，必要时间隔 2 周后重复治疗 1 个疗程。

②苄星青霉素 240 万 U，两侧臀部肌内注射，每周 1 次，连续 3 次。若青霉素过敏，应改用红霉素 500mg，口服，4 次/天，连服 30 天。红霉素不能防治胎儿梅毒。

（3）先天梅毒：脑脊液 VDRL 阳性者应用普鲁卡因青霉素 5 万 U/（kg · d），肌内注射，连续 10～15 天。脑脊液正常者应用苄星青霉素 5 万 U/（kg · d），一次肌内注射。若青霉素过敏，应改用红霉素 7.5～12.5mg/（kg · d），分 4 次口服，连续 30 天。

梅毒经充分治疗后，分娩后按非妊娠期梅毒随诊，随访 2～3 年，第 1 年每 3 个月随访 1 次，以后每半年随访 1 次，包括临床及血清非密螺旋体抗原试验。若在治疗后 6 个月内血清滴度未下降 4 倍，应视为治疗失败或再感染，除需重新加倍治疗外，还应考虑做脑脊液检查，观察有无神经梅毒。多数一期梅毒在 1 年内，二期梅毒在 2 年内血清学试验转阴。少数晚期梅毒血清非密螺旋体抗体滴度低水平持续 3 年以上，可判为血清固定。晚期梅毒在治疗后应延长随诊时间，神经梅毒和心脏梅毒常需要终生随访。治愈标准包括临床治愈及血清学治愈。各种损害消退，症状消失，为临床治愈。抗梅毒治疗 2 年内，梅毒血清学试验由阳性转为阴性，脑脊液检查阴性为血清学治愈。

（郝　敏　姬艳飞）

第二节　妊娠合并尖锐湿疣

【病史摘要】

1. 入院时情况　患者女性，30 岁，主因“停经 9 月余，发现宫颈湿疣 2 月余，规律腹痛 5 小时”入院。LMP：2008 年 7 月 30 日。EDC：2009 年 5 月 7 日。核对孕周无误。外来务工人员，没有规律产前检查，自述妊娠早期、中期平顺。妊娠 7 月余初次行盆腔检查时发现外阴、小阴唇及阴唇后联合可见多发疣状突起，宫颈前唇赘生物直径约 2cm，基底宽，蒂部不明显，表面似有角化、质脆、接触出血。行宫颈 TCT 检查结果提示意义未确定的非典型鳞状细胞（ASCUS），高危型 HPV-DNA 分型检测：6、11（+），经孕妇知情同意行阴道镜检查醋白试验（+）；赘生物活检，病理回报为宫颈尖锐湿疣。

2．既往史　既往体健，无高血压、糖尿病等病史。

3．月经、婚育史　患者平素月经规律，15 岁初潮，月经周期 26～28 天，月经期 5～7 天，无痛经。28 岁结婚，夫长其一岁，G_0P_0。

4．体格检查　T 36.5℃，P 80 次/分，R 19 次/分，BP 120/75mmHg。营养中等，发育正常，神清语利，查体合作。全身无出血点，浅表淋巴结未及肿大。双肺呼吸音清，未闻及干、湿啰音。心界不大，心率 80 次/分，律齐，未闻及病理性杂音。腹膨隆，全腹无压痛及反跳痛。肝脾肋下未触及。双下肢无水肿。生理反射存在，病理反射未引出。

5．产科检查　宫高 34cm，腹围 104cm，子宫轮廓清晰，可触及规律宫缩，每 5～6 分钟 1 次，持续 30～45 秒，胎方位：左枕前，胎心率 150 次/分。阴道白色分泌物，宫颈前唇赘生物直径约 2.5cm，宫颈消平，质软，中位，宫口开 2cm，先露 S^{-1}。

6．辅助检查　血、尿化验检查未见异常，彩超胎儿系统筛查未见异常。

7．入院诊断　①G_1P_0，宫内妊娠 40 周，头位；②临产；③妊娠合并尖锐湿疣。

【第一次查房】（入院时）

住院医师

汇报病史如上。本病例特点：①育龄女性，停经 9 月余，没有规律产前检查；②妊娠 7 月余时发现宫颈赘生物，经阴道镜活检病理为宫颈尖锐湿疣；③妊娠晚期宫颈湿疣有增大；④规律宫缩 5 小时，宫颈展平，宫口开大 2cm。初步考虑为 G_1P_0 宫内妊娠 40 周，临产，妊娠合并尖锐湿疣。此病例如何处理？请上级医师给予指导。

主治医师

本例患者为足月孕妇，出现规律宫缩表现，且妊娠 7 月余发现宫颈赘生物，经阴道镜活检病理为宫颈尖锐湿疣，需考虑以下疾病。

1．妊娠合并宫颈尖锐湿疣　患者妊娠 7 月余时发现宫颈赘生物，经阴道镜活检病理为宫颈尖锐湿疣，现已孕足月，宫颈湿疣有增大，规律宫缩 5 小时，宫颈消平，宫口开大 2cm。本例考虑为临产；妊娠合并宫颈尖锐湿疣可能性大。

2．妊娠合并宫颈癌　妊娠期由于受激素水平影响，宫颈赘生物可呈假蜕膜样改变，血管丰富，外观有时似宫颈癌，且患者妊娠 7 月余发现宫颈赘生物，经阴道镜活检病理为宫颈尖锐湿疣，尖锐湿疣是由 HPV 感染引起鳞状上皮疣状增生病变，由于宫颈 HPV 感染特别是高危型持续感染是宫颈癌的高危因素，行宫颈涂片，必要时经阴道镜活检可明确诊断。

3．妊娠合并宫颈外翻　妊娠期由于受激素水平影响，宫颈可发生水肿、上皮区增厚，宫颈黏膜外翻，外观似宫颈糜烂，局部可能隆起，行宫颈涂片，必要时经阴道镜活检可明确诊断。因本例患者妊娠 7 月余时发现宫颈赘生物，经阴道镜活检病理为宫颈尖锐湿疣，故排除。

4. *妊娠合并宫颈扁平湿疣* 为二期梅毒表现之一，病灶呈扁平丘疹状，梅毒血清学检查阳性，病灶部位取材暗视野显微镜检查可能找到梅毒螺旋体，可与之鉴别。因本例患者妊娠7月余时发现宫颈赘生物，经阴道镜活检病理为宫颈尖锐湿疣，故排除。

目前，应严密观察患者的宫缩和胎心率，评估胎儿大小和进行骨盆测量，判断宫颈湿疣是否影响阴道试产。

主任医师

同意以上分析，依据患者病史及临床表现，首先考虑临产；妊娠合并宫颈尖锐湿疣。尖锐湿疣是由HPV感染引起鳞状上皮疣状增生病变，妊娠期由于细胞免疫功能下降，类固醇激素水平增加，局部血液循环丰富，尖锐湿疣生长迅速，数目多，体积大，多区域，多形态，巨大尖锐湿疣可阻塞产道。此外，妊娠期尖锐湿疣组织脆弱，阴道分娩时容易导致大出血。产后尖锐湿疣迅速缩小，甚至自然消退。且孕妇患尖锐湿疣，有垂直传播的危险。胎儿宫内感染极罕见，有报道个别胎儿出现胎儿畸形或死胎。绝大多数是通过软产道感染，在幼儿期有发生喉乳头瘤的可能。目前应尽快完善各项辅助检查，并请皮肤性病科急会诊，同时向孕妇及其家属交代情况。并做好传染病疫情报告工作。

•第一次查房医嘱•

长期医嘱	临时医嘱
产科一级护理	血常规
禁饮食	凝血功能
左侧卧位	血型
注意腹痛情况	血生化全项
床旁隔离	术前免疫
留陪一人	尿常规
	心电图
	胎心监护
	骨盆外测量
	请皮肤性病科急会诊
	传染病疫情报告

【第二次查房】（入院2小时后）

住院医师

入院后检验结果回报：血常规、凝血系列、血生化全项、尿常规未见异常。根据骨盆测量和评估胎儿大小，加之宫颈湿疣未阻挡宫颈外口，可经阴道试产。向孕妇及其家属交代情况，并告知由于宫颈湿疣较脆，易出血，分娩中可能发生宫颈裂伤、出血、新生儿可能感染HPV发生喉乳头瘤。孕妇及其家属拒绝试产，坚决要求剖宫产术。

主治医师

孕妇及其家属要求剖宫产术，皮肤性病科医师会诊，建议先行剖宫产术，产后进行随访，根据病灶变化情况选择相应治疗。

主任医师

目前患者已临产，考虑宫颈湿疣较大，可能存在上述风险，尊重孕妇及其家属意见，以剖宫产术终止妊娠，积极准备做好术前准备工作。

•第二次查房医嘱•

长期医嘱	临时医嘱
注意宫缩情况	术前准备
	术区备皮
	配血，浓缩红细胞　4U
	术前留置尿管

【随访及预后】

患者合并宫颈尖锐湿疣，入院当日已临产，向孕妇及其家属交代情况，尊重孕妇及其家属意见，以剖宫产术终止妊娠。产后 6～8 周随访，外阴病灶变化不明显，宫颈湿疣缩小直径约 1.8cm，行激光治疗。由于宫颈 HPV 感染特别是高危型持续感染，是宫颈癌的高危因素，因此建议其定期检查宫颈涂片及高危型 HPV-DNA 检测。

【专家评析】

尖锐湿疣（condyloma actlminata）是由人乳头瘤病毒（HPV）感染引起鳞状上皮疣状增生病变的性传播性疾病，仅次于淋病，居第二位。生殖道尖锐湿疣主要与低危型 HPV 6、11 感染相关。早年性交，多个性伴侣，免疫力低下，吸烟及高性激素水平等，也为发病高危因素。妊娠期由于细胞免疫功能下降，类固醇激素水平增加，阴道分泌物增多，外阴湿热，局部血液循环丰富，故易患尖锐湿疣，且生长迅速，数目多，体积大，多区域，多形态，巨大尖锐湿疣可阻塞产道。尖锐湿疣主要经性交直接传播，患者性伴侣中约 60%发生 HPV 感染，偶有通过污染衣物、器械间接传播。HPV 感染的妇女所生新生儿在通过母亲产道时可受 HPV 感染，发生喉乳头瘤。

患者临床症状常不明显，可有外阴瘙痒，灼痛或性交后疼痛不适。病灶特征：多发性鳞状上皮增生，初为散在或呈簇状增生粉色或白色小乳头状疣，柔软有细的指样突起。病灶增大后互相融合呈鸡冠状或菜花状或桑葚状。病变多发生在外阴性交时易受损的部位，如阴唇后联合，小阴唇内侧，阴道前庭尿道口等部位。根据临床表现病理组织学检查可确诊；也可取新鲜病变组织或病变表面刮取细胞，采用 PCR 技术及 DNA 探针杂交行核酸检测确定 HPV 感染及类型。

妊娠 36 周前孕妇患尖锐湿疣，病灶小位于外阴者可选用局部药物治疗，用药前可先行表面麻醉（1%可卡因）以减轻疼痛，药物可选用 80%～90%；三氯醋酸（TCA）病灶局部涂擦，或 5%氟尿嘧啶软膏涂擦均可治愈。若病灶大，有蒂，可行物理及手术治疗，如激光、微波、冷冻、电灼等。巨大尖锐湿疣可直接行手术切除湿疣主体，待愈合后再采用药物局部治疗。妊娠近足月或足月孕妇患尖锐湿疣，病灶局限于外阴者，仍可行冷冻或手术切除病灶，届时可经阴道分娩。若病灶广泛，存在于外阴、阴道、宫颈时，经阴道分娩极易发生软产道裂伤引起大出血；或巨大病灶堵塞软产道，均应行剖宫产术结束分娩。产后部分尖锐湿疣可能自然消退。

尖锐湿疣治愈标准为疣体消失，预后好，治愈率高，但易复发。治愈后反复复发的尖锐湿疣应及时取活体组织检查排除恶变。注意应同时治疗患病的配偶或性伴侣。

（郝　敏　姬艳飞）

第三节　妊娠合并生殖器疱疹

【病史摘要】

1．入院时情况　患者女性，24 岁。主因“停经 8 月余，咽痛咳嗽 1 周，外阴痒痛 2 天”入院。LMP：2007 年 7 月 10 日，EDC：2008 年 4 月 17 日。定期产前检查，超声核对孕周无误。妊娠期经过顺利，糖筛、血压均正常。1 周前无诱因出现咽痛，伴轻微咳嗽，无痰。曾于急诊就诊，诊断为上呼吸道感染，经休息大量饮水，口服阿莫西林 3 天好转。近 2 天自觉外阴局部痒痛就诊。

2．既往史　一年前曾患外阴单纯疱疹病毒感染，口服阿昔洛韦治愈，未再复发。无其他慢性病史。

3．月经、婚育史　患者平素月经规律，14 岁初潮，月经周期 28～30 天，经期 5～6 天，无痛经。23 岁结婚，夫长其二岁，G_0P_0。

4．体格检查　T 36.8℃，P 86 次/分，R 18 次/分，BP 120/70mmHg。营养中等，发育正常，神清语利，查体合作。全身皮肤、黏膜无出血点，浅表淋巴结未触及肿大。双肺呼吸音清，未闻及干、湿啰音。心界不大，心率 86 次/分，律齐，未闻及杂音。腹膨隆，全腹无压痛及反跳痛。肝脾肋下未及。双下肢无水肿。生理反射存在，病理反射未引出。

5．产科检查　宫高 32cm，腹围 102cm，胎方位：右枕前，胎心率 145 次/分。外阴左侧大阴唇可见两处簇状小水疱，基底较红，少数水疱已破溃，压痛轻微。肛查：宫颈半消失，宫口未开，先露 S^{-2}。

6．辅助检查　HSV IgM 抗体弱阳性，HSV IgG 抗体阳性；彩超胎儿系统筛查未见异常。

7．入院诊断　①G_1P_0，宫内妊娠 37^{+3} 周，头位；②妊娠合并生殖器疱疹。

【第一次查房】（入院时）

住院医师

汇报病史如上。本病例特点：①育龄女性，初次妊娠。既往曾患生殖器疱疹；②妊娠期经过顺利。一周前发生上呼吸道感染，抵抗力降低；③近 2 天外阴痒痛，外阴左侧大阴唇可见两处簇状小水疱，单纯疱疹复发；④HSV IgM 抗体弱阳性，HSV IgG 抗体阳性。考虑为妊娠合并生殖器疱疹。此病例如何处理？请上级医师给予指导。

主治医师

本例患者为妊娠晚期孕妇，出现外阴痒痛和水疱，需考虑与以下疾病相鉴别。

1. 妊娠合并生殖器疱疹　本例既往曾患生殖器疱疹。一周前发生上呼吸道感染，抵抗力降低。近两天外阴痒痛，外阴左侧大阴唇可见两处簇状小水疱。HSV IgM 抗体弱阳性，HSV IgG 抗体阳性。考虑为妊娠合并生殖器疱疹可能性大。

2. 妊娠合并梅毒　一般为外阴无痛性溃疡，基底较硬而清洁。梅毒抗体检查可明确诊断。

目前，首先应对复发的生殖器疱疹进行治疗，同时注意观察腹痛情况和胎心率，并查明有无其他感染。

主任医师

同意以上分析，依据患者病史，首先考虑妊娠合并生殖器疱疹。生殖器疱疹是由单纯疱疹病毒引起的一种性传播疾病，患者宫内妊娠 37^{+3} 周，已近分娩期，现生殖器疱疹复发，有轻微临床症状，可口服阿昔洛韦或伐昔洛韦治疗。尽快完善各项辅助检查，并请皮肤性病科会诊。同时做好传染病疫情报告工作。

•第一次查房医嘱•

长期医嘱	临时医嘱
产科二级护理	血常规
普食	凝血系列
左侧卧位	血型
自数胎动 1 小时　tid	血生化全项
听胎心　tid	术前免疫
低流量吸氧 30 分钟　tid	尿常规
床旁隔离	心电图
留陪一人	胎心监护
	产科 B 超
	请皮肤性病科会诊
	传染病疫情报告

【第二次查房】（入院 12h 后）

住院医师

入院后检验结果回报：血常规示 WBC 10.5×10^9/L，N 0.70，L 0.26，RBC

3.28×10^{12}/L，Hb 98g/L，PLT 256×10^{9}/L；凝血系列、血生化全项、尿常规未见异常。产科超声检查示胎心搏动正常，未发现胎儿明显异常。胎儿监护NST反应型。

主治医师

患者一般情况良好，皮肤性病科医师会诊，建议给予阿昔洛韦400mg，3次/天，共用5天。局部也可涂抹3%阿昔洛韦软膏。外阴破溃处注意防感染。

主任医师

目前对于妊娠合并生殖器疱疹，一旦确诊，应抑制单纯疱疹病毒增殖和控制局部感染。口服或局部应用阿昔洛韦治疗，同时注意保持外阴清洁干燥，避免继发感染。

•第二次查房医嘱•

长期医嘱	临时医嘱
阿昔洛韦　400mg　po　tid	
阿昔洛韦软膏　外用　tid	
甲紫溶液　外用　tid	

【随访及预后】

入院当日开始给予阿昔洛韦治疗复发的生殖器疱疹，治疗5天后水疱结痂愈合。继续口服阿昔洛韦直至分娩期，患者于足月后自然分娩一女婴。嘱患者注意休息、加强营养、提高自身免疫力，预防感染，防止生殖器疱疹再次复发。一旦复发，应及时治疗。

【专家评析】

生殖器疱疹是由单纯疱疹病毒引起的一种性传播疾病，生殖器疱疹的病原体90%为HSV-2。HSV-2存在于皮肤和黏膜损害的渗出液、精液、前列腺分泌液、宫颈、阴道分泌液中，主要通过性交传播，引起原发性生殖器疱疹。原发性生殖器疱疹消退后，残存的病毒经周围神经沿神经轴长期潜存于骶神经节，当机体抵抗力降低或某些激发因素如发热、受凉、感染、月经、胃肠功能紊乱、创伤等作用下，可使体内潜伏的病毒激活而复发。所以要综合防治，增强体质，提高自身免疫力。此外，妇女发生宫颈癌的危险性比一般妇女大5～10倍。因此，女性复发性生殖器疱疹须做妇科检查以除外子宫颈癌。

生殖器疱疹HSV感染后4～5天，外阴患部先有灼热感，瘙痒或感觉异常，女性白带增多，随之局部出现淡红色斑或丘疹，在此基础上迅速出现芝麻至绿豆大一簇或多簇紧张水疱，疱液开始较清，逐渐可变成混浊甚至脓性。疱壁较薄，易破溃形成糜烂或浅溃疡，自觉疼痛，触动后更明显。最后结痂自愈，病程2～3周。皮损多发于大小阴唇、阴蒂、阴阜、子宫颈等处，也见于尿道口。原发性生殖器疱疹，往往伴有全身不适，低热、头痛等全身症状，局部淋巴结肿大。该病常复发，复发性生殖器疱疹较原发者轻，损害小，通常无全身症状。

生殖器疱疹确诊的依据有病毒分离、免疫荧光法检测病毒包涵体、电镜检查病毒颗粒、酶免法检测孕妇血清及新生儿脐血清中特异 IgG、IgM 等。

对有生殖道 HSV 感染史者，于妊娠 36 周起用阿昔洛韦或伐昔洛韦治疗，以避免分娩时发作或排毒，降低剖宫产率和新生儿 HSV 感染率。给予 5 次/天，或阿昔洛韦 400mg，口服，每日 3 次。或伐昔洛韦 500mg，口服，2 次/天，直至分娩。局部也可涂抹 3%阿昔洛韦软膏。外阴破溃处注意防感染。分娩时对软产道有疱疹病变的产妇应行剖宫产术。

（郝　敏　姬艳飞）

第17章 妊娠合并免疫系统疾病

第一节 妊娠合并抗磷脂综合征

【病史摘要】

1．*入院时情况* 患者女性，28岁，主因“停经8月余，心慌气促伴水肿、血压升高1个月，加重10天”于2007年8月3日入院。LMP：2007年2月16日。EDC：2007年11月23日。患者入院前1个月出现活动后心慌憋气，伴下肢水肿，于当地卫生院就诊测血压150/90mmHg，尿蛋白（±），血红蛋白50g/L，给予铁剂等补血药物治疗，症状无明显好转。入院前10天上述症状加重，轻微活动即感不适，伴夜间不能平卧。近1个月来，经常鼻出血，食欲缺乏。无皮疹及关节疼痛。

2．*既往史* 无高血压、糖尿病史，无外伤、输血史，无毒物、放射线接触史，无药物过敏史。

3．*月经、婚育史* 患者平素月经规律，14岁初潮，月经周期27～28天，月经期5～6天，无痛经。23岁结婚，夫长3岁，G_3P_0，自然流产2次，胎死宫内1次。

4．*查体* T 36.3℃，P 115次/分，R 21次/分，BP 160/100mmHg。贫血貌，高枕卧位，神志清楚，精神欠佳。全身无皮疹及出血点。双肺呼吸音清，未闻及干、湿啰音。心界扩大，P 115次/分，律齐、心尖部可闻及Ⅱ级收缩期吹风样杂音。腹膨隆，肝脾触诊不满意，移动性浊音阳性，双下肢水肿（+++）。生理反射存在，病理反射未引出。

5．*产科情况* 腹围98cm，宫高31cm，子宫轮廓清晰，胎位LOA，胎心率140次/分，无宫缩，估计胎儿体重1800g。

6．*辅助检查*

（1）实验室检查：血常规示WBC 9.6×10^9/L，RBC 2.0×10^{12}/L，Hb 49g/L，PTL78×10^9/L，网织红细胞计数11.9%，N 0.27，L 0.29，MCV 144.6/μm^3，MCH 3.23pg，尿常规：蛋白（+），尿胆原（++），尿胆红素（+++），比重1.020，尿蛋

白定量：4.2g/24h。

（2）产科及上腹部 B 超：双顶径 8.0cm，羊水指数 9.8cm，胎盘Ⅱ级，胎儿相当 31 周，有大量腹水，肝脾均增大，脾脏厚度为 5.2cm。

7. 入院诊断　①G_4P_0 宫内妊娠 34 周；②LOA；③子痫前期重度；④贫血性心脏病（先兆心力衰竭）；⑤重度贫血原因待查。

【第一次查房】（入院时）

住院医师

汇报病史如上。本病例特点：①育龄期女性，停经 34 周；②心慌气促伴水肿、血压升高 1 个月，加重 10 天；③体检贫血貌，高枕卧位，体温正常，脉搏增快，呼吸增快，血压升高，心界扩大，心率 115 次/分，律齐、心尖部可闻及Ⅱ级收缩期吹风样杂音，腹膨隆，肝脾触诊不满意，移动性浊音阳性，双下肢水肿（+++）；④血常规示 RBC 计数降低，Hb 降低至 49g/L。据此考虑为妊娠期重度贫血，贫血原因未明确。同时患者有先兆心力衰竭的症状和体征，此病例如何明确诊断？请上级医师给予指导。

主治医师

本例患者为妊娠晚期孕妇，出现心慌气短，血压升高，需考虑以下疾病。

1. 妊娠合并缺铁性贫血　是妊娠期最常见的贫血，既往有月经过多等慢性失血性疾病史或营养不良病史。轻者可表现为皮肤黏膜苍白，重者还可有乏力、头晕、心悸、气短、毛发干燥、口腔炎、舌炎等表现。检查血象：为小细胞低色素性贫血。血红蛋白＜100g/L，红细胞＜3.5×10^{12}/L，红细胞比容＜0.30L/L，红细胞平均体积＜80fl，红细胞平均血红蛋白浓度＜32g/L，而白细胞计数及血小板计数均在正常范围；骨髓象：红系造血呈轻度或中度增生活跃，以中、晚幼红细胞增生为主，骨髓铁染色可见细胞内外铁均减少，尤以细胞外铁减少明显；血清铁浓度＜6.5μmol/L。本例患者血小板减少，红细胞比容＞80fl，曾给予铁剂治疗疗效差，进一步做骨髓穿刺、化验血清铁即可鉴别。

2. 妊娠合并巨幼红细胞贫血　临床症状随贫血程度加重而加重，表现为乏力、头晕、表情淡漠，皮肤黏膜苍白、干燥、水肿，低热，活动后心慌气短，甚至可发生心力衰竭，同时可有消化道症状和周围神经炎症状。检查血象：红细胞呈大细胞性贫血，红细胞平均体积＞100fl，平均血红蛋白含量＞32pg，大卵圆形红细胞增多，中性粒细胞分叶过多，粒细胞体积增大，核肿胀，网织红细胞减少，血小板通常减少；骨髓象：红细胞系统呈巨幼细胞增生，不同成熟期的巨幼红细胞可占骨髓有核细胞的 30%～50%，核染色质疏松，可见核分裂；叶酸缺乏，维生素 B_{12} 缺乏。本病例平均血红蛋白含量＜32pg，网织红细胞增加，且无特征性消化系统、神经精神系统表现，再结合特征性骨髓象改变，血清叶酸、维生素 B_{12} 水平测定可做出诊断。

3. 妊娠合并特发性血小板减少性紫癜　主要表现为皮肤黏膜出血、月经过多和贫血，轻者仅有四肢及躯干皮肤的出血点、紫癜及瘀斑、鼻出血、牙龈出血，严重者可出现消化道、生殖道、视网膜及颅内出血。检查血象：血小板<100×10^9/L；骨髓象：巨核细胞正常或增多，成熟型血小板减少；血小板抗体测定大多阳性。本病例经常鼻出血，测血小板减少，应进行骨髓穿刺、血小板相关抗体及补体测定以明确诊断。

4. 妊娠合并抗磷脂综合征　血清中出现抗磷脂抗体，同时伴发胎儿死亡、动静脉血栓、血小板减少等症状之一即可诊断。妊娠合并抗磷脂综合征可导致溶血性贫血，表现为贫血、黄疸及脾大，甚至引起心力衰竭。该病例有习惯性自发性流产史、死胎史，目前已出现胎儿宫内生长受限；患者心慌气短，查体心界扩大，心率 115 次/分，律齐、心尖部可闻及Ⅱ级收缩期吹风样杂音，血常规示重度贫血及血小板减少，腹部超声示肝脾增大，符合溶血性贫血。故考虑妊娠合并抗磷脂综合征的诊断，应进一步检查抗磷脂抗体以明确诊断。

5. 妊娠期高血压疾病　是妊娠期特有的疾病，临床上主要表现为一过性高血压、蛋白尿、水肿症状，根据病史、临床表现、体征及辅助检查即可做出诊断。应注意的是妊娠合并免疫性疾病（如系统性红斑狼疮、抗磷脂综合征等）可表现为蛋白尿、血尿、管型尿、肾性高血压、肾功能不全等。此外，妊娠期免疫性疾病也可合并妊娠期高血压疾病，应注意鉴别。

目前，应积极完善相关检查以明确诊断，同时监测患者症状、体征和血压、血常规的变化，可先给予镇静、解痉、降压，并积极纠正贫血、控制心力衰竭，如短期治疗观察未见好转或病情恶化，立即终止妊娠。观察过程中还应密切注意宫缩和胎心率，以便及早发现早产和胎儿窘迫，及时处理。

主任医师

同意以上分析，根据本病例特点，首先要找出贫血原因针对病因治疗，为明确诊断应做以下检查：①抗心磷脂抗体（ACL）；②狼疮抗凝物（LA）；③抗核抗体、抗 DNA 抗体和抗 ENA 抗体；④骨髓穿刺。尽快完善相关检查，同时请风湿科、心内科及血液科会诊协助诊断和指导治疗方案。该患者目前重度贫血，Hb 49g/L，应输血纠正贫血，考虑到患者先兆心力衰竭，应少量、多次输血，避免加重心脏负担，同时给予抗生素预防感染；子痫前期重度，积极给予解痉、降压治疗，防止子痫及并发症的发生；有心力衰竭症状，应及时控制心力衰竭，防止心功能恶化。入院时产科 B 超示胎儿生长小于孕周，提示存在胎儿生长受限，应促胎肺成熟，避免早产儿发生呼吸窘迫综合征，提高早产儿出生后生存能力。同时应密切监护母儿状态，询问患者是否有皮肤黏膜出血，是否出现头痛、视力改变、上腹不适等症状，心慌气促症状是否加重，严密监测血压、体重变化；监测宫缩、胎心、胎动，有胎儿窘迫、早产迹象及时处理。

•第一次查房医嘱•

长期医嘱	临时医嘱
产科一级护理	血常规
产妇饮食	凝血功能
左侧卧位	血型
自数胎动 1 小时 tid	血生化全项
听胎心 tid	血尿淀粉酶
低流量吸氧 30 分钟 tid	抗心磷脂抗体
测血压、脉搏 q2h	狼疮抗凝物
记录 24 小时出入量	抗核抗体
0.9%氯化钠注射液 100ml+	抗 DNA 抗体
头孢曲松 2.0g ivgtt	抗 ENA 抗体
bid	血清补体
盐酸尼卡地平片 40mg bid	红细胞沉降率
po	血清铁
	血清叶酸
	血清维生素 B_{12}
	血小板相关抗体
	血小板相关补体
	心电图
	心脏彩超
	尿常规
	腹部 B 超
	产科 B 超
	胎心监护
	骨髓穿刺
	请风湿科会诊
	请心内科会诊
	请血液科会诊
	0.9%氯化钠注射液 100ml ivgtt
	地塞米松 10mg 入小壶
	配全血 400ml
	0.9%氯化钠注射液 100ml+全血 400ml ivgtt
	10%葡萄糖注射液 100ml+10%葡萄糖酸钙注射液 10ml ivgtt
	5%葡萄糖注射液 250ml+25%硫酸镁注射液 20ml ivgtt （1～2 小时滴注完毕）
	5%葡萄糖注射液 500ml+25%硫酸镁注射液 40ml ivgtt （6～8 小时滴注完毕）
	呋塞米 20mg im st.

【第二次查房】（入院 6 小时后）

住院医师

患者心慌气促症状无明显缓解，端坐呼吸，自觉头晕，鼻出血次数较前减少，查体 T 36.5℃，P 108 次/分，R 27 次/分，BP 152/91mmHg。重度贫血貌，精神状态差，全身皮肤、黏膜无出血点，无宫缩，双下肢水肿（+++）。入院后检验结果回报：血常规示 WBC 8.6×10^9/L，RBC 3.0×10^{12}/L，PLT 80×10^9/L，Hb 50g/L。抗心磷脂抗体（+）；狼疮抗凝物（+）；血补体减低；红细胞沉降率增快；尿常规示尿蛋白（+），尿胆原（++）；骨髓穿刺：骨髓增生活跃，巨核细胞数正常，增生性贫血；心电图示左心室肥厚，律齐；心脏彩超：左心略大，轻度主动脉瓣狭窄，无明显血流动力学改变；腹部超声示腹水，肝脾大；产科超声示胎儿宫内发育受限。其他化验检查未见异常。

主治医师

患者经对症支持治疗症状无好转，贫血、血压无明显改善，根据症状、体征及检验结果可明确诊断合并有抗磷脂综合征。风湿科医师会诊，建议治疗原发病纠正贫血，控制心力衰竭，给予阿司匹林 50mg/d，口服，泼尼松 10mg/d，口服，低分子量肝素 5000U/d 皮下注射，用药期间监测凝血功能。心内科医师会诊，建议继续控制心力衰竭，在利尿基础上给予强心，地高辛 0.25mg，bid，口服，2～3 天后可根据临床效果改为 qd，口服。血液科医师会诊，建议积极治疗原发病，继续应用抗生素预防感染。

主任医师

目前对于妊娠合并抗磷脂综合征，强调早期诊断，一旦明确诊断应尽早给予预防性抗凝治疗，避免发生流产、早产、死胎等不良妊娠结局。抗磷脂综合征突出表现是血栓形成、胎儿妊娠丢失、血小板减少，也可同时发生妊娠期高血压疾病，为此，妊娠合并抗磷脂综合征的治疗原则为早期预防血栓形成，妊娠期监测胎儿的生长发育和宫内状态，及时发现子痫前期和血栓疾病的症状和体征。由于妊娠期限和病变程度的不同，产前应有产科和内科医师联合管理，随时根据病情变化及时调整治疗方案。对妊娠未足月患者，若病情轻且稳定、胎儿正常，可严密观察病情变化，先行非手术治疗；若病情重、恶化或胎儿出现宫内窘迫、宫内发育迟缓、死胎等应适时终止妊娠。终止妊娠的方式也应灵活选择，可适当放宽剖宫产术指征。不管以何种方式终止妊娠，都应在妊娠 30～32 周开始产前监管，避免过期妊娠，分娩期注意调整抗凝治疗的剂量，使血栓栓塞风险降到最低，一定要注意产后抗凝治疗。

该患者目前子痫前期重度，贫血严重，有心力衰竭的早期征象，妊娠 34 周，胎儿宫内生长受限，促胎肺成熟的同时积极治疗各种并发症，对胎儿密切观察，依病情控制程度适时终止妊娠。应注意产前产后应严格限制输液量以减轻心脏负担；风湿科、内科和产科医师应协助对患者进行治疗。

•第二次查房医嘱•

长期医嘱	临时医嘱
	阿司匹林注射液　50mg/d　po 泼尼松注射液　10mg/d　po 低分子量肝素注射液　5000U/d　皮下注射 地高辛注射液　0.25mg　bid　po

【随访及预后】

入院第 15 天妊娠 36 周因病情控制不良决定终止妊娠，在连续硬膜外麻醉下行子宫下段剖宫产术，术中见腹水约 800ml，无色澄清。术后继续应用抗生素及抗凝治疗，防止产后血栓形成。术后 7 天拆线，切口愈合良好，转入内科继续治疗。新生儿 Apgar 评分 8 分，体重 1985g，存活。最后诊断同时合并有抗磷脂综合征。

【专家评析】

抗磷脂综合征是指由抗磷脂抗体引起的一组临床征象的总称。主要表现为抗磷脂抗体阳性同时伴有动静脉血栓形成，习惯性流产，血小板减少等症状，是一种自身免疫性疾病，患有抗磷脂综合征的妇女妊娠后，常伴有严重的妊娠并发症及不良的胎儿预后。主要有：①反复妊娠丢失。多表现为习惯性流产，此外早产、宫内发育迟滞和宫内死胎也会发生。②妊娠期高血压疾病。抗磷脂综合征妇女妊娠后子痫前期的发病率显著提高。③胎儿宫内生长受限。④免疫性溶血伴血栓形成，导致严重贫血，血小板减少。静脉血栓形成比动脉血栓形成多见，静脉血栓以下肢深静脉血栓最常见，此外还可见于肾脏、肝脏和视网膜。动脉血栓多见于脑部及上肢，还可有肺动脉栓塞、冠状动脉栓塞及肾动脉栓塞等。⑤严重者伴神经精神症状。40%～50%出现脑血管意外，精神行为异常，癫痫、舞蹈病等。妊娠合并抗磷脂综合征的预后与早期诊断和及时处理有密切关系，一经确诊即给予干预性抗凝治疗，产后继续抗凝，以防治血栓形成。对抗磷脂综合征孕妇分娩时机要根据孕龄、病变程度及新生儿成活率几方面综合考虑，适时终止妊娠，适当放宽剖宫产术指征。

此患者入院后积极完善各项辅助检查的同时，及时请风湿科、内科会诊，很快明确诊断，积极治疗各种并发症并进行抗凝治疗，使患者得到及时治疗，有一个很好的转归，提示对妊娠合并抗磷脂综合征要给予高度重视，进行预防性抗凝治疗，有助于维持正常的妊娠经过，并防止产后血栓形成。如果妊娠期抗磷脂综合征患者伴有血栓栓塞性疾病病史时，推荐应用全程及调整剂量的抗凝治疗。

（王永红）

第二节　妊娠合并系统性红斑狼疮

【病史摘要】

1．入院时情况　患者女性，31岁，因“停经8月余，血压升高10天”。于2009年1月16日入院。LMP：2008年5月30日。EDC：2009年3月7日。妊娠期基本顺利，无外伤史及近期性生活史，定期产前检查，未发现异常。患者曾于2003年面部出现蝶形红斑伴手、腕关节肿胀，偶感疼痛，就诊于山西省人民医院诊断为系统性红斑狼疮，给予口服泼尼松治疗后自行停药。2006年就诊于山西医科大学第二医院，诊断为系统性红斑狼疮给予环磷酰胺和长春新碱，每3周1次静脉滴注至妊娠前半年停药。妊娠前半年至今一直口服泼尼松，每次15mg，每天1次。近1个月面部、背部出现散在红斑，自觉关节肿胀加重，10天前自测血压增高，145/110mmHg，无头晕、眼花及视物模糊。现邻近预产期，无腹憋、阴道流血及流水。

2．既往史　系统性红斑狼疮6年，无精神病史及传染病史，无手术及外伤史，无药物及食物过敏史。无输血史。无糖尿病病史。

3．月经、婚育史　患者平素月经规律，13岁初潮，月经周期28～30天，经期5～6天，无痛经。27岁结婚，夫同岁，体健。G_1P_0，于2006年人工流产一次。

4．体格检查　T 37.8℃，P 105次/分，R 20次/分，BP 148/107mmHg。发育正常，神志清楚，精神欠佳，全身乏力，自由体位，查体合作。全身皮肤无黄染，面颊部可见蝶形红斑，稍微水肿，日晒后加重，背部散在红斑。全身浅表淋巴结未触及肿大。无鼻翼扇动，口唇无发绀，口腔黏膜无溃疡。气管居中，甲状腺不大。双肺呼吸音清，未闻及干、湿啰音。心界不大，心率105次/分，律齐，未闻及病理性杂音。肝脾肋下未触及，妊娠腹型，无压痛及反跳痛。双下肢水肿（+++），双手小关节、腕关节肿胀，呈对称性，伴阵发性疼痛。生理反射存在，病理反射未引出。

5．产科检查　腹围90cm，宫高30cm，子宫轮廓清晰，未触及宫缩。胎方位左枕前，胎心率140次/分。阴道口未见异常分泌物。

6．辅助检查　血常规示WBC 2.82×10^9/L，N 0.84，RBC 2.83×10^{12}/L，Hb 90g/L，PLT 87×10^9/L；尿常规示PRO（+++），BLD（+），ET（－），RO（－），lu（－）。

7．入院诊断　①G_2P_0，宫内妊娠33周待产；②左枕前；③妊娠合并系统性红斑狼疮（活动期）；④狼疮性肾炎？

【第一次查房】（入院时）

住院医师

汇报病史如上。本病例特点：①育龄期女性，停经33周。②2003年患系统性红斑狼疮，妊娠期一直口服激素（泼尼松，每次 15mg，每日 1 次）。近 1 个月面部再次出现红斑，背部新出散在红斑，自觉关节肿胀。10 天前自测血压增高，无头晕、眼花及视物模糊。③查体：红斑狼疮面容，自由体位，体温升高，脉搏增快，血压升高，双下肢水肿（+++），双手小关节、腕关节肿胀，呈对称性，伴阵发性疼痛。④血常规示白细胞降低、血小板减少、血红蛋白下降，嗜酸性粒细胞增多；尿常规示 PRO（+++），BLD（+）。据此考虑为妊娠合并免疫系统疾病。此病例如何明确诊断？请上级医师给予指导。

主治医师

本例患者为妊娠晚期孕妇，现出现血压升高，多关节肿胀，需考虑以下疾病。

1. 妊娠合并系统性红斑狼疮　根据患者病史，2003 年曾患有系统性红斑狼疮，出现关节肿胀加重，血压升高，伴有体温升高、乏力。血常规示白细胞降低、血小板减少、血红蛋白下降，考虑患者免疫力低下、溶血性贫血。血压升高，双下肢水肿（+++），尿常规示 PRO（+++），BLD（+），考虑患者肾功能受损。妊娠者由于雌激素水平升高，可能使患者系统性红斑狼疮病情恶化，结合患者出现的症状和体征，考虑为妊娠合并系统性红斑狼疮的可能性大。

2. 妊娠期高血压疾病　是妊娠期特有的疾病，多数病例在妊娠晚期出现一过性高血压、蛋白尿症状，分娩后即随之消失。临床上难与肾型系统性红斑狼疮相鉴别。但妊娠期高血压疾病多有高危因素，血压升高伴有头痛、头晕、眼花及视物模糊，上腹部不适。本病例尚不能排除妊娠期高血压疾病，抗核抗体及其他免疫学检查有助于诊断。

3. 类风湿关节炎　是累计周围关节为主的多系统性炎性的自身免疫病。临床上表现为受累关节疼痛、肿胀、功能下降，严重时关节畸形。病变持续、反复发作，类风湿结节是关节外特异的皮肤表现，类风湿因子含量升高。本病例关节炎症状较轻，且关节外的系统性症状蝶形红斑、蛋白尿等较突出，故可排除。

4. 结节性多动脉炎　有皮肤、关节病，常累及中枢神经系统和消化系统，需与系统性红斑狼疮相鉴别。结节性多动脉炎的病理表现多见于中等大小的动脉，小动脉少见，而系统性红斑狼疮引起的血管炎则以小血管为主。结节性多动脉炎患者皮肤改变多为皮下结节，关节病变多表现为大关节肿痛，外周血白细胞计数常升高，ANA 与 RF 阳性者极罕见。

5. 混合型结缔组织病　混合型结缔组织病临床表现有雷诺现象、关节痛或关节炎、肌痛、肾脏、心肺、神经系统均可受累，ANA 呈现高滴度斑点型。与系统性红斑狼疮相比，混合型结缔组织病患者双手肿胀、肌炎、食管运动障碍和肺受累更为多见，抗 U1RNP 抗体呈高滴度，而严重的肾脏和中枢神经系统受累较系统性红斑狼疮少见，抗 ds-DNA 抗体、抗 Sm 抗体和 LE 细胞通常阳性，血清补体水平不低。

6. 妊娠期贫血　最多见的是缺铁性贫血、营养性贫血，通过补充铁剂、叶酸调整饮食，多数能纠正。系统性红斑狼疮患者贫血可能是免疫引起的溶血性贫血，患者为正常色素正常细胞贫血，并且常伴有血小板减少。系统性红斑狼疮免疫抗体指标阳性，抗人球蛋白试验呈阳性；营养性贫血免疫抗体指标阴性，抗人球蛋白试验呈阴性。本病例可通过免疫抗体指标进行鉴别。

7. *原发性血小板减少性紫癜* 是一种免疫性综合病症，也是常见的出血性疾病，瘀点及瘀斑可发生在任何部位的皮肤与黏膜。血小板减少，出血时间延长，凝血时间正常。骨髓象巨核细胞减少。系统性红斑狼疮患者发病时可有血小板减少，但骨髓象巨核细胞不减少，可通过骨髓穿刺鉴别，也可通过免疫指标化验鉴别。

目前，应动态监测患者的症状、体征，完善相关实验室检查，请风湿科会诊明确围生期、分娩期治疗方案，严密观察系统性红斑狼疮病情变化；严密检测胎心、胎动，注意宫缩情况，以便及时发现胎儿窘迫。现患者妊娠已足月，可在严密监护下阴道试产分娩，必要时行剖宫产术终止妊娠。

主任医师

同意以上分析，依据患者病史，首先考虑妊娠合并系统性红斑狼疮。系统性红斑狼疮是一种自身免疫性疾病，好发于女性，且以育龄期女性多见，雌激素可能是系统性红斑狼疮发病的重要诱因，孕妇发病率为1/5000。妊娠期系统性红斑狼疮与非妊娠期相比有以下特点：①妊娠后孕妇体内处于高雌激素状态，妊娠可以使系统性红斑狼疮进入活动期，也可以作为诱发系统性红斑狼疮的发病因素。②妊娠可使心脏、肾脏负担加重，尤其是妊娠后期。妊娠期由于子宫增大，膈肌升高，心脏向左、上、前方移位，心脏容量增加，心排血量增加；妊娠期由于母体肾上腺皮质激素、抗利尿激素分泌量增加及胎儿生长的需要致使血容量增加，水、钠潴留，肾负荷加重。故妊娠晚期系统性红斑狼疮患者容易发生心肌炎、心包炎、妊娠期高血压疾病。诊断时应注意以上特点。

有一些检查可帮助诊断，如下所述。①自身抗体：最常见而有用的自身抗体依次为抗核抗体谱、抗磷脂抗体和抗组织细胞抗体。抗核抗体是筛选结缔组织病的主要实验，抗 dsDNA 抗体、抗 Sm 抗体是诊断系统性红斑狼疮的标记抗体。②补体：补体低下，尤其是 C3 下降是表示系统性红斑狼疮活动的指标之一。③狼疮带试验：用免疫荧光法检测皮肤的真皮和表皮交界处有否免疫球蛋白沉积带，必须采取腕上方的正常皮肤做检查。④肾活检病理：对狼疮肾炎的诊断、治疗和预后估计均有价值。⑤其他：头颅 MRI、CT，高分辨 CT、超声心动图等有利于早期诊断。患者应尽快完善各项辅助检查，并请风湿科会诊。因患者系统性红斑狼疮处于活动期，应积极给予糖皮质激素、免疫抑制剂控制病变进展，使病情缓解；患者轻度贫血，可能由系统性红斑狼疮疾病本身引起，可继续观察，同时应预防感染治疗。患者目前妊娠尚未足月，且系统性红斑狼疮患者在妊娠期和产后数月内病情复发或妊娠晚期容易发生子痫前期，应促胎肺成熟，积极降压以预防子痫前期的发生。同时应严密监测母儿状态，监测胎心、胎动，注意血压、体重、宫高、腹围的变化，适时终止妊娠。

•第一次查房医嘱•

长期医嘱	临时医嘱
产科疾病护理常规	血常规
一级护理	凝血功能
暂禁饮食	血型
左侧卧位	血生化全项
自数胎动 1 小时　tid	血尿淀粉酶
听胎心　tid	心电图
低流量吸氧 30 分钟　tid	尿常规
测血压、脉搏　q2h	产科 B 超
记录 24 小时出入量	胎心监护
0.9%氯化钠注射液　100ml+注射用头孢曲松钠　2.0g　ivgtt　bid	红细胞沉降率
	抗核抗体谱
盐酸尼卡地平片　40mg　bid　po	抗核抗体
	C3
	C4
	C 反应蛋白
	类风湿因子
	糖筛
	请风湿科会诊
	泼尼松片　30mg　qd　po
	5%葡萄糖注射液　250ml+25%硫酸镁注射液 20ml　ivgtt（1～2 小时滴注完毕）
	5%葡萄糖注射液　500ml+25%硫酸镁注射液 40ml　ivgtt（6～8 小时滴注完毕）

【第二次查房】（入院 6 小时后）

住院医师

患者血压无明显下降，T 38.5℃，P 110 次/分，R 18 次/分，BP 150/100mmHg。无宫缩，查体患者体温升高，精神差，烦躁，全身乏力，面部及背部红斑无变化，关节肿痛。入院后检验结果回报：血常规示 WBC 2.50×10^9/L，RBC 2.8×10^{12}/L，Hg 89g/L，PLT 80×10^9/L，白蛋白降低；尿常规示 PRO（+++），BLD（++），红细胞 5 个/HP；红细胞沉降率 57mm/h；抗核抗体谱：抗双链 DNA（ds-DNA）抗体（+），抗 Sm 抗体（+）；抗核抗体（+）；C3 0.3g/L，C4 0.2g/L；C 反应蛋白升高；类风湿因子（RF）（－）；凝血系列、血生化全项、血尿淀粉酶、糖筛未见异常；胎心监护示胎心率基线变异可，NST 呈反应性；产科超声检查胎儿头位，轮廓完整，双顶径 8.5cm，胎心率 139 次/分，股骨长度 6.1cm，胎儿生长与孕周相符。

主治医师

患者经对症支持治疗症状无好转，体温继续升高，且出现神经系统症状，系统性红斑狼疮病情恶化可能性大，风湿科医师会诊，建议分娩前后给予地塞米松10mg 入小壶，以保护肾黏膜，3 天后如病情稳定改为地塞米松 5mg 入小壶；目前病情恶化，应用大剂量肾上腺皮质激素（泼尼松 60mg，qd，po）快速控制病情后减量至维持量（泼尼松 30mg，qd，po）；同时给予口服阿司匹林 50mg/d，以预防胎死宫内。

主任医师

系统性红斑狼疮患者妊娠易发生早产、死胎、胎儿宫内生长受限及围生儿缺血缺氧性脑病，胎儿丢失率是正常人的 2～3 倍，特别是肾炎活动期，而且妊娠也可使系统性红斑狼疮病情加重，故活动期患者不适宜妊娠，至少待病情控制 6 个月以上再考虑妊娠问题。目前对于妊娠合并系统性红斑狼疮，强调早期诊断，一旦明确诊断应积极治疗，治疗原则主要是控制病变进展，使病情缓解及巩固疗效，适时终止妊娠。狼疮肾炎的活动恶化多见于妊娠早期或晚期，对妊娠早期病情严重者应终止妊娠，妊娠晚期者控制病情后尽早终止妊娠。终止妊娠时间和方式：①一般不宜超过预产期；②一般可以经阴道分娩，产程中密切监护胎儿缺氧；③有产科指征者或胎儿情况不能阴道分娩者行剖宫产术。单纯系统性红斑狼疮原则上并非剖宫产术指征，但可按照病情个别考虑，应用低位产钳以缩短第二产程或做选择性剖宫产术。

该患者目前怀疑系统性红斑狼疮病情恶化，应尽快终止妊娠。妊娠 33 周，胎儿尚未成熟，母儿情况尚可，无须行剖宫产术。由于部分患者可引起新生儿先天性系统性红斑狼疮，表现为新生儿出生时头面部、上胸部红色斑片状皮肤损害，这些改变通常在 1 岁以内消失；部分患者某些自身免疫抗体沉积在胎儿心肌及心脏传导系统处，引起炎症反应，病理上见传导阻滞、心肌病、心力衰竭等，故产后应对新生儿进行相应的检查与监护。产后应继续给予泼尼松，产后 2～4 周起逐渐减少用量，如病情严重同时加用免疫抑制剂。产后不宜哺乳，因泼尼松可通过乳汁排出，亦不能用以回乳，因雌激素可诱发系统性红斑狼疮活动。风湿科医师应协助对患者进行治疗。

•第二次查房医嘱•

长期医嘱	临时医嘱
泼尼松片　60mg　qd　po	0.9%氯化钠注射液 100ml　ivgtt
	地塞米松 10mg 入小壶

【随访及预后】

入院当第 10 天在硬膜外麻醉下行子宫下段剖宫产术，术程顺利，术中分娩一男活婴，体重 2500g，新生儿全身皮肤无红斑，心肺未闻及病理性杂音，新生儿

Apgar 1 分钟评分 9 分，术后给予抗生素预防感染。术后恢复尚可，血压维持在（140～160）/（85～110）mmHg，查尿常规示 PRO（++++），BLD（+++），提示肾功能仍低下。请风湿科会诊，建议泼尼松 60mg/d，晨 7: 00 顿服，羟氯喹 0.2g/d，po，环磷酰胺 0.5～1.0g/m^2 体表面积，ivgtt，3～4 周重复 1 次；硫唑嘌呤 1～2mg/（kg・d），po，用药过程中应注意复查血常规及肝肾功能。术后 7 天拆线，切口愈合良好。

【专家评析】

系统性红斑狼疮（systemic lupus erythematosus，SLE）是一种好发于青年女性，累及多脏器的自身免疫性结缔组织病，可累及皮肤、关节、肾、肺、神经系统的浆膜、肝脏及其他脏器。一般认为妊娠并不改变 SLE 患者的长期预后。但妊娠合并狼疮性肾炎患者多数在妊娠期病情加重，且多发生于妊娠晚期；系统性红斑狼疮合并妊娠后，约有 1/3 的患者病情加重，并能引起反复流产、死胎、胎儿生长受限、围生儿患病率及死亡率均较高。妊娠合并系统性红斑狼疮的预后与早期诊断和及时处理有密切关系。妊娠合并系统性红斑狼疮的治疗原则强调：若确诊在缓解期或控制期妊娠可以达足月分娩；病情活动的患者如伴严重肾脏疾病、心脏疾病及一定程度或类型的神经系统障碍均是妊娠禁忌证，发生于妊娠早期应终止妊娠，发生于妊娠晚期控制病情后应尽早终止妊娠。终止妊娠方式应视具体情况而定，病情轻、胎儿情况好者可经阴道分娩终止妊娠；病情重、估计短时间内不能经阴道分娩、胎儿宫内窘迫等可行剖宫产术终止妊娠。妊娠终止后仍需继续治疗系统性红斑狼疮，避免病情恶化，同时监测新生儿情况。

此患者入院后积极完善各项辅助检查的同时，及时请风湿科会诊，尽快明确诊断，使患者得到及时治疗，有一个很好的转归。提示对妊娠合并系统性红斑狼疮要给予高度重视、积极治疗，有病情恶化者应尽早终止妊娠。

（王永红　王静芳）

第18章 妊娠合并神经系统疾病

第一节 妊娠期颅内出血

【病史摘要】

1．入院时情况 患者女性，45岁，因“停经9月余，头痛2天，呕吐3次，抽搐2次”于2009年05月11日15时25分急诊入院。LMP：2008年08月25日。EDC：2009年06月1日。停经40天时出现早孕反应，持续1月余消失，妊娠4月余出现胎动，妊娠期顺利，从未行产前检查。2天前开始出现间断性头痛，逐渐加重，伴头晕、恶心，于入院当日9时呕吐3次，为喷射样，随即抽搐2次，表现为四肢僵直、双眼上吊、意识不清。每次持续1分钟左右。就诊于当地医院，测血压为180/120mmHg，给予肌内注射地西泮10mg后急诊转入本院。

2．既往史 10年前发现脑动脉瘤（位置、大小不详）。

3．月经、婚育史 患者平素月经规律，14岁初潮，月经周期28～32天，经期4～7天，无痛经。22岁结婚，夫长3岁，G_3P_2，足月自然分娩两男婴，均体健，人工流产1次。

4．体格检查 T 36.1℃，P 100次/分，R 35次/分，BP 186/120mmHg。发育正常，鼾样呼吸，神志不清，烦躁。全身无出血点。双眼球同向偏斜，双肺呼吸音清，未闻及干、湿啰音。心界不大，心率100次/分，律齐，未闻及病理性杂音。腹膨隆，呈妊娠型，偶有宫缩，胎心率121次/分。全腹无压痛，肝脾肋下未触及，脊柱呈生理弯曲，四肢活动不自如。水肿（++++）。生理反射消失，双侧肢体均有锥体束征、脑膜刺激征。

5．产科检查 宫高32cm，腹围110cm，子宫轮廓清晰，未触及宫缩，胎方位右枕前，胎先露头、 浮， 胎心率122次/分。内诊：外阴婚产型，阴道畅，宫口未开，略松。胎儿估重2700g。

6．辅助检查 血常规示WBC 12.0×10^9/L，N 0.75， RBC 3.41×10^{12}/L，Hb 116 g/L，PLT 334×10^9/L；尿常规示尿蛋白（+++）；血生化、肝功能、肾功能无异常。

7. 入院诊断　①G_4P_2宫内妊娠 37 周待产；②右枕前；③子痫前期（重度）；④子痫？脑出血？

【第一次查房】（入院时）

住院医师

汇报病史如上。本病例特点：①育龄期女性，停经 37 周；②停经 9 月余，头痛 2 天，呕吐 3 次，抽搐 2 次；③10 年前发现脑动脉瘤；④体检示血压升高，生理反射消失，有病理征，表现为颈项强直及 Kernig’s 征阳性；⑤实验室检查见尿蛋白(+++)。此病例诊断？如何进一步检查？治疗原则？请上级医师给予指导。

主治医师

本例患者为妊娠晚期孕妇，出现头痛 2 天，呕吐 3 次，抽搐 2 次，结合病史及体征，需考虑以下疾病。

1. 产前子痫　根据患者头痛 2 天，呕吐 3 次，抽搐 2 次，查体示全身水肿，血压升高，尿蛋白（+++）。考虑产前子痫，但患者抽搐后意识没有恢复。入院查体可见生理反射消失，病理反射出现，产前子痫不能解释。

2. 脑出血　患者既往有脑动脉瘤病史。此次妊娠后未行产前检查，入院前出现头痛、呕吐、抽搐，入院后检查全身水肿，血压升高，尿蛋白（+++)，且双侧肢体均有锥体束征、脑膜刺激征，故高度可疑脑出血可能。需请神经外科医师会诊，协助诊断。

此患者妊娠已足月，同时合并子痫前期（重度），可考虑尽快终止妊娠。在明确诊断同时积极行术前准备。终止妊娠以剖宫产术结束分娩为宜。

主任医师

同意以上分析，依据患者病史和体征，首先考虑妊娠合并颅内出血。结合患者 10 年前发现脑动脉瘤，高度可疑为蛛网膜下腔出血。脑动脉瘤破裂或动静脉畸形引起的蛛网膜下腔出血在妊娠期的发病率为 1/75 000。妊娠期蛛网膜下腔出血由动脉瘤破裂所导致的是动静脉畸形的 3 倍，妊娠期首次蛛网膜下腔出血的致死率约为 28%。

脑动脉瘤好发于动脉分叉部，80%～90%见于脑底动脉环前部，特别是颈内动脉和后交通动脉，大脑前动脉与前交通动脉分叉处最为常见。由于动脉分叉部内弹性层和肌层先天缺失，在血流涡流的冲击下渐向外突出而形成动脉瘤，多呈囊状，一般为单发，10%～20%为多发。动静脉畸形的血管壁发育不全、厚薄不一，常位于大脑中动脉和大脑前动脉供血区的表面。血流进入蛛网膜下腔后，主要沉积在脑底部各脑池中，呈紫红色，如出血量大，血液凝结后，颅底的血管、神经可被掩盖，部分脑表面可见薄层血凝块。脑膜可有轻度炎性反应，以后可发生粘连。前交通支动脉瘤破裂，有时血液可突破脑底面进入第五脑室及侧脑室，血量多时可充满全部脑室。此外，血液进入蛛网膜下腔后，直接刺激血管或血细胞破坏产生多种血管收缩物质（如氧合血红蛋白、肾上腺素、去甲肾上腺素、5-

羟色胺等）刺激血管，使部分患者发生脑血管痉挛，严重时可导致脑梗死。

脑动脉瘤破裂导致的蛛网膜下腔出血主要临床表现为：①发病突然，可有情绪激动、用力、排便、咳嗽等诱因。②剧烈头痛，部位开始为局限性而后变为弥漫性，常伴有颈背部疼痛。③恶心及喷射性呕吐，少数患者呕吐物为咖啡样液体，提示上消化道应激性溃疡，预后较差。④意识障碍，一般较轻，历时较短，重症者可昏迷，少数病例可有嗜睡、谵妄甚至精神错乱。⑤部分患者可出现癫痫，部分患者可以癫痫为首发症状。⑥少数患者可出现偏瘫。⑦脑膜刺激征：颈项强直及 Kernig’s 征阳性。

此患者同时有子痫前期（重度），所以给诊断带来了干扰，需急请神经外科会诊，同时行以下辅助检查，明确诊断，以制订治疗方案。①脑脊液检查。②头颅CT。③脑血管造影或数字减影脑血管造影，可明确动脉瘤的部位、大小、单发或多发、脑血管畸形及其供血动脉和引流静脉情况，对诊断和决定治疗方案有重要价值，而且对继发性动脉痉挛的诊断也有帮助。

因患者妊娠已足月，胎儿存活，且并发子痫前期（重度），应在尽快明确诊断同时积极准备剖宫产术。

•第一次查房医嘱•

长期医嘱	临时医嘱
产科一级护理	血常规
禁饮食	凝血功能
左侧卧位	血型
注意宫缩情况	血生化全项
听胎心 q30min	心电图
持续低流量吸氧	尿常规
持续心电监护	产科 B 超
监测血压、脉搏 q15min	胎心监护
	请神经外科会诊
	脑脊液检查
	头颅 CT
	10%葡糖糖注射液 250ml+25%硫酸镁注射液 20ml ivgtt 2 小时
	10%葡糖糖注射液 250ml+25%硫酸镁注射液 40ml ivgtt 6～8 小时
	10%葡糖糖注射液 50ml
	硝酸甘油注射液 5mg+6ml/h 微量泵入，据血压调节
	25%甘露醇注射液 250ml ivgtt 快速

【第二次查房】（入院 4 小时后）

住院医师

患者一般情况差，入院后未再抽搐。T 37.1℃，P 110 次/分，R 35 次/分，BP 142/110mmHg。仍鼾样呼吸，神志不清，烦躁。双眼球同向偏斜，双肺呼吸音清，未闻及干、湿啰音。心界不大，心率 110 次/分，律齐，未闻及病理性杂音。腹膨隆，呈妊娠型，偶有宫缩，胎心率 116 次/分。脑脊液检查见脑脊液压力增高，外观呈均匀一致血性且不凝固，镜检可见大量红细胞。头颅 CT 可见脑裂、脑沟、脑回、脑池部位高密度影。神经外科医师会诊考虑蛛网膜下腔出血，建议行手术治疗。

主治医师

患者目前诊断：①G_4P_2，宫内妊娠 37 周待产；②右枕前；③子痫前期（重度）；④脑出血。患者病情危重，建议与神经外科医师同台手术。

主任医师

患者目前诊断明确，需尽快手术治疗，以挽救母儿性命。此患者妊娠已足月，胎儿已成熟，可以考虑与神经外科同时手术。手术麻醉需采用全身麻醉，先由本科医师施行剖宫产术，手术同时行绝育术，采用抽芯包埋法。之后由神经外科医师施行手术。手术中选择应用抗生素及使用促进宫缩制剂，预防子宫收缩不良导致产后出血。术后建议患者转往神经外科继续治疗脑部疾病，本科医师需配合神经外科医师观察子宫收缩及阴道出血情况。

•第二次查房医嘱•

长期医嘱	临时医嘱
	术前准备 术区备皮 配血，浓缩红细胞　6U 术前留置尿管

【随访及预后】

入院后 6 小时在全身麻醉下行子宫下段剖宫产术及开颅手术，剖出一男活婴，体重 3100g。术中子宫收缩好，双侧附件未见异常，行抽芯包埋法绝育术，同时行开颅术。术后转入神经外科。

【专家评析】

妊娠期脑血管疾病可以继发于动脉或静脉闭塞性疾病或血管异常如动脉瘤、动静脉畸形等。妊娠可能增加脑卒中的风险，妊娠期卒中的发病率及病死率也会明显增加。闭塞性疾病的危险因素包括高血压、糖尿病、高凝状态、栓子和药物如可卡因。虽然很少见，但是继发于缺血性心脏病、风湿病或心内膜炎的栓子血管疾病是妊娠期少见但极为严重的合并症。从解剖角度，颅内出血可以分为脑实质出血（intracerebral，ICH）或蛛网膜下腔出血（subarachnoid，SAH）。各种非创伤性颅内出血中，SAH 最易在妊娠期发生。妊娠期发生 SAH，常由于动脉瘤破裂或动静脉畸形的出血。相反，脑出血常继发于高血压，包括子痫前期和子痫。脑出血是子痫患者死亡最常见的原因。但是根据回顾性文献和病例报道，这种合并症约占所有妊娠妇女的 0.05%。ICH 是第三大非产科因素导致孕妇死亡的原因，在所有孕妇死亡原因中占 5%～14%。ICH 的猝死率曾经报道过高达 50%。当其他导致孕产妇死亡的因素逐渐减少时，颅内出血已成为相对更加危险的因素了。

有关动脉瘤的研究大多是回顾性的，不甚完整，或者结论是矛盾的。一些前瞻性研究观察普通人群中该病变破裂的发病率和结局，由此推断妊娠期该病的发病率和结局。目前没有随机试验研究比较发生过颅内出血的妇女治疗与非治疗后，其妊娠期风险及结局有无差别。目前也没有循证医学研究提供有关妊娠期动脉瘤的治疗。因此，临床处理常借鉴非妊娠期患者的处理方法。继发于动脉瘤的颅内出血的处理方法不会由于妊娠而有太大改变。

外科手术是治疗继发于动脉瘤破裂的 SAH 的主要方法。外科方法可选择钳夹动脉瘤颈部的部位。最近，已经开始使用生物多聚体和影像链接设备进行血管内介入技术。这种可到达颅内动脉瘤的血管内技术是一种安全的方法。一些患者也可使用血管内可分离球囊和卷式栓子等技术，特别是一些外科手术无法接近的病变部位。然而，妊娠期治疗的经验仅限于病例报道，同时对荧光介质对胎儿的危害也有顾虑。

干预治疗的时机也存在争议。一些早期外科干预在发病的 48～72 小时，以降低再次出血的风险和预防血管痉挛。早期干预是否合适，取决于病情分级。Ⅳ级和Ⅴ级的患者由于临床不稳定性、出现脑水肿或栓子、并有 25%的患者发展为胎儿出血，进行早期干预的可能性较小。一项关于动脉瘤手术时间的国际合作研究中提到患者在出血后 7～10 天进行手术，效果最差，血管痉挛和再次出血是出现合并症和死亡的首要原因。年轻患者发展为血管痉挛的风险可能更大，建议早期手术钳夹微细血管预防再出血和血管痉挛。

准备行开颅手术的孕妇的麻醉处理比较困难，需要掌握血流动力学及心、肺在妊娠期变化的相关知识。即使在妊娠早期，使用麻醉药物也与胎儿畸形发生率增加没有关系。插管失败仍是最严重的合并症，曾报道其在妊娠期的发生率增加 10 倍。对于曾经颅内出血行开颅手术的患者来说，在产程和分娩中使用局部麻醉不是禁忌证。

对妊娠期妇女有几个病例系列报道。1979 年，Mnielly 等 1967～1977 年有 8 例孕妇动脉瘤破裂并进行治疗，7 例曾进行外科干预。没有孕妇死亡，仅有一位患者遗留长期神经系统异常。Dias 和 Sekhar 曾报道 106 例患产前动脉瘤出血的妇女，其中 55 例经外科治疗，51 例使用期待疗法。校正一些协变因素后（包括分级），发现手术组母儿病死率较低。手术组孕妇死亡率为 11%，期待组为 63%。尽管研究者总结手术治疗组结局更好，但是这项研究仅跨越了 20 年，当时手术治疗没有广泛开展，患者的神经系统症状体征也未提及。

脑血管痉挛是 SAH 严重的合并症，有极高的发病率和死亡率。继发于脑血管痉挛的脑缺血最早可能发生于初次出血后 3 天，通常在出血后 4～10 天发病率最高。10%的脑缺血或者梗死出现症状。最严重的后果是延迟发生的缺血性神经系统异常。脑血管痉挛可能与蛛网膜下腔积存的血液有关，可能产生自由基、内皮素、血红蛋白、一氧化氮减少及其他可能导致炎症和血管收缩的大分子。采用手术钳夹和血管内技术后血管痉挛的发生率约为 23%。出现如意识改变和局部神经系统体征异常等临床特征时，应进一步行影像学检查。经颅多普勒血管彩超是一项非侵入性技术，可以评价血管痉挛及显示由于血管狭窄而造成的血液流速增加的程度。CT 可以区分脑水肿和新的出血。血管造影仍是诊断血管痉挛的金标准。尽管几乎没有随机对照实验证实，"三 H 治疗"即高血容量（hypervolemia）、血液稀释（hemodilution）和高血压（hypertension）的治疗仍是脑血管痉挛治疗的主要方法，并已显示可以提高神经系统预后和非妊娠期人群的生存率。目前认为血管痉挛会导致脑血流量减少，并与血压存在相关性。观察显示心排血量改变直接影响脑缺血区域的局部脑血流量，所以可以输胶体液扩容。SAH 进一步使血液稀释，因此为了增加脑组织灌注应先使血容量恢复正常，然后再进一步扩容。血液稀释减少了血液黏度，因此降低了外周血管抵抗，理论上增加了微循环。尽管采取了治疗，34%的患者仍会发生症状性血管痉挛。"三 H 治疗"的合并症包括肺水肿、心肌缺血、低钠血症、肾脏损伤和出血性梗死。

高血压同样可以使 SAH 加重。使用钙离子拮抗剂如尼莫地平已被发现具有神经保护作用和血管舒张作用。尼莫地平被证实可减少脑梗死的发生率并使不良结局的发生率减少 33%。尼莫地平已经成为 SAH 患者的常规用药，耐受性好，每次 60mg，每天 4 次给药。尽管妊娠期尼莫地平不是禁忌药物，但在孕妇中缺少药物试验研究。低血压可能减少再次出血的风险，但却可能增加梗死的危险。尽管缺乏随机对照试验，美国心脏协会的卒中委员会（the Stroke Council of the American Heart Association）仍建议避免低血容量，维持平均动脉压高于基线 10～20mmHg。SAH 患者也可能发生抽搐，可以在妊娠期使用抗癫痫药物。尽管妊娠早期使用该种药物可能有胎儿致畸性，但必须综合考虑到药物治疗的风险和益处。目前经常应用苯妥英钠和卡马西平。虽然现在没有制订明确的治疗规范，但对于出血的患者，一般将持续用药 6 个月。也曾研究过很多其他治疗选择如抗纤维化、抗氧化、清除自由基及免疫抑制治疗。但需要进一步的临床试验证实所有这些疗法对减少发病率和死亡率的效果。

关于妊娠期颅内出血患者的产程和分娩，很少有关于孕妇预后的研究，因此每个病例都必须个体化处理，考虑到患者的神经系统状态，与孕妇胎儿用药专家，神经外科医师和麻醉科医师一起讨论。一般来说，妊娠期患者应与非妊娠期患者有相同处理。过去，为了避免分娩过程中的血流动力学变化，建议那些血管异常未经治疗，而导致出血的孕妇进行剖宫产术终止妊娠。而对于妊娠前或妊娠早期曾进行外科钳夹或修复动脉瘤和 AVM 的孕妇，应允许正常分娩，仅对有产科指征的患者进行剖宫产术。目前建议如果妊娠早期或妊娠中早期出血，应考虑早期硬膜外麻醉，缩短第二产程及阴道助产。应在患者临产前或临产早期与麻醉科医师会诊，因为必须考虑到一些特殊情况如避免产妇低血压或高血压。尽管目前还没有关于治疗妊娠晚期颅内出血患者和血管畸形未完全去除的患者的指导原则，但剖宫产可能是一种相对安全的选择。当孕妇在妊娠晚期昏迷，就会出现棘手的伦理问题，因为胎儿的抢救成为重要问题。

此患者入院后积极与神经外科联系并手术治疗，新生儿存活，患者经神经外科治疗，结局良好。

（周建政）

第二节 妊娠期脑血栓

【病史摘要】

1. 入院时情况 患者女性，42 岁，因“停经 8 月余，发作性右下肢无力 4 天，伴麻木 1 天”于 2009 年 11 月 13 日 15 时 30 分急诊入院。LMP：2009 年 2 月 25 日。EDM：2009 年 12 月 2 日。停经 35 天时出现早孕反应，持续 1 月余消失，妊娠 4 月余自感胎动，孕期顺利，未定期行产前检查。从 4 天前始由坐位站起时出现右下肢无力，持续 4～5 分钟后可自行缓解，不伴头晕、头痛、耳鸣、恶心、呕吐、意识改变，不伴黑矇、复视，无吞咽困难等。后上述症状间断发作，发作次数逐渐增多，今日 8 时许，再次出现右下肢无力，并伴麻木，持续 10 分钟，不伴腹痛。急诊入住本科。

2. 既往史 高血压病史 2 年，最高达 180/100mmHg，规律口服硝苯地平缓释片，血压控制在 130/80mmHg 左右，无糖尿病史。

3. 月经、婚育史 患者平素月经规律，18 岁初潮，月经周期 27～28 天，经期 4～6 天，无痛经。27 岁结婚，夫长 3 岁，G_4P_1，人工流产 3 次。于 1997 年 9 月自然分娩一男活婴，体重 3600g，现体健。

4. 体格检查 T 37.1℃，P 84 次/分，R 20 次/分，BP 148/86mmHg。发育正常，神志清楚，语言含糊，查体合作。全身无出血点，伸舌左偏。双肺呼吸音清，未闻及干、湿啰音。心界不大，心率 84 次/分，律齐，未闻及病理性杂音。腹膨隆，呈妊娠型。全腹无压痛，肝脾肋下未触及，脊柱呈生理弯曲，左侧肢体活动自如，右下肢无自主活动。腱反射（++），病理反射未引出，右侧半身浅感觉略差。

5. 产科检查 宫高 34cm，腹围 88cm，子宫轮廓清晰，未触及宫缩，胎方位右枕前，胎先露头、浮，胎心率 138 次/分。内诊：外阴婚产型，阴道通畅，宫口未开，略松。胎儿估重 2800g。

6. 辅助检查　血常规示 WBC 6.8×10^9/L，N 0.68，RBC 3.57×10^{12}/L，Hb 108 g/L，PLT 312×10^9/L；尿常规、血生化、肝功能、肾功能未见异常。

7. 入院诊断　①G_5P_1，宫内妊娠 37^{+2} 周待产；②右枕前；③妊娠合并脑血栓？

【第一次查房】（入院时）

住院医师

汇报病史如上。本病例特点：①育龄期女性，停经 37^{+2} 周；②发作性右下肢无力 4 天，伴麻木 1 天；③高血压病史 2 年，最高达 180/100mmHg，规律口服硝苯地平缓释片，血压控制在 130/80mmHg，无糖尿病史；④体检见右下肢无自主活动；⑤实验室检查未见异常。此病例诊断是否明确？是否可以经阴道试产？如可以试产，产程中应注意哪些方面？请上级医师给予指导。

主治医师

本例患者为妊娠晚期孕妇，出现发作性右下肢无力 4 天，伴麻木 1 天，结合病史及体征，需考虑以下疾病：

1. 妊娠合并脑血栓　根据患者既往有高血压病史，此次发作性右下肢无力伴麻木，且神志清楚，查体有病理征，高度考虑妊娠合并脑血栓。

2. 子痫前期　妊娠 20 周以后发病，主要表现为血压增高、蛋白尿伴头晕、头痛、视物模糊，严重时可出现子痫、脑出血。本例患者入院后反复测血压，未见增高，尿液化验未见蛋白，且意识清晰，无抽搐史，故可排除此病。

目前，患者病情尚稳定，应严密监测患者的生命体征、胎心率和宫缩情况，同时请神经外科会诊，明确诊断，制订正确的治疗方案。

主任医师

目前根据病史、体征，考虑为妊娠合并脑血管疾病。脑血管疾病是各种病因使脑血管发生病变引起脑部疾病的总称。临床上可分为出血性脑血管病（脑出血、蛛网膜下腔出血）和缺血性脑血管病（脑血栓形成、脑栓塞及短暂性脑缺血发作）。尽管育龄期女性并不是脑血管病的高发人群，但仍然是孕产妇主要的致死性疾病之一。妊娠期妇女发生缺血性脑血管病的病因有先兆子痫和子痫、动脉血栓形成、静脉血栓形成、动脉栓塞、血管病变、羊水栓塞及夹层动脉瘤等。出血性脑血管病的病因有高血压、动脉瘤、动静脉畸形、血管病变和血液系统疾病等。根据本例患者的表现高度怀疑为妊娠合并脑血栓。因为血栓形成的部位和性质不一，临床表现多样，可有颅内压增高、脑病、卒中样发作、蛛网膜下腔出血表，即表现为持续性头痛、恶心、呕吐、部分性或全面性癫痫发作、精神症状或意识障碍，也可有偏瘫、失语等局灶性脑损害表现。本例患者病情较轻，可请神经内科医师共同诊治。

•第一次查房医嘱•

长期医嘱	临时医嘱
产科一级护理	血常规
普通饮食	凝血功能
左侧卧位	血型
注意腹痛情况	血生化全项
自数胎动　1 小时　tid	心电图
听胎心　tid	尿常规
低流量吸氧　30 分钟　tid	产科 B 超
测血压、脉搏　q2h	胎心监护
	请神经内科会诊

【第二次查房】（入院 18 小时后）

住院医师

患者一般情况好，无腹痛、阴道出血。T 36.5℃，P 82 次/分，R 18 次/分，BP 102/71mmHg。偶可触及弱的宫缩。宫口未开。入院后检验结果回报：血常规示 WBC 11.6×10^9/L，N 0.70。凝血系列、血生化全项、尿常规未见异常。产科超声示宫内妊娠头位单活胎，胎盘位于子宫后壁，胎儿生长与孕周相符。请神经内科会诊，高度可疑脑血栓形成，建议行头颅 MRI 检查。头颅 MRI 检查回报示多发脑梗死（急性期）。请神经内科会诊建议给予抗血小板聚集、检测血糖，改善循环，营养神经等治疗。

主治医师

患者目前诊断：①G_5P_1，宫内妊娠 37^{+2} 周待产；②右枕前；③妊娠合并脑血栓。

目前无明确的剖宫产术指征，可经阴道试产，但在试产过程中，可能脑血栓再次复发，危及患者生命。

主任医师

目前诊断基本明确，主要问题是如何选择分娩方式。患者脑血栓症状较轻，就医较及时，且为经产妇，如在神经内科医师指导下，患者病情稳定或好转，可以经阴道试产。但在分娩过程中需严格检测患者生命体征、产程进展及胎心变化，可适当放宽剖宫产术指征。因治疗脑血栓使用抗血小板聚集药物，故严密注意患者出血倾向，尤其产后，及早使用宫缩剂，预防产后出血。

•第二次查房医嘱•

长期医嘱	临时医嘱
注意宫缩情况	术前准备
监测四段血糖	术区备皮
依那普利胶囊　5mg　bid　po	配血，浓缩红细胞　4U
阿司匹林片　100mg　qd　po	
氯化钠（0.9%）注射液　250ml+长春西丁注射液　30mg　ivgtt　qd	

【随访及预后】

患者于入院第 4 天出现宫缩，严密监测生命体征变化，产程顺利，为缩短第二产程，行会阴左侧切分娩一健康男婴，体重 3200g，产后给予缩宫素预防产后出血。产后一般情况好，产能 24 小时后转入神经外科。

【专家评析】

妊娠期出现的脑血管意外有四种主要病变：脑血栓形成、脑梗死、脑出血和蛛网膜下腔出血。脑血管意外共同临床特点是突然发生的神经系统局限性运动障碍或感觉障碍，语言障碍及昏迷等，同时伴有呕吐、头痛等症状，并常有抽搐和颈项强直。妊娠合并脑血管意外虽然发生率不高，但还是孕产妇死亡的主要原因之一。

关于脑血栓形成，包括脑动脉血栓形成和脑静脉血栓形成。

1. *脑动脉血栓形成* 基本病因病理是脑动脉的粥样硬化，硬化斑块造成动脉狭窄，最后栓塞。妊娠期与分娩后发生的脑动脉血栓形成诱因主要是产后出血、妊娠合并心力衰竭等。主要是由于血压降低，血流缓慢或心排血量不足所致。妊娠期高血压疾病严重时患者其动脉可产生“急性粥样硬化”改变，而且妊娠期高血压疾病时全身小动脉痉挛，血流速度减慢，血液处于高凝状态，血小板聚集，凝血因子及纤维蛋白原浓度增高，这种原因使妊娠高血压疾病成为妊娠期与产后脑动脉血栓形成的高危因素。高龄产妇，妊娠合并慢性高血压和慢性肾炎等都是高危因素。

脑动脉血栓形成常在安静时或睡眠中发病（此时血压低、血流缓慢）。在起病前可有前驱症状，如头晕、头痛、一侧肢体麻木或乏力。患者多数神志清醒，仅小部分患者出现意识障碍。发病时，瘫痪几乎是必现的体征。瘫痪的部位与程度因罹患血管不同而异（定位体征）。脑动脉血栓形成，患者脑脊液检查多无异常发现。这是与其他颅脑病变的鉴别要点。此外，本病患者颅内压增高程度较脑出血、脑梗死时为轻。

2. *脑静脉梗死* 多发生于产褥期，以上矢状窦血栓形成多见，其次为海绵窦，有时可累及皮质静脉。上矢状窦血栓形成大多属于非炎症型，一般发生在产后 1～3 周（早至产后 4 天，迟至产后 4 个月发生），发病诱因主要为产后长期卧床，体质衰弱。海绵窦血栓形成多由于产褥期严重感染，发展到盆腔静脉窦血栓形成，向海绵窦扩散而发病。颅内静脉窦血栓形成患者常有颅内压增高（急性或亚急性），出现头痛、呕吐及昏迷。下肢瘫痪多见，瘫痪肢体肌张力增高，腱反射亢进，出现病理反射。其他常见的症状体征是癫痫大发作（血栓扩展到皮质静脉或皮质静脉循环发生严重障碍，通常在癫痫发作后随之出现意识障碍与肢体瘫痪），大小便失禁（血栓造成旁矢状窦脑皮质循环障碍所致）。在诊断上，近期分娩史有助于诊断，尤其是先兆子痫或子痫患者发生脑静脉窦栓塞的概率增加（可能与血液高凝状态有关）。如果孕产妇（尤其在产褥期）有全身感染，甚至败血症，而同时又有头痛、呕吐、眩晕、复视等颅内压增高症状，进而发展为嗜睡、神志模糊，直至昏迷，并出现单侧或双侧眼球突出和眼肌麻痹者，多提示海绵窦血栓形成（全身感染征象和海绵窦损害症状并现是本病诊断要点）。

脑血管血栓形成的辅助诊断，主要是CT扫描和脑血管造影。螺旋CT，磁共振成像和血管造影可明确栓塞的部位。

脑血管血栓形成的治疗原则视病情早晚而定。当出现前驱症状和疾病早期无继发性渗血或出血即被诊断时（早期阶段），可给予镇静药和解痉药物。低分子右旋糖酐可减少血球凝聚，疏通微循环对防止和治疗血栓形成有一定作用。颅内压升高者可给予脱水剂（甘露醇快速静脉滴注最常用）。若有感染征象时，抗感染治疗也是治疗原则之一。

妊娠期一旦发生脑血栓，一般不需要终止妊娠。临产后可按产科原则进行处理。总之该病不列为剖宫产术明确指征。

（周建政）

第三节　妊娠合并脑肿瘤

【病史摘要】

1．入院时情况　患者女性，40岁，因"停经8月余，视物不清3个月，加重伴记忆力减退、失语3天"于2009年11月13日15时30分急诊入院。LMP：2009年2月25日。EDC：2009年12月2日。停经35天时出现早孕反应，持续1月余消失，妊娠4月余出现胎动，妊娠期顺利，未定期行产前检查。从3个月前出现视物模糊，伴间断性头痛，可耐受，不伴头晕、恶心、呕吐、视物旋转、耳鸣、听力下降等症状。曾就诊于北京天坛医院，行头颅MRI示左侧颞顶枕镰旁，小脑幕缘占位，考虑脑膜瘤，建议住院治疗，患者未遵医嘱。近3天患者自觉上述症状加重，并出现记忆力减退（近事遗忘），反应迟钝，失语，不伴腹痛。急诊入住本科。

2．既往史　无高血压、糖尿病等病史。

3．月经、婚育史　患者平素月经规律，16岁初潮，月经周期28～30天，经期4～6天，无痛经。24岁结婚，夫长3岁，G_4P_3，足月妊娠、自然分娩两男一女，均体健。

4．体格检查　T 36.1℃，P 90次/分，R 25次/分，BP 136/86mmHg。发育正常，神志清楚，失语，查体合作。全身无出血点。双肺呼吸音清，未闻及干、湿啰音。心界不大，P 84次/分，律齐，未闻及病理性杂音。腹膨隆，呈妊娠型，偶有宫缩，胎心率136次/分。全腹无压痛，肝脾肋下未触及，脊柱呈生理弯曲，四肢活动自如。生理反射存在，病理反射未引出。

5．产科检查　宫高35cm，腹围92cm，子宫轮廓清晰，偶可触及宫缩，胎方位右枕前，胎先露头、浮，胎心率 142 次/分。内诊：外阴已婚型，阴道通畅，宫口未开，略松。胎儿估重 3300g。

6．辅助检查　血常规示 WBC 6.50×10^9/L，N 0.63，RBC 3.41×10^{12}/L，Hb 106g/L，PLT 234×10^9/L；尿常规、血生化、肝功能、肾功能均未见异常。

7．入院诊断　①G_4P_3，宫内妊娠 37^{+2} 周待产；②右枕前；③妊娠合并脑膜瘤。

【第一次查房】（入院时）

住院医师

汇报病史如上。本病例特点：①育龄期女性，停经 37^{+2} 周；②视物不清 3 个月，加重伴记忆力减退、失语 3 天；③曾就诊于北京天坛医院，考虑脑膜瘤；④体检产科未见异常，未临产；⑤实验室检查未见异常。此病例诊断是否明确？是否可以经阴道试产？如可以试产，产程中应注意哪些方面？请上级医师给予指导。

主治医师

本例患者为妊娠晚期孕妇，视物不清 3 个月，加重伴记忆力减退、失语 3 天，需考虑以下疾病。

1．妊娠合并脑膜瘤　根据患者症状及北京天坛医院 MRI 检查，考虑为妊娠合并脑膜瘤。

2．子痫前期　妊娠 20 周以后发病，主要表现为血压增高、蛋白尿伴头晕、头痛、视物模糊，严重时可出现子痫、抽搐。此患者入院后反复测血压，未见增高，尿液化验未见蛋白，故可排除此病。

目前，在严密监测患者的生命体征、胎心率和宫缩情况下，请神经外科会诊，共同诊治患者。

主任医师

同意以上分析，依据患者病史和体征首先考虑妊娠合并脑膜瘤。妊娠合并脑瘤（brain rumor）无论是原发肿瘤或转移肿瘤均罕见，这是由于生育年龄不是脑瘤的高发年龄段。部分患者妊娠前已确诊脑瘤，部分患者妊娠期发病。症状与体征取决于肿瘤的类型、部位及生长速度。表现有头痛、呕吐、视觉障碍等颅内压增高症状，以及定位的神经症状如复视、感觉异常、共济失调或偏瘫等，然而抽搐少见。可发现颈项强直或偏盲等体征。辅助诊断眼底显示视神经盘水肿、MRI 或 CT 扫描发现颅内占位性病变等可助诊断。处理要个体化，脑瘤应由神经外科医师处理，需要及时手术者，不可因妊娠而拖延时间，术中应监护胎儿情况。就分娩方式而言，妊娠合并脑膜瘤不是剖宫产术绝对指征，但在神经外科手术时，可能影响宫缩、胎心，致急产、产程停滞或胎儿窘迫，应放宽剖宫产术指征。若先分娩，之后再考虑神经外科手术，那么，在分娩过程中，因患者记忆力减退、失语，可能患者不能配合，影响顺利分娩，另一方面，产程中，尤其是第二产程，患者屏气、用力，可能导致脑部症状加重，故可适当放宽剖宫产术指征。

•第一次查房医嘱•

长期医嘱	临时医嘱
产科二级护理	血常规
普通饮食	凝血功能
左侧卧位	血型
注意腹痛情况	血生化全项
自数胎动 1 小时 tid	心电图
听胎心 tid	尿常规
低流量吸氧 30 分钟 tid	产科 B 超
测血压、脉搏 q2h	胎心监护
	请神经外科会诊

【第二次查房】（入院 18 小时后）

住院医师

患者一般情况尚可，仍视物不清、失语。T 36.5℃，P 86 次/分，R 22 次/分，BP 102/71mmHg。偶可触及弱的宫缩。宫口未开。入院后检验结果回报：血常规示 WBC 11.6×10^9/L，N 0.70。凝血系列、血生化全项、尿常规未见异常。产科超声示宫内妊娠、单活胎，胎儿生长与孕周相符。神经外科会诊，建议在全身麻醉下施行开颅手术。

主治医师

患者目前诊断：①G_4P_3，宫内妊娠 37^{+2} 周待产；②右枕前；③妊娠合并脑膜瘤。目前，就产科因素而言，尚无绝对剖宫产术指征，可经阴道试产，但在试产过程中因患者脑部症状，影响分娩的顺利进行，同时加重脑部症状，故可放宽剖宫产术的指征。征求患者及其家属的意见，患者及其家属坚决要求剖宫产术结束分娩，同时行绝育术。

主任医师

对于妊娠合并脑膜瘤来说，发病率极小，没有成熟的临床诊治规范。此患者妊娠已足月，胎儿已成熟，可以考虑与神经外科同时手术。手术麻醉需采用全身麻醉，先由本科医师施行剖宫产术，同时行绝育术。之后由神经外科医师施行手术。手术中选择应用抗生素及使用促进宫缩制剂，预防子宫收缩不良导致产后出血。

•第二次查房医嘱•

长期医嘱	临时医嘱
注意宫缩情况	术前准备
	术区备皮
	配血浓缩红细胞 4U
	术前留置尿管

【随访及预后】

入院第 2 天在全身麻醉下行子宫下段剖宫产术加开颅术，剖出一男活婴，体重 3400g。术中子宫收缩好，双侧附件未见异常。行抽芯包埋法绝育术，同时行开颅术。术后予抗生素 3 天预防感染，后转入神经外科。

【专家评析】

妊娠期妇女可发生各种类型的脑肿瘤。脑膜瘤是起源于蛛网膜的肿瘤，占原发脑瘤的 20%。妊娠合并脑瘤，无论是原发或转移瘤均罕见，这是由于生育年龄不是脑瘤的高发年龄段。

对于产科医师需熟悉其主要临床表现，主要症状为颅内压增高的症状，如头痛、呕吐、视觉障碍等。头痛由于颅内压增高所致，大多为跳痛、胀痛，可主要在患侧。呕吐是由于延髓呕吐中枢或迷走神经受刺激所致，可无恶心，呈喷射性。颅内压增高可产生视盘水肿，可致视神经继发萎缩，视力下降，也可肿瘤压迫视神经者产生原发性视神经萎缩，也可致视力下降。此外，也可出现定位的神经症状，如复视、感觉异常、共济失调或偏瘫等。其他症状包括抽搐，药物不易控制或发作性质有改变者，都应考虑有脑瘤存在；精神症状如性格改变、淡漠、言语及活动减少、注意力不集中、记忆力减退、对事物不关心、不知整洁等。体征包括：颈项强直，眼底显示视盘水肿等。

诊断要点：根据患者病史、症状、体征结合辅助检查可做出诊断。

1．主要辅助检查

（1）MRI：多为 T_1 加权像呈等、低信号，T_2 加权像呈高信号。MRI 检查可显示肿瘤轮廓和周围水肿带、脑室扩大或移位情况。

（2）CT：多为低或等密度影，其可显示肿瘤的部位、范围、形状、脑组织反应情况及脑室受压移位情况等，CT 扫描的诊断价值最大，静脉注射对比剂强化扫描，定位准确率几乎是 100%。

2．次要检查

（1）腰椎穿刺：脑脊液压力（侧卧位正常压力值为 0.69～1.76kPa）通常增高。

（2）眼底检查：眼底检查常发现慢性视盘水肿或已呈继发性萎缩。

（3）超声检查：可帮助定位及观察有无脑积水；可显示肿瘤影像及其他病理变化。

（4）脑电图检查：神经胶质瘤的脑电图改变一方面是局限于肿瘤部位脑电波的改变。另一方面是一般的广泛分布的频率和波幅的改变。

3．需注意与下列疾病相鉴别

（1）妊娠期脑动脉梗死：妊娠期孕妇出现局限性或全身性抽搐及偏瘫、复视、视觉障碍、语言障碍及眩晕、眼球震颤、面肌或舌肌麻痹、吞咽困难或共济失调等。发病 24 小时后，CT 表现为梗死区低密度灶。脑梗死发病数小时后，MRI 即可显示 T_1 加权像呈低信号，T_2 加权像呈高信号的病变区域。

（2）妊娠期颅内静脉梗死：妊娠期或分娩期孕妇出现头痛、呕吐、嗜睡、抽搐、轻度偏瘫或单肢瘫、意识障碍、语言障碍、感觉和视力障碍、低热等。头颅CT扫描示上矢状窦血栓形成早期，部分患者CT强化扫描可见空三角征，即静脉窦壁显示为高密度的三角形边，其中为等密度的血凝块。直窦Galen静脉表现为条索征，但并不具特征性。MRI：初期 T_1 加权正常的血液流空现象消失，呈等 T_1、短 T_2 的血管影。发病1～2周，T_1、T_2 加权像均呈高信号。

（3）妊娠期脑出血：主要表现为妊娠期或分娩期出现突发性剧烈头痛、喷射性呕吐、阵发性四肢强直性阵挛、瞳孔变化、潮式呼吸、血压下降、失语、重者发生呼吸、循环衰竭。查体可出现颈项强直、克尼格征阳性。CT示早期表现为圆形或椭圆形高密度影，边界清晰。MRI示发病1天内，T_1 加权像呈等或低信号，T_2 加权像呈高或混合信号。第2天至1周，T_1 加权像呈等或稍低信号，T_2 加权像呈低信号。

（4）妊娠合并假性脑瘤：通常发生于妊娠中期，为自限性疾病，产后可恢复正常。主要临床表现为头痛，视物模糊，复视。该病无定位性神经体征。

4．*治疗原则*　个体化原则，必要时行脑瘤手术或及时终止妊娠。应权衡利弊后实施。该患者入院后积极请神经外科医师会诊，制订合理的治疗方案。由神经外科医师处理脑瘤，需要及时手术，不可因妊娠而拖延时间，如妊娠未足月，术中应监护胎儿情况，术后密切监护患者及胎儿的情况下继续妊娠。此患者妊娠已足月，选择同时手术。全身麻醉下先施行子宫下段剖宫产术，因为患者全身麻醉后一部分麻醉药物如镇静类、阿片类、肌松类药物，3～5分钟可以通过胎盘，进入胎儿体内，引起新生儿呼吸抑制，导致新生儿窒息。故产科医师应先行术野消毒、铺单，手术刀握在手中，准备好手术后，再行麻醉，尽量在麻醉后3分钟内，新生儿娩出，避免发生新生儿窒息，同时手术台下，准备好进行新生儿窒息复苏，所以对手术医师的手术技巧要求很高，要达到稳、准、快、柔。剖宫产手术结束后，由神经外科医师进行头颅手术，此时产科医师仍要守在患者身旁直至手术全部结束，以便观察子宫收缩情况，避免发生产后出血。如患者病情严重，术后需转入重症监护室治疗。此患者手术中两科医师衔接好，手术时间总共仅用了3小时20分钟，出血共约400ml，术后恢复较好，达到母婴安全的结局。

（周建政　王静芳）

第 19 章

妊娠合并妇科肿瘤

第一节　妊娠合并宫颈上皮内瘤变

【病史摘要】

1．入院时情况　患者女性，30 岁，因“停经 38 周，不规律腹痛 1 天，阴道少许血性分泌物 8 小时”于 2014 年 5 月 11 日入院。LMP：2013 年 8 月 18 日。EDC：2014 年 5 月 25 日。停经 40 天时出现轻微早孕反应，停经 3 个月时消失。停经 3 个多月时无明显诱因阴道分泌物增多及阴道少量流血，于 2013 年 11 月 27 日就诊于本院。妇科检查发现宫颈中度糜烂样改变，接触性出血阳性，TCT 结果：宫颈高度鳞状上皮内病变，建议阴道镜下行宫颈活检，宫颈活检病理检查结果提示宫颈上皮内瘤变 2 级（CIN 2）。建议患者暂不处理，于妊娠 28 周时再复查，之后患者于 2013 年 12 月 8 日在外院行宫颈锥形切除术（切缘距宫颈口 8mm，深 2cm），术后给予保胎治疗（黄体酮 20mg，每天 1 次，肌内注射，共 1 周），术后病理检查结果提示宫颈 CIN 2。停经 4 个月时自感胎动，患者在外院产前检查 3 次，具体情况不详。于入院前一日出现不规律腹痛，8 小时前阴道少许血性分泌物，无阴道流水等。

2．既往史　既往体健，无高血压、糖尿病等病史，无药物过敏史。

3．月经、婚育史　患者平素月经规律，量中等，无痛经，白带量中，无异味，于 2007 年 2 月结婚。20 岁有性生活史，曾有 5 位性伴侣。G_2P_0，分别于 2005、2006 年各有 1 次早孕人工流产史。

4．体格检查　T 36.5℃，P 82 次/分，R 20 次/分，BP 100/70mmHg。发育正常，营养中等，神清语利，查体合作。身高 165cm，体重 72kg，全身皮肤、黏膜无苍白，无出血点，浅表淋巴结未触及肿大。双肺呼吸音清，未闻及干、湿啰音。心界不大，P 84 次/分，律齐，未闻及杂音。妊娠腹型，腹壁及下肢无水肿，双肾区无叩击痛，生理反射存在，病理反射未引出。

5．专科检查　腹围 110cm，宫高 30cm，子宫轮廓清晰，可触及不规律宫缩，每 15～20 分钟 1 次，持续 5～10 秒。胎方位：左枕前。胎先露：头，已入盆，胎心率 140 次/分。骨盆外测量：髂棘间径 24cm，髂嵴间径 27cm，骶耻外径 19cm，坐骨结节间径 8.0cm。阴道检查：宫颈光滑，宫口未开，无接触性出血，阴道内未见异常分泌物。

6．辅助检查

（1）实验室检查：血尿常规、生化肝功能、肾功能未见异常。

（2）产科 B 超：胎头位于下方，双顶径 96.5mm，股骨长度 71.8mm，胎盘位于后壁，成熟度Ⅱ$^{+}$级，羊水暗区左下 36.3mm，左上 26.5mm，右上 27.9mm，右下 32.6mm，内脏结构未见明显异常，脐动脉 S/D 2.6，脐绕颈一周可疑。

7．入院诊断　①G_3P_0，宫内妊娠 38 周待产，LOA；②妊娠合并子宫颈上皮内瘤变 2 级（CIN 2），宫颈锥形切除术后。

【第一次查房】（入院时）

住院医师

汇报病史如上。本病例特点：①患者 30 岁，停经 38 周，不规律腹痛 1 天，阴道少许血性分泌物 8 小时。②停经 3 个多月时无明显诱因阴道分泌物增多及阴道少量流血，本院妇科检查发现宫颈中度糜烂样改变，接触性出血阳性，TCT 结果提示宫颈上皮内高度病变，阴道镜下宫颈活检提示宫颈 CIN 2。③停经 15 周时在外院行宫颈锥形切除术（切缘距宫颈口 8mm，深 2cm），术后给予保胎治疗（黄体酮 20mg，每天 1 次，肌内注射，共 1 周），术后病理检查结果提示 CIN 2。④产科检查：腹围 110cm，宫高 30cm，子宫轮廓清晰，可触及不规律宫缩，每 15～20 分钟 1 次，持续 5～10 秒。胎方位：LOA。胎先露：头，已入盆。胎心率 140 次/分。阴道检查：宫颈光滑，宫口未开，无接触性出血，阴道内未见异常分泌物。

根据患者症状、体征和辅助检查，可初步考虑诊断为：①G_3P_0，宫内妊娠 38 周待产，LOA；②妊娠合并子宫颈 CIN 2，宫颈锥形切除术后。此病例还需做哪些检查？是否有手术指征？请上级医师给予指导。

主治医师

妊娠合并宫颈 CIN 期间，雌激素过多使柱状上皮外移到子宫颈阴道部，移行带区的基底细胞出现不典型增生，可类似原位癌病变。引起子宫颈上皮内瘤变的原因目前认为与性的因素，如性生活过早、过频、有多位性伴侣及人乳头状瘤病毒（HPV）等病原体感染有关，妊娠期也易患病毒感染，妊娠合并宫颈 CIN 常由 HPV 感染所致。大部分患者为 CIN 1，仅约 14%的患者为 CIN 2 或 CIN 3，目前无依据表明妊娠期间 CIN 比非妊娠期更易发展为子宫颈浸润癌。

1．妊娠合并 CIN 的诊断　妊娠合并 CIN 的患者一般无症状，多在妇科检查或宫颈细胞学检查时发现，若有异常主张阴道镜检查并取活检，不主张宫颈管诊刮术，也不主张宫颈锥形切除术，但在为了排除浸润癌，可以考虑做宫颈锥形切除活检，宫颈锥形切除时可导致出血、流产及早产的发生；另外妊娠期做宫颈锥形切除术可能导致下列危险：①可能切除宫颈内上皮及其间质，有引起羊膜早破的危险；②锥形切除术后出血明显；③增加早产和流产的危险，不仅是本次妊娠，也可能在下次妊娠时。

2．妊娠对 CIN 的影响　多数学者认为妊娠不是加速宫颈病变的危险因素，妊娠对 CIN 的进展及预后影响不大，但晚期癌者可进展迅速。

3．妊娠期处理　对于妊娠期发现 CIN，多数学者主张保守观察，特别是合并 HPV 感染者，不需特殊处理，多数分娩后自愈。

本例患者为妊娠期合并宫颈 CIN，主要依据宫颈活组织病理检查而确诊。目前诊断基本明确，考虑到孕妇已有先兆临产征象，需及早完善常规化验检查，尽快选择剖宫产术终止妊娠。

主任医师

同意以上分析。CIN 是指子宫颈上皮不典型增生和原位癌，是一类宫颈癌的癌前病变。根据病变轻重程度不一，可以分为 CIN 1、CIN 2、CIN 3 级。妊娠合并 CIN 的治疗应从以下方面考虑。

1．组织学诊断的妊娠期 CIN 1，建议随访，而不是治疗。

2．组织学诊断的妊娠期 CIN 2、CIN 3，无浸润性病变或者妊娠已届晚期，可观察，每 3 个月进行阴道镜和细胞学检查。只有在病变表现恶化，或者细胞学提示为浸润性癌时，建议再次活检。只有怀疑为浸润癌时才建议行诊断性锥切术。除非确诊为浸润癌，否则不可以治疗。应在分娩 6～8 周以后采用细胞学与阴道镜检查进行重新评估，根据评估结果决定治疗。

3．CIN 的稳定状态与分娩方式无关，分娩方式的选择取决于产科指征，无特殊指征的患者仍以阴道分娩为宜。

该孕妇因已有先兆临产征象，且已行宫颈锥切术，不宜阴道分娩，做好剖宫产术前准备，以剖宫产术为宜。

•第一次查房医嘱•

长期医嘱	临时医嘱
产科二级护理	血尿常规
暂禁饮食	凝血功能
左侧卧位	血型
自数胎动 1 小时　tid	血生化全项
听胎心　tid	心电图
低流量吸氧 30 分钟　tid	宫颈 HPV 检测
	腹部 B 超
	产科 B 超
	胎心监护

☆☆☆☆

【第二次查房】（入院 6 小时后）

住院医师

孕妇仍有不规律宫缩，宫缩间隔及持续时间基本同前，血生化全项、心电图及腹部 B 超结果均未见异常，胎心监护 NST 示反应型，宫颈 HPV 检测 3 天后出结果，产科彩超提示宫内妊娠，单活胎，脐绕颈一周可疑。

主治医师

向孕妇及其家属交代病情，建议剖宫产术终止妊娠，常规术前准备。

主任医师

同意上述医师意见。应强调产后复查问题。一般认为产后 2 个月妊娠期的宫颈变化恢复正常，故于产后 6～8 周行细胞学、阴道镜检查及活检，根据病理结果处理。治疗后每 3 个月随访 1 次，2 次后 6 个月随访 1 次，再以后每年随访 1 次。即使产后复查正常的妇女，仍是远期 CIN 复发的高危人群，均应严密随访，至少 5 年。

•第二次查房医嘱•

长期医嘱	临时医嘱
注意宫缩情况	术前准备
	术区备皮
	配血，浓缩红细胞　4U
	术前留置尿管

【随访及预后】

于入院当日在硬膜外麻醉下行剖宫产术，娩一男活婴，体重 3800g，Apgar 评分 10 分，产后 5 天出院。产后 42 天、3 个月、6 个月复查 TCT，未见上皮内瘤变及癌，现定期随诊。

【专家评析】

妊娠期宫颈上皮内瘤变发病率并不少见，据报道发生率为 0.93%～5.00%。由于妊娠以后妇女体内激素的改变，使子宫颈相应发生一系列变化，出现诸如宫颈间质水肿、宫颈腺体增生等，致使妊娠期宫颈上皮内瘤变患者的诊断比非妊娠时更困难一些。妊娠期宫颈的一些生理性变化也较难与宫颈上皮内瘤变相鉴别。如果孕妇有一些异常表现，如性生活后阴道出血、阴道分泌物增多，就应该及时检查。宫颈上皮内瘤变的孕妇妇科检查时可以发现宫颈外观呈暗红色，质地比较脆，容易出血，宫颈局部呈息肉状或乳头突起。一旦发现有上述异常情况，应听取医师意见，先做 TCT 检查，结果报告为 ASCUS 以上，应接受进一步检查，建议在阴道镜检查下做宫颈活检，最后由病理科医师做出是否为宫颈上皮内瘤变的诊断。

根据妇科常见肿瘤诊治指南，妊娠合并 CIN 1 的孕妇，妊娠期不需任何治疗，妊娠期也不必再复查阴道镜及细胞学检查，按常规要求进行产前检查至足月。该指南还建议，高度鳞状细胞上皮内病变（HSIL，即 CIN 2 及 CIN 3）的孕妇应由有经验的医师行阴道镜检查并活检，如组织学诊断为 CIN 2 及 CIN 3，妊娠期应至少每 6～8 周复查阴道镜及细胞学检查，只有疾病加重或细胞学怀疑浸润性宫颈癌时，才建议再次活检。如果病变无明显发展，可继续妊娠并定期常规产前检查至足月。对 CIN 3 有进展治疗应个体化，根据妊娠期长短、病变位置、范围和孕妇的态度等综合考虑。

有学者认为在妊娠中期前的孕妇可以采用孕期宫颈锥切术后继续妊娠，同时便于明确诊断。也有观点认为原则上不必终止妊娠，也不需任何治疗，但要密切随诊。因为妊娠合并 CIN 进展为镜下及肉眼浸润癌的危险较小，产后自然消退的比率高，所以妊娠合并 CIN 妊娠期可不做治疗。另外，妊娠期治疗 CIN 可能引起围生期并发症（包括术中大出血），而且病灶切除不彻底的比例高，易造成病灶持续存在及复发。产后 6～8 周做进一步检查，若仍为 CIN 则按 CIN 处理。也有研究发现不同分娩方式，包括阴道分娩、进入活跃期后剖宫产术及未临产剖宫产术，对 CIN 患者的自然病程无影响。此孕妇入院后积极完善各项辅助检查的同时，很快决定手术终止妊娠，使母儿有一个很好的转归。对妊娠合并 CIN 的孕妇可以妊娠至足月，经阴道分娩，产科因素决定是否需要行剖宫产术。

（于　冰）

第二节　妊娠合并宫颈癌

一、妊娠合并早期宫颈癌

【病史摘要】

1．入院时情况　患者女性，23 岁，因“停经 8 月余、不规则出血 7 月余”于 2013 年 6 月 8 日入院。LMP：2013 年 8 月 18 日。EDC：2014 年 5 月 25 日。患者停经 30 余天开始出现阴道流血，量少于平素月经。约停经 40 天时出现恶心、呕吐等早孕反应，在当地医院行尿 HCG 检查为阳性，诊断为早孕，未行妇科检查，予以保胎治疗未见效。于停经 70 余天在当地医院检查，发现宫颈赘生物约 3cm×2cm×2cm 大小，质脆，触碰易出血，诊断为宫颈尖锐湿疣，仅切除宫颈赘生物，未送病检。术后 1 个月又出现阴道流血，量不多，有时为白带中有血，不伴腹痛，停经 6 月余再次到当地医院检查，宫颈又长出类似赘生物，即行活检，病检报告为宫颈鳞状细胞癌，转本院就诊，当时诊断为宫内妊娠 28 周，宫颈癌 Ib1，建议化疗控制病情，待胎儿成熟后终止妊娠并行宫颈癌根治术，但患者拒绝治疗自行离院，于停经 8 月余来院就诊，遂收住入院。

2．既往史　既往体健，无高血压、糖尿病等病史，无药物过敏史。

3．月经、婚育史　患者平素月经规律，量中等，无痛经。于 2007 年 2 月结婚。20 岁有性生活史，曾有 2 个性伴侣。G_1P_0，于 2008 年 1 次早孕行人工流产。

4．体格检查　T 36.7℃，P 86 次/分，R 20 次/分，BP 110/70mmHg。发育正常，营养中等，神清语利，查体合作。身高 168cm，体重 70kg，全身皮肤、黏膜无苍白，无出血点，浅表淋巴结未触及肿大。双肺呼吸音清，未闻及干、湿啰音。心界不大，心率 84 次/分，律齐，未闻及杂音。妊娠腹型，腹壁及下肢无水肿，双肾区无叩击痛，生理反射存在，病理反射未引出。

5．专科检查　腹围 94cm，宫高 30cm。胎方位：LOA。胎先露：头，浮。胎心率 146 次/分。骨盆外测量：髂棘间径 25cm，髂嵴间径 28cm，骶耻外径 20cm，坐骨结节间径 8.0cm。妇科检查：阴道穹窿无浸润，宫颈口菜花状赘生物约 3cm×3cm×2cm，质脆，触血（+），双附件区未触及异常。三合诊：双侧宫旁组织弹性尚好。

6．辅助检查

（1）实验室检查：血尿常规、生化肝功能、肾功能未见异常。

（2）产科 B 超：胎头位于下方，双顶径 83.5mm，股骨长度 64.8mm，胎盘位于右侧壁，成熟度Ⅱ级，羊水暗区左下 36.5mm，左上 34.2mm，右上 37.8mm，右下 42.8mm，内脏结构未见明显异常，脐动脉 S/D=3.7。

7．入院诊断　①G_2P_0，宫内妊娠 33^{+2} 周待产，LOA；②妊娠合并宫颈癌 Ib1。

【第一次查房】（入院时）

住院医师

汇报病史如上。本病例特点：①患者 23 岁，停经 33^{+2} 周，不规则出血 7 月余。②停经 70 余天当地医院检查发现宫颈赘生物约 3cm×2cm×2cm 大小，质脆，易触血，误诊为宫颈尖锐湿疣，仅切除宫颈赘生物，未送病检；停经 6 月余当地医院检查，宫颈又长出类似赘生物，即行活检，病检报告为宫颈鳞状细胞癌。妊娠 7 个月时转本院就诊，当时诊断为宫内孕 28 周，宫颈癌 Ib1，建议化疗控制病情，待胎儿成熟后终止妊娠并行宫颈癌根治术，但患者拒绝治疗自行离院，于停经 8 月余收住入院。③20 岁有性生活史，曾有两位性伴侣。④产科检查：宫高 30cm，腹围 90cm，胎心率 146 次/分。阴道检查：宫颈口可见一菜花状赘生物，约 3cm×3cm×2cm 大小，质脆，易触血，阴道穹窿无浸润。

根据患者症状、体征和辅助检查，可初步考虑诊断为：①G_2P_0，宫内妊娠 33^{+2} 周待产，LOA；②妊娠合并宫颈癌 Ib1。此病例还需做哪些检查？是否有手术指征？请上级医师给予指导。

主治医师

本例患者为妊娠期孕妇，出现阴道流血表现，除宫颈癌及癌前病变外还需考虑以下疾病。

1．先兆流产　也有停经史及早孕反应，尿妊检阳性，阴道检查子宫增大与停经月份相符，阴道流血量比月经量少，偶有下腹部坠胀或疼痛感，宫口未开。B 超检查仍见胚囊于宫腔内，妊娠 6 周可见原始心管搏动。

2. **输卵管妊娠**　也有早孕反应。但停经史因着床部位而异，峡部妊娠可早在末次月经后不到 30 天即有少量不规则阴道流血，而间质部妊娠则可晚至 2～3 个月不等，在发生输卵管流产或破裂，有腹痛、腰酸、肛门坠痛。阴道检查有宫颈举痛，子宫正常大小，于子宫一侧能触及明显包块，有压痛，当内出血多时检查子宫有“漂浮感”，叩诊腹部有移动性浊音。B 超检查宫腔内无妊娠囊光环，见子宫周围有血肿及孕卵包块。

3. **前置胎盘**　也可表现妊娠晚期阴道流血，但表现为无诱因的无痛性阴道流血，反复发生，量时多时少，甚至一次大量出血患者即出现休克。产科检查可见胎头高浮，下腹部有子宫胎盘血管杂音。超声检查胎盘下缘接近或覆盖宫颈内口可明确诊断。

4. **胎盘早剥**　也可表现妊娠晚期腹痛及阴道流血，但患者常为突然持续剧烈腹痛，伴腰骶部痛，继之阴道流血，量较多，产科检查子宫呈板状，压痛明显，休克与外出血不成比例，超声检查胎盘后血肿即可确诊。

5. **子宫颈阴道炎或息肉**　在妊娠期常表现为不规则阴道流血，或有血性分泌物流出，尤其是阴道检查或性生活后出血，妇科检查可见组织充血，宫颈柱状上皮外移或息肉形成，行宫颈细胞学检查未见异常，必要时可进行阴道镜检查及宫颈活体组织检查明确诊断。

6. **宫颈尖锐湿疣**　是人乳头状瘤病毒感染引起的宫颈病变，病灶特征呈多发性的鳞状上皮乳头状增生，质硬、突出表面，呈菜花状，且妊娠期生长快，易与宫颈癌混淆，但病理检查可见宫颈尖锐湿疣表皮细胞排列整齐，有明显的空泡形成。

本例患者因停经 70 余天当地医院曾误诊为宫颈尖锐湿疣，仅切除宫颈赘生物，未查 HPV，未送病检而延误诊治。因在外院行病理检查诊断为宫颈鳞状细胞癌，现根据妇科检查临床分期为 Ib1，目前应查 HPV，做阴道镜检查取活检，同时注意检查阴道壁，进一步明确诊断，考虑患者及其家属对胎儿较期待，妊娠已 33^{+2} 周，给予期待疗法，予以地塞米松促进胎肺成熟，终止妊娠时机及方式需待检查结果决定。

主任医师

同意以上分析。妊娠合并宫颈癌一般是指妊娠期及产后半年内发生的宫颈癌，也有学者认为，妊娠期及产后 18 个月内发生者均属妊娠合并宫颈癌范畴。妊娠期易与先兆流产、早产及前置胎盘等混淆，患者因怕流产而避免阴道检查致使此病的漏诊及误诊率较高。凡妊娠期流血患者需常规行阴道窥器检查。

妊娠合并宫颈癌的诊断方法有下述几项。

1. **细胞学检查**　是筛查妊娠期宫颈癌的主要手段，妊娠期应常规做宫颈细胞学检查，以期发现早期宫颈癌。

2. **阴道镜检查**　阴道镜指引下子宫颈活检是妊娠合并子宫颈癌确诊的手段。凡妊娠期子宫颈细胞学检查不正常或疑有子宫颈恶性病变者，均应做阴道镜检查，在妊娠的任何阶段均可进行，且安全可靠。

3．宫颈活体组织检查　是妊娠期宫颈癌安全可靠的诊断手段。对阴道镜检查疑有 CIN 2、CIN 3，最好行活检；对其他病变，也可以考虑活检。但妊娠期禁止行宫颈管搔刮术。

4．MRI　妊娠期还可通过盆腔 MRI 评估肿瘤对周围脏器的侵犯程度，判断淋巴结有无转移及输尿管有无异常扩张等。

因此，鉴于宫颈活体组织检查是妊娠期宫颈癌安全可靠的诊断手段，此患者应进行 HPV 检测、血鳞状细胞抗原（SCC）检测和取宫颈赘生物活组织检查，注意取活检后病灶出血情况。暂完善检查，期待疗法，决定延期至 34 周左右手术治疗。

•第一次查房医嘱•

长期医嘱	临时医嘱
产科二级护理	血尿常规
普食	凝血功能
左侧卧位	血型
自数胎动　1 小时　tid	血生化全项
听胎心　tid	心电图
低流量吸氧　30 分钟　tid	腹部 B 超
复方氨基酸　250ml　静脉滴注+地塞米松　10mg　加小壶　qd	产科 B 超
	胎心监护
	宫颈活检
	宫颈 HPV 检测

【第二次查房】（入院第 2 天）

住院医师

孕妇取活检后出血较多，给予阴道内局部填纱压迫止血。生化全项、心电图及腹部 B 超结果均未见异常，胎心监护 NST 示反应型，宫颈病检及 HPV 检测 3 天后出结果，产科彩超提示胎儿双顶径 84mm，股骨长度 65.2mm，胎盘成熟度Ⅱ级，羊水正常，脐动脉 S/D=3.7。

主治医师

妊娠期宫颈癌治疗原则应根据患者渴望保留胎儿的程度、宫颈癌的临床分期及诊断时的孕龄不同而异。所有治疗方案均应与患者和其家属充分讨论后决定，应考虑到治疗对孕妇及胎儿可能产生的危险性，并充分尊重患者的意愿。现孕妇给予静脉输注氨基酸促进胎儿生长及促胎肺成熟治疗，是否终止妊娠及手术范围请示上级医师后决定。

主任医师

目前手术仍是妊娠期早期宫颈癌（Ⅰa～Ⅱa）的首选疗法。该例孕妇检查 HPV 检测 16、18（+），SCC 略高于正常，1.8ng/ml。诊断妊娠合并早期宫颈癌 Ib1，

现妊娠 33^{+4} 周，超声显示胎儿大小接近成熟，终止妊娠时间不宜超过 34 周，决定经术前准备后，行剖宫产术，并行广泛性子宫切除+盆腔淋巴结清扫术。

•第二次查房医嘱•

长期医嘱	临时医嘱
注意胎心胎动	术前准备
	术区备皮
	配血　800ml　浓缩红细胞　4U
	术前留置尿管

【随访及预后】

妊娠 33^{+6} 周在全身麻醉下行剖宫产术娩一女活婴，外观无异常，体重 2300g，Apgar 评分 9 分。取出胎盘后缝合子宫，行广泛子宫切除+盆腔淋巴结清扫术，手术顺利。病理示宫颈鳞状细胞癌Ⅱ级，阴道切缘、宫旁及双侧盆腔淋巴结均未见癌细胞。术后给予对症治疗，患者恢复良好，母婴平安出院。嘱患者定期随访，两年无复发，婴儿健康状况良好。

【专家评析】

妊娠期很少合并妇科恶性肿瘤，偶可见者，宫颈癌最为多见。特别是近年来宫颈癌的发病有年轻化趋势，小于 35 岁的患者比例逐渐增大，以及生育年龄提前等因素，妊娠合并宫颈癌越来越受到人们的重视。

对于妊娠期流血患者需常规行妇科检查。宫颈细胞学检查可安全用于妊娠妇女，对结果可疑者于阴道镜下行宫颈活检确诊。

手术仍是妊娠期早期宫颈癌治疗的主要手段，Ib1 及以前的患者妊娠 20～28 周可延迟治疗，用化疗控制病情，待胎儿成熟后，不超过 34 周终止妊娠，同时行宫颈癌根治术+盆腔淋巴结清扫，也可以产后放、化疗。

总之，应重视育龄妇女妊娠前宫颈细胞学检查。妊娠期阴道流血，排除先兆流产及胎盘因素，均应行宫颈细胞学检查，可疑者需行宫颈活检或阴道镜下活检。治疗方式的选择取决于临床分期及孕周等多种因素，延期治疗对母婴的远期影响有待进一步研究。

二、妊娠合并晚期宫颈癌

【病史摘要】

1．入院时情况　患者女性，22 岁，因“停经 6 月余、不规则出血 4 月余”于 2013 年 5 月 15 日入院。LMP：2012 年 11 月 8 日。EDC：2013 年 8 月 15 日。患者停经 40 天时出现恶心、呕吐等早孕反应，在当地医院行尿妊娠试验为阳性，诊断为早孕，未行妇科检查。妊娠 2 个月左右性生活后阴道少量流血，未予以重视及治疗，之后阴道分泌物较多，无异味。妊娠 4 个月时自感胎动，10 余天前无明显诱因再次出现阴道流血，多于月经量，在当地医院检查发现宫颈肿物，活检病理示宫颈鳞状细胞癌，转入本院。

2．既往史　既往体健，无高血压、糖尿病等病史，无药物过敏史。

3．月经、婚育史　患者平素月经规律，量中等，无痛经。于 2012 年 8 月结婚。20 岁有性生活史，曾有 2 位性伴侣。G_1P_0，于 2010 年早孕行人工流产 1 次。

4．体格检查　T 36.8℃，P 80 次/分，R 17 次/分，BP 100/60mmHg。发育正常，营养中等，神清语利，查体合作。身高 163cm，体重 66kg，全身皮肤、黏膜无苍白，无出血点，浅表淋巴结未触及肿大。双肺呼吸音清，未闻及干、湿啰音。心界不大，P 82 次/分，律齐，未闻及杂音。妊娠腹型，腹壁及下肢无水肿，双肾区无叩击痛，生理反射存在，病理反射未引出。

5．专科检查　腹围 82cm，宫高 23cm。胎方位：LOA。胎先露：头，浮。胎心率 142 次/分。骨盆外测量，髂棘间径 24cm，髂嵴间径 26cm，骶耻外径 19cm，坐骨结节间径 9cm。妇科检查：左侧阴道穹窿浸润变浅，宫颈菜花样病灶约 6cm×5cm×4cm，双合诊左侧宫旁组织增厚，三合诊左侧骶主韧带变短，弹性差，右侧（－）。

6．辅助检查

（1）实验室检查：血常规和尿常规未见异常。

（2）产科 B 超：胎头位于下方，双顶径 60.5mm，股骨长度 45.8mm，胎盘位于后壁，成熟度Ⅰ级，羊水 57.8mm。

7．入院诊断　①G_2P_0，宫内妊娠 25 周，LOA；②妊娠合并宫颈癌Ⅱb。

【第一次查房】（入院时）

住院医师

汇报病史如上。本病例特点：①患者 22 岁，停经 6 月余、不规则出血 4 月余；②妊娠 2 个月左右性生活后阴道少量流血，未予重视及治疗。10 余天前无明显诱因再次出现阴道流血，多于月经量，在当地医院检查发现宫颈肿物，活检病理示宫颈鳞状细胞癌，转入本院。③20 岁有性生活史，曾有 2 位性伴侣。④产科检查：腹围 82cm，宫高 23cm，胎心率 142 次/分。妇科检查：左侧阴道穹窿浸润变浅，宫颈菜花样病灶约 6cm×5cm×4cm，双合诊左侧宫旁组织增厚、变硬，未达盆壁；三合诊左侧骶主韧带变短，无弹性，右侧（－）。

根据患者症状、体征和辅助检查，可初步考虑诊断为：①G_2P_0，宫内妊娠 25 周，LOA；②妊娠合并宫颈癌Ⅱb。此病例还需做哪些检查？是否有手术指征？请上级医师给予指导。

主治医师

本例患者为妊娠期孕妇，出现阴道流血表现，需与以下疾病相鉴别：先兆流产、输卵管妊娠、前置胎盘、胎盘早剥、子宫颈阴道炎或息肉、宫颈尖锐湿疣。本例患者妊娠 2 个月左右性生活后阴道少量流血，未予检查治疗，10 余天前无明显诱因再次多量阴道流血，在当地医院检查发现宫颈肿物，活检病理示宫颈鳞状细胞癌。因在外院行病理检查诊断为宫颈癌，现根据妇科检查所见考虑期别为Ⅱb，目前应完善各项检查，尽快终止妊娠，请上级医师后续决定宫颈癌的治疗。

主任医师

宫颈癌合并妊娠，是指妊娠期间或产后 6 个月内发现的宫颈癌。妊娠合并晚期宫颈癌一般是指Ⅱb～Ⅳ期者，为做到早期诊断，应从以下几方面考虑。

1. 症状和体征　妊娠合并宫颈癌患者的症状和体征与患者诊断时的临床分期和病变大小相关。部分早期宫颈癌患者可无症状，出现症状多为接触性出血、阴道不规则流血或排液增多。而这些症状与其他病理性妊娠症状相似，可能会延迟诊断时机。患者因不适就诊的时间平均在妊娠期 4、5 个月，处于妊娠早中期，尚有利于治疗。因此临床医师应对妊娠期阴道流血或排液患者保持警惕，进行细胞学检查和高危型人乳头瘤病毒（HPV）检测，对显著的可疑病变区行活组织检查。

2. 宫颈细胞学检查　妊娠期常规产前检查为宫颈癌筛查提供了有利条件。大部分妊娠合并宫颈癌患者无明显症状，仅常规宫颈细胞学检查发现异常，发生率为 5%～8%。

3. HPV DNA 检测　鉴于 HPV 感染在宫颈癌发生发展中的重要影响，在妊娠妇女中开展 HPV DNA 检测来筛查宫颈癌癌前病变和宫颈癌是非常必要的。

4. 阴道镜检查　主要不良反应为出血，但研究表明，其对妊娠的不良影响非常小。

5. 影像学检查　近年宫颈癌转移状况的影像学诊断技术有了发展。2005 年欧洲泌尿生殖放射协会认为，在妊娠妇女中使用钆是安全的。此项研究结果有助于在宫颈癌合并妊娠患者中应用 MRI 造影检查，以提高对转移灶的检出率，为患者准确分期，从而制订有效的治疗方案。

该例孕妇在外院已做宫颈活检病理示宫颈鳞状细胞癌，外院病理切片已送本院病理科，也提示宫颈鳞状细胞癌，因此诊断已明确。现根据妇科检查同意诊断期别为Ⅱb，向其家属交代病情，尽快完善有关检查后治疗。

•第一次查房医嘱•

长期医嘱	临时医嘱
产科一级护理	血、尿常规
普食	凝血功能
左侧卧位	血型
注意阴道出血	血生化全项
	鳞状细胞癌抗原（SCC）
	心电图
	腹部 B 超
	产科 B 超
	宫颈 HPV 检测
	盆腔磁共振检查

【第二次查房】（入院第 2 天）

住院医师

孕妇阴道出血仍较多，给予阴道内局部填纱压迫止血。生化全项、心电图及腹部 B 超结果均未见异常，HPV 检测 3 天后出结果，产科彩超提示，双顶径 61.5mm，股骨长度 46.3mm，胎盘位于后壁，成熟度Ⅰ级，羊水 46.6mm，盆腔核磁检查示符合宫颈癌并盆腔内淋巴结转移。

主治医师

根据以上检查结果，诊断期别为Ⅱb，属妊娠合并晚期宫颈癌，现妊娠 25^{+1} 周，胎儿存活，手术方案请上级医师给予指导。

主任医师

宫颈癌合并妊娠的治疗应根据宫颈癌的临床分期和妊娠时间制订具体的治疗方案，因系晚期宫颈癌且妊娠中期，原则上不考虑胎儿的存活。

妊娠合并晚期宫颈癌的治疗原则上不推迟治疗，以放射治疗为主。该例患者属中期妊娠，不考虑胎儿是否存活，Ⅱb 期及以上的晚期病例通常可采用根治性子宫切除术或新辅助化疗后进行根治性子宫切除术。该患者可行新辅助化疗后进行根治性子宫切除术或直接开始放射治疗，放射治疗需考虑到卵巢保护。充分向患者及其家属交代病情，根据患者意愿决定治疗方式。

•第二次查房医嘱•

长期医嘱	临时医嘱
	请放疗科会诊

【随访及预后】

根据患者及其家属意见，妊娠 25^{+2} 周予以新辅助化疗两个疗程后行广泛性子宫切除+盆腔淋巴结清扫术，同时将卵巢移位，患者恢复良好。病理示宫颈外生型鳞状细胞癌Ⅱ级，左盆腔淋巴结 7 枚中有 2 枚查见转移癌，阴道切缘及右盆腔淋巴结均未查见癌。HPV 检测 16、18（+），术后给予追加放疗，随诊 1 年半无复发。

【专家评析】

妊娠极少合并晚期宫颈癌，一旦发现处理较为复杂。大多数学者认为，妊娠对宫颈癌及癌前病变的疗效和预后无明显影响，不会加速宫颈癌的扩散。早期宫颈癌一般不影响妊娠，但中、晚期宫颈癌不利于妊娠，可影响胚胎生长发育，容易引起流产或早产；分娩时可能引起难产及产时、产后大出血。早期诊断及合理治疗极为重要。

妊娠合并晚期宫颈癌治疗原则以放射治疗为主。妊娠早期接受 30～40Gy 放射治疗，即出现自发流产，其后可腔内放疗；妊娠中期存活的胎儿可采用剖宫取胎+广泛子宫切除+盆腔淋巴结清扫术，同时将卵巢移位，术后即开始放射治疗；

也可考虑新辅助化疗后手术；妊娠晚期应绝对避免经阴道分娩，应先行剖宫产或剖宫取胎术，术后 2 周开始放疗，一般体外照射结束后再行腔内镭疗。

（于　冰）

第三节　妊娠合并子宫肌瘤

一、妊娠合并子宫肌瘤红色变

【病史摘要】

1. 入院时情况　患者女性，26 岁，因“停经 6 月余，下腹持续性疼痛 1 天”收入院。患者既往月经规律，经量中等，无痛经。LMP：2012 年 3 月 5 日。EDC：2012 年 12 月 12 日。停经 40 余天曾出现晨起恶心等不适，停经 3 个月后自行好转，停经 5 个月时始感胎动，从未进行检查。1 天前开始出现下腹部持续性疼痛，呈胀痛，自感发热，未测体温，不伴阴道流血，无恶心，无腹泻，就诊于当地县医院，行超声检查提示：宫内孕单活胎，子宫肌瘤？卵巢肿瘤？因不能明确诊断转诊于我院，患者自发病以来，食欲尚可，大小便正常，无体重减轻。

2. 既往史　既往体健，否认高血压、糖尿病等病史，无药物过敏史。

3. 月经、婚育史　平素月经规律，白带量中，无异味。G_0P_0。LMP：2012 年 3 月 5 日。

4. 体格检查　T 37.8℃，P 90 次/分，R 21 次/分，BP 120/70mmHg。发育正常，营养中等，神清语利，查体合作。身高 156cm，体重 65kg，全身皮肤、黏膜无苍白，无出血点，浅表淋巴结未触及肿大。双肺呼吸音清，未闻及干、湿啰音。心界不大，心率 90 次/分，律齐，未闻及杂音。妊娠腹型，于左侧腹部脐下一横指处可触及约 7cm×6cm 包块，质地硬，活动受限，压痛（+），双肾区无叩击痛，生理反射存在，病理反射未引出。

5. 专科检查　腹围 86cm，宫高 27cm，胎方位：左枕前，胎先露：头，浮，胎心率 134 次/分。骨盆外测量正常。妇科检查：外阴已婚型，阴道畅，无血迹，宫颈光滑，于子宫左底前壁可触及 7cm×6cm 包块，质地硬，与子宫关系密切，压痛（+），双侧附件区未触及明显包块。

6. 辅助检查

（1）实验室检查：血常规示 WBC 12.6×10^9/L，N 0.78，其余均在正常范围内。尿常规、肾功能及心电图正常。

（2）产科彩超：胎头位于下方，双顶径 64.5mm，股骨长度 49.8mm，胎盘位于后壁，成熟度 I 级，羊水 67.5mm。B 超检查提示中期妊娠（胎儿生长与停经孕周相符），子宫肌瘤（红色变性？）

7. 临床诊断　G_1P_0，宫内孕 27 周，妊娠合并子宫肌瘤（红色变性？）

【第一次查房】（入院后第 1 天）

住院医师

该病例有如下特点：①患者妊娠 27 周，下腹持续性疼痛 1 天，并伴有体温升高。②左下腹可触及 7cm×6cm 包块。③于子宫左底前壁可触及 7cm×6cm 包块，质地硬，与子宫关系密切，压痛（+），双侧附件区未触及明显包块。结合彩超，入院诊断如上所述。请上级医师指导下一步处理。

主治医师

该患者为突然发生的腹痛，并伴有体温升高，腹部包块与子宫关系密切，但偏于子宫一侧，因此诊断可能为妊娠合并子宫肌瘤红色变性，也不能完全除外妊娠合并卵巢肿瘤蒂扭转。妊娠合并子宫肌瘤红色变性时一般表现为突然发生剧烈腹痛，持续性伴进行性加重，拒按，疼痛时可伴恶心，呕吐，体温上升，甚至高热。子宫局部有丘状突起的肿块、压痛明显，并短期内迅速增大，一般无肌紧张及反跳痛。子宫增大超过妊娠月份，不对称。实验室检查白细胞总数增高，中性多核细胞明显升高，红细胞沉降率增快。辅助检查：B 超可发现子宫有低回声包块，有助于确定有无肌瘤。卵巢肿瘤蒂扭转同样表现为下腹剧痛并伴有恶心、呕吐。查体：腹部一侧有压痛，可在子宫旁触及包块，压痛，与妊娠合并子宫肌瘤变性相似，卵巢肿瘤蒂扭转患者有卵巢肿瘤病史，一般不会出现高热，除外合并感染，B 超有助于鉴别。因此为减少误诊，应详细询问病史，妊娠前有无肌瘤病史及肌瘤的临床表现，如经量增多，经期延长等。请上级医师指导下一步处理。

主任医师

对于妊娠合并子宫肌瘤红色变性患者，原则上应采取非手术治疗。但非手术治疗无效，临床症状加重，高热不退，疼痛剧烈难以控制或肌瘤直径大于 6cm，可考虑手术治疗。该患者虽肿块大于 6cm，且为妊娠 27 周患者，暂用抗生素非手术治疗，同时严密观察，防止流产。

•第一次查房医嘱•

长期医嘱	临时医嘱
产科产前护理常规	急查血常规
一级护理	急查凝血功能
禁饮、禁食	急查肾功能
左侧卧位	急查心电图
检测血压　qd	急查尿常规
吸氧每次 30 秒　tid	肝功能
自数胎动每次 1 小时　tid	产科 B 超
胎心监护	胎心监护
0.9%氯化钠注射液　100ml+头孢呋辛　1.5g　ivgtt　q8h	头孢呋辛皮试（－）

【第二次查房】（入院后第 2 天）

住院医师

今日患者自感腹痛减轻，无阴道流血及流水。体温降至 37.5℃，下腹部压痛仍存在，胎心率 146 次/分，肝功能等化验回报均正常。是否应给予宫缩抑制剂，如硫酸镁及硫酸沙丁胺醇等，以免诱发宫缩导致流产，请上级医师指示。

主治医师

目前无流产症状，不需常规给予硫酸镁及硫酸沙丁胺醇。经抗生素治疗效果好，继续治疗，严密观察宫缩、阴道流血等流产征兆，必要时予以保胎治疗。

【随访及预后】

出院后按期进行产前检查，至妊娠 38 周余，自然发动宫缩，经阴道分娩一男活婴，体重 3100g，产程顺利，出血不多，产后子宫缩复好。

【专家评析】

子宫肌瘤红色变性多发生于妊娠中、晚期。目前认为其发病机制是肌瘤内小血管发生退行性变，引起血栓或溶血，血红蛋白渗入肌瘤内使肌瘤切面呈肉红色。由于肌瘤内小血管血栓栓塞，肌瘤缺血、变性、坏死。患者临床表现为腹痛、发热、白细胞增高，肿瘤局部明显压痛。妊娠期血液处于高凝状态，加重了子宫肌瘤内小血管血栓形成。有报道显示，临床应用肝素治疗妊娠合并子宫肌瘤红色变性，与对照组比较，肝素治疗组起效时间及用药时间均缩短且疗效显著，因用药剂量小且时间短，孕妇无一例有出血倾向。肝素是有效的抗凝剂，可阻断凝血过程，疏通微循环，改善对子宫肌瘤的血液供应，使患者症状减轻，并逐渐缓解。但临床应用尚较少，有待进一步探讨。

（于 冰）

二、妊娠合并子宫肌瘤早产

【病史摘要】

1. 入院时情况　患者女性，27 岁，因停经 29^{+3} 周，下腹痛伴间断阴道出血 8 小时。2011 年 8 月 19 日入院。LMP：2012 年 1 月 19 日，停经 40 天，有恶心、呕吐等轻度早孕反应。停经 9 周患上呼吸道感染，未服用药物，症状消失。8 小时前下间断阴道出血，量少，呈暗红色，无血块，无组织物排出，伴下腹阵发性疼痛。来本院急诊行超声提示：单胎，头位，胎头双顶径 78mm，胎儿发育大体未见异常，胎心率 164 次/分，胎盘附于子宫前壁，其内回声均匀。子宫增大，大于孕周，宫体探及多个大小不等的实性低回声区，最大为 4.8cm×4.6cm，包膜清晰。

2. 既往史　无高血压、糖尿病、血液病等病史。

3. 月经、婚育史　14 岁初潮，月经周期及月经期均规律，月经周期 23～29 天，经期为 5～7 天，量多，无痛经。23 岁结婚，G_1P_0，2008 年行人工流产一次。

4．体格检查　T 36.3℃，P 89 次/分，R 20 次/分，BP 115/70mmHg。发育正常，营养中等，神清语利，查体合作。全身皮肤、黏膜较苍白，无出血点，浅表淋巴结未触及肿大。双肺呼吸音清，未闻及干、湿啰音。心界不大，心率 89 次/分，律齐，未闻及异常心脏杂音。腹部肌紧张，全腹压痛，可触及增大子宫，肝脾肋下未触及，双肾区无叩击痛，移动性浊音阴性，肠鸣音正常。生理反射存在，病理反射未引出。

5．专科检查　外阴发育正常，可见血迹，阴道通畅，内可见暗红色血性分泌物，量多，宫颈口扩张，颈口可见妊娠组织物，子宫后位，子宫增大，大于孕周，质硬，形态不规则，无压痛。双侧附件区未扪及包块，无压痛。

6．辅助检查　血常规示 Hb 83g/L，HCT 0.208L/L，WBC 4.7×10^9/L，N 0.761，PLT 305×10^9/L。

7．入院诊断　①妊娠合并子宫肌瘤；②先兆早产；③中度失血性贫血。

【第一次查房】（入院第 1 天）

住院医师

汇报病史如上。根据本病例特点：①患者 27 岁，育龄期女性，停经 29^{+3} 周，查体子宫增大，可触及胎位及听到胎心。②下腹痛伴间断阴道出血。③妇科检查阴道通畅，可见暗红色血性分泌物，量多，宫颈口扩张，宫颈口可见妊娠组织物，子宫大于孕周，质硬，形态不规则。④超声提示：单胎，头位，胎头双顶径 78mm，胎儿发育大体未见异常，胎心率 164 次/分，胎盘附于子宫前壁，其内回声均匀。子宫增大，大于孕周，宫体探及多个大小不等的实性低回声区，最大为 4.8cm×4.6cm，包膜清晰。⑤血常规示 Hb 83g/L。根据患者症状、体征和辅助检查，可初步考虑诊断为妊娠合并子宫肌瘤；先兆早产；中度失血性贫血。

主治医师

根据患者症状、体征和辅助检查，患者诊断明确，诊断为妊娠合并子宫肌瘤；先兆早产；中度失血性贫血。建议尽快完善各项检查，因早产不可避免，做好阴道分娩准备。

主任医师

同意以上分析。尽快终止妊娠，如经阴道分娩受阻，可行子宫下段剖宫产术分娩，是否同时行子宫肌瘤剔除术需根据肌瘤大小、位置及是否影响剖宫产而定。如肌瘤不影响剖宫产术，可于妊娠终止后复查，如需手术，经腹腔镜下行子宫肌瘤剔除术，若腹腔镜下施术困难可经腹手术。若子宫肌瘤是带蒂的浆膜下子宫肌瘤，剖宫产同时剔除出血不会多，或肌瘤阻挡剖宫产切口时可同时切除肌瘤。剖宫产同时不建议剔除肌瘤的原因是考虑妊娠期盆腔充血，此时剔除肌瘤恐发生子宫大出血，如出血难止可能需切除子宫；但也有人认为同时提出肌瘤可免除再次手术的痛苦，减轻经济负担。有报道表明，剖宫产术中同时剔除肌瘤与单行剖宫产术相比，出血量与手术难度均无明显增加。术中术后需及时采取各种治疗措施，包括按摩子宫、缩宫素维持促进子宫收缩，止血带暂时阻断子宫血供，米索前列醇使用等可显著减少术中及产后出血。

辅助治疗：①矫正贫血。对中重度贫血患者在上述治疗的同时给予铁剂和叶酸治疗，也可必要时输血治疗，可以快速缓解贫血的相关症状。②防治感染。出血时间长，贫血严重，可致患者抵抗力差，应用抗生素防治感染的发生。

结合本例患者的一般状况、血红蛋白、年龄及婚姻情况，选择的治疗措施为配输同型浓缩红细胞，应用抗生素预防感染，补充叶酸。

•第一次查房医嘱•

长期医嘱	临时医嘱
妇科三级护理	急查血常规
普食	急查凝血功能
自由体位	急查血型
注意阴道流血情况	急查肾功能
维生素 C 片　0.2g　po　tid	急查心电图
琥珀酸亚铁片　1 片　po　bid	尿常规
	肝功能
	胸部正位 X 线片
	妇科 B 超
	输浓缩红细胞　2U
	缩宫素注射液　10U+5%葡萄糖注射液　500ml　ivgtt

【第二次查房】（入院第 2 天）

住院医师

患者入院第 1 天，由于经阴道分娩受阻后行子宫下段剖宫产术分娩，因为肌瘤不影响剖宫产，且肌瘤基底宽，所以未同时行子宫肌瘤剔除术。术中和术后及时采取各种治疗措施，包括按摩子宫、缩宫素维持促进子宫收缩，米索前列醇用于术中及产后出血。术后给予抗感染治疗。

检查结果回报：入院第 1 天复查血常规示 Hb 83g/L，HCT 0.208，WBC 4.7×10^9/L，N 0.761，PLT 305×10^9/L。尿常规、凝血功能、肾功能、肝功能、心电图、胸部 X 线片检查均未见异常。入院第 1 天及今日各输浓缩红细胞 2U，今日查血常规示 Hb 95g/L，HCT 0.316，WBC 10.9×10^9/L，N 0.695，PLT 287×10^9/L。

主治医师

患者经上述治疗后，阴道出血减少，应密切观察患者病情变化，继续抗感染治疗。

主任医师

同意上述医师意见。

•第二次查房医嘱•

长期医嘱	临时医嘱
停用硫酸亚铁及维生素 C（血清铁蛋白正常后）	复查血常规

【随访及预后】

入院 7 天后，患者阴道出血明显减少，面色转红润，无乏力、头晕等，予以患者出院。手术切口无红肿及分泌物，继续口服维生素 C 0.2g tid，琥珀酸亚铁 1 片，bid（血清铁蛋白正常后停服铁剂及维生素 C）。嘱其按时按量服用药物，服药过程中如有不良反应发生，要随时返院就诊，切忌漏服、乱服及擅自停药。月经来潮后第 1 天回院复诊，观察月经量的变化。

【专家评析】

子宫肌瘤是妊娠期间发生的较为常见的肿瘤，妊娠合并子宫肌瘤占妊娠的 0.1%～3.9%，肌瘤患者中的发病率为 0.5%～1%。随着生育年龄推迟、超声技术的广泛应用和诊断技术的提高，妊娠合并子宫肌瘤的发生率呈逐渐上升趋势。肌瘤与妊娠相互之间有不良影响，为保证母婴安全，应加强孕产期监护。妊娠合并子宫肌瘤主要体征是在子宫肌壁上触及突起的肌瘤。妊娠期间子宫肌瘤虽可增大，易触及，但也可变软、变平，触诊时失去肌瘤固有的感觉。因此妊娠合并子宫肌瘤漏诊常见，多在妊娠期超声检查时及剖宫产时发现。目前超声诊断简便易行，用于诊断子宫肌瘤有较高的准确性，还可动态观察妊娠过程中子宫肌瘤的变化，是诊断子宫肌瘤的有效手段。

凡有下列情况者，均应行 B 超检查，以免漏诊妊娠合并子宫肌瘤。①子宫不对称性增大；②一侧盆腔包块；③子宫增大与停经月份不符；④有异常的阴道出血史或不良产科病史。在妊娠中晚期，随着时间推移，尽管肌瘤可能增大，但由于肌瘤软化，与周围组织界限不清，无明显包膜，超声也容易漏诊，在后壁的肌瘤更可由于增大的子宫影响超声波检测而漏诊。因此，B 超检查时应注意肌瘤的形态、大小、部位、数量，以及其与胎盘的关系。

（于　冰）

三、妊娠合并黏膜下子宫肌瘤脱出

【病史摘要】

1．入院时情况　患者女性，35 岁，3 天前于当地医院自然分娩一女活婴，妊娠 39 周，Apgar 1 分钟评 10 分。产程经过顺利，胎盘胎膜娩出完整，产时和产后出血不多。于 1 小时前突然阴道脱出一儿头大肿物，不伴腹痛，随后阴道大量流血，呈鲜红色，约 1500ml，并含大量血块，继之昏迷，遂急诊转入我院。

2．既往史　半年前超声发现有黏膜下子宫肌瘤，约呈 2cm×2cm 大小，蒂位于子宫侧壁，长约 0.5cm，粗约 0.4cm，未治疗。否认高血压病、冠心病、糖尿病、血液病等病史。

3. 月经、婚育史 既往月经规律，13 岁初潮，月经期为 1～4 天，月经周期为 28～30 天，经量中。半年前月经期延长为 5～8 天，月经周期缩短为 23～25 天，经量为平素经量的 2 倍，无痛经。23 岁结婚，G_5P_2，均为顺产。

4. 体格检查 体温 36℃，脉搏 130 次/分，呼吸 22 次/分，血压 8/5kPa（60/38mmHg）。一般情况差，重度贫血貌，表情淡漠，自主体位，查体合作。全身皮肤、黏膜苍白，心肺无异常体征。腹部稍膨隆，肝脾肋下未触及，全腹无压痛和反跳痛，宫底位于脐下一横指，移动性浊音阴性。生理反射存在，病理反射未引出。

5. 妇科检查 外阴已婚已产型；阴道畅，少量暗红色血迹；宫颈完整，宫口松弛，肉眼见阴道脱出一 9cm ×8cm 淡红色实性肿物，表面光滑，包膜完整、质地较韧，其上有一蒂长约 3cm，直径 1.2cm，位于宫颈管内，位置较深，未触及蒂根部；子宫前位，增大如妊娠 6 个月大小，质软，活动可，无压痛，按压宫底有少量暗红色血液流出。双侧附件未触及明显异常。肛门及外生殖器未见异常。

6. 辅助检查 Hb 50g/L，WBC 13×10^9/L，血小板 230×10^9/L，中性粒细胞百分比 0.75，平均血红蛋白体积（MCV）90fl。

7. 入院诊断 黏膜下子宫肌瘤脱出？晚期产后出血，失血性休克。

【第一次查房】（入院第 1 天）

住院医师

汇报病史如上。患者诉 3 天前阴道分娩后，于 1 小时前突然阴道娩出一儿头大肿物，不伴腹痛，随后阴道大量流血，呈鲜红色，约 1500ml，并伴大量血块，继之昏迷。分析临床资料，本病例有以下特点。

（1）病史：育龄期女性，35 岁，既往有黏膜下子宫肌瘤病史，伴有月经改变。阴道分娩 3 天后宫口脱出一儿头大肿物，随后阴道大量流血伴大量血块，继之昏迷。

（2）体征：T 36℃，P 130 次/分，R 22 次/分，BP 8/5kPa（60/38mmHg）。重度贫血貌，表情淡漠，全身皮肤黏膜苍白。腹部检查示宫底位于脐下一横指，妇科检查发现阴道有少量暗红色血迹，宫颈完整，宫口松弛，肉眼见娩出一大小约 9cm×8cm 淡红色实性肿物，表面光滑，包膜完整、质地较韧。其上有一蒂长约 3cm，直径 1.2 cm，位于宫颈管内，位置较深，未触及蒂根部。子宫增大如妊娠 6 个月大小，质软，活动可，无压痛，按压宫底有少量暗红色血液流出。

（3）辅助检查：Hb 50g/L，WBC 13×10^9/L，PLT 230×10^9/L，N 0.75，MCV 90fl。

根据患者症状、体征和辅助检查，可初步诊断为子宫黏膜下肌瘤脱出可疑，晚期产后出血，失血性休克。此患者有子宫肌瘤、月经过多等病史，自然分娩后阴道脱出一肿物，且脱出物较大，根部带蒂，肿物表面无坏死、溃疡组织，高度怀疑良性病变，但尚且不能明确诊断，需进一步行病理组织学检查。由于该患者为晚期产后出血合并失血性休克，需尽快建立静脉通道，积极给予输血、补液、预防感染等对症支持治疗，待患者病情平稳后，是否有手术指征？请上级医师给予指导。

主治医师

该患者为育龄期女性，有黏膜下子宫肌瘤病史，自然分娩3天后自宫颈内口脱出一巨大肿物，表面无坏死、溃疡，高度怀疑黏膜下子宫肌瘤脱出伴晚期产后出血、失血性休克。结合临床资料，本例患者应与以下疾病相鉴别。

1. 妊娠合并宫颈肌瘤　两者均可表现为月经改变及自宫颈口脱出一肿物。但典型的宫颈肌瘤可使宫颈管变形、延长，并将宫体向上移位，巨大宫颈肌瘤则使正常大小的宫体像一顶小帽戴于肿瘤之上。若为宫颈某一侧的肌瘤，则该侧的宫颈扩大、宫颈壁明显增厚，而对侧的宫颈部分则伸展拉长而变薄，使宫颈轮廓改变，颈管扩大，甚至颈管内可触及突起，宫颈外口伸张展平呈新月形。若为妊娠合并宫颈黏膜下肌瘤，在阴道内或宫颈管内可见一肿瘤组织，蒂根部常位于宫颈管，分娩时由于巨大肌瘤的影响，可能导致宫颈扩张及胎先露下降，发生难产。另外，借助于超声检查，可鉴别诊断宫颈黏膜下肌瘤与宫体黏膜下肌瘤。

2. 慢性子宫内翻　两者均有产后出血及经量增多史。子宫内翻腹部触诊常摸不到宫底，检查时可见翻出的子宫突出于宫颈口外，被扩张的均匀一圈宫颈边缘围绕，有时突出的子宫黏膜上面可见输卵管开口。而妊娠合并黏膜下子宫肌瘤触诊可摸到质硬的宫底，因此借助于体格检查可鉴别诊断。

3. 宫颈癌合并妊娠　两者均可表现为宫颈口脱出一肿物，分娩时均因肿瘤影响宫颈扩张及先露下降，发生难产，均可引起宫颈裂伤及产后出血。但妊娠合并宫颈癌的最常见症状是妊娠期异常阴道出血，也可表现为妊娠期异常阴道排液、接触性阴道出血，下腹痛等。宫颈癌组织外观常呈菜花状，表面污秽、质脆，可出现坏死及溃疡，而黏膜下子宫肌瘤脱出表面则光滑，质硬，切面常呈白色漩涡状结构，如合并感染时可出现坏死及溃疡，借助于宫颈细胞学、阴道镜及病理组织学检查可辅助诊断。

目前患者处于失血性休克，失血量高达40%，约1600ml，因此抢救患者生命的关键步骤是止血、恢复血容量及快速去除病因。待患者病情平稳后，再行诊刮术送病检。

主任医师

同意以上分析，该患者高度怀疑妊娠合并黏膜下子宫肌瘤脱出，晚期产后出血，失血性缺血。故入院后立即补液输血，纠正休克，用抗生素及缩宫素，患者一般情况好转后行手术治疗并送病检。就该患者低血容量休克的临床抢救：①产科失血性休克的监护，包括基本生命体征监测（神志、血压、脉搏、呼吸、体温、尿量及四肢末梢的温度）。②保持有效呼吸通畅，如面罩给氧、气管插管或正压通气给氧等。③积极正确的容量复苏，把握以下的关键点：a. 适量的补液速度及补液量。一般最初20分钟输注1000ml，第1小时内应输入2000ml，以后根据一般状态、血压、心率、实验室检查等综合指标酌情调整。对于该患者应按照中心静脉压配合血压监测予以指导。b. 常用的液体包括晶体液、胶体液、血制品和血液代用品。失血量较大时则补充新鲜冷冻血浆，而 Hb<6g/dl 时，可考虑输注全血及浓缩红细胞。④止血，缩宫素为治疗和预防产后出血的一线药物。治疗产后出血的方法为缩宫素 10U 肌内注射、子宫肌层或宫颈注射，以后 10～20U 加入 500ml 晶体液中静脉滴注，给药速度根据患者的反应调整，常规速度为 250ml/h，约 80mU/min。⑤血管活性药物的使用。⑥纠正酸中毒。⑦防治多脏器功能衰竭。

•第一次查房医嘱•

长期医嘱	临时医嘱
产科疾病护理常规	急查血常规
重症护理	急查凝血功能
下病危通知书	血型
心电监护	急查离子
血压、脉搏、呼吸、血氧监测 q30min	急查肾功能
卧位	心电图
	血气分析系列
	复方氯化钠注射液　500ml　ivgtt
	乳酸钠林格　500ml　ivgtt
	羟乙基淀粉氯化钠注射液　500ml　ivgtt
	配浓缩红细胞　6U
	配血浆　800ml
	配冷沉淀　4U
	配单采血小板　1U
	注射用头孢西丁 1g 皮试（－）
	丙泊酚注射液　50ml　微量泵（7ml/h，根据意识调节）
	输浓缩红细胞 2U　ivgtt
	0.9%氯化钠注射液 200ml　ivgtt
	苯海拉明注射液　20mg　im
	输新鲜冷冻血浆　600ml
	缩宫素 10U　im
	缩宫素 10U+10%葡萄糖注射液 500ml　ivgtt
	呋塞米注射液 20mg　iv

【第二次查房】（入院第 3 天）

住院医师

患者神志清楚，面色较前明显好转，阴道流血较前明显减少。BP 100/75mmHg 血氧饱和度 97%。心率 84 次/分，律齐。复查血常规示 Hb 85g/L，WBC 9.5×10^9/L，PLT 180×10^9/L，中性粒细胞百分比 0.68；离子示：Na^+ 135mmol/L，K^+ 3.8mmol/L；

血糖 4.2mmol/L；血气分析示：PO_2 80mmHg，PCO_2 35mmHg，二氧化碳结合力 24mmol/L；肝功能和肾功能未见明显异常。

主治医师

患者经输血、补液、抗休克等对症治疗后病情较平稳，可在严密观察下手术治疗，但术中仍可能出现大出血，必要时行双侧子宫动脉、髂内动脉栓塞术或子宫切除术。患者及其家属同意手术治疗。

主任医师

该患者为妊娠合并黏膜下子宫肌瘤脱出，晚期产后出血合并出血性休克，现经过积极输血、补液、预防感染等对症治疗后，患者病情稳定，可考虑手术治疗。手术方式可选择下述两种。

（1）宫腔镜下黏膜下子宫肌瘤剔除术：若为有蒂的子宫黏膜下肌瘤，直径＜2cm者，在镜下先用电切环切断根蒂，再用卵圆钳夹住瘤体；对于瘤体直径＞2cm，先切割部分瘤体，待缩小体积后夹出，蒂部可经宫腔镜下电切。

（2）子宫切除术：产褥期由于盆腔静脉血供仍较丰富，故一般不常行子宫肌瘤剔除或子宫切除术。但对于产后出血经积极止血、抗休克治疗后出血仍不能控制、肌瘤或子宫体积较大、患者年龄较大且无生育意愿的患者可选择子宫切除术。

该患者年龄较小，经非手术治疗后病情较稳定，故暂时可不考虑行子宫切除术，可行黏膜下肌瘤切除术。

•第一次查房医嘱•

长期医嘱	临时医嘱
	定于今日在腰麻下行子宫肌瘤剔除术
	备皮
	术前禁饮食
	氯化钠注射液 100ml+注射用头孢西丁　2g　ivgtt　术前半小时
	术中预约快速病检

【随访及预后】

术中见宫口松弛，经阴道切除肌瘤大部分，经宫腔镜下切除瘤蒂，术中出血不多。于产后第 9 天子宫降于盆腔，血象均恢复正常，予以出院。病理检查示：子宫平滑肌瘤，瘤细胞增生活跃。

于产后 2 个月复查：子宫正常大小，形态规则，双侧附件未见异常。B 超提示：子宫形态大小均未见异常，肌层回声均质，双侧附件未见异常。

【专家评析】

子宫肌瘤是女性生殖器官中最常见的一种良性肿瘤，也是人体中最常见的肿瘤之一，而黏膜下子宫肌瘤仅占子宫肌瘤的 10%～15%，且妊娠合并子宫肌瘤的发生率为 0.3%～7.2%，因此，妊娠合并黏膜下子宫肌瘤脱出在临床上非常罕见。

本例妊娠合并黏膜下子宫肌瘤，尚未影响妊娠，患者妊娠期顺利，也未影响经阴道分娩，妊娠终止后，随着子宫的缩复，黏膜下子宫肌瘤伴随子宫收缩被挤出宫腔，进而脱入阴道。分析妊娠对子宫肌瘤的影响：①壁内的肌瘤可向黏膜下移动，位置较低且伴蒂长的黏膜下子宫肌瘤可能受胎盘及妊娠组织的逐渐增大而下移；②肌瘤体积进一步增大，可能与妊娠后体内的雌孕激素高分泌有关；③子宫肌瘤发生变性，良性变性中以红色变形最为多见。

妊娠早期合并黏膜下子宫肌瘤易导致流产，故应尽力维持妊娠；妊娠中期如子宫肌瘤影响到胎儿宫内生长受限，或者发生红色变性，尽可能非手术治疗；妊娠晚期如肌瘤位置较靠近子宫下段时，应警惕难产的发生，且由于较大的子宫肌瘤可影响子宫收缩，易发生滞产、产后胎盘滞留、产后出血和感染，因此较大的肌瘤常选择剖宫产术终止妊娠。产后黏膜下子宫肌瘤可能缩小、经阴道脱出，也可能导致出血过多，需注意随访。

（王志莲　孙肖霞）

四、妊娠合并浆膜下肌瘤蒂扭转

【病史摘要】

1．入院时情况　患者女性，20 岁，因停经 4 个月，突发性下腹痛 7 小时于 2013 年 8 月 2 日入院。LMP：2013 年 2 月 20 日。EDC：2013 年 11 月 27 日，停经 40 天时出现轻微的恶心，呕吐等早孕反应，停经 3 个月时自行消失。妊娠早期无放射线、有害化学物质接触史。于 2013 年 8 月 2 日早晨起床后突发下腹痛，以左下腹为著，为持续性胀痛，不伴发热，呕吐 1 次，为非喷射性，呕吐物为胃内容物，随就诊于“清徐县人民医院”，行妇科 B 超提示卵巢囊肿蒂扭转可能，未经治疗，急转入本院。本院以“妊娠合并卵巢囊肿蒂扭转”收入院。患者自入院以来，精神尚可，急性痛苦面容，大小便正常。

2．既往史　既往体健，否认肝炎、结核等传染病史，无手术外伤史。无高血压糖尿病病史，无输血史，无药物过敏史。

3．月经、婚育史　患者平素月经规律，月经期 3～5 天，月经周期 28～30 天，月经期量中，色红，痛经（+），19 岁结婚，G_1P_0，2009 年行人工流产 1 次，其丈夫体健。

4．体格检查　T 36.5℃，P 68 次/分，R 19 次/分，BP 110/70mmHg。一般情况尚可，发育正常，营养中等，急性痛苦面容，扶入病房，被动体位，查体合作。全身皮肤无黄染，出血点。全身浅表淋巴结未触及肿大。胸廓对称无畸形，双乳对称，无肿块。双肺呼吸音清，未闻及干、湿啰音；心前区无隆起或凹陷，心率 68 次/分，律齐，心脏各瓣膜听诊区未闻及病理性杂音，心界不大，腹膨隆，腹软，左下腹有明显压痛及反跳痛，肝脾肋下未触及，下腹部可触及一球形肿物约 15cm×12cm，界尚清，移动性浊音（±）。肠鸣音正常。脊柱各生理弯曲正常存在，各棘突区无压痛，叩击痛，四肢各关节无红、肿、热、痛及功能障碍。生理反射正常存在，病理反射未引出。

5. 专科检查 外阴已婚未产型，阴道畅，无血迹，无流液。宫颈着色，宫体如妊娠4个月大小，于子宫上方可触及大小约15cm×12cm肿物，活动欠佳，偏左侧有固定压痛。

6. 辅助检查 产科B超：胎头位于下方，双顶径40.5mm，股骨长度34.8mm，胎盘位于后壁，成熟度0级，羊水52.6mm，内脏结构未见明显异常，子宫左上方可见151.0mm×111.0mm囊性回声区，壁光整，内透声尚可，囊壁未见明显血流信号。提示：①宫内孕，单活胎；②子宫左上方囊性回声区（左卵巢囊肿？）

7. 入院诊断 ①G_2P_0，宫内妊娠23^{+2}周；②妊娠合并浆膜下肌瘤蒂扭转？

【第一次查房】（入院时）

住院医师

汇报病史如上。本病例特点：①该患者为孕妇；②有突发性下腹部疼痛；③内诊子宫如妊娠4个月大小，子宫上方可触及一大小约15mm×12mm囊性肿物，活动欠佳，偏左侧有固定压痛；④妇科B超示子宫上方囊性回声区。根据患者的症状，体征及辅助检查，可初步诊断为：①G_2P_0，宫内妊娠23^{+2}周；②妊娠合并浆膜下肌瘤蒂扭转？怎样明确诊断？该如何处理？请上级医师指示。

主治医师

本例患者为妊娠中期孕妇，出现急性腹痛及腹膜刺激征等急腹症表现，除浆膜下子宫肌瘤蒂扭转外还需考虑以下疾病。

1. 妊娠合并阑尾炎 典型症状为转移性右下腹痛，该患者症状以左下腹痛为主，左下腹有明显压痛及反跳痛，结合超声所见，可除外。

2. 急性盆腔炎 多有白带过多史，虽有下腹痛，通常两侧下腹均有压痛，压痛部位较低。妇科检查可见阴道有脓性分泌物，子宫两侧触痛明显，本病例妇科超声可见较大囊性肿物，基本可排除急性盆腔炎。

3. 胎盘早剥 胎盘早剥时引起的腹痛也为持续性，可伴有血象增高，与妊娠合并卵巢肿瘤蒂扭转相似。但胎盘早剥时常有妊娠期高血压疾病、妊娠期外伤史等病因，腹痛位于腹部居中位置，有阴道流血和贫血症状，板状腹，多伴有胎心改变等，超声检查于胎盘与子宫肌壁间可见形状不规则的低回声区，与本病例不符，可除外。

4. 妊娠合并左侧输尿管结石 左侧输尿管结石也可表现为左侧中上腹疼痛，但输尿管结石发作时呈剧烈的绞痛，难以忍受，疼痛沿输尿管向外阴部、大腿内侧放射。腹部检查，左下腹压痛和肌紧张均不太明显，尿常规有大量红细胞，与本病例特点不符，故可排除。

5. 卵巢囊肿蒂扭转 原有卵巢囊肿，因妊娠期子宫位置的变化，易发生扭转。若左侧卵巢囊肿蒂扭转后，囊肿循环障碍、坏死、血性渗出，引起左腹部炎症，妇科超声可见囊性肿物，结合该患者症状体征及超声所见，考虑为妊娠合并卵巢肿瘤蒂扭转的可能性大。

6. *子宫肌瘤红色变性* 也可出现剧烈腹痛，且常发生在妊娠期间，但患者有子宫肌瘤病史。此与本例不符，故排除。

目前该患者高度怀疑卵巢囊肿蒂扭转，应行急诊剖腹探查术，还应密切注意宫缩和胎心率，以便及早发现流产征象和胎儿窘迫，及时处理。

主任医师

妊娠合并子宫肌瘤可占妊娠的 0.1%～3.9%，子宫肌瘤随妊娠子宫的增大，可以迅速生长，但妊娠期尚无法准确预测肌瘤大小的变化。一般在妊娠早期和中期易于发生因肌瘤生长而引起的相关并发症。此患者妊娠 20 周余，妊娠合并子宫肌瘤，妊娠中期发生突发性下腹剧痛，应与子宫浆膜下蒂扭转、子宫肌瘤变性、急性阑尾炎、子宫扭转、先兆流产等妊娠期有腹痛的相关疾病做鉴别诊断。最常见的并发症是肌瘤迅速增大可发生红色变性，妊娠期子宫肌瘤红色变性的发生率为 5%～8%。患者可自觉局部腹痛，可伴有呕吐、发热。

•第一次查房医嘱•

长期医嘱	临时医嘱
妇科护理常规	急查血常规
一级护理	急查凝血功能
禁饮、禁食	急查肾功能+离子系列+血糖
平卧位	急查心电图
留陪一人	急查尿液分析加尿沉渣镜检
	急查血型
	肝功能
	妇科 B 超
	多肿瘤标志物（C12）

【第二次查房】（入院 6 小时后）

住院医师

患者腹痛、恶心无明显缓解，T 36.5℃，P 82 次/分，R 20 次/分，BP 110/70mmHg。无宫缩，查体左下腹有明显压痛及反跳痛。入院后检验结果回报：血常规示 WBC 7.6×10^9/L，N 0.69；凝血系列、血生化全项、尿常规、腹部 B 超未见异常。产科超声检查胎心搏动正常，胎盘位于子宫后壁，胎盘与子宫肌壁间无形状不规则低回声区，故不考虑胎盘早剥，胎儿生长与孕周相符。

主治医师

文献报道发生扭转的卵巢肿瘤，与肿瘤的直径、位置和肿瘤成分有关。国外学者报道妊娠合并卵巢肿瘤蒂扭转，肿瘤直径相对较大，大多在 6～10cm。该例患者腹膜刺激征明显，卵巢囊肿蒂扭转可能性大，建议急诊手术，选择腹腔镜还是开腹手术请示上级医师后再做决定。

主任医师

临床处理首选非手术治疗，包括心理安慰、卧床休息、适当的抗生素应用，如有规则宫缩则予宫缩抑制剂。对极个别非手术治疗无效或腹痛剧烈无法缓解的患者，在严格掌握适应证的情况下，慎重选择病例行肌瘤剔除术。而浆膜下肌瘤发生蒂扭转、肌瘤嵌顿或子宫扭转则需行急诊剖腹探查术。此患者的处理困难点在于鉴别诊断与是否需要行剖腹探查术。妊娠期剖腹探术应十分慎重。本例患者经仔细分析病史，详细体格检查和辅助检查后，基本诊断为浆膜下肌瘤蒂扭转，从而及时行剖腹探查，切除扭转的肌瘤，解决了肌瘤嵌顿和结肠嵌顿，取得了较好的治疗效果，最终使妊娠结局较为完美。

•第二次查房医嘱•

长期医嘱	临时医嘱
观察腹痛、阴道出血情况	剖腹探查术术前准备
硫酸沙丁胺醇 4.8mg q8h po	术区备皮
	配血，浓缩红细胞 4U
	术前留置尿管
	术中联系冰冻

【随访及预后】

患者手术中见浆膜下子宫肌瘤蒂扭转，扭转 360°，肌瘤表面血管怒张。故予肌瘤切除。术后给予硫酸镁抑制宫缩，并抗菌治疗，2 天后肠道排气、排便。腹部切口第 8 天拆线，甲级愈合，出院。术后病理提示子宫肌瘤伴红色变性。患者出院后继门诊常规产检，至妊娠 39^{+6} 周，在本院顺产分娩一男活婴，重 3230g，Apgar 评分 10 分。总产程 14 小时 40 分钟，产后恢复好。

【专家评析】

妊娠合并子宫肌瘤可占妊娠的 0.1%～3.9%，子宫肌瘤随妊娠子宫的增大，可以迅速生长，但妊娠期尚无法准确预测肌瘤大小的变化。一般在妊娠早期和中期易于发生因肌瘤生长而引起的相关并发症。此患者妊娠 20 周余，妊娠合并子宫肌瘤，妊娠中期发生突发性下腹剧痛，应与子宫浆膜下蒂扭转、子宫肌瘤变性、急性阑尾炎、子宫扭转、先兆流产等妊娠期有腹痛的相关疾病做鉴别诊断。最常见的并发症是肌瘤迅速增大可发生红色变性，妊娠期子宫肌瘤红色变性的发生率为 5%～8%。患者可自觉局部腹痛，可伴有呕吐，发热。临床处理首选非手术治疗，包括心理安慰、卧床休息、适当的抗生素应用，如有规则宫缩则予宫缩抑制剂。对极个别非手术治疗无效或腹痛剧烈无法缓解的患者，在严格掌握适应证的情况下，慎重选择病例行肌瘤剔除术。而浆膜下肌瘤发生蒂扭转、肌瘤嵌顿或子宫扭转则需行急诊剖腹探查术。此患者的处理困难点在于鉴别诊断与是否需要行剖腹探查术。妊娠期剖腹探查术应十分慎重。本例患者经仔细分析病史，详细体格检查和辅助检查后，基本诊断为浆膜下肌瘤蒂扭转，从而及时剖腹探查，切除扭转的肌瘤，解决了肌瘤嵌顿和结肠嵌顿，取得了较好的治疗效果，最终使妊娠结局较为完美。

（于　冰）

五、妊娠合并大型子宫肌瘤

【病史摘要】

1．入院时情况　患者女性，42 岁，因“发现子宫肌瘤 1 年，停经 39^{+3} 周，见红 1 小时”于 2013 年 10 月 8 日入院待产。患者月经规律，停经 9 周时超声提示“宫内妊娠 9 周、子宫后壁下段 10cm×10cm×8cm 稍低回声区，考虑子宫肌瘤可能”。妊娠期定期产前检查，多次超声监测胎儿生长正常，“肌瘤”逐渐增大，2 周前 B 超示子宫后壁下段低回声区，20cm×16cm×14cm 大小。自觉胎动正常，孕期无阴道流血、腹痛等。妊娠 18 周时检查羊水染色体正常。

2．既往史　既往体健，无高血压、糖尿病等病史。1 年前婚前体检超声检查发现“子宫后壁肌瘤 5cm×4cm”。

3．月经、婚育史　13 岁初潮，月经周期 28～30 天，月经期 5～6 天，经量中等，无痛经。41 岁结婚，配偶健康，G_0P_0，无流产史。

4．体格检查　T 37℃，P 95 次/分，R 18 次/分，BP 103/82mmHg。发育正常，营养中等。全身皮肤、黏膜无苍白、黄染。双肺呼吸音清，未闻及干、湿啰音。心界不大，心率 95 次/分，律齐，未闻及病理性杂音。妊娠腹型，腹壁及下肢无水肿，双肾区无叩击痛，生理反射存在，病理反射未引出。

5．产科检查　宫高 38cm，腹围 102cm，胎位 LOT。胎心率 152 次/分，先露高浮。骨盆外测量正常。

6．辅助检查　无应激试验（NST）评分正常；血常规、尿常规及肝功能、肾功能、凝血功能未见异常。

7．入院诊断　①G_1P_0，宫内妊娠 39^{+3} 周；②妊娠合并子宫肌瘤。

【第一次查房】（入院时）

住院医师

汇报病史如上。本病例特点：①42 岁高龄孕妇；②1 年前婚检发现“子宫后壁肌瘤 5cm×4cm”，但孕期无不适；③2 周前 B 超提示子宫后壁下段低回声区，20cm×16cm×14cm 大小；④妊娠 18 周时行羊水染色体检查正常。现停经 39^{+3} 周，先露未入盆，无宫缩，NST 正常。入院诊断如上所述，该患者子宫肌瘤较大，是否有手术指征，请上级医师给予指导。

主治医师

同意妊娠合并子宫肌瘤的诊断。有报道妊娠合并肌瘤的发病率占肌瘤患者的 0.5%～1%，占妊娠的 0.3%～1.2%，但实际上其确切发病率难以估计。妊娠与子宫肌瘤的相互影响表现在以下两方面。

1. 妊娠对子宫肌瘤的影响　妊娠期子宫血液循环增加，组织充血、肿胀，平滑肌细胞肥大，肌瘤也随之明显增大，肌瘤的迅速增大，可发生各种退行性变，如红色变、透明性变、囊性变等，其中以红色变较常见。一般认为红色变多发生于直径＞6cm 肌瘤，在妊娠中、晚期常见。红色变是由于肌瘤内血洪受阻，使肌瘤充血、水肿、缺血、梗死、血栓形成及溶血，继而血液溢入瘤体引起其呈红色、半生半熟牛肉状改变。患者可有腹痛、呕吐、发热、局部压痛和白细胞升高等表现。此外，有蒂的浆膜下肌瘤可发生蒂扭转引起急腹症，黏膜下肌瘤可因受压而感染坏死等，少数还可因肌瘤重心改变引起子宫扭转。

2. 子宫肌瘤对妊娠的影响　子宫肌瘤可对妊娠造成一系列不良影响，可致不孕、流产、早产、胎位异常、前置胎盘、胎儿生长受限等，在分娩过程中可阻塞产道引起胎先露下降困难造成难产，还可影响子宫收缩引起宫缩乏力、产程延长、产后出血等。

该患者妊娠过程基本顺利，但属珍贵儿，待胎儿成熟后终止妊娠，请上级医师指导终止妊娠时机和方式。

主任医师

该患者无症状，同意继续密切观察母儿情况。妊娠合并肌瘤分娩方式的选择，原则上应根据肌瘤大小、部位、胎儿和母体的具体情况决定。如果肌瘤位于宫底部、侧壁或后壁，不阻碍产道，不影响胎先露下降和产力，可选择经阴道分娩。带蒂的黏膜下肌瘤若在分娩过程中脱出阴道，可在胎儿娩出后经阴道摘除。如果估计肌瘤会阻塞产道、影响胎先露下降，或因肌瘤出现胎位异常、产力异常应采取剖宫产术结束分娩。该孕妇年龄大，胎儿珍贵，肌瘤巨大，位于子宫后壁下段，很可能阻挡胎头下降，应选择剖宫产术终止妊娠。

•第一次查房医嘱•

长期医嘱	临时医嘱
产科护理常规	血常规
二级护理	凝血功能
普食	肾功能
左侧卧位	心电图
检测血压　qd	尿常规
吸氧每次 30 秒/次　tid	肝胆生化
自数胎动 1 小时/次　tid	产科 B 超
胎心监护　bid	胎心监护

【第二次查房】（入院后第 2 天）

住院医师

孕妇血常规，尿常规、NST、B 超生物物理评分、脐动脉血流指数均未见异常，孕妇及其家属已同意先经阴道试产，如不能经阴道分娩则需剖宫产术。昨日

B 超提示胎儿大小符合孕周，子宫后壁下段肌瘤大小 22cm×19cm×17cm，内部回声不均，可见液性暗区。请上级医师给予指导。

主治医师

患者肌瘤内部出现液性暗区，不排除变性可能，肌瘤位于子宫下段恐阻挡胎头下降，建议行剖宫产术，如何选择子宫切口及是否在剖宫产同时剔除子宫肌瘤，请示上级医师后再做决定。

主任医师

同意终止妊娠。剖宫产时，可根据肌瘤的具体位置来考虑子宫切口的选择，一般主张尽量采用子宫下段横切口。若肌瘤位于子宫下段，无法采用子宫下段横切口，可采取古典式剖宫产子宫体纵切口的方式。若子宫前壁肌瘤多，必要时可行尽量避开肌瘤的随机切口。若实在无法在子宫前壁取切口，可做子宫侧前壁、侧后壁或后壁切口，但应注意避免损伤子宫血管，同时要注意避开胎盘。

剖宫产术中是否同时剔除子宫肌瘤有争议。曾有观点认为剖宫产同时剔除子宫肌瘤，与单行剖宫产比较，出血量增加不多，手术难度也无明显增加；若不处理子宫肌瘤，则影响子宫缩复，增加盆腔感染机会。他们认为即使直径超过 5cm 的肌瘤也可做剔除术，这可使 90%的单发肌瘤、近 50%的多发肌瘤患者避免子宫切除术。但妊娠时子宫肌瘤血流丰富，行剔除术容易出血，且人为增加产后出血和感染的风险。另外胎儿娩出后，子宫收缩变形，产后肌瘤可缩小。因此，目前主张应根据肌瘤大小、部位和患者情况决定，不主张在剖宫产时常规行肌瘤剔除术，带蒂或不太大的浆膜下肌瘤或小肌瘤或估计剔除肌瘤后切口易于缝合，才可考虑同时剔除。

该患者肌瘤巨大，位于子宫下段，不排除部分位于宫颈，若行肌瘤剔除术，估计会发生大出血，易损伤输尿管，因此，不应在剖宫产同时剔除肌瘤。但要注意预防肌瘤影响产后子宫收缩的情况，应在胎儿娩出后，及时使用缩宫素促进子宫收缩，可在术中酌情使用长效缩宫素或卡前列素氨丁三醇，以预防产后出血。术后要严密观察，注意腹痛、阴道出血、体温等情况，要加强缩宫素、抗生素的应用，以便及时发现、处理产后出血或子宫肌瘤变性等。要向患者及其家属交代手术风险，甚至切除子宫的可能，做好输血、子宫切除术的准备。

•第二次查房医嘱•

长期医嘱	临时医嘱
注意宫缩情况	定于即刻在连续硬膜外麻醉下行子宫下段剖宫产术
	术前常规准备
	术区备皮
	配血，浓缩红细胞　4U
	术前留置尿管

【随访及预后】

患者于妊娠 39^{+4} 周行子宫下段剖宫产术，剖出一活男婴，体重 3.15kg，Apgar 评分 10 分，新生儿外观无畸形。术中见肌瘤位于子宫后壁下段及宫颈旁，24cm×20cm×18cm 大小，影响子宫下段横切口向两侧扩展，术中、术后使用缩宫素、长效缩宫素、卡前列素氨丁三醇等促子宫收缩，产后 24 小时出血约 480ml。患者恢复好，术后 7 天出院。随访至产后 9 个月时，B 超示肌瘤缩小约为 8cm×8cm×7cm。

【专家评析】

妊娠合并子宫肌瘤越来越常见，临床医师常面临对妊娠各期子宫肌瘤的处理问题，妊娠前是否行肌瘤剔除术也受到关注。多数学者主张，若患者有因肌瘤发生流产或早产病史，或估计肌瘤会对妊娠造成较大影响，则宜先行手术治疗。子宫肌瘤患者妊娠后，若无症状，可加强产前检查，一般无须特殊处理。对妊娠早期发现的肌瘤，若估计继续妊娠出现并发症可能性大，患者自愿终止妊娠者，则可先行人工流产术，中、晚期妊娠合并肌瘤首选非手术治疗。肌瘤出现红色变性，采用姑息治疗，几乎均能缓解，浆膜下肌瘤出现蒂扭转，经非手术治疗无效，可手术摘除。肌瘤嵌顿盆腔，严重影响妊娠继续进行，或肌瘤压迫邻近器官，出现严重症状，应手术治疗，同时应根据具体情况决定是否终止妊娠。应根据肌瘤大小、部位、母儿具体情况决定分娩方式，如估计能自然分娩，仍应阴道分娩，但剖宫产术指征宜适当放宽。

此患者入院后积极完善各项辅助检查，诊断明确，并在充分做好术前准备情况下（患者及其家属知情同意，配血及预防产后出血措施，子宫全切术准备）适时行剖宫产术，胎儿取出后及时采取加强宫缩措施，使患者得到及时治疗。提示对妊娠期合并大型子宫肌瘤要给予高度重视，严密观察妊娠期是否有变性可能，尤其红色变性，术时应根据肌瘤大小、部位及患者情况决定是否同时做子宫肌瘤剔除术，产后要采取综合措施，预防、阻断妊娠合并子宫肌瘤的产后出血。

（于　冰）

第四节　妊娠合并子宫腺肌病

【病史摘要】

1．入院时情况　患者女性，28 岁，主因“停经 4 月余，发热伴不规律下腹憋痛 2 天，阴道流血 1 天”于 2010 年 06 月 25 日急诊入院。LMP：2010 年 02 月 01 日。EDC：2010 年 11 月 08 日。1997 年出现痛经，以下腹部为主，月经第 1 天较严重，于月经第 4 天缓解，后痛经呈进行性加重，口服镇痛药后可缓解，无恶心、呕吐等不适。妊娠早期无病毒感染及有害物质接触史。妊娠期定期产检，孕期基本顺利。2010 年 6 月 23 日出现发热，伴不规律下腹憋痛，后逐渐加重，出现少量阴道流血，色淡红，无恶心、呕吐，无尿频、尿急、尿痛，无肛门坠胀感，无阴道流水等不适，遂急诊入本院。患者自发病以来，精神、食欲差，睡眠尚可，大小便正常。

2. 既往史　2007年因痛经于本院诊断为“子宫腺肌病”，未治疗。否认手术、外伤史，否认食物、药物过敏史。

3. 月经、婚育史　患者既往月经规律，12岁初潮，月经周期28～30天，月经期3～5天，经量多（20片卫生巾/次），痛经（+）。26岁结婚，G_0P_0，夫体健。

4. 体格检查　T 38℃，P 90次/分，R 20次/分，BP 128/78mmHg。发育正常，营养中等，双乳对称，神清语利，查体合作。皮肤和黏膜未见瘀斑、瘀点，全身浅表淋巴结未触及肿大。双肺呼吸音清，未闻及干、湿啰音。心率90次/分，律齐，各瓣膜听诊区未闻及病理性杂音。妊娠腹型，肝脾肋下未触及，全腹未及压痛、反跳痛，移动性浊音阴性，肠鸣音4～5次/分。双下肢无水肿。生理反射存在，病理反射未引出。

5. 产科检查　宫底平脐，胎位不清，胎心率150次/分，宫缩不规律，阴道流血，无阴道流水，肛查：宫口未开，宫颈管未消失。

6. 辅助检查

（1）实验室检查：血常规（2010年6月25日）示WBC 20.10×10^9/L；N 0.812，Hb 106.0g/L；PLT 232×10^9/L。

（2）产科B超（2010年6月7日）：胎头位于下方，双顶径31.6mm，股骨长度19.6mm，胎盘位于子宫左侧壁，成熟度0级，羊水暗区深度51.0mm，子宫左后壁肌层明显增厚，回声粗糙，范围为106.1mm×117.9mm，其内可见较丰富条状血流信号。B超提示：宫内孕，单活胎；子宫左后壁肌层回声不均匀（子宫腺肌病可疑）。

7. 入院诊断　①G_1P_0宫内妊娠20^{+4}周；②先兆流产；③妊娠合并子宫腺肌病；④发热原因待查。

【第一次查房】

住院医师

汇报病史如上。本病例特点：①育龄期女性，停经4月余。②2010年6月23日出现发热，伴不规律下腹憋痛，后下腹痛逐渐加重，出现少量阴道流血，色淡红，无恶心、呕吐，无尿频、尿急、尿痛，无肛门坠胀感，无阴道流水等不适。③1997年出现痛经，以下腹部为主，月经第1天较严重，于月经第4天缓解，痛经呈进行性加重，口服镇痛药后可缓解，无恶心、呕吐等不适，2007年因痛经于本院诊断为“子宫腺肌病”，未治疗。④T 38℃，P 90次/分，R 20次/分，BP 128/78mmHg，双肺呼吸音清，未闻及干、湿啰音，妊娠腹型，肝脾肋下未触及，全腹未及压痛、反跳痛，移动性浊音阴性，肠鸣音正常。⑤产科检查：宫底平脐，胎位不清，胎心率150次/分，宫缩不规律，阴道流血，无阴道流水，肛查：宫口未开，宫颈管未消失。⑥产科B超（2010年6月7日）：胎头位于下方，双顶径

31.6mm，股骨长度 19.6mm，胎盘位于子宫左侧壁，成熟度 0 级，羊水暗区深度 51.0mm，子宫左后壁肌层明显增厚，回声粗糙，范围为 106.1mm×117.9mm，其内可见较丰富条状血流信号。血常规（2010 年 6 月 25 日）：WBC 20.10×10^9/L，N 0.812，Hb 106.0g/L，PLT 232×10^9/L。根据症状、体征等，可初步考虑为：①G_1P_0，宫内妊娠 20^{+4}周；②先兆流产；③妊娠合并子宫腺肌病；④发热原因待查。此病例如何明确诊断？确诊前如何处理？请上级医师给予指导。

主治医师

本例患者为妊娠中期孕妇，出现不规律宫缩及少量阴道流血，考虑为先兆流产。患者近 2 天出现发热，化验血常规示 WBC 及 NE 均高于正常，考虑感染可能，首先需进一步明确是否为妊娠合并感染性疾病而引起先兆流产；另外需考虑到该孕妇妊娠前有进行性痛经加重史，且诊断为子宫腺肌病，子宫腺肌病为子宫内膜腺体及间质侵入子宫肌层，妇科检查子宫呈均匀增大或有局限性结节隆起，质硬且有压痛，可影响子宫壁的弹性及宫腔形态造成流产、早产、产后出血等。为明确诊断，需考虑以下疾病。

1. 妊娠合并上呼吸道感染　此类患者也会出现发热、白细胞计数升高，常伴咳嗽、咳痰、咽痛等上感症状。本例患者症状与之不符，故可排除。

2. 妊娠合并阑尾炎　妊娠早期常表现为转移性右下腹痛，伴发热、恶心、呕吐，可出现右下腹压痛、反跳痛和肌紧张等；妊娠中、晚期临床表现则不典型，腹痛常位于右下腹，无转移性右下腹痛，压痛点位置常偏高，有时腹膜刺激征不明显，但感染容易扩散，WBC 计数＞15×10^9/L 有助于诊断。本例患者有下腹痛、发热、WBC 计数增高，需行腹部彩超进一步与该病相鉴别，并密切观察病情变化。

3. 妊娠合并子宫肌瘤变性　子宫肌瘤红色样变多见于妊娠期或产褥期，为肌瘤的一种特殊类型坏死，患者可有剧烈腹痛伴恶心、呕吐、发热、WBC 计数升高，检查发现肌瘤迅速增大、压痛，行妇科彩超可鉴别诊断，该患者与之不符，可排除该诊断。

4. 妊娠合并卵巢囊肿蒂扭转　卵巢囊肿蒂扭转的典型症状是体位改变后突然发生一侧下腹剧痛，常伴恶性、呕吐甚至休克，妇科彩超可见卵巢囊肿。本例患者双侧卵巢正常，可排除该诊断。

5. 妊娠合并宫颈恶性肿瘤　此类患者可出现阴道流血，多为接触性出血、淋漓不尽，常伴有阴道分泌物增多、异常排液等，宫颈涂片可协助诊断，阴道镜活检可确诊。本例患者与之不符，故可排除。

目前患者有发热，伴不规律下腹憋痛，化验血常规示 WBC 计数升高，可先给予抗生素抗感染、抑制宫缩及补液等保胎、对症支持治疗，未明确腹痛原因前不宜给予镇痛治疗，请呼吸科、普外科医师会诊，密切监测胎心变化及宫缩情况，告知患者及其家属入院后有宫缩逐渐增强，不可抑制，流产发生可能，有感染加重，随时可能出现感染性休克、胎儿窘迫、胎死宫内可能，需适时终止妊娠。

主任医师

同意以上分析，子宫腺肌病是指子宫内膜向肌层良性浸润，并在其中弥漫性生长，其特征是在子宫肌层中出现异位的内膜腺体及间质，伴其周围的肌层细胞肥大和增生。痛经和月经过多、经期延长是子宫腺肌病的主要症状。查体子宫增大，多为均匀性，也可表现为非对称性增大，较硬，一般不超过妊娠 12 周子宫大小，多次妊娠及分娩、人工流产、慢性子宫内膜炎等造成子宫内膜基底层损伤，与腺肌病发病密切相关。子宫腺肌病诊断的金标准仍然是病理诊断，其特有的症状和体征是重要的参考指标，另外，还可通过一些影像学及实验室指标协助诊断。

1. *妇科超声*　超声检查是协助诊断子宫腺肌病最常用的方法，诊断的准确性与技术人员的技术水平有很大关系。B 超表现为低回声结节，与正常肌肉界限不清。彩色多普勒超声还可见异位灶丰富点状或条状血流信号，以此可用于与子宫肌瘤相鉴别。妊娠合并子宫腺肌病早孕时，子宫体积迅速增大，子宫壁显著增厚，与妊娠囊大小不相符，形成大子宫小孕囊的特征性图像，妊娠中期宫壁较正常妊娠厚，胎盘附着面积大于正常、变薄，可合并胎儿发育受限。

2. MRI　子宫腺肌病病灶本身 MRI 信号低于周围正常肌肉组织，但与周围组织边界不清，病灶内可见散在点状强回声，是由侵入肌层的子宫内膜出血形成，另外，子宫结合带增宽大于 5mm 也是子宫腺肌病的重要特征。MRI 诊断子宫腺肌病的特异度优于超声，尽管其为国内外公认的诊断子宫腺肌病最可靠的非创伤性方法，但因其价格昂贵，普及性差，仅在依靠其他非创伤性诊断方法不能确诊，而影响治疗的决策时才使用。

3. *血清 CA125*　子宫腺肌病的血清学诊断指标主要是血清 CA125 水平测定，子宫腺肌病患者 CA125 阳性率达 80%，CA125 水平和子宫大小呈正相关。但血清 CA125 水平测定并不是子宫腺肌病的特异性诊断，妊娠、盆腔炎、肝炎、卵巢癌等情况下血清 CA125 水平也可升高。

•第一次查房医嘱•

长期医嘱	临时医嘱
产科一级护理	血常规
普食	凝血功能
左侧卧位	血型
自数胎动　1 小时　tid	血生化全项
听胎心　tid	心电图
低流量吸氧　30 分钟　tid	尿常规
测血压　qd	产科 B 超
0.9%氯化钠注射液　250ml+青霉素钠 400 万 U　ivgtt　bid	腹部彩超
	请呼吸科急会诊
	请普外科会诊
	青霉素皮试（一）

续表

长期医嘱	临时医嘱
	5%葡萄糖注射液 250ml+25%硫酸镁注射液 20ml ivgtt（1～2 小时滴注完毕）
	5%葡萄糖注射液 500ml+25%硫酸镁注射液 40ml ivgtt（6～8 小时滴注完毕）

【第二次查房】

住院医师

患者发热较前好转，自诉昨夜间出现阵发性下腹痛，出现阴道流血、流水，T 37.5℃，P 88 次/分，妊娠腹型，胎心率 152 次/分，偶可及不规律宫缩，下腹压痛（+），反跳痛（－）。入院后检验结果回报：血常规示 WBC20.10×10^9/L，N 0.812，Hb 106.0g/L，PLT 232×10^9/L；离子系列：K^+ 2.95mmol/L，Na^+ 132mmol/L；凝血系列、尿常规、肝功能和肾功能均未见异常。心电图未见明显异常。复查产科超声检查：胎头位于右上方，颅骨变形，双顶径约 4.76cm，股骨长度 2.93cm，羊水指数 1.44cm，胎盘位于宫体右后壁，成熟度Ⅰ级，子宫后壁及下段可见一范围约 13.2cm×9.8cm 的不均质回声区，回声杂乱。CDFI：其内可见较丰富条状血流信号。提示：宫内单活胎，羊水量少，子宫后壁及下段不均质回声区（腺肌可疑）。请呼吸科医师会诊：患者无咳嗽、咳痰，咽无红肿、渗出，双肺呼吸音清，未闻及干、湿啰音，除外呼吸系统感染可能，患者仍有发热，WBC 计数高于正常，血钾浓度低于正常，继续给予抗感染治疗，纠正水、电解质紊乱。请普外科医师会诊：患者腹部彩超未见明显异常，下腹痛呈阵发性，下腹压痛（+），反跳痛（－），排气、排便正常，暂不考虑外科疾病。

主治医师

患者经抗生素抗感染、纠正水和电解质代谢紊乱等对症支持治疗后下腹痛仍未缓解，可触及不规律宫缩，阴道流血、流水。目前腹痛原因考虑子宫腺肌病变性坏死可能。患者因腹痛，饮食、睡眠、精神较差，告知患者及其家属根据目前情况，考虑难免流产，并存在胎儿畸形可能，患者及其家属要求终止妊娠。

主任医师

妊娠合并子宫腺肌病发生变性后可出现发热、腹痛等症状，由此而诱发宫缩，最终导致难免流产。患者及家属要求终止妊娠，选择终止妊娠的方法有药物引产、剖宫产手术，考虑到患者为初产妇且为中期妊娠，不建议行剖宫产术，患者现诊断为子宫腺肌病变性，子宫平滑肌收缩不良、不完全流产可能，给予口服米非司酮软化宫颈，流产过程中严密观察阴道出血情况及胎盘组织排出情况。

•第二次查房医嘱•

长期医嘱	临时医嘱
米非司酮 50mg　bid	停点硫酸镁注射液 山莨菪碱 10mg　im

【随访及预后】

患者口服米非司酮 3 天后出现规律宫缩，后经阴道分娩一体重 280g 女死婴，胎盘胎膜大部分残留，遂行清宫术，清出 50g 胎盘、胎膜组织，子宫收缩好，阴道出血不多。患者引产后复查血常规示 WBC 计数仍高于正常，给予更换 0.9%氯化钠 250ml+头孢哌酮舒巴坦 1.5g，ivgtt，q8h，3 天后患者腹痛逐渐好转，无发热，WBC 计数逐渐下降。患者出院后 2 个月复诊，子宫内置入曼月乐一枚，1 年后病灶缩小，取出曼月乐，期待妊娠。

【专家评析】

子宫腺肌病是指子宫内膜向肌层良性浸润并在其中弥漫性生长，其特征是在子宫肌层中出现了异位的内膜和腺体，伴有其周围的肌层细胞肥大和增生。其主要临床症状为痛经、月经过多及经期延长，主要体征有子宫均匀性增大，但一般不超过妊娠 12 周，病变多发生于子宫后壁，常伴有子宫内膜异位症。

妊娠合并子宫腺肌病发病率低，目前尚无学者统计。妊娠合并子宫腺肌病时，其可能会对妊娠产生影响，子宫腺肌病的病理组织学基础为子宫肌层甚至深肌层出现子宫内膜间质及内膜腺体，这为受精卵植入、胎盘植入提供可能；子宫肌层弥漫性增厚，肌层内出现异位小岛、针尖状陈旧性出血，子宫腺肌瘤可影响子宫肌壁的伸展和收缩易造成流产、早产、产后出血；子宫肌壁间反复出血，造成组织纤维化，宫壁血管减少，影响胎盘血供和胎儿发育。子宫腺肌病可造成不孕，流产，子宫肌壁间妊娠，早产，胎盘过大过薄发育异常，胎盘植入，子宫破裂，胎儿发育受限，宫缩乏力，产后出血等。本病例妊娠中期出现下腹痛，子宫体大于孕周，结合产科超声可协助诊断，注意与妊娠合并子宫肌瘤变性相鉴别，必要时可行盆腔 MRI 检查。腹痛剧烈，刺激宫缩发生难免流产时，应考虑终止妊娠。

目前子宫腺肌病治疗方法主要包括药物治疗、手术治疗及介入治疗。

（1）药物治疗：症状较轻者，可服用前列腺素合成酶抑制剂减轻疼痛；激素类药物如达那唑、炔诺酮、GnRH-a 等均可通过抑制卵巢功能，使子宫内膜萎缩，造成人工绝经，使症状得到缓解。临床上宫内放置左炔黄体酮缓释系统（曼月乐）在治疗子宫腺肌病中有较好的疗效。

（2）手术治疗：对于年轻且有生育要求的患者病灶局限可考虑手术挖出局限性病灶，如腺肌瘤较大，可在术前先用长效 GnRH-a 或达那唑 2～3 个月，可使病灶缩小，再行挖出术，可缓解症状，提高妊娠率，但复发率较高。

（3）介入治疗：子宫动脉栓塞能够保留子宫及生育功能，通过阻断子宫及病灶血供，使异位病灶及增生的细胞缺血、坏死、吸收，使肌层病灶缩小甚至消失，正常肌层则通过建立侧支循环恢复正常血供，从而使临床症状达到缓解，但该法长期随访复发率较高。总之，采取治疗时应综合评估患者的情况选择合理的治疗方案。

（郝　敏　余　筱）

第五节　妊娠合并卵巢良性肿瘤

一、妊娠合并卵巢成熟型囊性畸胎瘤

【病史摘要】

1．入院时情况　患者女性，26 岁。主因“停经 9 月余，阴道少量流血 2 小时”入院。LMP：2013 年 2 月 23 日，EDC：2013 年 11 月 30 日。停经后 40 余天，未感明显不适，曾就诊于当地医院确诊为“早孕”，妊娠 5 月时始感胎动，妊娠期未定期产前检查，于 10 天前在当地医院行产前检查，B 超提示“宫内妊娠约 38 周，胎儿双顶径 9.0cm，股骨长度 7.0cm。未探及右侧附件，左侧附件区可探及囊实性回声区，大小约 100mm×80mm×80mm，周界欠清”。2 小时前少许阴道流血，故入院待产。

2．既往史　患者曾于 2012 年因“右侧卵巢囊肿蒂扭转”在某县医院行右侧附件切除术，具体不详。否认肝炎、结核等传染病史，无手术外伤史。无高血压、糖尿病病史，无输血史，无药物过敏史。

3．月经、婚育史　患者平素月经规律，月经周期 30～32 天，月经期 5～7 天量中，色红，痛经（－），21 岁结婚，G_1P_1，已生育一女，体健，丈夫体健。

4．体格检查　查体 T 36.6℃，P 88 次/分，BP 120/80mmHg，一般情况尚可，发育正常，营养中等，查体合作。全身皮肤无黄染，出血点。全身浅表淋巴结未触及肿大。胸廓对称无畸形，双乳对称，无肿块。心肺听诊无异常；腹膨隆，肝脾肋下未触及，腹软，肠鸣音正常。脊柱各生理弯曲正常存在，四肢各关节无红、肿、热、痛及功能障碍。生理反射正常存在，病理反射未引出。

5．专科检查　宫高 34cm，腹围 110cm，胎心率 134 次/分，宫口开 1cm，先露头，棘平，有不规则宫缩，未破膜。

6．辅助检查

（1）NST 反应型。

（2）B 超检查：宫内孕，单活胎，胎儿双顶径 9.3cm，股骨长度 7.2cm。未探及右侧附件，左侧附件区可探及囊实性回声区，大小约 100mm×80mm×80mm，周界欠清，左侧卵巢肿瘤（畸胎瘤可能）。

7. 入院诊断 ①G_2P_1，宫内妊娠 39^{+2} 周；②妊娠合并卵巢囊肿？

【第一次查房】（入院时）

住院医师

汇报病史如上。本病例特点：①26 岁女性；②宫内孕约 39 周余；③患者曾因“右侧卵巢囊肿蒂扭转”在某县医院行右侧附件切除术，患者陈述可能是成熟性畸胎瘤，未见当时病历；④B 超检查：宫内孕单活胎，左侧卵巢肿瘤（畸胎瘤可能）。综合以上情况，拟诊：①G_2P_1，宫内妊娠 39^{+2} 周；②妊娠合并卵巢囊肿（畸胎瘤？）

主治医师

妊娠合并卵巢肿瘤如在妊娠期发现，一般手术时间选择在妊娠 18 周以后，肿瘤随着增大的子宫进入腹腔，发生肿瘤扭转的概率增加，妊娠 28 周后由于增大的子宫阻挡手术则较困难，临产后肿瘤可能妨碍胎头下降，甚至肿瘤有破裂的危险。在妊娠 18 周后发现的卵巢良性肿瘤，如果肿瘤不大，考虑良性可能性大，且随诊中无明显变化者，可期待至足月后剖宫产时一并切除或经阴道分娩后再手术切除为宜；若可疑恶性或随诊中肿瘤越来越大则应尽快手术治疗。现患者已妊娠 39^{+2} 周，估计胎儿已经成熟，目前尚无剖宫产术指征，可经阴道试产。

主任医师

同意上述处理意见，畸胎瘤是由多胚层组织结构组成的肿瘤，约 95%为良性。合并妊娠的卵巢肿瘤多为良性，以成熟性畸胎瘤最多见，约占 22%。有学者统计，妊娠早期盆腔检查及 B 超术前诊断卵巢肿瘤的确诊率为 87.2%。有学者认为如卵巢肿瘤直径＞5cm，应及时手术切除。也有学者认为一经 B 超检查发现卵巢畸胎瘤，无论肿瘤大小，均应及早行手术探查。盲目等待至足月分娩可能延误病情。卵巢肿瘤合并妊娠的并发症可为肿瘤扭转、破裂、出血、产道梗阻致产程延长。本例患者在 2004 年行因右侧卵巢成熟性畸胎瘤蒂扭转已行右附件切除术，本次检查发现左侧卵巢肿瘤，仍高度可疑畸胎瘤，单就卵巢肿瘤而言具有剖腹探查指征。本例入院后查宫高+腹围=34cm+110cm=144cm，要考虑巨大儿可能，而与 B 超所示胎儿大小（双顶径、股骨长度）不相符合，此时应考虑腹腔肿块、腹水等可能。故认为分娩前临床诊断应避免过分依赖辅助器械检查，应结合临床体格检查，防止误诊和漏诊。妊娠与卵巢肿瘤的相互影响：①肿瘤对妊娠的影响，肿瘤一般不直接影响胎儿生长发育，若占据盆腔位置可引起滞产、难产，晚期恶性肿瘤可危及孕妇及胎儿生命；②妊娠时的卵巢肿瘤易发生蒂扭转、肿瘤破裂等并发症，妊娠期盆腔血液丰富，为卵巢肿瘤的生长创造了条件，但尚无充分证据说明妊娠可加速肿瘤生长和扩散。

☆☆☆☆

•第一次查房医嘱•

长期医嘱	临时医嘱
产科产前护理常规	急查血常规
一级护理	急查凝血功能
禁饮、禁食	急查肾功能
平卧位	急查心电图
检测血压	急查尿常规
胎心监护	急查血型
吸氧	肝功能
留陪一人	产科 B 超
	胎心监护
	肿瘤系列

【第二次查房】（入院后第 2 天）

住院医师

该患者入院后经检查，暂无剖宫产术指征，预进行阴道试产。入院后当天晚上患者出现规律宫缩，于今日上午临产后，在试产过程中出现胎儿窘迫，故拟急诊行子宫下段剖宫产术。请上级医师指导下一步处理。

主治医师

患者现为足月妊娠，右枕前位，自然临产，目前宫口开大 3cm，先露居坐骨棘上 2cm，胎心监护出现晚期减速，因胎儿窘迫短时间内不能经阴道分娩，具有急诊剖宫产术指征，同时因妊娠合并卵巢囊肿（畸胎瘤可能），术中需同时进行探查，若为卵巢良性囊肿可保留患侧卵巢，行卵巢囊肿剥除术；若为恶性，则可能需扩大手术范围，行确定分期手术或卵巢肿瘤细胞减灭术。

主任医师

对于卵巢肿瘤患者，手术前预约快速病检，手术中注意留腹水备检，若为恶性，手术范围大，加之妊娠期盆腔充血，手术中可能较非妊娠期出血的风险大，同时剖宫产可能面临产后出血的风险，因此备好足够的血，如浓缩红细胞、血浆、冷沉淀等。同时术前要充分向患者及家属交代病情，签署知情同意书。

•第二次查房医嘱•

长期医嘱	临时医嘱
	定于即刻在连续硬膜外麻醉下行子宫下段剖宫产术+腹腔探查术
	术前常规准备
	备血 800ml
	头孢呋辛皮试（一）
	术前留置导尿管
	预约术中快速病检

【随访及预后】

剖宫产术中娩一女活婴，体重 3450g，Apgar 评分 10 分。胎儿娩出后行腹腔探查，发现右附件缺如，左侧卵巢增大，卵巢肿瘤大小约 10cm×8cm×8cm，包膜完整，表面光滑，呈灰白色，左侧输卵管外观正常，有少许腹水，呈淡黄色。留取腹水送检，行左侧卵巢囊肿剥除术，保留左侧卵巢，送快速冰冻病理切片检查，回报示成熟性囊性畸胎瘤，腹水送检未找到恶性肿瘤细胞，故予常规关腹。随访 1 年无复发。

【专家评析】

妊娠期尤其是妊娠早期的妇科检查及超声检查对于尽早发现卵巢肿瘤非常重要，卵巢肿瘤对妊娠的影响在于：患卵巢肿瘤的育龄妇女，由于正常卵巢组织减少，卵巢功能也不同程度降低，其妊娠成功率较无合并症者略低，流产、早产的可能性增大。由于胎儿相对较为珍贵，其妊娠期保健更应多加重视。

1. 妊娠前发现　卵巢肿瘤在妊娠前发现的，建议妊娠前择期手术，避免带瘤妊娠。本例患者妊娠前已因卵巢肿瘤地扭转切除一侧附件，对侧卵巢虽保留，但由于发生卵巢肿瘤的原因尚未去除，所以仍应定期复查，保留下的卵巢发生卵巢肿瘤的概率仍高于常人。

2. 妊娠 12 周以内　由于胎盘未形成，为防止流产不宜行卵巢手术，必须手术者应择期在妊娠 14～18 周，因此时胎盘已形成，可替代卵巢的妊娠黄体功能，流产率低。

3. 妊娠 28 周后　由于子宫明显增大，手术刺激也易出现早产，若为恶性肿瘤或急腹症则应及时手术。

二、妊娠合并卵巢肿瘤蒂扭转

【病史摘要】

1. 入院时情况　患者女性，20 岁，主因“停经 4 个月，突发性下腹痛 7 小时”于 2013 年 8 月 2 日入院。LMP：2013 年 4 月 6 日。EDC：2014 年 1 月 13 日，停经 40 天时出现轻微的恶心、呕吐等早孕反应，停经 3 个月时自行消失。妊娠早期无放射线、有害化学物质接触史。于 2013 年 8 月 2 日早晨起床时突发下腹痛，以左下腹为著，为持续性胀痛，不伴发热，呕吐 1 次，为非喷射性，呕吐物为胃内容物，遂就诊于“清徐县人民医院”，行妇科 B 超提示卵巢囊肿蒂扭转可能，未经治疗，急转入本院。本院以“妊娠合并卵巢囊肿蒂扭转”收入。患者自入院以来，精神尚可，急性痛苦面容，大小便正常。

2. 既往史　既往体健，否认肝炎、结核等传染病史，无手术外伤史。无高血压、糖尿病病史，无输血史，无药物过敏史。

3. 月经、婚育史　患者平素月经规律，月经周期 28～30 天，月经期 3～5 天。量中，色红，痛经（+），19 岁结婚，2012 年人流 1 次，G_1P_0，其丈夫体健。

4. 体格检查　T 36.5℃，P 68 次/分，R 19 次/分，BP 110/70mmHg。一般情况尚可，发育正常，营养中等，急性痛苦面容，扶入病房，被动体位，查体合作。全身皮肤无黄染，出血点。全身浅表淋巴结未触及肿大。胸廓对称无畸形，双乳对称，无肿块。双肺呼吸音清，未闻及干、湿啰音；心率 66 次/分，律齐，心脏各瓣膜听诊区未闻及杂音，心界不大，腹膨隆，肝脾肋下未触及，腹肌紧张，左下腹有明显压痛及反跳痛，下腹部可触及一球形肿物约 15cm×12cm，界尚清。肠鸣音正常。脊柱各生理弯曲正常存在，四肢各关节无红、肿、热、痛及功能障碍。生理反射正常存在，病理反射未引出。

5. 专科检查　外阴已婚未产型，阴道通畅，无血迹，无流液。宫颈着色，宫体如妊娠 4 个月大小，于子宫上方可触及大小约 15cm×12cm 肿物，囊性、活动欠佳，偏左侧有固定压痛点。

6. 辅助检查　妇科 B 超（2013 年 8 月 2 日，本院）：胎头位于下方，双顶径 40.5mm，股骨长度 34.8mm，胎盘位于后壁，成熟度 0 级，羊水 52.6mm，内脏结构未见明显异常，子宫左上方可见 151.0mm×111.0mm 囊性回声区，壁光整，内透声尚可，囊壁未见明显血流信号。提示：①宫内孕，单活胎；②子宫左上方囊性回声区（左卵巢囊肿？）。

7. 入院诊断　①G_2P_0，宫内妊娠 16^{+6} 周；②妊娠合并左卵巢囊肿蒂扭转。

【第一次查房】（入院时）

住院医师

汇报病史如上。本病例特点：①该患者为孕妇；②有突发性下腹部疼痛；③内诊子宫如妊娠 4 个月大小，子宫上方可触及一大小约 15mm×12mm 囊性肿物，活动欠佳，偏左侧有固定压痛点；④妇科 B 超示子宫上方囊性回声区。根据患者的症状、体征及辅助检查，可初步诊断为：①G_2P_0 宫内妊 16^{+6} 周；②妊娠合并左卵巢囊肿蒂扭转？怎样明确诊断？对于妊娠合并卵巢肿瘤蒂扭转该如何处理？请上级医师给予指导。

主治医师

本例患者为妊娠中期孕妇，出现急性腹痛及腹膜刺激征等急腹症表现，妇科超声可见囊性肿物，结合该患者症状体征及超声所见，考虑为妊娠合并卵巢肿瘤蒂扭转的可能性大。需与以下疾病相鉴别。

1. 妊娠合并阑尾炎　典型症状为转移性右下腹痛，该患者症状左下腹痛为主，左下腹有明显压痛及反跳痛，结合超声所见，可除外。

2. 盆腔炎性疾病　多有白带过多史，虽有下腹痛，通常两侧下腹均有压痛，压痛部位较低。妇科检查可见阴道有脓性分泌物，子宫两侧触痛明显，本病例妇科超声可见较大囊性肿物，基本可排除盆腔炎性疾病。

3. 胎盘早剥　胎盘早剥时引起的腹痛也为持续性，可伴有 WBC 计数增高，与妊娠合并卵巢肿瘤蒂扭转相似。但胎盘早剥时常有妊娠期高血压疾病、妊娠期外伤史等病因，腹痛位于腹部居中位置，有阴道流血和贫血症状，板状腹，多伴有胎心改变等，超声检查于胎盘与子宫肌壁间可见形状不规则的低回声区，与本病例不符，可除外。

4. *妊娠合并左侧输尿管结石*　左侧输尿管结石也可表现为左侧中上腹疼痛，但输尿管结石发作时呈剧烈的绞痛，难以忍受，疼痛沿输尿管向外阴部、大腿内侧放射。腹部检查，左下腹压痛和肌紧张均不太明显，尿常规有大量红细胞。与本病例特点不符，故可排除。

5. *子宫肌瘤红色变性*　也可出现剧烈腹痛，且常发生在妊娠中、晚期间，但患者有子宫肌瘤病史。此与本例不符，故排除。

主任医师

妊娠合并卵巢肿瘤的发生率，文献报道为 0.013%～1.20%，其中良性占 97.16%，恶性肿瘤较少见，约为 2.84%，各类肿瘤中以良性畸胎瘤最常见，约占 49.34%。造成这种差异的原因主要取决于产前检查及妊娠期 B 超检查，以及临床有意义的肿块的定义。卵巢肿瘤在妊娠期通常无症状，且妊娠中晚期由于子宫的增大，占据盆腹腔大部分空间，不仅遮盖了卵巢肿瘤，致诊断困难；而且使卵巢肿瘤扭转及破裂的可能性增大，若出现急腹症则必须手术。

1. *妊娠合并卵巢肿瘤的特点*　①近年来妊娠期卵巢肿瘤发生率有所上升，可能与促排卵药物的应用有关。②妊娠期合并卵巢肿瘤易导致并发症：早期妊娠卵巢肿瘤易嵌入盆腔可能引起流产；中期妊娠时易并发蒂扭转；晚期妊娠时若肿瘤较大可导致胎位异常，分娩时肿瘤易发生破裂。其中蒂扭转发生率最高，严重扭转时可导致肿瘤脱落出血，游离于盆腔或腹腔、阻塞产道或粘连产生肠梗阻，甚至感染、休克。③卵巢恶性肿瘤早期常无明显症状，一旦出现症状则通常已属晚期，对于影像学检查发现有卵巢实质性或混合性包块者，以及妊娠中期以后包块持续存在或包块增长较快者，均应及时进行手术治疗。

2. *对于妊娠合并卵巢肿瘤的治疗*　不管在妊娠任何时期，肿瘤一旦发生扭转、破裂或有恶性变的可能，均应进行手术。若妊娠合并卵巢恶性肿瘤，在处理原则上与非妊娠期无明显不同，手术治疗为主，辅以化学治疗，但应考虑到妊娠后果及日后生育问题。该患者诊断卵巢囊肿蒂扭转已基本明确，应急诊手术，术前查血肿瘤系列以估计卵巢肿瘤良恶性，并作为随访指标。该患者根据超声所见及血流信息，良性可能性大，术中需联系快速冷冻切片进行病检。

•第一次查房医嘱•

长期医嘱	临时医嘱
妇科护理常规	急查血常规
一级护理	急查凝血功能
禁饮、禁食	急查肾功能+离子系列+血糖
平卧位	急查心电图

续表

长期医嘱	临时医嘱
留陪一人	急查尿液分析加尿沉渣镜检
	急查血型
	肝功能
	妇科 B 超
	肿瘤系列

【第二次查房】（入院 6 小时后）

住院医师

患者腹痛、恶心无明显缓解，T 36.5℃，P 82 次/分，R 20 次/分，BP 110/70mmHg。无宫缩，查体左下腹有明显压痛及反跳痛。入院后检验结果回报：血常规示 WBC 7.6×10^9/L，N 0.69；凝血系列、血生化全项、尿常规、腹部 B 超未见异常。产科超声检查示胎心搏动正常，胎盘位于子宫后壁，胎盘与子宫肌壁间无形状不规则低回声区，故不考虑胎盘早剥，胎儿生长与孕周相符。

主治医师

文献报道发生扭转的卵巢肿瘤，与肿瘤的直径、位置和肿瘤成分有关。国外学者报道妊娠合并卵巢肿瘤蒂扭转，肿瘤直径相对较大，大多在 6～10cm。本例患者腹膜刺激征明显，卵巢囊肿蒂扭转可能性大，建议急诊手术，选择腹腔镜还是开腹手术请示上级医师后再做决定。

主任医师

妊娠合并卵巢肿瘤蒂扭转的处理：如蒂扭转时，静脉回流受阻，动脉循环受阻，发生血管完全闭塞，使瘤体充血，囊内静脉怒张而破裂，充满暗褐色血液。肿瘤迅速增大，肿瘤坏死变呈紫黑色，此时需采用患侧附件切除术的术式。手术可经开腹进行或经腹腔镜下手术，腹腔镜下手术腹部切口较开腹手术小，但需 CO_2 气腹，如腹腔镜处理肿瘤困难，则需中转开腹，如为恶性肿瘤，则需扩大切口。本例患者为孕妇，若术中为良性卵巢肿瘤蒂扭转造成患侧卵巢坏死，则应切除患侧卵巢。考虑到以上因素，该孕妇可试行腹腔镜下探查，必要时开腹。若为良性肿瘤蒂扭转，则采用患侧附件切除术。术中操作者应动作轻柔，尽可能避免刺激子宫，术前术后保胎治疗非常重要。

•第二次查房医嘱•

长期医嘱	临时医嘱
观察腹痛、阴道出血情况	剖腹探查术术前准备
	术区备皮
	配血，浓缩红细胞　4U
	术前留置尿管
	预约术中快速病检

【随访及预后】

于入院当日在连续硬膜外麻醉下行剖腹探查术，术中见左卵巢囊肿约 15cm×11cm×10cm，蒂扭转 3 圈，行左侧附件切除术，术后病理结果回报示左卵巢浆液性乳头状囊腺瘤，伴淤血出血，输卵管轻度慢性炎，考虑合并蒂扭转。术后给予保胎治疗，一周后痊愈出院，嘱患者出院后定期产科检查。

【专家评析】

妊娠期卵巢肿瘤多为良性肿瘤，可随妊娠进展而自然存在，有效的预防和治疗可避免并发症的发生。应用各种方法监测妊娠胎儿及卵巢肿瘤，给予适时恰当处理是围生医学的重点。随着妊娠期保健制度的不断完善，大部分患者在妊娠早、中期即由妇科检查或 B 超及时发现和确诊。

妊娠合并卵巢肿瘤的治疗较为复杂，目前尚无循证医学证据的治疗指南。应该根据患者的临床表现，肿瘤病理类型，母儿愈后等多种因素进行综合考虑，采用个体化治疗。对于妊娠前发现卵巢肿瘤直径大于 5cm 者建议给予手术治疗，以减少妊娠期并发症的发生。对妊娠期发现的卵巢肿瘤患者，应认真向其交代可能出现的并发症，嘱定期产前检查，避免剧烈运动或剧烈转动体位，避免撞伤及腹部受压，防止卵巢肿瘤蒂扭转或破裂的发生。妊娠合并卵巢肿瘤手术时间通常以妊娠 14～18 周最佳，因此时胎盘已形成，可替代卵巢的妊娠黄体功能，流产率低。文献报道择期手术流产率为 1%～4%，低于急诊手术的 14%～40%。

近年来随着内镜技术的日臻成熟，腹腔镜也适用于本病的部分病例。关于 CO_2 的吸收可能导致的高碳酸血症和酸碱失衡，是否因此引起胎儿损伤，今后仍需进一步的研究加以证实。随着内镜手术的日益普及，其手术适应证将会不断拓展。

如有卵巢肿瘤蒂扭转发生，不管孕周应立即手术。无论开腹手术还是腹腔镜手术，术中均应尽量避免刺激子宫，预防流产和早产的发生。

三、妊娠合并卵巢良性肿瘤破裂

【病史摘要】

1．入院时情况　患者女性，28 岁，主因“停经 9 个月，突发性下腹痛 2 小时”于 2009 年 4 月 3 日入院。LMP：2008 年 7 月 3 日，EDC：2009 年 4 月 10 日，停经 40 天时出现轻微的恶心，呕吐等早孕反应，停经 3 个月时自行消失。妊娠早期无放射线、有害化学物质接触史。于 2010 年 8 月 2 日早晨起床后突发下腹痛，以左下腹为著，为持续性胀痛，不伴发热，呕吐 1 次，为非喷射性，呕吐物为胃内容物，随就诊于本院。本院以“妊娠合并左侧卵巢囊肿破裂”收入。妊娠期未系统产前检查，自述妊娠 7 个月时因突发腹痛在某市级医院保胎治疗 1 周后腹痛减轻出院。患者自入院以来，精神尚可，急性痛苦面容，大、小便正常。

2．既往史　既往体健，2 年前发现左侧卵巢囊肿，疑似卵巢畸胎瘤，大小不详，未给予特殊治疗。否认肝炎和结核等传染病史，无手术外伤史。无高血压和糖尿病病史，无输血史，无药物过敏史。

3．月经、婚育史 患者平素月经规律，月经周期 28～30 天，月经期 3～5 天，量中，色红，痛经（+），23 岁结婚，G_1P_0，2005 年人流 1 次，其丈夫体健。

4．体格检查 T 36.5℃，P 68 次/分，R 19 次/分，BP 110/70mmHg。一般情况尚可，发育正常，营养中等，急性痛苦面容，扶入病房，被动体位，查体合作。全身皮肤无黄染，出血点。全身浅表淋巴结未触及肿大。胸廓对称无畸形，双乳对称，无肿块。双肺呼吸音清，未闻及干、湿啰音；心前区无隆起，心率 68 次/分，律齐，心脏各瓣膜听诊区未闻及病理性杂音，心界不大，腹膨隆，腹软，左下腹有明显压痛及反跳痛，肝脾肋下未触及，下腹部可触及一球形肿物约 15cm×11cm，界尚清，移动性浊音（±）。肠鸣音正常。脊柱各生理弯曲正常存在，各棘突区无压痛和叩击痛，四肢各关节无红、肿、热、痛及功能障碍。生理反射正常存在，病理反射未引出。

5．专科检查 宫高 29cm，腹围 88cm，无宫缩，胎心率 140 次/分。

6．辅助检查 妇科 B 超：胎头位于下方，双顶径 92mm，股骨长度 70mm，胎盘成熟度Ⅱ级，羊水指数 81mm，头位。左侧卵巢囊实性包块，大小约 150mm×110mm。提示：宫内孕，单活胎，左侧卵巢畸胎瘤。

7．入院诊断 ①G_2P_0，宫内妊娠 39 周；②妊娠合并左卵巢囊肿破裂？

【第一次查房】（入院时）

住院医师

汇报病例如上（手术当天）。

主治医师

妊娠合并良性卵巢肿瘤，根据产妇的病史、体征及辅助检查结果，结合术中所见基本确定为良性卵巢肿瘤者，可在常规剖宫产、缝合子宫切口后，按常规处理该侧卵巢肿瘤。肿瘤为良性时行囊肿剥除，保留患侧卵巢。需要注意的是卵巢黄素囊肿的可能性，必要时切部分组织送病理学检查，因患者妊娠已足月，且既往有突发腹痛史，考虑卵巢肿瘤破裂，故具有急诊剖腹探查指征。

主任医师

妊娠合并卵巢肿瘤的发生率为 0.08%～0.90%，其中良性占 95%以上，最常见病理类型为良性囊性畸胎瘤（45%），卵巢成熟畸胎瘤可发生于任何年龄，以 20～40 岁居多，多为单侧，多房，腔内充满油脂和毛发，有时可见牙齿和骨质。本例患者妊娠 7 个月时突发腹痛考虑畸胎瘤破裂，漏诊原因为妊娠使卵巢肿瘤症状不明显。卵巢肿瘤破裂是卵巢肿瘤常见的并发症之一，妊娠期卵巢肿瘤蒂扭转和破裂等并发症的发生率均明显增加，约 3%的卵巢肿瘤会发生破裂。

凡疑有或确定为卵巢肿瘤破裂应立即处理，可做腹腔镜检查或直接开腹探查。本例综合症状、体征考虑卵巢肿瘤破裂，术中应留腹水或腹腔冲洗液做细胞学检查，应尽量吸净囊液，清洗腹腔及盆腔，切除标本送病理学检查。疑为恶性卵巢肿瘤破裂则做快速病理学检查，特别注意是否为恶性卵巢肿瘤，恶性时按照恶性卵巢肿瘤原则处理。不同卵巢肿瘤破裂后，溢入腹腔内的囊内液性质不同，可产生不同的症状及体征，如卵巢黏液性囊腺瘤或癌的黏液性物质，可形成腹膜黏液瘤及肠粘连；囊性畸胎瘤的皮脂、角蛋白溢入腹腔，可造成腹膜油脂肉芽肿等，更主要是恶性卵巢肿瘤破裂易致盆腔和腹腔转移，形成包块或结节等。

•第一次查房医嘱•

长期医嘱	临时医嘱
产科产前护理常规	急查血常规
一级护理	急查凝血功能
禁饮、禁食	急查肾功能
左侧卧位	急查心电图
检测血压　qd	急查尿常规
吸氧每次　30 分钟/次　tid	肝功能
自数胎动　1 小时/次　tid	产科 B 超
胎心监护	胎心监护
	肿瘤系列
	定于即刻在连续硬膜外麻醉下行剖腹探查术+剖宫产术
	术前常规准备
	头孢西丁皮试（一）

【第二次查房】（术后第 1 天）

住院医师

患者术中快速病理学检查回报：右侧卵巢成熟性畸胎瘤、可见成熟神经组织。请上级医师指导下一步处理。

主治医师

患者及其家属要求行剖宫产术，遂行剖宫产及剖腹探查术，术中见包块已破裂，腹腔大量淡黄色液体流出，子宫下段横切口娩出一女活婴，出生后 1 分钟 Apgar 评分 10 分。探查左侧卵巢包块已破裂，失去原来形态，右侧附件形态正常，子宫后方清出约 30g 毛发及油脂样组织送病理学检查。考虑左侧卵巢畸胎瘤破裂。术中用生理盐水反复冲洗盆腹腔后关腹，手术顺利，术后腹腔内放置引流管。术后常规抗应用生素预防感染。

主任医师

该患者经术中快速病理学检查证实为良性卵巢肿瘤，保留了患侧卵巢，肿瘤为成熟性畸胎瘤，可见成熟神经组织，术后依然要关注石蜡病理学检查结果，如果见到原始神经组织则可能为恶性肿瘤。另外，需注意肿瘤系列中神经元烯醇化酶，可作为恶性畸胎瘤随诊指标。

•第二次查房医嘱•

长期医嘱	临时医嘱
连续硬膜外麻醉下子宫下段剖宫产+腹腔探查术后护理常规	0.9%氯化钠注射液 250ml+头孢西丁 2.0g+维生素 C 3.0g ivgtt
一级护理	10%葡萄糖注射液 500ml+10%氯化钾注射液 15ml ivgtt
禁饮、禁食	
免枕平卧 6 小时后改平卧位	复方氯化钠注射液 500ml+50%葡萄糖注射液 80ml ivgtt
留陪一人	
持续低流量吸氧 4 小时监测 BP、P、SpO_2、持续心电监护至平稳 2 小时停止	10%葡萄糖注射液 500ml+维生素 B_6 0.2g+10%氯化钾注射液 15ml ivgtt
留置腹腔引流管长期开放通畅，每天更换引流袋	10%葡萄糖注射液 500ml+10%氯化钾注射液 10ml ivgtt
腹带辅助	0.9%氯化钠注射液 250ml+头孢西丁 2.0g ivgtt
留置尿管长期开放通畅，每天更换尿袋 24 小时拔除	
尿道口护理 bid	
会阴护理 bid	
留置针护理	
观察腹痛，阴道出血情况	
腹部压沙袋 8 小时取下	

【随访及预后】

术后患者恢复好，切口甲级愈合，肿瘤系列回报正常，住院 6 天出院。出院后 42 天随访，子宫缩复好，之后随访 2 年，卵巢肿瘤无复发。

【专家评析】

卵巢肿瘤破裂发生原因可为自发性破裂及外伤性破裂，且以自发性破裂多见，可因囊壁缺血坏死或肿瘤侵蚀穿破囊壁引起，也可因受挤压、分娩、妇科检查及穿刺致外伤性破裂。破裂后症状取决于囊液性质及漏入腹腔内液量的多少，一般浆液性囊腺瘤破裂，仅出现轻度腹痛，但成熟畸胎瘤破裂，其内容物对腹膜刺激性大，可产生剧烈腹痛、恶心、呕吐甚至休克。检查时有腹壁紧张、压痛、反跳痛等腹膜刺激征，原肿块缩小或消失。确诊后应立即剖腹探查，切除囊肿，清洗腹膜。囊性、实性、良性或恶性的卵巢肿瘤都可发生破裂，发生于妊娠期者占 5.4%，由于在妊娠前半期尚可合并妊娠黄体囊肿，因此在妊娠早期时发现卵巢囊肿破裂，应考虑到出现此种情况的可能性。

发生破裂的良性肿瘤以成熟囊性畸胎瘤及浆液囊腺瘤最多见，恶性者以浆液性囊腺癌为多。一旦发现应立即手术探查，术中应尽量吸净囊液，并涂片行细胞学检查，清洗腹腔及盆腔，切除标本送病理学检查，尤其需注意破口边缘有无恶变。

（于 冰）

第六节　妊娠合并卵巢恶性肿瘤

一、妊娠合并卵巢上皮癌

【病史摘要】

1. 入院时情况　患者女性，28 岁，主因“停经 2 个半月，乏力 1 个月，加重 1 周”入院。LMP：2013 年 1 月 2 日，停经后 1 个月余感乏力，延续至今，现停经 2 个月，未出现呕吐，无腹痛，无发热。停经 40 余天就诊于当地医院，行妇科彩超提示：左侧附件区囊性回声？大小约 50mm×42mm，未加注意，近 1 周感乏力加重，遂就诊于本院，门诊以“妊娠合并卵巢肿瘤？”收住院。精神食欲尚可，大小便正常。

2. 既往史　既往体健，否认肝炎、结核及肿瘤病史。

3. 月经、婚育史　患者平素月经规律，月经周期 30 天，月经期 5 天，量中，痛经（—），25 岁结婚，丈夫体健，G_0P_0。

4. 体格检查　T 37.2℃，P 78 次/分，R 20 次/分，BP 110/80mmHg。一般情况尚可，发育正常，营养中等，查体合作。全身皮肤无黄染，出血点。全身浅表淋巴结未触及肿大。胸廓对称无畸形，双乳无结节。双肺呼吸音清，未闻及干、湿啰音；心率 78 次/分，律齐，心脏各瓣膜听诊区未闻及杂音，心界不大，腹膨隆，肝脾肋下未触及，腹部未触及包块，肠鸣音弱。脊柱、四肢无异常。生理反射正常存在，病理反射未引出。

5. 专科检查　外阴已婚经产型；阴道畅；宫颈光滑；宫体前位，如妊娠 10 周子宫大小，软；附件：左侧可触及大小约 6cm×5cm 大小囊性肿物，周界尚清，活动受限，压痛（—），右侧附件区为触及包块，压痛（—）。三合诊：子宫直肠窝不光滑。

6. 辅助检查　妇科彩超示宫内可探及胎儿反射，左侧附件囊性回声区，大小约 62mm×55mm，周边可探及低阻血流信号。子宫直肠窝可探及无回声液性暗区，深约 4cm。提示：宫内孕，单活胎，左侧卵巢囊肿（浆液性囊腺瘤？恶性可能）

7. 入院诊断　①G_1P_0，宫内妊娠 10 周；②妊娠合并左卵巢浆液性囊腺癌？

【第一次查房】（入院时）

住院医师

汇报病史如上。对于该患者的诊断，还需进行哪些检查？请上级医师给予指导。

主治医师

追问患者，平素从未进行过体检，既往是否存在卵巢肿瘤不详，患者外祖母曾患卵巢癌去世，该患者除感乏力外无其他明显症状，并且停经后乏力可能为早孕反应，患者自诉因停经来就诊，妇科检查及彩超发现附件区包块，高度可疑卵巢肿瘤，否则，更易延误诊断和治疗。除一般检查外，需检查肿瘤系列，除外乳腺、肠道肿瘤，警惕转移性卵巢肿瘤。

上皮性肿瘤最常见，占卵巢肿瘤的50%～70%，其中以浆液性肿瘤最多见，其次为黏液性肿瘤。上皮性占卵巢恶性肿瘤的90%。以成人为主，而20岁以下患者的上皮性肿瘤仅占17%。患者难以得到早期诊断，通常是由于无典型症状，可无任何不适，首发症状常表现在胃肠道，易与早孕反应混淆，肿物较小时（小于或等于7cm）自己常摸不到，必须依靠B超检查才能发现。当肿瘤不断地长大，会对周围组织产生相应的压迫症状，主要表现为腹胀、腹部肿块和腹水、尿频、下腹坠胀或大便不畅等不适。晚期恶性卵巢肿瘤则表现为大网膜包块、肝脾大、消化道症状及消瘦、严重贫血等体征。本例主要是妊娠早期因停经就诊时经彩超发现，可见妊娠合并卵巢肿瘤做到早诊断可能更加困难。较小的卵巢肿瘤（≤5cm）盆腔检查不易扪及，较大的卵巢肿瘤可能较易扪及，注意三合诊检查后盆腔情况，有无结节等。善于借助于一些辅助检查帮助诊断，如肿瘤系列检测、超声检查、CT扫描、MRI检查，或必要时通过腹腔镜检，但考虑到妊娠期CT扫描暂不进行，MRI检查虽可在妊娠期采用，但因其价格昂贵，一般不作为首选。对于肿瘤标记物结果的判读，注意妊娠期的特殊性。综合情况进行鉴别诊断，尤其注意与卵巢瘤样病变相鉴别。

目前初步考虑为卵巢上皮性肿瘤，CA125可能升高，80%的卵巢上皮癌患者CA125水平高于正常值，90%以上患者CA125水平的消长与病情缓解或恶化相一致。CEA为广谱肿瘤标志物，对卵巢上皮性肿瘤较敏感，特别是在卵巢黏液性囊腺癌时阳性率为32.5%。附睾特异性生育相关蛋白（human epididymis protein 4，HE4）对卵巢癌的诊断具有比CAl25更高的敏感度和特异度（特别是在卵巢浆液性囊腺癌及子宫内膜样癌中）。妊娠期本身AFP、hCG均会升高，AFP对卵巢内胚窦瘤有特异性价值，对未成熟畸胎瘤、混合性无性细胞瘤中含卵黄囊成分者有协助诊断意义；hCG对于原发性卵巢绒癌有特异性，恶性生殖细胞瘤常为混合型，hCG亦有升高。

妊娠期盆腔超声检查是诊断卵巢肿瘤较好的方法，常可发现较小的卵巢肿瘤，需注意在妊娠期超声检查时不能单纯着重于观察胎儿及其附属物，一定要注意附件区。现采用的彩超检查可明确肿瘤的位置、大小、形态及其与子宫间的相互关系，也可探查内容物为囊性、实性、有无分隔、盆腹腔有无积液等。卵巢恶性肿瘤的B型超声声像图主要为：①卵巢囊性肿块，肿瘤壁厚薄不均，内壁乳头状；②卵巢多房性囊肿，房间隔粗大，局部增厚；③合并囊内液浑浊，不清，漂浮物较多，多为囊内出血所致；④卵巢囊实性包块，回声杂乱无章；⑤实质性卵巢包块，菜花状，边界不清，欠光整，伴局部的暗区；⑥大网膜增厚，子宫表面及盆腔不光滑；⑦卵巢肿块伴有无其他原因的腹水。卵巢恶性肿瘤的血流频谱特征为高速低阻型，阻力指数（RI）＜0.4，搏动指数（PI）＜1.0，该血流的分布与周围组织相比，血流更丰富、不规则、更明亮。

本例疑为妊娠合并卵巢肿瘤，在妊娠早期尤应注意与黄体囊肿相鉴别，黄体囊肿在月经黄体或妊娠黄体基础上，因黄体持续存在而形成。单发居多，可达 4～6cm。一般无症状，随妊娠继续逐渐缩小。偶见囊肿破裂、急腹痛症状与异位妊娠相似。本例随妊娠继续肿物将增大，且一般不会出现 CA125、CEA、HE4 的明显升高。此外要与卵巢子宫内膜异位囊肿、盆腔炎性包块、生殖道以外肿瘤相鉴别。

•第一次查房医嘱•

长期医嘱	临时医嘱
产科疾病护理常规	急查血常规
一级护理	急查凝血功能
普食	急查肾功能
左侧卧位	急查心电图
监测血压　qd	急查尿常规
吸氧每次　30 分钟/次　bid	肝功能
自数胎动　1 小时　tid	妇产科彩超
	肿瘤系列

【第二次查房】（入院第 3 天）

住院医师

该患者检查回报，CA125 值 590IU/ml，其他标志物值尚在正常范围内；妇科彩超示：左侧卵巢多房性囊肿，大小约 64mm×53mm，囊内液浑浊，内壁乳头状，可探及高速低阻血流信号，RI＜0.4，子宫直肠窝积液，提示：宫内早孕；左侧卵巢浆液性乳头状囊腺癌？请上级医师指导下一步诊治。

主治医师

患者有卵巢癌家族史，妊娠 40 余天就超声检查提示卵巢肿瘤，可能该患者妊娠前肿瘤已存在，因从不进行体检所以没发现。结合病史、体征和辅助检查，血清 CA125 明显升高，彩超探查结果，考虑卵巢浆液性乳头状囊腺癌可能性大。经过检查基本可除外乳癌、胃肠道癌转移至卵巢可能，与瘤样病变也不符。确诊还需病理检查。

主任医师

妊娠早期发现肿瘤，且恶性可能性大，则不能等到妊娠中期，以免延误病情。该患者肿瘤若不断增长，有内生乳头，血清 CA125 远超过正常范围，即不宜拖延而应及早手术。但手术时仍应注意送冷冻切片检查，进一步核实是否为卵巢上皮性癌。与非妊娠期相同，以手术治疗为主，辅以化学治疗。卵巢肿瘤高度可疑恶性时应尽早行剖腹探查，明确诊断。根据肿瘤侵犯范围、妊娠周数、妊娠合并卵巢恶性肿瘤患者意愿决定是否继续保留妊娠，进而根据肿瘤组织学类型及分期决定手术范围。卵巢上皮性恶性肿瘤ⅠA 期 G1 上皮癌，有生育要求者，可保留妊娠而行单侧附件切除及全面分期手术，分娩后 6 周开始行化疗；对超过ⅠA 期的上皮性癌应行肿瘤细胞减灭术，术后立即进行腹腔或（和）静脉化疗。化疗方案同非妊娠期，可采用 PC 或 TP 方案。手术采用腹壁直切口，探查肝、脾、横膈、大网膜，盆腔腹膜、肠道、盆腔及腹主动脉旁淋巴结，以确定肿瘤确属Ⅰ期。经过探查发现病变ⅠA 期以上，手术不应保守，以治病为主，不应考虑继续妊娠或今后生育问题。如妊娠已达晚期，胎儿可存活，行剖宫产加全面确定分期手术治疗，于术后或剖宫产加全面确定分期手术术后及时开始化疗。

•第二次查房医嘱•

长期医嘱	临时医嘱
	定于明日上午 8 时在全身麻醉下行剖腹探查术
	术前常规准备
	术前预约术中快速病理学检查
	术前留置导尿管
	头孢呋辛皮试（－）

【随访及预后】

经确定分期手术后证实系左侧卵巢浆液性乳头状囊腺癌 IA，G1，因有腹水，视为复发高风险，术后进行紫杉醇+卡铂化疗 3 个疗程。随访 1 年无复发。

【专家评析】

卵巢癌合并妊娠极为少见，1989 Michael 报道 8000～20 000 例妊娠中可见到 1 例卵巢癌。对于卵巢肿瘤合并妊娠的诊治需注意：①妊娠早期时进行三合诊盆腔检查，行 B 超声检查，以便及早发现卵巢肿瘤。②要注意与瘤样病变相鉴别。③如肿瘤呈囊实性、有囊内乳头，孕妇血清 CA125 明显升高，需警惕妊娠合并上皮性卵巢癌。此外，本例也提示妊娠前应进行常规妇科检查，以便及早发现原有卵巢肿瘤，妊娠前及早处理，以免妊娠后处于被动地位，延误病情。

（王志莲）

二、妊娠合并卵巢恶性生殖细胞肿瘤

【病史摘要】

1．入院时情况　患者女性，27 岁，妊娠 8 周时在当地医院行妇科检查发现左侧附件区肿瘤，大小约 5cm，未行治疗，1 个月后复查肿瘤快速生长，具体不详，妊娠 14 周 B 超提示左侧附件不均质低回声，内有不规则囊性暗区，肿物直径约 8cm，周边可探及血流信号。血清甲胎蛋白（AFP）727.62ng/ml，癌胚抗原（CA）151.6U/ml，仍未经治疗。现停经 17 周，自感腹胀，不伴腹痛，无尿频及排便困难，食欲尚可，无明显消瘦。

2．既往史　既往体健，否认肝炎、结核及肿瘤病史。

3．月经史和婚育史　患者平素月经规律，月经周期 30～35 天，月经期 5～7 天，量中，痛经（－），23 岁结婚，G_1P_1，2006 年足月自然分娩 1 女，丈夫及女儿均体健。

4. 体格检查 T 36.7℃，P 88 次/分，R 20 次/分，BP 120/80mmHg。一般情况尚可，发育正常，营养中等，查体合作。全身皮肤无黄染，出血点。全身浅表淋巴结未触及肿大。胸廓对称无畸形，双乳对称，无肿块。双肺呼吸音清，未闻及干、湿啰音；心前区无隆起，心率 88 次/分，律齐，心脏各瓣膜听诊区未闻及杂音，心界不大，腹膨隆，腹软，肝脾肋下未触及，左下腹可触及一球形肿物约 10cm×8cm，界尚清，肠鸣音正常。脊柱、四肢无异常。生理反射正常存在，病理反射未引出。

5. 专科检查 宫高 18cm，腹围 78cm，无宫缩，胎心率 134 次/分。

6. 辅助检查 妇科彩超提示宫内孕，单活胎，左侧附件不均质低回声，大小约 10cm×8cm，内有不规则囊性暗区，内含密集光点，周边可探及血流信号。

7. 入院诊断 ①G_2P_1，宫内妊娠 17 周；②妊娠合并左卵巢囊肿（畸胎瘤）？

【第一次查房】（入院时）

住院医师

汇报病史如上。

主治医师

该患者于妊娠 8 周发现左侧附件区肿瘤，妊娠 14 周时行 B 超检查发现肿物增大明显，血清甲胎蛋白及肿瘤系列检查均异常增高，现停经 17 周，根据之前的检查结果高度怀疑左侧卵巢恶性生殖细胞肿瘤可能。本次入院后除一般检查外需检查肿瘤系列，除甲胎蛋白外尚需注意神经元烯醇化酶（NSE）是否增高，超声检查时注意对侧卵巢是否有肿瘤，同时检查乳腺、肠道是否存在肿瘤，需排除转移性卵巢肿瘤可能。

主任医师

卵巢恶性生殖细胞肿瘤中内胚窦瘤能产生大量的 AFP，原发性绒癌能产生大量的 hCG，混合性生殖细胞肿瘤和胚胎癌则可同时产生 AFP 和 hCG，或两者之一。除 AFP 存在于胚胎组织及少数肝癌患者，hCG 存在于妊娠和滋养细胞肿瘤外，很少存在于其他肿瘤或正常人，故为内胚窦瘤和原发绒癌所特有，敏感性高，本例还应注意 hCG 水平。复查妇产科彩超，肿瘤内含密集光点，注意畸胎瘤的脂质成分、黏液性囊腺瘤的囊内液、巧克力囊肿内陈旧的血均可在超声下探及密集的光点。

•第一次查房医嘱•

长期医嘱	临时医嘱
产科疾病护理常规	急查血常规
一级护理	急查凝血功能
普食	急查肾功能
左侧卧位	急查心电图
监测血压 qd	急查尿常规
吸氧每次 30 分钟/次 bid	肝功能
自数胎动 1 小时 tid	妇产科彩超
	肿瘤系列

【第二次查房】（入院第 3 天）

住院医师

目前各项检查均完善，肿瘤系列回报：AFP 410.10ng/ml，hCG 值与孕周基本相符，NSE 正常，该患者已有一女，向患者及其家属交代病情后，同意剖腹探查，不考虑胎儿。

主治医师

目前测定 AFP 的方法是 ELISA，正常值在 0～25ng/ml，妊娠 12～14 周的妇女血中的 AFP 开始上升，32～34 周达到高峰，一般为 380～500ng/ml，34 周后开始下降，该患者在妊娠期，去除妊娠的因素究竟对诊断有多大的意义尚未明确。NSE 是可作为未成熟畸胎瘤中未成熟神经组织的肿瘤标志物，该患者结果在正常范围内。彩超提示肿瘤为囊实性包块，具有畸胎瘤的特点，探查到了低阻血流信号。最后良恶性的判断必须依靠病理学检查。目前具有剖腹探查指征，妊娠 17 周，是终止妊娠还是继续妊娠请上级医师指导。

主任医师

妊娠期合并卵巢恶性肿瘤的处理原则上与非妊娠期相同，以手术治疗为主，辅以化学治疗等。对恶性生殖细胞或性索间质肿瘤，保留生育功能的治疗对本病的预后无不良影响，对于年轻需要生育的患者，无论其期别的早晚，只要有正常卵巢组织存在均可非手术治疗；即使无正常卵巢组织，也可保留子宫，术后予以激素替代治疗及体外受精。因此，保留生育功能的治疗模式已成为卵巢恶性生殖细胞肿瘤标准的治疗模式。对于妊娠合并卵巢肿瘤，本例高度怀疑恶性生殖细胞肿瘤，以手术治疗为主，必要时辅以化疗，需权衡妊娠与肿瘤的风险。

根据病史、症状和体征，考虑妊娠合并未成熟畸胎瘤，对于妊娠而言，目前有两种选择：①先终止妊娠，可进行引产，之后行剖腹探查；②直接行剖腹探查，术中送理学快速病理学检查，如为良性肿瘤则行患侧卵巢囊肿剥除术即可，如为恶性肿瘤行患侧附件切除术，同时行全面分期探查术。对于该患者在尚未明确良恶性的情况下选择终止妊娠需慎重。经过征求患者及其家属意见决定暂不终止妊娠，行剖腹探查术。

术后根据病情决定是否需化学治疗，除Ⅰa 期无性细胞瘤和Ⅰa 期Ⅰ级未成熟畸胎瘤患者术后无须行化疗外，Ⅰ期其他生殖细胞肿瘤和所有晚期生殖细胞肿瘤患者，术后均须化疗。化疗方案有 PVB 方案、VAC 方案、BEP 方案等，目前公认最为有效的化疗方案是 BEP，亦被称为“金标准”方案。有关妊娠合并卵巢恶性肿瘤的化疗经验较少，应根据肿瘤的分期、组织学类型和分级及妊娠时期，权衡母亲、胎儿的获益及危险。若为妊娠中、晚期可酌情行化疗，但应征得患者及其家属的同意。有报道妊娠早期化疗会增加胎儿畸形率和自然流产率，妊娠中、晚期化疗不会引起胎儿畸形，但可能致胎儿生长受限（FGR）、早产，也可能影响胎儿中枢神经系统发育。多数学者认为早期病例只做单侧附件切者，妊娠期不行化疗，在足月分娩后 6 周开始化疗。晚期患者行肿瘤细胞减灭术后应立即进行腹腔或（和）静脉化疗。适时的手术治疗及化疗多能获得比较好的治疗效果，但妊娠合并卵巢恶性肿瘤的治疗仍是临床面临的难题，尚待进一步总结积累更多的经验。

•第二次查房医嘱•

长期医嘱	临时医嘱
	定于明日上午 8 时在连续硬膜外麻醉下行剖腹探查术
	术前常规准备
	术前预约术中快速病检
	术前留置导尿管
	头孢呋辛皮试（－）

【随访及预后】

入院后第 4 天行剖腹探查术，术中见左侧卵巢 10cm×8cm×7cm 囊性肿物，表面光滑，无粘连。术中送快速病理学检查确诊为卵巢未成熟畸胎瘤（Ⅰ级），切除了左侧附件，全面探查未见明显转移灶。术后石蜡病理学检查结果回报为卵巢未成熟畸胎瘤（Ⅰ级），术后诊断：左侧卵巢未成熟畸胎瘤Ⅰa，根据妇科常见肿瘤诊治指南不需给予化疗，术后切口甲级愈合，住院 1 周出院。妊娠 39 周自然分娩，随访 3 年，无复发。

【专家评析】

卵巢恶性生殖细胞肿瘤主要包括卵黄囊瘤、未成熟畸胎瘤、无性细胞瘤、胚胎癌、原发绒癌及混合性生殖细胞肿瘤。好发于年轻妇女甚至未成熟的幼女，对这些女性保留生育功能的治疗显得尤为重要。Zanetta 等报道采用保留生育功能的术式辅加化疗，恶性畸胎瘤、无性细胞瘤、内胚窦瘤、混合型恶性生殖细胞肿瘤患者的 5 年生存率与采用不保留生育功能的传统术式辅加化疗者的疗效相近。所以，无须考虑患者的期别，卵巢恶性生殖细胞肿瘤患者均可采用保留生育功能的手术，必要时辅以化疗。本例患者经保留生育功能手术治疗，结局良好。

（于　冰）

三、妊娠合并卵巢交界性肿瘤

【病史摘要】

1．入院时情况　患者女性，27 岁，因“停经 8 月余，腹胀半月”于 2010 年 11 月 27 日入院。LMP：2010 年 3 月 10 日，停经 3 月在当地市级医院进行检查，B 超提示：“宫内妊娠”，后未进行规律产前检查。妊娠 4 个月始感胎动，半月前自感腹胀，不伴腹痛，无阴道流血，就诊于当地医院进行彩超检查提示：子宫右侧上方探及大小约 14cm×12cm×10cm 的囊性回声区，内壁可探及乳头样，边界清晰，形态欠规则。精神、食欲欠佳，大小便如常。

2．既往史　既往体健，否认高血压、糖尿病及肿瘤等病史。

3．月经、婚育史　12 岁初潮，月经周期 28～30 天，月经期 4～5 天，经量中等，无痛经。26 岁结婚，配偶健康，G_0P_0，无流产史。

4．体格检查　T 36.5℃，P 78 次/分，R 18 次/分，BP 120/80mmHg。发育正常，营养中等。全身皮肤、黏膜无苍白、黄染。双肺呼吸音清，未闻及干、湿啰音。心界不大，心率 80 次/分，律齐，未闻及病理性杂音。妊娠腹型，肝脾触诊不清，未触及明显包块，压痛（－），水肿（++），生理反射存在，病理反射未引出。

5．产科检查　宫高 50cm，腹围 118cm，胎方位 LOT，胎心率 138 次/分，先露高浮，无宫缩，胎膜未破，宫口未开，骨盆外测量正常。

6．辅助检查

（1）实验室检查：血常规、尿常规均未见异常。

（2）产科彩超：双顶径 9.2cm，股骨长度 7.0cm，胎盘位于后壁，成熟度Ⅱ$^+$级，脐动脉 S/D 2.9；子宫外腹腔内、肝下间隙、子宫上方可探及囊性肿物，无法显示肿物边界，大小约 16cm×11cm×10cm，内可见粗大密集光点回声，并见多个分隔反射，部分隔增厚，肿块内隔膜上可见较丰富点状血流信号，RI 0.45，孕妇肝肾间隙积液，深 6.5 cm，提示：宫内孕，单活胎，妊娠合并右卵巢肿瘤？（黏液性囊腺瘤可能性大，请注意低度恶性或交界性），腹水。

7．入院诊断　①G_1P_0，宫内妊娠 37 周，待产；②妊娠合并右卵巢肿瘤？③孕妇大量腹水。

【第一次查房】（入院时）

住院医师

汇报病史如上。该病例有如下特点：①27 岁孕妇，停经 8 月余，腹胀半月。②半月前彩超检查提示：子宫右侧上方探及大小约 14cm×12cm×10cm 的囊性回声区，内壁可探及乳头样。③查体：妊娠腹型，下腹未触及明显包块。④产科检查：宫高 50cm，腹围 118cm，胎方位 LOT，胎心率 138 次/分，先露高浮。⑤产科彩超检查：双顶径 9.2cm，股骨长度 7.0cm，提示：宫内孕，单活胎，妊娠合并右卵巢肿瘤？（黏液性囊腺瘤可能性大，请注意低度恶性或交界性），腹水。现停经 37 周，无宫缩，该患者卵巢肿瘤可疑恶性或交界性，是否有手术指征，请上级医师给予指导。

主治医师

同意该孕妇妊娠合并右卵巢肿瘤的诊断，从彩超检查结果来看，肿物较大，多个分隔，低阻血流，伴有腹水，应考虑卵巢黏液性囊腺瘤，交界性肿瘤可能性很大，但恶性肿瘤也不能除外，需查血肿瘤系列及完善相关检查，进一步明确诊断。

卵巢交界性肿瘤（borderline ovarian tumor，BOT）即低度潜在恶性卵巢肿瘤（low malignant potential，LMP），占卵巢上皮性肿瘤的 9.2%～16.3%，但卵巢上皮性交界性肿瘤同时合并妊娠极为少见。不育、未产、卵巢过度刺激综合征可能为发病的高危因素，妊娠、哺乳期和口服避孕药有保护作用。

1．*妊娠合并卵巢交界性肿瘤的诊断* 主要依靠妊娠早期妇科检查、妊娠期B超检查及血清CA125测定。但不少孕妇妊娠早期未进行产前检查，而妊娠晚期肿瘤相对移位，增大的子宫掩盖并妨碍肿瘤的发现，因此剖宫产术中常规探查双附件非常重要。对于交界性肿瘤术前临床诊断及术中肉眼诊断均较困难，因此术中需行冰冻快速切片病理检查，BOT的诊断最终依靠术后石蜡病理。

2．*妊娠合并卵巢交界性肿瘤的治疗* 处理原则应根据患者年龄、生育情况、组织类型、肿瘤期别、妊娠期限、胎儿成熟度评价等而异。手术是卵巢交界性肿瘤的主要治疗手段，①早期、年轻、有生育要求者，可切除患侧附件，腹腔冲洗液检查及腹膜多点活检，而保留生育功能；②晚期、年龄大或无生育要求者行肿瘤细胞减灭术。对于个别迫切要求生育的进展期患者也可行保守手术，待分娩后再根据患者情况进行下一步处理。不同处理方式的复发率不同，文献报道卵巢肿瘤剔除、附件切除、全子宫切除+双附件切除的3种手术后复发率依次降低，但总生存率差异无统计学意义。BOT术后有远期复发可能，大部分复发病例仍为交界性肿瘤，可再次手术切除，应严密随访，及时发现并给予相应治疗能提高患者总生存率。

该孕妇妊娠过程基本顺利，请上级医师指导终止妊娠时机和手术方式。

主任医师

同意上述分析，应请普外科医师会诊除外外科疾病。WHO将BOT定义为在生长方式和细胞学特征方面介于明显良性和明显恶性的同类肿瘤之间，无损毁性间质浸润，且与同样临床分期的卵巢癌相比预后好。其5年生存率Ⅰ期高达96%，其他各期平均约92%。诊断时应注意以下几方面。

1．*及时诊断和鉴别* 妊娠期出现卵巢囊肿绝大多数是滤泡囊肿或黄体囊肿，一般直径＜5cm，但也有功能性囊肿可增大至11cm，但较罕见。90%以上功能性囊肿会随妊娠进展而消失，在妊娠14周检查不到。6cm以下包块只有6%持续存在，但6cm以上包块39%持续存在。

2．*妊娠早期应做超声检查以提高检出率* 妊娠早期超声检查除注意子宫大小、宫内妊娠物外，同时注意卵巢大小、形态。根据肿瘤外壁边界、内部回声、有无分隔、乳头状物等考虑卵巢有无交界性肿瘤或恶性肿瘤可能。

3．*肿瘤标志物测定* CA125是第一个用于上皮性卵巢肿瘤的标志物。80%卵巢恶性上皮性肿瘤血清CA125＞35kU/L，但血清CA125对上皮性卵巢恶性肿瘤并不特异，早期卵巢恶性肿瘤约50% CA125可升高。正常妊娠妇女AFP值可超过均值2～5倍，如含有生殖细胞成分的卵巢肿瘤则可更高。上述肿瘤标志物对妊娠合并卵巢交界性肿瘤者作动态观察可能有一定参考价值。

妊娠期卵巢肿瘤的特征为79.3%的患者无症状。卵巢交界性黏液性囊腺瘤（M-BOT）多为单侧，体积较大或巨大，切面常为多房，几乎全部为Ⅰ期肿瘤，很少卵巢外扩散，但其破溃后可发生卵巢外种植，称腹膜黏液瘤。本例患者腹胀仅半月，症状不明显。

因患者妊娠已足月、不能除外卵巢恶性肿瘤，向患者及其家属交代病情，应尽快行剖宫产及剖腹探查术。

•第一次查房医嘱•

长期医嘱	临时医嘱
产科护理常规	血常规
一级护理	肿瘤系列
普食	凝血功能
左侧卧位	心电图
检测血压 qd	尿常规
吸氧每次 30秒/次 tid	肝肾功能
自数胎动 1小时/次 tid	胎心监护
胎心监护 bid	请外科会诊

【第二次查房】（入院后第2天）

住院医师

今日血常规、尿常规、凝血功能回报均未见异常，NST示无反应型，肝功能示GPT 57 U/L，AST 105 U/L。肿瘤标记物：AFP 227.2 U/L，CEA 27.2 U/L，CA125 157.8 U/ml，CA19-9 489.9 U/ml。普外科会诊后暂不考虑外科疾病，是否做术前准备，请上级医师给予指导。

主治医师

患者肿瘤较大，CA125及CA19-9明显升高，不排除恶性可能，妊娠已足月，建议明天行剖宫产术，如何选择子宫切口及手术范围，请示上级医师后再做决定。

主任医师

同意终止妊娠，应充分做好术前准备，术中联系快速冷冻切片以明确诊断，以免延误治疗。处理上应注意如下几个问题：处理卵巢交界性肿瘤应努力做到完全切除肿瘤，仔细探查对侧卵巢，取腹腔液细胞学检查，并行大网膜等多点活检；若为Ⅰc期及Ⅱ期以上卵巢交界性肿瘤，妊娠期虽已做肿瘤切除而保留胎儿者，待分娩后宜按卵巢肿瘤细胞减灭原则处理。

•第二次查房医嘱•

长期医嘱	临时医嘱
注意宫缩情况	剖宫产及剖腹探查术前准备
	术区备皮
	配血，浓缩红细胞 4U
	术前留置尿管
	预约术中快速病理检查

【随访及预后】

入院后第 3 天行剖宫产术及剖腹探查术，术中娩出一女活婴，出生后 1 分钟 Apgar 评分 9 分。腹腔内清理出淡黄色腹水约 600ml，留取送检，探查右侧卵巢肿瘤，大小约 14cm×12cm×10cm，左侧卵巢、输卵管形态正常，术中切取部分组织送冷冻病理切片，结果为卵巢黏液性乳头状囊腺瘤，部分呈交界性改变。遂行患侧附件及多点活检，术中用 5%温生理盐水反复冲洗盆腹腔后关腹，手术顺利，术后腹腔内放置引流管。术后病理报告：①右侧卵巢黏液性乳头状囊腺瘤，部分呈交界性改变；②大网膜多灶性间皮细胞增生及肉芽肿性炎。术后未进行化疗，7 天后痊愈出院，随访至今母婴健康，无复发。

【专家评析】

对早期妊娠合并交界性卵巢肿瘤患者具体处理包括妊娠早期者人工流产后再切除肿瘤，或人工流产和切除肿瘤同时进行；妊娠中期者至 16～18 周时做肿瘤切除后保胎治疗，或阴道引产后切除肿瘤；妊娠晚期胎儿成熟度评估有生存机会者可先剖宫取胎再处理肿瘤；妊娠期出现扭转破裂等并发症者宜及时开腹处理肿瘤，妊娠是否终止则根据孕周及患者对胎儿关注程度而定，再分别采取相关措施。应吸取的经验：①对妊娠合并盆腹腔肿瘤的患者，应引起足够的重视，不论超声检查提示是囊性或实性，均应查肿瘤标志物血清 CA125 以协助诊断；②对此类患者应严密彩超追踪观察，了解肿瘤体积的改变、囊性还是实性及有无内生乳头，如果可疑恶性肿瘤则应尽早手术。

（于 冰 王静芳）

第 20 章 妊娠合并生殖道畸形

第一节 妊娠合并双子宫双阴道

【病史摘要】

1．入院时情况　患者女性，34 岁，因“停经 8 月余，阴道见红 7 小时余”于 2008 年 1 月 13 日 15 时 30 分急诊入院。LMP：2007 年 4 月 15 日。EDC：2008 年 1 月 22 日。停经 35 天，因阴道少量出血，不伴腹痛，就诊于某医院给予保胎治疗。2008 年 5 月 30 日在同一家医院行 B 型超声提示：双子宫，右侧子宫宫内妊娠。两天后阴道出血止。7 月 1 日再次阴道少量出血，持续两天，不伴腹痛，就诊于同一家医院，给予口服保胎灵两盒。7 月 11 日就诊于本院，B 型超声示双子宫，宫内早孕（右侧宫腔），胎盘低置状态，左侧子宫内膜增厚。未定期产前检查，妊娠中、晚期无头痛、头晕、眼花、双下肢浮肿等不适。于 2008 年 1 月 13 日晨 8 时 30 分始阴道少量出血，不伴腹痛。

2．既往史　无高血压、糖尿病等病史。1995 年 12 月第一次性生活时因阴道大量出血就诊于某医院，诊断为双子宫、双阴道，阴道黏膜裂伤，并行阴道黏膜裂伤缝合术，输血 800ml。

3．月经、婚育史　患者平素月经规律，15 岁初潮，月经周期 27～28 天，经期 4～5 天，无痛经。21 岁结婚，夫同岁，G_4P_1，人工流产 2 次。于 1997 年 9 月因双子宫、足月妊娠臀位行子宫下段剖宫产术分娩一体重 2600g 女活婴，现体健。

4．体格检查　T 36.1℃，P 84 次/分，R 20 次/分，BP 110/66mmHg。发育正常，神清语利，对答切题，查体合作。全身无出血点。双肺呼吸音清，未闻及干、湿啰音。心界不大，P 84 次/分，律齐，未闻及病理性杂音。腹膨隆，呈妊娠型，下腹左旁正中可见一长约 10cm 的纵行手术瘢痕。全腹无压痛，肝脾肋下未触及，脊柱呈生理弯曲，四肢活动自如。生理反射存在，病理反射未引出。

5．产科检查　宫高 36cm，腹围 89cm，子宫轮廓清晰，未触及宫缩。胎方位：右枕前。胎先露头、浮。胎心率 142 次/分。内诊：外阴已婚型，阴道内可见一完全阴道纵隔，可见两个宫颈，宫口未开，略松。胎儿估重 3500g。

6. 辅助检查　血常规示 WBC 5.0×10^9/L，N 0.65，RBC 3.41×10^{12}/L，Hb 116 g/L，PLT 334×10^9/L；尿常规、血生化、肝功能、肾功能均未见异常。

7. 入院诊断　①G_4P_1，宫内妊娠 38^{+5} 周，待产；②右枕前；③妊娠合并子宫畸形（双子宫、双阴道）；④前次剖宫产。

【第一次查房】（入院 6 小时后）

住院医师

汇报病史如上。本病例特点：①育龄期女性，停经 38^{+5} 周；②阴道见红 7 小时余；③11 年前因双子宫、臀位剖宫产术一次；④体检见阴道完全纵隔，未临产；⑤实验室检查未见异常。此病例诊断是否明确？是否可以经阴道试产？如可以试产，产程中应注意哪些方面？请上级医师给予指导。

主治医师

本例患者为妊娠晚期孕妇，出现无痛性阴道出血，量少，结合病史及体征，需考虑以下疾病。

1. 妊娠合并双子宫、双阴道　根据患者前次剖宫产后诊断、此次内诊检查见阴道完全纵隔、两个宫颈、B 型超声提示两个子宫（右侧宫腔妊娠），考虑为妊娠合并双子宫、双阴道。

2. 前置胎盘　妊娠晚期及临产时，孕妇发生无诱因的无痛性阴道出血应高度警惕前置胎盘。此患者于 7 月 11 日在本院行 B 型超声检查时提示胎盘低置状态，此后未再检测胎盘位置。前置胎盘易发生于有人工流产及剖宫产史的患者。此患者有以上的病史。虽然随着妊娠的继续，一部分低置胎盘可因子宫下段的逐渐伸展而上移至正常位置，但此患者不能排除妊娠合并双子宫、双阴道的同时有前置胎盘的可能。

目前，应严密监测患者的生命体征、胎心率和阴道出血量。同时尽快行 B 型超声检查，明确胎盘位置。妊娠合并双子宫、双阴道非剖宫产术指征，但在分娩过程中易发生胎先露下降受阻，宫缩乏力，子宫破裂。此患者有前次剖宫产术史，应适当放宽剖宫产术指征。如若同时合并前置胎盘，则以剖宫产术结束分娩为宜。

主任医师

同意以上分析，依据患者病史、症状和体征首先考虑妊娠合并双子宫、双阴道。女性生殖器官起源于不同的始基，经过复杂的演化过程，形成女性内、外生殖器。绝大多数的生殖系统异常是由于胚胎发育异常所致。通常这种异常是单发的，而且多无明显的临床症状，可能终身未被发现。至今为止，生殖器官发育异常在人群中的发病率仍不明确。根据国内术报道，其发病率为 0.13%~0.98%。双子宫是双侧副中肾管未完全融合的结果，形成两个分离的宫体与宫颈，附有各自的输卵管、卵巢、圆韧带和阔韧带。双子宫通常阴道也完全分开，也有阴道纵隔或一侧阴道闭锁，常伴泌尿系统异常，多为一侧肾脏发育异常。

双子宫约有 25%的患者无症状，月经正常，妊娠期与分娩过程无合并症。常有月经过多与痛经，受孕多无问题。流产率较高，可能与子宫供血不足，蜕膜形成不良有关。综合国内外文献，160 例双子宫患者，187 次妊娠，早期流产 54 次，流产率 18.8%；早产 44 次，早产率 15.3%。双子宫虽流产率稍高，但妊娠结局良好。双子宫腔狭小，胎儿活动受限，臀位发生率均为正常妊娠的 36 倍。此患者前一次妊娠为臀位。双子宫妊娠早期妇科检查可发现一侧妊娠或双侧妊娠。妊娠中期检查子宫轴偏向一侧，B 超检查可提高诊断准确性。

双子宫妊娠、分娩常见的母儿并发症：①双子宫妊娠后，因子宫供血不足，胎盘功能不全，胎儿生长受限的发生率较正常妊娠约高 10 倍。②胎膜早破发生率也高。③双子宫肌壁供血不足，胎盘缺血缺氧，妊娠期高血压疾病的发病率一倍于正常妊娠。④胎盘早剥发生率也因妊娠期高血压疾病发病多而增高。⑤双子宫肌壁发育不良，宫缩乏力，产后出血相应增加。⑥双子宫妊娠到中晚期，有子宫自然破裂可能。⑦双子宫仅有一侧圆韧带和阔韧带，妊娠后子宫升入腹腔，因体位改变或其他诱因，子宫失衡而扭转。妊娠子宫扭转多发生于 20～28 周，患者突然发生剧烈腹痛，阴道出血，大量内出血休克，胎盘早期剥离，子宫破裂，DIC 等严重后果。⑧双子宫未孕侧子宫阻碍先露下降，造成机械性产道梗阻。双子宫双侧妊娠少见，发生率为百万分之一。⑨由于双子宫妊娠期并发症的发生率高于正常孕妇数倍，因而胎儿宫内窘迫、死胎、死产和新生儿窒息发生率增高，围生儿死亡率也高。国内外文献均有双子宫双侧妊娠异常分娩的报道。

妊娠合并双子宫、双阴道处理方法：①在早孕检查即可发现，妊娠中期后相继出现各种并发症，应加强妊娠期监测，警惕子宫扭转、子宫破裂及其他并发症的发生。②妊娠晚期腹部检查宫壁张力小，有囊性感，应 B 超检查宫壁厚度，如宫壁变薄时适时行剖宫产术。③在分娩期，双子宫临产后，严密观察产程，如宫缩无力，先露下降受阻时，考虑另一侧子宫阻塞产道或软产道狭窄的可能性。

分娩方式，双子宫不是剖宫产术的绝对指征，胎位异常，继发宫缩无力，胎儿宫内窘迫时应放宽剖宫产术指征。若妊娠合并双子宫、双阴道，同时发生前置胎盘，应以剖宫产术结束分娩为宜。

•第一次查房医嘱•

长期医嘱	临时医嘱
产科二级护理	血常规
普通饮食	凝血功能
左侧卧位	血型
注意腹痛情况	血生化全项
自数胎动 1 小时 tid	心电图
听胎心 tid	尿常规
低流量吸氧 30 分钟 tid	产科 B 超
测血压、脉搏 q2h	胎心监护

【第二次查房】（入院 18 小时后）

住院医师

患者一般情况好，无腹痛、阴道未再出血。T 36.5℃，P 82 次/分，R 18 次/分，BP 102/71mmHg。偶可触及弱的宫缩。宫口未开。入院后检验结果回报：血常规示 WBC 11.6×10^9/L，NE 0.70。凝血系列、血生化全项、尿常规未见异常。产科超声示双子宫，宫内妊娠（右侧宫腔），胎盘位于子宫后壁，左侧子宫内膜增厚，故不考虑前置胎盘，胎儿生长与孕周相符。

主治医师

患者目前诊断：①G_4P_1，宫内妊娠 38^{+6} 周，待产；②右枕前；③妊娠合并子宫畸形（双子宫、双阴道）；④前次剖宫产。没有明确的剖宫产术指征，可经阴道试产，但在试产过程中易发生子宫破裂、产程阻滞等，且子宫破裂的概率很高。故可放宽剖宫产术的指征。征求患者及其家属的意见，患者及家其属坚决要求剖宫产结束妊娠，同时行绝育术。

主任医师

对于双子宫来说犹如两个单角子宫，一般下段狭小。剖宫产术时腹壁应做纵切口以便观察子宫下段宽窄，决定宫体切口，此患者前次腹部切口为纵切口，可用原切口入腹。如子宫下段较狭小，可考虑行宫体纵切口，避免横切口撕裂，造成血管破裂。胎盘娩出时，不可操之过急、压迫宫底或强行牵拉胎盘，以免子宫内翻造成严重后果。胎儿和胎盘娩出后用探针由宫腔向下探，使颈管扩张，利于恶露排出。手术麻醉多采用硬膜外麻醉。该患者妊娠 38^{+6} 周，胎儿已成熟，可择期行剖宫产术，若征得患者及其家属意见，手术同时可行绝育术，采用抽芯包埋法。根据术中情况选择应用抗生素及使用促进宫缩制剂，预防产后子宫收缩不良导致产后出血。

•第二次查房医嘱•

长期医嘱	临时医嘱
注意宫缩情况	术前准备
	术区备皮
	配血，浓缩红细胞　4U
	术前留置尿管

【随访及预后】

入院第 2 天在连续硬膜外麻醉下行子宫下段剖宫产术，娩出一男活婴，体重 3400g。术中子宫收缩好，见两个独立的子宫，妊娠于右侧子宫，下段形成好，左侧子宫约 10cm×8cm 大小，双侧附件未见异常。行抽芯包埋法绝育术。术后第 8 天拆线，切口甲级愈合。

【专家评析】

临床上妊娠合并双子宫、双阴道通常会引起不同程度的并发症，轻者可导致流产、早产、胎位异常等，使难产率及手术产率明显增加；重者可以威胁母婴的生命。因此，作为临床工作者，应当对这类病例予以充分的重视。

双子宫通常可以正常受孕，但其流产、早产、胎位异常、胎儿生长受限等发生率较正常妊娠高。Helnomen 于 1984 年报道了 26 例妊娠合并双子宫同时伴阴道纵隔的病例，其早产率 20%，IUGR10%，臀位 43%，且剖宫产率达到 80%。尽管如此，双子宫在子宫畸形中，其妊娠结局仍较好。Helnomen 报道中双子宫活产率达 68%。国内也有相关报道证实双子宫在子宫畸形组中足月产率最高，可达 75%。

由于双子宫一侧子宫仅接受同一侧的血液供应，血供相对不足，故在妊娠早期蜕膜反应不良，流产率增高；同时在妊娠中期及晚期，可导致胎盘功能不全，胎儿生长受限发生率升高。严重时子宫胎盘缺血缺氧，引起妊娠高血压疾病，其发病率较正常妊娠增加了近一倍，从而也相应增加了胎盘早剥、胎儿窘迫，甚至 DIC 等危及母体生命的并发症的发生率。由于双子宫宫腔狭小，形态不规则，导致胎儿活动受限，所以臀位的发生率增高，相应胎膜早破发生率也增高。但由于子宫肌层发育不良，临产时宫腔压力不对称，易导致宫缩乏力，产程延长，使产褥感染率及产后出血率上升。另一方面双子宫还易并发子宫破裂及子宫扭转。双子宫妊娠多为一侧子宫单胎妊娠，少数情况下，可发生双侧子宫均妊娠，甚至可能出现异位妊娠。双子宫是否需要行环扎术，至今仍有争议。一般不主张预防性使用环扎术，它仅适用于经过子宫成型术后的子宫，以防止晚期流产或早产的发生。

在妊娠早期检查即可发现双子宫、双阴道，妊娠中期后相继出现各种并发症，应加强妊娠期监测，警惕子宫扭转、子宫破裂及其他并发症的发生。妊娠晚期腹部检查宫壁张力小，有囊性感，应 B 超检查宫壁厚度，如宫壁变薄时适时行剖宫产术。

在分娩期，双子宫临产后，严密观察产程，当宫缩无力、先露下降受阻时，考虑另一侧子宫阻塞产道的可能性，不可盲目使用缩宫素加强产力，以免导致子宫破裂。就分娩方式而言，双子宫不是剖宫产术的绝对指征，胎位异常，继发宫缩乏力，胎儿宫内窘迫时应放宽剖宫产术指征。双子宫犹如两个单角子宫，一般下段狭小。剖宫产术时腹壁应做纵切口以便观察子宫下段宽窄，决定宫体切口，如较狭小，行古典式宫体纵切口，避免横切口撕裂，造成血管破裂。当妊娠侧宫颈发育不良或闭锁时，剖宫产术时可见子宫无宫颈，如一球形物或宫颈发育不良，有一裂隙与阴道相通。胎儿胎盘娩出后用探针由宫腔向下探，如为一裂隙适当扩张使恶露能排出。有时为阴道斜隔，可做“十”字切开显露宫颈。宫颈闭锁或缺如，常有一细管与阴道相通，与阴道相通的细管无法引流恶露。行发育不良宫颈与阴道吻合术，如因二者距离较远可行妊娠侧子宫切除。双子宫肌壁发育不良，流产率高，再次妊娠时胎盘可能粘连甚至植入。胎盘娩出时，不可操之过急、压迫宫底或强行牵拉，以免子宫内翻造成严重后果。产后有肿物突出，检查根部有纵形皱襞，可按子宫内翻处理，局部感染时手术切除。

妊娠合并双子宫、双阴道合并症处理如下所述。

（1）子宫扭转：妊娠中期妊娠侧子宫扭转，发病急，常合并胎盘早期剥离、子宫卒中、DIC等。子宫扭转一旦发生，应立即开腹探查。胎儿取出后，子宫恢复正常，可行圆韧带缩短术，折叠缩短或穿过腹膜固定于腹直肌前鞘。若子宫卒中或宫壁甚薄有胎盘植入可行子宫次全切除术。

（2）子宫破裂：妊娠晚期宫体有明显压痛，B超检查该处甚薄时，应立即开腹探查，常可见不全子宫破裂。裂口处无胎盘，可行宫体切开，修复肌壁，保留子宫或子宫次全切除术。若胎盘植入时，发生大出血时胎儿取出后可行子宫次全切除术。

（3）双子宫双侧妊娠异期分娩：综合国内外文献，异期分娩间隔可达8周。宫缩开始于第一分娩的子宫。第二子宫可自发临产，一般异期分娩可等待自然分娩，第二个子宫临产后，继发宫缩无力或宫颈展平扩张有异常时，阴道检查宫颈有无隔阻挡，宫颈较硬扩展不好时，行剖宫产术。

此外，双子宫矫形术能否改善妊娠结局尚有争议。矫形术后宫腔扩大，满足胎儿生长发育需要。亦有学者认为手术前后妊娠结局无明显改善。比较一致的观点是一般双子宫无须行矫形术，如有反复流产史，应在除外染色体、黄体功能及免疫等因素后行双子宫矫形术。

本例患者入院后积极完善各项辅助检查，排除前置胎盘，择期行剖宫产术，获得一个健康的孩子，同时行绝育术，避免再次妊娠后可能发生的并发症危及患者健康，结局良好。

（周建政）

第二节 妊娠合并单角子宫

【病史摘要】

1．入院时情况 患者女性，30岁，因“停经9月余，下腹部阵发性憋痛9小时，持续腹痛1小时”。于2008年3月25日11时30分急诊外院转入。LMP：2007年6月26日。EDC：2008年4月3日。妊娠期基本顺利，未定期产前检查。患者于2008年3月25日0时阴道见红，2时30分始出现下腹部阵发性憋痛急诊入外院，近1小时下腹部持续性疼痛急诊转入本院。

2．既往史 无高血压、糖尿病等病史。

3．月经、婚育史 患者平素月经规律，13岁初潮，月经周期27～28天，经期5～6天，无痛经。28岁结婚，夫同岁，G_2P_0，2005年自然流产一次。

4．体格检查 T 36.1℃，P 80次/分，R 18次/分，BP 128/76mmHg。发育正常，神清语利，慢性痛苦面容，被动屈曲位，查体合作，头颅五官大致正常。双肺呼吸音清，未闻及干、湿啰音。心界不大，P 80次/分，律齐，未闻及杂音。妊娠腹型，肝脾肋下未触及。双下肢无水肿。生理反射存在，病理反射未引出。

5. 产科检查　腹围 96cm，宫高 30cm，可触及宫缩，持续 25 秒，间隔 3～5 分钟，宫缩间歇期下腹部疼痛不能完全缓解，且子宫下段有固定压痛点。胎方位，左枕前。胎心率 142 次/分。宫颈管已消失，宫口开大 4cm，先露头 S^{-1}，胎膜全。胎儿估重 2800g。

6. 辅助检查　血常规示 WBC 6.99×10^9/L，N 0.72，RBC 3.41×10^{12}/L，Hb 127 g/L，PLT 334×10^9/L；尿常规、血生化、肝功能、肾功能、血凝系列均未见异常。

7. 入院诊断　①G_2P_0，宫内妊娠 38^{+5} 周，临产；②左枕前；③先兆子宫破裂？

【第一次查房】（入院后 10 分钟）

住院医师

汇报病史如上。本病例特点：①育龄期女性，停经 38^{+5} 周；②下腹部阵发性憋痛 9 小时，持续腹痛 1 小时；③体格检查：慢性痛苦面容，被动体位，宫缩间歇期下腹部疼痛不能完全缓解，子宫下段有固定压痛点；④留置尿管未见血性尿液；⑤实验室检查未见异常。患者阵发性腹部憋痛 9 小时，持续腹痛 1 小时，子宫下段有固定压痛点，考虑有先兆子宫破裂的可能。但此患者无子宫手术史，产程无阻滞，胎儿正常大小，未见血性尿液，生命体征平稳，是否有临产后卵巢囊肿蒂扭转或胎盘早剥的可能？请上级医师分析并指导诊疗计划。

主治医师

本例患者为妊娠晚期孕妇，规律腹部憋痛后持续腹痛，需考虑以下疾病。

1. 先兆子宫破裂　子宫破裂是指子宫体部或子宫下段于分娩期或妊娠末期发生裂伤。常见的病因有梗阻性难产、瘢痕子宫妊娠、缩宫素应用不当、外伤及先天性子宫发育异常。先兆子宫破裂主要的临床表现为下腹压痛、胎心改变、血尿出现、病理缩复环形成。根据患者持续性腹痛、下腹固定压痛，虽无胎心改变、血尿出现及病理缩复环形成，仍考虑为先兆子宫破裂的可能性大。

2. 胎盘早剥　胎盘早剥时引起的腹痛也为持续性，疼痛位置也固定。但胎盘早剥常有妊娠期高血压疾病、妊娠期外伤史等病因，腹痛位于腹部居中位置，有阴道流血和贫血症状，板状腹，多伴有胎心的改变等，产科超声可见胎盘后血肿。不能完全除外。

3. 卵巢囊肿蒂扭转　原有卵巢囊肿，因妊娠期子宫位置的变化，易发生扭转。若卵巢囊肿蒂扭转后，引起腹痛，且有固定压痛，但其压痛点位于子宫侧方，并非在宫体下段。与本例不符，故可除外卵巢囊肿蒂扭转。

4. 子宫肌瘤红色变性　也可出现剧烈腹痛，且常发生在妊娠期间，伴有体温升高及白细胞计数升高，但患者有子宫肌瘤病史。与本例不符，故可排除。

5. 妊娠合并急性阑尾炎　当阑尾炎穿孔时也会出现剧烈腹痛，但急性阑尾炎多有转移性右下腹痛，常有高热，血白细胞及中性粒细胞明显升高。与此病例不符，可排除。

目前，应严密监测患者的生命体症变化、产程进展及胎心率，暂禁饮食，并积极准备做好术前准备工作，尽快行超声检查。若患者腹痛加剧或胎儿窘迫，立即手术治疗。

主任医师

同意以上分析，依据患者病史，首先考虑先兆子宫破裂。先兆子宫破裂常见于产程长，有梗阻性难产因素的产妇。当胎先露部下降受阻，子宫收缩过强，子宫体部肌层增厚变短而子宫下段肌层变薄拉长，两者间形成一明显的环状凹陷，这种凹陷称为病理性缩复环。由于子宫体部肌层收缩，病理缩复环可继续上升，因韧带拉长，极度紧张，而下段更薄并可能隆起，腹部有压痛，胎心率亦有改变。此时患者感宫缩过频，表现烦躁不安，主诉下腹部剧痛。又因胎先露紧压于耻骨联合部，膀胱充血、出血，可有排尿困难，导尿时可见血尿。先兆子宫破裂常见于有子宫手术史，临产后产程延长或有头盆不称、胎位不正，有不适当应用子宫收缩剂等情况。此病例无上述特点。所以要警惕子宫畸形的可能。患者曾有一次自然流产病史，平素从未行妇科体检，且妊娠后未定期行产前检查，所以不能排除子宫畸形的可能。目前，在准备手术同时，床旁行产科超声检查，协助诊断。并与其家属谈话交代病情

•第一次查房医嘱•

长期医嘱	临时医嘱
产科一级护理	血常规
暂禁饮、禁食	凝血功能
左侧卧位	血型
注意腹痛情况	血生化全项
自数胎动 1 小时　tid	心电图
检测胎心	尿常规
低流量吸氧 30 分钟　tid	产科 B 超
测血压、脉搏　q0.5h	术前准备
	术区备皮
	配血，浓缩红细胞　4U
	术前留置尿管

【第二次查房】（入院后 15 分钟）

住院医师

患者腹痛较前加重，烦躁。T 36.5℃，P 92 次/分，R 20 次/分，BP 102/71mmHg。宫缩规律，查体子宫下段拒按。宫口开大约 4cm。入院后检验结果回报：血常规示 WBC 6.99×10^9/L，N 0.72，RBC 3.41×10^{12}/L，Hb 127 g/L，PLT 334×10^9/L；尿常规、血生化、肝功能、肾功能、血凝系列未见异常。产科超声检查胎心搏动正常，胎盘位于子宫底后壁，胎盘与子宫肌壁间无形状不规则的强回声，盆腔、腹腔内未见囊性肿物，故不考虑胎盘早剥、卵巢囊肿蒂扭转。胎儿生长与孕周相符。

☆☆☆☆

主治医师

患者目前腹痛加剧，烦躁，子宫拒按，考虑先兆子宫破裂，建议立即行剖宫产术。

主任医师

目前考虑先兆子宫破裂，必须及时诊断和处理，保证母儿安全，避免发展为子宫破裂。出现先兆子宫破裂时，可立即给予抑制宫缩的药物，静脉滴注硫酸镁，肌内注射或静脉注射镇静剂（如盐酸哌替啶），建立静脉通道，输液，配血，吸氧，争取尽早手术结束分娩。麻醉时选择硬膜外麻醉，因硬膜外麻醉本身就是一种抑制宫缩的有效方法。手术时选择下腹部正中纵切口为宜。术中注意：①胎儿娩出后应用缩宫素，20U 子宫肌层注射，同时 10U 静脉滴注，以后 10～20U 加入 500～1000ml 生理盐水或林格液静脉滴注，给药速度根据患者反应调整，常规速度 250ml/h，约 80mU/min。同时准备好卡贝缩宫素及卡前列素氨丁三醇。②胎盘娩出后仔细检查子宫有无部分破裂处，逐处缝合。③出血处缝扎止血。有阔韧带血肿者应打开清除血块后缝扎。出血不止者可结扎子宫动脉上行支，无效时结扎髂内动脉。

•第二次查房医嘱•

长期医嘱	临时医嘱
	即刻在连续硬膜外麻醉下行剖宫产术

【随访及预后】

入院当日在硬膜外麻醉下行下腹正中左旁切口剖宫产术。术中见为单角子宫，子宫下段有一长约 1.5cm 的破口，可见胎膜。破口处因子宫张力较大，无出血。行子宫下段剖宫产术，娩出一体重 2700g 活男婴，无窒息。术后子宫收缩好，出血不多，术后给予抗生素 5 天，术后 7 天拆线，切口愈合良好。嘱患者严格避孕。

【专家评析】

国外文献曾报道了在 1160 例子宫畸形中，单角子宫的发生率约占 14%。但实际上，由于单角子宫缺乏临床症状，加上检查手段的限制，这一比率常被低估。单角子宫主要是由于一侧米勒管发育成熟，而对侧米勒管完全不发育所致。单角子宫中约有 60%合并残角子宫。

单角子宫妊娠对胎儿的影响：单角子宫一侧血管血液供应不足，内膜受体缺乏，蜕膜形成不良，影响胎儿发育成长而流产，流产率 21%～48%。此患者第一次妊娠时发生自然流产。妊娠足月时，子宫轴向偏离中线，宫腔狭小，胎儿活动受限，臀位发生率高。宫颈功能不全也有发生，胎膜早破发生率高，因此晚期流产与早产率高，活婴率低。单角子宫妊娠结局不良，但较双角子宫，纵隔子宫流产率低，有较高的足月分娩率与活婴率。

单角子宫妊娠并发症：单角子宫宫腔狭小，臀位发生率高，由于先露与骨盆衔接不良，易导致胎膜早破。单角子宫血管分布异常间接影响胎儿生长，胎儿生长受限发生率较高。妊娠子宫升入腹腔后可因单角子宫为一侧圆韧带与阔韧带，当改变体位或其他诱因，而使妊娠子宫失衡扭转，出现剧烈腹痛，胎心消失，胎盘早期剥离，子宫卒中或破裂危及产母与胎儿的安全。国内曾报道单角子宫妊娠扭转，胎盘早期剥离，胎儿死亡。

单角子宫妊娠处理：单角子宫妊娠应加强妊娠期监护，及时处理并发症，减少对母、儿的不良影响。一般认为单角子宫妊娠如发现宫颈功能不全时行宫颈环扎术，不作预防性宫颈环扎术。分娩的处理，应按孕母年龄、不良妊娠史、胎位异常、宫缩情况、产程进展、胎儿大小，酌情放宽剖宫产术的指征。胎儿娩出后注意胎盘粘连，胎盘植入的可能，及时发现产后出血及时处理。

本例患者入院后我们高度重视其持续性腹痛及子宫下段压痛，及时诊断先兆子宫破裂，并施行剖宫产术，使患者得到及时治疗，获得良好的妊娠结局。同时提示各级妇产科工作者，要加强对广大妇女的健康教育，重视妇科体检及妊娠期检查，及早发现子宫畸形，指导妊娠及分娩。对分娩期出现的异常腹痛要给予高度重视、积极治疗，避免母儿健康受到危及。

（周建政）

第三节　妊娠合并残角子宫

【病史摘要】

1．入院时情况　患者女性，24 岁，因“停经 5 月余，右下腹痛 1 小时，头晕、心慌 20 分钟”于 2005 年 7 月 8 日急诊入院。LMP：2005 年 2 月 5 日。EDM：2005 年 11 月 14 日。停经 44 天开始有恶心、呕吐等早孕反应，停经 4 月余自感胎动，1 周前外院行 B 超检查，提示为宫内妊娠单活胎，尚未开始正规产前检查。1 小时前小便后突然感觉右下腹部撕裂样疼痛，呈持续性，伴上腹部不适，不伴阴道出血及排液，近 20 分钟出现头晕、心慌、乏力。

2．既往史　无高血压、糖尿病等病史。无外伤和手术史。

3．月经、婚育史　患者平素月经规律，15 岁初潮，月经周期 27～28 天，经期 4～5 天，轻度痛经。22 岁结婚，夫同岁，G_0P_0。

4．体格检查　T 36.1℃，P 120 次/分，R 22 次/分，BP 75/45mmHg。发育正常，营养中等，神志淡漠。面色苍白，急性失血性面容。双肺呼吸促，未闻及干、湿啰音。心界不大，P 120 次/分，律齐，未闻及病理性杂音。腹膨隆，呈妊娠型，全腹压痛（+），反跳痛（+），移动性浊音（+）。肝脾肋下未触及，脊柱呈生理弯曲，四肢活动自如。生理反射存在，病理反射未引出。

5．妇科检查　外阴已婚型，阴道通畅，无血迹。宫颈光滑，宫口未开。子宫如妊娠 5 月余大小，胎心未闻及。

6. 辅助检查 血常规示 WBC 12.6×10^9/L，N 0.81， RBC 2.41×10^{12}/L，Hb 66 g/L，PLT 334×10^9/L；尿常规、血生化、肝功能、肾功能暂时未出结果。

7. 入院诊断 ①G_1P_0，宫内妊娠22周；②腹痛原因？③失血性贫血；④死胎。

住院医师

汇报病史如上。

主治医师

该病例特点：①育龄期女性，停经22周；②腹痛1小时，头晕、心悸20分钟；③贫血貌；④血压低于正常；⑤腹部移动性浊音（+）；⑥实验室检查示Hb 66g/L，考虑为急性腹腔内出血，应尽快建立静脉通路，必要时静脉切开，立即快速输血输液，检测生命体征，行腹腔内穿刺明确诊断，同时请内科、外科会诊协助诊断及抢救。

主任医师

患者在1小时内出现血压下降、脉搏增快，Hb 仅 66 g/L，可能是腹腔内出血，但不能确定出血的部位，立即行腹腔内穿刺，积极抢救，同时做好剖腹探查准备，并向其家属交代病情，通知病危。

•第一次查房医嘱•

长期医嘱	临时医嘱
产科一级护理	血常规
报病危通知	凝血功能
禁饮、禁食	血型
持续低流量吸氧	血生化全项
监测血压、脉搏	心电图
记录24小时出入量	尿常规
	配血 1200ml
	复方氯化钠注射液 1000ml 快速静脉滴注
	留置尿管
	腹腔内穿刺
	术前准备
	术区备皮
	急请内科会诊
	急请外科会诊

【第二次查房】（入院后10分钟）

住院医师

患者精神萎靡，神志淡漠，呼吸浅促，重度贫血貌。T 36.8℃，P 132 次/分，R 25 次/分，BP 58/43mmHg。腹腔穿刺抽出 5ml 不凝血。请上级医师指示进一步诊治方案。

主治医师

患者腹腔内出血诊断明确，血压进行性下降，应行锁骨下静脉穿刺输液，检测中心静脉压，并立即行剖腹探查术。

主任医师

同意立即行剖腹探查术。通知外科医师随时手术台上会诊。

•第二次查房医嘱•

长期医嘱	临时医嘱
	立即在全身麻醉下行剖腹探查术 加压输注浓缩红细胞 4U 备血浆 800ml

【随访及预后】

急诊施行剖腹探查术。术中见处理暗红色不凝血及血块共约 2000ml，可见左侧子宫如妊娠 70 天大小，右侧子宫如妊娠 5 个月大小，前壁偏外侧有一长约 8cm 的破口，破口处可见胎盘及活动性出血，宫内有一约妊娠 20 周大小的胎儿，已死亡。该子宫下端有一宽约 4cm 的蒂与左侧子宫峡部相连。两个子宫各有一输卵管及卵巢，外观正常。术中诊断右侧残角子宫妊娠破裂，行残角子宫切除术，术中输注浓缩红细胞 4U，血浆 400ml，输液 2000ml，术毕血压 110/65mmHg，心率 100 次/分。

【专家评析】

残角子宫是副中肾管发育过程中，一侧发育不良形成。依据残角子宫形态是否与发育侧子宫相通，分为三种类型。Ⅰ型：残角子宫发育不良，无宫颈有宫腔，与发育侧子宫腔相通。Ⅱ型：残角子宫发育不良，无宫颈有宫腔，与发育侧子宫腔不通。Ⅲ型：残角子宫为发育不良的实体始基子宫，无宫腔，无宫颈，以纤维束与发育侧子宫相连，占残角子宫的 34%。残角子宫多位于发育侧单角子宫的中、下段，少数位于宫底处。同侧输卵管、卵巢、韧带均正常，也有附件缺如的报道。

残角子宫妊娠临床罕见，其发生率约为妊娠总数的 1/10 万，在妊娠 12 周前由于胎囊小，可无明显症状。妊娠早期妇科检查在子宫侧可触及较妊娠月份小的肿块。残角子宫中期妊娠，妇科检查子宫稍大一侧可触到略小于妊娠月份的包块内有胎儿偏于一侧。足月妊娠临产后宫口不开，先露高浮，检查触不到胎囊及先露。

一般来说，中期妊娠是整个妊娠期中比较安全的阶段，但对于合并子宫畸形而以前尚未诊断者却潜伏着巨大的危险。本病例曾行产科超声检查，但未检出子宫畸形，容易使人麻痹大意。未检出子宫畸形可能是因为妊娠 22 周胎儿占据盆腔原因。患者子宫破裂症状可能不典型，提示我们对中期妊娠的下腹疼痛及压痛应想到子宫畸形及破裂的可能性，尽可能及早诊断处理，如果排除了内外科疾病导致的腹痛，特别是有内出血的征象时，应果断地实施剖腹探查术，一旦诊断残角子宫妊娠，则行残角子宫切除。因残角子宫容易发生植入性胎盘，因此在手术同时应避免徒手剥离胎盘，防止严重后果发生。

残角子宫妊娠的并发症包括下述几项。

（1）子宫破裂：妊娠中期胎儿逐渐长大，残角子宫壁较薄，发育不良，不能相应增大肥厚而自然破裂。当破裂口不大，出血不多时，表现为下腹部局部疼痛，血液积聚在子宫直肠窝，肛门周围坠胀，如出血较多时，有剧烈腹痛，出血过多时可出现休克。检查腹部膨隆，有肌紧张，下腹或全腹有明显压痛及反跳痛。国内文献报道有水囊引产放置困难强行操作引起残角子宫破裂的报道。近来有足月妊娠引产导致残角子宫破裂的报道。残角子宫妊娠破裂发病急，进展快，可造成严重后果，虽少见也不容忽视。该患者下腹隐痛，宫体压痛，是子宫破裂先兆。

（2）植入性胎盘：残角子宫妊娠后因宫壁较薄，胎盘植入发生率约为11.9%，远高于正常妊娠的1/7000～1/5000。胎盘绒毛不仅植入肌层并可穿透宫壁，国内文献报道42例残角妊娠患者，其中5例妊娠到足月，其中1例剖宫产时，胎儿娩出后有大量血涌出，胎盘轮廓不清。切除残角子宫后，病理证实为植入性胎盘。

（3）死胎：胎儿死亡滞留在官腔内。软组织被吸收，胎儿骨骼残留，形成尸蜡、石胎。胎儿组织感染、化脓。形成脓肿，如不及时处理可造成腹膜炎。

（4）异期妊娠：国内报道异期妊娠患者2例，1例右侧子宫内妊娠2个月，残角子宫妊娠4个月。另1例产后发现盆腔内如妊娠4个月大小肿物，有腹痛，术后发现为残角子宫妊娠，胎儿骨骼残留。

（5）子宫扭转：残角子宫妊娠，子宫体积逐渐增大，因一侧无圆韧带及阔韧带的支持，体位改变等诱因，可产生扭转引起急性腹痛。

遇到下列情况应考虑到残角子宫妊娠的可能：①停经后妇科检查时发现子宫略大，宫旁肿块与停经天数相符，肿物与子宫之间有一定距离或关系密切，有一定的活动度。②人工流产或药物流产未见绒毛及胚胎组织。③引产失败或宫腔操作困难。④妊娠中期出现下腹隐痛及宫体压痛。⑤妊娠晚期常有宫内死胎，胎位不正，多为臀位，胎先露高浮。产程无进展，阴道检查触不到胎膜及胎先露。⑥B超检查显示胚胎或胎儿位于正常子宫外。⑦腹腔镜检查见残角子宫增大。残角子宫的患者常伴有泌尿系统的畸形，需做静脉肾盂造影或B超检查，以排除肾脏缺陷或肾缺如。

残角子宫妊娠应与卵巢肿瘤相鉴别，出现疼痛时与卵巢肿瘤蒂扭转相鉴别，子宫破裂应与辅卵管妊娠破裂相鉴别。

残角子宫妊娠处理：残角子宫妊娠确诊后应手术治疗，切除妊娠残角子宫与同侧输卵管，保留同侧卵巢。以防输卵管妊娠。足月妊娠应不等待自然临产，提前行剖宫产术。手术时腹壁应做纵切口，宫壁做宫体纵切，上缘近宫底处。取出胎儿后切除残角子宫，将圆韧带埋藏固定于子宫相应的位置。残角子宫破裂时，在纠正休克的同时开腹探查。首先钳夹破裂口，取出胎儿后切除残角子宫。残角子宫妊娠，胎盘植入的发生率较正常妊娠高，取出胎儿后，可切除残角子宫。避免剥离植入的胎盘引起大出血。胎儿死亡后，残留胎物引起感染应切除残角子宫。同期妊娠为发育侧子宫与残角子宫分别妊娠，应切除妊娠的残角子宫，手术操作轻柔，避免发育侧子宫流产。若为残角子宫妊娠早期，可施行正常子宫吸宫术，再行妊娠残角子宫切除术。

（周建政）

第四节 妊娠合并双角子宫

【病史摘要】

1．入院时情况 患者女性，34岁，因“停经8月余，无下腹痛，要求入院待产”于2006年2月13日常诊入院。LMP：2005年5月15日。EDM：2006年2月22日。停经45天，因阴道少量出血，无腹痛，就诊于本院给予保胎治疗。同时行B型超声提示双角子宫，右侧子宫宫内妊娠。约2个月后阴道出血停止。定期产前检查，为臀位，其余未见异常。

2．既往史 否认高血压、糖尿病等病史。无手术史及外伤史

3．月经、婚育史 患者平素月经规律，15岁初潮，月经周期27～28天，经期4～5天，无痛经。25岁结婚，夫同岁，G_5P_0，自然流产4次。

4．体格检查 T 36.5℃，P 84次/分，R 20次/分，BP 110/70mmHg。发育正常，神清语利，对答切题，查体合作。全身无出血点。双肺呼吸音清，未闻及干、湿啰音。心界不大，心率84次/分，律齐，未闻及病理性杂音。腹膨隆，呈妊娠型。全腹无压痛，肝脾肋下未触及，脊柱呈生理弯曲，四肢活动自如。生理反射存在，病理反射未引出。

5．产科检查 宫高34cm，腹围90cm，子宫轮廓清晰，未触及宫缩，胎方位右骶前，胎先露臀、浮，胎心率142次/分。内诊：外阴已婚型，阴道通畅，可见宫颈1个，宫口未开，略松。胎儿估重3000g。

6．辅助检查 血常规示WBC 8.2×10^9/L，N 0.64， RBC 3.41×10^{12}/L，Hb 106g/L，PLT 234×10^9/L；尿常规、血生化、肝功能、肾功能未见异常。

7．入院诊断 ①G_5P_0，宫内妊娠38^{+5}周，待产；②右骶前；③妊娠合并子宫畸形（双角子宫）。

住院医师

汇报病史如上。本病例特点：①育龄期女性，停经38^{+5}周；②无腹痛、无阴道流水及流血，要求入院待产；③曾有4次自然流产史；④妊娠早期有保胎史，检查发现为双角子宫，臀位；⑤实验室检查未见异常。此病例诊断是否明确？是否可以阴道试产？如可以试产，产程中应注意哪些方面？请上级医师给

予指导。

主治医师

本例患者为妊娠晚期孕妇，臀位，因发现子宫畸形要求入院待产，目前无宫缩、无阴道流水、流血。结合病史及体征，目前诊断：①G_5P_0，宫内妊娠 38^{+5} 周，待产；②右骶前；③妊娠合并子宫畸形（双角子宫）。

双角子宫是指双侧米勒管不完全融合，导致宫底融合不全，双侧宫角分离称双角子宫。双角子宫可分为三种类型：完全双角子宫、部分双角子宫及弓形子宫。双角子宫在子宫发育异常中约占 55%。

（1）完全双角子宫：是指宫底完全不融合，宫角分离起始于宫颈内口处。

（2）部分双角子宫：是指宫底部分融合，宫角分离发生于宫颈内口上方，分离部离宫颈内口距离不一。

（3）弓形子宫：是指宫底向子宫内腔突出，导致宫底浆膜向内凹陷，形如弓形，故名。

妊娠合并双角子宫要与妊娠合并中隔子宫相鉴别。两者共同点为：①平素无临床体征；②常有不孕、流产、早产、胎位异常等不良妊娠史；不同点是中隔子宫是指子宫内有隔膜将子宫分为两部分。它是由于双侧米勒管融合后，中隔部分分解吸收障碍，形成不同程度的中隔残留。

妊娠合并子宫发育异常的病例中，双角子宫的妊娠结局最差。国内文献报道其足月产率仅为 37.5%。一般双角子宫可经阴道分娩。如果出现胎位异常、宫缩乏力、胎儿窘迫等，应放宽剖宫产术指征，及时终止妊娠。此病例自然流产 4 次，此次妊娠胎儿珍贵且为臀位，故需采用剖宫产术终止妊娠为宜。

主任医师

同意以上分析，依据患者病史，体征首先考虑妊娠合并双角子宫。由于双角子宫宫腔体积狭小且不规则，子宫供血不足，蜕膜形成不良，导致流产率显著上升。也有学者认为双角子宫中隔膜纤维组织较多，相对由隔膜供应的子宫内膜血流不足，进一步影响了子宫及内膜的发育。影响受精卵着床及生长，进而加重反复流产的发生率。还有学者认为这与双角子宫宫颈功能不全有关。总之，双角子宫的流产率明显升高，可达 28%～61%。同时，成功妊娠后双角子宫的早产、胎位异常、胎儿生长受限等发生率也很高。与其他子宫发育异常一样，这也与宫腔形态异常、胎盘缺血缺氧有关。因此，双角子宫的剖宫产率也随之上升。同时双角子宫还可并发子宫破裂、宫角扭转、胎盘早剥、子宫卒中等严重并发症，严重危及母婴生命安全。

本例患者妊娠至足月非常不易。患者和家属十分珍惜此胎儿，精神也非常紧张，此次入院后多次表达要求行剖宫产术。综合病史和体征，应择期行剖宫产术终止妊娠。

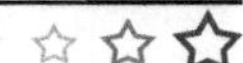

•第一次查房医嘱•

长期医嘱	临时医嘱
产科二级护理	血常规
普通饮食	凝血功能
左侧卧位	血型
注意腹痛情况	血生化全项
自数胎动　1 小时　tid	心电图
听胎心　tid	尿常规
低流量吸氧　30 分钟　tid	产科 B 超
测血压、脉搏　q2h	胎心监护

【第二次查房】（入院 18 小时后）

住院医师

患者一般情况好，无腹痛、阴道未再次出血。T 36.2℃，P 76 次/分，R 20 次/分，BP 110/81mmHg。偶可触及弱的宫缩。宫口未开。入院后检验结果回报：血常规示 WBC 10.6×10^9/L，N 0.67。凝血系列、血生化全项、尿常规均未见异常。产科超声提示双角子宫，宫内妊娠（左侧宫腔），胎盘位于子宫前壁，右侧子宫内膜增厚。胎儿发育与孕周相符。

主治医师

患者目前诊断：①G_5P_0，宫内妊娠 38^{+5} 周，待产；②右骶前；③妊娠合并子宫畸形（双角子宫）。不宜经阴道试产，择期行子宫下段剖宫产术。如临产随时行剖宫产术。

主任医师

双角子宫一般下段狭小。剖宫产时腹壁应做纵切口以便观察子宫下段宽窄，决定宫体切口。若子宫下段较狭小，行古典式宫体纵切口，避免横切口撕裂，造成血管破裂。胎盘娩出时，不可操之过急、压迫宫底或强行牵拉胎盘，以免子宫内翻造成严重后果。胎儿胎盘娩出后用探针由宫腔向下探，使颈管扩张，利于恶露排出。

手术麻醉多采用硬膜外麻醉。该患者妊娠 38^{+6} 周，胎儿已成熟，可择期行剖宫产术。术前备好促进宫缩药物，如缩宫素、麦角新碱、卡贝缩宫素、卡前列素氨丁三醇等，术中备用，预防子宫收缩不良导致产后出血。术后根据术中情况选择应用抗生素预防感染。

•第二次查房医嘱•

长期医嘱	临时医嘱
注意宫缩情况	定于明日 8 时在连续硬膜外麻醉下行子宫下段剖宫产术
	术前准备
	术区备皮
	配血，浓缩红细胞　4U
	术前留置尿管

【随访及预后】

入院第 2 天在连续硬膜外麻醉下行子宫下段剖宫产术，剖出一女活婴，体重 2900g。术中子宫收缩好，见双角子宫，从宫颈内口起至宫底分离。妊娠于左侧子宫，下段形成好，右侧子宫约 8cm×7cm 大小，双侧附件未见异常。术后给予抗生素预防感染，术后第 7 天拆线，切口甲级愈合。

【专家评析】

临床上妊娠合并双角子宫常常会引起不同程度的并发症：轻者可导致流产、早产、胎位异常等，使难产率及手术产率明显增加；重者可能威胁母婴的生命。因此，作为临床工作者，应当对这类病例予以充分的重视。

双角子宫在非妊娠期除了行 B 型超声协助诊断外，还可行子宫输卵管造影术+腹腔镜检查，直观地显示双角子宫及宫角分离情况。复发性流产患者在非妊娠期可通过子宫成形术矫正双角子宫畸形。子宫成形术是指经腹壁的成形术，包括宫腔隔膜的切除和宫底缝合修补。术后子宫的正常功能将得到很好的改善。但妊娠后可能会发生自发性的子宫破裂。妊娠后监测 B 超，监测宫颈情况，如果出现宫颈功能不全，应给予宫颈环扎术，以预防和减少晚期流产与早产的发生。国外有报道采取改良后的 Shirodkar 环扎术可不经腹壁、关闭宫颈内口。它主要适用于宫颈较短，或宫颈有裂伤的妇女，也适用于曾用 McDonald 环扎术失败者。其环扎后效果与 Shirodkar 环扎术相仿，但手术时间及术中失血量明显减少。一般双角子宫可经阴道试产。如果出现胎位异常、宫缩乏力、胎儿宫内窘迫等，应放宽剖宫产术指征，及时终止妊娠。其中弓形子宫产科并发症较少，但其常合并胎位异常，故需采用剖宫产术。此病例自然流产 4 次，可考虑行子宫成形术矫正双角子宫畸形，利于妊娠。但很幸运，本例患者未行手术且第 5 次妊娠至足月，并提前入院行手术治疗，获得健康的孩子，结局良好。

（周建政　王静芳）

第21章

异常分娩

第一节 产力异常

一、宫缩乏力

【病史摘要】

1．入院时情况　患者女性，29岁，因“停经41周，计划分娩”入院。早孕核实孕周无误，定期产前检查，患者平素月经规律，血压维持在正常范围。

2．既往史　无高血压、糖尿病、血液病等病史。无手术及外伤史。

3．月经、婚育史　14岁初潮，月经周期28～30日，经期为5～7天，无痛经。已婚，人工流产1次，C_1P_0。

4．体格检查　T 36.5℃，P 85次/分，R 19次/分，BP 120/70mmHg。发育正常，营养中等，神清语利，查体合作。双肺呼吸音清，未闻及干、湿啰音。心界不大，心率85次/分，律齐，未闻及杂音。腹膨隆，全腹无压痛，双肾区无叩击痛，双下肢无水肿。生理反射存在，病理反射未引出。

5．专科检查　宫高36cm，腹围103cm，头位，先露浅定，无宫缩。骨盆外测量正常，出口横径8.5cm。肛查：宫颈已消50%，质软，未开，中位，先露S^{-2}。胎心监护NST反应型。估计胎儿体重3600g左右。

6．辅助检查

（1）实验室检查：血常规示Hb 103g/L，WBC 8.7×10^9/L，N 0.76，PLT 235×10^9/L。

（2）产科彩超：单活胎，头位，胎头双顶径9.5 ㎝，股骨长度7.1cm，脐带绕颈1周可能，羊水四象限之和为12cm。胎盘附着于宫底，Ⅱ$^+$级。

7．入院诊断　①G_2P_0，宫内妊娠41周，待产；②右枕前。

因妊娠已满41周，有引产指征，故入院后给予0.5%缩宫素静脉滴注引产，当晚因出现宫缩影响产妇休息，给予肌内注射哌替啶100mg调整宫缩，产妇间断入睡，次日8: 00宫缩规律，监护胎心反应好，每4～5分钟宫缩一次，强度中等，送入待产室。12: 00 每 2～3 分钟宫缩一次，压力中等，查宫口开大 3cm，产妇要求镇痛分娩，请麻醉医师给予硬膜外镇痛。14: 00 查宫口开大 4cm，先露 S^{-2}。宫缩减弱，给予缩宫素静脉滴注加强宫缩。15: 00 查宫口开大 6cm，宫颈有水肿，先露 S^{0}。胎位 ROP。0.5%缩宫素静脉滴注，速度 20 滴/分，每 3 分钟宫缩一次，强度弱，给予宫颈封闭后留置尿管，并右侧卧位，增加缩宫素静脉滴注速度至 30 滴/分。17: 00 查宫口仍为 6cm，先露 S^{-0}，胎位仍为 ROP，请示上级医师，是否行剖宫产术。

【第一次查房】

住院医师

汇报病史如上。本病例特点：①患者，29 岁，育龄期妇女，初产妇。②妊娠 41^{+1} 周，经缩宫素静脉滴注 2 天。③潜伏期 4 小时，每 2～3 分钟宫缩一次，强度中等。进入活跃期后宫缩减弱，使用缩宫素不能诱发有效宫缩，宫口开大 6cm 后宫颈水肿、胎位异常，经宫颈封闭、体位纠正胎位，2 小时宫口不再扩张。④临产后使用过哌替啶和麻醉镇痛药物。根据患者症状、体征和辅助检查，可初步考虑诊断为：①G_2P_0，宫内妊娠 41^{+1} 周临产；②右枕后位；③协调性宫缩乏力；④活跃期停滞？

主治医师

子宫收缩乏力多由几种因素引起，常见的原因如下：①头盆不称或胎位异常，由于胎儿先露部下降受阻，不能紧贴子宫下段及宫颈内口，局部不能引起反射性子宫收缩，导致继发性宫缩乏力。②子宫局部因素，子宫壁过度膨胀（如多胎妊娠、巨大胎儿、羊水过多等），使子宫肌纤维失去正常收缩能力。经产妇使子宫肌纤维变性，结缔组织增生影响子宫收缩。子宫发育不良、子宫畸形（如双角子宫等）、子宫肌瘤等，均能引起宫缩乏力。③精神因素，初产妇，尤其 35 岁以上高龄产妇，恐惧及精神过度紧张使大脑皮质功能紊乱，睡眠减少，膀胱充盈，临产后进食不足，以及过多地消耗体力，水和电解质紊乱，均可导致宫缩乏力。④内分泌失调，临产后，产妇体内雌激素、缩宫素及前列腺素、缩宫素受体减少，合成与释放减少，雌/孕激素比例失调，肌细胞间隙连接蛋白数量减少等，均可影响子宫肌纤维收缩能力。目前认为，子宫平滑肌细胞收缩，需肌动蛋白、磷酸化肌浆蛋白及能量供应。子宫平滑肌细胞内 Ca^{2+}浓度降低，肌浆蛋白轻链及 ATP 酶不足，均可影响肌细胞收缩，导致宫缩乏力。⑤药物影响，临产后使用大剂量镇静剂、镇痛药及麻醉药，如吗啡、氯丙嗪、硫酸镁、哌替啶、苯巴比妥钠等，可以使宫缩受到抑制。

该产妇临产后使用了镇静药物，子宫收缩虽然保持正常的节律性、对称性和极性，但收缩力弱，持续时间短，间隔时间长，宫颈扩张停滞，产程进展慢，为协调性宫缩乏力。

协调性宫缩乏力需要与不协调性子宫收缩乏力相鉴别：不协调性宫缩乏力又称为高张性宫缩乏力，多见于初产妇，其特点为子宫收缩的极性倒置，宫缩的兴奋特点不是起自两侧宫角部，而是来自子宫下段的一处或多处冲动，子宫收缩波由下向上扩散，收缩波小而不规律，频率高，节律不协调；宫腔内压力达 20mmHg，宫缩时宫底部不强，而使子宫下段强，宫缩间歇期子宫壁也不松弛，这种宫缩不能使宫口如期扩张，不能使胎先露部如期下降，属无效宫缩。此种宫缩乏力多数为原发性宫缩乏力，故需与假临产相鉴别。鉴别方法是给予强镇静药哌替啶 100mg 肌内注射。能使宫缩停止者为假临产，不能使宫缩停止者为原发性宫缩乏力。这些产妇通常有头盆不称和胎位异常，使胎先露部不能紧贴子宫下段及宫颈内口，不能引起反射性子宫收缩。

该产妇表现为潜伏期宫缩规律且产程进展顺利，进入活跃期后，宫缩强度减弱，但节律性、对称性和极性保持正常，因此不属于高张性宫缩乏力。

主任医师

同意以上分析。根据新产程标准及处理的专家共识，破膜且宫口扩张 6cm 后，如果宫缩正常，宫口停止扩张≥4 小时可诊断为活跃期停滞；宫缩欠佳，宫口停止扩张≥6 小时可诊断活跃期停滞。目前尚无剖宫产术指征。该患者为协调性宫缩乏力，出现协调性宫缩乏力时先要寻找原因，最重要的是排除头盆不称和胎位异常，对于无阴道分娩条件者积极手术，有阴道分娩条件者要加强宫缩。在第一产程中要保证产妇充足的睡眠时间，平复紧张情绪，注意能量的补充，不能进食者静脉补充营养，静脉滴注 10%葡萄糖溶液 500～1000ml+维生素 C 2g。伴有酸中毒时应补充 5%碳酸氢钠 100ml，静脉滴注。低钾血症时应给予氯化钾，静脉滴注。补充钙剂增强子宫收缩。并嘱产妇按时排尿，自然排尿困难者，先行诱导法，无效时及时导尿。初产妇宫口开大＜4cm、胎膜未破者，给予温肥皂水灌肠。

另外可以应用人工破膜、缩宫素静脉滴注或联合使用地西泮静脉推注的方法加强宫缩。宫口扩张≥3cm，无头盆不称，胎头已衔接者，可行人工破膜。胎头未衔接者，破膜前需确定无脐带先露，破膜应在宫缩间歇进行，破膜后术者手指放在阴道内，经过 1～2 次宫缩，待胎头入盆后，再将手指取出。

宫口扩张 3cm，胎心良好，胎位正常，头盆相称者，可给予 0.5%缩宫素静脉滴注，从 4～5 滴/分开始。不大于 30～45 滴/分，调整宫缩 40～60 秒/（2～3）分。应用宫缩素时，应有专人观察产程进展，监测宫缩，听胎心率及测量血压。

地西泮能使宫颈平滑肌松弛，软化宫颈，促进宫口扩张，适用于宫口扩张缓慢或宫颈水肿时。常用剂量为 10mg，间隔 4～6 小时可重复应用，与缩宫素联合应用效果更佳。

第二产程出现宫缩乏力时，若无头盆不称，也以加强宫缩的方法为主，若胎头双顶径已通过坐骨棘水平，可以行阴道助产；第二产程有延长趋势时，给予胎头吸引术或产钳助产。若加强宫缩后胎头仍未衔接或伴有胎儿窘迫征象时则应行剖宫产术。第三产程要警惕产后出血的发生。当胎儿前肩娩出时，可静脉注射麦角新碱 0.2mg 或静脉注射缩宫素 10U，并同时给予缩宫素 10～20U 静脉滴注。

☆☆☆☆

•查房医嘱•

长期医嘱	临时医嘱
产科一级护理	血常规
暂禁饮食	凝血功能
左侧卧位	血型
自数胎动 1 小时 tid	血生化全项
听胎心 q2h	心电图
低流量吸氧 30 分钟 tid	尿常规
测血压、脉搏 q2h	肝炎分型+乙肝系列+梅毒+艾滋抗体
注意宫缩情况	产科 B 超
	复方氯化钠注射液 500ml ivgtt
	+缩宫素注射液 2.5U
	术前准备
	术区备皮
	配浓缩红细胞 4U
	术前留置尿管
	头孢唑林皮试（－）

【随访及预后】

该患者经加强产力及其他对症处理后，产程进展差，因活跃期停滞行剖宫产术，分娩一男活婴，体重 3650g，出生后 1 分钟 Apgar 评分 9 分。因产后出血约 500ml，给予按摩子宫，宫体注射缩宫素 10U 及注射卡前列素氨丁三醇注射液 250μg 后子宫收缩好转。术后恢复好，顺利出院。

【专家评析】

对于高龄产妇或精神过于紧张者，或夜间临产，或临产后不能进食或进食差，以及临产后过多使用分娩镇痛的产妇，时常会出现体力虚弱等表现，此时即使加强宫缩效果也不明显，通常造成误诊，因此寻找分析宫缩乏力的原因至关重要。头盆不称和胎位异常是引起宫缩乏力的常见原因，因此积极的查找头盆不称的原因及早纠正胎位可以避免宫缩乏力的发生。出现宫缩乏力后首先要区分是协调性还是不协调性。不协调性宫缩乏力，原则是调节子宫收缩，恢复其极性。可以使用哌替啶 100mg 或地西泮 10mg 静脉推注。若能转化为协调性宫缩乏力，继之可以使用以上提及的方法加强宫缩；若不能纠正，或有头盆不称或胎儿窘迫，则以剖宫产术终止妊娠。

（王静芳）

二、宫缩过强

【病史摘要】

1．入院时情况 患者女性，27 岁，主因“停经 10 月余，计划分娩”入院。孕期定期检查，核实孕周无误，妊娠期未发现异常。

2．既往史 既往体健，无高血压、糖尿病、血液病等病史。无手术及外伤史。

3．月经、婚育史 患者平素月经规律，13岁初潮，月经周期28天，月经期为5～6天，无痛经。已婚，G_0P_0。

4．体格检查 T 36.5℃，P 86次/分，R 18次/分，BP 110/70mmHg。发育正常，营养中等，神清语利，查体合作。双肺呼吸音清，未闻及干、湿啰音。心界不大，心率86次/分，律齐，未闻及异常心脏杂音。腹膨隆，全腹无压痛，肝脾肋下未触及，双肾区无叩击痛，双下肢无水肿。生理反射存在，病理反射未引出。

5．专科检查 宫高34cm，腹围103cm，头位，先露入盆，无宫缩，胎心130次/分。骨盆外测量正常，出口横径9.0cm。肛查：宫颈已消60%，质软，未开，中位，先露S^{-1}。胎心监护NST反应型，基线125次/分。估计胎儿体重3400g左右。

6．辅助检查

（1）实验室检查：血常规示Hb 127g/L，WBC 7.7×10^9/L，N 0.76，PLT 235×10^9/L。

（2）产科彩超：单活胎，头位，胎头双顶径9.4cm，股骨长度6.9cm，羊水指数12。胎盘附着于宫底，Ⅱ⁺级。

7．入院诊断 ①G_1P_0，宫内妊娠41^{+2}周待产；②左枕前。

入院后次日晨6:00胎心监护胎心反应好。每10～15分钟宫缩一次，中等强度。肛查：宫颈已消50%，质软，未开。8:30每3～5分钟宫缩一次，中等强度，送入待产室。10:00产妇诉腹痛难忍，查宫缩强，持续1分钟，间隔1分钟，子宫可以放松，胎心出现轻度早期减速，宫口开大3㎝。10:55宫口开全，自然破膜，羊水Ⅰ度污染。11:10以左枕前位顺娩一女活婴，Apgar评分1分钟评9分，5分钟评10分，体重3300g。11:15胎盘自娩，胎盘胎膜完整。检查软产道会阴侧切口无裂伤，宫颈3点处裂伤长约1cm，0号微乔间断缝合裂伤处2针，常规缝合侧切伤口，出血约350ml。

【第一次查房】

住院医师

汇报病史如上。本病例特点：①患者27岁，育龄期妇女，初产妇，孕41^{+3}周。②产程进展快，潜伏期1.5小时，活跃期55分钟，总产程2小时45分钟。根据患者症状、体征和辅助检查，目前诊断为：①G_1P_1，宫内妊娠41^{+3}周分娩；②左枕前；③急产。

主治医师

孕妇入院后，出现规律宫缩，总产程2小时45分钟，小于3小时，故急产的诊断成立。考虑宫缩的节律性、对称性和极性正常，只是收缩力过强和过频，为协调性子宫收缩过强。诊断协调性子宫收缩过强，需要与不协调性子宫收缩过强如强直性子宫收缩相鉴别：强直性子宫收缩是指子宫内口以上的子宫肌肉处于强烈痉挛性收缩状态，多为分娩过程发生梗阻。通常不是子宫肌组织功能异常，几乎均由外界因素异常造成，如临产后由于不适当地应用缩宫素，或对缩宫素敏感，以及胎盘早剥血液浸润子宫肌层等，使子宫强力收缩，宫缩间歇期短或无间歇，均可引起宫颈内口以上部分的子宫肌层出现强直性痉挛性收缩。临床上多表现为产妇烦躁不安，持续性腹痛，拒按。胎位触不清，胎心听不清。有时可出现病理性缩复环、肉眼血尿等先兆子宫破裂征象。而协调性子宫收缩过强是指宫缩的节律性、极性和对称性均是正常的，子宫收缩≥6 次/10 分，常导致急产。该产妇产程进展、胎头下降顺利，是协调性的宫缩，但由于宫缩过强而导致急产。

主任医师

同意以上分析。该产妇协调性子宫收缩过强的诊断明确，由于产程中及时了解宫缩强度、频率、产程进展和胎心变化，做好了接生、新生儿抢救、预防产后出血等准备，母儿均获得良好结局。因此，提示在产程中要注重产妇的主诉，定时了解宫缩及宫缩间歇期的情况，才能避免产程中子宫收缩过强的误诊。

•查房医嘱•

长期医嘱	临时医嘱
产科一级护理	血常规
普通饮食	凝血功能
左侧卧位	血型
自数胎动 1 小时 tid	血生化全项
听胎心 q2h	肝炎分型+乙肝系列+梅毒+艾滋抗体
低流量吸氧 30 分钟 tid	心电图
测血压、脉搏 q2h	尿常规
注意宫缩情况	产科 B 超
	米索前列醇 25μg 置阴道

【随访及预后】

术后 5 天会阴侧切口拆线，切口愈合良好，出院。

【专家评析】

协调性子宫收缩过强是指子宫收缩的节律性、对称性和极性均正常，仅子宫收缩力过强（宫腔压力＞50mmHg）、过频（10 分钟内宫缩超过 5 次），往往分娩在短时间内结束，总产程＜3 小时称为急产。宫缩过强、过频，产程过快，可致初产妇宫颈、阴道及会阴撕裂伤。宫缩过强、过频影响子宫胎盘血液循环，胎儿在宫内缺氧，易发生胎儿窘迫、新生儿窒息死亡。胎儿娩出过快，胎头在产道内受到的压力突然解除，可致新生儿颅内出血。无准备的分娩，来不及接产，新生儿易发生感染。若坠地可致骨折、外伤。故应严格掌握引产指征，恰当地使用引产药物，严密观察引产过程，一旦发生过强宫缩应立即给予宫缩抑制剂（如硫酸镁、哌替啶等）制止过强宫缩的发展。分娩过程中应加强胎儿监护，提前做好接生和新生儿抢救准备。若有梗阻因素，或胎盘早剥，或先兆子宫破裂迹象，及时行剖宫产手术。产后仔细检查软产道，有撕裂时应及时缝合，若属未消毒的接产，应给予广谱抗生素预防感染。

（王静芳）

第二节　产 道 异 常

一、骨产道异常

【病史摘要】

1. 入院时情况　患者女性，29岁，因“停经9月余，阵发性腹痛21小时，宫口开全2小时”急诊入院。妊娠期基本顺利，停经4个半月时自觉胎动，活跃至今。妊娠期未定期产前检查，于11月27日7: 00时开始规律腹痛并逐渐加重，11: 00去当地医院待产分娩，产程进展缓慢，28日4时宫口开全，2小时不分娩，产妇喊叫不安，转来本院。

2. 既往史　身体健康，无高血压、糖尿病等病史。

3. 月经、婚育史　患者平素月经规律，13岁初潮，月经周期25天，月经期6～7天，无痛经。27岁结婚，夫长1岁，G_0P_0，无流产及分娩史。

4. 体格检查　T 36.1℃，P 98次/分，R 22次/分，BP 115/70mmHg。发育正常，神清语利，查体合作。意识清楚，表情痛苦。全身皮肤无苍白及出血点。双肺呼吸音清，未闻及干、湿啰音。心界不大，心率98次/分，律齐，各瓣膜听诊区未闻及病理性杂音。腹膨隆，妊娠腹型，肝脾触诊不满意，全腹无肌紧张，无压痛及反跳痛。肠鸣音正常。双下肢无水肿。脊柱四肢无畸形。生理反射存在，病理反射未引出。

5. 产科检查　腹部膨隆，孕足月大小，子宫轮廓清，宫高35cm，腹围106cm，胎方位枕左前位，宫缩规律30～40秒/（4～5）分，胎心率156次/分。胎儿体重估计约3500g。

消毒后内诊：宫颈消失，宫口开全，胎头S^{+2}，双顶径未达中骨盆，已破膜，矢状缝与骨盆横径一致，小囟于3点处，有小产瘤形成，双侧坐骨棘略内凸，坐骨棘间径＜10cm，骶棘韧带小于两横指。

6. 辅助检查　血常规示WBC 8.1×10^9/L，Hb 108g/L，PLT 138×10^9/L；产科B超提示：儿头位于下方，双顶径9.6cm，股骨长度7.4cm，胎盘成熟度Ⅲ级。

7. 入院诊断　①G_1P_0，宫内妊娠40周，临产；②左枕横位；③第二产程延长；④中骨盆狭窄。

【第一次查房】

住院医师

汇报病史如上。本病例特点：①育龄期女性，停经40周；②入院时规律宫缩

21 小时，未麻醉宫口开全 2 小时仍未分娩；③腹围 106cm，宫高 35cm，宫缩规律，胎心尚好。阴道检查：宫口开全，胎头 S^{+2}，双顶径未达中骨盆，胎方位左枕横位，矢状缝与骨盆横径一致，小囟于 3 点处，有小产瘤形成，双侧坐骨棘略内凸，骶棘韧带略能通过两横指。④产科 B 超提示双顶径 9.6cm，股骨长度 7.4cm。结合病史、体检及辅助检查，目前诊断明确。

主治医师

该孕妇已进入产程，其标志有三点：规律宫缩、宫口扩张和胎头下降。为观察第一产程宫口开大和先露部下降的情况，应画产程图，分为潜伏期和活跃期，观察产程延长发生于哪一阶段，分析原因和进行处理，以避免发生滞产。如行硬膜外麻醉，第二产程超过 2 小时产程无进展，可诊断为第二产程延长；如无硬膜外麻醉，第二产程超过 3 小时产程无进展，可诊断为第二产程延长。本病例无硬膜外麻醉，宫口开全超过 3 小时仍未分娩称为第二产程延长。第二产程延长的原因是多方面的：第一，是产妇的精神因素，对分娩有恐惧心理。第二，进入产程后，因腹痛进食少，休息不好，影响宫缩。第三，产道狭窄也是主要原因。初期宫缩正常，当胎头下降至中骨盆，由于中骨盆狭窄影响胎头的内旋转，继发宫缩乏力，产程延长，易发生持续性枕横位或枕后位。

中骨盆平面为骨盆最小平面，最狭窄，是前后径长的椭圆形，其前方为耻骨联合下缘，两侧为坐骨棘，后方为骶骨下缘。中骨盆平面有两条径线：①中骨盆前后径，即从耻骨联合下缘中点通过两侧坐骨棘连线中点至骶骨下端的距离，平均值为 11.5 cm。②中骨盆横径，也称坐骨棘间径。两坐骨棘间的距离平均值约为 10 cm，是胎先露部通过中骨盆的主要径线，其长短与分娩机制关系密切。中骨盆狭窄与骨盆出口狭窄通常同时存在，按狭窄程度分 3 级：Ⅰ级即临界性狭窄，坐骨棘间径 10cm，坐骨结节间径 7.5cm；Ⅱ级即相对性狭窄，坐骨棘间径 8.5～9.5cm，坐骨结节间径 6.0～7.0cm；Ⅲ级即绝对性狭窄，即坐骨棘间径≤8.0cm，坐骨结节间径＜6.0cm。测量方法是用一手示指、中指放入阴道内，分别触及两侧坐骨棘，估计其间的距离；或用中骨盆测量器，以手指引导测量。为方便起见，测量坐骨切迹宽度，若容纳 3 横指为正常；否则，属于中骨盆狭窄。我国妇女常见以下两种类型：①漏斗骨盆，即骨盆入口各径线值正常。两侧骨盆壁向内倾斜，状似漏斗得名。其特点是中骨盆及骨盆出口平面均明显狭窄，使坐骨棘间径、坐骨结节间径缩短，耻骨弓角度＜90°。坐骨结节间径与出口后矢状径之和小于 15cm，常见于男型骨盆。②横径狭窄骨盆，即骨盆入口、中骨盆及骨盆出口横径均缩短，前后径稍长，坐骨切迹宽。测量骶耻外径值正常，但髂棘间径及髂嵴间径均缩短。中骨盆及骨盆出口平面狭窄，产程早期无头盆不称征象，当胎头下降至中骨盆或骨盆出口时，常不能顺利地转成枕前位，形成持续性枕横位或枕后位造成难产。若为中骨盆狭窄，影响胎头内旋转，容易发生持续性枕横位或枕后位，胎头长时间嵌顿于产道内，压迫阴道壁及膀胱等软组织引起局部缺血、水肿、坏死及脱落，于产后形成生殖道瘘；还可引起继发性宫缩乏力、产程延长、产后出血、产褥感染等；严重梗阻性难产，若不及时处理，可导致先兆子宫破裂，甚至子宫破裂，危及产妇生命。中骨盆狭窄，胎头受阻于中骨盆，第二产程延长，有一定可塑性的胎头开始变形，颅骨重叠，胎头受压，使软组织水肿，产瘤较大，严重时可发生脑组织损伤、颅内出血及胎儿宫内窘迫，甚至胎儿死亡。

主任医师

同意以上分析。本病例诊断为 G_1P_0，妊娠40周临产，持续性枕左横位，中骨盆狭窄。依据临床资料：宫高35cm，腹围106cm，B超示胎儿双顶径9.6cm，股骨长度7.4cm，估计胎儿体重为3500g。本患者坐骨棘间径<10cm，坐骨切迹宽度小于两横指，为中骨盆平面狭窄。潜伏期及活跃期早期进展顺利。当胎头下降达中骨盆时，由于中骨盆狭窄，内旋转受阻，胎头双顶径被阻于中骨盆狭窄部位之上，出现持续性枕横位，胎头有小产瘤形成。同时出现继发性宫缩乏力，活跃期晚期及第二产程延长甚至第二产程停滞。因此，采用立即剖宫产术终止妊娠，同时给予产妇吸氧，改善胎儿宫内缺氧状态。

从这一病例，我们应该总结经验教训，认真做好预防工作，防止骨盆狭窄对母儿的不利影响。①做好妊娠期保健，定期产前检查。②认真做好骨盆外测量，估计好骨盆的大小有否狭窄。③估计好胎儿大小，考虑头盆关系。④临产前判断将采取的分娩方式，若骨盆入口狭窄，估计胎儿不大，胎位正常，头盆相称可试产，观察胎先露能否衔接；若发现中骨盆和出口狭窄，胎儿较大，不能试产，则选择剖宫产术终止妊娠。⑤在分娩过程中，中骨盆狭窄影响胎头俯卧和内旋转动作，易发生持续性枕横位或枕后位，若宫颈口开全，胎头双顶径达坐骨棘水平以下，可经阴道助产；若胎头双顶径未达坐骨棘水平，或出现胎儿窘迫征象，应行剖宫产术。

•第一次查房医嘱•

长期医嘱	临时医嘱
产科一级护理	血常规
暂禁饮、禁食	凝血功能
左侧卧位	血型
注意腹痛情况	血生化全项
自数胎动 1小时 tid	心电图
听胎心 q5min	肝炎分型+乙肝系列+梅毒+艾滋抗体
低流量吸氧 30min	尿常规
测血压、脉搏 q1h	产科B超
注意宫缩情况	复方氯化钠注射液 1000ml ivgtt
	术前准备
	术区备皮
	配血，浓缩红细胞 4U
	术前留置尿管
	头孢唑林皮试（一）

【随访及预后】

入院后即刻在腰麻下行子宫下段剖宫产术，以左枕横位分娩一女活婴，体重3680g。子宫收缩差，术中出血约 800ml。给予按摩子宫，静脉注射缩宫素 10U及子宫体注射卡前列素氨丁三醇注射液 250μg 后子宫收缩好转。术后恢复顺利，切口 6 天拆线，出院。

【专家评析】

在分娩过程中，骨盆是个不变因素，在估计分娩难易时，骨盆是首先考虑的一个重要因素。在妊娠期间应查清骨盆有无异常，有无头盆不称，及早做出诊断，以决定适当的分娩方式。本病例为中骨盆狭窄致第二产程延长、持续性枕横位及宫缩乏力致产后出血，提示我们应定期产前检查，认真做骨盆外测量，临产前做骨盆内测量，正确判断骨盆大小。在胎儿大小正常的情况下，存在中骨盆和出口狭窄时不能试产，应择期剖宫产。为减少剖宫产带来的不良影响，若胎儿较小，无明显中骨盆狭窄，则认真观察产程，阴道试产，若宫颈口开全，胎头双顶径达坐骨棘水平以下，可经阴道助产；若胎头双顶径未达坐骨棘水平，或出现胎儿窘迫征象，应行剖宫产术。

（王静芳）

二、软产道异常

【病史摘要】

1．入院时情况　患者女性，27 岁，主因“停经 9 个月余，规律宫缩 8 小时”入院。停经 5 个月自觉胎动。已规律宫缩 8 小时，未破膜，自己触及耻骨联合右上方有一实质性包块，产程无进展，来本院分娩。

2．既往史　1 年前体检时发现“子宫肌瘤”。无高血压、糖尿病等病史。

3．月经、婚育史　患者平素月经规律，14 岁初潮，月经周期 27～28 天，月经期 5～7 天，无痛经。24 岁结婚，夫长 3 岁，G_0P_0。

4．体格检查　T 36.3℃，P 91 次/分，R 21 次/分，BP 120/76mmHg。发育正常，神清语利，中等身材，意识清楚，查体合作。全身皮肤无苍白及出血点。双肺呼吸音清，未闻及干、湿啰音。心界不大，心率 78 次/分，律齐，各瓣膜听诊区未闻及病理性杂音。腹膨隆，妊娠腹型，肝脾触诊不满意，全腹无肌紧张，无压痛及反跳痛。耻骨联合右上方能触及儿头大小实性肿块，不活动，无压痛。肠鸣音正常。双下肢无水肿。脊柱四肢无畸形。生理反射存在，病理反射未引出。

5．产科检查　腹部膨隆，孕足月大小，纵产式，子宫下部饱满，宫高 34cm，腹围 105cm。胎位为枕左前位，胎头高浮，未入盆，跨耻征（+），右下腹部能触及儿头大小实质性肿块，不活动，无压痛，胎心率 136 次/分。骨盆外测量正常。宫缩规律，每 3～5 分钟 1 次，持续 30～40 秒。胎儿体重估计约 3400g。

消毒后内诊：宫颈管已消失，宫口开大 4 cm，胎先露浮，胎头高略能触及。

坐骨棘不凸，骶骨弧度正常，未触及骶骨岬，耻骨联合右前触及儿头大小实质性肿物。

6. 辅助检查　产科B超提示：儿头位于下方，双顶径9.3cm，股骨长度7.1cm，羊水指数法四象限之和为8.5cm，脑回声清晰，内脏未见明显畸形。子宫右侧壁下段肌壁间突向浆膜可探及一低回声结节，约10cm×8cm大小，周边可见环状血流信号，宫内妊娠，单活胎，妊娠合并子宫肌瘤。

7. 入院诊断　①G_1P_0，宫内妊娠38^{+5}周，临产；②枕左前位；③可疑头盆不称；④妊娠合并子宫肌瘤。

【第一次查房】

住院医师

汇报病史如上。本病例特点：①育龄期女性，停经38^{+5}周。②规律宫缩8小时，胎头未入盆。③宫高34cm，腹围105cm。枕左前位，胎头高浮，未入盆，右下腹部能触及儿头大实性肿块，不活动，无压痛。消毒后内诊：宫口开大4cm，胎头高略能触及。耻骨联合右前触及儿头大小实质性肿物。④产科B超提示：儿头位于下方，双顶径9.3cm，股骨长度7.1cm，子宫右侧壁下段肌壁间突向浆膜可探及一低回声结节，约10cm×8cm大小，周边可见环状血流信号。结合病史、体检及辅助检查，目前诊断明确。

主治医师

头盆不称是指胎头的大小与骨盆的大小不相称，胎头不能通过骨盆而言。一般情况下初产妇在妊娠末期，即预产期前1～2周或临产前胎头已衔接，即胎头双顶径进入骨盆入口平面，颅骨最低点达到坐骨棘水平；若临产前未衔接，经检查胎头跨耻征阳性，临产后经试产，胎膜已破，宫口开大3～4cm，胎头仍不能入盆衔接，则可疑头盆不称。本病例骨盆各径线正常，根据宫高与腹围测定胎儿发育正常，并非巨大胎儿，除非胎头位置异常，不会出现头盆不称。胎头衔接受阻可能因软产道异常所致。软产道异常所致的难产少见，容易被忽视。软产道异常包括：①外阴异常，如会阴坚韧、外阴水肿、外阴瘢痕等。②阴道异常，如阴道横膈、阴道纵隔、阴道狭窄、阴道肿瘤等，前两者容易发现，能早期诊断和处理。③宫颈异常，如宫颈坚韧、宫颈瘢痕、宫颈肌瘤等，宫颈肌瘤是生长在子宫下段及宫颈部位的较大肌瘤，占据盆腔或阻塞于骨盆入口时，影响胎先露部进入骨盆入口，应行剖宫产术。若肌瘤在骨盆入口以上而胎头已入盆，肌瘤不阻塞产道可行阴道分娩，肌瘤待产后再行处理。本病例于耻骨联合右上方触及儿头大小实性肿物，B超提示为子宫肌瘤；宫口扩张已至活跃期，已发生产道阻塞致胎头高浮，已规律宫缩8小时，胎头未入盆，必须立即行剖宫产术终止妊娠。

主任医师

同意以上分析。子宫肌瘤合并妊娠的发生率占子宫肌瘤患者的0.5%～1.0%，占妊娠的0.3%～0.5%。子宫肌瘤合并妊娠的实际发生率较上述数值高，因肌瘤小又无症状，在妊娠妇女分娩过程中易被忽略。妊娠合并子宫肌瘤，对妊娠、分娩均有影响。黏膜下肌瘤阻碍受精卵着床或致早期流产；较大肌壁间肌瘤合并妊娠时，由于机械性阻碍或宫腔变形也可致流产；妊娠时子宫肌瘤可发生红色变性。临床出现剧烈腹痛伴恶心、呕吐、发热，白细胞计数升高，局部压痛、反跳痛。确诊后采用非手术治疗，抗感染、止血，一般不做手术。浆膜下肌瘤可发生慢性或急性蒂扭转，导致肌瘤坏死、感染、化脓等。较大肌瘤于妊娠期可使胎位异常，并发生宫内发育迟缓、胎盘低置或前置胎盘等。在分娩过程中可发生产道阻塞，胎先露部下降困难，造成难产。由此，可引起子宫收缩乏力而致产程延长、产后出血等。若肌瘤阻碍胎儿下降可做剖宫产。妊娠合并子宫肌瘤需预防产后出血，做好产后出血的抢救准备。剖宫产时是否同时切除肌瘤或切除子宫，需根据肌瘤大小、部位和患者情况决定。

•第一次查房医嘱•

长期医嘱	临时医嘱
产科Ⅰ级护理	血常规
暂禁饮、禁食	凝血功能
左侧卧位	血型
注意腹痛情况	血生化全项
自数胎动　1小时　tid	心电图
听胎心　q10min	尿常规
低流量吸氧　30分钟	肝炎分型+乙肝系列+梅毒+艾滋抗体
测血压、脉搏　q2h	产科B超
注意宫缩情况	复方氯化钠注射液　500ml　ivgtt
	术前准备
	术区备皮
	配血，浓缩红细胞　4U
	术前留置尿管
	头孢唑林皮试（一）

【随访及预后】

入院当日在腰麻下行子宫下段剖宫产术，以枕左前分娩一男活婴，体重3400g。同时见子宫右侧壁下段肌壁间突向浆膜一肌瘤结节约10cm×8cm大小，子宫收缩尚可，因肌瘤基底部宽，且未阻挡切口，故未同时剔除肌瘤，给予宫体注射卡前列素氨丁三醇注射液 250μg，术中出血 400ml。术后恢复顺利，切口 7天拆线，出院。随访该患者产后42天复诊，子宫肌瘤较孕期缩小，产后3个月返院行腹腔镜下子宫肌瘤剔除术，手术顺利，痊愈出院。

【专家评析】

本病例为妊娠合并子宫肌瘤，阻挡产道，影响经阴道分娩，提示应认真做好产前检查，查体存在跨耻征阳性时，则行B超检查，盆腔肿瘤位置较低有阻塞产道的可能，应择期行剖宫产术或密切观察产程进展，短时间试产，胎头不衔接，立即行剖宫产术，避免对母儿的不利影响。妊娠合并子宫肌瘤可引起子宫收缩不良而致产后出血。需做好产后出血的抢救准备。目前对于在剖宫产术中行子宫肌瘤剔除术是否安全尚存在争议，其可行性也一直存在分歧。一种观点认为在剖宫产术同时应尽量剔除肌瘤，这样可以避免患者再次手术的痛苦，减少手术粘连，也减轻了患者的经济负担。如果对留下的子宫肌瘤不处理，术后可影响子宫缩复，使产后出血及盆腔感染概率也增加，当肌瘤变性出现腹痛等症状时仍需手术，还不如早手术剔除。近几年已有剖宫产术同时行子宫肌瘤剔除术后预后良好的报道。有资料显示，剖宫产术同时行子宫肌瘤剔除术可使90%的单发肌瘤患者及近50%的多发肌瘤患者避免了再次行子宫肌瘤剔除术或子宫切除术。反对在剖宫产术中同时行肌瘤剔除者认为妊娠期子宫壁血供丰富，肌瘤变软，术中同时剔除肌瘤时出血增多，增加手术难度，增加术中、产后出血及并发症发生的概率，因此不主张剖宫产术同时行子宫肌瘤剔除。故应视具体情况而定，对于浆膜下子宫肌瘤，充分医患沟通后施术，做好产后出血的抢救准备。

（王静芳）

第三节 胎位异常

一、持续性枕后位

【病史摘要】

1．入院时情况 患者女性，26岁，因“停经40周，不规律下腹痛2小时”入院。停经40天出现恶心、呕吐等早孕反应，测尿hCG（+），停经4个多月时自觉胎动，妊娠早期无阴道出血及保胎史，妊娠期查体正常。2小时前出现不规律下腹痛，未见红，未破水，入院待产。

2．既往史 无高血压、糖尿病、血液病等病史。无手术及外伤史。

3．月经、婚育史 患者平素月经规律，13岁初潮，月经周期28日，经期为7日，无痛经。24岁结婚，夫体健。G_0P_0。

4．体格检查 T 36.3℃，P 89次/分，R 20次/分，BP 125/75mmHg。身高1.63m，体重66kg。发育正常，营养中等，神清语利，查体合作。双肺呼吸音清，未闻及干、湿啰音。心界不大，心率89次/分，律齐，未闻及杂音。妊娠腹型，全腹无压痛，肝脾未触及，双肾区无叩击痛，双下肢无水肿。生理反射存在，病理反射未引出。

5．专科检查 宫高37cm，腹围98cm，头位，先露头浮，宫缩不规律。胎心率148次/分。骨盆外测量：髂前上棘间径25cm，髂嵴间径29cm，骶耻外径20cm，出口横径8.5cm，耻骨弓＞90°。NST反应型。估计胎儿大小约3700g。肛查：

宫颈口未开，位置居中，先露头 S^{-3}。双侧坐骨棘不凸，骶骨弯度好，骶尾关节活动好。

6．辅助检查

（1）实验室检查：血常规示 Hb 116/L，RBC 4.28×10^{12}/L，WBC 8.1×10^{9}/L，NE 0.72，PLT 246×10^{9}/L。尿常规示比重 1.015，尿蛋白（－）。肝肾功能正常。

（2）产科彩超：单活胎，头位，左枕后位（LOP），脐带绕颈 1 周可能，羊水指数四象限之和为 10cm。双顶径 9.6cm，胎盘Ⅱ$^{+}$。

7．入院诊断　①G_1P_0，宫内妊娠 40 周，待产；②左枕后位。

入院后诊治情况：入院当日 11: 00 出现规律宫缩，持续 30～40 秒，间隔 4～5 分钟，胎心率 144 次/分，肛查：宫颈口未开，S^{-3}。21: 00 宫缩持续 30～40 秒，间歇延长，宫颈口开大 3cm，S^{-2}，耻骨上可触及大部分胎头，胎心率 136 次/分；给予人工破膜，0.5%缩宫素加强产力，宫缩持续时间延长至 50～60 秒，间歇缩短为 2～3 分钟，产妇有肛门下坠感。次日 3: 00 肛查：宫口开全，S^{+2}，胎头矢状缝在骨盆左斜径上，胎心率 140 次/分。行阴道检查：宫颈口开全，胎头轻度水肿，无明显变形，左枕后位，双顶径达坐骨棘水平，骨盆无明显异常，欲将胎头徒手转为枕前，失败。5: 40 行阴道检查：胎头轻度水肿明显，仍为左枕后位，考虑为持续性枕后位，双顶径达坐骨棘水平以下 3cm。请示上级医师，决定下一步处理方式。

【第一次查房】（入院第 1 天）

住院医师

汇报病史如上。本病例有如下临床特点：①育龄期女性，停经 40 周。②入院查宫高 37cm，腹围 98cm，头位，先露高浮，宫缩不规律。胎心率 148 次/分。骨盆外测量正常。估计胎儿大小约 3700g。③临产后产程进展缓慢，且为持续性枕后位。第二产程有延长趋势。此病例如何选择分娩方式？是否有手术指征？请上级医师给予指导。

主治医师

持续性枕后位是较常见的难产。在分娩过程中，胎头以枕后位衔接于骨盆入口。在下降过程中，胎头枕部因强有力的宫缩绝大多数能向前旋转 135°或 90°，转成枕前位自然分娩。仅有 5%～10%的胎儿胎头枕骨持续不能转向前方，直至分娩后期仍位于母体骨盆后方，致使分娩发生困难者，称持续性枕后位。

发生持续性枕后位可能与以下因素有关：①骨盆异常。形态及大小异常是发生持续性枕后位的重要原因，其常发生于男型骨盆或类人猿型骨盆。这两类骨盆的特点是骨盆入口面前半部较狭窄，不适合胎头枕部衔接，后半部较宽，胎头容易以枕后位或枕横位衔接。这类骨盆常伴有中骨盆狭窄，影响胎头在中骨盆平面向前旋转而成为持续性枕后位或持续性枕横位。②头盆大小不称。头盆不称时，骨盆腔容积小，使胎头下降与内旋转受阻，也是持续性枕后位的重要原因。由于枕后位时胎儿脊柱与母体脊柱接近，不利于胎头俯屈，入盆径线增大，导致胎头径线与骨盆不称，内旋转及下降遇到困难，使胎头持续于枕后位状态。③子宫收缩乏力：产程中如产力不足也会影响枕后位的胎头下降、俯屈及内旋转，而停滞于枕后位。④胎头俯屈不良：枕后位胎头俯屈不良，以枕额径（11.3cm）通过产道，较枕下前囟（9.5cm）增加 1.8cm，影响胎头在骨盆腔内旋转。⑤其他：前壁胎盘、膀胱充盈、子宫下段宫颈肌瘤均可影响胎头内旋转。

本例患者产前根据腹部检查及 B 超诊断胎方位为枕后位，产程中密切注意宫缩及胎头下降情况，因出现宫缩乏力影响胎头内旋转，加之估计胎儿相对较大，头盆关系相对较紧，故内旋转受阻，形成持续性枕后位。

持续性枕后位易导致继发性宫缩乏力，使产程延长，常需手术助产，容易发生软产道损伤，增加产后出血及感染概率，若胎头长时间压迫软产道，可发生缺血坏死脱落，形成生殖道瘘。若难产处理不当，拖延结束分娩时间可导致先兆子宫破裂。临床表现有病理性缩复环、血尿、子宫下段固定压痛点三大特征，出现其中一种症状即提示有先兆子宫破裂的可能。子宫破裂是难产处理不当最严重的后果，胎儿存活可能性极小，母体生命也受到威胁。由于产程延长及手术助产机会多，胎儿宫内窘迫，手术损伤及新生儿窒息等围生儿并发症，均比正常分娩时高。

本例患者骨盆外测量在正常范围，以枕后位衔接，先露头浮，胎儿估计 3700g。患者自然临产，进入产程后未进行人为干预，潜伏期达 10 小时，由于产力差给予 0.5%缩宫素加强产力，进入活跃期后进展顺利，产程中肛查考虑持续枕后位，宫口开全后，阴道检查确诊胎方位，手转胎头失败，宫口开全后 2 小时 40 分仍为左枕后位，双顶径达坐骨棘水平以下 3cm。为避免第二产程延长，可行产钳助娩。

主任医师

同意上述医师意见。持续性枕后位、枕横位在骨盆无异常、胎儿不大时，可以试产。试产时应密切观察产程，注意胎头下降、宫口扩张程度、宫缩强弱及胎心有无改变。整个产程保持良好的产力是处理枕后位的关键。

潜伏期需保证产妇充分营养与休息。若有情绪紧张、睡眠不好可给予哌替啶或地西泮。让产妇向胎腹的方向侧卧，以利于胎头枕部转向前方。活跃早期宫口开大 3～4cm，可行人工破膜，促胎头下降，压迫宫颈，增强宫缩，推动胎头内旋转。若出现宫缩乏力和不协调宫缩，排除头盆不称因素，应尽早静脉滴注缩宫素加强产力。缩宫素应从 0.5%浓度开始，根据宫缩情况调整滴数，每分钟不超过 40 滴，若宫口开大＞1cm/h，伴胎先露部下降，多能经阴道分娩。在试产过程中，出现胎儿窘迫征象，应行剖宫产术。若经过上述处理效果不佳，每小时宫口开大＜1cm 或无进展时，则应行剖宫产术。宫口开全之前，嘱产妇不要过早屏气用力，以免引起宫颈前唇水肿，影响产程进展。

若第二产程进展缓慢，应行阴道检查。当胎头双顶径已达坐骨棘平面或更低时，可先行徒手将胎头枕部转向前方，使矢状缝与骨盆出口前后径一致，或自然分娩，或阴道助产（低位产钳术或胎头吸引术）。若转成枕前位有困难时，也可向后转成枕后位，再以产钳助产。若以枕后位娩出时，需做较大的会阴后-侧切开，以免造成会阴裂伤。若胎头位置较高，疑有头盆不称，须行剖宫产术。

第三产程因产程延长，容易发生产后宫缩乏力，胎盘娩出后应立即静脉注射或肌内注射子宫收缩剂，以防发生产后出血。有软产道裂伤者，产后应给予抗生素预防感染。

阴道助产时应注意以下问题：①助产前先导尿排空膀胱并做两侧阴部神经阻滞麻醉；②会阴切口要足够大；③必须宫颈口开全后放置产钳；④应有足够保护会阴的力量。如果胎头旋转困难，可枕后位助娩，但胎儿不宜太大，产钳放置方法同枕前位，但牵拉时应尽量将钳柄适度向上向外提，协助胎儿俯屈。部分宫口开全者胎头骨质部仍在坐骨棘以上，应行剖宫产术终止妊娠，避免高中位产钳。

•第一次查房医嘱•

长期医嘱	临时医嘱
产科一级护理	血常规
暂禁饮、禁食	凝血功能
左侧卧位	血型
注意腹痛情况	血生化全项
自数胎动　1 小时　tid	心电图
听胎心　q5min	肝炎分型+乙肝系列+梅毒+艾滋抗体
低流量吸氧　q30min	尿常规
测血压、脉搏　q2h	产科 B 超
注意宫缩情况	复方氯化钠注射液　500ml　ivgtt

【随访及预后】

估计因胎儿较大，自然分娩存在困难，第二产程有延长趋势，故行低位产钳助娩顺利，新生儿 Apgar 评分 1 分钟 8 分（肌张力和肤色各减 1 分），体重 3800g。产后第 4 天母女平安出院。

【专家评析】

持续性枕后位是较常见的难产。在分娩过程中，胎头以枕后位衔接于骨盆入口。在下降过程中，胎头枕部因强有力宫缩绝大多数能向前旋转 135° 或 90°，转成枕前位自然分娩。仅有 5%～10%胎头枕骨持续不能转向前方，直至分娩后期仍位于母体骨盆后方，致使分娩发生困难者，称持续性枕后位。

发生持续性枕后位的原因可能与以下因素有关：①骨盆异常，常发生于男型骨盆或类人猿型骨盆。这类骨盆常伴有中骨盆狭窄，影响胎头在中骨盆平面向前旋转而成为持续性枕后位或持续性枕横位。②头盆大小不称，由于枕后位时胎儿脊柱与母体脊柱接近，不利于胎头俯屈，入盆径线增大，导致胎头径线与骨盆不称，内旋转及下降遇到困难，使胎头持续于枕后位状态。③子宫收缩乏力，产程中如产力不足也会影响枕后位的胎头下降、俯屈及内旋转，而停滞于枕后位。④胎头俯屈不良，枕后位胎头俯屈不良，以枕额径（11.3cm）通过产道，影响胎头在骨盆腔内旋转。⑤其他，前壁胎盘、膀胱充盈、子宫下段宫颈肌瘤均可影响胎头内旋转。

本例患者由于临产时胎头未衔接，故引起继发宫缩乏力，由于积极地给予人工破膜，缩宫素加强宫缩，使产程进入活跃期后进展顺利。宫口开全后肛查仍可疑枕后位，及时行阴道检查确诊胎方位，及时产钳助娩，避免了第二产程延长给母儿带来的危害。

本例患者能成功经阴道助娩，关键在于以下几点：①重视枕后位的产前诊断，警惕持续性枕后位；②整个产程保持有效的宫缩，产程和胎头下降出现异常及时处理；③产程中肛查随时了解胎方位的变化；④宫颈口开全立即行阴道检查确诊，徒手旋转胎头至枕前位，如胎儿小，考虑能自然分娩可等待，反之则产钳助娩。经试产后宫口开全，胎头骨质部已达坐骨棘下 2 cm，可经徒手转胎头成功，胎头转至正枕前位后，助产者应持续握住胎头，待几次宫缩将胎头推至棘下 3cm 以下，再以产钳助娩。

（王静芳）

二、胎头高直位

【病史摘要】

1．入院时情况　患者女性，26 岁，因“停经 9 月余，阴道流水 5 小时，规律腹痛 4 小时”入院。停经 50 余天尿妊娠试验（+），无明显早孕反应，妊娠期定期检查，未发现异常。入院前 5 小时阴道流水，量少，4 小时前出现下腹部规律性坠痛，并伴腰骶部疼痛，入院。

2．既往史　无高血压、糖尿病、血液病等病史。无手术及外伤史。

3．月经、婚育史　患者平素月经规律，13 岁初潮，月经周期 28 天，经期为 7 天，无痛经。22 岁结婚，夫体健。无流产史，G_0P_0。

4．体格检查　T 36.4℃，P 89 次/分，R 21 次/分，BP 100/75mmHg。身高 1.65m，体重 68 kg。发育正常，营养中等，神清语利，查体合作。双肺呼吸音清，未闻及干、湿啰音。心界不大，心率 89 次/分，律齐，各瓣膜区未闻及病理性杂音。妊娠腹型。全腹无压痛，肝脾肋下未触及，双肾区无叩击痛，双下肢水肿至踝关节。生理反射存在，病理反射未引出。

5．专科检查　宫高 37cm，腹围 96cm，头位，规律宫缩，间隔 5～6 分钟，持续 30 秒，胎心率 143 次/分。下腹部可触及多个胎儿小肢体。骨盆外测量：髂前上棘间径 24 cm，髂嵴间径 27cm，骶耻外径 19cm，出口横径 8.5cm，耻骨弓角度 90°。NST 反应型。估计胎儿大小约 3600g。肛查：宫口开大 2cm，先露头 S^{-3}。双侧坐骨棘不凸，骶骨弯度好，骶尾关节活动好。

6．辅助检查

（1）实验室检查：血常规示 Hb 113/L，RBC 3.68×10^{12}/L，WBC 11.7×10^{9}/L，N 0.79，PLT 218×10^{9}/L。尿常规示尿蛋白（－）。肝肾功能未见异常。

（2）产科彩超：单活胎，头位，右枕后位（ROP），胎头双顶径 9.4cm，股骨长 7.3cm，羊水指数 4.9cm，胎盘附着于宫底，Ⅱ$^{+}$级。

7．入院诊断 ①G_1P_0，宫内妊娠 39^{+1}周，临产；②右枕后位；③胎膜早破；④羊水过少。

入院后诊治情况：患者临产后精神紧张，疲乏，给予地西泮 10mg 静脉推注，产妇入睡。入院后 3 小时肛查：宫口开大 4cm，S^{-2}，宫缩间隔 2～3 分钟，持续 40 秒，强度可，胎心率 146 次/分，规律。入院后 4.5 小时由于肛查宫颈水肿，开大仍然为 4cm，胎头位置较高（S^{-2}），下腹正中可触及多个胎儿肢体，在产妇下腹左、右两侧均可听到胎心，且在右侧更响亮，耻骨联合上可触及较胎儿头颅软且不平的部位，可疑胎儿颏部，根据临床表现及检查，结合入院时 B 超提示，考虑高直后位？遂立即行阴道检查：宫颈水肿，开大约 5cm，先露 S^{-2}，胎头紧紧嵌顿于骨盆入口处，矢状缝纵，小囟门位于 6 点左右的位置，有水肿约 4cm×4cm 大小。虽然宫缩强度正常，产程已进入活跃期，但宫口扩张迟缓，胎头迟迟不能下降。拟诊：高直后位。

【第一次查房】

住院医师

汇报病史如上。本病例有如下特点：①育龄期女性，停经 39^{+1}周。②阴道流水 5 小时，规律腹痛 4 小时。③产科检查：宫高 37cm，腹围 96cm，头位，规律宫缩，胎心率 143 次/分。下腹部可触及多个胎儿小肢体。骨盆外测量正常范围。耻骨弓角度 90°。宫缩估计胎儿大小约 3600g。肛查：宫口开大 2cm，先露头 S^{-3}。双侧坐骨棘不凸，骶骨弯度好，骶尾关节活动好。④产科 B 超提示：单活胎，头位，右枕后位（ROP），胎头双顶径 9.4cm，股骨长度 7.3cm，羊水指数 4.9cm，胎盘附着于宫底，Ⅱ$^{+}$级。结合病史、体检及辅助检查，目前诊断明确。此病例如何选择分娩方式？是否有手术指征？请上级医师给予指导。

主治医师

胎头以不屈不仰姿势衔接于骨盆入口，其矢状缝与骨盆入口前后径一致，称为胎头高直位。它是一种特殊的胎头位置异常。胎头高直位又分两种：胎头的枕骨在母体骨盆耻骨联合的后方，称高直前位；胎头枕骨位于母体骨盆骶岬前，称高直后位。胎头高直位分娩难度大，尤其高直后位，几乎均需经剖宫产术结束分娩。

胎头高直位的病因尚不清楚，可能与下列因素有关：①头盆不称。是胎头高直位发生最常见的原因。其常见于骨盆入口平面狭窄、扁平骨盆、均小骨盆及横径狭小骨盆，特别是胎头过大、过小及长圆形胎头时易发生胎头高直位。②胎头大小与形态。胎头过小或过大或长形都是引起高直位的原因。③腹壁松弛及腹直肌分离。胎背易朝向母体前方，胎头高浮，当宫缩时易形成胎头高直位。④胎膜早破。胎膜突然破裂，羊水迅速流出，宫缩时胎头矢状缝固定于骨盆入口前后径上，形成胎头高直位。本例产妇骶耻外径为19cm，出口横径8.5cm，加之胎膜早破可能是导致高直后位的原因之一。胎头高直位易导致难产，若难产处理不当，拖延结束分娩时间可导致先兆子宫破裂或子宫破裂。子宫破裂是难产处理不当最严重的后果，胎儿存活可能性极小，母体生命也受到威胁。由于第二产程延长和手术产概率增大，常出现胎儿窘迫和新生儿窒息，使围生儿死亡率增高。故应及时诊断，及时处理。

主任医师

胎头高直位分娩难度大，尤其高直后位，几乎均需剖宫产术结束分娩。若处理不当，可导致先兆子宫破裂或子宫破裂，胎儿窘迫和新生儿窒息，故应及时诊断。

（1）临床表现：胎头高直位，多数是在产程进行中发生的，临床表现为产程异常。临产前有胎头高浮，未衔接。高直后位时，胎儿枕部及背部形成向后突起的弧形，正对着母体向前突起的腰骶部，母体前突的腰骶部妨碍胎头下降，较长的胎头矢状径又位于较短的骨盆入口的前后径上，致使胎头高高悬起，无法衔接。故高直后位最突出的表现是胎头不入盆，不下降。由于胎头下降受阻，先露部高浮，影响宫颈口扩张，活跃期早期延缓和停滞；即使宫口开全，由于胎头高浮也易发生滞产、先兆子宫破裂或子宫破裂。本例患者便存在此种情况，在产程进入活跃期后，宫口开大4～5cm，停滞1.5小时不进展，胎头不下降，仍旧处于S^{-2}，在0位以上。

（2）腹部检查：胎头高直位时，胎背靠近腹前壁，不易触及胎儿肢体，胎心位置稍高在近腹中线听得最清楚。胎头高直后位时，胎儿肢体靠近腹前壁，有时在耻骨联合上方可清楚触及胎儿下颏。由于胎心由前胸传出，故较枕前位由背部传出的胎心更响亮，在母体下腹左右两侧均可听见，右侧更为响亮。如在耻骨联合上方触及胎儿的颏，仅此一点，便可拟诊高直后位。本例患者也是右下腹闻及胎心音，在其腹部正中触及明确的小肢体，虽然在耻骨联合上没有触及明显的胎儿颏部，但触及较胎儿头颅软且不平的胎儿部分，可疑为胎儿颏部。此产妇入院已诊断为ROP，也许是胎头转动寻找合适的径线下降，转动过程中停留于高直位。而产妇一旦宫缩规律，强度增大后，则更不易经腹部检查出异常。

（3）阴道检查：高直后位的胎头矢状缝位于骨盆入口的前后径上，其偏斜的角度左右不超过15°。后囟在骶骨前，前囟在耻骨联合后，若以时钟角度计，则胎头的后囟应在骶岬前5点半至6点半，先露高浮于坐骨棘以上。本例胎头小囟门在骶骨岬前的6点处，紧靠骶骨且胎头骨质部分在S^{-2}处。由于胎头紧嵌于骨盆入口，妨碍胎头及宫颈的血液循环，检查时也可发现有宫颈及胎头水肿，胎头水肿范围与宫颈扩张程度一致。一般直径为3～5cm，位于两顶骨之间，多是因胎头仰伸所致。本例阴道检查时发现宫颈指凹性水肿，宫口开大约5cm，胎头水肿，婴儿出生后立即检查水肿位置位于两顶骨之间，约5cm×5cm大小。由于高直后位的先露高浮，肛诊难以查清，须阴道检查方可确诊。本例经腹部听诊及检查，结合肛查情况，可疑高直后位，但最后是通过阴道检查确诊的。

总之，通过严密的产程观测及阴道检查能够很容易诊断高直后位，应尽可能早诊断。此外，B 超检查也可起到辅助诊断的作用。本例入院时可疑枕后位，经 B 超证实后，密切观测产程进展，高度警惕高直位。出现可疑情况后立即行阴道检查，不要盲目地加强产力进行试产，一旦诊断了高直后位，应立即行剖宫产术，及时处理。

•第一次查房医嘱•

长期医嘱	临时医嘱
产科一级护理	血常规
暂禁饮、禁食	凝血功能
左侧卧位	血型
注意腹痛情况	血生化全项
自数胎动　1 小时　tid	心电图
听胎心　tid	肝炎分型+乙肝系列+梅毒+艾滋抗体
低流量吸氧　30 分钟　tid	尿常规
测血压、脉搏　q2h	产科 B 超
注意宫缩情况	复方氯化钠注射液　1000ml　ivgtt
	术前准备
	术区备皮
	配血，浓缩红细胞　4U
	术前留置尿管
	头孢唑林皮试（一）

【随访及预后】

立即在连续硬膜外麻醉下行子宫下段剖宫产术。子宫切口下见胎儿口、鼻部分，以枕后位娩出一男活婴，体重 3480g，Apgar 评分 1 分钟 8 分，5 分钟 10 分。台下检查新生儿头水肿部位在两顶骨之间约 5cm×5cm 大小。胎盘、胎膜娩出完整。术中出血约 200ml。患者术后 7 天出院。

【专家评析】

胎头高直位国内报道发生率占分娩总数的 1.08%，仅次于持续性枕后位和持续性枕横位，居于头位异常的第三位。

胎头高直位易导致难产，若难产处理不当，可导致先兆子宫破裂或子宫破裂。子宫破裂是难产处理不当最严重的后果，胎儿存活可能性极小，母体生命也受到威胁。由于第二产程延长和手术产概率增大，常出现胎儿窘迫和新生儿窒息，使围生儿死亡率增高。故应及时诊断，及时处理。

国内、外尚无高直后位经阴道分娩的报道，故一旦诊断，即行剖宫产术结束分娩。本例处理成功的关键在于：高度警惕此例产妇临产后胎位为枕后位，胎头高浮；经休息，产力恢复后宫口扩张仍然停滞，胎头不下降；腹部检查全部为小肢体，耻骨联合上触及可疑的胎儿颏部，立即想到可能为高直后位，没有盲目地加强产力，避免了不必要的试产，较早地进行了阴道检查，及时确诊后立即行剖宫产术，对减少母婴损害十分重要。

（王静芳）

三、面先露

【病史摘要】

1．入院时情况　孕妇27岁，因“停经10个月，下腹规律阵痛8小时，见红2小时”于2004年1月12日入本院。停经45天时确诊早孕，妊娠期约33周时经B超检查提示：宫内孕活胎。

2．既往史　无高血压、糖尿病等病史。

3．月经、婚育史　患者平素月经规律，13岁初潮，月经周期28天，月经期7天，无痛经。24岁结婚，夫同岁，G_1P_1。2年前自然分娩1次。

4．体格检查　T 36℃，P 88次/分，R 21次/分，BP 25/7lmmHg。身高163cm，体重73kg，一般查体无异常。

5．产科检查　腹围105cm，宫高40cm。耻骨联合上可触及胎儿枕骨隆突，胎头、胎背间可触及明显的凹沟，胎心遥远，胎心率138次/分。先露头、浮。骨盆外测量正常。阴道检查：宫口开大4cm，可触及胎囊，张力大，胎方位触不清。宫缩规律，2～3分钟1次，中等强度。

6．辅助检查

（1）实验室检查：血常规示WBC 7.1×10^9/L，N 0.66，　RBC 3.4×10^{12}/L，Hb 104 g/L，PLT 258×10^9/L；尿常规无异常，尿糖（－）。

（2）入院前产科B超提示：儿头位于下方，双顶径9.5cm，股骨长度7.2cm，羊水指数法四象限之和为9.6cm，胎盘Ⅱ级，脑回声清晰，内脏未见明显畸形。

7．入院诊断　①G_2P_1，宫内妊娠41周临产；②左枕前（LOA）；③巨大儿？

入院后内诊30分钟后自然破膜，羊水量约300ml，淡黄色，胎心率136次/分，宫缩规律，约1次/分，中等强度。3小时后，患者于宫缩时出现肛坠感，行阴道检查宫口已近开全，指导产妇屏气用力。1小时后孕妇宫缩每分钟一次，每次持续1～2分钟，高强度。孕妇痛苦烦躁，内诊宫口已开全，先露头棘下1cm，可扪及胎儿口、鼻及颏部，颏部位于骶骨，大囟门位于骨盆左前方。急请上级医师会诊，内诊结果一致，诊断为胎儿面先露，颏左后位，建议行剖宫产术，孕妇及其家属表示同意并签字。

【第一次查房】（入院时）

住院医师

汇报病史如上。

主治医师

面先露又称颜面位，是指胎头仰伸位、枕骨与背部接触、先露的最低点为颜面。面先露以颏为指示点，根据颏与母体骨盆的关系分为6种胎方位，颏左前、颏左横、颏左后、颏右前、颏右横、颏右后。面先露发生率约0.2%。多见于经产妇，多于临产后发现，是因胎头极度仰伸，使胎儿枕部与背部接触。

凡可能阻碍胎头俯屈的因素，均可能发生面先露。常见原因有：①骨盆狭窄。骨盆入口狭窄时，胎头衔接受阻，阻碍胎头俯屈，导致胎头极度仰伸。②头盆不称。临产后胎头衔接受阻，阻碍胎头俯屈，导致胎头极度仰伸形成面先露。③腹壁松弛。经产妇悬垂腹时胎背向前反曲，胎儿颈椎仰伸形成面先露。④脐带过短或脐带绕颈。使胎儿俯屈困难。⑤胎儿畸形。无脑儿因无顶骨，可自然形成面先露。先天性甲状腺肿，胎头俯屈困难，也可导致面先露。

面先露如处理不当，对母婴有不良的影响。①对产妇的影响：颏前位时，因胎儿颜面部不能紧贴子宫下段及宫颈内口，常引起宫缩乏力，致使产程延长；颜面部骨质不能变形，容易发生会阴裂伤。颏后位时，导致梗阻性难产，若不及时处理，造成子宫破裂，危及产妇生命。②对胎儿及新生儿的影响：由于胎头受压过久，可引起颅内出血、胎儿窘迫、新生儿窒息。胎儿面部受压变形，颜面皮肤青紫、肿胀，尤以口唇为著，影响吸吮，严重时可发生会厌水肿影响吞咽及呼吸。新生儿于生后保持仰伸姿势达数日之久。出生后需加强护理。故对面先露不能等闲视之，应给予及时的检查及处理。

主任医师

诊断面先露可根据下述几个方面：①临床表现：面先露几乎都在临产后发现，表现为潜伏期或活跃期延长及阻滞。②腹部检查：因胎头极度仰伸入盆受阻，胎头伸直，宫底位置较高。颏前位时，耻骨联合上方为过度伸展的颈部，胎头轮廓不清。在孕妇腹前壁容易扪及胎儿肢体，因胸部向前挺胎心由胸部传出，故在胎儿肢体侧的下腹部听得清楚。颏后位时，于耻骨联合上方可触及胎儿枕骨隆突与胎背之间有明显凹沟，胎心较遥远而弱。③肛门或阴道检查：肛门检查通常先露较高，若触及形状不整、高低不平时，怀疑面先露，须进一步做阴道检查。阴道检查是诊断面先露重要而可靠的方法，宫口开大3～5cm时即可进行。行阴道检查时若胎膜未破，应先行人工破膜。破膜后阴道检查是确诊的最可靠方法。面先露时可触到高低不平、软硬不均的颜面部，若宫口开大时可触及胎儿口、鼻、颧骨及眼眶，即可确诊面先露。由于面部受产道的挤压常有淤血水肿，检查时操作要十分轻柔，以免损伤面部皮肤。但要注意与臀先露相鉴别。触及胎儿口部时，感觉进入一无阻力的孔，并于孔内能触及上腭及齿龈，有时感觉胎儿有吸吮动作。颧骨与口腔呈三角型关系；而臀先露时，肛门有括约感、手指染有胎粪，两侧的坐骨结节与肛门在同一直线上。诊断面先露后必须判断是颏前位还是颏后位，以决定分娩方式。④B型超声检查：超声检查是诊断面先露的重要手段，可以看到过度仰伸的胎头，确定胎头枕部及眼眶的位置，可以明确面先露并能确定胎位。

额先露及面先露通常在临产后发生，事先难以预防。但在妊娠晚期临近分娩时，如超声波检查颈椎反屈，枕骨与颈椎角度较小，应提高警惕，临产后有进一步发展成面先露的可能，试产时要注意产程进展，一旦产程进展缓慢、胎头下降受阻，结合阴道检查尽早做出诊断。

颏前位时，若无头盆不称，胎儿不大、产力良好，有可能经阴道自然分娩，但多有产程延长。如果出现活跃期延长，经积极处理仍不好转，并有滞产倾向时，应放宽剖宫产术指征。进入第二产程，如出现继发性宫缩乏力，第二产程延长，可用产钳助产，会阴切开要足够大。若有头盆不称或出现胎儿窘迫征象，应行剖宫产术。持续性颏后位时，不能经阴道分娩，一经确诊立即行剖宫产术。过去采用的手转胎头、经腹壁手法纠正胎位及内倒转的方法此时都是有害的，不宜采用。颏横位若能转成颏前位，可以经阴道分娩，持续性颏横位常出现产程延长和停滞，应行剖宫产术。对有可能发生面先露的产妇，应严密观察产程，及时行阴道检查，尽早确诊。恰当处理，减少母儿并发症及胎婴儿病死率。

本例患者存在面先露， 颏后位，由于及时行剖宫产术未造成母婴的严重损伤及其他并发症的发生。

•第一次查房医嘱•

长期医嘱	临时医嘱
产科一级护理	血常规
暂禁饮、禁食	凝血功能
左侧卧位	血型
注意腹痛情况	血生化全项
自数胎动 1小时 tid	肝炎分型+乙肝系列+梅毒+艾滋抗体
听胎心 q5min	心电图
低流量吸氧 30分钟 tid	尿常规
测血压、脉搏 q2h	产科B超
	复方氯化钠注射液 1000ml ivgtt
	术前准备
	术区备皮
	配浓缩红细胞 4U
	术前留置尿管
	头孢唑林皮试（－）

【随访及预后】

在硬膜外麻醉下行子宫下段剖宫产术，手术顺利，活产女活婴体重 4250g，颜面局部皮肤发绀，肿胀，口唇肿胀凸出，皮肤无破损，无畸形，且保持仰伸姿势达3～5天。1周后面部肿胀自然消退。术后7天痊愈出院。切口甲级愈合。

☆☆☆☆

【专家评析】

面先露又称颜面位，发生率约 0.2%，多见于经产妇。凡阻碍胎头俯屈的因素存在均可发生。颜面位几乎都在临产后发现，若临产后胎头入盆缓慢，潜伏期或活跃期延长及阻滞，宫底位置较高，耻骨联合上方胎头轮廓不清，腹前壁扪及胎儿肢体，或在耻骨联合上方触及胎儿枕骨隆突与胎背之间有明显凹陷、胎心遥远，则应高度警惕面先露，及时做阴道检查，破膜后阴道检查是确诊的最可靠方法。必要时 B 超协助诊断。本例已阴道检查确诊。虽然面先露少见，但处理不及时可致产程延长，软产道裂伤，胎儿窘迫、新生儿窒息等严重并发症。恰当处理，减少母儿并发症及胎婴儿病死率。经产妇、产力、产道正常，无母儿并发症，颏部达盆底时，可经阴道分娩。初产妇、胎儿窘迫、头盆不称、巨大儿等情况，应尽早剖宫产。本例患者宫口开全后内诊面先露，术后探明原因是巨大儿，相对头盆不称所致。

（王静芳）

四、臀先露

【病史摘要】

1. 入院时情况　患者女性，30 岁，因“停经 9 月余，发现臀位 2 月余，阴道流水 5 小时”急诊入院。核实预产期无误。妊娠期基本顺利，停经 50 余天有轻微恶心，无呕吐等不适，查尿妊娠试验阳性，B 超提示宫内早孕。妊娠 4 个月自觉胎动，活跃至今。妊娠期定期产前检查，孕 30 周产科检查及 B 超发现臀位，未给予特殊处理。32 周复查仍为臀位，嘱咐膝胸卧位，效果不佳。妊娠 36 周复查仍为臀位。患者于入院前 5 小时无诱因突发阴道流水，量多，色清，遂急诊入院。不伴阴道流血。

2. 既往史　无高血压、糖尿病等病史。

3. 月经、婚育史　患者平素月经规律，14 岁初潮，月经周期 27～28 天，经期 3～5 天，无痛经。28 岁结婚，夫同岁，G_1P_0，人工流产 1 次。

4. 体格检查　T 36.1℃，P 85 次/分，R 20 次/分，BP 100/66mmHg。发育正常，神清语利，查体合作。全身皮肤无苍白及出血点。双肺呼吸音清，未闻及干、湿啰音。心界不大，心率 85 次/分，律齐，各瓣膜听诊区未闻及病理性杂音。腹膨隆，妊娠腹型，全腹无腹肌紧张，无压痛及反跳痛。肠鸣音正常。双下肢无水肿。脊柱四肢无畸形。生理反射存在，病理反射未引出。

5. 产科检查　腹围 105cm，宫高 38cm，子宫轮廓清晰，可触及不规律宫缩，每 10～15 分钟 1 次，持续 5～10 秒，胎方位骶左前，先露臀，胎心率 147 次/分。肛门检查：宫颈管未消失，宫口未开。阴道内可见多量水样分泌物，并间断流出，pH 试纸测试呈蓝色。骨盆外测量：髂棘间径 25cm，髂嵴间径 28cm，骶耻外径 19cm，坐骨结节间径 8.5cm。胎儿体重估计约 3800g。

6. 辅助检查 血常规示 WBC 6.1×10^9/L，N 0.60，RBC 3.41×10^{12}/L，Hb 114 g/L，PLT 258×10^9/L；尿常规无异常。产科B超提示儿头位于下方，双顶径9.6cm，股骨长7.2cm，羊水指数法四象限之和为5.6cm，脑回声清晰，内脏未见明显畸形，宫内妊娠，单活胎，混合臀。

7. 入院诊断 ①G_2P_0，宫内妊娠39周，待产；②骶左前（混合臀）；③胎膜早破。

【第一次查房】

住院医师

汇报病史如上。本病例有如下临床特点：①育龄期女性，停经39周。②发现臀位2月余，至妊娠晚期仍未纠正胎位，现阴道流水5小时。③体产科检查：腹围105cm，宫高38cm，宫缩不规律，胎方位骶左前，先露臀，胎心好。肛门检查：宫颈管未消失，宫口未开。胎膜已破，羊水清。胎儿体重估计约3800g。④产科B超提示宫内妊娠，单活胎，混合臀。双顶径9.6cm，股骨长度7.2cm。

此病例如何选择分娩方式？是否有手术指征？请上级医师给予指导。

主治医师

结合病史、体检及辅助检查，目前诊断基本明确。臀先露是异常胎位中最常见的一种，占妊娠足月分娩总数的3%～4%。围生儿死亡率高，是枕先露的3～8倍。臀先露以骶骨为指示点，有骶左（右）前、骶左（右）横、骶左（右）后6种胎位。

妊娠30周以前，臀先露较多见，妊娠30周以后多能自然转成头先露。临产后持续为臀先露的原因尚不十分明确，可能的因素有：①胎儿在宫腔内活动范围过大，如羊水过多、经产妇腹壁松弛及早产儿羊水相对偏多，胎儿易在宫腔内自由活动形成臀先露。②胎儿在宫腔内活动范围受限，如子宫畸形（如单角子宫、双角子宫等）、胎儿畸形（如无脑儿、脑积水等），双胎妊娠及羊水过少等，容易发生臀先露。③胎头衔接受阻，狭窄骨盆、前置胎盘、肿瘤阻塞盆腔及巨大胎儿等，也易发生臀先露。

根据胎儿两下肢所取的姿势临床上可分为：①单臀先露或腿直臀先露：胎儿双髋关节屈曲，双膝关节直伸，以臀部为先露。此类最多见。②完全臀先露或混合臀先露：胎儿双髋关节及双膝关节均屈曲，有如盘膝坐，以臀部和双足为先露。此类较多见。③不完全臀先露： 以一足或双足、一膝或双膝、一足一膝为先露。膝先露是暂时的，产程开始后转为足先露。此类较少见。

臀位对母儿影响：①对产妇的影响，即臀先露时其先露部形状不规则，对前羊膜压力部均匀，易致胎膜早破，增加产褥感染机会；胎先露部扩张宫颈及刺激宫旁神经丛的张力不如头先露，易导致继发性宫缩乏力及产后出血；无论阴道助产还是剖宫产，均使产妇手术产增多。②对胎儿及新生儿的影响，即臀先露后出胎头时，胎头需变形方可通过骨盆，因此时脐带受压于胎头与宫颈、盆壁间，导致胎儿低氧血症及酸中毒的发生，重者延续为新生儿窒息；另外，胎体娩出时宫口未必开全，而此时强行娩出胎头易直接损伤胎头及头颈部神经肌肉，导致颅内出血、臂神经丛麻痹、胸锁乳突肌血肿及流产。同时，胎膜早破易致早产及脐带脱垂。

因此要早发现、早诊断、早处理臀先露。臀先露主要临床表现为肋下有圆而硬的胎头。先露部胎臀不能紧贴子宫下段及宫颈内口，常导致宫缩乏力，宫口扩张缓慢，致使产程延长。腹部检查常在宫底部触到圆而硬、按压时有浮球感的胎头；若未衔接，在耻骨联合上方触到不规则、软而宽的胎臀，胎心在脐左（或右）上方听得最清楚。阴道检查可触及软而不规则的胎臀或触到胎足、胎膝。同时了解宫口扩张程度及有无脐带脱垂。若胎膜已破能直接触到胎臀、外生殖器及肛门，此时应注意与颜面相鉴别。若为胎臀，可触及肛门与两坐骨结节连在一条直线上，手指放入肛门内有环状括约肌收缩感，取出手指可见有胎粪。若为颜面，口与两颧骨突出点呈三角形，手指放入口内可触及牙龈和弓状的下颌骨。若触及胎足时，应与胎手相鉴别，胎足趾平齐，且有足跟，胎手指长，指端不平齐。结合B型超声，即能准确探清臀先露类型。正确处理臀先露，一是积极降低臀围的发生率，二是选择合适的分娩方式。

主任医师

妊娠30周前，臀先露多能自行转为头先露，不需处理。若妊娠30周后仍为臀先露应积极纠正。矫正方法有下述几种。①胸膝卧位：孕妇排空膀胱，松解裤袋，做胸膝卧位，每天2次，每次15分钟，连做1周后复查。该体位可使胎臀退出盆腔，以利于胎儿借助重心改变，自然成头先露的转位。亦可取胎背对侧侧卧，促进胎儿俯屈转位。②用激光照射或艾灸至阴穴（足小趾外侧趾甲角旁开0.1寸）：每天1次，每次15～30分钟，5～7次为一个疗程。③外转胎位术：适用于上述方法无效、腹壁松弛孕妇，宜在妊娠36～37周后进行，以增加臀先露自然转为头先露的机会，同时降低自然转回臀先露的可能。外转胎位术有诱发胎膜早破、胎盘早剥及早产等危险，应慎用。并需向其家属讲明利弊，征得同意并签字后进行。

临产初期应根据产妇年龄、胎产次、骨盆类型、胎儿大小、胎儿是否存活及发育是否正常、臀先露类型及有无并发症等，对分娩方式做出正确判断与选择。凡有骨盆狭窄、软产道异常、初产预测胎儿体重＞3500g、胎儿窘迫、胎膜早破、脐带脱垂、妊娠合并症及高龄初产，珍贵儿和难产史、不完全臀先露等均建议行剖宫产术。单臀先露且估计体重＜3500g者，产道无异常，可建议阴道试产，但必须征求其家属同意。

本例孕妇B超检查提示混合臀位，合并胎膜早破，且估计胎儿体重＞3500g，故有剖宫产术指征，为避免发生脐带脱垂，建议尽快行剖宫产术终止妊娠。

•第一次查房医嘱•

长期医嘱	临时医嘱
产科一级护理	血常规
暂禁饮、禁食	凝血功能
左侧卧位	血型
注意腹痛情况	血生化全项
自数胎动 1小时 tid	肝炎分型+乙肝系列+梅毒+艾滋抗体
听胎心 q2h	心电图
低流量吸氧 30分钟 tid	尿常规
测血压、脉搏 q2h	产科B超
注意宫缩情况	复方氯化钠注射液 1000ml ivgtt
	术前准备
	术区备皮
	配血，浓缩红细胞 4U
	术前留置尿管
	头孢唑林皮试（－）

【随访及预后】

入院当日在腰麻下行子宫下段剖宫产术，以骶左前分娩一男活婴，体重3750g。子宫收缩佳，术中出血约200ml。术后恢复顺利，切口6天拆线，出院。

【专家评析】

臀先露是异常胎位中最常见的一种，围生儿死亡率高，是枕先露的3～8倍。是目前剖宫产手术的主要原因之一。临产初期应根据产妇年龄、胎产次、骨盆类型、胎儿大小、胎儿是否存活及发育是否正常、臀先露类型及有无并发症等，对分娩方式做出正确判断与选择。凡有骨盆狭窄或软产道异常者，临产预测胎儿体重＞3500g或胎头双顶径＞9.5cm，胎头仰伸位，足先露，高龄初产妇或既往有难产史及新生儿产伤史，伴胎儿窘迫征象或发生脐带脱垂而胎心尚好、宫口未开全者，均应行剖宫产术分娩。合理的放宽剖宫产术的指征，对降低新生儿的死亡率和窒息率具有重要意义。但是，也不能无限制地提高臀位剖宫产率，必须正确掌握臀位剖宫产术的尺度。

（王静芳）

五、肩先露

【病史摘要】

1．入院时情况　患者女性，30岁，因“停经10个月，计划分娩”入院。停经40天时出现恶心、反酸、厌油腻等早孕反应，持续至3个月逐渐缓解。停经4个多月时自觉胎动，活跃至今。妊娠早期无阴道出血及保胎史，妊娠期未定期产前检查，基础血压120/75mmHg。妊娠晚期无头晕、眼花，双下肢无水肿，无腹痛，无阴道流血及流液。因超预产期1周，入院待产。妊娠期食欲、睡眠尚可，大小便正常。

2. 既往史　既往健康，无高血压、糖尿病、血液病等病史。否认肝炎、结核等病史，无手术及外伤史。否认过敏史。

3. 月经、婚育史　患者平素月经规律，13岁初潮，月经周期28天，月经期为7天，无痛经。24岁结婚，丈夫体健。分别于2年前、5年前、7年前正常分娩三女活婴，G_3P_3。

4. 体格检查　T 36.3℃，P 86次/分，R 20次/分，BP 115/70mmHg。一般状况良好，发育正常，营养中等，神清语利，查体合作。双肺呼吸音清，未闻及干、湿啰音。心界不大，P 86次/分，律齐，未闻及杂音。足月妊娠腹，全腹无压痛，肝脾肋下未触及，双肾区无叩击痛，双下肢无水肿。生理反射存在，病理反射未引出。

5. 专科检查　宫高31cm，腹围128cm，横产式，胎头位于母体的右侧，胎背朝向母体的腹壁，无子宫收缩，耻骨联合上空虚。胎心率144次/分。NST反应型。骨盆外测量正常。估计胎儿大小约3500g。肛查：宫颈近消失，宫口可容一指，位置居中。消毒后内诊：宫颈近消失，宫口可容一指，未破膜，先露很高，触及不清。骨产道未见异常。

6. 辅助检查

(1)实验室检查：血常规示WBC 8.8×10^9/L，N 0.70，Hb 111g/L，PLT 286×10^9/L。尿常规示尿蛋白阴性，尿糖阴性。肝功能和肾功能未见异常。

(2)产科彩超：晚期妊娠，单活胎，横位。双顶径9.4 cm，股骨长度7.2 cm，胎盘位于子宫底及右侧壁，成熟度Ⅱ级，羊水指数22。

7. 入院诊断　①G_4P_3，宫内妊娠41周待产；②横位（肩左前）；③羊水过多。

【第一次查房】（入院时）

住院医师

汇报病史如上。本病例主要临床特点：①妊娠41周；②既往自然分娩3次；③产科检查为横产式，胎头位于母体的右侧，胎背朝向母体的腹壁，耻骨联合上空虚。内诊宫口可容一指，未破膜，先露很高，触及不清；④产科B超：双顶径9.4cm，股骨长度7.2cm。羊水指数22。提示单活胎，横位，羊水过多。结合病史、体检及辅助检查，目前诊断明确。请上级医师指导下一步处理方式。

主治医师

胎体纵轴与母体纵轴向垂直为横产式（transverse lie）。胎体横卧于骨盆入口之上，先露部为肩，称为肩先露（shoulder presentation）。占妊娠足月分娩总数的0.25%。以肩胛骨为指示点，有肩左前、肩左后、肩右前、肩右后4种胎位。肩先露主要见于下列情况：①早产儿，尚未转为头先露时；②前置胎盘，阻碍胎体纵轴衔接；③羊水过多；④骨盆狭窄；⑤子宫畸形或肿瘤，影响胎头入盆，阻碍胎头衔接；⑥多产妇腹壁过度松弛，如悬垂腹时，子宫前倾使胎体纵轴偏离骨产道，斜向一侧或呈横产式，据统计产次≥4次，肩先露发生率升高10倍。本例患者既往自然分娩3次，腹壁过度松弛，加之产科B超提示羊水过多，胎儿在宫腔内活动空间大，胎位易发生变动，可能是发生横位的原因。

横位是对母儿最不利的胎位。除死胎及早产儿胎体可折叠娩出外，足月活胎不可能经阴道娩出。若不及时处理，容易造成子宫破裂，威胁母儿生命。因此要早发现、早诊断。腹部检查子宫呈横椭圆形，子宫底高度低于妊娠周数，子宫横径宽。宫底部及耻骨联合上方较空虚，在母体腹部一侧触到胎头，另侧触到胎臀。肩前位时，胎背朝向母体腹壁，触之宽大平坦；肩后位时，胎儿肢体朝向母体腹壁，触及不规则的小肢体。胎心在脐周两侧最清楚。根据腹部检查多能确定胎位。肛查及阴道检查：胎膜未破者，因胎先露部浮动于骨盆入口上方，位置高，什么也查不到。若宫口开4～5 cm，胎膜已破，阴道检查可触到肩胛骨或肩峰、锁骨、肋骨及腋窝。据此可决定胎头在母体左或右侧。肩胛骨朝向母体前或后方，可决定肩前位或肩后位。例如，胎头在母体右侧，肩胛骨朝向后方，则为肩右后位。胎手若已脱出阴道口外，可用握手法鉴别是胎儿左手或右手，因检查者只能与胎儿同侧的手相握。例如，肩右前位时左手脱出，检查者用左手与胎儿左手相握，余类推。B超检查能准确探查肩先露，并能确定具体胎位。

横位如不及时处理对母儿危害极大：①对母体的影响，即横位很难有效扩张子宫下段及宫颈内口，易致子宫收缩乏力；对前羊膜囊压力不均，又易导致胎膜早破；易导致胎儿肩先露侧上肢脱垂入阴道，形成忽略性（嵌顿性）肩先露，直接阻碍产程进展，导致产程停滞。此时，如子宫收缩过强，将导致子宫破裂、出血性休克；妊娠足月无论活胎或死胎均无法经阴道自然娩出，因此，增加母体手术产及术中、术后出血和感染等机会，还可继发全身感染，中毒性休克、产妇衰竭，死亡率极高，是对母体最不利的胎位。②对胎儿的影响：胎膜早破同时先露不能有效衔接，可致脐带及上肢脱垂，直接增加胎儿窘迫甚至死亡的概率。妊娠足月活婴不能自娩，胎儿必死，均须手术，若处理不及时，形成嵌顿性肩先露时，增加手术助产难度，使分娩损伤概率增加，故横位也是对胎儿最不利的胎位。

主任医师

患者的入院诊断基本是正确的。对于肩先露的处理，如在妊娠后期发现应及时矫正。应在妊娠30～32周时进行矫正，矫正的方法同臀先露，可采用胸膝卧位、激光照射（或艾灸）至阴穴。上述方法无效，试行外转胎位术，转成头位，并包扎腹部以固定胎头，但要注意适应证。若行外转胎位术失败，应提前住院决定分娩方式。

如在分娩期，应根据胎产次、胎儿大小、胎儿是否存活、宫口扩张程度、胎膜是否破裂、有无并发症等，决定分娩方式。①足月活胎应行剖宫产术；②若出现先兆子宫破裂或子宫破裂征象，无论胎儿死活，均应急诊行剖宫产术；③若在分娩过程中出现破膜后脱出胎手，此种胎儿存活者，应考虑行急诊剖宫产术；④若胎儿已死，无先兆子宫破裂征象，宫口近开全，可以在全身麻醉下用毁胎术终止妊娠。术后应常规检查子宫下段、宫颈及阴道有无裂伤。若有裂伤应及时缝合。注意产后出血，给予抗生素预防感染。

本病例是经产妇，胎龄已达41周，胎儿成熟。自然状态宫口很松（可容一指），一旦破膜极易脐带脱垂，即刻威胁胎儿生命。应尽快终止妊娠，以剖宫产术结束分娩。

•查房医嘱•

长期医嘱	临时医嘱
产科一级护理	血常规
暂禁饮、禁食	凝血功能
左侧卧位	血型
自数胎动 1小时 tid	血生化全项
听胎心 q1h	肝炎分型+乙肝系列+梅毒+艾滋抗体
低流量吸氧 30分钟 tid	心电图
测血压、脉搏 q2h	尿常规
	产科B超
	复方氯化钠注射液 1000ml ivgtt
	术前准备
	术区备皮
	配血，浓缩红细胞 4U
	术前留置尿管
	头孢唑林皮试（一）

【随访及预后】

入院当日在腰麻下行子宫下段剖宫产术，以肩左前分娩一男活婴，体重3450g。子宫收缩佳，术中出血约200ml。术后恢复顺利，切口7天拆线，出院。

【专家评析】

横位是对母体和胎儿最不利的胎位，除死胎及早产儿胎体可折叠娩出外，足月儿不可能经阴道分娩，足月活胎应行剖宫产术，若不及时处理，易造成子宫破裂，威胁母、儿生命。所以，对于横位在分娩过程中必须严密观察，防止子宫破裂的发生。本病例是被产前检查遗漏的病例，肩先露没能得到及时的矫正，必须加强产前检查，及早发现并纠正胎位异常十分重要。

（王静芳）

六、复合先露

【病史摘要】

1. 入院时情况　患者女性，30岁，因“停经9月余，阵发性下腹痛6小时”入院。患者平素月经规律，核实预产期无误。停经50余天时B超提示宫内早孕。停经4月时自觉胎动，活跃至今。孕期未定期产前检查。6小时前开始阵发性下腹痛，不伴阴道流水，遂入院。

2. 既往史　无高血压、糖尿病等病史。

3．月经、婚育史　患者平素月经规律，15岁初潮，月经周期30天，月经期5～7天，无痛经。22岁结婚，夫为同岁，G_1P_1，3年前因漏斗骨盆行剖宫产术。

4．体格检查　T 36.1℃，P 90次/分，R 22次/分，BP 115/65mmHg。发育正常，神清语利，查体合作。全身皮肤无苍白及出血点。双肺呼吸音清，未闻及干、湿啰音。心界不大，心率90次/分，律齐，各瓣膜听诊区未闻及杂音。腹膨隆，妊娠腹型，肝、脾触诊不满意，全腹无肌紧张、无压痛及反跳痛。肠鸣音正常。双下肢无水肿。脊柱四肢无畸形。生理反射存在，病理反射未引出。

5．产科检查　腹围105cm，宫高35cm，胎方位LOA，胎心率144次/分，先露未衔接，跨耻征阳性，宫缩规律30秒/（2～3）分。骨盆外测量：髂棘间径23cm，髂嵴间径25cm，骶耻外径19cm，坐骨结节间径7.5cm。肛门检查：宫口未开，先露高浮。

6．辅助检查　血常规示WBC 6.1×10^9/L，N 0.60，RBC 3.41×10^{12}/L，Hb 114 g/L，PLT 258×10^9/L；尿常规未见异常。急行产科B超检查提示：先露为胎头，同时可见双足位于胎头下方，双顶径9.3cm，股骨长度7.1cm。

7．入院诊断　①G_2P_1，宫内妊娠38周临产；②复合先露（头及双足）；③瘢痕子宫；④漏斗骨盆。

【第一次查房】

住院医师

汇报病史如上。本病例有如下临床特点：①育龄期女性，停经38周；现阵发性下腹痛6小时。②3年前因漏斗骨盆行剖宫产术。③产科检查：腹围105cm，宫高35cm，胎方位LOA，胎心率144次/分，先露未衔接，跨耻征阳性，宫缩规律30秒/（2～3）分。骨盆外测量：髂棘间径23cm，髂嵴间径25cm，骶耻外径19cm，坐骨结节间径7.5cm。肛门检查：宫口未开，先露高浮。④急行产科B超检查提示先露为胎头，同时可见双足位于胎头下方，双顶径9.3cm，股骨长度7.1cm。

此病例如何选择分娩方式？是否有手术指征？请上级医师给予指导。

主治医师

胎先露部（胎头或胎臀）伴有肢体（上肢或下肢）同时进入骨盆入口称为复合先露，以顶手复合先露多见，而顶足复合先露极为少见。分娩时顶足复合先露是于1931年由Dearnley最先报道的，迄今有10余例。多发生于因臀位行外倒转术后，自然发生者少见。发病多于妊娠末3个月，孕周$32\sim38^{+5}$周，妊娠期表现为胎头高浮，分娩期可造成难产，围生儿死亡率高于正常妊娠，处理方法主要为剖宫产术结束分娩。

顶足复合先露的形成可能与以下因素有关：①早产或低体重胎儿。产妇骨盆正常，由于早产或胎儿低体重，导致胎先露部不能完全充填骨盆入口。早产儿多数未入盆，破膜和规律宫缩的开始，使胎儿的肢体充填骨盆的空隙，随先露部下降而下降，发生复合先露。②经产妇腹壁松弛或无痛分娩。经产妇腹壁松弛，胎儿活动范围大，胎头入盆较晚，胎先露部未充填骨盆入口。临产后，由于子宫收缩力和破膜促使胎儿肢体与胎头同时下降入盆，造成复合先露。③胎膜早破。当胎头与骨盆入口之间存在较大空隙，致使羊水由此进入前羊水囊，当宫缩高峰时胎膜不能承受强大的压力而发生胎膜早破，破膜的同时胎儿肢体进入骨盆空隙，随胎头入盆下降，发生复合先露。④相对骨盆狭窄：母体骨盆正常，但由于胎儿较大，造成活动受限，进入骨盆的肢体不能回收，发生复合先露。⑤胎儿下肢有伸展是形成本病的必要条件。下肢的伸展多发生在由臀先露转成头先露的过程中，尤其是实施前滚翻外倒转术时，当胎头转至子宫较低位置时下肢则随胎臀逐渐上升而逐渐伸展，最终与头一同嵌入骨盆腔形成顶足复合先露。反之如发生后滚翻外倒转，则胎臀随后滚翻而上升时保持了双下肢原来屈曲姿势而未伸展，从而避免了顶足复合先露的发生。本例孕妇为经产妇、腹壁相对松弛，虽未接受外倒转术，但不能排除曾有由臀先露转至头先露的过程，恰好于此过程中由于下肢的伸展嵌于胎头旁形成顶足复合先露。

主任医师

该病诊断主要依据四步触诊及可靠的B超检查。此病发生时因胎头顶部下方的肢体阻碍胎头固定、入盆，故多存在胎头高浮，此时应仔细检查胎头周围有无肢体，但如果胎儿肢体位于胎头正下方，以常规四步触诊法检查难以触及胎头下方的肢体，给诊断带来困难，提示对不明原因的胎头高浮应行B超了解胎头周围有无肢体而除外本病。

顶足复合先露的难产率及围生儿死亡率均有所增加，故一旦确诊应立即处理。若尚不足月则尽量纠正至头先露，常用方法为腹部手法或胸膝卧位摇臀法，失败者应在严密观察下至足月，为降低围生儿死亡率择期行剖宫产术。本患者足月已临产，头足复合先露，瘢痕子宫，漏斗骨盆，故有剖宫产术指征，应即刻行剖宫产术。

•查房医嘱•

长期医嘱	临时医嘱
产科一级护理	血常规
暂禁饮、禁食	凝血功能
左侧卧位	血型
注意腹痛情况	血生化全项
自数胎动　1小时　tid	肝炎分型+乙肝系列+梅毒+艾滋抗体
听胎心　q5min	心电图
低流量吸氧　30min　tid	尿常规
测血压、脉搏　q2h	产科B超
注意宫缩情况	复方氯化钠注射液　1000ml　ivgtt
	术前准备
	术区备皮
	配血，浓缩红细胞　4U
	术前留置尿管
	头孢唑林皮试（－）

【随访及预后】

急诊在腰麻下行子宫下段剖宫产术。术中见羊水浅绿色，量约 500ml，切口部位为胎头，高浮，按常规方法娩头失败，进一步探查，见胎头下方为双足，遂牵引双足娩一男活婴，外观无畸形，体重 3400g，Apgar 评分：1 分钟评 7 分，5 分钟评 8 分，10 分钟评 9 分。子宫收缩欠佳，术中出血约 400ml。术后预防感染、对症、支持治疗，术后 7 天腹部切口拆线，Ⅱ/甲愈合，母婴痊愈出院。

【专家评析】

复合先露是指肢体在先露旁与先露同时进入骨盆，发生率为 0.08%～0.1%；以上肢脱垂于头旁常见，而顶足复合先露极为少见。胎先露部不能完全充填骨盆入口，或在胎先露部周围有空隙均可发生。以经产妇腹壁松弛者、临床后胎头高浮、骨盆狭窄、胎膜早破、早产、双胎妊娠及羊水过多等为常见原因。因胎头周围肢体阻碍胎头下降通常存在胎头高浮而造成胎头娩出更难，故术时应以臀先露剖宫产术对待。本例最初试图先娩胎头，失败后改双足牵引成功娩出胎儿。

预防本病在于：①妊娠后期尤其臀位孕妇应尽量避免腹部大幅度的活动，以避免胎位变化。②实施外倒转术时尽量采用后滚翻外倒转。③采用各种方法纠正臀先露至头先露后应先明确有无复合先露，避免长时间固定使暂时性复合先露发展为持续性复合先露。

（王静芳）

第22章 分娩期并发症

第一节 产 后 出 血

【病史摘要】

1．入院时情况　患者女性，27岁，因“剖宫产术后阴道多量流血3小时”于2010年7月30日凌晨3:00急诊入院。LMP：2009年10月22日。EDM：2010年7月29日。妊娠期基本顺利，无外伤史及近期性生活史，未定期产前检查。患者于2010年7月29日21时许出现阴道流血，量略多于平素月经量，遂就诊于忻州市人民医院，因超声提示“中央性前置胎盘”于23:30入手术室行子宫下段剖宫产术，于2010年7月30日0: 20分娩一体重3900g足月女活婴，胎盘剥离完整，子宫收缩差，术中出血2000ml左右，立即给予输注浓缩红细胞6U及新鲜血浆400ml，米索前列醇片600μg肛塞，同时宫腔内填塞6卷纱条压迫止血后立即转诊本院（以上均为当地手术医师所述）。

2．既往史　无高血压、糖尿病等病史。

3．月经、婚育史　患者平素月经规律，14岁初潮，月经周期28～30天，经期4～5天，无痛经。26岁结婚，夫同岁，G_2P_0，2007年人工流产一次。

4．体格检查　T 37.5℃，P 105次/分，R 20次/分，BP 125/80mmHg。发育正常，神清语利，急性痛苦病容，贫血貌。全身皮肤、黏膜未见皮疹、黄染及出血点。双肺呼吸音清，未闻及干、湿啰音。心界不大，心率105次/分，律齐，未闻及杂音。腹部膨隆，腹部切口敷料干燥、无渗出，腹软，肝脾肋下未触及，全腹无压痛及反跳痛，移动性浊音阴性，肠鸣音正常。脊柱生理弯曲存在，四肢活动自如。

5．产科检查　外阴婚产型，血染；阴道畅，有多量凝血块，可见外露的填塞纱布条；宫颈肥大、光，宫口可见活动性出血，并可见填塞的纱布条堆积；子宫轮廓尚清晰，宫底平脐，子宫收缩尚可。

6．辅助检查　外院血常规示WBC 15.3×10^9/L，N 0.988，Hb 75.0g/L，PLT 80.3×10^9/L。凝血系列示PT延长7.8秒，APTT延长13.6秒。

7．入院诊断　①产后出血（前置胎盘）；②失血性贫血；③弥散性血管内凝血（DIC）？④G_2P_0，宫内妊娠40周分娩；⑤子宫下段剖宫产术后。

【第一次查房】（入院时）

住院医师

汇报病史如上。根据本病例特点：患者产后2小时内阴道流血量已超过500ml，产后出血诊断成立，因患者系因“中央性前置胎盘”行剖宫产术，术后子宫收缩差，出血量多，故多考虑是胎盘因素引起的产后出血，但究竟是否仍存在其他因素及如何治疗？请上级医师给予指导。

主治医师

产后出血的四大原因为宫缩乏力、胎盘因素、软产道裂伤及凝血功能障碍，其中以子宫收缩乏力为主，也可合并存在。各种类型的临床表现如下所述。

1．*宫缩乏力* 其特征为暗红色产后出血，间歇性并伴有凝血块，常继发于宫缩乏力性产程延缓。扪及子宫轮廓不清，袋状松软，按压宫底可压出较多来自宫腔的血液或血块，用宫缩剂后出血可迅速改善。如出血量大，产妇可出现失血性休克：面色苍白、心慌、出冷汗、头晕、脉搏细弱及血压下降。

2．*软产道裂伤* 包括宫颈裂伤、阴道裂伤和会阴裂伤，多发生于经阴道分娩后，特点是出血发生在胎儿娩出后，此点与子宫收缩乏力致产后出血有所不同。软产道裂伤流出的血液能自凝，若裂伤伤及小动脉，血色较鲜红。按摸宫体轮廓清楚且收缩好。如内出血在阴道壁或盆底形成血肿，则产妇肛门坠胀、疼痛难忍，同时有面色苍白、血压低、脉搏细速，与外阴出血量不符。肛查可清楚扪及血肿大小及范围。宫颈裂伤严重时可上延至子宫下段。会阴裂伤根据伤及皮肤、黏膜及肌层的深度分为Ⅰ度、Ⅱ度及Ⅲ度。其中Ⅰ度指皮肤及阴道口黏膜裂伤，未累及肌层，出血不多；Ⅱ度指裂伤达会阴体肌层，累及阴道后壁黏膜，出血最多；Ⅲ度指肛门外括约肌断裂，可累及阴道直肠隔或直肠前壁，出血不一定多。

3．*胎盘因素* 包括胎盘剥离不全、胎盘剥离后滞留、胎盘嵌顿、胎盘粘连、胎盘植入、胎盘和（或）胎膜残留。胎盘娩出后可见胎盘母体面粗糙，查见胎盘小叶缺损，或查胎盘边缘与胎膜连接处见血管断裂面，或胎膜不能完整覆盖胎盘的母体面，提示有胎盘组织或副胎盘及胎膜残留。植入胎盘则在剥离胎盘时感觉到胎盘与宫壁严重粘合，无法分离，同时局部出血较多。胎盘滞留可伴宫缩乏力，胎盘嵌顿时子宫可出现狭窄环。

4．*凝血功能障碍* 产妇在妊娠前或产前有出血倾向，多为严重的产科并发症如妊娠期高血压疾病、死胎、羊水栓塞、重度胎盘早剥等引起。胎盘娩出后子宫出血不止，色鲜红无血块，伴有全身其他部位出血。可查血小板计数、凝血酶原时间及纤维蛋白原时间等凝血功能相关实验室检查可协助诊断。如发生羊水栓塞时，通常伴随DIC。

目前，应迅速建立静脉通道，补液抗休克的同时，给予急查血、尿常规，急诊生化及凝血系列了解全身情况，并给予按摩子宫、静脉滴注缩宫素、卡贝缩宫素及肌内注射卡前列醇氨丁三醇等措施加强宫缩，密切监测生命体征变化及阴道流血情况，以便早期发现失血性休克及DIC的发生，及时处理。此外，患者系外院行剖宫产术后，宫腔填塞6卷纱布条后转诊本院，因患者本身大出血，抵抗力低下，随时可能出现感染，严重时发生感染性休克，败血症危及生命。故应同时加强抗感染治疗。

主任医师

同意主治医师的意见，产后出血是产科常见的严重并发症，也是孕妇死亡的主要原因之一，其发生率各地报道为1.6%～6.4%。剖宫产是产后出血的高危因素之一，若以出血≥500ml为诊断标准，其发生率高达53.7%。近年来，随着剖宫产率的上升，产后出血的发生率也逐渐上升。前置胎盘引起产后出血的因素有很多，由于子宫下段肌组织菲薄收缩力差，既不能使附着的胎盘完全剥离，也不足以使胎盘剥离面的开放血窦缩紧闭合，故出血量多且难控制，尤其是产前多次出血所致的失血性贫血如不能及时纠正，则产后出血更易使患者迅速陷入休克状态。另子宫下段蜕膜的发育远逊于子宫上段，故前置胎盘有可能并发植入性胎盘，胎盘绒毛穿透底蜕膜或深入子宫下段肌层引发胎盘剥离不全而发生大量出血难以控制。此外，因手术过程为他人行为，仍不能除外其他因素所致的产后出血，如软产道裂伤及凝血功能障碍所致，且出血多时也可导致DIC、休克、多器官功能衰竭，包括心力衰竭、呼吸衰竭、肾衰竭等危及患者生命，日后有席汉综合征发生的可能，日后需长期激素替代治疗可能。给予下病重通知，向患者及其家属交代病情变化，根据当地手术医师所述不存在胎盘植入等因素，故先给予加强宫缩，严密监测生命体征、宫缩、尿量、阴道出血量，待检查结果回报后再进一步分析。

•第一次查房医嘱•

长期医嘱	临时医嘱
剖宫产术后护理常规	血常规
一级护理	尿常规
禁饮、禁食	凝血系列
平卧位	血生化全项
持续低流量吸氧	血型
测血压、脉搏 q2h	心电图
观察子宫收缩及阴道出血情况	备浓缩红细胞 8U
若阴道出血量多则测血压 q15min 一次	备新鲜血浆 800ml
留置尿管长期开放通畅	备冷沉淀 8U
尿道口护理 bid	羟乙基淀粉液注射液 1000ml ivgtt
会阴护理 bid	0.9%氯化钠注射液 500ml+缩宫素 10U ivgtt
记录24小时出入量	卡贝缩宫素注射液 100μg 入小壶
下病重通知	卡前列醇氨丁三醇 250μg 深部肌内注射
0.9%氯化钠注射液 250ml+头孢哌酮舒巴坦 3.0g ivgtt bid	复方氯化钠注射液 500ml ivgtt
0.5%甲硝唑注射液 200ml ivgtt qd	10%葡萄糖注射液 500ml+10%葡萄糖酸钙注射液 10ml ivgtt

【第二次查房】（入院 40 分钟后）

住院医师

患者自诉感头晕、乏力，查 BP 102/71mmHg，P 90 次/分，宫底平脐，子宫收缩可，按压时可见阴道口仍有新鲜血液流出。入院后检验结果回报：血常规示 WBC 19.3×10^9/L，N 0.928，L 4.92，RBC 2.97×10^{12}/L，Hb 95.6g/L，PLT 75.3×10^9/L；尿常规示隐血（+++），蛋白质（++），红细胞计数 7327.0/μl；凝血系列示 PT 延长 5.3 秒，APTT 延长 16.7 秒。心电图示窦性心动过速，非特异性 ST-T 异常。目前诊断为“产后出血，失血性贫血，凝血功能障碍，剖宫产术后”。

主治医师

中华医学会妇产科学分会产科学组 2009 年发布了产后出血预防与处理指南，将产后出血的处理可分为预警期、处理期和危重期，分别启动一级、二级和三级急救方案，见图 22-1。产后 2 小时出血量＞400ml 为预警线，应迅速启动一级急救处理，包括迅速建立两条畅通的静脉通道、吸氧、监测生命体征和尿量、向上级医护人员呼救、交叉配血，同时积极寻找原因并进行处理；如果继续出血，应启动相应的二、三级急救措施。病因治疗是产后出血的最重要治疗，同时兼顾抗休克治疗，并可呼救麻醉科、ICU、血液科医师等协助抢救。在抢救产后大出血时，团体协作十分重要。对于该患者，经过积极抗休克、加强宫缩、支持对症治疗后，子宫收缩好转，但是阴道仍有活动性出血，且有 DIC 倾向，故应积极纠正凝血功能障碍的同时，行子宫动脉栓塞术，同时做好子宫全切术准备。

主任医师

向患者及其家属交代病情，子宫动脉栓塞术是治疗产后出血的办法之一，可能有效，也可能无效，栓塞后可能出现子宫出血减少、有效，也可能暂时效果好，之后再次出现子宫大出血，或短时间内仍大出血则需被迫切除子宫。栓塞可能出现臀部疼痛、发热、卵巢功能受影响，日后可能不孕，而切除子宫后则无法生育，或阴道残端及其他创面持续渗血，抢救仍不能成功，可能危及生命。

子宫动脉栓塞术适合于经非手术治疗无效的各种难治性产后出血（包括宫缩乏力、产道裂伤和胎盘因素等）患者。但必须注意的是，手术者必须具有丰富的插管经验和娴熟的技能，必须能在股动脉搏动极弱情况下准确无误地行股动脉穿刺术，必要时需解剖出股动脉完成插管是抢救的先决条件。同时术中必须严密监测患者生命体征，备好手术器械以防不测。目前认为，介入治疗并发症较少，只要仔细操作大部分可以避免，与次全子宫切除术或全子宫切除术或髂内动脉结扎术相比，具有手术时间短、疗效确切、损伤小、恢复快、副反应少、可保留子宫等优点。建议对经非手术治疗无效的产后出血患者，在有条件的医院应首先行介入治疗以保留患者子宫，此点对产后出血患者以后的生活质量具有重要意义。

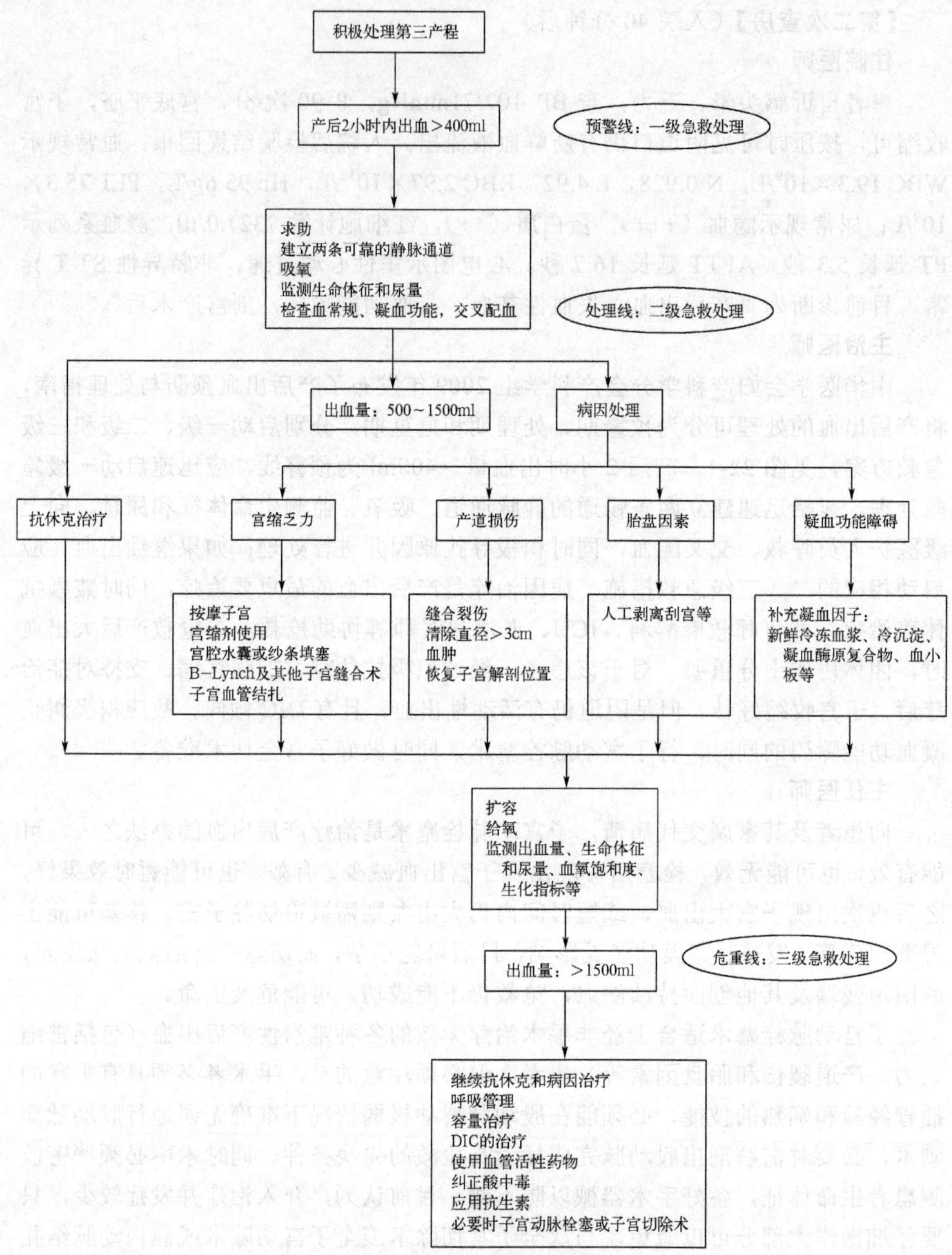

图 22-1 产后出血处理方案

•第二次查房医嘱•

长期医嘱	临时医嘱
	浓缩红细胞　4U　ivgtt 地塞米松　5mg　输血前入小壶 0.9%氯化钠溶液　250ml　输血前后冲管 新鲜血浆　800ml　ivgtt 地塞米松　5mg　输血前入小壶 0.9%氯化钠溶液　250ml　输血前后冲管 冷沉淀　8U　ivgtt 地塞米松　5mg　输血前入小壶 0.9%氯化钠溶液　250ml　输血前后冲管 10%葡萄糖酸钙　10mg　缓慢静脉推注 拟定于即刻局部麻醉下行子宫动脉栓塞术 术区备皮

【第三次查房】（入院 2 小时后）

住院医师

患者急诊在局部麻醉下行子宫动脉栓塞术，造影显示双侧子宫动脉增粗，分支明显增多，子宫体积明显增大，并可见造影剂溢出血管外，透视下先后行双侧子宫动脉栓塞，栓塞后造影复查仅双侧子宫动脉主干显影，分支不显影，并无造影剂溢出。手术过程顺利，术毕安返病房，当时监测血压 135/91mmHg，子宫收缩好，阴道仍有少量暗红色出血。

主治医师

产后出血为危急重症，在抢救时必须争分夺秒，准确无误地进行股动脉穿刺，以尽快止血。同时需严密监测患者生命体征，做好开腹手术准备。产后出血患者由于出血量多，同时患者产后虚弱，机体抵抗力低下，极易导致病原菌的入侵，因此在术中动脉插管到位后推注广谱抗生素是必须的，在栓塞剂中也可加用一定量的抗生素，以便在较长时间内有高浓度的强效抗生素作用于局部组织。术后应继续应用广谱抗生素预防感染，继续应用宫缩剂，促进子宫的收缩。密切观察宫缩情况及阴道出血情况。同时，监测凝血功能改变，及时纠正凝血异常，预防 DIC 的发生。

主任医师

同意上述医师意见，再次向患者交代，子宫动脉栓塞术治疗产后出血的并发症较少，临床上常见的主要为不同程度的臀部疼痛，一般可耐受，3～11 天自然缓解，无须特殊处理，也可使用吲哚美辛对症处理；临床上还可出现中等程度的发热，体温升高一般在 38℃左右，持续 1～2 天，发生率约为 22.2%。部分患者可出现轻度的下肢疼痛、乏力及麻木，多于两周内缓解，一般不需要特殊处理。

•第三次查房医嘱•

长期医嘱	临时医嘱
腰麻下行子宫下段剖宫产术及局部麻醉下行子宫动脉栓塞术后护理常规	血细胞分析五分类
一级护理	凝血系列
禁饮、禁食 8 小时后改免奶糖全流食	急诊生化
平卧位	0.9%氯化钠注射液 500ml+缩宫素 10U ivgtt
右下肢制动 24 小时	卡前列醇氨丁三醇 250μg 深部肌内注射
下病重通知	
监测血压 q2h	
持续低流量吸氧 4 小时	
腹股沟压沙袋 8 小时后取	
观察子宫收缩及阴道出血情况，若阴道出血量多则测血压 q15min 1 次	
留置尿管长期开放通畅	
尿道口护理 bid	
会阴护理 bid	
0.9%氯化钠注射液 250ml+头孢哌酮舒巴坦 3.0g ivgtt bid	
0.5%甲硝唑注射液 200ml ivgtt qd	

【第四次查房】（入院 24h 后）

住院医师

患者无不适主诉，查体 BP 125/80mmHg，子宫收缩好，宫底位于脐下一指，阴道出血量少，可见外露的纱布条，阴道分泌物未见异常。经积极纠正凝血功能异常后，患者病情平稳，复查血常规回报：WBC 22.6×10^9/L，Hb 85.18g/L，PLT 60.8×10^9/L；凝血系列正常。

主治医师

经加强宫缩、子宫动脉栓塞术及纠正凝血功能异常后，患者病情平稳，子宫收缩好，阴道出血量明显减少，且各项化验渐恢复正常，故停病重通知。因患者在外院填塞 6 卷纱布条于宫腔内压迫止血，现填塞时间已超过 24 小时，可取出，防止感染。应注意取纱条前应做好输血准备，先肌内注射缩宫素、麦角新碱或前列腺素等宫缩剂，后缓慢取出纱布条，以减少再次出血的危险。

主任医师

宫腔填塞术是一种比较古老的方法，尽管因该方法可能导致感染或隐性出血等导致其在临床上的应用存在争议，但回顾性临床研究提示，其对某些原因导致的产后出血有效，尤其在血源缺乏情形下也是处理产后出血的一种措施，掌握此方法对于无介入栓塞条件的基层医院及时运转患者极为重要。阴道分娩后产后出

血应选用水囊填塞，剖宫产术中出血选用纱条填塞。宫腔填塞时应注意规范性操作，填塞时术者左手固定子宫底部，右手或用卵圆钳将8cm宽200cm长的纱布条沿子宫腔底部自左向右折回逐步紧紧填满宫腔的上半部，将最尾端沿宫颈放入阴道内。若为子宫下段出血，也应先填塞宫腔，然后再用足够的纱条填充子宫下段，纱条需为完整的一根或中间打结以便于完整取出，缝合子宫切口时可在中间打结，注意勿将纱条缝入。应注意纱布填塞必须将宫腔填紧，而且填塞速度要快。严密观察生命体征和液体出入量，观测宫底高度和阴道出血情况。因纱布有很强的吸血作用，可能会延误对出血情况的判断，当意识到继续出血时为时已晚，必要时行超声检查以观察有无宫腔内隐匿性出血。持续应用缩宫素12～24小时，促进子宫收缩；术后预防性应用广谱抗生素，24～48小时取出宫腔填塞物。

•第四次查房医嘱•

长期医嘱	临时医嘱
0.9%氯化钠注射液　250ml+头孢哌酮舒巴坦　3.0g　ivgtt　bid	腹部切口中换药
0.5%甲硝唑注射液　200ml　ivgtt　qd	取宫腔内塞纱
	妇科B超（床旁监测）
	0.9%氯化钠注射液　500ml+缩宫素　10U　ivgtt
	缩宫素　10U　入小壶
	卡前列醇氨丁三醇　250μg　深部肌内注射

【随访及预后】

取出宫腔填塞的纱布条后行妇科B超示子宫127.0mm×85.4mm大小，形态规则，切面回声不均匀，宫腔底部左侧可见54.4mm×22.8mm不均质回声区，宫腔右侧内膜厚11.0mm，子宫下段前壁肌层回声不均匀，浆膜层完整，略向外突。宫腔下段至部分颈管内可见62.6mm×25.6mm不均质低回声区。左侧卵巢：39.7mm×19.6mm，右侧卵巢未显示。后继续加强子宫收缩、预防感染，同时中药当归、川芎各30g水煎服饮用，促进宫腔内凝血块排出。3天后再次复查妇科超声：子宫118.3mm×77.6mm大小，形态规则，肌层回声均匀，宫腔左下段可见31.5mm×20.3mm不均质回声区；子宫内膜厚13.6mm；左侧卵巢：43.1mm×23.3mm；右侧卵巢：42.8mm×28.0mm。术后子宫如期复旧，术后15天恶露干净，术后20天再行彩超检查宫腔内未见异常回声。

【专家评析】

产后出血是产科常见而且严重的并发症，目前，仍是导致孕产妇死亡的主要原因。然而，绝大多数产后出血所致的孕产妇死亡是可避免或创造条件可避免的，关键在于早期诊断和正确处理。产后出血的四大原因依次为宫缩乏力、产道损伤、胎盘因素和凝血功能障碍。四大原因可以合并存在，也可以互为因果。应重视各种产后出血原因之间的鉴别，警惕两种或两种以上因素并存的可能。临床实践中应重视每位产妇的监测，尤其是产后2小时内严密监测出血量，以便及早诊断与处理产后出血。

针对原因迅速止血、补充血容量纠正失血性休克及应用抗生素控制感染。一旦发生产后出血，快速建立多条静脉通道，进行输液、输血，以补充血容量，改善微循环，保证重要器官的供血。临床医师应重视产后出血处理新技术和新措施的临床推广应用。宫缩乏力是导致产后出血的常见原因之一，不同宫缩剂的合理应用均能起到有效促进子宫收缩的作用，应很好地掌握各种药物的作用机制和特点。缩宫素是预防和治疗产后出血的首选药物。卡前列素氨丁三醇为前列腺素类制剂，具有快速起效，引起全子宫协调有力收缩的特点，且副作用小，可作为治疗产后出血的一线药物。对于缩宫素治疗效果不佳的子宫收缩乏力者能取得较好的疗效。但其选用时机十分重要，对于有产后出血高危因素（如前置胎盘、胎盘早剥等）者提倡及早应用。另外，卡贝缩宫素是一种合成的具有激动剂性质的长效缩宫素九肽类似物，起效快，持续时间长，约1小时，也可用于高危产妇产后出血的预防。

放射介入治疗产后出血并发症较少，只要仔细操作大部分均可避免，与子宫切除术或髂内动脉结扎术相比，具有手术时间短、疗效确切、损伤小、恢复快、副反应少、可保留子宫等优点。对非手术治疗无效的产后出血患者，在有条件的医院应首先行放射介入治疗以保存患者子宫。然而由于该技术用于治疗产后出血的历史不长，费用较为昂贵，在产科领域中尚未被广泛接受和应用，尚有许多问题亟待探索和研究，如放射介入治疗产后出血的确切适应证和禁忌证，当产后出血达到多少毫升时就应采用放射介入治疗，栓塞剂的选择与新型栓塞剂的选择、栓塞技术的改进、子宫内膜的修复时间和对卵巢功能的影响等。总之，目前认为当产后出血量达到 1000ml 经非手术治疗无效且有继续出血趋势，使用宫缩剂效果不好，排除胎盘残留时应考虑放射介入治疗止血。

（郝　敏　赵卫红）

第二节　子宫破裂

一、瘢痕子宫再次妊娠子宫破裂

【病史摘要】

1. 入院时情况　患者女性，28岁，因“妊娠8月余，间断下腹痛3天，加重伴阴道出血4小时”于2010年1月20日16: 30时急诊入院。患者于2009年4月第一胎因头盆不称行剖宫产术（手术方式具体不详），术后高热3天。既往脑部外伤史，其家属主诉其患精神障碍（具体情况不详），此次妊娠末次月经不详，未做产前检查。现妊娠估计约8月余，3天前下腹间断疼痛，可忍受，当日下午12: 30突然腹痛加剧，呈持续性，伴阴道出血，色鲜红，出血量共约 500ml，2 小时前至当地医院检查未闻及胎心，遂急诊转入本院，途中恶心、呕吐 1 次，呕吐物为胃内容物。

2．既往史　15 岁时脑部外伤，后患者精神障碍，交流困难。无高血压、糖尿病病史。

3．月经、婚育史　不详（患者及家其属陈述不清）。

4．体格检查　T 36.7℃，P 110 次/分，R 22 次/分，BP 110/70mmHg。神志清楚，贫血貌。全身皮肤、黏膜未及皮疹、黄染及出血点。双肺呼吸音清，未闻及干、湿啰音。心界不大，心率 110 次/分，律齐，未闻及病理性杂音。腹部膨隆，无板状腹，下腹部可见陈旧性纵形手术瘢痕，子宫下段压痛明显，移动性浊音阴性，肠鸣音弱。脊柱生理弯曲存在，四肢活动自如。立即导尿 300ml，尿色清。

5．产科检查　宫高 32cm，腹围 90cm，子宫轮廓不清，软，胎体较表浅，未闻及胎心，未扪及明显宫缩，无明显病理缩复环。阴道检查示阴道出血不多，宫口开 1cm，宫颈管长 2cm，未触及胎儿先露部，未见羊水，可触及宫颈内口环状感、较韧，未触及胎盘组织。

6．辅助检查

（1）实验室检查：血常规示 WBC 13.0×10^9/L，N 0.73，Hb 85g/L，PLT 213×10^9/L。凝血系列示正常范围。

（2）B 超检查示：横位，双顶径 8.5cm，股骨长度 7.0cm，胎心消失，子宫前壁下段偏右侧肌层回声连续性中断，浆膜层可见 4.7cm×3.6cm 液性暗区，暗区内有线状分隔，胎盘位于子宫底部，成熟度Ⅱ$^+$级，羊水深度 4.5cm。

7．入院诊断　①G_2P_1，宫内孕 8^+月，横位；②胎死宫内；③失血性贫血；④不完全子宫破裂；⑤瘢痕子宫。

【第一次查房】（入院时）

住院医师

汇报病史如上。根据本病例特点：①既往 1 年前曾行剖宫产术，术后高热。②此次妊娠估计 8 月余，出现下腹剧痛难忍，伴阴道少量流血。③入院后查下腹部可见陈旧性纵形手术瘢痕，子宫下段压痛明显。子宫轮廓不清，胎体较表浅，未闻及胎心。④血常规示：Hb 85g/L。⑤超声检查示：横位，胎死宫内，子宫前壁下段偏右侧肌层回声连续性中断，浆膜层可见 4.7cm×3.6cm 液性暗区。

目前诊断：①G_2P_1 宫内孕 8^+月横位；②胎死宫内；③失血性贫血；④不完全子宫破裂；⑤瘢痕子宫。

子宫破裂（rupture of uterus）是指子宫体部或子宫下段于分娩期或妊娠末期发生裂伤，是产科的严重并发症，病情危急，常在短时间内大量出血导致孕产妇发生失血性休克，甚至死亡，严重威胁母婴生命安全。在发展中国家的发生率仍较高，国外报道发生率为 0.05‰～0.8‰，国内报道发生率为 0.06‰～1.4‰。近年由于对孕产妇产前相关指导和保健知识的开展，子宫破裂的发生率明显下降，但仍然偶有发生。妊娠期子宫破裂的原因多为自发破裂，其中妊娠晚期瘢痕子宫临产前不全破裂是主要原因之一。本例既往剖宫产手术方式不详，术后高热 3 天，考虑子宫瘢痕愈合不良，故再次妊娠极有可能发生破裂。然而究竟影响瘢痕子宫破裂发生的高危因素及临床如何快速判断做到准确诊断，请上级医师予以指导。

主治医师

瘢痕子宫产生于子宫有过切口如以往剖宫产术或子宫切开，妊娠子宫破裂或子宫穿孔后子宫修补术、肌瘤剔除术切口接近或达到内膜层，留下薄弱部分，在妊娠晚期，子宫胀大，尤其在分娩过程，原瘢痕愈合不良，承受不了子宫内压力增加，瘢痕裂开，自发破裂。可能与以下高危因素有关。

（1）前次剖宫产部位：前次行古典式剖宫产的患者，再次妊娠时子宫破裂的概率明显高于既往子宫下段横切口剖宫产者，这是因为子宫体部肌层较厚，产后子宫复旧时又有收缩，其切口的对合和愈合均不及下段所致。

（2）前次剖宫产缝合技术：缝线太密、太紧、边缘对合不齐或将内膜嵌入肌层，易使切口愈合不良。子宫下段横切口部位应在宫体与下段交界处下方 2cm 水平，切口上下肌层薄厚一致有利于按层次缝合。如切口缘的上缘厚，下缘薄，缝合时不易对合，使切口易愈合不良。在再次妊娠时，临产后瘢痕经不起牵拉而发生破裂。

（3）前次剖宫产术后愈合情况：如果前次剖宫产时伴有高热、宫腔感染、切口血肿、子宫内膜炎、子宫内膜异位症等，伤口愈合不良，导致再次妊娠子宫破裂概率增加。

（4）胎动、羊水过多、巨大胎儿、堕胎妊娠、头盆不称等因素造成宫壁受压不均，使脆弱的子宫切口瘢痕处发生渐进性破裂。

（5）妊娠晚期子宫自发性收缩，瘢痕发生结构上的变化，逐渐变薄甚至破裂。

本例前次剖宫产术尚不足 2 年，虽手术方式不详，但术后发生高热 3 天，考虑导致术后切口愈合不良，可能是发生瘢痕子宫破裂的主要原因。

此外，子宫破裂的发生还可能与骨盆狭窄、头盆不称、产道被阻、胎位异常（如额先露、胎儿脑积水、忽略性横位及连体畸形等），妨碍胎头下降，为克服阻力，子宫上段肌层强烈收缩，下段被牵拉得过长、过薄有关。如果产程中缩宫素应用不当，如宫颈未成熟而用缩宫素引产，有胎方位异常或梗阻性难产存在而未查明情况，或根本不认识，即用缩宫素加强产力，可导致子宫破裂；用药期间药物剂量过大或给药速度过快及对产程观察不仔细等，均可引起强直性子宫收缩而导致子宫破裂。

（1）先兆子宫破裂：主要发生于阻塞性难产。患者可能存在某种被忽略的难产因素，如横位、巨大儿、胎儿脑积水、头盆不称、高直头位、前不均倾式、宫颈难产、宫颈癌、严重的阴道瘢痕、嵌顿性盆腔肿物等。产程不顺利，曾不适当地使用过宫缩剂，包括缩宫素、麦角新碱及前列腺素，或外力强压宫底。临产时子宫下段逐渐延伸变薄，子宫颈逐渐变短并消失。子宫上段保持收缩。收缩与扩张的连接处构成生理缩复环。子宫颈后壁有子宫骶韧带，两侧有圆韧带，前有膀胱结缔组织作支架，子宫上段成为主动收缩区域，而下段则成为被动扩张区域，当胎儿分娩受到阻碍时，上段过分收缩而下段过分扩张，生理缩复环渐渐升高而成为病理缩复环，当上段收缩将胎儿压向扩张区时，肌层变厚，而下段容纳向下的胎儿时肌层变薄，并受宫颈周围支持组织所固定，故下段只能向前过度扩张，为破裂造成突破机会。

（2）子宫破裂：根据破裂程度可分为不完全性和完全性两种。

1）不完全子宫破裂：多见于子宫下段剖宫产切口瘢痕破裂，常缺乏先兆破裂症状，仅在不全破裂处有明显压痛、腹痛等症状。患者常感腹部剧烈疼痛，有撕裂感，气促，胸前不适，烦躁不安。腹腔内无明显出血，胎儿及附属物尚在宫腔中。由于出血量一般较少，故较少发生虚脱或休克，但常有阴道出血。若肌层的断裂位于子宫侧壁，则血可渗入阔韧带内而形成血肿，腹部检查时，下腹部有明显压痛，在子宫一侧扪及逐渐增大且有压痛的包块，可发生放射性腿痛、肩痛等。此时子宫可仍有阵缩，胎心可闻及，但常因缺氧而出现胎儿窘迫。若不全破裂发生在第二产程，分娩尚可自然结束。

2）完全性子宫破裂：①继先兆子宫破裂症状后子宫完全破裂一瞬间，产妇突然感到撕裂状剧烈腹痛。②子宫强烈收缩骤然消失，腹痛暂时缓解，但随着血液、羊水及胎儿进入腹腔，很快又感到全腹疼痛。③孕妇出现面色苍白、脉搏加快、微弱，呼吸急促，血压下降等休克征象。④腹部检查时有全腹压痛及反跳痛，可叩及移动性浊音，在腹壁下可清楚扪及胎体。⑤子宫缩小，位于胎儿侧方。⑥胎心胎动消失。⑦阴道检查可见鲜血流出，量可多可少，如撕裂延及宫颈者则外出血明显。⑧拨露或下降中的胎先露部上升或消失（胎儿进入腹腔内），曾扩张的宫口可回缩。⑨阴道检查可触及子宫裂口。若裂口延伸累及膀胱致膀胱完全性破裂，则尿液进入腹腔而刺激腹膜使腹痛加剧，导尿时无尿或仅有少许血尿，若膀胱为不完全破裂则导尿为血尿。若已确诊为子宫破裂，则不必再经阴道检查子宫破裂口。⑩若破裂发生在子宫侧壁阔韧带两叶之间，可形成阔韧带内血肿，此时在宫体一侧可触及逐渐增大且有压痛的包块。有时血肿继续扩大，向上蔓延形成腹膜后血肿。此时外出血不多，但失血症状明显。

妊娠晚期瘢痕子宫临产前不完全破裂的早期诊断主要依靠超声检查，子宫下段厚薄不均，肌层失去连续性是子宫切口愈合差或可能破裂的有意义的征兆。以超声检测的子宫下段瘢痕厚度 3mm 作为临界值，若子宫下段瘢痕厚度＜3mm 且在无宫缩及宫内压力增加的情况下，子宫下段变得菲薄，甚至切口处肌层部分或全部缺损，有液体积聚；当子宫下段受羊水流动、胎动、宫缩等影响时，羊膜囊向子宫下段缺损的部位膨出，是先兆子宫破裂的确诊特征。

子宫下段剖宫产切口瘢痕裂开特别是横切口瘢痕裂开多为部分性，出血少，且有腹膜覆盖，缺乏明确的症状体征，即所谓“静止性破裂”，通常数日或数周后出现临床症状，临床诊断较为困难。而子宫体部切口瘢痕破裂多为完全性，裂口大，出血多，易致胎儿全部或部分排入腹腔，产妇易发生休克甚至死亡。本例为子宫下段切口不完全破裂，产妇无明显休克表现。

主任医师

同意上述医师的意见，分析子宫破裂的原因发现子宫破裂以剖宫产瘢痕破裂为最常见，因为子宫瘢痕处由结缔组织形成，缺乏弹力，随着孕周增加子宫增大，特别是宫缩时宫内压力加大，原手术瘢痕处作为一个薄弱部分容易断裂。瘢痕子宫再次妊娠破裂一般小于1%，国外瘢痕子宫再次妊娠破裂率1.7‰。有下列情况时应考虑子宫破裂：①以往有子宫切开手术史；②孕妇在妊娠晚期或临产后突然感到撕裂样疼痛，伴有休克前期和休克症状，腹部检查有明显腹膜刺激症状，腹壁下可触及胎儿。连续胎心监护发现胎心率加快或减慢，特别是晚期减速持续时间长且不恢复。阴道检查发现曾扩张的子宫颈口回缩、已下降的胎儿先露上升，有时经宫颈可触及子宫破裂口。超声检查可协助诊断子宫有无破裂及其破裂部位。

瘢痕子宫破裂分为体部瘢痕破裂和子宫下段剖宫产切口瘢痕裂开。子宫体部瘢痕破裂多为完全性破裂，大都发生在妊娠晚期。先兆破裂症状常不明显，可有瘢痕部位疼痛和压痛，伴有子宫敏感性增高。随着破口扩大，疼痛加重，至子宫全层裂开时，胎儿全部或部分排入腹腔，产妇感全腹疼痛，并伴有休克症状。子宫下段剖宫产切口，尤其是横切口，瘢痕裂开多为不完全性，因而缺乏相应的症状和体征，常常在二次剖宫产术时或阴道分娩后探查宫腔时发现。瘢痕完全裂开时，胎儿也可被排入腹腔，引起产妇生命危险。

本例患者生命体征尚平稳，是因为子宫破裂口未与腹腔相通所致，考虑可能为子宫下段剖宫产切口不完全破裂。妊娠期子宫破裂，属于妊娠期急腹症之一，病死率与发病至手术时间成正比，一旦明确诊断，应积极救治，任何时候发生子宫破裂，均应立即行剖腹探查术。目前，应迅速建立静脉通道、补充血容量的同时，给予急查血常规、尿常规，急诊生化及凝血系列了解全身情况，密切监测生命体征变化及阴道流血情况，以便早期发现失血性休克及DIC的发生，及时处理。此外，因患者本身抵抗力低下，随时可能出现感染，严重时感染性休克，败血症危及生命。故应同时加强抗感染治疗。

•第一次查房医嘱•

长期医嘱	临时医嘱
产科产前护理常规	血常规
一级护理	尿常规
禁饮、禁食	凝血系列
平卧位	血生化全项

续表

长期医嘱	临时医嘱
持续低流量吸氧	血型
测血压、脉搏 q2h	心电图
观察子宫收缩及阴道出血情况	羟乙基淀粉液 1000ml ivgtt
若阴道出血量多则测血压 q15min 一次	复方氯化钠注射液 500ml ivgtt
留置尿管长期开放通畅	10%葡萄糖溶液 500ml+10%葡萄糖酸钙 10ml ivgtt
尿道口护理 bid	
会阴护理 bid	拟定于即刻于全身麻醉下行剖腹探查术
记录24小时出入量	术区备皮
下病重通知	术前常规准备
0.9%氯化钠注射液 250ml+头孢哌酮舒巴坦 3.0g ivgtt bid	备浓缩红细胞 8U
	备新鲜血浆 800ml
0.5%甲硝唑 200ml ivgtt qd	

【第二次查房】（入院2小时后）

住院医师

入院后严密监测生命体征变化及阴道出血等情况，给予吸氧、补液等治疗，向患者及其家属交代病情的同时积极完善术前准备，行急诊剖腹探查术。术中见腹腔内有暗红色积血约300ml，子宫前壁右下方原子宫瘢痕处见一个陈旧性出血灶约5cm×3cm×4cm，其表面浆膜面基本完整，浆膜下肌层全部断裂，打开子宫下段瘢痕破裂处，做一横切口，胎囊自破裂口膨出，刺破羊膜囊、羊水色清，双足牵引娩出一女死婴，身长36cm，体重2400g，外观未见畸形。胎盘位于宫底部，完整娩出胎盘、胎膜。胎膜糟脆，黄绿色，清理宫腔，修剪子宫破口边缘，用可吸收线连续缝合子宫切口并加固，子宫收缩欠佳，再给予欣母沛250μg宫壁肌层注射后子宫收缩好，探查双侧附件未及异常，逐层关腹，术中出血约500ml。术程顺利。术后给予补液、抗生素预防感染等支持对症处理。

主治医师

子宫破裂的处理方式应根据患者状态、子宫破裂程度、破裂时间及感染程度决定。对于今后希望保留生育功能的妇女，应尽量行子宫修补术，若为年轻女性且破裂口不大、边缘比较整齐、子宫动脉未受损伤、破裂时间不足24小时、未发现明显感染征象且为不完全子宫破裂，应行子宫修补术；若裂口大、破裂时间长、破裂边缘不整齐、感染征象明显，应及时行子宫次全切除术，若裂伤延至宫颈，应行子宫全切术；若血肿延及阔韧带及肾区，术中应注意避免损伤输尿管，若合并有输尿管及膀胱损伤时应行输尿管及膀胱修复术。手术前后应给予抗生素预防感染。若保留生育功能者，应严格避孕2年以上，避免人工流产，加强妊娠期监护，以防再次妊娠时再次发生子宫破裂。

主任医师

子宫破裂一旦发生，处理困难，危及孕产妇及胎儿生命，应积极预防。认真进行产前检查，正确处理产程，提高产科质量，绝大多数子宫破裂可以避免发生。

瘢痕子宫破裂的发生重在预防，有以下几点极为重要：①严格掌握剖宫产术指征，尽量减少不必要的剖宫产术。②尽量避免古典式剖宫产及子宫上下段纵切口剖宫产术。③提高剖宫产子宫缝合技术，缝合原则是对其止血、松紧适度。④正确指导有剖宫产史者再次妊娠时间。剖宫产后应当在术后 2～3 年再次妊娠为宜，因为术后 2～3 年子宫瘢痕组织的肌肉化程度达到最佳状态。随着时间的延长，子宫瘢痕组织明显失去原组织结构，失去弹性，增加了子宫破裂的风险。对于剖宫产术后较短时间内妊娠或较长时间妊娠（特别是＞10 年）者，应警惕子宫自发性破裂的可能。⑤加强围生期保健和孕期宣教工作，有子宫破裂高危因素者，应加强产前检查，提前两周住院，做好分娩计划，提高住院分娩率是预防子宫破裂的根本措施。⑥避免粗暴的阴道助产术，产钳术后要常规探查宫腔和宫颈，以便及时发现宫颈和子宫下段有无破裂。⑦药物引产可导致医源性子宫破裂，因此合理使用药物引产，严格掌握药物引产指征及药物使用的适应证、禁忌证及使用方法极为重要。

子宫破裂一经确诊，应争取时间，积极抢救。手术方式可视破裂程度、破裂时间、有无感染、是否需要保留生育功能而定，术后应注意预防感染。

•第二次查房医嘱•

长期医嘱	临时医嘱
全身麻醉下行子宫下段剖宫产术术后护理常规	10%葡萄糖注射液 500ml+维生素 C 3.0g+酚磺乙胺 3.0g ivgtt
一级护理	10%葡萄糖注射液 500ml+维生素 B_6 0.2g ivgtt
平卧位	
禁饮、禁食	10%氯化钾注射液 10ml
留置针护理	0.9%氯化钠注射液 500ml ivgtt
留置尿管长期开放通畅，每日更换尿袋	缩宫素 10ml
尿道口护理 bid	复方氯化钠注射液 500ml+10%氯化钾注射液 15ml ivgtt
会阴护理 bid	
腹部切口沙袋压迫 6 小时后取下	
腹部腹带辅助	
持续低流量吸氧 6 小时停，2L/min	
监测血压、脉搏、呼吸、血氧饱和度每 15 分钟一次，平稳 2 小时后停止	
下病重通知	
0.9%氯化钠注射液 250ml+头孢哌酮舒巴坦 3.0g ivgtt bid	
0.5%甲硝唑注射液 200ml ivgtt qd	

【随访及预后】

术后患者恢复良好，体温正常，于术后24小时后拔除尿管，排尿顺利。术后7天拆除缝线，手术切口愈合良好。术后8天治愈出院。

【专家评析】

子宫破裂是严重的产科并发症，与较高的围生期发病率及病死率密切相关，随着接受剖宫产术人数的绝对增加和未完成生育妇女子宫肌瘤剔除等手术的实施，降低子宫破裂的发生率已成为世界范围内每个国家妇产科医师都面临的任务。

剖宫产后再次妊娠需在2年以后，因为子宫平滑肌组织在前次剖宫产中的损伤，经过损伤修复过程恢复其生理状态、并达到具备一定的张力强度，需要2～3年左右的时间。过早妊娠，由于胎儿的发育使子宫不断增大，子宫壁变薄，手术瘢痕处的结缔组织缺乏弹力，新鲜的瘢痕容易破裂，造成腹腔大出血甚至威胁生命，再次妊娠最好是在手术后2年较为安全。同时，前次剖宫产的手术情况及术后恢复情况也影响瘢痕损伤的修复过程，关系到瘢痕软化后的张力强度。故前次剖宫产的恢复情况与瘢痕子宫再次妊娠距前次剖宫产时间相比，前者更为重要。

此外，随着晚婚、晚育妇女数量的增加，以及妇科内镜技术的发展和成熟，部分育龄期妇女存在生育前子宫肌瘤切除史，瘢痕子宫妊娠期间有发生子宫破裂的可能，子宫肌瘤切除术后再次妊娠的子宫破裂问题已成为手术医师高度关注的问题。任何术式肌瘤切除术后妊娠，在妊娠和分娩期间子宫破裂的风险均会增加。无手术创伤的子宫在孕期、产时、产后发生破裂和穿孔的发生率为0.04%～0.08%，而开腹行子宫肌瘤切除手术，术后再妊娠子宫破裂的发生率为0～5%，经腹腔镜切除肌瘤术后再妊娠子宫破裂的发生率为0.5%～5.5%。子宫切口大、深达宫腔者，过多使用电凝止血，子宫肌瘤切除后未缝合或缝合不彻底（如只缝合浅层），未按解剖关系准确对合，在子宫肌层中不形成血肿，术后切口感染等均可能导致瘢痕子宫妊娠后子宫破裂。Paul等评价了115例LM术后妊娠患者的妊娠结局，82.6%的患者在手术后第1年、55.6%的患者在6个月内妊娠，无一例子宫破裂。提示子宫肌瘤切除术后1年内妊娠是相对安全的。多数学者认为，术后应根据术中及术后恢复情况，避孕6个月至1年；行浆膜下肌瘤及肌壁间肌瘤切除术未进入宫腔者，避孕时间为6个月。肌壁间多发性子宫肌瘤及进入宫腔者，避孕时间为1年。

瘢痕子宫早期妊娠时，建议行超声检查孕囊着床情况，及时发现瘢痕部位绒毛植入。瘢痕子宫再次妊娠早孕行人工流产术时，应该严格按照人工流产的操作规范进行，防止子宫穿孔的发生。瘢痕子宫妊娠晚期，特别是在分娩过程中，容易发生瘢痕裂开造成子宫破裂，故目前的争议在于瘢痕子宫再次妊娠时分娩方式的选择。美国和加拿大妇产科学会分别于2004年和2005年总结大量临床资料后制订了剖宫产术后阴道分娩临床治疗指南，阴道试产的条件为：①前次手术为子宫下段剖宫产，无术后感染，B超提示子宫下段前壁完好无损，瘢痕厚度≥0.3cm，无薄弱区，且此次妊娠距前次剖宫产术2年以上；②前次剖宫产术的指征不复存在，也未出现新的剖宫产术指征；③临床显示骨盆横径足够大；④无其他子宫瘢痕或子宫破裂既往史；⑤在整个自然分娩期间，医师可随时到场监护分娩和进行急诊剖宫产术；⑥孕妇愿意试产，且有较好医疗设备条件可供连续监护；⑦胎儿已死或有严重畸形，应尽量避免再次剖宫产术。子宫肌瘤切除术后的阴道试产标准与剖宫产术后阴道分娩的标准一致。子宫肌瘤切除术后妊娠，可适当放宽剖宫产术指征，但其本身并不是剖宫产术的指征。

剖宫产后再次妊娠剖宫产术指征：①有两次以上剖宫产术史，或前次剖宫产术为古典式；②前次剖宫产术后发生感染或伤口愈合不良；③前次剖宫产术指征依然存在或出现新的指征；④先兆子宫破裂或可疑子宫破裂；⑤产程进展不顺利，先露下降受阻；⑥高龄产妇，无成活儿，此胎为切盼儿，且产妇要求。

（郝　敏　赵卫红）

二、阴道分娩后子宫破裂

【病史摘要】

1．入院时情况　患者女性，30岁，因“妊娠40周阴道分娩后48小时，发热伴腹胀、排尿困难9小时”于2009年7月6日12时急诊入院。患者于2009年7月4日12时在当地医院左侧会阴侧切开经产钳术助娩一体重3900g足月男活婴。新生儿重度窒息，经积极抢救处理，出生后10min新生儿Apgar评分9分。于入院前9小时出现发热，测体温38.5℃，伴进行性腹胀及排尿困难。遂留置导尿管导尿1000ml，色淡红。转诊本院。

2．既往史　无高血压、糖尿病等病史。

3．月经、婚育史　患者平素月经规律，14岁初潮，月经周期28～30天，月经期4～5天，无痛经。26岁结婚，夫同岁，G_2P_1，2006年人工流产一次，2007年自然分娩一次。

4．体格检查　T 39.0℃，P 108次/分，R 22次/分，BP 110/76mmHg。发育正常，神清语利，急性痛苦病容，轻度贫血貌。全身皮肤和黏膜未及皮疹、黄染及出血点。双肺呼吸音清，未闻及干、湿啰音。心界不大，心率108次/分，律齐，未闻及病理性杂音。腹部膨隆，肝脾肋下未触及，腹肌紧张，全腹有压痛及反跳痛，移动性浊音阴性，肠鸣音弱。脊柱生理弯曲存在，四肢活动自如。

5．产科检查　外阴婚产型，血染，会阴侧切口已缝合，对合良好；阴道畅，较多量凝血块；宫颈肥大、光，宫口可见活动性出血；子宫如妊娠5个月大小，轮廓欠清，宫底位于脐下一指，压痛明显。

6．辅助检查

（1）实验室检查：血常规示WBC 19.0×10^9/L，N 0.82，Hb 65g/L，PLT 308 $\times10^9$/L。凝血系列示凝血酶原时间11.8秒，部分活化凝血活酶时间31.0秒，纤

维蛋白原 478mg/dl，D-二聚体 254 μg/L。

（2）腹部超声检查：子宫前后径 10cm，宫内未见确切占位，子宫前壁下段肌层连续性中断，浆膜层可见 8.7cm×3.6cm 液性暗区，暗区内有线状分隔，暗区向两侧宫旁延伸，宽约 17cm，左侧达髂前上棘内侧，右侧肝上可见线状液性暗区，盆腹腔其余部位未见明显游离液性暗区。

7. 入院诊断 ①子宫不全破裂伴血肿形成；②失血性贫血（中度）；③G_3P_2，宫内妊娠 40 周，分娩。

【第一次查房】（入院时）

住院医师

汇报病史如上。本病例特点：胎儿较大，行产钳术助娩，同时腹部暴力加压，可能导致不完全性子宫破裂。当地产科医师未能及时发现子宫破裂。随后产妇出现发热、腹胀、排尿困难伴血尿时，急诊转院进一步进行治疗。入本院后行血常规示 Hb 75g/L，腹部超声示子宫不全破裂伴血肿形成，目前诊断“①子宫不全破裂伴血肿形成；②失血性贫血（中度）；③G_3P_2，宫内妊娠 40 周，分娩”较为明确。

子宫破裂（rupture of uterus）是指在分娩期或妊娠晚期子宫体部或下段发生不同程度的裂伤，是产科的严重并发症，病情危急，常在短时间内大量出血导致孕产妇发生失血性休克，甚至死亡，严重威胁母婴生命安全。子宫破裂在世界发达国家，已属罕见的并发症，在发展中国家的发生率仍较高，国外报道发生率为 0.05‰～0.8‰，国内报道发生率为 0.06‰～1.4‰。近年由于对孕产妇产前相关指导和保健知识的开展，子宫破裂的发生率明显下降，但仍然偶有发生。妊娠期子宫破裂的原因多为自发破裂，其中妊娠晚期瘢痕子宫临产前不全破裂是主要原因之一。本例既往无剖宫产术史，所以基层医院未能及时诊断，请上级医师予以指导，究竟导致子宫破裂发生的原因是什么及其如何诊断？

主治医师

子宫破裂的发生可能与以下高危因素有关。

1. 梗阻性难产 是引起子宫破裂最常见的原因。在骨盆狭窄、头盆不称、胎位异常（特别是嵌顿性肩先露）、软产道畸形或胎儿畸形（特别是脑积水胎儿）等情况下，胎先露下降受阻，为克服阻力子宫强烈收缩，使子宫下段过分伸展变薄发生子宫破裂。

2. 子宫肌层薄弱 如前次剖宫产或子宫肌瘤切除术后的子宫瘢痕、多胎经产妇多次刮宫所致的子宫肌壁纤维组织增多，弹性降低，均可在强烈子宫收缩甚至在正常子宫收缩时发生子宫破裂。由于高龄多产妇生育次数多，或由于多次行人工流产术、中期妊娠引产术，损伤子宫内膜，使子宫肌纤维反复伸缩，过分伸展，引起子宫肌纤维变性、断裂，弹性降低，容易发生子宫破裂。

3. 子宫收缩药物使用不当 分娩前肌内注射缩宫素或静脉滴注过量缩宫素或使用前列腺素栓剂、其他子宫收缩药物使用不当，均可导致子宫收缩过强，造成子宫破裂。高龄、多产、子宫畸形或发育不良、有多次刮宫及宫腔严重感染史的孕妇若应用子宫收缩药物不当，更易发生子宫破裂。必须指出，静脉滴注缩宫素必须有专人守护，密切观察产程进展。

4. 分娩时手术损伤　如宫口未开全时产钳助产或臀位牵引术，暴力常可造成宫颈撕裂向上延伸及子宫下段。有时毁胎术、穿颅术可因器械、胎儿骨片损伤子宫导致破裂；忽略性横位在无麻醉下强行做内转胎位术或强行剥离植入性胎盘或严重粘连胎盘时，均可引起子宫破裂。

本例发生子宫破裂的原因主要在于胎儿较大，行产钳术助娩，同时腹部暴力加压导致不完全性子宫破裂。产钳助产术属于阴道助产的一种方式，主要适用于产妇患有各种合并症及并发症需缩短第二产程、宫缩乏力致第二产程延长及胎儿窘迫等情况。

子宫破裂按发生原因，分为自然破裂及损伤性破裂；按其破裂部位，分为子宫体部破裂和子宫下段破裂；按其破裂程度，分为完全性破裂和不完全性破裂。子宫破裂多发生于分娩期，通常是个渐进性发展的过程，多数可分为先兆子宫破裂和子宫破裂两个阶段。

1. 先兆子宫破裂　常见于产程长、先露下降受阻时出现，且子宫病理缩复环形成、下腹部压痛、胎心率异常和血尿，是先兆子宫破裂的四大主要表现。

2. 子宫破裂　根据破裂程度，可分为不完全性与完全性两种。

（1）不完全性子宫破裂：多见于子宫下段剖宫产切口瘢痕破裂，常缺乏先兆破裂症状，仅在不全破裂处有明显压痛、腹痛等症状。患者常感腹部剧烈疼痛，有撕裂感，气促，胸前不适，烦躁不安。腹腔内无明显出血，胎儿及附属物尚在宫腔中。由于出血量一般较少，故较少发生虚脱或休克，但常有阴道出血。若肌层的断裂位于子宫侧壁，则血可渗入阔韧带内而形成血肿，腹部检查时，下腹部有明显压痛，在子宫一侧扪及逐渐增大且有压痛的包块，可发生放射性腿痛、肩痛等。此时子宫可仍有阵缩，胎心可闻及，但常因缺氧而出现胎儿窘迫。若不全破裂发生在第二产程，分娩尚可自然结束。

（2）完全性子宫破裂：继先兆子宫破裂症状后子宫完全破裂一瞬间，产妇突然感到撕裂状剧烈腹痛。子宫强烈收缩骤然消失，腹痛暂时缓解，但随着血液、羊水及胎儿进入腹腔，很快又感到全腹疼痛。孕妇出现面色苍白、脉搏加快、微弱，呼吸急促，血压下降等休克征象。腹部检查时有全腹压痛及反跳痛，可叩及移动性浊音，在腹壁下可清楚扪及胎体。子宫缩小，位于胎儿侧方。胎心胎动消失。阴道检查可见鲜血流出，量可多可少。如撕裂延及宫颈者则外出血明显。拨露或下降中的胎先露部上升或消失（胎儿进入腹腔内），曾扩张的宫口可回缩。阴道检查可触及子宫裂口。若裂口延伸累及膀胱致膀胱完全性破裂，则尿液进入腹腔而刺激腹膜使腹痛加剧，导尿时无尿或仅有少许血尿，若膀胱为不完全破裂导尿为血尿。若破裂发生在子宫侧壁阔韧带两叶之间，可形成阔韧带内血肿，此时在宫体一侧可触及逐渐增大且有压痛的包块。有时血肿继续扩大，向上蔓延形成腹膜后血肿。此时外出血不多，但失血症状明显。

临床上典型的子宫破裂结合病史诊断并不困难。不典型子宫破裂临床表现各不相同，诊断较困难。临床上可以观察到腹部的病理性缩复环、小便困难、肉眼血尿或者较强宫缩后突然宫缩消失，宫口不再扩大，产程无进展，伴有或不伴有少量阴道出血，或阴道助产后出现腹痛及阴道出血。有些子宫破裂病例可以毫无症状及体征，尤其当破口未累及血管时患者常无明显症状及体征，这类子宫破裂多发生在剖宫产瘢痕子宫妊娠者，称为妊娠期子宫“静止性”破裂。分娩者多在宫缩时发生，超声检查可以协助诊断。

任何时候发生子宫破裂均应立即行剖腹探查术。目前，应迅速建立静脉通道，补液抗休克的同时，急查血常规、尿常规，急诊生化及凝血系列了解全身情况，密切监测生命体征变化及阴道流血情况，以便早期发现失血性休克及DIC的发生，及时处理。此外，因患者本身大出血，抵抗力低下，随时可能出现感染，严重时感染性休克，败血症危及生命。故应同时加强抗感染治疗。

主任医师

同意主治医师的意见，探查原因分析，本例患者生命体征尚平稳，是因为子宫破裂口未与腹腔相通，未波及大的血管所致。本例子宫破裂的发生，主要是因为高龄多产妇，生育次数多，或由于多次人工流产、引产损伤子宫内膜，致使子宫肌纤维反复伸缩，过分伸展引起子宫肌纤维变性、断裂，弹性减弱，容易发生子宫破裂。此外腹部暴力加压也可加速子宫破裂的发生。

鉴于患者病情危重，入院后严密监测生命体征变化及阴道出血情况等，给予输血、止血及抗生素预防感染等治疗，向患者及其家属交代病情后，下病重通知，急诊行剖腹探查术。

•第一次查房医嘱•

长期医嘱	临时医嘱
剖宫产术后护理常规	血常规
一级护理	尿常规
禁饮、禁食	凝血系列
平卧位	血生化全项
持续低流量吸氧	血型
测血压、脉搏　q2h	心电图
观察子宫收缩及阴道出血情况	备浓缩红细胞　8U
若阴道出血量多则测血压　q15min 一次	备新鲜血浆　800ml
	羟乙基淀粉液　1000ml　ivgtt
留置尿管长期开放通畅	复方氯化钠注射液　500ml　ivgtt
尿道口护理　bid	10%葡萄糖注射液　500ml+10%葡萄糖酸钙注射液　10ml　ivgtt
会阴护理　bid	

续表

长期医嘱	临时医嘱
记录 24 小时出入量	浓缩红细胞 4U ivgtt
下病重通知	地塞米松 5mg 输血前入小壶
0.9%氯化钠注射液 250ml+头孢哌酮舒巴坦 3.0g ivgtt bid	0.9%氯化钠注射液 250ml 输血前后冲管
0.5%甲硝唑注射液 200ml ivgtt qd	10%葡萄糖酸钙注射液 10mg 缓慢静脉推注
	拟定即刻于全身麻醉下行剖腹探查术
	术区备皮
	术前常规准备

【第二次查房】（入院 2 小时后）

住院医师

急诊行剖腹探查术，术中见腹腔内有陈旧性血液及血凝块约 300ml，子宫如妊娠 5 个月大小，质软，色紫红。子宫前壁下段膀胱腹膜反折处明显膨隆，形成一大小约 8cm×14cm×8cm 的血肿，内为淡红色血性液体，可见胎脂、胎粪，吸净液体后见子宫下段不规则裂口，长度约为子宫下段周径的 1/2，血肿延伸至双侧宫旁，左侧近盆壁，上达左侧阔韧带、阔韧带及主韧带，破口边缘组织水肿、质脆、不新鲜，并见胎粪黏附，子宫体收缩欠佳，子宫前壁与大网膜少许膜性粘连，双卵巢外观正常，与双侧输卵管间少许膜性粘连，行子宫全切除术，术程顺利。术后给予补液、抗生素预防感染等支持对症处理。

主治医师

子宫破裂的处理方式有修补缝合子宫、子宫次全切除等。手术方式应根据患者状态、子宫破裂程度、破裂时间及感染程度决定。保留子宫对妇女的生理和心理有着重要意义，应尽量行子宫修补术，若为年轻女性且破裂口不大、边缘比较整齐、子宫动脉未受损伤、破裂时间不足 24 小时、未发现明显感染征象且为不完全子宫破裂，应行子宫修补术；若裂口大、破裂时间长、破裂边缘不整齐、感染征象明显，应及时行子宫次全切除术，若裂伤延至宫颈，应行子宫全切术；若血肿延及阔韧带及肾区，术中应注意避免损伤输尿管，若合并有输尿管及膀胱损伤时应行输尿管及膀胱修复术。

主任医师

临床上非瘢痕子宫破裂的发生是非常罕见的，警惕高危因素，认识临床表现，采取迅速的手术干预，可以改善母儿的预后。特别要警惕不典型的不完全性子宫破裂的发生。一般不完全性子宫破裂是指子宫肌层全部或部分断裂，浆膜层尚未穿破，宫腔与腹腔未相通。而本例中的子宫不完全性破裂是不典型的，为子宫浆肌层的破裂而内膜层尚完整，临床表现为阔韧带内巨大血肿形成致失血性休克，经及时抢救挽救了产妇生命。故对于不明原因休克的产妇，需警惕不典型的不完全性子宫破裂，必要时行剖腹探查术明确诊断同时抢救产妇生命。术中对于阔韧带内有巨大血肿存在时，切忌盲目做大块缝扎止血，必须打开阔韧带，游离子宫动脉及其上行支，推开输尿管及膀胱，才能结扎止血，以避免损伤周围器官。术中应仔细检查膀胱、输尿管、肠管及阴道，如有损伤及时修补。

•第二次查房医嘱•

长期医嘱	临时医嘱
全身麻醉下行子宫全切术后护理常规	10%葡萄糖注射液 500ml+维生素 C 3.0g+酚磺乙胺 3.0g ivgtt
一级护理	氨甲苯酸 0.3g
平卧位	10%葡萄糖注射液 500ml+维生素 B_6 0.2g ivgtt
禁饮、禁食	10%氯化钾注射液 10ml
留置针护理	10%葡萄糖注射液 500ml+10%氯化钾 15ml ivgtt
留置尿管长期开放通畅，每日更换尿袋	复方氯化钠注射液 500ml+10%氯化钾 15ml ivgtt
尿道口护理 bid	
会阴护理 bid	
腹部切口沙袋压迫 6 小时后取下	
腹部腹带辅助	
持续低流量吸氧 6 小时停 2L/min	
监测血压、脉搏、呼吸、血氧饱和度每 15 分钟一次，平稳 2 小时后停止	
下病重通知	
0.9%氯化钠注射液 250ml+头孢哌酮舒巴坦 3.0g ivgtt bid	
0.5%甲硝唑注射液 200ml ivgtt qd	

【随访及预后】

术后患者恢复良好，体温正常，于术后 48 小时后拔除尿管，排尿顺利。术后 7 天拆除缝线，手术切口愈合良好。术后 9 天治愈出院。术后病理报告示“合体细胞子宫内膜炎”。临床诊断：不完全性子宫破裂。

【专家评析】

产钳助产术是为了缩短第二产程而施行的阴道助产术，主要以产钳牵引胎头娩出胎儿。施行产钳助产术一定要严格掌握手术指征和操作规范，如果适应证和禁忌证掌握不当，检查判断失误，操作不熟练或动作粗暴，均可造成严重的母儿损伤，甚至新生儿死亡。产钳助产术引起软产道损伤常见，主要包括阴道和宫颈的裂伤，子宫破裂极为少见，且难以预料，多在产后出血、血压下降时发现。本例为少见的产钳术后子宫破裂个案，发现子宫不全破裂后，积极补液、输血及抗感染等处理及时，重视医患沟通，及时剖腹探查，患者预后良好。

此外，必须指出，基层医院遇到难产，在助产的同时采用腹部加压比较多见，可加速子宫破裂的发生。有报道助产同时腹部用力加压，腹腔脏器破裂大出血导致产妇死亡的情况偶有发生。另外，当生活在经济落后的边远地区，医疗条件差，转诊困难的情况下，孕妇很少能够做到定期产前检查，当孕妇出现难产转送至上级医院时，通常已经发生子宫破裂。故分娩过程中，应严密观察产程，严格遵守诊疗操作规程。

分娩其实是一个自然的过程，在分娩时尽量不要人为干预。做好心理安慰和精神支持，同时密切观察产程进展，并给予及时、正确的指导，使其有一种稳定的心态和对自然分娩的信心，让分娩过程更加人性化。子宫破裂后行子宫全切术的产妇，会对精神及性心理方面产生消极影响，特别是对初产妇保留子宫显得尤为重要。加强产前检查，提高产科技术水平，要深入到农村及偏远山区。有剖宫产史、产道异常及胎位异常的孕产妇应提前住院，提高住院分娩率，是预防子宫破裂发生的有效措施。

（郝 敏 赵卫红）

第三节 羊水栓塞

【病史摘要】

1．入院时情况 患者女性，26岁，因“停经39周，阴道少量血性分泌物1天”于2011年6月8日入院。LMP：2010年9月8日。EDM：2011年6月15日。妊娠期基本顺利，无外伤史及近期性生活史，定期产前检查。患者于2011年6月7日下午出现少量阴道血性分泌物，偶有下腹紧缩感，遂以“先兆临产”收住院。

2．既往史 患者2008年因“多发性子宫肌瘤”行肌瘤剔除术，无高血压、结核、肝炎及糖尿病等病史。对“环丙沙星”过敏。

3．月经、婚育史 患者平素月经规律，14岁初潮，月经周期28～30天，月经期4～5天，无痛经。25岁结婚，夫同岁，G_0P_0。

4．体格检查 T 36.8℃，P 80次/分，R 20次/分，BP 105/80mmHg。发育正常，营养中等，神清语利。全身皮肤、黏膜未及皮疹、黄染及出血点，浅表淋巴结未触及。心率80次/分，各瓣膜听诊区未闻及杂音，双肺呼吸音清，未闻及干、湿啰音。脊柱生理弯曲存在，四肢活动自如。

5．产科检查 腹部膨隆如孕足月，无压痛，下腹见一长约11cm横行瘢痕，未触及宫缩，宫高34cm，腹围96cm，胎方位：左枕前位（LOA），胎心率142次/分，骨盆外测量26cm、29cm、21cm、9cm，肛查宫口未开，先露头，固定，位于S^{-1}。

6．辅助检查

（1）实验室检查：2008年2月10日检查结果显示血型O型；血常规示WBC 10.0×10^9/L，Hb 120.0g/L，RBC 3.5×10^{12}/L，PLT 250×10^9/L；尿常规、肝功能肾功能未见异常；PRP（－），HIV抗体（－）；糖筛查：6.8mmol/L；入院后检查

血常规示 WBC 10.8×10^9/L，Hb 110.0g/L，RBC 3.25×10^{12}/L，PLT 220×10^9/L；尿常规正常；凝血系列示 PT 12.4 秒，TT 15.1 秒，FIB4.1 秒，APTT 30.2 秒。

（2）2008 年 4 月 4 日心电图、胸部 X 线片未见异常；妊娠期多次 B 超检查未见异常。

7．入院诊断 ①G_1P_0，宫内妊娠 39 周，单活胎，LOA，先兆临产；②瘢痕子宫（子宫肌瘤剔除术）。

因瘢痕子宫于 2005 年 6 月 9 日上午 9：40 在连续硬膜外麻醉下行子宫下段剖宫产术，术程顺利，破膜见羊水清，约 600ml，9: 55 徒手托出一男活婴，体重 3300g，Apgar 评分 1 分钟评 9 分，5 分钟评 10 分，胎盘胎膜娩出完整。术毕查宫底平脐。术中失血约 200ml，尿量 200ml，输液 1000ml。10: 30 返回病房，出现畏寒、寒战，BP 106/68mmHg，P 90 次/分，给予吸氧、异丙嗪 25mg 肌内注射后好转。11: 50 阴道流血量多，腹部伤口敷料 1/2 被渗血湿透，P 86 次/分，BP 101/60mmHg，心肺听诊无特殊，腹部较胀，移动性浊音（－），腹部伤口见活动性渗血，未见血肿，子宫硬，宫底位于脐上一横指，按压宫底见较多血液及凝血块涌出，术后至今阴道出血共 400ml，伤口渗血 30ml。尿色清，术后至今尿量 200ml。

【第一次查房】（手术后 1 小时 30 分）

住院医师

汇报病史如上。本病例特点：患者产后 2 小时内阴道流血量已超过 500ml，产后出血诊断成立。术程顺利，胎盘胎膜娩出完整，术后子宫收缩尚可，且合并腹部伤口活动性出血，考虑凝血功能障碍所致，但究竟是何种因素导致及如何治疗？请上级医师给予指导。

主治医师

产后出血的四大原因为宫缩乏力、胎盘因素、软产道裂伤及凝血功能障碍。目前基本可排除的有胎盘因素、软产道裂伤，宫缩乏力不能完全排除，但患者合并腹部伤口活动性渗血，因而可能性最大的是凝血功能障碍所致。凝血功能障碍包括原发和继发两种。孕妇无合并肝炎及血液系统等疾病，产前凝血功能正常，因此原发的凝血功能障碍可排除。继发性凝血功能障碍的主要病因为胎盘早剥、死胎、重度子痫前期、羊水栓塞引起的弥散性血管内凝血（DIC）。在本病例中，羊水栓塞不能排除，但患者并无明显的烦躁不安、呛咳、呼吸困难等表现，需进一步行辅助检查以协助诊断。

目前，应迅速建立静脉通道，给予补液、输注浓缩红细胞的同时，急查血常规、急诊生化、凝血系列、腹部 B 超等以协助了解出血原因并指导治疗，因不能排除宫缩乏力存在的可能，故应给予按摩子宫、静脉滴注缩宫素，以及肌内注射卡前列素氨丁三醇等措施加强宫缩，密切监测生命体征变化及阴道流血情况，以便早期发现失血性休克及 DIC 的发生，及时处理。此外，患者现剖宫产术后，产后出血，抵抗力低下，随时可能出现感染，严重时感染性休克，败血症危及生命。

故应同时抗感染治疗。

主任医师

同意主治医师的意见。凝血功能异常所致产后出血的病例中，产妇在妊娠前或产前有出血倾向，多系严重的产科并发症如妊娠期高血压疾病、死胎、羊水栓塞、重度胎盘早剥等引起。其表现为胎儿娩出后阴道持续性出血，色鲜红无血块，伴有全身其他部位出血。如发生羊水栓塞时，常伴随 DIC。给予下病重通知，向患者及其家属交代病情变化，立即予吸氧、补液、心电监护，加强宫缩治疗，严密监测生命体征、宫缩、尿量、阴道出血量及血液凝固性检查，待检查结果回报后再进一步分析。

•第一次查房医嘱•

长期医嘱	临时医嘱
剖宫产术后护理常规	血常规
一级护理	凝血系列
禁饮、禁食	急诊生化
平卧位	腹部 B 超
持续低流量吸氧	腹部伤口换药
测血压、脉搏 q2h	0.9%氯化钠注射液 500ml+缩宫素 10U ivgtt
观察子宫收缩及阴道出血情况	卡贝缩宫素 100μg 入小壶
若阴道出血量多则测血压 q15min 1 次	卡前列素氨丁三醇 250μg 深部肌内注射
留置尿管长期开放通畅	复方氯化钠注射液 500ml+10%氯化钾注射液 8ml ivgtt
尿道口护理 bid	10%葡萄糖注射液 500ml+10%葡萄糖酸钙注射液 10ml+
会阴护理 bid	
记录 24 小时出入量	维生素 C 2.0g ivgtt
下病重通知	10%氯化钾注射液 15ml
0.9%氯化钠注射液 100ml+头孢呋辛 1.5g ivgtt bid	浓缩红细胞 2U ivgtt
	地塞米松 5mg 入小壶 输血前
0.5%甲硝唑注射液 200ml ivgtt qd	0.9%氯化钠注射液 250ml 输血前后冲管

【第二次查房】（入院后 2 小时 30 分）

住院医师

患者 BP 110/57mmHg，P 90 次/分，宫底平脐，子宫收缩可，按压时可见不凝血流出，腹部切口仍有渗血。术后至今阴道出血 600ml，伤口渗血 50ml，尿量 300ml。刚才结果已复，血常规示 WBC 11.0×10^9/L，RBC 2.75×10^{12}/L，Hb 81g/L，PLT 117×10^9/L；凝血功能示 TT 21.8 秒，PT 19.9 秒，APTT 41.2 秒，FIB 0.65g/L，FDP＞5μg/ml，D-二聚体＞0.5μg/ml，3P（+）；急诊生化示 K^+ 3.06mmol/L，Ca^{2+} 1.9mmol/L；腹部 B 超示腹腔内未见明显液暗区，提示无明显腹腔内出血。血液内科会诊后，考虑存在 DIC。目前诊断为“产后出血，失血性贫血，凝血功能障碍 DIC？剖宫产术后”。

主治医师

根据凝血功能检查结果，考虑存在 DIC，目前导致 DIC 的原因未明，根据病史，不排除羊水栓塞的可能。诊断羊水栓塞的辅助检查：①下腔静脉或右心房的血内找到羊水成分。②X 线检查显示，约 90%的患者可以出现胸部 X 线片的异常，床边胸部 X 线片检查可见双肺有弥散性点状浸润影，向肺门周围融合，伴右心扩大和轻度肺不张。浸润的阴影可在数天内消失。③CT 检查显示，当羊水栓塞出现脑栓塞时，通过头颅 CT 检查可协助诊断。④心电图检查显示，可见右心房、右心室扩大，ST 段下降。因此，立即申请床边胸部 X 线片及心电图检查，并行锁骨下静脉穿刺，抽取上腔静脉血找羊水成分，同时行 CVP 监测了解心脏负荷状况并指导输液量及速度。

主任医师

向患者及其家属交代，目前没有直接的证据证实患者是羊水栓塞，但患者剖宫产术后 1^+小时宫缩良好而阴道大量出血及伤口活动出血，实验室检查提示血小板下降、PT 延长 5.9 秒、APTT 延长 4.2 秒、FIB 下降、D-二聚体增多、3P（+），高度可疑为羊水栓塞。羊水栓塞抢救成功的关键在于早诊断、早处理，尽早使用肝素。该患者考虑为迟发型羊水栓塞，首先应开放静脉，保持两条静脉通道为输液、抽血及送化验准备，同时立即正压持续给氧，至少用面罩给氧，鼻导管给氧效果不佳，尽量改善肺泡毛细血管缺氧，有利于预防肺水肿的发生，改善脑缺氧及其他组织缺氧，减轻心脏负担。

羊水栓塞的治疗主要针对四个方面：①纠正呼吸循环衰竭，包括解除肺动脉高压、抗休克、防止心力衰竭等。供氧只能解决肺泡氧压，而不能解决肺血流低灌注，必须尽早解除肺动脉高压，才能根本改善缺氧，预防急性右心衰竭、末梢循环衰竭和急性呼吸衰竭。盐酸罂粟碱是解除肺动脉高压的理想药物。②抗过敏：主要使用大剂量糖皮质激素，但应注意，激素反复应用可抑制网状内皮系统功能，使已激活的凝血因子不能及时清除而加重 DIC，故反复应用时应在使用肝素治疗的基础上应用本药。③防止血管内凝血及肾衰竭：由于羊水进入血液内引起凝血因子激活，使血液先处于高凝状态之后在微循环内形成广泛性的微血栓造成消耗性的凝血障碍，最后则为继发性的纤溶亢进，表现为分娩后持续出现多量的阴道流血，且血不凝，出血量与失血量不符，患者出现休克，这种出血有三大特点：自发生、多部位、难以止血。故应及早使用抗凝剂控制 DIC 发展、补充凝血因子Ⅰ及凝血因子，输注新鲜全血（或浓缩红细胞+新鲜冰冻血浆）。值得注意的是，羊水栓塞发展的第三阶段是肾衰竭，因此应注意肾功能监测。④产科处理：密切观察子宫收缩及阴道出血情况。

☆☆☆☆

•第二次查房医嘱•

长期医嘱	临时医嘱
	即刻行锁骨下静脉穿刺术
	胸部 X 线片（床旁）
	心电图
	氢化可的松　500mg　静脉推注
	10%葡萄糖注射液　500ml+盐酸罂粟碱　30mg　ivgtt
	5%葡萄糖注射液　100ml+低分子肝素　25mg　q6h ivgtt（1 小时滴注完毕）
	新鲜冰冻血浆　600ml　ivgtt
	地塞米松　5mg　输血前入小壶
	0.9%氯化钠注射液　250ml　输血前后冲管
	纤维蛋白原　4.0g　ivgtt
	冷沉淀　8U　ivgtt
	地塞米松　5mg　输血前入小壶
	0.9%氯化钠注射液　250ml　输血前后冲管
	明晨急查血常规、凝血系列、纤溶三项、急诊生化
	24 小时尿蛋白定量

【第三次查房】（术后第 1 天）

住院医师

患者昨天锁骨下静脉穿刺抽取上腔静脉血找到少量鳞状上皮细胞和胎脂，羊水栓塞诊断明确，胸部 X 线片和心电图未见异常。经治疗后阴道出血量逐渐减少，腹部伤口渗血停止，体温、血压、脉搏、血氧饱和度及尿量正常，CVP7～9cmH_2O，宫底平脐，宫缩良好。今天 7 时查血常规示 WBC 11.0×10^9/L，RBC 2.85×10^{12}/L，Hb 83g/L，PLT 100×10^9/L；凝血功能示 TT 20.2 秒，PT 14.2 秒，APTT 38.5 秒，FIB 2.15g/L；纤溶三项：FDP＞5μg/ml，D-二聚体＞0.5μg/ml，3P（+）；急诊生化：K^+3.36mmol/L，Ca^{2+}2.0mmol/L；其余检查正常。患者现病情基本稳定。

目前诊断：①G_1P_1，宫内妊娠 39^{+1} 周，分娩，单活胎，左枕前；②瘢痕子宫；③产后出血；④DIC；⑤羊水栓塞。

主治医师

羊水栓塞是指分娩过程中羊水进入母体血液循环引起的肺栓塞、凝血功能障碍、多脏器功能衰竭等严重并发症的一种综合征。分为急性和迟发性羊水栓塞，急性羊水栓塞多在发病几分钟或 3 小时内死于肺栓塞、肺动脉高压、心力衰竭，存活者发生难以控制的全身广泛性出血，最终死于失血性休克，对未经历肺水肿和心力衰竭，而在阴道分娩后或剖宫产后直接进入大出血状态者，称为迟发性羊水栓塞，病程早期即出现与出血量不成正比的休克。该患者为迟发型羊水栓塞，临床症状不典型，仅表现为 DIC 引起的产后出血。经抢救后现在病情稳定，但仍需定期复查血常规及凝血功能，纠正贫血，维持电解质平衡，密切监测生命体征、阴道流血量及尿量，注意防止感染，并加强伤口护理。

主任医师

羊水栓塞是一种发病率低、但极其凶险的产科并发症，其病死率极高。我们从这一病例所得到的体会有以下几点。

（1）羊水栓塞的早期诊断有一定难度。过去认为，从血涂片中找到羊水有形成分，是确诊羊水栓塞的可靠依据。最近有研究显示，在正常孕妇的血液中也可见到鳞状细胞、滋养叶细胞及来源胎儿的其他碎片，鉴于从血涂片中找到羊水有形成分既不敏感，又不特异，所以临床上诊断羊水栓塞主要根据临床症状和体征，对非典型病例，通过排除其他原因后确诊。一旦出现羊水栓塞的前驱症状或高度怀疑羊水栓塞者，应当机立断，采用各项急救措施，做到边诊断边治疗，为抢救成功赢得宝贵时间。

（2）羊水栓塞的处理关键是快速阻止病情的发展。目前认为羊水栓塞与羊水中的内皮素和体液因素（包括前列腺素、白三烯、蛋白水解酶、组胺、5-羟色胺等）的作用直接相关。当羊水进入母血循环，引起过敏反应和机械性阻塞，从而导致肺血管痉挛、呼吸循环衰竭及DIC为先导的多器官功能衰竭综合征。因此一旦诊断，应即刻开放静脉通路、呼吸通路，并针对羊水栓塞的病理生理不同阶段的变化及时处理，进行抗过敏、解除肺动脉痉挛及支气管痉挛、抗迷走神经兴奋、抗休克、纠正低氧血症、纠正DIC等积极治疗。对于羊水栓塞表现不典型者，如胎儿娩出后短时间内出现无法解释的休克及子宫出血不凝时，应及早纠正DIC。

（3）加强监测，维持血流动力学稳定。一旦高度怀疑羊水栓塞，立即行颈静脉或锁骨下静脉插管，既可了解中心静脉压指导补液量，又可采集血样，做凝血功能检查及查找羊水有形成分。

（4）首选肝素抗凝纠正凝血障碍。凡临床上怀疑羊水栓塞者，应立即使用肝素。主张间歇静脉滴注，肝素25mg加5%～10%葡萄糖溶液100～150ml，在30～60分钟滴注完毕，以后每4～6小时静脉滴注1次，每天总量不超过200mg。重复用药需在试管法凝固时间监测下应用。应用肝素2～4小时后抽取静脉血，观察凝血时间，正常值15～30分钟，若凝血时间＜12分钟，说明肝素用量不足；若凝血时间≥30分钟，而出血更明显，要考虑肝素过量或DIC发展至纤溶亢进期。对于以DIC为主的表现不典型的羊水栓塞患者，在首选肝素抗凝的基础上输新鲜血、血浆及血小板悬液等。

【随访及预后】

产妇病情恢复良好，术后第8天伤口拆线，愈合良好，母儿于术后第9天出院。

【专家评析】

羊水栓塞是一种罕见、凶险的分娩并发症，病死率极高，国内外报道为70%～85%。其发病机制尚未完全明了，可能与产妇高龄、多产、宫缩过强、孕妇本身过敏体质有关。

典型羊水栓塞可分为下述三个时期。

第一时期：动脉高压和心肺功能衰竭期（休克期）。由于肺动脉高压导致的心力衰竭及急性呼吸衰竭，近来认为是变态反应引起的过敏性休克。在分娩的第一产程末或第二产程宫缩较强时，以及胎儿娩出后的短时间内，产妇突然出现烦躁不安、寒战、恶心、呕吐、气急等先兆症状；继而出现呛咳、发绀、呼吸困难、心率加快且进行性加重，面色苍白、四肢厥冷，血压下降，也可发生昏迷和抽搐。肺部听诊可出现湿啰音。严重者发病急骤，仅惊叫一声或打一个哈欠，血压即消失，呼吸、心搏骤停，迅速死亡约占 1/3，另外 1/3 在约 1 小时内死于心肺功能衰竭。

第二时期：凝血功能障碍期。当产妇渡过心肺功能衰竭和休克阶段，约有 1/3 的幸存者，出现凝血功能障碍，初期为抽血时血液凝固，很快即可发展到低凝期，发生难以控制的全身性广泛出血，大量阴道出血、手术切口及创面出血、全身皮肤黏膜出血甚至出现消化道大出血。部分患者还可以出现溶血，血红蛋白很快下降，纤维蛋白下降，胆红素进行性上升，出现血红蛋白尿。

第三时期：急性肾衰竭期。由于循环衰竭引起肾缺血、缺氧，DIC 前期形成的血栓堵塞肾的小血管，引起的肾脏器质性损害及肾衰竭，产妇可出现少尿、无尿和尿毒症表现，最终导致多脏器功能衰竭，主要是在短时间内可发生脑、肝、肾等重要脏器的衰竭。

典型病例症状可顺序出现，但患者有个体差异，在每一位患者不一定同时出现，也不是必须按顺序出现，在诊疗中应当引起重视。不典型者可仅表现为休克或 DIC。

羊水栓塞的发生有 3 个必备条件：胎膜破裂、宫缩强烈及子宫开放的血管与羊水接触。

针对羊水栓塞的诱因我们应采取以下防范措施：①严格掌握医疗指征。在产程处理中严格掌握医疗指征，而不能盲目凭经验去干预产程的自然进展。②避免子宫收缩过强。产程中若宫缩过强甚至强直性宫缩时应及时妥善处理，可使用镇静药（如哌替啶、地西泮）或减少子宫张力的药物如硫酸镁、利托君（羟苄羟麻黄碱）。有指征使用缩宫素或前列腺素时，一定要设专人监护产妇的宫缩及胎心率变化。③早期识别羊水栓塞的前期症状，高度警惕产后出血与迟发型羊水栓塞的鉴别。④严格掌握剖宫产术指征。⑤人工破膜时应避开子宫收缩期，在宫缩间歇期进行。⑥妊娠期羊膜腔穿刺术应用细的腰穿针，并在 B 超指示下进行。⑦中期妊娠流产钳刮术应先破胎膜，待羊水流尽后再钳刮，切勿在羊水尚未流尽或刚破膜后立即钳刮。

总之，羊水栓塞发病凶猛，要求产科医务人员熟知羊水栓塞的病理特点及抢救措施。注意过敏体质孕妇，减少不必要的和不合理的干预；面对突发病情，及早做出判断和处理，为有效复苏争取时间。

（郝 敏 赵卫红）

第四节 脐带脱垂

【病史摘要】

1．入院时情况 患者女性，38岁，因“停经7月余，阴道流液3天，发现脐带脱垂1小时”急诊入院。停经17周开始在当地医院定期产检，未见明显异常。入院前3天患者无明显诱因出现阴道流液，不伴腹痛，遂就诊于当地医院，诊断为“胎膜早破”，给予地塞米松促胎肺成熟，硫酸镁抑制宫缩，抗生素预防感染等对症支持治疗3天。入院前1小时，患者起床时脐带脱出阴道外，阴道检查宫口开＞2cm，予以手法还纳脐带未成功，羊水清，胎心率116～130次/分。因患者及其家属要求，急诊转入本院。

2．既往史 既往体健，无高血压、糖尿病、心脏病等病史，无药物过敏史。

3．月经、婚育史 患者平素月经规律，14岁初潮，月经周期30天，月经期5天，无痛经。26岁结婚，夫同岁，G_3P_2，7年前自然分娩一男活婴，1年前妊娠7^+月早产1次。

4．体格检查 T 36.5℃，P 70次/分，R 20次/分，BP 115/70mmHg。发育正常，神清语利，全身皮肤、黏膜未及皮疹、黄染及出血点。双肺呼吸音清，未闻及干、湿啰音。心界不大，心率70次/分，律齐，未闻及病理性杂音。妊娠腹型，全腹未触及压痛及反跳痛。脊柱生理弯曲存在，四肢活动自如。

5．产科检查 宫高33cm，腹围96cm，骨盆外测量25-27-20-8cm，宫缩规律，胎膜已破，阴道内见纱布及脱出脐带，宫口开＞2cm。

6．辅助检查 血常规示红细胞3.61×10^{12}/L，白细胞15×10^{9}/L，血红蛋白98g/L，血小板236×10^{9}/L，凝血酶原12.6秒，活化部分凝血激酶时间24.1秒。B超检查示LOA，双顶径8.6cm，股骨长度6.5cm，宫内单活胎，羊水深度2cm。胎儿监护：宫缩40～60秒/（1～2）分，胎心基线130～150次/分，频繁重度变异减速波及延长减速波。

7．入院诊断 ①G_3P_2，妊娠33^{+2}周，LOA，活胎早产，临产；②胎膜早破；③脐带脱垂；④胎儿宫内窘迫。

【第一次查房】（入院时）

住院医师

汇报病史如上。本病例特点：患者停经7月余，阴道流液3天，发现脐带脱垂1小时，已于外院手法还纳脐带未成功，急诊转入本院。入院查阴道内见纱布及脱出脐带，宫口开＞2cm。目前诊断明确，脐带脱垂是一种严重威胁围生儿生命安全的产科分娩期并发症。若脐带受压到胎儿娩出时间小于5分钟，则预后较好。若在 10 分钟内娩出死亡率为 5.5%。究竟是何原因导致脐带脱垂，接下来该如何处理？请上级医师给予指导。

主治医师

胎膜破裂时，脐带脱出于宫颈口外，降至阴道甚至外阴，称脐带脱垂。其发生率为 0.4%～10%。根据脐带下垂程度及胎膜是否破裂而分为 3 类：①胎膜破裂，脐带在先露部之前滑出宫口，降至阴道甚至外阴者，称脐带脱垂；②不论胎膜破裂或未破，凡脐带旁置于先露部一侧，夹在先露部与子宫下段软组织之间，一般检查不能触及，称隐性脐带脱垂；③胎膜破裂前，脐带即已滑至先露部的前方，称脐带先露，如前羊水囊突出，则脐带可能已脱出宫口。

脐带脱垂容易发生在胎先露部尚未衔接时：①头盆不称、胎头入盆困难；②胎位异常，如臀先露（以足先露发生概率最高）、肩先露、面先露、复合先露等；③胎儿过小，早产儿偏小或多胎妊娠时第二胎娩出前；④羊水过多；⑤胎膜早破；⑥脐带过长；⑦脐带附着异常及低置胎盘等。脐带脱垂对母儿威胁极大，对产妇而言，可增加剖宫产率，母体损伤及感染率增加。对胎儿而言，脐带受压于胎先露和骨盆之间，胎儿血液循环受阻，引起胎儿缺氧，如果血液循环受阻超过 7～8 分钟，则胎心消失，胎死宫内。

有脐带脱垂危险因素存在时，应警惕有无脐带脱垂。若胎膜未破，于胎动、宫缩后胎心率突然变慢，改变体位、上推先露及抬高臀部后迅速恢复者，应考虑有脐带隐性脱垂的可能，临产后应行胎心监护。监护手段可根据条件而定，产时可使用胎儿监护仪、超声多普勒或听诊器监测胎心率，以及行胎儿生物物理监测以了解胎儿情况，并可用 B 型行超声检查，有助于判定脐带位置，用阴道探头显示会更清晰。若已破膜更应警惕。一旦胎心率出现异常时，应立即做阴道检查，注意有无脐带脱垂和脐带血管有无搏动，不能用力去触摸，以免延误处理时间及加重脐血管受压。在胎先露部旁或胎先露部下方以及在阴道内触及脐带者，或脐带脱出于外阴者，则确诊无疑。

一旦发现脐带先露或脱垂，胎心尚存在，或虽有变异而未完全消失或刚突然消失时，提示胎儿尚存活，应在数分钟内娩出胎儿，宫口已开全，胎头已入盆，应立即行产钳术或胎吸引术；臀位能掌握臀牵引技术者，应行臀牵引术；肩先露时，能掌握内倒转技术及臀牵引术者，可立即实行。后两者若为经产妇，则较易实施。实施臀牵引术无把握者，尤其是初产妇，仍应行剖宫产术。若宫颈未完全扩张，应立即行剖宫产术。在准备期间，产妇应采取头低臀高位，必要时用手将胎先露部推向骨盆入口以上，以减轻脐带受压，术者的手保持在阴道内，使胎先露部不能再下降，以消除脐带受压，脐带则应消毒后回纳阴道内。对于脐带隐性脱垂、胎膜未破，宫缩良好者，应取头臀高位（侧卧或仰卧），密切观察胎心率，待胎头入盆，宫颈逐渐扩张，胎心仍保持良好者，可经阴道分娩。若为臀足位或肩先露者，均应行剖宫产术。

主任医师

同意上述医师意见。脐带脱垂关键在于早期诊断，早期诊断又在于严密观察产程，密切注意胎心的变化。在具体处理方面，当时宫颈扩张程度至关紧要，其次如胎位、产次、骨盆等，皆应考虑。

（1）对于脐带先露，由于胎膜完整，先露脐带为前羊水所保护，在宫缩时脐带也不致受到严重压迫，宫缩间隙压迫即可全部缓解。如已足月，胎心良好，应行剖宫产术。如坚决不被接受时，则垫高臀部，侧卧于脐带旁置的对侧位，并尽可能防止胎膜破裂。宫口未开全前，劝阻产妇施用腹压，不向下屏气。待宫口开全后，再根据当时脐带部位及先露高低施行内倒转，臀位牵引还是产钳牵引。但这种处理对胎儿危险性很大，对母体也有影响，应反复与患者及其家属说明。

（2）对于脐带脱垂，一经诊断应立即使产妇取臀高位或胸膝卧位，如脐带脱垂程度重或胎儿窘迫情况严重，则用内诊手上推胎头至骨盆入口以上，以减轻先露部对脐带的压迫。脱出外阴的脐带暂用无菌纱布覆盖，尽可能少触动，并给予胎儿窘迫的一切治疗，同时做好进一步处理准备。经过倒卧位后，胎心转好，宫口如仅部分扩张者，应立即进行剖宫产术。如胎心消失，则等待自然分娩，以免产妇遭受无可救助的手术。但必须审慎，并与家属说明情况。若发现脐带脱垂时，宫口已完全开大或近开全，胎头已位于坐骨棘间径平面下，应迅速应用胎头负压吸引术、产钳术加速分娩，但手术中仍应细致从事，避免过于急促草率，防止对胎儿及产妇的损伤。一般宫口开全或近开全时发现脐带脱垂、胎心存在，对抢救胎儿较有利。

脐带脱垂的处理原则为首先上推胎头或先露，消除脐带受压，同时抑制宫缩，以后再进一步处理。上推胎先露普遍被采纳，但很少采用抑制宫缩，使上推先露减压或回纳脐带造成困难，应注意抑制宫缩在处理脐带脱垂中的重要性。

本例患者诊断明确，在当地医院胎膜早破行保胎治疗过程中，发生脐带脱垂，已行手法还纳但未成功，因脐带受压时间较长，行胎心监护示频繁重度变异减速波及延长减速波。向患者及其家属交代胎儿宫内窘迫、新生儿窒息及早产儿的相关风险，建议立即行子宫下段剖宫产术抢救胎儿，即使如此，仍不除外术后新生儿窒息，抢救无效死亡的风险。积极完善各项术前检查，做好新生儿抢救准备。经反复与患者及家属交代病情后，患者及其家属表示同意手术，签署手术同意书。

•第一次查房医嘱•

长期医嘱	临时医嘱
产科疾病护理常规	血常规
一级护理	尿常规
头低臀高位	凝血系列
暂禁饮、禁食	血生化全项
留置针护理	血型

续表

长期医嘱	临时医嘱
持续低流量吸氧	心电图
测血压、脉搏　q2h	产科超声
0.9%氯化钠注射液　100ml+头孢西丁　2.0g　ivgtt　bid	持续胎心监护
	头孢西丁皮试
	10%葡萄糖注射液　250ml+硫酸镁注射液　20ml　ivgtt（<30 分钟）
	10%葡萄糖注射液　500ml+硫酸镁注射液　ivgtt　40ml
	拟定于即刻在腰麻下行子宫下段剖宫产术
	术前常规准备
	动静脉穿刺置管术
	置静脉留置针于左前臂
	术区备皮
	配血，浓缩红细胞　4U
	术前留置尿管
	术前送手术通知单

【随访及预后】

入院 40 分钟在硬膜外麻醉下行子宫下段剖宫产术，采用子宫下段横切口，术中见羊水胎粪Ⅰ度污染，浅绿色，娩出一早产男活婴转入新生儿 ICU 科，外观无畸形，Apgar 评分，1 评 4 分，2 评 6 分，体重 2300g，胎盘胎膜娩出完整，胎盘大小 15cm×16cm×2cm，重量 400g。脐带长 93cm。产后给予抗生素预防感染，缩宫素促进宫缩等治疗。产后 5 天阴道出血少，子宫收缩好，痊愈出院。

术后诊断：①G_4P_2，宫内妊娠 33^{+2} 周分娩，LOA；②胎膜早破；③脐带脱垂；④脐带过长；⑤新生儿轻度窒息。

【专家评析】

脐带脱垂是真正的产科急诊，无论何种类型的脐带脱垂，脐带介于胎儿先露与盆腔之间受到压迫，引起脐带血流受阻，均可致胎儿急性缺氧缺血，危及胎儿的生命。脐带血液循环阻断超过 7～8 分钟，则发生胎死宫内。但若能及时发现，抢救得力，多数围生儿的预后较好。

脐带是连续胎儿胎盘循环的纽带，若其血运受到影响，如变缓或中断，可导致胎儿严重缺氧、窘迫甚至死亡。脐带脱垂的发生与脐带的长度有关，如先露部与骨盆相称时，脐带长短并非脐带脱垂的主要原因，但当胎头不能衔接时，脐带过长则容易发生脱垂。据统计每 10 例脐带脱垂中有 1 例脐带长度超过 75cm。脐带长度超过 75cm 者，发生脱垂可能性较脐带长度正常（50～55cm）者多 10 倍。分析本例发生脐带脱垂的原因与自身脐带过长有关。但是脐带过长在分娩前无法判断。产前需密切监测胎心监护，对于存在危险因素者应警惕脐带脱垂发生的可能性，一旦发生脐带脱垂，一定要在第一时间还纳于阴道内手托并防止受压，同时立即以最快的速度终止妊娠，抢救胎儿生命。

对于基层医院，无条件行剖宫产术时，应始终保持手向上推胎先露部，减少脐带受压，切不可尝试将脐带再塞入子宫内，应在第一时间将脐带还纳于阴道内手托并上推胎头防止受压，并迅速转运至有条件医院行剖宫产术或进行催产处理。第一产程中一旦发现脐带脱垂，直接在产房行剖宫产术，避免再转运，术后给予足量抗生素预防感染，若发现胎儿已经死亡者，则阴道分娩，但决定分娩方式时，应征求患者及其家属的意愿，争取理解及配合。

减少脐带脱垂的发生，重在预防，重视各种可致脐带脱垂的因素加以避免。①对胎位异常，先露高浮的孕妇提前 1～2 周入院，胎位不正者应在产检时，指导其妊娠 32 周以前注意纠正。②足月妊娠住院孕妇常规行胎心监测及 B 超，及时发现脐带异常。③破膜后要立即听胎心，如有异常并怀疑有脐带脱垂可能时，立即做阴道检查。肛查不能明确诊断，轻度脱垂产妇常易漏诊，且发现脐带脱垂也不能立即进行有效的处理。④严格掌握人工破膜引产适应证：宫颈成熟、完全展平，顶先露、胎头衔接。必须行人工破膜者，应采取高位破膜，以避免脐带随羊水流出时脱出，使羊水缓慢流出并注意检查先露旁是否扪及脐带搏动，阴道内诊手最好等待自发宫缩 1～2 次，胎先露稍下降后再取出。⑤如胎头稍浮动而又必须引产时，应排除头盆不称，刺破胎膜后将胎头推进骨盆入口，包扎腹部，注意卧势，经常听取胎心音。

（郝　敏　赵卫红）

第五节　胎儿窘迫

【病史摘要】

1．入院时情况　患者女性，28 岁，因“停经 8 月余，胎动减少 3 天”于 2006 年 5 月 20 日急诊入院。LMP：2005 年 9 月 18 日。EDM：2006 年 6 月 25 日。停经 40 余天出现恶心，无呕吐，持续 1 个月余好转。停经 4 个月出现胎动，一直较为活跃，定期进行产前检查。既往有慢性高血压病史，于 3 周前检查时发现血压增高明显，达 20.0/13.3kPa（150/100mmHg），尿蛋白（－），未按医师要求服用降压药。近 1 周自觉偶有头痛，近 3 天胎动较以前明显减少，每天约 10 次，幅度较前减弱。遂入院。近期睡眠不良，无眼花及头晕。大小便正常。

2．既往史　既往血压高，妊娠前血压 18.7/12.0kPa（140/90mmHg），未给予治疗。否认糖尿病、肝炎、结核病史。母亲患原发性高血压。

3．月经、婚育史　患者平素月经规律，14 岁初潮，月经周期 28～30 天，月经期 3～4 天，无痛经。28 岁结婚，夫同岁，G_1P_0。

4．体格检查　T 36.1℃，P 92 次/分，R 16 次/分，BP 24.0/16.0kPa（180/120mmHg）。

一般状况良好，眼睑无水肿，巩膜无黄染，结膜略苍白，口唇无发绀。颈静脉无怒张。呼吸平稳，双肺呼吸音清，未闻及啰音。心界向左侧扩大，心律齐，心率92 次/分。妊娠腹型，腹壁未见水肿，肝脾均未触及，无移动性浊音。双下肢中度水肿。

5．产科检查　腹围 102cm，宫高 27cm，骨盆外测量 25-28-20- 9.5cm。胎先露为头，浮，胎方位左枕前，胎儿估重 2600g，胎心率 170 次/分。无宫缩，未破膜。肛诊示宫颈管未消失，宫口未开，胎头棘上 3cm 以上。

6. 辅助检查　外院血常规示 WBC 12.0×10^9/L, RBC 4.1×10^{12}/L, Hb 112 g/L, PLT 162×10^9/L；尿常规示蛋白（++）；血型为 B 型。

7．入院诊断　①G_1P_0，宫内妊娠 35 周；②胎儿窘迫？③慢性高血压并发子痫前期。

【第一次查房】（入院时）

住院医师

汇报病史如上。本病例的主要临床特点为育龄期女性，停经 35 周，既往有慢性高血压病史，于妊娠后期伴随血压不断升高，出现胎动减少的症状，胎儿心动过速，胎心率 170 次/分，考虑存在胎儿窘迫。为进一步明确诊断及指导治疗，应进行哪些检查及其意义？判断胎儿窘迫常用的辅助检查有哪些？请上级医师给予指导。

主治医师

胎动是胎儿存活的良好标志，胎动自我计数可及时而经济地提供胎儿宫内安危。孕妇在妊娠 16～20 周时开始自觉胎动，并随着孕龄增加而胎动逐渐变强，且次数增多。妊娠 29～38 周到达高峰，分娩前 2 周胎头入盆而胎动减少。胎儿宫内窘迫初期表现为胎动过频，继而转弱及次数减少，进而消失。出现胎动减少，尤其连续 2 天胎动 12 小时不足 10 次者应予以重视，感到胎动消失更应高度警惕，需进一步监护。目前临床上判断胎儿宫内安危，诊断有无胎儿窘迫，常用的辅助检查手段有下述几种。

1．无应激试验（non-stress test, NST）　是妊娠期孕妇安静、无宫缩状态下，观察胎心率随胎动变化情况。简易判断标准：①正常胎心率基线在 120～160 次/分；持续胎心率＞160 次/分，为胎儿心动过速；胎心率＞180 次/分，为重度胎儿心动过速；胎心率＜110 次/分，为胎儿心动过缓；胎心率＜100 次/分，为重度胎儿心动过缓。持续的胎儿心动过速和胎儿心动过缓，经变换体位和吸氧仍不见好转者，应可疑为胎儿窘迫。②胎心率基线变异：振幅为 10～25 次/分；周围为≥6 次/分。低于此标准为变异减少。持续的变异减少或消失，为胎儿窘迫的可疑征象。但应注意，孕妇长期应用镇静药或硫酸镁，可导致胎心率基线变异减少；胎儿睡眠期可有暂时性减少，诊断时应加以鉴别。③在满足前 2 项正常标准基础上，监测 20 分钟，有两次以上胎动并伴有 15 次/分以上，持续 15 秒以上的胎心率加速为 NST 反应型，是胎儿宫内安全的象征。若无胎动及胎动时加速反应，则为 NST

无反应型，应提高警惕并进一步进行以下检查。

2. *声音振动刺激试验*　当 NST 出现无反应型时，用一定波长的声音振动器在孕妇腹部胎头附近对胎儿进行刺激，用于唤醒胎儿，以鉴别胎儿睡眠还是病理性的胎动消失。如果出现胎动并伴有胎心率加速，为胎儿正常的表现。如达不到上述标准，应警惕胎儿有慢性宫内窘迫的可能。

3. *缩宫素激惹试验*（oxytocin challenge test，OCT）　又称为宫缩应激试验（contraction stress test，CST）。了解宫缩负荷后胎盘一过性缺氧时胎心率的变化，了解胎儿的储备能力，有助于除外 NST 假阴性，对诊断慢性胎儿宫内窘迫较有价值。宫缩后胎心率基线及微细变异正常，或伴有一定的胎心率加速为胎儿正常的表现。如果宫缩后出现胎心率减速，见于以下三种类型，分别具有不同的临床意义。

（1）早期减速：指子宫收缩同时伴有胎心率减速，幅度＜50 次/分，持续时间少于 15 秒，宫缩结束后胎心率迅速恢复。早期减速多见于分娩过程中，尤其是第一产程末、第二产程时胎头受压，脑血流一过性减少的表现，并非胎儿窘迫。

（2）晚期减速：指子宫收缩开始一段时间后胎心率减慢，下降幅度＜50 次/分，持续时间长，宫缩缓解后胎心率迟迟不能恢复正常，是胎儿宫内窘迫的表现。分娩过程或宫缩应激试验时，出现胎心率晚期减速，应予以告诉重视。

（3）变异减速：胎心率减速与宫缩无固定关系，也可出现于无宫缩的妊娠期。胎心率减速突然出现，幅度常可超过 70 次/分，持续时间长短不一，恢复也迅速。变异减速一般认为与脐带因素有关，常由脐带受压、牵拉、打结、血流一过性受阻引起。孕妇仰卧位低血压综合征时，也可出现变异减速，后者经变换体位后迅速好转。

4. *胎儿生物物理评分*（biophysical profile score，BPS）　最早在 1980 年由 Manning 提出，是在 30 分钟内对胎儿呼吸运动、胎动、肌张力、羊水量做出评价的监护手段，结合 NST 共 5 项指标，每项满分为 2 分，共 10 分，如总分≤6 分则表明有宫内缺氧的可能。见表 22-1。

表 22-1　Manning 评分法

项目	2 分（正常）	0 分（异常）
无应激试验（20 分钟）	≥2 次胎动伴胎心率加速 ≥15 次/分，持续≥15 秒	＜2 次胎动，胎心率加速 ＜15 次/分，持续＜15 秒
胎儿呼吸样运动（20 分钟）	≥1 次，持续≥30 秒	无，或持续＜30 秒
胎动（30 分钟）	≥3 次躯干和肢体活动（连续出现计 1 次）	≤2 次躯干和肢体活动；无活动肢体完全伸展
肌张力	≥1 次躯干和肢体伸展复屈，手指，摊开合拢	无活动；肢体完全伸展；伸展缓慢，部分复屈
羊水量	羊水暗区垂直直径≥2cm	无；或羊水最大暗区垂直直径＜2cm

BPS目的在于发现胎儿在宫内可能发生不良结局的风险，以决定是否需要进一步评价、引产或行急诊剖宫产术以挽救胎儿生命。BPS的生理、病理基础在于胎膜未破、胎儿肾功能和泌尿道结构正常时低氧血症及由此引起的胎儿中枢神经系统管辖下的行为改变（如胎心变化、胎动、肌张力的变化），同时，低氧血症引起局部血流重新分布，致使胎儿肾血流减少，肾脏滤过减少，少尿，羊水量减少。此外，有些因素如孕龄，使用激素、硫酸镁，探头在母体腹部过度用力等也会影响BPS的结果。

BPS唯一的问题是需要的时间至少30分钟以上，并需要专业训练的超声人员进行观察。Clark等在1987年提出改良的BPS，即声刺激下的NST+AFI(＜5cm)。此方法仅需10分钟完成。目前认为改良的BPS（MBPS）可用于一线筛查，如有异常，再做BPS。

5. 羊水量的检查　慢性胎儿宫内缺氧时，由于血流再分配机制，即胎儿为了保证自身重要器官氧分及营养物质的供应，心、脑、肾上腺血管扩张，血流量增加；而皮肤、肌肉、肠管、肾脏等外周血管收缩，血流量减少，引起胎儿尿量减少。尤其对于以往羊水量正常的孕妇，或有合并症的孕妇，一旦出现进行性羊水减少，应高度警惕慢性胎儿宫内窘迫的可能性。

6. 胎儿血流波形检测　以多普勒超声记录脐动脉血流速度波形，观察脐带动脉及大脑中动脉血流变化，可早期发现胎儿窘迫。常用的指标有下述几种。

（1）S/D比值：即收缩期流速波形的最大测定值与舒张期流速波形的最小测定值之比。一般认为，30～32周以后S/D值＜3。若妊娠30周以后＞3，为胎盘血流阻力增加的表现，胎儿慢性宫内缺氧的发生率增加。

（2）脐带动脉阻力指数（RI）和搏动指数（PI）：是反映胎盘血流阻力的指标。正常值各孕周差异较大，如果指数值增加，超过同孕周均值2个标准差以上者，为胎儿-胎盘循环阻力增加的表现。

（3）脐带动脉舒张末期血流中断与反流：当脐带动脉血流速度波形图上出现舒张末期血流中断与反流图像，提示胎儿宫内窘迫，预后不良。此波形也可见于胎儿心血管系统严重畸形及胎儿水肿。

7. 胎儿头皮血样检查（fetal blood sample，FBS）　20世纪60年代开始应用于临床，通过适当地采集胎儿头皮毛细血管血样测定pH，pH≥7.25为正常，pH 7.21～7.24为可疑，pH≤7.20为异常。

主任医师

同意以上分析，慢性高血压并发子痫前期是胎儿窘迫的高危因素，目前高度考虑胎儿窘迫存在，胎儿窘迫是指胎儿在子宫内因急性或慢性缺氧危及其健康和生命的综合症状，发病率为2.7%～38.5%。急性胎儿窘迫发生在分娩期，多因脐带异常、前置胎盘、胎盘早剥、宫缩过强、产程延长及休克等引起。慢性胎儿窘迫常发生在妊娠晚期，常延续至临产并加重，多因妊娠期高血压疾病、慢性肾炎、糖尿病等引起。使用上述各项辅助检查时应注意下述几方面。

1. 有关胎动计数国外有两种计数方法。①CARDIFF 法：上午 9 时开始，孕妇卧位或坐位计数胎动，记录计数 10 次胎动所需时间，12 小时内应计数到 10 次胎动；②SA-DOVSKY 法：进餐后 1 小时，孕妇卧位计数胎动，至少应该感到 4 次胎动。

胎动计数在预测胎儿宫内安危方面有以下临床意义：

（1）对可能出现不良围产结局的高危孕妇，自 26～32 周始应每天监测胎动（Ⅰ-A）。

（2）无不良围生结局高危因素的健康孕妇，应该知晓妊娠晚期计数胎动的重要性，自觉胎动减少时立即计数胎动（Ⅰ-B）。

（3）若胎动<6 次/2 小时，应进一步对母体、胎儿做出全面评价，包括 NST 和（或）BPS，在采取干预措施前排除胎儿畸形（Ⅲ-B）：①NST 正常，无高危因素，则继续每天计数胎动（Ⅲ-B）；②NST 正常，有高危因素或临床怀疑 FGR 或羊水过少，24 小时内评价 BPS 或羊水量，正常则继续每天计数胎动（Ⅲ-B）；③NST 不典型或异常，尽快进一步评价［BPS 和（或）CST 及羊水量的评价］（Ⅲ-B）。

2. NST 预测胎儿出生时代谢性酸中毒的阳性预测值仅为 44%。在具有高危因素的孕妇中应用 NST 进行产前监护可以明显减少死胎的发生（Ⅱ-2，Ⅱ-3），但 NST 有反应型在随后 1 周内的临床意义存在 0.3%的假阴性率和 50%的假阳性率。临床运用 NST 的建议：①有不良围生结局高危因素时，行产前 NST（Ⅲ-B）；②NST、胎动正常，无羊水过少时，不需行 BPS 或 CST（Ⅲ-B）；③尽早评价胎儿监护结果。

3. CST 目的是评价胎儿于宫缩时子宫胎盘灌注相对不足的应急能力，但禁忌阴道分娩的患者禁用，有早产风险的患者慎用。CST 结果的假阴性率为 0.04%（Ⅱ-1），假阳性率为 30%（Ⅱ-3）。临床运用 CST 的建议：①出现不典型 NST 时，行 CST 以预测产时子宫胎盘功能，同时结合临床情况，有助于决定分娩时机和方式（Ⅲ-B）；②不宜阴道分娩者不行 CST（Ⅲ-B）；③CST 应在具备施行急诊剖宫产条件的医疗机构进行（Ⅲ-B）。

4. 脐动脉多普勒研究不能作为整个孕妇人群的筛查手段，在合并有生长受限或高血压/子痫前期的孕妇中脐动脉多普勒评价具有作用（Ⅰ-A）。最常用的脐动脉多普勒分析波形是 S/D 值，但舒张期血流的存在较 S/D 绝对值更具有临床意义。明确脐动脉波形异常后进行干预可降低 38%有风险妊娠的围生儿死亡率（可信区间 15%～55%）（Ⅰ-A）。在预测胎儿状况不良时，脐动脉多普勒的敏感度为 50%，将 MBPS 和脐动脉多普勒联合使用，其敏感度可达 70%。临床运用胎儿多普勒脐血血流检查的建议：①脐动脉多普勒血流测定不作为健康孕妇的筛查试验，尚无证据显示其在健康孕妇中有使用价值（Ⅰ-A）；②疑有胎盘功能不良的孕妇（如疑有胎儿生长受限或胎盘病变时），行脐动脉多普勒血流测定以评估胎儿胎盘循环

（Ⅰ-A）；③结合其他临床因素，出现脐动脉舒张末期血流减少、缺失或反向时应加强胎儿监护或考虑分娩，在需用糖皮质激素促胎肺成熟时，应加强胎儿监护，一旦出现脐动脉舒张末期反向血流，应尽快分娩（Ⅱ-1B）。

5．临床对 FBS 的建议：①胎心监护结果异常时，建议行检测，除非已经有胎儿急性缺氧的确切证据；②在无技术困难或禁忌证情况下，对疑有胎儿酸中毒者计划行助产前，应做 FBS 检测；有胎儿急性缺氧的确切证据（如延长减速超过 3 分钟），可不行 FBS 而直接准备急诊终止妊娠；③在孕妇左侧卧位时行 FBS；④如持续胎心监护依然异常，而 FBS 结果正常，应在 1 小时内重复 FBS，若还有进一步异常，则缩短重复 FBS 的时间；⑤如持续胎心监护依然异常，而 FBS 结果可疑，应在 30 分钟内重复 FBS，若还有进一步异常，则缩短重复 FBS 的时间；⑥如 FBS 第二次检测后持续胎心监护无变化，FBS 结果稳定，第 3 次/更多的 FBS 可以推迟进行，除非胎心监护出现新的异常情况。FBS 禁忌证包括母体感染（如 HIV、肝炎病毒、单纯疱疹病毒）、胎儿出血性疾病（如血友病）、早产（妊娠＜34 周）。

此外，为明确病情严重程度，还应对孕妇进一步检查，包括下述检查。①心电图：了解有无心脏器质性病变；②心脏超声及心功能：了解心脏结构与功能；③眼底检查：了解高血压病的严重程度；④肝肾功能及腹部超声：了解重要脏器是否受累及其程度。此外，目前诊断慢性高血压并发子痫前期明确，根据妊娠期高血压疾病诊治指南，为预防子痫发生，积极给予休息、镇静、解痉、降压治疗，密切监测母胎状态，待各项检查结果回报后决定进一步治疗方案。

•第一次查房医嘱•

长期医嘱	临时医嘱
产科一级护理	血常规
暂禁饮、禁食	尿常规
左侧卧位休息	凝血功能
注意腹痛情况	血型
自数胎动　1 小时　tid	血生化全项+心肌酶谱
监测胎心　q1h	心电图
低流量吸氧　30 分钟　tid	心脏超声及心功能
测血压、脉搏　q1h	腹部 B 超
硝苯地平缓释片 20mg bid po	产科 B 超
	眼底检查
	无应激试验（NST）
	胎儿生物物理评分（BPS）
	10%葡萄糖注射液　250ml+25%硫酸镁注射液　20ml ivgtt（＜30 分钟）
	10%葡萄糖注射液　500ml+25%硫酸镁注射液　40ml ivgtt（4～6 小时）

【第二次查房】（入院 2 小时）

住院医师

患者自诉有头痛，伴恶心，无呕吐，未感明显胎动。入院后各项检查回报：①NST 示无反应型，可见频繁的晚期减速；②血常规示 WBC 13.3×10^9/L，RBC 3.83×10^{12}/L，Hb 102 g/L，PLT 142×10^9/L，HCT 0.39；③尿常规示：蛋白（+++）；④凝血系列示 PT 11.3 秒，PTA 93，INR 0.9，PTR 0.9，APTT 24 秒，TT 18.9 秒，FIB 3.7g/L，D-二聚体 228；⑤肝肾功能示 AST 39U/L，ALT 38U/L，总胆红素 17.9μmol/L，总蛋白 50.1g/L，血清蛋白 23.2g/L；肌酐 69.8μmol/L，尿素氮 6.74mmol/L；⑥心脏超声及心功能：左心室肥厚，左心室舒张功能稍减低；⑦腹部超声：未见异常；⑧产科超声：BPD 8.6cm，FL7.0cm，羊水最大暗区垂直深度 1.8cm。胎盘附着于子宫前壁，成熟度Ⅲ级，厚约 2.2cm，S/D 值＞3，超声提示晚期妊娠，单胎，头位，羊水过少；⑨眼底检查：视网膜动脉硬化明显，动脉管径狭窄不均，并有动静脉交叉压迹现象；⑩BPS 评分：2 分。

目前诊断为：①G_1P_0，宫内妊娠 35 周，左枕前；②慢性高血压并发子痫前期；③胎儿窘迫；④羊水过少；⑤低蛋白血症。

主治医师

结合患者胎动计数减少，NST 无反应型，产科超声提示 S/D 值＞3 且合并羊水过少，BPS 示 2 分，诊断“胎儿窘迫”成立。患者既往慢性高血压病史，妊娠 20 周后血压进一步升高，且出现明显尿蛋白，故诊断“慢性高血压并发子痫前期”明确。

根据中华医学会妇产科学分会最新制定的《妊娠期高血压疾病诊治指南(2012版)》，对于重度子痫前期患者，①小于妊娠 26 周的经治疗病情不稳定者建议终止妊娠。②妊娠 26～28 周根据母胎情况及当地围生期母儿诊治能力决定是否可以行期待治疗。③妊娠 28～34 周，如病情不稳定，经积极治疗 24～48 小时病情仍加重，应终止妊娠；如病情稳定，可以考虑期待治疗，并建议转至具备早产儿救治能力的医疗机构（Ⅰ-C)。④超过妊娠 34 周患者，胎儿成熟后可考虑终止妊娠。⑤妊娠 37 周后的重度子痫前期可考虑终止妊娠（Ⅲ-B)。

对于胎儿窘迫，无论急性还是慢性，关键是改善供氧。包括以下措施。

1. *改变母体体位*　发现不良监护图时，尤其出现严重变异减速时，应首先让孕产妇改变体位，方法是将仰卧位改为左侧卧位，若已为左侧卧位，则改为右侧卧位。如仍不见好转，还可 10 分钟改变一次体位，有些为了解除胎儿自体对胎盘或脐带的压迫，使胎儿循环动态改善，取左侧卧位不能奏效→右侧卧位→胸膝卧位或头低位。

2. *给母体吸氧*　除第二产程外，一般宜采取间断式吸氧，持续吸氧，30～60 分钟后暂停 5 分钟，这是因为母体血样浓度处于持续性高水平时，可能引起母体血管收缩，又发生子宫-胎盘血液循环障碍的可能，可用面罩或鼻导管吸入氧气。

3. *缓解子宫收缩*　子宫收缩，特别是过强的子宫收缩，是造成胎儿窘迫的一个重要因素，如正在滴注缩宫素，应立即停止。另外，可吸入β受体兴奋药如沙丁胺醇喷雾剂，也可选用β受体激动药盐酸麻黄碱，即使没有过强宫缩，胎儿窘迫行剖宫产术时，术前用药可增加子宫-胎盘血流量，对胎儿也有益。

4. 补充能量及输液　①注射葡萄糖：可静脉注射25%～50%葡萄糖40～60ml，隔60分钟还可再重复一次，但应避免过量，因为大量葡萄糖会加深胎儿酸中毒及新生儿低糖血症。②输液：产妇有口臭及口唇干裂时是需要补液的征象，可用5%葡萄糖注射液或根据脱水情况补充适量糖盐。③给母体缓冲剂：补充适量的缓冲剂可改善母体酸中毒情况，尤其对产程延长、母体脱水或胎儿窘迫严重者更加需要，可采用5%碳酸氢钠20～40ml静脉推注，视需要可在60分钟后重复使用一次。母体有酸中毒者应通过静脉滴入碳酸氢钠。但应注意过量会引起胎儿高钠血症。

5. 宫腔内人工羊水注入　诊断羊水过少者，有脐带受压征象，可经腹羊膜腔输液。

6. 娩出胎儿　一般情况下，若经必需的处理后，不良监护图形消失，则结合产程进展条件可考虑经阴道分娩。若急救措施30分钟以上不见图形好转，应考虑剖宫产术。究竟采取何种方式娩出胎儿是结合各种因素综合分析，如妊娠合并高危因素的有无、宫缩强弱、胎先露高低、软产道情况、宫口扩张情况等。妊娠近足月，胎动减少，OCT出现频繁的晚期减速或重度变异减速，胎儿生物物理评分<3分者，均应行剖宫产术终止妊娠。

主任医师

同意上述医师意见。终止妊娠是治疗妊娠期高血压疾病的有效措施，本例患者诊断为慢性高血压并发子痫前期，孕龄达35周，且合并胎儿窘迫及羊水过少，不宜经阴道分娩，故立即行剖宫产术终止妊娠，术前做好新生儿窒息抢救准备。2009年SOGC关于产时胎粪污染的指南推荐，羊水胎粪污染的胎儿出生时不需要在其胎头娩出后即于会阴处立即吸出口咽、鼻咽部的黏液，因易致新生儿发生“喘息样”动作，引起迷走神经刺激，使出生后新生儿状态不良及（或）心动过缓。恰当的做法是将出生后的新生儿快速交予新生儿医师团队，根据情况做出相应的清理呼吸道的处理。

•第二次查房医嘱•

长期医嘱	临时医嘱
留置针护理	拟定于即刻在腰麻下行子宫下段剖宫产术
	术前常规准备
	动静脉穿刺置管术
	置静脉留置针于左前臂
	术区备皮
	配血　浓缩红细胞　4U
	术前留置尿管
	术前送手术通知单

【随访及预后】

入院 2 小时在硬膜外麻醉下行子宫下段剖宫产术，采用子宫下段横切口，术中见羊水胎粪Ⅱ度污染，黄绿色，娩出一早产活男婴转入新生儿 ICU 科，外观无畸形，Apgar 评分，1 评 6 分，2 评 8 分，体重 2800g，胎盘胎膜娩出完整，产后宫缩好，术后继续给予解痉降压、镇静、补充清蛋白等治疗，阴道流血不多，产后恢复好，术后第 6 天腹部切口拆线，伤口Ⅱ期甲级愈合，出院。

【专家评析】

胎儿窘迫是新生儿窒息和围生儿死亡的重要原因，处理是否及时与正确，直接关系到围生儿的预后。遗憾的是目前未能找到一种手段可以准确预测胎儿可能发生缺氧及缺氧的程度，能做的仅是严密监护、早期发现胎儿受损迹象，预防围产儿不良结局的发生。

产前监护的应用并不能防止所有的围生儿病率和死亡率。产前监护手段分为 4 类：母体对胎儿活动的评价、有或无诱发宫缩时的胎心宫缩监护评价、胎儿行为和（或）羊水量的超声评价、胎儿多普勒脐血血流速度评价。可以同时使用或分等级使用，选择有赖于对胎儿危险的认识、实施监测人员的经验及可得到的仪器支持而定。

目前对胎儿在宫内是否发生缺氧及酸中毒的判断在产前、产时尚无特异的统一指标，需要临床医师遵守循证证据，借鉴国外相关指南，结合产前、产时监护手段作出综合判断，在减少不必要的产科干预同时，尽可能地预防和降低围生儿病率、死亡率及远期致残率。

（郝　敏　赵卫红）

第23章 异常产褥

第一节　产褥感染

【病史摘要】

1．*入院时情况*　患者女性，31岁，主因“产后5天，发热伴下腹痛10小时”于2009年5月7日13: 00急诊入院。患者于5天前在当地医院自然分娩。产时情况：停经39周，自然破膜12小时，缩宫素引产，产程中内诊3次，总产程16小时。产后母乳喂养，未使用抗生素，产后3天出院，住院期间未发现异常。10小时前无诱因出现发热，体温38.5℃，伴下腹痛，阴道血性恶露有异味、少量泡沫，伴乏力、周身不适，无咽痛、头痛、流涕，无咳嗽、咳痰，无腹泻，无尿频、尿急、尿痛，伴乳房胀痛，泌乳通畅。

2．*既往史*　既往体健，无慢性病史，无结核病史，妊娠前无慢性盆腔炎病史。

3．*月经、婚育史*　患者平素月经规律，15岁初潮，月经周期28～30天，月经期4～5天，无痛经。29岁结婚，夫长一岁，体健。G_1P_1。

4．*体格检查*　T 38.7℃，P 102次/分，R 21次/分，BP 90/60mmHg。发育正常，神清语利，倦怠面容，半卧位，轻度贫血貌，查体合作。全身皮肤、黏膜略显苍白，无瘀点瘀斑，无黄染。咽无红肿，扁桃体无肿大、无充血，甲状腺无肿大。双侧乳房丰满，泌乳通畅，无硬结，乳头无皲裂。心率102次/分，律齐，心界不大，心脏各瓣膜听诊区未闻及杂音，双肺呼吸音清，无干、湿啰音，腹部平坦，下腹部肌紧张明显，压痛明显，反跳痛明显，肝脾肋下未触及，肾区叩击痛阴性，移动性浊音阴性，肠鸣音活跃，4～5次/分。脊柱无畸形，四肢活动自如。生理反射存在，病理反射未引出。

5．*专科检查*　外阴婚产型，血染，会阴侧切伤口无红肿、硬结，无溢脓，无分泌物。阴道畅，血性恶露，有少量泡沫、异味。宫颈充血，宫口松，见少量血性恶露排出，宫颈举痛明显。子宫前位，如妊娠4个月大小，压痛明显，双侧附件区增厚，压痛明显，未触及肿物。

6. 辅助检查

（1）实验室检查：血常规示 WBC 16.7×10^9/L，N 0.89，L 10%，RBC 3.31×10^{12}/L，Hb 90 g/L，PLT 161×10^9/L。尿常规示比重 1.015，WBC 1～2 个/HP，HBC 满视野。肝功能，肾功能、凝血功能未见异常。

（2）妇科彩超：子宫前位，12cm×8cm×9cm，回声不均匀，宫腔内可见液性暗区 5cm×1cm，阴道线可见，宫旁无液性暗区。

7. 入院诊断　产褥感染。

【第一次查房】（入院时）

住院医师

汇报病史如上。本病例特点：①患者女性，31 岁。②产后 5 天，发热伴下腹痛 10 小时，阴道血性恶露有异味，伴乏力、周身不适。③体格检查：T 38.7℃，P 102 次/分。下腹部肌紧张明显，压痛明显，反跳痛明显，阴道恶露泡沫状、异味，宫颈充血，举痛明显。子宫复旧不良，压痛明显，双侧附件区增厚，压痛明显，未触及肿物。④血常规示 WBC 16.7×10^9/L，N 0.89，L 10%，RBC 3.31×10^{12}/L，Hb 90 g/L，PLT 161×10^9/L。妇科彩超见子宫前位，12cm×8cm×9cm，回声不均匀，宫腔内可见液性暗区 5cm×1cm，阴道线可见，宫旁无液性暗区。综上所述，初步考虑为产褥感染。本例是否存在其他感染性疾病？该如何明确诊断？请上级医师给予指导。

主治医师

本例患者为正常产后产妇，出现发热、腹痛，需考虑以下疾病。

1. 产褥感染　根据患者自然分娩后 5 天出现发热伴腹痛，无泌尿系统、消化系统、呼吸系统的病症，无泌乳不畅，查体无甲状腺异常，无呼吸系统感染的体征，无乳腺炎体征，腹部检查提示腹膜炎的特征。妇科检查呈现典型的生殖道感染的表现。血常规提示白细胞总数、中性粒细胞比率明显升高，表明体内存在细菌感染。超声及妇科检查不支持盆腔脓肿形成，故考虑为产褥感染的可能性大。

2. 呼吸系统感染　包括细菌和病毒感染，多见于剖宫产术后，多发生于产后 24 小时内。临床症状主要为流涕、鼻塞、咽痛、咳嗽、咳痰、胸痛。体征表现为体温升高、咽部红肿充血，扁桃体肿大、脓肿，肺部听诊呼吸音增粗和（或）干、湿啰音。血常规表现为 WBC 总数增高，中性粒细胞比率增高；病毒感染表现为淋巴细胞比率增高。无腹部阳性体征。胸部 X 线片可协助诊断。与本病例不符，可除外。

3. 泌尿系统感染　表现为尿频、尿急、尿痛，合并急性肾盂肾炎时可出现寒战、高热、腰痛、肋脊角叩痛。外周血白细胞总数增高，中性粒细胞比率增高。尿镜检可见白细胞布满视野，可有脓细胞及红细胞。尿液培养有细菌生长。与本病例不符，可除外。

4. 乳腺炎　产后乳汁排出不畅，乳汁在腺管内淤积，继发细菌感染，导致乳腺炎发生，是产褥期常见的一种疾病。常有排乳不畅，中心波动感，局部红、肿、热、痛。外周血白细胞总数增高，中性粒细胞比率增高。乳腺穿刺液涂片可见大量脓细胞、白细胞。与本例不符，可除外。

主任医师

同意以上分析，依据患者病史，首先考虑产褥感染。产褥感染是指分娩及产褥期生殖道因病原体感染，引起的局部或全身的炎症变化。发病率为1%～7.2%，是产妇死亡四大原因之一。其发病因素包括手术产、胎膜早破、产程延长、贫血、营养不良、宫内感染、产后出血、内诊和肛诊次数过多、合并阴道炎、宫颈炎等。其中手术助产、剖宫产、产程延长、破膜时间长是最重要的危险因素。其致病菌包括需氧菌、厌氧菌、支原体、衣原体、阴道加德纳菌感染。需氧菌主要包括金黄色葡萄球菌、表皮葡萄球菌、粪肠球菌、化脓性链球菌；厌氧菌包括芽孢属、消化链球菌等。感染可以发生在生殖道的任何部位，如会阴、阴道及宫颈感染，子宫感染，剖宫产术后腹部伤口感染等，可延及宫旁，形成盆腔腹膜炎、盆腹腔脓肿，严重时可发生脓毒血症及感染性休克。如果子宫血管内血栓感染，还可引发盆腔及下肢血栓性静脉炎。

典型的临床表现包括产后24小时后至产后10天以内出现发热、腹痛，以及伤口红、肿、热、痛，异常恶露，伴随全身不适、乏力，发生感染性休克时出现休克的临床表现。根据病史、妊娠经过、分娩经过、临床症状及体征进行诊断。

治疗包括限制炎症扩散，抗感染治疗，积极的支持治疗。患者应取半卧位，有利于恶露排出及盆腔炎症的局限。积极的支持治疗，补充热量和水分，维持水盐、电解质平衡，纠正贫血及低蛋白血症。抗感染治疗应根据宫颈分泌物细菌培养和药物敏感试验的结果，选择广谱抗生素及抗厌氧菌的抗生素，剂量要足，疗程要长。密切观察患者病情变化，注意盆腔脓肿、脓毒血症、感染性盆腔静脉炎及深部静脉血栓的发生。

•第一次查房医嘱•

长期医嘱	临时医嘱
产科一级护理	血常规
产妇饮食	凝血功能
半卧位	血型
注意腹痛情况	血生化全项
测体温、脉搏　q4h	心电图
维铁缓释片　1#　qd　po	红细胞沉降率
0.9%氯化钠注射液　250ml+注射用头孢哌酮舒巴坦钠　3.0g　ivgtt　bid	尿常规 腹部彩超
0.5%甲硝唑注射液　200ml　ivgtt　qd	妇科彩超
10%葡萄糖注射液　500ml+维生素C　3.0g　ivgtt　qd	胸部正位X线片
10%氯化钾注射液　10ml	宫颈分泌物培养
复方氯化钠注射液　500ml　ivgtt　qd	宫颈分泌物衣原体、支原体DNA

【第二次查房】（入院第 3 天）

住院医师

患者腹痛较前好转，阴道恶露量少，无异味，T 37.6℃，P 89 次/分，R 21 次/分，BP 95/60mmHg，心肺未及异常，腹部平软，下腹部轻压痛，反跳痛阴性，肝脾肋下未触及，移动性浊音阴性。入院后第 2 天血常规示 WBC 15.3×10^9/L，NE 80%。红细胞沉降率：76mm/1 小时末。宫颈分泌物培养：大肠埃希菌阳性，沙眼衣原体-DNA 阳性，支原体 DNA 阴性。凝血功能、血生化全项、心电图、腹部彩超、胸部正位 X 线片等检查均未见异常。

主治医师

患者经对症支持及抗感染治疗，病情有所好转，但体温仍高于正常，血象较前也有好转，但仍提示核左移，说明感染仍然存在。请主任指示下一步的治疗方案及注意事项。

主任医师

患者宫颈分泌物病原体结果回报，说明存在大肠埃希菌及沙眼衣原体感染，大肠埃希菌属革兰阴性杆菌，前两天所用头孢哌酮舒巴坦的抗菌谱已覆盖，沙眼衣原体仍未使用相应敏感抗生素，可加用阿奇霉素治疗。本例患者存在产褥感染的好发因素包括胎膜早破、产程较长、内诊次数多（3 次）、贫血。存在产褥感染的高危因素时，产后应进行预防性抗感染治疗，可降低产褥感染的发生率。产褥期机体抵抗力下降，积极的支持治疗包括营养支持、水分的及时补充、维持水盐、电解质平衡、纠正低蛋白血症、纠正贫血等对于提高机体免疫力、提高自身抗感染的能力有非常重要的意义。在今后的工作中我们要注意以上几点，积极预防产褥感染的发生。

•第二次查房医嘱•

长期医嘱	临时医嘱
10%葡萄糖注射液 250ml+阿奇霉素针剂 0.5g ivgtt qd	血常规 红细胞沉降率

【预后】

患者经入院第 3 天加用阿奇霉素后，体温渐降至正常，入院第 8 天复查血常规，红细胞沉降率均在正常范围，继续原治疗 3 天，出院，更换为口服莫西沙星 3 天，共用抗生素 14 天。出院后未再复发。

【专家评析】

产褥感染是产褥期常见的并发症。手术助产、剖宫产、产程延长、破膜时间长是最重要的危险因素。其致病菌包括需氧菌、厌氧菌、支原体、衣原体、阴道加德纳菌感染。感染可以发生在生殖道的任何部位，如会阴、阴道及宫颈感染、子宫感染、剖宫产术后腹部伤口感染等，可延及宫旁，形成盆腔腹膜炎、盆腹腔脓肿，严重时可发生脓毒血症及感染性休克。如果子宫血管内血栓感染，还可引发盆腔及下肢血栓性静脉炎。根据病史、妊娠经过、分娩经过、临床症状及体征可进行诊断。要同产褥期的呼吸道感染、泌尿系统感染、乳腺炎相鉴别，还要排除少见的疾病，如血液系统疾病及特异性感染，如结核菌感染等。治疗应强调综合治疗，包括合适的体位、有效的营养支持、抗感染治疗等。抗感染治疗是治疗的主体，根据阴道拭子细菌培养及药物敏感试验结果选择敏感的广谱抗生素，并加用抗厌氧菌治疗，疗程要长，剂量要足。在治疗过程中要严密观察患者病情，及时诊断并处理严重并发症，如弥漫性腹膜炎、脓毒败血症及感染性休克。此患者入院后积极完善各项化验检查的同时，采取合适体位及对症支持治疗，并先根据临床经验使用广谱抗生素，待宫颈分泌物培养结果回报后加用敏感抗生素，治疗剂量及疗程都足够，使疾病得到及时的控制，没有发生严重的并发症，取得较好的预后。

（贺　静）

第二节　晚期产后出血

【病史摘要】

1. 入院时情况　患者女性，27岁，主因“产后14天，阴道大量出血2小时”于2009年8月3日15: 00急诊入院。患者于14天前在外院自然分娩一男活婴，产时过程顺利，新生儿体重4000g，产后行徒手剥离胎盘术，检查胎盘胎膜基本完整，阴道出血不多，产后3天出院。产后第7天开始出现低热，恶露淋漓不净，偶有血块或鲜红血液流出，自服“产后康”未见明显好转。于2小时前出现阴道大量流血，急诊入院。

2. 既往史　既往体健，无肝炎、结核等传染病史，否认药物和食物过敏史，否认手术史。

3. 月经、婚育史　患者平素月经规律，14岁初潮，月经周期30天，月经期5～6天，无痛经。23岁结婚，夫长3岁，体健。G_2P_1。

4. 体格检查　T 37.9℃，P 116次/分，R 19次/分，BP 100/60mmHg。发育正常，神清语利，面容苍白，贫血貌，查体合作。全身皮肤、黏膜略显苍白，未见出血点。心率116次/分，律齐，心界不大，心脏各瓣膜听诊区未闻及杂音，双肺呼吸音清，无干、湿啰音，腹部平软，宫底脐下3指，宫体软，轮廓不清。腹部无压痛及反跳痛，肝脾肋下未触及，移动性浊音阴性。脊柱无畸形，四肢活动自如。生理反射存在，病理反射未引出。

5. 专科检查　外阴婚产型，血染，会阴侧切伤口愈合良好。阴道畅，见较多血液，色鲜红。宫颈未见陈旧性裂伤，宫口松弛，似见胎盘样陈旧组织堵于宫颈口，大量鲜血从宫口处涌出。

6．辅助检查

（1）实验室检查：血常规示 WBC 10.2×10^9/L，RBC 3.01×10^{12}/L，Hb 90g/L，PLT 105×10^9/L。凝血功能检查示 3P 试验阴性，凝血酶原时间 11.8 秒。

（2）妇科彩超：子宫腔内见 5cm×4cm 大小强回声光团。

7．入院诊断　晚期产后出血（胎盘残留）。

【第一次查房】（入院时）

住院医师

汇报病史如上。本病例特点：①患者女性，27 岁。②产后 14 天，阴道大量出血 2 小时。产时过程顺利，有徒手剥离胎盘术病史，产后第 7 天开始出现低热，恶露淋漓不净，偶有血块或鲜红血液流出。③体格检查：T 37.9℃，P 116 次/分。宫底脐下 3 指，宫体软，轮廓不清。阴道通畅，见较多血液，色鲜红。宫颈未见陈旧性裂伤，宫口松弛，似见胎盘样陈旧组织堵于宫颈口，大量鲜血从宫口处涌出。④血常规示 WBC10.2×10^9/L，RBC3.01×10^{12}/L，Hb 90g/L，PLT 105×10^9/L。凝血功能检查：3P 试验阴性，凝血酶原时间 11.8 秒。妇科彩超见子宫腔内见 5cm×4cm 大小强回声光团。综上所述，初步考虑为：晚期产后出血（胎盘残留）。

主治医师

本例患者为顺产后 14 天，出现阴道大量出血，需考虑以下疾病。

1．晚期产后出血（胎盘残留）　副胎盘稽留，部分胎盘残留或大部分胎膜残留，大量子宫出血多发生于产后 10 天左右。本例发生于产后 14 天，且有徒手剥离胎盘术病史，妇科检查见宫口松弛，似见胎盘样陈旧组织堵于宫颈口，实验室检查提示有轻度贫血，妇科彩超示宫腔内可能有残留。故考虑胎盘残留所致晚期产后出血可能性最大。

2．胎盘附着面感染、复旧不全　亦是引起晚期产后出血的常见原因，子宫胎盘附着面血管在分娩后即有血栓形成，继而血栓激化，出现玻璃样变，血管上皮增厚，管腔变窄、堵塞。若附着面感染、复旧不全及子宫收缩不佳，导致子宫大出血。临床表现为恶露经久不净，有臭味，阴道大量流血。检查子宫大而软，有轻度压痛，B 超检查示宫腔内无组织残留光团，与本例不符合，故排除。

3．产后滋养细胞肿瘤（绒毛膜癌）　发病潜伏期多为半年到 1 年，也可表现为阴道异常出血，血 hCG 值居高不下，其与胎盘残留的区别在于 B 超显示子宫形态异常，体积增大或出现局限性隆起，宫腔线性回声移位或变形，可看到凸于宫腔内的圆形低回声、不均质的中等强度回声或等回声团块。与本例不符，可排除。

4．会阴切开缝合术后切口感染裂开　多发生于产后 5～7 天，由于会阴伤口感染、肠线脱落、血管内血栓脱落而出现的阴道大量流血。本例会阴切口愈合良好，故可排除。

主任医师

同意以上分析，依据患者病史，首先考虑晚期产后出血（胎盘残留）。产后

24 小时以后在产褥期内发生的子宫大量出血，称为晚期产后出血。以产后 1～2 周期间发病者居多，但也有迟至产后 6～8 周发病者。子宫出血持续或间歇，也可表现为急骤大量出血，同时有凝血块排出，常伴低热，因失血过多导致重度贫血，甚至发生失血性休克。

目前认为，晚期阴道流血常见有下述情况。

1．*胎盘、胎膜残留* 是晚期产后出血最常见的原因，多发生于阴道分娩者，由于第三产程处理不当或未能仔细检查胎盘及胎膜而致使胎盘小叶或副胎盘、胎膜残留导致产后晚期出血，其多发生于产后 10 天左右。这些胎盘组织发生变性、坏死、机化，可形成胎盘息肉；当这些坏死组织脱落时，基底部血管受损，引起大量出血；但剖宫产时在手术室如不仔细检查胎盘和胎膜的完整性、不认真用纱布块擦拭宫腔也偶有发生。其表现常为持续或间断的阴道流血，有时为大量的阴道流血，可引起失血性休克，产妇多伴有低热、贫血，严重者可导致休克。B 超检查为重要的辅助诊断手段。

2．*胎盘附着面复旧不全* 出血多发生在产后 2～3 周，临床表现为恶露经久不净、有臭味、阴道大量流血。这是因为胎盘附着部位发生感染，影响子宫复旧，表面血栓脱落致使血窦重新开放，引起子宫胎盘附着部位大量出血。

3．*蜕膜残留* 子宫蜕膜在正常情况下于产后 1 周内脱落，并随恶露排出。若产妇为双子宫、双角子宫等先天性畸形，常使宫腔内大面积蜕膜长时间残留，影响子宫复旧。若继发子宫内膜炎症，容易引起晚期产后出血。

4．*会阴切开缝合术后切口感染裂开* 多在产后 5～7 天出现。由于会阴伤口感染、肠线脱落、血管内血栓脱落而出现阴道大量流血。

5．*剖宫产术后子宫切口裂开* 多发生在术后 2～4 周时，突然阴道大量流血。可因为子宫切口感染、切口过高或过低、切口偏向左侧、缝扎组织不正确、产妇重度贫血或营养不良等原因造成。

晚期产后出血时，因阴道长时间流血或大量流血，因纠正贫血补充血容量的同时，给予子宫收缩剂和广谱抗生素。若出现失血性休克，应立即抢救积极纠正休克，并按病因进行处理。本例患者病史明确，诊断清晰，为胎盘残留所致产后出血，且患者目前处于休克前期。治疗方案应为：①立即给予足量补液、口服抗贫血药物；②备血、开放液路的情况下，尽快行清宫术；③广谱抗生素预防感染；④子宫收缩剂的应用，如缩宫素、米索前列醇、卡贝缩宫素、欣母沛（卡前列素氨丁三醇）等。

•第一次查房医嘱•

长期医嘱	临时医嘱
产科一级护理	血常规
产妇饮食	凝血功能
自由位	血型

续表

长期医嘱	临时医嘱
注意腹痛及阴道出血情况	血生化全项
维铁缓释片 1# qd po	心电图
0.9%氯化钠注射液 250ml+注射用头孢哌酮舒巴坦钠 3.0g ivgtt bid	尿常规
0.5%甲硝唑注射液 200ml ivgtt qd	妇科彩超
	复方氯化钠注射液 1000ml+10%葡萄糖注射液 500ml ivgtt
	维生素C 3.0g ivgtt
	10%氯化钾注射液 10ml
	备全血 1200ml
	行清宫术
	米索前列醇片 400μg 置肛门内
	10%葡萄糖注射液 500ml+缩宫素 10U ivgtt

【第二次查房】（入院第3天）

主治医师

请住院医师把这两天的检查结果及治疗情况汇报一下。

住院医师

患者阴道极少量出血，无异味，无腹痛，T 37.1℃，P 87次/分，R 20次/分，BP 105/62mmHg，心肺未及异常，腹部平软，下腹部无压痛及反跳痛，肝脾肋下未触及，宫底位于耻骨联合上2横指，移动性浊音阴性。入院当天在补充血容量、备血、开放液路后，即刻行清宫术。术中见子宫前位，宫腔深约15cm，以卵圆钳及刮勺清出多量陈旧胎盘及蜕膜样组织，并见较多凝血块，术程顺利，术后宫腔深13cm，阴道出血量少。清宫后刮出组织送病理检查，今日回报：陈旧性胎盘组织。入院后第2天血常规示WBC 9.31×10^9/L，N 0.70，Hb 92g/L。凝血功能、血生化全项、心电图等检查均未见异常。

主治医师

患者经补液、预防感染、清宫、促宫缩等积极治疗后，病情明显好转。请主任医师指示下一步的治疗中应该注意什么？在今后的工作中如碰到其他原因引起的晚期产后大出血该如何处理？

主任医师

本患者诊断明确，处理及时，目前病情明显好转，不过仍存在轻度贫血，接下来可继续纠正贫血、预防感染治疗，加用加味生化颗粒促进子宫复旧。

晚期产后出血时，应根据患者情况给予不同处理。出血量多、处于休克状态者，应先抗休克、输血、补液；出血量不多时，可先给予子宫收缩剂促使子宫收缩，以抗生素控制感染。对胎盘、蜕膜残留和胎盘种植面复旧不全者应给予刮宫术；会阴切开缝合处裂开者应仔细检查会阴切口，清创、止血、肠线缝合。对于部分胎盘植入，若B超检查胎盘植入处血供丰富、侵入子宫肌层较深、血β-hCG定量测定提示胎盘绒毛仍存活者，不宜即时行刮宫术，以防大量出血和子宫穿孔。可先行药物非手术治疗，可采用甲氨蝶呤、氟尿嘧啶、米非司酮等。经上述药物治疗后，多数植入的胎盘可变性坏死，脱落排出。而对于剖宫产术后子宫切口裂开的处理也可采取非手术治疗，有大量阴道流血、流血量超过1000ml者，多数需手术治疗。可采用经皮髂内动脉栓塞术进行止血，成功率可达90%；如栓塞术无效者，需行剖腹探查术：术中见组织坏死范围不大，炎性反应不重，可行清创缝合，以及子宫动脉或髂内动脉结扎止血，保留子宫；严重时考虑切除子宫，以子宫全切术为宜。

•第二次查房医嘱•

长期医嘱	临时医嘱
加味生化颗粒　1袋　3次/日　po	血常规

【专家评析】

晚期产后出血是指产后24小时以后至产后6周阴道大量出血。当出血量多时，可危及患者生命。诊断主要根据病史、体征、超声检查、诊断性刮宫等。目前认为，晚期阴道流血常见原因有胎盘、胎膜残留，胎盘附着面复旧不全，蜕膜残留，会阴切开缝合术后切口感染裂开，剖宫产术后子宫切口裂开等。最常见的晚期产后出血原因为胎盘部分残留。其中B超检查为重要的辅助诊断手段，首先根据宫腔内有无强回声光团发现或排除胎盘小叶残留；术后者可观察子宫切口愈合情况，有助于病因诊断，同时还可排除滋养细胞疾病。晚期产后出血时，因阴道长时间流血或大量流血，因纠正贫血补充血容量的同时，给予子宫收缩剂和广谱抗生素。若出现失血性休克，应立即抢救积极纠正休克，并按病因进行处理。怀疑为胎盘残留、胎膜残留、蜕膜残留或子宫胎盘附着部位复旧不全者，清除宫腔内容物多能奏效。诊断为剖宫产术后子宫出血，若流血量少或稍多，可在密切观察下先行非手术治疗；若出现阴道大量流血，则需积极抢救的同时行手术治疗，目前提倡先行保留子宫的经皮髂内动脉栓塞术进行止血，成功率可达90%；如栓塞术无效者，须行剖腹探查术。

本例患者病史明确，诊断及时、正确，入院后积极补液、纠正贫血、备血的情况下，及时行清宫术，术后给予广谱抗生素预防感染，宫缩剂促子宫收缩。患者转归较好。

（贺　静）

第三节　产褥中暑

【病史摘要】

1．入院时情况　患者女性，25岁，主因“产后15天，发热伴口渴、尿频、无汗12天，昏迷1小时”于2009年7月26日10:00急诊入院。患者于7月10

日在当地乡卫生院自然分娩一女活婴，产时过程顺利，产后出血不多。产后在家休养，1～2 天出现汗多、乏力、头晕、胸闷，未予以理会，第 3 天出现发热、口渴、尿频、头晕、不出汗。经乡卫生院静脉滴注“青霉素”，不见好转，1 小时前出现昏迷，急来本院。

2. 既往史　既往体健，无肝炎、结核等传染病史，否认药物和食物过敏史，否认手术史。

3. 月经、婚育史　患者平素月经规律，12 岁初潮，月经周期 30 天，月经期 5～6 天，无痛经。22 岁结婚，夫长 2 岁，体健，G_1P_1。

4. 体格检查　T 41.0℃，P 136 次/分，R 22 次/分，BP 85/50mmHg。发育正常，意识不清，抽搐样呼吸，面色苍白，全身无出血点，皮肤干燥，弹性下降，脱水貌，1∶3 唇干裂，时而抽搐。双侧瞳孔缩小，对光反射（+）。心率 136 次/分，律齐，心界不大，心脏各瓣膜听诊区未闻及病理性杂音，双肺呼吸音清，无干、湿啰音，腹部平软，宫底耻骨联合上 3 指，子宫收缩好。腹部无压痛及反跳痛，肝脾肋下未触及，移动性浊音阴性。脊柱四肢无畸形。膝腱反射减弱，病理反射未引出。

5. 专科检查　外阴婚产型，阴道畅，无血迹，宫颈未见裂伤，无出血，腹部触及不到宫底，无压痛。

6. 辅助检查　血常规示 WBC 7.8×10^9/L，RBC 3.63×10^{12}/L，Hb 112g/L，PLT 105×10^9/L。心电图示窦性心动过速。凝血功能未见异常。血生化示 K^+ 3.07mmol/L，Na^+ 130.5mmol/L，Cl^- 103.3mmol/L，尿素氮 8.14mmol/L，血肌酐 126μmol/L。血气分析示 pH 7.32，HCO_3^- 18.2mmol/L，氧饱和度（SaO_2）98.1%，肝功能未见异常。

7. 入院诊断　重度产褥中暑。

【第一次查房】（入院时）

住院医师

汇报病史如上。本病例特点：①患者女性，25 岁。②产后 15 天，发热伴口渴、尿频、无汗 12 天，昏迷 1 小时。产时过程顺利，产后 1～2 天出现汗多、乏力、头晕、胸闷，第 3 天出现发热、口渴、尿频、头晕、不出汗。经卫生院静脉滴注“青霉素”，不见好转，1 小时前出现昏迷。③体格检查：T 41.0℃，P 136 次/分，R 22 次/分，BP 50/30mmHg。意识不清，抽搐样呼吸，面色苍白，全身无出血点，皮肤干燥，弹性下降，脱水貌，1∶3 唇干裂，时而抽搐。双侧瞳孔缩小，对光反射(+)。膝腱反射减弱。④血常规示 WBC 7.8×10^9/L，RBC 3.63×10^{12}/L，Hb 112g/L，PLT 105×10^9/L。心电图示窦性心动过速。血生化示 K^+ 3.07mmol/L，Na^+ 130.5mmol/L，Cl^- 103.3mmol/L，尿素氮 8.14mmol/L，血肌酐 126μmol/L，血气分析示 pH 7.32，HCO_3^- 18.2mmol/L，氧饱和度（SaO_2）98.1%，肝功能未见异常。综上所述，初步考虑为重度产褥中暑。请上级医师给予指导。

主治医师

本患者于产褥期出现高热、口渴、尿频、无汗，甚至昏迷，可考虑如下疾病。

1．*产褥中暑*　本例患者发病于炎热潮湿的夏季，且处于门窗紧闭、着衣过多环境，并且出现发热、口渴、尿频、无汗，昏迷等典型的临床表现，体检见瞳孔对光反射减弱，膝腱反射减弱，化验室检查表现为水、电解质紊乱，代谢性酸中毒，故而考虑产褥中暑可能最大。

2．*产褥感染*　也可表现为产褥期发热，产妇多有难产史、经阴道助产史，或曾有软产道损伤，或血性恶露多且伴有臭味，查体腹部检查提示腹膜炎的特征。妇科检查呈现典型的生殖道感染的表现。血常规提示白细胞总数、中性粒细胞比率明显升高，表明体内存在细菌感染。与本例不符，故可排除。

3．*产后子痫*　也表现为产褥期抽搐、昏迷，多发生于产后1～3天，产前有子痫前期病史，产后病情控制不佳可发病，但很少伴发热、乏力、尿频等。与本例不符，可排除。

主任医师

同意以上分析，依据患者病史，首先考虑产褥中暑。在产褥期间，由于室内为高温、高湿、通风不良的环境，产妇体内余热不能及时散发，引起以中枢性体温调节功能障碍为特征的急性热病，称为产褥中暑。在我国由于受旧风旧俗影响，相当多的产妇深居卧室，关门闭窗，居室处于高温闷热环境，产妇头上戴帽，穿长衣长裤，身盖厚被，使本来已很虚弱的产妇出汗散热途径受到严重影响，导致体温中枢调节失常引起功能障碍，出现高温持续不下降、水电解质代谢紊乱和神经系统功能损害等一系列病变。依据临床症状可分为3型。①先兆中暑：发病急，常有口渴、多汗、恶心、头晕、头痛、胸闷心悸及全身无力等症状，如能在通风较好处休息，及时补钠，症状可消失。②轻度中暑：可有体温升高，脉搏呼吸增快，面色潮红，出汗停止。皮肤干热，全身可有汗疹。③重度中暑：体温可高达40～42℃，出现昏睡、谵妄、抽搐、腹泻、呼吸短促、脉细弱，继而进入昏迷状态持续谵语、惊厥，血压下降，面色苍白，瞳孔缩小，对光反射、膝反射减弱或消失是危急症候，如抢救不及时，可于数小时内呼吸衰竭死亡。

本例患者属重度产褥中暑，处理应注意：①迅速置患者于通风良好的房间，脱去多余衣物，室温在20～25℃。②严密观察生命体征变化，禁食、给予鼻饲，保持呼吸道通畅，物理降温。③留置导尿，记录出入量，观察肾脏功能。④冬眠疗法。⑤纠正水、电解质紊乱，迅速扩容，同时注意降颅压，防止脑水肿。⑥广谱抗生素预防感染。

•第一次查房医嘱•

长期医嘱	临时医嘱
产科一级护理	血常规
禁饮、禁食	凝血功能

续表

长期医嘱	临时医嘱
卧位	血型
物理降温	血生化全项
监测体温、脉搏、血压、氧饱和度 q30min	心电图
	尿常规
记录24小时出入量	血气分析
留置空肠营养管	5%葡萄糖注射液 250ml+哌替啶 50mg+氯丙嗪 25mg ivgtt
留置导尿管长期开放，每日更换尿袋	
尿道口护理 bid	异丙嗪注射液 25mg
0.9%氯化钠注射液 250ml+注射用头孢西丁钠 2.0g ivgtt bid	复方氯化钠注射液 500ml ivgtt
	10%葡萄糖注射液 500ml+10%氯化钾 15ml ivgtt
	5%碳酸氢钠注射液 250 ml ivgtt
	10%葡萄糖注射液 500ml+维生素 C 3.0g+10%氯化钾注射液 15ml ivgtt
	羟乙基淀粉 500ml ivgtt
	20%甘露醇注射液 250ml ivgtt

【第二次查房】（入院后1天）

住院医师

患者神志清晰，对答流利，仍感乏力，轻微头晕，T 37.3℃，P 90次/分，R 20次/分，BP 105/60mmHg。面色红润，皮肤较前湿润。双侧瞳孔正常大小，对光反射（++）。心肺未及异常，腹部平软，无压痛及反跳痛，肝脾肋下未触及。膝腱反射存在，病理反射未引出。复查血生化示：K^+ 3.35mmol/L，Na^+ 133.5mmol/L，Cl^- 115.3mmol/L，尿素氮 6.57mmol/L，血肌酐 127.2μmol/L，血气分析：pH 7.42，HCO_3^- 22.3mmol/L，氧饱和度（SaO_2）98.6%。

主治医师

患者经积极治疗，目前病情已好转，仍存在轻微水、电解质失衡，请主任指示下一步治疗方案及注意事项。

主任医师

患者重度产褥中暑诊断明确，产褥中暑的治疗原则是立即改变高温、高湿和不通风环境，将产妇放置在阴凉通风处，迅速采取降温措施，及时补充水分及氯化钠，纠正酸中毒和休克。对于不同临床类型，有不同的处理方案：①先兆中暑的产妇，应尽快让其应用含食盐的凉开水，同时服用避暑药（十滴水、仁丹等）。若患者出现呕吐及腹泻，可给予口服中成药（藿香正气丸）。②轻度中暑的产妇，还应给予静脉滴注复方氯化钠注射液。同时进行物理降温。③重度中暑的产妇，应迅速降温。在采取物理降温的同时可选用冬眠合剂，还可缓慢静脉注射地西泮或硫酸镁抗惊厥及解痉。当体温降至38℃时，应停止再继续降温。抢救患者的同时，还应进行对症治疗，纠正水、电解质失衡、酸中毒，脑水肿时给予甘露醇，心力衰竭时给予毛花苷C（西地兰）。为预防感染的发生，可给予广谱抗生素。

本例患者经积极降温、补液、对症治疗，病情明显好转，仍存在轻微水、电解质失衡，可继续给予补充水分及电解质，可拔除鼻饲管及尿管，同时密切观察病情变化。

•第二次查房医嘱•

长期医嘱	临时医嘱
产妇饮食	肾功能+离子
自由体位	复方氯化钠注射液　500ml　ivgtt
监测体温、脉搏　q6h	10%葡萄糖注射液　500ml+10%氯化钾注射液　15ml　ivgtt
停物理降温	10%葡萄糖注射液　500ml+维生素C　3.0g　ivgtt
停空肠营养管	10%氯化钾注射液　15ml
停尿管	

【预后】

患者入院第3天病情明显好转，可下地活动，未感不适，各项化验指标均正常范围，巩固治疗2天后痊愈出院。

【专家评析】

产褥中暑是由于产后产妇体质虚弱而又受高温、高湿环境的影响，致使中枢性体温调节发生障碍而产生的急性热病。产妇一旦出现产褥中暑，最先出现口渴、尿频、皮肤湿冷、多汗、恶心、头晕、全身乏力、心悸等前驱症状，如未能及时处理，产妇的体温则逐渐升高，症状加重，出现面色潮红，胸闷、脉搏和呼吸加快，无汗，出现汗疹，如体温继续上升，达到40℃以上，则可出现昏迷、谵妄、抽搐、面色苍白、血压下降、瞳孔缩小、对光反射及膝腱反射消失，出现循环衰竭而危及生命。产褥中暑的治疗原则是迅速改变高温、高湿和不通风环境，降低体温，纠正酸中毒和休克。当然，对产褥中暑还是要以预防为主，加强防暑知识和产后卫生保健的宣传，居室通风，衣着适宜，经常换衣擦汗。告诫产妇必须破除旧风俗旧习惯，产褥中暑是可以预防的。

（贺　静）

第四节　产褥期抑郁症

【病史摘要】

1．病情概况　患者女性，26岁，妊娠40周自然临产于2007年5月11日19:00入本院，产程进展顺利，规律宫缩10小时后会阴侧切分娩一女活婴，产后出血约300ml。产后护士发现患者常坐在窗前或看着新生儿发呆，目光呆滞。反应迟钝，少言，睡眠过多。产后4天始家属诉患者自言自语，甚至独自一人时大笑，每天睡眠12～14小时仍感虚弱，无力照顾孩子。食欲差，易怒烦躁，疑虑孩子会有问题，家属会对孩子不好，情绪低落，对自己能否恢复失去信心，甚至感觉生活没有意义。今日为产后16天，复诊入住本院。

2. 既往史 既往体健，否认肝炎、结核等传染病史，否认精神病史。

3. 月经、婚育史 患者平素月经规律，13岁初潮，月经周期28～30天，月经期3～4天，无痛经。23岁结婚，夫体健。G_2P_1，自然流产1次。

4. 体格检查 T 36.5℃，P 86次/分，R 20次/分，BP 110/70mmHg。发育正常，对答切题，查体合作，全身无出血点，双侧瞳孔等大等圆，对光反射存在。心率86次/分，律齐，心界不大，心脏各瓣膜听诊区未闻及杂音，双肺呼吸音清，无干、湿啰音，腹部平软，腹部未触及宫底，子宫收缩好。腹部无压痛及反跳痛，肝脾肋下未触及，移动性浊音阴性。脊柱四肢无畸形。膝腱反射存在，病理反射未引出。

5. 专科检查 外阴婚产型，阴道畅，无血迹，宫颈未见裂伤，无出血，腹部触及不到宫底，无压痛。

6. 辅助检查

（1）实验室检查：血常规示WBC 6.8×10^9/L，RBC 3.63×10^{12}/L，Hb 112g/L，PLT 105×10^9/L。

（2）心电图示：窦性心率，心电图正常。凝血功能、血生化未见异常。

7. 入院诊断 G_2P_1，宫内孕足月，分娩；产褥期抑郁症？

【第一次查房】（入院第1天）

住院医师

汇报病史如上。本病例特点，产妇产后出现目光呆滞、反应迟钝、少言、睡眠过多、自言自语、易怒烦躁等精神症状，回顾患者分娩过程顺利，产后子宫缩复及阴道流血无异常，体检生命体征平稳，既往体检，否认精神病史。请上级医师给予指导。

主治医师

根据患者病史、症状，结合体检，初步考虑为产褥期抑郁症？仔细追问患者，了解到产妇丈夫系三代单传，丈夫及公婆对于此次分娩女婴颇为不满，产妇感到压力很大，无法缓解。基本可除外严重躯体及脑部疾病有关的精神障碍。是否请精神卫生科医师会诊，请上级医师指示。

主任医师

同意以上建议。产褥期抑郁症（postpartum depression，PPD）是指产妇在分娩后出现抑郁、悲伤、沮丧，哭泣、易激怒、烦躁，甚至有自杀或杀婴倾向等一系列症状为特征的心理障碍，是产褥期精神综合征中最常见的一种类型。发生产后抑郁的原因可能有下述三方面。①心理因素：约占30%，由于女性对产后当母亲的期望过高以至不现实，而且在遇到困难的时候不愿意寻求帮助，而且如果丈夫很少一起照顾孩子或者女性缺少丈夫在精神上的支持的话，她们就会觉得有巨大的压力；或妊娠期间有过严重的情绪波动，如亲朋离世等都会使孕妇更容易产生产后抑郁症。②内分泌因素：约占25%，体内内分泌环境发生了巨大变化，尤其是产后24小时内，体内激素水平的急剧变化，临产前胎盘类固醇的释放达到最高值，患者表现情绪愉快；分泌后胎盘类固醇分泌突然减少，可表现为抑郁。③遗传因素：约占20%，有精神病家族史，特别是有家族抑郁症病史的产妇，产后抑郁的发病率高。该患者产后由于分娩女婴使得丈夫及公婆不满，招致对产妇精神的巨大压力，进而出现一系列症状。

对于产后抑郁患者，需请精神卫生科医师会诊以进一步明确诊断。如诊断后则治疗有的放矢。

【随访及预后】

患者入院第1天，经精神卫生科医师会诊，确诊为产后抑郁症，转入该科治疗，经处理病情明显好转，治疗1周后出院。随访1个月后正常。

【专家评析】

对于产后抑郁的发生，预防重于治疗。按照各个产妇心理因素或针对其危险因素进行心理干预，有助于减少其发生。需注意以下几点。

1．加强妊娠期保健，重视孕妇心理卫生的咨询与指导，充分利用孕妇学校，鼓励孕妇及其丈夫共同学习妊娠和分娩的相关知识，消除其紧张、恐惧等极端情绪。尤其对既往有抑郁病史或家族史的孕妇，更要重视心理疏导。

2．改善分娩环境，开展导乐式分娩，临产后有具有分娩经验的助产人员或丈夫等亲人陪伴，可减少其并发症及心理异常的发生。

3．重视产褥期保健，尤其要重视产妇心理保健，注意保护性医疗，避免精神刺激，实行母婴同室，鼓励指导母乳喂养，并做好新生儿的保健指导工作，减轻产妇的体力和心理负担，辅导产妇家属共同做好产褥期产妇及新生儿的保健工作。

4．对产妇的丈夫、公婆、父母等家庭成员进行有关心理卫生方面的宣教，嘱咐相互沟通，建立温馨的家庭氛围，关心产妇的心理感受，避免刺激产妇情绪，及时识别心理问题，以免延误治疗。

如经过心理疏导不能缓解时可能需给予抗抑郁药药物治疗。目前把三环类抗抑郁药作为治疗抑郁症的一线药。第二代非典型抗抑郁药为第二线药。临床可根据抑郁及镇静作用强弱、副作用和患者的耐受情况进行选择。

（贺　静）

第 24 章 妊娠期外伤

第一节 妊娠期下腹部外伤

【病史摘要】

1．入院时情况 患者女性，21 岁，因“停经 8 月余，玻璃刺伤腹部致出血及腹痛 4 小时余”于 2006 年 2 月 15 日急诊入院。LMP：2005 年 6 月 23 日。EDC：2006 年 4 月 1 日。患者于 2006 年 2 月 15 日凌晨 0 时与其丈夫发生打斗时不慎摔倒，左下腹部被玻璃片刺伤后出现出血，出血量约 400ml，腹痛，头晕，心悸，无晕厥。

2．既往史 无高血压、糖尿病等病史。

3．月经、婚育史 患者平素月经规律，14 岁初潮，月经周期 28～30 天，月经期 3～4 天，无痛经。21 岁结婚，夫同岁，G_2P_0。

4．体格检查 T 36.8℃，P 148 次/分，R 22 次/分，BP 107/68mmHg。急性痛苦面容，发育正常，营养中等，神志清楚，贫血貌。双肺呼吸音清，未闻及干、湿啰音。心界不大，心率 148 次/分，律齐，未闻及病理性杂音。腹膨隆，妊娠腹型，左下腹可见一长约 3cm 的锐器伤口，有活动性出血，下腹部压痛阳性，反跳痛阳性。移动性浊音阳性，肠鸣音弱。双下肢无水肿。生理反射存在，病理反射未引出。子宫轮廓不清，未闻及胎心。

5．辅助检查 血常规示 WBC 25.4×10^9/L，Hb 79g/L。腹部彩超示腹腔及盆腔积液。妇科 B 超示宫内妊娠，单胎，死胎。子宫破裂可能，盆腹腔积液。

6．入院诊断 ①腹壁开放性损伤；②腹腔脏器损伤；③宫内妊娠 33 周，死胎；④子宫破裂；⑤失血性贫血（中度）。

【第一次查房】（入院时）

住院医师

汇报病史如上。本病例特点：①育龄期女性，停经 33 周；②外伤后致腹部出血及腹痛 4 小时余入院；③体检：急性病容，脉搏增高，呼吸增快，血压正常，腹肌紧张，下腹部压痛、反跳痛阳性，移动性浊音阳性，肠鸣音弱子宫轮廓不清，未闻及胎心；④血常规示血红蛋白 79g/L，腹腔液为血性液体。妇科 B 超示宫内妊娠，单胎，死胎。子宫破裂可能，盆腹腔积液。考虑为妊娠期急腹症，腹部开放性损伤，考虑有腹腔内出血存在，腹腔脏器损伤。此病例如何明确诊断？是否有手术指征？请上级医师给予指导。

主治医师

本例患者为妊娠中晚期孕妇，出现急性腹痛及腹膜刺激征，腹腔内出血等急腹症表现，需考虑以下疾病。

1. *妊娠合并输尿管结石* 输尿管结石也可表现为左侧中下腹疼痛，但输尿管结石发作时呈剧烈的绞痛，难以忍受，疼痛沿输尿管向外阴部、大腿内侧放射。腹部检查，腹部压痛和肌紧张均不太明显。而且尿常规有大量红细胞，与本病例特点不符，故可排除。

2. *子宫肌瘤红色变性* 子宫肌瘤红色变性也可出现剧烈腹痛，且常发生在妊娠期间。一般有子宫肌瘤病史。本病例无子宫肌瘤病史，与本例不符。故可排除。

目前，应积极准备做好术前准备工作，立即手术治疗，给予大剂量广谱抗生素防治感染治疗，外伤后急性失血，需输血治疗，手术麻醉选择全身麻醉比较安全。术中请普外科医师共同上台探查是否合并腹腔脏器损伤。

主任医师

同意以上分析，本患者存在腹部创伤引起的子宫破裂及腹腔脏器损伤可能，腹腔积液为血性液体，有剖腹探查手术指征，手术应尽早进行，已存在失血性贫血，术前需输血，胎儿已死亡，有血凝异常发生可能，若存在凝血异常，需积极给予纠正。术中有子宫破裂处大出血无法修补时需行子宫全切术可能。

•第一次查房医嘱•

长期医嘱	临时医嘱
产科一级护理	血常规
暂禁饮、禁食	凝血功能
左侧卧位	血型
持续低流量吸氧	血生化全项
0.9%氯化钠注射液 100ml+头孢曲松 2.0g ivgtt bid	心电图
	尿常规
甲硝唑 250ml ivgtt qd	请普外科急会诊
	配血，输浓缩红细胞 4U ivgtt
	0.9%氯化钠注射液 1000ml ivgtt
	术前准备
	术区备皮
	配血，浓缩红细胞 4U
	术前留置尿管
	即刻行剖腹探查术

【随访及预后】

术中检查发现子宫破裂，经剖宫产术取出胎儿后行子宫破口修补。同时见小肠破裂，经普外科医师同台手术，予以修补，术后置腹腔引流管，术后给予肠外营养，抗感染等，术后第 5 天拔除腹腔引流管，术后恢复好，术后第 7 天拆线，切口甲级愈合，痊愈出院。

【专家评析】

妊娠期下腹部外伤，有明确的病史，其诊断一般不难，子宫破裂及小肠破裂为重要的内脏损伤，一旦发现应紧急手术处理，妊娠期的子宫破裂除瘢痕子宫外，多因车祸、腹部的刀伤、弹伤、跌伤或挤压伤引起，多发生在子宫体部，术中取出胎儿及胎盘后行子宫修补术，破裂范围较大者行子宫次全切除术，子宫破裂无法修补者行子宫全切术；肠管破裂需急诊进行修补，否则可能招致严重感染、休克，严重时危及患者生命。

此患者入院后积极完善各项辅助检查的同时，及时进行了手术治疗，使患者得到及时治疗，有一个很好的转归。提示对外伤致妊娠期急腹症要给予高度重视、积极治疗，有压痛、反跳痛、肌紧张等腹膜刺激征者，尽早剖腹探查。

（李东燕）

第二节　妊娠期上腹部外伤

【病史摘要】

1．入院时情况　患者女性，21 岁，因“停经 3 月余，车祸致腹部疼痛 6 小时余”于 2008 年 11 月 1 日夜急诊入院。LMP：2008 年 7 月 26 日。EDC：2009 年 4 月 3 日。患者于 2008 年 11 月 1 日下午 3 时被摩托车撞击腹部后出现上腹部剧烈疼痛，呈胀痛，持续性发作，伴恶心、呕吐，呕吐物为胃内容物，无反酸、胃部烧灼感，无呕血、黑粪，撞击后患者曾一过性意识丧失，遂就诊于某市医院，行 CT 检查后诊断为“脾破裂？”。患者为求进一步诊治，急诊入本院行诊断性腹腔穿刺，穿刺抽出红色不凝血性液体。

2．既往史　无高血压、糖尿病等病史。

3．月经、婚育史　患者平素月经规律，14 岁初潮，月经周期 28～30 天，月经期 3～4 天，无痛经。21 岁结婚，夫同岁，G_1P_0。

4．体格检查　T 36.8℃，P 130 次/分，R 30 次/分，BP 98/66mmHg。发育正常，神志不清。全身无出血点。双肺呼吸音清，未闻及干、湿啰音。心界不大，心率 130 次/分，律齐，未闻及病理性杂音。腹膨隆，腹肌紧张，中上腹压痛阳性，反跳痛阳性。移动性浊音阳性，肠鸣音正常。双下肢无水肿。生理反射存在，病理反射未引出。

5．辅助检查

（1）血常规：WBC 14.1×10^9/L，Hb 91g/L。

（2）腹部彩超：①腹腔及盆腔积液；②胆囊继发性改变。

（3）妇科彩超：宫内早孕。

6．入院诊断　①泛发型腹膜炎；②脾破裂；③早孕。

【第一次查房】（入院时）

住院医师

汇报病史如上。本病例特点：①育龄期女性，停经13^{+5}周；②外伤后突发上腹持续性疼痛6小时，伴恶心、呕吐，曾出现过一过性意识丧失；③体检急性病容，脉搏增快，呼吸增快，血压正常，腹肌紧张，中上腹压痛、反跳痛阳性，移动性浊音阳性，肠鸣音正常；④血常规示血红蛋白下降，腹腔穿刺，穿刺抽出不凝血。考虑为妊娠期急腹症，腹痛原因未明确。考虑有腹腔内出血存在。此病例如何明确诊断？是否有手术指征？请上级医师给予指导。

主治医师

本例患者为妊娠早期孕妇，出现急性腹痛及腹膜刺激征，腹腔内出血等急腹症表现，需考虑以下疾病。

1．异位妊娠　根据患者有停经史，出现全腹压痛及反跳痛，移动性浊音阳性伴有体温升高，腹腔穿刺，穿刺抽出红色不凝血性液体。血常规示血红蛋白下降，腹部彩超示腹腔及盆腔积液。考虑患者存在腹腔内出血。异位妊娠破裂时可出现类似症状，但本例患者行妇科产超示宫内早孕，据此可除外异位妊娠破裂。

2．妊娠合并输尿管结石　输尿管结石也可表现为右侧中上腹疼痛，但输尿管结石发作时呈剧烈的绞痛，难以忍受，疼痛沿输尿管向外阴部、大腿内侧放射。腹部检查，右下腹压痛和肌紧张均不太明显。而且尿常规有大量红细胞，与本病例特点不符，故可排除。

3．子宫肌瘤红色变性　子宫肌瘤红色变性也可出现剧烈腹痛，且常发生在妊娠期间。但患者有子宫肌瘤病史。此与本例不符，故排除。

目前，应积极准备做好术前准备工作，立即手术治疗，给予大剂量广谱抗生素防治感染治疗，手术麻醉选择全身麻醉比较安全。术中及术后注意观察宫缩和胎心率，以便及早发现先兆流产征象，请妇产科会诊及时处理。术前行妇科彩超示胎儿存活，请妇产科会诊示胎心正常、无阴道流水及阴道见红，无宫缩出现。

主任医师

同意以上分析，腹部创伤是较常见的孕产期外伤，尤以腹部钝挫伤最常见。多发生于车祸、跌倒、被踢打而受伤。处理原则与非妊娠期相同，本例患者存在剖腹探查手术指征，手术应尽早进行，不得因考虑胎儿尚未成熟，而有任何犹豫，应在此情况下围生儿死亡率很高，经剖腹探查，有效的止血和输血后，胎儿存活的机会随孕母情况的好转而增多。患者受伤后血液处于浓缩状态，应积极输血治疗。

•第一次查房医嘱•

长期医嘱	临时医嘱
普外科一级护理	血常规
暂禁饮、禁食	凝血功能
左侧卧位	血型
持续低流量吸氧	血生化全项
0.9%氯化钠注射液　100ml+头孢曲松 2.0g　ivgtt　bid	心电图
	尿常规
	请妇产科急会诊
	配输，浓缩红细胞　4U　ivgtt
	0.9%氯化钠注射液　1000ml　ivgtt
	术前准备
	术区备皮
	配血，浓缩红细胞　4U
	术前留置尿管
	即刻行剖腹探查术

【第二次查房】（入院 6h 后）

住院医师

经积极手术后患者安返病房，目前生命体征平稳，积极给予术后抗感染治疗。

主治医师

患者术中行脾切除术，术后禁饮、禁食期间需给予营养支持治疗以利于患者病情恢复及胎儿生长发育。

主任医师

手术后需再次请妇产科会诊胎心在正常范围，无先兆流产征象，指导术后用药时说明目前可选择头孢类抗生素，但为妊娠期间用药中 B 类药，不能保证对胎儿生长发育无影响。

•第二次查房医嘱•

长期医嘱	临时医嘱
	请妇产科会诊

【随访及预后】

该患者妊娠期上腹部外伤，剖腹探查确诊为脾破裂。术后予抗生素治疗，术后第 4 天拔除腹腔引流管，术后恢复好，术后 7 天拆线，切口愈合良好。妊娠 39 周自然分娩一男活婴，体重 3400g。

【专家评析】

妊娠期上腹部外伤，尤其钝挫伤，需注意脾破裂。近年来由于认识到脾是最大的淋巴器官，对于妊娠 28 周以内脾损伤较轻的孕妇可在严密观察下静脉用止血药2周，严格卧床休息治疗，破裂严重时需急诊行剖腹探查术，可采用脾被膜缝合加局部止血剂治疗脾被膜撕裂伤或脾实质的表浅裂伤。对外伤范围未越过两个脾节的腹部钝伤可行脾血管结扎加皮缝合术治疗，也可做节段性脾切除，对于≥37孕周者也可先做剖宫产，胎儿娩出后回心血量增加改善休克后再行脾脏探查和修补术。

此患者入院后积极完善各项辅助检查的同时，及时进行了手术治疗，术中发现脾破裂范围越过两个脾节，故行脾切除术。由于治疗及时，有一个很好的转归。提示对妊娠期上腹部外伤后出现急腹症要给予高度重视、积极治疗，有压痛、反跳痛、肌紧张等腹膜刺激征者，尽早剖腹探查。

（李东燕）

第三节　妊娠期骨盆外伤

【病史摘要】

1．入院时情况　患者女性，25岁，主因“停经6月余，车祸致骨盆挤压伤3小时”于2006年6月15日19:00急诊入院。LMP：2006年1月3日。EDC：2006年10月10日。患者于3小时前因汽车追尾致骨盆挤压受伤，伤后神志清楚，骨盆处剧痛，不能翻身、坐立和站立，双下肢活动后疼痛加重，未发生昏迷、呕吐，未做特殊处理，急被他人抬来本院就诊。患者自受伤以来自觉口渴难耐，未进饮食，未大小便。

2．既往史　无高血压、糖尿病等病史。

3．月经、婚育史　患者平素月经规律，14岁初潮，月经周期28～30天，月经期3～4天，无痛经。23岁结婚，夫同岁，G_2P_0。

4．体格检查　T 36.8℃，P 120次/分，R 22次/分，BP 107/68mmHg。急性痛苦面容，发育正常，营养中等，神志清楚，贫血貌，双肺呼吸音清，未闻及干、湿啰音。心界不大，心率120次/分，律齐，未闻及病理性杂音。腹膨隆，妊娠腹型，下腹部耻骨联合上方压痛阳性，反跳痛阳性，移动性浊音阴性。会阴部肿胀、皮下有瘀斑，骨盆分离挤压试验阳性，并有骨擦感，双下肢不等长，右侧髂前上棘较对侧上移约1.5cm，双下肢活动后骨盆处疼痛加重，双下肢无畸形和压痛，感觉、肌力、末梢血供正常，病理反射阴性。脊柱和双上肢未见明显异常。

5．产科检查　腹围89cm，宫高26cm，子宫轮廓清晰，可触及不规律宫缩，每20～25分钟1次，持续5～10秒，胎方位为左枕前，胎心率142次/分。宫颈管未消失，宫口未开。阴道口未见异常分泌物。辅助检查：骨盆正位X线片示右侧髂骨翼、双侧耻骨上下支骨折，右半骨盆上移、内旋移位。

6．产科B超　宫内孕，单活胎。

7．入院诊断　①宫内孕27^{+6}周；②左枕前；③骨盆骨折；④先兆流产；⑤

失血性贫血（轻度）。

【第一次查房】（入院时）

住院医师

汇报病史如上。本病例特点：①育龄期女性，停经 27^{+6} 周。②车祸后骨盆挤压伤 3 小时入院。③体检示急性病容，脉搏增快，呼吸增快，血压正常，贫血貌，双肺呼吸音清，未闻及干、湿啰音。心界不大，心率 120 次/分，律齐，未闻及病理性杂音。腹膨隆，妊娠腹型，下腹部耻骨联合上方压痛阳性，反跳痛阳性，移动性浊音阴性。会阴部肿胀、皮下有瘀斑，骨盆分离挤压试验阳性，并有骨擦感，双下肢不等长，右侧髂前上棘较对侧上移约 1.5cm，双下肢活动后骨盆处疼痛加重，双下肢无畸形和压痛。有弱的不规律宫缩，无阴道流水及阴道见红，肛查宫口未开。④血常规示血红蛋白下降；骨盆正位 X 线片示右侧髂骨翼、双侧耻骨上下支骨折，右半骨盆上移、内旋移位。产科 B 超示宫内孕，单活胎。考虑为妊娠期骨盆骨折，先兆流产。此病例如何明确诊断？是否有手术指征？请上级医师给予指导。

主治医师

本例患者为妊娠中晚期孕妇，出现车祸致骨盆挤压伤 3 小时，不规律子宫收缩，骨盆骨折的诊断明确，骨盆骨折时易损伤盆腔内脏器、神经、血管，本患者受伤后未大小便，需注意膀胱及直肠损伤发生的可能，已出现贫血，血红蛋白下降需注意骨盆骨折后骨盆海绵质骨折端出血发生的可能。需注意除外以下损伤存在的可能。

1. *失血性休克*　因严重的骨盆骨折造成大出血所致。本患者目前无休克表现可除外。

2. *尿道及膀胱损伤*　出现排尿困难，血尿及下腹部有尿液外渗。需留置尿管后观察。

3. *直肠、肛管、女性阴道破裂*　表现为大便失禁，阴道出血，也可在会阴部见肛门损伤，外阴血肿，本患者无上述体征存在故可除外。

4. *腰骶神经丛、坐骨神经、马尾神经损伤*　出现相应的下肢运动感觉障碍及大小便障碍，会阴部感觉丧失等。本患者无以上体征可除外。

目前，应积极准备做好术前准备工作，立即手术治疗，给予大剂量广谱抗生素防治感染治疗，外伤后急性失血，需备血，手术麻醉选择全身麻醉比较安全。术前请普外科、泌尿科医师会诊。

主任医师

同意以上分析，本患者存在车祸致骨盆挤压伤，骨盆骨折，为不稳定性骨折，应尽快复位手术治疗。术前需备血，胎儿存活，有不规律子宫收缩出现，请妇产科医师会诊，术中及术后注意保胎治疗。

☆☆☆☆

•第一次查房医嘱•

长期医嘱	临时医嘱
骨科一级护理	血常规
暂禁饮、禁食	凝血功能
左侧卧位	血型
持续低流量吸氧	血生化全项
0.9%氯化钠注射液 100ml+头孢曲松 2.0g ivgtt bid	心电图
	尿常规
	请普外科急会诊
	请泌尿科急会诊
	请妇产科急会诊
	术前准备
	术区备皮
	配血，浓缩红细胞 4U
	术前留置尿管
	即刻行骨盆骨折复位术

【第二次查房】（入院 0.5 小时后）

住院医师

患者留置尿管后未见血尿出现，请妇产科会诊后给予硫酸镁抑制子宫收缩保胎治疗，应用地塞米松促胎肺成熟治疗。请普外科医师会诊后行肛诊未发现直肠及肛管损伤。已做好手术准备。

主治医师

无血尿存在，除外膀胱及尿道损伤，已做好手术准备积极手术。

主任医师

目前对于妊娠期的骨盆骨折，其处理与非妊娠期相同，对于稳定性骨折者无移位和变形者一般不需要复位和固定，卧床休息 2～6 周，疼痛消失后即可下床。对于存在移位和变形的不稳定性骨折者，应尽快复位，以纠正骨盆变形。

•第二次查房医嘱•

长期医嘱	临时医嘱
	10%葡萄糖注射液 250ml+25%硫酸镁注射液 20ml 1～2 小时输注完毕 ivgtt
	10%葡萄糖注射液 250ml+25%硫酸镁注射液 40ml 6～8 小时输注完毕 ivgtt
	0.9%氯化钠注射液 100ml 冲管
	地塞米松 10mg 入小壶

【随访及预后】

患者术后恢复好，经积极保胎治疗维持妊娠至 39 周，经阴道自然分娩一女活婴。

【专家评析】

骨盆骨折的诊断一般不难，据骨折后是否存在移位和变形分为稳定性骨折和不稳定性骨折，对于不稳定性骨折者需积极手术治疗复位。治疗不及时可后遗骨盆畸形存在，导致分娩障碍。此患者入院后积极完善各项辅助检查的同时，及时进行了手术治疗，使患者得到及时治疗，有一个很好的转归。因此，提示对妊娠期骨盆骨折者要给予高度重视、积极治疗，手术前除外膀胱损伤，如同时存在盆腔内脏损伤需行剖腹探查术。对于大出血休克，甚至心搏、呼吸骤停，而需做心肺复苏的孕妇，为了增加孕母的回心血量，提高其心排血量，解除子宫对腹主动脉、下腔静脉的压迫，对不能立即从阴道分娩者，在剖腹探查前或做心肺复苏 5 分钟无效时，采取剖宫产术娩出胎儿及其附属物是必要的。

（李东燕）

第四节　妊娠期外阴外伤

【病史摘要】

1．入院时情况　患者女性，39 岁，因“停经 9 个月，外伤致外阴部撕裂伤 16 小时”于 2010 年 5 月 9 日 20 时急诊入院。LMP：2009 年 8 月 13 日。EDC：2010 年 5 月 20 日。妊娠期基本顺利，无近期性生活史，未定期产前检查。患者于 2010 年 5 月 9 日 7 时左右因不慎从高处跌下，致外阴部撕裂伤伴出血，量多，就诊于当地医院，给予输血一袋（具体不详）治疗，转本院。患者自外伤后无尿液排出，于 20 时 30 分就诊于本院急诊科，泌尿科因置尿管失败，行膀胱穿刺造瘘术，引流约 400ml 尿液，色清，为进一步诊治入本科。

2．既往史　无高血压、糖尿病等病史。

3．月经、婚育史　患者平素月经规律，17 岁初潮，月经周期 30 天，经期 5～6 天，无痛经。21 岁结婚，夫同岁，G_6P_4。

4．体格检查　T 37.5℃，P 78 次/分，R 21 次/分，BP 121/60mmHg。发育正常，神清语利，急性痛苦病容，贫血貌。全身无出血点。双肺呼吸音清，未闻及干、湿啰音。心界不大，心率 78 次/分，律齐，未闻及病理性杂音。腹膨隆，腹肌柔软，全腹无压痛。肝脾肋下未触及，墨菲征阴性，双侧肋脊点、肋腰点无压痛，双肾区无叩击痛，移动性浊音阴性，肠鸣音正常。下腹部耻骨联合上方可见膀胱造瘘管。双下肢无水肿，生理反射存在，病理反射未引出。

5．产科检查　腹围 98cm，宫高 29cm，子宫轮廓清晰，宫缩不规律，胎方位为左枕前，胎心率 142 次/分。宫颈管未消失，宫口未开。消毒后检查，外阴水肿，右侧外阴血肿形成约 4cm×3cm 大小，血染。大阴唇内侧凝血块附着，可见长约 2.5cm 破口，尿道口周围组织糟、脆、血染，不能显露正常解剖结构，阴道内无流水及流血。

6．辅助检查 泌尿系统 B 超：尿潴留，右肾中度积水，左肾轻度积水，双侧输尿管上段轻度扩张。产科 B 超：宫内孕，单活胎，胎儿内脏大体结构未见明显异常，宫内节育器。

7．入院诊断 ①G_6P_4，宫内妊娠 38^{+3} 周，待产；②外阴血肿；③尿道口撕裂伤；④妊娠合并双肾积水；⑤膀胱穿刺造瘘术后；⑥带器妊娠（宫内节育器）；⑦失血性贫血（轻度）。

【第一次查房】（入院时）

住院医师

汇报病史如上。本病例特点：①育龄期女性，停经 38^{+3} 周。②外伤后出现外阴部肿胀疼痛。③体检：急性痛苦病容，贫血貌。全身无出血点。双肺呼吸音清，未闻及干、湿啰音。心界不大，心率 78 次/分，律齐，未闻及病理性杂音。腹膨隆，腹肌柔软，全腹无压痛。肝脾肋下未触及，墨菲征阴性，双侧肋脊点、肋腰点无压痛，双肾区无叩击痛，移动性浊音阴性，肠鸣音正常。下腹部耻骨联合上方可见膀胱造瘘管。双下肢无水肿。生理反射存在，病理反射未引出。④血常规示血红蛋白下降，血小板正常，血凝系列未见异常。据此考虑为妊娠期外阴损伤，此病例如何明确诊断？是否有手术指征？请上级医师给予指导。

主治医师

本例患者为妊娠晚期孕妇，妊娠已足月，出现外伤后外阴肿胀疼痛，外阴血肿形成约 4cm×3cm 大小，可先给予冰袋冷敷，如血肿无增大则无须手术治疗，如血肿增大则尽快手术治疗，需行外阴血肿清创缝合术。

主任医师

同意以上分析，依据患者病史，考虑为妊娠期外阴损伤，已有不规律子宫收缩出现，面临分娩，外阴血肿清创缝合术后短期内无法耐受阴道分娩，需选择剖宫产术终止妊娠。

•第一次查房医嘱•

长期医嘱	临时医嘱
产科一级护理	血常规
暂禁饮、禁食	凝血功能
左侧卧位	血型
注意腹痛情况	血生化全项
自数胎动 1 小时 tid	心电图
听胎心 tid	尿常规
低流量吸氧 30 分钟 tid	胎心监护
冰袋湿敷外阴血肿处	产科 B 超

【第二次查房】（入院 1 小时后）

住院医师

冰袋冷敷后观察患者外阴血肿较前增大约 6cm×4cm 大小，患者宫缩较前加强。

主治医师

患者宫缩渐规律，接近临产，如阴道分娩可加重外阴损伤，需急诊行剖宫产术终止妊娠。

主任医师

同意以上分析，患者为经产妇，产程可能进展很快，先行剖宫产后再行外阴血肿清创缝合术。

•第二次查房医嘱•

长期医嘱	临时医嘱
	术前准备
	术区备皮
	配血，浓缩红细胞　4U
	即刻在腰麻下行子宫下段剖宫产术+外阴血肿清创缝合术

【随访及预后】

入院当日在腰麻下行子宫下段剖宫产术，分娩一男活婴，体重 3300g，同时行外阴血肿清创缝合术，术后第 7 天腹部伤口拆线见伤口愈合好，手术后 3 天请泌尿科会诊后给予定期夹闭膀胱造瘘管，1 个月后拔除膀胱造瘘管。

【专家评析】

妊娠晚期孕妇的步态多不稳，摔倒和碰撞的机会较非妊娠期明显增加。外阴损伤后可形成外阴血肿及尿道口撕裂伤，外阴血肿形成大于 5cm 者需行外阴血肿清创缝合术，小于 5cm 者可先观察。尿道口撕裂伤可引起急性尿潴留，尿道口不能显露正常解剖结构无法留置尿管者可行膀胱造瘘，待尿道口撕裂伤愈合可排尿后拔除。

此患者入院后积极完善各项辅助检查的同时，很快明确诊断，并进行了手术治疗，使患者得到及时治疗，有一个很好的转归。因此提示对妊娠晚期外阴损伤要给予高度重视、积极治疗，外阴血肿增大，宫缩规律面临分娩者应行剖宫产术及外阴血肿清创缝合术。妊娠早中期者可先行外阴血肿清创缝合术后保胎治疗，妊娠足月后可阴道分娩。

（李东燕）

第五节　妊娠期脑外伤

【病史摘要】

1．入院时情况　患者女性，22 岁，因“停经 9 月余，车祸致昏迷半小时”于 2009 年 7 月 12 日凌晨因车祸急诊入院。LMP：2008 年 10 月 19 日。EDC：2009 年 7 月 26 日。于 2009 年 7 月 26 日下午 17: 30 左右车祸受伤，伤后昏迷。

2．既往史　无高血压、糖尿病等病史。

3．月经、婚育史　患者平素月经规律，14 岁初潮，月经周期 28～30 天，经期 3～5 天，无痛经。21 岁结婚，夫同岁，体健，G_1P_0。

4．体格检查　T 37.5℃，P 92 次/分，R 22 次/分，BP 125/78mmHg。发育正常，格拉斯哥昏迷评分：9 分，双侧瞳孔等圆等大，直径约 2.5cm，对光反射灵敏，左侧肢体肌力 5 级，左侧巴氏征阴性。右侧肢体肌力 3 级，右侧巴氏征阳性。B 超示宫内孕一活胎，胎心音正常。

5．产科检查　腹围 89cm，宫高 32cm，子宫轮廓清晰，无宫缩，胎方位为左枕前，胎心率 142 次/分。宫颈管未消失，宫口未开。阴道口未见异常分泌物。

6．辅助检查　头颅 CT 示：①左额颞顶区硬膜下血肿；②右额颞叶脑挫裂伤、右侧多发肋骨骨折；③蛛网膜下腔出血。

7．入院诊断　①左额颞顶区硬膜下血肿；②右额颞叶脑挫裂伤；③蛛网膜下腔出血；④G_2P_0，宫内妊娠 38 周，待产左枕前。

【第一次查房】（入院时）

住院医师

汇报病史如上。本病例特点：①车祸后致昏迷。②育龄期女性，停经 38 周。③昏迷状态，双侧瞳孔等圆等大，血压正常，左侧肢体肌力 5 级，左侧巴氏征阴性。右侧肢体肌力 3 级，右侧巴氏征阳性。妊娠腹形，无宫缩，胎心率 142 次/分，肛查宫口未开。④B 超示宫内一活胎，胎心音正常。

头颅 CT 示：①左额颞顶区硬膜下血肿；②右额颞叶脑挫裂伤；③蛛网膜下腔出血。

诊断为：①左额颞顶区硬膜下血肿；②右额颞叶脑挫裂伤、右侧多发肋骨骨折；③蛛网膜下腔出血；④G_2P_0，宫内妊娠 38 周待产，左枕前。此病例如何正确诊断及治疗？请上级医师给予指导。

主治医师

本例患者为妊娠晚期孕妇，出现外伤后昏迷，头颅 CT 示：①左额颞顶区硬膜下血肿；②右额颞叶脑挫裂伤；③蛛网膜下腔出血。需与下列疾病相鉴别。

1．子痫　子痫患者可出现昏迷及抽搐，有血压升高病史，本例患者血压正常可除外本病。

2. 癫痫 妊娠合并癫痫患者发作时可表现为昏迷及抽搐，多有既往病史无外伤史，与本病例不符可除外。目前，应动态监测患者的症状、体征变化，据 CT 片所示蛛网膜下腔出血已达 30ml 以上，应急诊开颅手术，术前请妇产科会诊监测胎儿情况。

主任医师

同意以上分析，依据患者病史，体征诊断明确。同意急诊行开颅手术，对妊娠满 36 周且孕母昏迷而暂无生命危险者，胎儿无论存活与否都应及时行剖宫产术，保全胎儿或取出死胎，最大限度地减少胎儿胎盘血流量和最大限度地增加心脑血流量的目的，以减轻母体负担，利于脑外伤康复。

•第一次查房医嘱•

长期医嘱	临时医嘱
神经外科一级护理	血常规
禁饮、禁食	凝血功能
左侧卧位	血型
持续吸氧（3～4L/min）	血生化全项
测血压、脉搏 q15min	心电图
	尿常规
	产科 B 超
	请产科急会诊
	20%甘露醇注射液 250ml+地塞米松 10mg ivgtt
	全身麻醉下急诊行开颅手术+子宫下段剖宫产术

【随访及预后】

手术中，先行开颅手术，术中娩出一男活婴，体重 3100g。手术后 3 小时患者清醒。

【专家评析】

对于妊娠合并颅脑外伤，尤其是重型颅脑外伤患者，无论处于妊娠的任何阶段，治疗原则都是首先抢救母体生命，其次防止功能障碍，最后才是保胎。切不可因顾虑保存胎儿而延误抢救时机，致孕妇死亡或残疾。孕妇脑外伤患者开颅手术指征同一般脑外伤患者，合理正确的麻醉和开颅手术，对胎儿不产生严重的影响，对胎儿的影响主要取决于受伤过程中胎儿是否伴有直接的原发性创伤，本患者外伤后未伤及胎儿，经过及时剖宫产术及开颅手术后患者恢复良好，无后遗症出现。

（李东燕）

☆☆☆☆

第六节 妊娠期胸部外伤

【病史摘要】

1．入院时情况 患者女性，27岁，因“停经8月余，车祸致右胸痛5小时”于2010年1月24日凌晨急诊入院。LMP：2009年5月16日。EDC：2010年2月23日。于2010年1月23日下午17：30分左右车祸受伤，伤后头痛、胸痛、咳嗽及深呼吸时加重，不伴腹痛、阴道出血、流水等。急送至交城县医院，拍胸部X线片示：右侧第3～9肋骨骨折，伴少量气胸，未给予处理，急就诊于本院。

2．既往史 无高血压、糖尿病等病史。

3．月经、婚育史 患者平素月经规律，14岁初潮，月经周期28～30天，月经期3～5天，无痛经。23岁结婚，夫同岁，育有一女，2岁，体健，G_1P_1。

4．体格检查 T 36.5℃，P 110次/分，R 27次/分，BP 108/66mmHg。发育正常，神清语利，急性痛苦病容，全身无出血点，头颅无畸形，头皮撕裂伤，约4cm左右，其上可见血迹附着。双侧胸廓对称，右侧胸廓挤压痛，无反常呼吸出现，叩诊右上肺呈过清音，左肺呈清音，左肺呼吸音清，右肺呼吸音弱，未闻及干、湿啰音。心界不大，心率110次/分，律齐，未闻及病理性杂音。腹微隆，全腹无压痛，双肾区无叩击痛，移动性浊音阴性，肠鸣音正常。双下肢无水肿。生理反射存在，病理反射未引出。

5．产科检查 腹围89cm，宫高32cm，子宫轮廓清晰，胎方位左枕前，胎心率142次/分。宫颈管未消失，宫口未开。阴道口未见异常分泌物。

6．辅助检查 血常规示WBC 16.1×10^9/L，N 0.80，L 0.17，RBC 3.41×10^{12}/L，Hb 94 g/L，PLT 334×10^9/L；尿常规、生化肝功能、肾功能、血尿淀粉酶均未同异常。

7．入院诊断 ①右侧气胸；②右侧多发肋骨骨折；③头皮撕裂伤；④G_2P_1，宫内妊娠35^{+1}周。

【第一次查房】（入院时）

住院医师

汇报病史如上。本病例特点：①车祸后致右胸背部痛；②育龄期女性，停经35^{+1}周。③体检急性病容，脉搏增高，呼吸增快，血压正常，头皮撕裂伤，约4cm左右。双侧胸廓对称，右侧胸廓挤压痛，无反常呼吸出现，叩诊右上肺呈过清音，左肺呈清音，左肺呼吸音清，右肺呼吸音弱。未闻及干、湿啰音。妊娠腹形，无宫缩，胎心率142次/分，肛查宫口未开。④胸部X线片示右侧第3～9肋骨骨折，伴少量气胸。考虑为：①右侧气胸；②右侧多发肋骨骨折；③头皮撕裂伤；④G_2P_1，宫内妊娠35^{+1}周，左枕前。此病例如何正确诊断及治疗？请上级医师给予指导。

主治医师

本例患者为妊娠晚期孕妇，出现外伤后急性胸痛，胸部 X 线片示：右侧第 3～9 肋骨骨折，伴少量气胸需与下列疾病相鉴别。

1. *血胸*　外伤后胸内脏器损伤者可出现血胸，也表现为胸痛及呼吸困难，与气胸相似，但血胸时胸部 X 线片可发现有液平面的存在，与本病例不符。

2. *肺栓塞*　妊娠期间血液处于高凝状态，受伤后伤者活动减少易发生肺栓塞，表现为胸痛及呼吸困难与气胸相似。胸部 X 线片结果为与本病例不符可除外。

目前，应动态监测患者的症状、体征变化，急诊行胸腔闭式引流术，防治感染治疗。请妇产科会诊监测胎儿情况。请神经外科医师会诊处理头部外伤。

主任医师

同意以上分析，依据患者病史，体征诊断明确。因气胸可阻碍孕母的通气，增加胎儿缺氧窒息的危险，故应迅速处理。应注意妊娠子宫可使横膈上移 1～2 个肋间隙。故胸腔造口插导管的部位比非妊娠时要提高 1～2 个肋间隙，并仔细用手指暴露腔隙，将管插入，并检查穿刺引流器中有无唾液，胃内容物及胆汁等。密切监测患者生命体征变化，如治疗后患者症状无好转，穿刺引流器中出现大量血液，血压下降出现休克症状者应开胸探查止血。

•第一次查房医嘱•

长期医嘱	临时医嘱
胸外科一级护理	血常规
普食	凝血功能
左侧卧位	血型
自数胎动 1 小时　tid	血生化全项
听胎心　tid	心电图
持续低流量吸氧	尿常规
测血压、脉搏　q2h	产科 B 超
0.9%氯化钠注射液　100ml+头孢曲松	请产科急会诊
2.0g　ivgtt　bid	请神经外科会诊
地塞米松　6mg　im　bid×2 天	局麻下急诊行胸腔闭式引流术

【第二次查房】（入院 2 小时后）

住院医师

患者胸痛、呼吸困难症状好转，T 36.5℃，P 100 次/分，R 20 次/分，BP 102/71mmHg。无宫缩，胎心率 136 次/分。穿刺引流器中无唾液、血液、胃内容物及胆汁等。产科超声检查：胎心搏动正常，胎盘位于子宫底后壁，胎盘与子宫肌壁间无形状不规则的强回声，故不考虑胎盘早剥，胎儿生长与孕周相符。请产科医师会诊后认为患者暂无须产科特殊处理，可观察子宫收缩及胎心变化，如出现子宫收缩需及时转入产科保胎治疗。请神经外科医师会诊给予头部清创缝合。

主治医师

患者经胸腔闭式引流后症状好转，说明气胸的诊断明确，目前需密切观察患者病情变化。

主任医师

目前对于妊娠期的胸部创伤，其处理与非妊娠期相同，胸腔闭式引流术后注意观察引流器中情况，待无气体排出后行胸部正位X线片检查，无气胸存在后拔管。

•第二次查房医嘱•

长期医嘱	临时医嘱
注意宫缩情况	胎心监护
吸氧　30分钟　tid	
测血压、脉搏　qd	

【随访及预后】

胸腔闭式引流术后3天拔管，防治感染7天后出院。妊娠39周自然分娩一男活婴，体重3100g。

【专家评析】

妊娠期胸部外伤，胸部轻伤或无腹腔或盆腔合并伤，对妊娠影响不大者，除须注意胎心的变化，必要时给予镇静、镇痛药与吸氧外，无须产科特殊处理；胸部重伤者，也以孕母的安全为主。为抢救孕母，须增加孕母的回心血量，以利于复苏时，也可行剖宫产术。

（李东燕）

第七节　妊娠期四肢外伤

【病史摘要】

1. 入院时情况　患者女性，25岁，主因“停经6月余，左小腿扭伤后疼痛、活动受限3小时”于2006年6月15日19:00急诊入院。LMP：2006年1月3日。EDC：2006年10月10日。患者于3小时前行走时因路滑摔倒，伤后神志清楚，左小腿剧痛，不能坐立和活动，未做特殊处理，急被他人送来本院就诊。患者自受伤以来，未发生昏迷、呕吐，未进饮食，未大小便。

2. 既往史　否认高血压、糖尿病等病史。

3. 月经、婚育史　患者平素月经规律，14岁初潮，月经周期28～30天，月经期3～4天，无痛经。23岁结婚，夫同岁，G_2P_0。

4. 体格检查　T 36.8℃，P 120次/分，R 22次/分，BP 107/68mmHg。急性痛苦面容，发育正常，营养中等，神志清楚，双肺呼吸音清，未闻及干、湿啰音。心界不大，心率120次/分，律齐，未闻及病理性杂音。腹膨隆，妊娠腹型，左小腿肿胀、畸形、触压痛，纵向叩击痛，有反常活动、骨擦音和骨擦感，左足背动脉搏动稍弱，末梢血供好，左足趾感觉运动正常。脊柱和双上肢未见明显异常。

5．产科检查 腹围 89cm，宫高 26cm。子宫轮廓清晰，无宫缩。胎方位为左枕前。胎心率 142 次/分。宫颈管未消失，宫口未开。阴道口未见异常分泌物。

6．辅助检查

（1）实验室检查：血常规示 WBC 12.4×10^{9}/L，Hb 10g/L。

（2）左胫腓骨正侧位 X 线片示左胫腓骨中下 1/3 处螺旋形骨折，骨折端旋转、短缩、成角移位。产科 B 超示宫内孕，单活胎。

7．入院诊断 ①胫腓骨骨折；②宫内孕 27^{+6} 周；③左枕前。

【第一次查房】（入院时）

住院医师

汇报病史如上。本病例特点：①育龄期女性，停经 27^{+6} 周。②左小腿扭伤后疼痛、活动受限 3 小时入院。③体检见急性病容，脉搏增快，呼吸增快，血压正常，营养中等，神志清楚，双肺呼吸音清，未闻及干、湿啰音。心界不大，心率 120 次/分，律齐，未闻及病理性杂音。腹膨隆，妊娠腹型，左小腿肿胀、畸形、触压痛，纵向叩击痛，有反常活动、骨擦音和骨擦感，左足背动脉搏动稍弱，末梢血供好，左足趾感觉运动正常。脊柱和双上肢未见明显异常。无子宫收缩出现，无阴道流水及阴道见红，肛查宫口未开。④左胫腓骨正侧位 X 线片示左胫腓骨中下 1/3 处螺旋形骨折，骨折端旋转、短缩、成角移位。产科 B 超示宫内孕，单活胎。考虑为妊娠期胫腓骨骨折，此病例如何明确诊断？是否有手术指征？请上级医师给予指导。

主治医师

本例患者为妊娠中晚期孕妇，左小腿扭伤后疼痛、活动受限 3 小时入院，骨折的诊断明确，存在骨折后变形移位需急诊手术复位。目前，应积极准备做好术前准备工作，立即手术治疗，给予大剂量广谱抗生素防治感染治疗，外伤后急性失血，需备血，手术麻醉选择全身麻醉比较安全。术前请妇产科医师会诊。

主任医师

同意以上分析，本患者存在胫腓骨骨折，应尽快复位手术治疗。术前需备血，胎儿存活，请妇产科医师会诊，术中及术后注意保胎治疗。

•第一次查房医嘱•

长期医嘱	临时医嘱
骨科一级护理	血常规
暂禁饮、禁食	凝血功能
左侧卧位	血型
持续低流量吸氧	血生化全项
0.9%氯化钠注射液 100ml+头孢曲松	心电图
2.0g ivgtt bid	尿常规

续表

长期医嘱	临时医嘱
	请妇产科急会诊
	术前准备
	术区备皮
	配血，浓缩红细胞　4U
	术前留置尿管
	即刻行胫腓骨骨折复位术

【第二次查房】（入院 0.5 小时后）

住院医师

请妇产科会诊后给予应用硫酸镁抑制子宫收缩保胎治疗，应用地塞米松促胎肺成熟治疗。

主治医师

已做好手术准备积极手术。

主任医师

目前对于妊娠期的骨折，其处理与非妊娠期相同，对于无移位和变形者一般不需复位和固定，卧床休息 2～6 周，疼痛消失后即可下床。对于存在移位和变形的不稳定性骨折者，应尽快复位。

•第二次查房医嘱•

长期医嘱	临时医嘱
	10%葡萄糖注射液　250ml+25%硫酸镁注射液　20ml ivgtt　1～2 小时输注完毕
	10%葡萄糖注射液　250ml+25%硫酸镁注射液　40ml ivgtt　6～8 小时输注完毕
	0.9%氯化钠注射液　100ml　冲管
	地塞米松　10mg 入小壶

【随访及预后】

患者术后恢复好，经积极保胎治疗维持妊娠至 39 周经阴道自然分娩一女活婴。

【专家评析】

妊娠期四肢外伤后需注意是否出现骨折，四肢骨折的诊断一般不难，骨折后多需复位治疗。单纯骨折对妊娠的影响不大，但要注意因外伤可能致胎盘早剥，术后卧床休息可能致营养不良胎儿生长受限，手术后需注意营养支持治疗。

（李东燕）

第 25 章

分娩期损伤

第一节　软产道裂伤

【病史摘要】

1．入院时情况　患者女性，31 岁，因"自然分娩后阴道大量出血 4 小时"于 2011 年 9 月 20 日 15 时入本院。LMP：2010 年 12 月 13 日。EDC：2011 年 9 月 20 日，整个妊娠期顺利。1 天前出现规律性下腹憋胀，就诊当地县人民医院，于今晨 7: 13 自然分娩一 3550g 女活婴，胎盘、胎膜完整娩出，7: 25 出现阴道出血，检查软产道后考虑宫颈裂伤，缝合后阴道仍出血不止，共计失血量约 1000ml，给予输同型浓缩红细胞 6U，并于 11: 30 急诊转入本院，本科以"产后出血"收住院。发病以来精神差，小便呈洗肉水样。

2．既往史　既往体健。否认肝炎、结核等传染病史，否认手术、外伤史，否认输血史，否认食物、药物过敏史。

3．月经、婚育史　患者平素月经规律，初潮年龄 14 岁，月经周期 30～40 天，经量少，无痛经史，白带正常；24 岁结婚，配偶体健，正常足月产 3 胎，流产 2 次，现有两子一女，均体健，未避孕。

4．体格检查　T 37.0℃，P 120 次/分，R 23 次/分，BP 85/54mmHg。发育正常，神清语利，皮肤、黏膜色泽略苍白，自由体位。全身无出血点。双肺呼吸音清，未闻及干、湿啰音。心界不大，心率 120 次/分，律齐，未闻及杂音。腹部微隆，肝脾肋下未触及，腹软，全腹无压痛、反跳痛及肌紧张，无移动性浊音，肠鸣音正常。脊柱呈正常生理弯曲，四肢无畸形，肌力及肌张力正常，运动正常，双下肢无浮肿，肢体感觉运动正常，生理反射存在，病理反射未引出。

5．妇科检查　外阴婚产型；阴道左、右侧壁及后穹窿裂伤，宫颈裂伤，有大量活动性出血，宫底平脐。

6．入院诊断　G_5P_3，足月妊娠分娩；产后出血（宫颈裂伤、阴道壁裂伤、后穹窿裂伤）；失血性贫血；失血性休克；凝血功能障碍。

【第一次查房】（入院时）

住院医师

汇报病史如上。本病例特点：①患者女性，31岁，G_5P_3；②自然分娩后阴道大量出血4小时；③体检示体温升高，脉搏增高，呼吸增快，血压降低；④妇科检查：外阴婚产型；阴道侧壁及后穹窿裂伤，宫颈裂伤，有大量活动性出血，宫底平脐。考虑为产后出血（宫颈裂伤 阴道壁裂伤 后穹窿裂伤），失血性休克，凝血功能障碍。此病例如何明确诊断？是否有手术指征？请上级医师给予指导。

主治医师

本例患者为孕妇自然分娩后出现产后大出血，考虑为软产道裂伤所致。就阴道分娩软产道裂伤的原因分析，产程长短、胎儿大小、人工干预、阴道助产、宫颈阴道炎症及助产水平等因素与软产道损伤有关，但主要原因为产程的长短及人工干预。产程偏长常见于初产妇，主要是精神过度紧张、体力消耗、宫缩乏力、胎膜早破、胎儿相对偏大、轻度头盆不称、胎位异常等引起。由于胎头压迫过久或多次阴道检查影响静脉回流致局部淤血，组织水肿而容易发生软产道损伤。而产程偏短或急产常因产道未充分扩张或来不及接产而导致宫颈裂伤或阴道、会阴严重裂伤。过早干预（过早用力、过早人工破膜、人工扩张宫颈）的产妇中，软产道裂伤发生率明显升高。如果使用缩宫素不当可导致宫缩过强、过频；或因胎儿宫内窘迫急行阴道助产术，而此时产道尚未充分扩张而引起软产道裂伤。其他如胎儿因素常见为巨大儿、胎位为持续性枕后位或枕横位时胎头径线偏大、过期妊娠者胎头较硬不易变形，通过产道时均易造成软产道损伤。产钳术、臀位助产牵引过快，牵引方向或方法不当导致产道承受压力过大，而使软产道裂伤发生率较高，并发症较多。现阶段一个不容忽视的因素为生殖道感染，因慢性炎症致组织脆、弹性差、胎头下降压迫及检查操作刺激，局部组织容易红肿、充血、糜烂裂伤，极易发生软产道的损伤。有宫颈手术史的孕妇因瘢痕弹性差，不易扩张而也易造成宫颈裂伤。其他如助产人员未能耐心、严密观察产程进展，助产手法不当也是原因之一。

主任医师

同意以上分析，依据患者病史，首先考虑分娩后软产道裂伤。软产道是由子宫下段、子宫颈、阴道及骨盆底软组织形成的弯曲管道，是经阴道分娩的必经之路。阴道及骨盆底的结缔组织及肌纤维在妊娠期出现一系列生理变化，如肌纤维增生且肥大、血管增生、淋巴管扩张、阴道壁黏膜增厚、皱襞增多等，使软产道增加了弹性及伸展性，有利于胎儿通过，但其伸张是有一定限度的，且每个个体的变化也有差别，遇到胎儿过大、产力过强，胎儿娩出时产道未充分扩张或器械助产，可造成软产道不同程度裂伤。软产道裂伤严重时可引起产后出血。就本例患者入院时测血压85/54mmHg，脉搏120次/分，子宫轮廓清晰，宫底平脐，但仍有大量活动性出血自阴道流出，嘱立即开放液路，持续心电、血压监护，持续低流量吸氧，促子宫收缩，消毒后检查见阴道填塞纱布且用止血钳钳夹宫颈，有大量新鲜血液涌出。见阴道壁多处裂伤，宫颈裂伤达后穹窿处，有活动出血。立即准备缝合。同时行妇科超声检查，以除外裂伤上延导致阔韧带血肿。就目前病情向患者及其家属交代为宫内妊娠足月分娩，产后出血，软产道裂伤，宫颈裂伤，阴道壁裂伤，失血性贫血，失血性休克，血凝异常？因病情重下病重通知书，告知家属：随时可能因失血性休克、继发凝血障碍、多脏器功能衰竭，如心肺功能衰竭、肾衰竭等危及患者生命，也可能发生严重感染致败血症、感染性休克致患者死亡。目前患者阴道壁、后穹窿活动性出血，广泛渗血需立即缝合，但也可能因凝血功能障碍缝合后仍大量出血致患者死亡，此外宫颈、阴道壁裂伤严重已达后穹窿，是否其他部位如子宫下段裂伤目前不能完全除外。需严密观察，必要时需行子宫动脉栓塞术或子宫切除术挽救患者生命。

•第一次查房医嘱•

长期医嘱	临时医嘱
产科产后护理常规	急查血细胞分析五分类
一级护理	急查尿液分析+沉渣镜检
禁饮、禁食	急查肾功离子+血糖+心肌酶
卧位	急查凝血系列
下病重通知	肝功能
留陪一人	术前免疫
持续低流量吸氧	配同型浓缩红细胞 8U
持续心电监测	心电图（急）
	血型（急）
	妇科彩超（急）
	0.9%氯化钠注射液　500ml　ivgtt+缩宫素　10U
	卡前列素氨丁三醇　250μg　im
	配血浆　800ml
	配冷沉淀　6U
	0.9%氯化钠注射液　100ml　冲管用
	地塞米松　5mg　入小壶
	血浆　400ml　ivgtt
	0.9%氯化钠注射液　100ml　冲管
	浓缩红细胞　4U　ivgtt
	头孢呋辛　皮试

【第二次查房】（入院 3 小时）

住院医师

无菌操作下仔细缝合软产道裂伤部位，目前已无阴道活动性出血，肛诊无误。化验结果回报示 Hb78g/L，凝血异常，PT、APTT 均较正常延长。

主治医师

经扩容、输血、防治感染等积极抢救后目前患者意识清晰，但是否其他部位如子宫下段等处仍有裂伤，仍需严密观察，同时因患者大量失血，入院至今估计失血量达 1000ml，外院及转诊途中失血 1000ml，短时间大量失血可能导致凝血功能障碍，虽经缝合仍可能创面广泛渗血，血肿形成等。仍需继续治疗，纠正凝血障碍及贫血，严密观察生命体征及阴道是否继续流血。

主任医师

对于软产道裂伤应及时发现，正确诊断极为重要。如胎儿娩出后即有新鲜血液流出，而宫缩良好应考虑软产道损伤，及时检查。检查时应仔细地由外向内按解剖部位认真进行，阴道四壁均应采用阴道拉钩充分暴露直至阴道穹窿；宫颈在直视下用卵圆钳法依次检查，注意裂伤是否上延累及穹窿，如穹窿受累则应排除子宫下段损伤。检查操作须轻柔以避免加重损伤。若检查稍有疏忽，遗漏小裂伤或忽略大裂伤的深部组织损伤，必将导致错误处理。如偶有将软产道裂伤的持续阴道出血误诊为宫缩不良或继发严重凝血障碍时，甚至将子宫切除，而术后仍继续出血经进一步检查时才发现为阴道壁深部裂伤。此教训应加以重视。该患者 PT、APTT 均较正常延长，需要给予血浆及冷沉淀输注，监测凝血情况。

•第二次查房医嘱•

长期医嘱	临时医嘱
产科产后护理常规	浓缩红细胞　4U　ivgtt
一级护理	0.9%氯化钠注射液　250ml　输血前后冲管
禁饮、禁食	血浆　400ml
卧位	请血液内科会诊（急）
下病重通知	冷沉淀　6U　ivgtt
留陪一人	
持续低流量吸氧	
持续心电监测	
注意阴道出血情况	

【随访及预后】

患者于入院后急诊经仔细检查，明确阴道、宫颈裂伤情况，经仔细缝合，手术过程顺利，同时积极纠正凝血障碍，术后安返病房。查体：子宫收缩好，宫底位于脐下一横指，阴道无活动性出血。术后第 7 天患者精神好，食欲佳，无不适主诉，心肺未闻及异常，腹软，宫底位于脐耻之间，子宫收缩好，少量血性恶露。血红蛋白 96g/L，其余各项化验恢复正常。痊愈出院。

【专家评析】

软产道裂伤是常见的分娩并发症，其中以宫颈裂伤和阴道、会阴裂伤为多见，严重者裂伤可深达阴道穹窿、子宫下段甚至盆壁。它可引起产后出血、产道血肿、产后感染，不仅给产妇带来痛苦，若处理不当甚至可危及生命。因此需对产妇实施干预措施。

1．*产前措施* 加强产前健康及分娩常识宣传工作，把心理咨询、疏导及孕产期知识纳入产科工作程序，帮助孕产妇消除恐惧、焦虑、急躁的不良心理，以最佳的心理状态待产，使分娩自然正常健康地完成，积极治疗生殖道炎症。

2．*产时措施* 一是要重视产程进展，及时采取措施，避免产妇疲劳过度、粗暴扩张宫颈及过多阴道检查。①严格掌握缩宫素的应用指征及正确使用方法，避免宫缩过强、过频。②正确处理第二产程，指导产妇正确使用腹压，杜绝胎儿娩出时不恰当的腹部加压及防止胎儿过快、过猛娩出。③助产人员应提高助产技术，正确保护会阴。④若发现会阴侧切口向纵深撕裂较明显，缝合较困难，缝合时间长，在缝合过程中伤口持续少量出渗血易被淡化，在不知不觉中已大量出血，易于疏漏，需高度警觉，分娩缝合结束后一定及时准确评估出血量。缝合时需超越裂伤口顶端0.5～1cm，防止断裂的血管回缩而漏扎导致继续出血。

3．*产后措施* 若发现外出血量与生命体征恶化不符，应注意是否有血肿形成或内出血发生，仔细检查软产道、肛诊及双合诊，进行B超检查，尽快找出病因，以减少和避免并发症的发生。

（郝 敏 郝琦蓉）

第二节 子宫内翻

【病史摘要】

1．*入院时情况* 患者女性，26岁，主诉产后阴道脱出一红色肉样肿物，伴不规则出血1天。患者于1999年11月5日凌晨4时在家分娩一男活婴，体重3500g，当时胎盘未自然娩出，由接生者在腹部用力按压宫底，并用力牵拉脐带，见胎盘与子宫同时脱出阴道外，胎盘部分附着于子宫内膜面上，徒手剥离胎盘后，将子宫送入阴道内，患者疼痛难忍，并伴阴道大量出血，经用止血药后（药名不详），阴道出血减少，但仍感阴道坠胀、排尿困难。因不能排尿到当地医院就诊，确诊为子宫内翻，立即在麻醉下经阴道试行子宫还纳术，未成功，而致阴道再次大量出血，患者休克，经抗休克，抗感染及输血1200ml后于11月6日转入本院。

2．*既往史* 既往体健。

3．*月经、婚育史* 患者平素月经规律，15岁初潮，月经周期30天，月经期5～7天，无痛经。21岁结婚，夫长1岁，自然分娩2次。曾行人工流产术1次。

4．*体格检查* T 36℃，P 99次/分，R 26次/分，BP 100/70mmHg。患者一般情况差，重度贫血貌，神志清楚，呼吸平稳。双合诊于耻骨后盆腔中未触及子宫，阴道口见凝血块堵塞，阴道内触及一儿头大小质软的球形块物，其上方可触及已收缩的子宫颈环。

5. 辅助检查

（1）实验室检查：血常规：WBC 18.1×10^9/L，N 0.94，RBC 3.10×10^{12}/L，Hb 57.9g/L。

（2）B 超检查纵切面显示子宫呈正梨形，位于阴道内，横切面显示宫腔内致密强回声光带。

6. 入院诊断　子宫内翻。

【第一次查房】（入院时）

住院医师

汇报病史如上。本病例特点：①育龄期女性，26 岁；②产后阴道脱出一红色肉样肿物，伴大出血 1 天；自感阴道坠胀、排尿困难；③患者重度贫血貌；双合诊于耻骨后盆腔中未触及子宫；阴道口见凝血块堵塞；阴道内触及一儿头大小质软的球形块物，其上方可触及已收缩的子宫颈环；④B 超示纵切面显示子宫呈正梨形，位于阴道内；⑤实验室检查白细胞及中性粒细胞比例升高。目前诊断考虑：G_3P_2，妊娠足月分娩后，完全性子宫内翻。入院后已给予抑制宫缩药物、抗感染及纠正贫血等治疗，下一步应如何处理，请上级医师予以指导。

主治医师

本例患者有一次宫腔操作史，产后阴道出血 1 天、阴道内触及一儿头大小质软的球形块物，其上方可触及已收缩的子宫颈环、B 超示纵切面显示子宫呈正梨形位于阴道内，诊断首先考虑子宫内翻，但仍需考虑与以下疾病相鉴别。

1. 子宫黏膜下肌瘤　此病是肌壁间肌瘤向宫腔内突出而形成的。好发于 35～45 岁妇女，常表现为阴道不规则出血，淋漓不断，经期长，周期短，经量增多；若瘤体较大会压迫膀胱，引起尿频或排尿困难；伴阴道分泌物增多，常合并感染、坏死，可有大量出血、脓性分泌物及恶臭味，出血多时也伴贫血严重，患者出现面色苍白、心慌、胸闷等，妇科检查可见肌瘤自宫口脱出于阴道内，有蒂来自宫腔，但与此病不同的是腹部可扪及宫体。

2. 子宫脱垂　为盆底肌肉和筋膜张力减弱所致的疾病；多有分娩损伤、支持子宫组织疏松薄弱及腹腔内压力增加等诱因。轻度患者一般无自觉症状，Ⅱ、Ⅲ度患者主诉有外阴“肿物”脱出，行动不便，轻者卧床后“肿物消失”，重者“肿物”一直存在，不可还纳。患者有不同程度的腰骶部酸痛或下坠感，久站或劳累后明显，卧床休息后可缓解。重度患者常伴有直肠、膀胱膨出，出现排便、排尿困难。暴露在外的宫颈由于长期受到摩擦，组织增厚、角化、出现溃疡、分泌物增多或因感染导致脓性分泌物。本病患者无上述病史，且球形肿块顶端触及宫口，可与之相鉴别。

目前患者阴道出血较多，生命体征相对平稳，重度贫血貌，实验室检查白细胞及中性粒细胞比例升高，因此应给予广谱抗生素抗感染，纠正贫血（输血）等治疗。

主任医师

目前子宫内翻诊断应该成立，子宫内翻有下述两种类型。①急性子宫内翻：

该病患者表现为下腹剧痛及休克，有阴道出血，在阴道口或阴道内可见一大的红色球状物，表面可有出血，仔细检查可见肿物外上方有宫颈环绕。腹部检查耻骨联合上方触不到规整的产后子宫轮廓，而可触及漏斗状的凹陷；多伴有排尿和排便困难。②慢性子宫内翻：多有因急性子宫内翻，未及时发现幸免于死而病程迁延的病史；下腹坠痛或阴道坠胀感，阴道不规则出血，合并感染时阴道可有流脓，有臭味；排尿、排便不畅，可有贫血、发热；阴道检查可见阴道内暗红色球形肿物，表面可有溃疡，也可见输卵管开口。

本病例根据病史、体征及辅助检查，诊断为子宫内翻，分析促使子宫内翻的因素有：①助产者用力压子宫底或猛力拉拽脐带迫使未剥离的胎盘的娩出；②脐带绕颈或脐带过短，儿头分娩时过度牵拉脐带；③产妇站立分娩；④产妇体质衰弱，咳嗽或第二产程用力憋气，腹压增加。子宫内翻后，因疼痛和失血可呈严重休克状态，休克与出血量不成正比，也有部分病例症状轻微，仅有下坠感和排尿困难。若产妇突发无原因休克，应考虑子宫内翻，阴道口未见突出肿物，触不到宫底，但于耻骨上方和耻骨后触及一凹陷部位（系宫底下陷至宫腔内）。当发现子宫内翻时，应以最快的速度在麻醉下行子宫复位，成功率则较高。如内翻时间较长时，宫颈缩窄环已形成，徒手复位较困难。

•第一次查房医嘱•

长期医嘱	临时医嘱
产科一级护理	血细胞分析（五分类）急查
禁饮、禁食	尿液分析+沉渣镜检急查
卧位	凝血实验急查
低流量吸氧	血清葡萄糖测定
监测测血压、脉搏 q1h	肝炎分型
观察阴道出血情况	乙肝八项
0.9%氯化钠注射液 100ml ivgtt bid	梅毒艾滋抗体
头孢西丁 2.0g	ABO 血型鉴定
留置尿管长期开放	血型单特异性抗体鉴定
	心电图检查急查
	肝功能
	肾功能+离子急查
	配血，浓缩红细胞 6U
	头孢西丁皮试（－）

【第二次查房】（入院后 3 小时）

住院医师

患者入院后一直卧床休息，阴道仍持续流血，阴道口可见一大的红色球状物，已给予抗生素抗感染治疗，已下配血医嘱，血一旦取回立即给予输注。请上级医师指示进一步的处理方案。

主治医师

患者目前一般情况较差，出血较多，面色苍白，血压较入院时低，应及时给予开放液路，补充血容量，同时输注血浆改善凝血状况、输注浓缩红细胞纠正贫血，目前准备工作已就绪，可考虑及时给予手术复位。

主任医师

同意上述医师的意见，目前诊断已明确，应及时于麻醉下经阴道将翻出的子宫经腹行子宫复位术（手术复位）。治疗方式：①纠正休克。若有休克症状时，首先要吸氧、输液输血纠正休克，同时用温盐水纱垫覆盖于翻出的子宫内膜面上。②迅速复位。方法是一手在阴道内，手掌托住内翻的宫底，手指端在宫颈管内，将宫底上举，使宫体上举至腹腔内约脐水平，如此等待数分钟，由于子宫韧带的牵引作用，宫底即自行复位。子宫复位后停用麻醉，将手握举，留于宫腔内数分钟，在子宫恢复正常位置后，立即给予缩宫剂，以避免子宫因宫肌松弛再度内翻。③如胎盘尚未剥离，手法复位无困难，可复位后再剥离胎盘，如复位困难，也可先剥离胎盘后再试行复位。④如子宫内翻时间较长，宫颈口已缩小，阴道复位已不可能，须开腹做复位术。⑤如内翻时间已久，有明显感染及组织坏死时，应先予抗生素控制感染后行子宫切除术。

•第二次查房医嘱•

长期医嘱	临时医嘱
	定于即刻急诊全身麻醉下行子宫复位术
	腹阴备皮
	常规术前准备

【随访及预后】

入院后及时在全身麻醉下开腹行子宫复位术。术中出血 400ml，术后恢复好，术后予抗感染、对症治疗。术后第 6 天腹部切口拆线，伤口Ⅱ期甲级愈合，出院。

【最后诊断】

子宫内翻。

【专家评析】

子宫内翻是指子宫底部向宫腔内陷入，部分甚至整个子宫内膜面自宫颈向外翻出的病变，是一种罕见但严重的妇科急腹症常伴发子宫大量出血，危及患者生命，应争分夺秒抢救。子宫内翻多因子宫肌壁肌肉无力，子宫韧带松弛，宫颈口扩张，宫底部受到自上而下的牵拉力所致。患者表现为剧烈腹痛，阴道大量出血，休克，排尿困难及阴道口脱出红色肿物为主要临床表现，并且患者休克程度与出血量不成正比。一旦诊断子宫内翻应在输血、抗休克等情况下立即手法复位。在 0.5 小时内手法复位易于成功。若翻出时间长则手法复位困难，常需手术复位。

（郝琦蓉）

第三节 耻骨联合分离

【病史摘要】

1. 入院时情况 患者女性，29 岁，因“停经 9 月余，下腹部耻骨联合处疼痛 1 周”于 2012 年 12 月 17 日入本院。LMP：2012 年 3 月 28 日，预产期：2013 年 1 月 5 日，停经后 1 月无明显早孕反应，妊娠 20 周时自觉胎动，活跃至今，妊娠 3 个月期间无病毒感染，无服药史，无放射线及有害化学物质接触史，妊娠期无头痛、头晕、视物模糊等不适，规律产检 8 次，糖筛试验正常。孕妇近 1 周出现耻骨联合处疼痛，呈持续性，疼痛难忍不能正常行走遂入我院。妊娠期精神好，食欲佳，睡眠可，大小便正常。

2. 既往史 既往体健，否认肝炎、结核等传染病史，否认手术，外伤史，否认输血史，否认食物药物过敏史。

3. 月经、婚育史 患者平素月经规律，初潮年龄 12 岁，月经周期 28 天，月经期 5 天，量中，痛经（－）。28 岁结婚，夫小 7 岁，体健，G_1P_0。

4. 体格检查 T 36.6℃，P 100 次/分，R 20 次/分，BP 119/63mmHg，身高 163cm，体重 87kg，发育正常，神清语利，正常面容，皮肤、黏膜色泽正常，自由体位。全身无出血点。双肺呼吸音清，未闻及干、湿啰音。心界不大，心率 100 次/分，律齐，未闻及病理性杂音。妊娠腹型，腹软，全腹无压痛、反跳痛及肌紧张，肝脾肋下未触及，无移动性浊音，肠鸣音正常，耻骨联合处压痛阳性，分离约 0.7cm。脊柱呈正常生理弯曲，四肢无畸形，肢体感觉、运动正常，双下肢无水肿，生理反射存在，病理反射未引出。

5. 产科检查 腹围 109cm，宫高 35cm。胎方位左枕前。胎先露：头，先露浮。胎心率 145 次/分，无宫缩，未破膜，胎儿估重 3500g。宫颈管未消失，宫口未开。

6. 辅助检查 产科彩超（2012 年 12 月 10 日，山西医大二院）示：宫内孕，单活胎，头位，双顶径：97.4mm，股骨长度：70.3mm；胎盘位于子宫右侧壁，成熟度Ⅱ级；羊水暗区深度：左下 39.1mm，左上 53.3mm，右上 52.8mm，右下 43.1mm。

7. 入院诊断 G_2P_0，宫内妊娠 37^{+2} 周，待产，左枕前，耻骨联合分离。

【第一次查房】（入院时）

住院医师

汇报病史如上。根据本病例特点：育龄期女性，停经 37^{+2} 周；下腹部耻骨联合处疼痛 1 周；耻骨联合处压痛阳性，分离约 0.7cm；考虑为耻骨联合分离。请上级医师指示该患者的进一步治疗方案。

主治医师

本例患者为妊娠晚期孕妇，其内分泌发生改变，使耻骨联合周围韧带松弛，这时若遇轻微外力即可导致耻骨联合分离；或者受外伤：当单腿站立负重突然滑跌或跌倒时单侧臀部着地，地面的反冲与体重相互作用，以及外来暴力直接作用于耻骨联合部，还不足以引起耻骨骨折，局部挫伤等情况下，都可致使耻骨联合距离增宽、加大或上下错动而出现耻骨联合分离症，有的还可发生耻骨联合软骨炎；患者常表现为局部压痛或叩击痛明显，髋关节外展、外旋活动受限，耻骨联合部加压及骨盆分离与挤压试验阳性，错移程度较大者，可触摸到耻骨联合上下缘不齐或分离的间隙。患者入院后需密切观察患者病情变化，注意宫缩和胎心率。

主任医师

同意以上分析，依据患者病史、检查，考虑耻骨联合分离不除外。耻骨联合分离症是指骨盆前方两侧耻骨纤维软骨联合处，因外力而发生微小的错移，表现耻骨联合距离增宽或上下错动，出现局部疼痛和下肢抬举困难等功能障碍的软组织损伤性疾病。耻骨联合是由两块纤维软骨间盘组成，两个间盘之间有一耻骨联合腔，耻骨联合上下左右均由韧带加强。正常人两耻骨之间距离 4～5mm，无上下错位现象。耻骨联合是一微动关节，靠耻骨韧带连接，当韧带受伤就会出现分离而产生症状。手法推拿是本病的治疗方法之一，部分患者可达到立见功效的结果，再配合适当的卧床休息，病情很快即能恢复，如患者取仰卧位，有报道医者用一足蹬住健侧的耻骨下部，双手握住患侧下肢踝部，手足同时协调突然用力做上蹬下牵动作，即可复位。但本例为妊娠期妇女，不宜采用上述方法治疗。可尽量减少活动，缓解症状。就患者目前情况向患者家属及患者交代：患者目前无胎儿窘迫及头盆不称，无剖宫产术指征，可期待自然临产，经阴道试产，但是经阴道分娩也可能使原有症状加重。患者诉耻骨联合处疼痛加重，难以忍受，要求行剖宫产术终止妊娠，需向患者及其家属交代剖宫产术中、术后可能发生的各项风险，患者及其家属表示了解，坚持要求行剖宫产术，并签署手术同意书。

•第一次查房医嘱•

长期医嘱	临时医嘱
产科一级护理	血细胞分析（五分类）
普通饮食	尿液分析+沉渣镜检
左侧卧位	凝血试验
注意耻骨联合部疼痛情况	血清葡萄糖测定
自数胎动　1 小时　tid	肝炎分型
听胎心　tid	乙肝八项
低流量吸氧　30 分钟　tid	梅毒艾滋抗体
测血压、脉搏　qd	ABO 血型鉴定
	血型单特异性抗体鉴定
	心电图检查
	肝功能
	肾离子
	胎心监护

【第二次查房】（术后第 1 天）

住院医师

患者仍诉耻骨联合处疼痛，较前减轻，夜间睡眠尚好，无头晕、发热、咳嗽、咳痰等不适，阴道出血不多。T 36.5℃，P 80 次/分，R 20 次/分，心肺未闻及异常，腹部切口敷料清洁、干燥、无渗出，腹软，宫底位于脐下一横指，子宫收缩好，恶露呈血性，量少。耻骨联合处压痛阳性。复查白蛋白 23.9g/L，其他各项化验未见异常。

主治医师

继续给予抗生素防治感染、加强子宫收缩、促进恶露排出等对症治疗，按需哺乳，嘱其早下床活动，防止双下肢静脉血栓形成，密切观察病情变化。

主任医师

孕产妇妊娠后若耻骨分离严重，骶髂关节错位，韧带撕裂，致使耻骨联合面不能恢复到正常位置，经过一段时间未能自行回复，症状加剧者，就形成了耻骨联合分离症。如不及时治疗，其症状可延续 8 周以上并可能出现耻骨骨炎、关节炎等，甚至不能行走，将会影响孕产妇的生活。对于孕产妇耻骨联合分离，首先是明确诊断，然后给以适当的治疗，预后良好。该患者不宜过早下地活动。医护人员应在产前检查、产程中及产后的医疗护理中给予相应的健康指导，为提高孕产妇生活质量打下良好的基础。

•第二次查房医嘱•

长期医嘱	临时医嘱
0.9%氯化钠注射液 100ml+注射用头孢西丁 2g ivgtt bid	
二级护理	
产妇饮食	
自由体位	

【随访及预后】

患者出院后，卧床休息 1 个月，疼痛渐消失，产后 42 天随访，痊愈。

【专家评析】

耻骨联合分离在临床上较少见，主要是在妊娠晚期和分娩过程中出现，主要表现为局部疼痛、活动障碍，影响患者的正常作息，其发生率虽低，但延误诊治会影响孕产妇健康。

目前认为耻骨联合关节的病理性薄弱是该病的根本病因，是妊娠期激素如松弛素、孕激素水平升高所致的韧带柔弱。这一过程发生于妊娠 10 周左右，近预产期达到高峰，产后 4～12 周恢复正常。耻骨联合分离发病率不高，但却给孕产妇带来很大的痛苦，如不及时治疗，其症状可延续 8 周以上，孕妇因局部疼痛可使活动受限，不利于孕妇身体健康及胎儿宫内发育。分娩时影响产程进展，发生滞产，导致剖宫产率增加。产后行动受限，产妇情绪易焦躁、抑郁，增加了产后抑郁症的发生概率。

妊娠期的防治措施：①妊娠期补充多种维生素及补钙等，利于损伤软骨愈合；②重视妊娠期教育，适当活动，指导妊娠期体操锻炼，增强肌肉与韧带的张力和耐受力；③有症状者尽量卧床休息，减少活动，避免负重工作；④在起床活动时用弹力束带环体束缚骨盆，以限制耻骨联合的受力和活动；⑤对疼痛严重、紧张、焦虑而影响睡眠者，给予镇静、镇痛等处理，如曲马朵、地西泮口服；⑥向患者解释，多交流，说明产科耻骨联合分离是由于妊娠分娩引起，产后疼痛会逐渐减轻以至消失，不留有后遗症，以解除其思想顾虑，生活上给予指导。

产时的防治措施：①经阴道分娩时，分娩姿势要正确，运用腹压时指导持续均匀用力，避免爆发性冲击力骤然增加骨盆压力。②产前充分评估骨盆及胎儿大小，注意观察产程进展，产程中有异常情况及时积极处理，减少阴道手术助产率。③产前指导产妇和助产士配合，在娩出胎头时双下肢及腰臀部不能过分躁动。尤其是巨大胎儿、娩出胎头困难时、宫缩过强、急产或困难产均可增加韧带裂伤、耻骨联合分离的危险。④产前已明确诊断耻骨联合分离严重者可选择剖宫产分娩。阴道分娩过程中产妇因局部疼痛明显而不敢用力，影响第二产程进展，增加阴道助产概率等。同时在娩出胎头时可使耻骨联合韧带进一步撕拉，加重病情，影响产妇产后康复。

产后的防治措施：①宜卧床休息为主，限制活动，可用弹力束带局部束住骨盆。②继续加强补钙及对症支持治疗。③局部热敷或微波、红外线理疗治疗，必要时可局部封闭治疗，有助于改善局部血液循环、水肿消退，促进愈合。④心理疏导，做好患者日常护理工作并护理好新生儿，解除其后顾之忧。

（郝琦蓉）